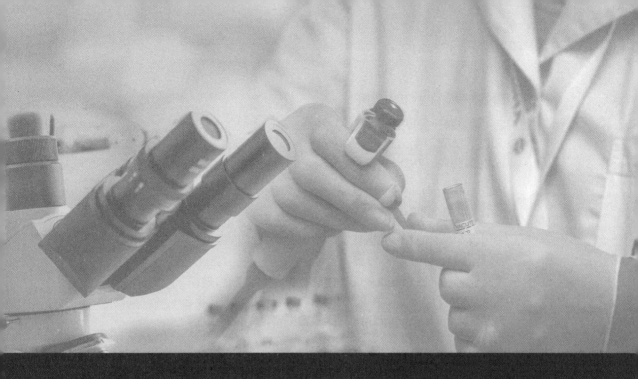

老年常见疾病实验室诊断及检验路径

主 编 赵 昕
副主编 李海霞 邓新立 艾效曼

U0343760

人民卫生出版社

图书在版编目（CIP）数据

老年常见疾病实验室诊断及检验路径 / 赵昕主编
. —北京：人民卫生出版社，2019
ISBN 978-7-117-28579-7

I.①老… II.①赵… III.①老年病 – 常见病 – 实验
室诊断 IV.①R592.04

中国版本图书馆 CIP 数据核字（2019）第 112695 号

人卫智网	www.ipmph.com	医学教育、学术、考试、健康，购书智慧智能综合服务平台
人卫官网	www.pmph.com	人卫官方资讯发布平台

老年常见疾病实验室诊断及检验路径

主　　编：赵　昕
出版发行：人民卫生出版社（中继线 010-59780011）
地　　址：北京市朝阳区潘家园南里 19 号
邮　　编：100021
E - mail：pmph @ pmph.com
购书热线：010-59787592　010-59787584　010-65264830
印　　刷：三河市博文印刷有限公司
经　　销：新华书店
开　　本：787 × 1092　1/16　印张：32　插页：1
字　　数：779 千字
版　　次：2019 年 6 月第 1 版　2019 年 6 月第 1 版第 1 次印刷
标准书号：ISBN 978-7-117-28579-7
定　　价：99.00 元
打击盗版举报电话：010-59787491　E-mail：WQ @ pmph.com
（凡属印装质量问题请与本社市场营销中心联系退换）

编 者（按姓氏笔画排序）

王文武　武汉亚洲心脏病医院
王清平　绍兴市中心医院
邓新立　中国人民解放军总医院
艾效曼　北京医院　国家老年医学中心
刘　蕊　天津市人民医院
刘向祎　首都医科大学附属北京同仁医院
纪　泉　北京医院　国家老年医学中心
杜　艳　昆明医科大学第一附属医院
李海霞　北京大学第一医院
邱　玲　中国医学科学院北京协和医院
张国军　首都医科大学附属北京天坛医院
陆学军　北京医院　国家老年医学中心
赵　昕　北京医院　国家老年医学中心
秦绪珍　中国医学科学院北京协和医院
顾海彤　首都医科大学附属北京同仁医院
唐爱国　中南大学湘雅二医院
陶传敏　四川大学华西医院
曹永彤　中日友好医院
蒋　云　北京医院　国家老年医学中心

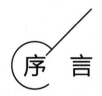

序　言

　　人口的老龄化是当今世界大多数发达国家和中低收入国家面临的社会问题。随着我国经济和社会事业的发展以及计划生育政策的实施，我国 60 岁以上老年人口在过去的三十年中增长一倍多，已成为世界上人口老龄化速度最快的国家之一。老年人口的快速增长不仅对社会经济发展和社会福利制度提出新的要求，还对医疗保健事业提出新的要求和挑战。

　　老年人口比例的增高使人群整体疾病结构和死因构成发生改变，并由此促进了老年医学的形成和发展。经过半个多世纪的科学研究和临床经验总结，老年医学已成为医学中一门独立的新兴学科。这门学科有两个鲜明特征，一是与临床各学科都有着不可分割的联系，二是高度依赖实验室检查，并由此推动了老年检验医学的形成和发展。

　　由于我国老年医学起步较晚，学科发展还有待于进一步巩固和提高，老年检验医学尚未形成完善的检验分支，这与我国人口结构和疾病构成的转变不相适应。因此，应当给予重视，争取早日赶上国际先进水平。

　　为此，赵昕教授与国内部分检验医学专家根据老年人主要疾病临床检验特征编著了《老年常见疾病实验室诊断及检验路径》一书。我们希望本书能更好地服务于广大老年医学工作者，为我国的老年医学事业的发展作出贡献。

于建生

2019 年 4 月 12 日

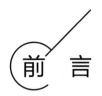

前　言

我国目前人口老龄化年均增长率高达 3.28%，约为总人口增长速度的 5 倍；预计到 2020 年占总人口的 17.2%；到 2050 年，老年人口总量将超过 4 亿。

老年人的医疗需求增加，众所周知，随着人体组织结构逐渐老化，多器官功能趋于退化，抵抗力、活动能力、脏器间协同功能减退或丧失。老年人较其他人群更易患病，除了其特有的老年疾病，如多器官衰竭、老年性痴呆、老年性精神病、老年性耳聋、脑动脉硬化、脑卒中外，病理性老化、机体免疫功能下降、长期劳损及固有的基础疾病等原因可导致老年肺炎、肺气肿、肺源性心脏病、高血压病、冠心病、糖尿病、痛风、震颤、麻痹、老年性变性骨关节病、老年性白内障、老年骨质疏松症、高脂血症、恶性肿瘤等的患病率也随之增加。

又如，青、中、老年皆可发生消化性溃疡，但老年人易发生并发症或发生癌变等。更为重要的是，老年人患有这些疾病时呈现特有的临床表现和临床检验指标方面的特征。在医生诊疗过程中更需要依靠检验医学作出全面的评估，如首诊及恢复期除了选择针对特殊阶段的诊断用检验项目外，还需要评估相关基础疾病或进展快速的并发症的检验指标。这些都促使我们对老年人群的医学检验进行更为严谨的筛查、分析及综合诊断。

尝试建立老年人群常见疾病的诊疗规范已经在各个学科开展。检验医学作为临床诊疗的重要组成部分也尝试建立老年人常见疾病的检验诊断路径，帮助临床医生提供检验诊疗思路，同时希望能更加合理地利用医疗资源，提供更加精准的检验结果。

本书旨在以老年人群为研究对象，在老年病的实验室筛查、诊断和治疗评估方面充分发挥检验医师的作用，初步探索老年常见内科疾病的实验室诊断路径、寻找老年病的诊断指标及辅助诊断指标组合等。本书共分为 13 个章节，介绍了老年人群最常见的呼吸系统疾病、心血管系统疾病、肾脏疾病、内分泌系统及代谢性疾病、骨质疏松症、消化系统疾病、肝脏疾病、血液系统疾病、血栓性疾病、神经系统疾病、免疫系统疾病以及老年患者常见肿瘤疾病。同时对老年人查体的主要项目进行了详细介绍，并推荐了不同性别人群的体检项目组合。希望对老年患者临床诊断与鉴别诊断的实验室检查和诊断提供帮助。

本书由北京医院学术著作出版基金资助。

2019 年 6 月

目 录

第一章

呼吸系统疾病

呼吸系统疾病是老年人的常见病和多发病。呼吸系统的增龄变化，其他器官系统老化对呼吸系统造成的影响，以及环境等因素对老年呼吸系统的影响，造成老年呼吸系统疾病症状体征不典型、多病共存、病情重、发展快、病程长、预后差，呼吸系统疾病多随增龄而迁延等特点。本章将从老年肺炎、老年人慢性肺心病与呼吸衰竭、老年人慢性阻塞性肺病、老年人肺栓塞及老年人间质性肺疾病这几个主要疾病入手，介绍疾病概况、实验室诊断及鉴别诊断特别是相关的检验项目等进行阐述，梳理出各病种的检验图。

第一节 肺 炎

一、疾病概况

呼吸系统感染（infections of the respiratory system）有急性上呼吸道感染、急性气管 – 支气管炎、慢性支气管炎和肺炎。其中肺炎（pneumonia）即肺实质的炎症，是老年人群中常见和最重要的感染性疾病，占老年感染性疾病的 54%，也是老年人群最常见的死亡原因之一。据《2017 中国卫生和计划生育统计年鉴》（以下简称《2017 年鉴》）记载我国老龄人口从 2000 年的 7%，上升到了 2016 年的 16.7%；其中 "2016 年城市居民年龄别疾病别死亡率" 数据显示老年人群肺炎发生率（65~69 岁 18.21/10 万，85 岁及以上 802.41/10 万）远高于 13.96/10 万的平均水平。而且随着年龄的增长，发病率快速上升（65~69 岁 18.21/10 万，70~75 岁 33.32/10 万，75~79 岁 73.11/10 万，80~84 岁 219.36/10 万，85 岁及以上 802.41/10 万）。由于老年肺炎起病隐匿，临床症状不典型，合并慢性基础疾病多，诊断、治疗及愈后康复有一定的特点，应予重视。

（一）老年呼吸道感染的特点

急性上呼吸道感染有 70%~80% 由病毒引起，细菌感染可直接或继发于病毒感染之后；

急性气管 - 支气管炎可以由病毒、细菌直接感染，也可因急性上呼吸道感染的病毒或细菌蔓延引起；感染也是慢性支气管炎发生发展的重要因素。正常的呼吸道防御机制保护气管隆凸以下的呼吸道为无菌状态。许多因素可以损伤这些防御功能和人体免疫力，致使病原体到达下呼吸道，引起肺实质病变。成人肺炎临床上有发热、心悸、气促、肺浸润、炎症体征和某些影像学表现。老年肺炎有非感染性的，如放射线、化学、过敏因素亦能引起肺炎；但大部分是感染性的；感染性肺炎中以吸入性肺炎多见。肺炎可由多种病原体引起，如病毒、细菌、真菌、寄生虫等。

　　老年人群肺炎高发、病死率高与某些年龄因素有关，包括重要脏器功能逐渐衰退、合并症、治疗干预以及宿主抵抗力下降等。很多老年肺炎患者起病隐匿，临床症状并不典型，可无咳嗽、咳痰、胸痛等呼吸道症状，或被呼吸系统以外的症状掩盖，如老年肺炎患者表现为意识障碍、乏力、嗜睡、食欲不振、恶心、腹泻、心动过速，甚至小便失禁；有的则表现为原有基础疾病恶化，影像学检查阳性率低；查体体征容易和其他慢性病混淆，容易漏诊误诊。

　　（二）老年肺炎的流行病学调查

　　《2017 年鉴》中"2016 年城市居民年龄别疾病别死亡率"记载中国 65~69 岁、70~74 岁、75~79 岁、80~84 岁及 85 岁以上人群肺炎发生率分别为 18.21/10 万、33.32/10 万、73.11/10 万、219.36/10 万及 802.41/10 万，均高于 13.96/10 万的平均水平。吸入性肺炎又是老年人群肺炎的重要危险因素。有报道推测，因吸入因素引起的肺炎占社区获得性肺炎（CAP）的 6%~9%，在医院获得性肺炎（HAP）则占 20%~30%。70 岁以上老年人中吸入性肺炎占 80.1%。吸入性肺炎分别占 CAP 和 HAP 的 60.1% 和 86.7%。吸入性肺炎的病死率可达 40%~60%。

　　（三）老年人易患肺部感染的危险因素

　　呼吸道组织结构退行性变，合并多种慢性基础疾病，免疫力减弱，长期吸烟，各器官功能下降，长期卧床，睡眠障碍等原因造成老年人群肺部感染的危险因素。

　　（四）老年肺炎的病因分类

　　1. **细菌性肺炎**　吸入性肺炎是老年肺炎最重要的危险因素。吸入致病菌定植的口咽分泌物或胃内容物引发的肺炎，在老年肺炎中最为常见。老年社区获得性肺炎（community acquired pneumonia，CAP）的病原分布存在地区差异，常见病原体为肺炎链球菌、流感嗜血杆菌、需氧革兰阴性杆菌如肺炎克雷伯菌、少见病原菌有金黄色葡萄球菌及卡他莫拉菌等；老年人群吸入性肺炎最常见的病原体有厌氧菌、金黄色葡萄球菌、需氧革兰阴性杆菌。老年医院获得性肺炎（hospital acquired pneumonia，HAP）常见的病原体为铜绿假单胞菌、不动杆菌属、肺炎克雷伯菌、肠杆菌属、大肠埃希菌、流感嗜血杆菌及耐甲氧西林金黄色葡萄球菌等地区流行菌株，少见的有军团菌及肺炎链球菌。血液播散性肺炎最常见的有金黄色葡萄球菌、链球菌，少见的有需氧革兰阴性杆菌等。

　　2. **病毒性肺炎**　病毒感染多为老年肺炎的先导，常见的病毒有流感病毒、鼻病毒、单纯疱疹病毒、腺病毒及呼吸道合胞病毒等。

　　3. **非典型病原体肺炎**　社区获得性肺炎中非典型肺炎病原体常见的有肺炎支原体、肺炎衣原体及军团菌等，少见的非典型肺炎病原体有沙眼衣原体、结核分枝杆菌及真菌等。

4. 混合病原体感染及耐药菌株感染肺炎　2006年刘又宁等对成人CAP病原学多中心调查中发现在细菌感染患者中有10.2%的合并非典型病原体感染。

5. 其他病原体　厌氧菌是老年人群吸入性肺炎最常见的病原体之一。此外，由于环境暴露引起的肺炎中双相真菌、曲霉菌属也是需要考虑的重要病原微生物。

二、实验室诊断及鉴别诊断

老年肺炎的诊断参照2016年"中国成人社区获得性肺炎诊断和治疗指南"（以下简称"指南"）：肺炎的相关临床表现：①新近出现的咳嗽、咳痰或原有呼吸道疾病症状加重，伴或不伴脓痰、胸痛、呼吸困难和咯血；②发热；③肺实变体征和（或）闻及湿性啰音；④外周血白细胞 $>10 \times 10^9$/L，伴或不伴细胞核左移。胸部影像学检查显示新出现的斑片状浸润影、叶或段实变影、磨玻璃影或间质性改变，伴或不伴胸腔积液。符合影像学及相关临床表现中的任何1项，并除外肺结核、肺部肿瘤、非感染性肺间质性疾病、肺水肿、肺不张、肺栓塞、肺嗜酸性粒细胞浸润症及肺血管炎等后，可建立临床诊断。应注意：在老年肺炎感染的早期、脱水状态和白细胞减少症的患者，X线可表现为相对正常；COPD和肺大疱的患者常无肺炎的典型表现；合并肺间质纤维化、ARDS或充血性心力衰竭，肺炎难以与基础疾病相鉴别。此外病情评估对老年肺炎十分重要。综合"指南"及美国感染疾病协会/美国胸科协会（IDSA/ATS）中关于重症肺炎的内容，主要诊断标准如下：①需要气管插管行机械通气的治疗；②脓毒症休克经积极液体复苏后仍需要血管活性药物治疗。次要标准：①呼吸频率 ≥ 30次/min；②氧合指数 ≤ 250mmHg（1mmHg=0.133kPa）；③多肺叶浸润；④意识障碍和（或）定向障碍；⑤血尿素氮 ≥ 7.14mmol/L；⑥收缩压 <90mmHg需要积极的液体复苏；低体温（体温 <36℃）；⑦白细胞减少（白细胞计数 $<4.0 \times 10^9$/L）；⑧血小板减少（血小板计数 $<10.0 \times 10^9$/L）。符合1项主要标准或3项以上次要标准以上者可诊断为重症肺炎，考虑收入ICU治疗。

（一）病原体的实验室检查

1. 下呼吸道标本病原体检验　咳痰、气管吸出物、气管镜标本、肺组织是常见的下呼吸道标本，其中咳痰是实验室最常收到的无创呼吸道采集标本。

（1）痰涂片：痰涂片染色方法有革兰染色法、抗酸染色、KOH压片观察丝状真菌、六胺银染色观察人肺孢子菌等。

1）痰涂片革兰染色

【参考区间】细胞学计数鳞状上皮细胞 ≥ 10/低倍镜（×100）或白细胞/鳞状上皮细胞比例小于2∶1为不合格痰。若标本来自于免疫力低下、粒细胞缺少或插管患者，且用于军团菌或结核分枝杆菌的检测，则不能据此拒收。

【临床意义】在低倍镜下检测20~40个视野，记录鳞状上皮细胞及白细胞数量，评价痰标本是否合格。此外通过对革兰染色痰涂片中微生物的形态特征的观察，可以预测可能的致病菌，但痰涂片革兰染色用于指导抗菌药物治疗时的解释应特别慎重。

【评价】痰涂片革兰染色结果解释见表1-1。

表 1-1　痰涂片革兰染色结果解释

指征	解释
痰：大于 10 个 SECs/LPS	标本包含唾液和上呼吸道分泌物，报告"大于 10 个鳞状上皮细胞 / 低倍视野，提示标本被唾液污染，不继续培养"
支气管吸出物：成人患者：大于 10 个 SECs/LPS 或未见细菌	不继续培养，报告"标本污染或未见细菌，需重送标本"；未见细菌，但 WBCs 数量达到 4+，用荧光显微镜观察确认弹性纤维上是否有细菌；假单胞菌属和嗜血杆菌属细菌因与弹性纤维不易区分，涂片时可能漏检；还可见军团菌，此类感染中多形核白细胞不常见
少于 10 个 SECs/LPS，大量多形核白细胞（大于 25 个 SECs/LPS），存在肺泡巨噬细胞和柱状上皮细胞	提示合格的深部痰标本，可培养
大于 25 个 WBCs/LPS，小于 25 个 SECs/LPS；或 WBCs：SECs 大于 10：1，单一形态的细菌量达到 3+~4+	可接受标本并培养
大量多形核白细胞	提示感染；对于免疫抑制患者或粒细胞缺乏患者即使未见白细胞，但无鳞状上皮细胞，仍提示可以感染，可培养
胞内细菌	提示感染
弹性蛋白或胶原纤维、库申曼螺旋纤维、坏死的白细胞	提示感染
淀粉样小体	见于长期迁延的呼吸道疾病，如慢性阻塞性肺病（COPD）
粉色絮状物	提示呼吸道疾病治疗产生的雾化高渗盐水
夏科雷登结晶	提示可能有过敏性肺曲霉病或寄生虫
大量多形核白细胞，白细胞内或外主要见：　革兰阳性球菌成对或成短链排列	可疑肺炎链球菌性肺炎
革兰阳性球菌成堆排列	可疑金黄色葡萄球菌性肺炎
革兰阴性双球菌	可疑卡他莫拉菌局限性肺炎
革兰阴性小球杆菌	可疑流感嗜血杆菌性肺炎
革兰阴性杆菌	可疑克雷伯菌或其他肠杆菌科细菌引起的肺炎
大量多形核白细胞，大量革兰阴性小杆菌、球杆菌，革兰阳性链球菌及其他不同形态的细菌	需在报告中特别提示：吸入性肺炎，因培养结果会显示只生长正常菌群
出芽的酵母样孢子和假菌丝	通常提示鹅口疮或上呼吸道酵母菌感染，并非肺炎，仅当其所见主要菌时报告
其他异常结构，如真菌、分枝的革兰阳性丝状杆菌或异形状细菌（可能是抗菌药物治疗的结果）	请高年资技师确认，可能需补充实验，如：抗酸染色等

注：SECs：鳞状上皮细胞（squamous epithelium cell，SEC）；LPF：低倍镜视野（low lens field，LPF）

2）抗酸染色

【参考区间】

金胺 O 荧光染色法：阴性。

姜尔－尼尔逊抗酸染色法：阴性。

两种方法观察到阳性菌体时，根据镜下视野中抗酸染色阳性菌体数量报告（±~4+）。金胺 O 染色镜检阳性，若菌体形态不典型，则需要进行抗酸染色确证。

【临床意义】抗酸染色涂片可反映患者的传染性，即抗酸涂片阳性的患者的传染性比阴性者严重。

【评价】抗酸染色简便、快速、无需特殊仪器且能当天出结果，但其敏感性低，一般需要 5 000~10 000 条菌 /ml 才能得到阳性结果；特异性不高，各种分枝杆菌均可着色，需进一步鉴定是否为结核分枝杆菌；不能区分死亡菌与活菌。

3）KOH 压片观察丝状真菌

【参考区间】阴性。

【临床意义】可提供真菌的形态学特征。可以区分毛霉（宽的无隔菌丝）和曲霉（窄的有隔菌丝，呈 45° 角分支）的菌丝。

【评价】KOH 压片观察丝状真菌对于检验人员的经验性要求高。标本直接检验的快速方法，进一步的染色标本检查中，常用的染色方法有乳酸酚棉蓝染色、墨汁染色、荧光染色、革兰染色、瑞氏染色等。

4）六胺银染色观察人肺孢子菌

【参考区间】阴性。

【临床意义】免疫力低下患者如艾滋病患者等容易感染肺孢子菌，老年人群也由于抵抗力减弱成为肺孢子菌的易感染人群之一。六胺银染色呈现阳性，说明感染了肺孢子菌。

【评价】常用于检测痰液或者肺泡灌洗液涂片中的肺孢子菌，是目前检查包囊的最好方法。包囊壁染成棕色或者褐色，圆形或者椭圆形。人们常用踩瘪的乒乓球来形象地描述六胺银染色呈阳性的肺孢子菌。

（2）下呼吸道标本培养法：下呼吸道标本培养方法仍然是经典病原检测方法之一。可培养的病原体包括需氧菌、兼性厌氧菌、厌氧菌（血、胸腔积液）、真菌、分枝杆菌、军团菌属、肺炎支原体（专用培养基）、肺炎衣原体（细胞培养）、病毒（细胞培养）等。其中广泛应用于临床的培养目标病原体仍以需氧菌、兼性厌氧菌、厌氧菌（血、胸腔积液）、真菌、分枝杆菌为主。

用接种环挑取适量脓性或无血部位痰或气管吸出物，分别接种血平板、巧克力平板、麦康凯或中国蓝平板（或者其他目标病原的培养基，如真菌、分枝杆菌等），分区划线后立即培养。其中血平板、巧克力平板需放入二氧化碳培养箱（CO_2：5%~10%），35~37℃条件下培养 24~48 小时，血平板、巧克力平板培养至 72 小时，观察结果。

【参考区间】上呼吸道栖居的正常菌群有 α- 溶血性链球菌、γ- 溶血性链球菌、棒状杆菌、微球菌、拟杆菌、奈瑟菌、梭杆菌、嗜血杆菌、厌氧球菌、表皮葡萄球菌。培养结果中常常显示在正常菌群的范畴内。亦可以理解为下呼吸道标本留取过程中经过口腔时污染所致。

　　细菌学报告中常见的革兰阳性菌有肺炎链球菌、金黄色葡萄球菌、化脓性链球菌、厌氧球菌、结核分枝杆菌、放线菌、奴卡菌、念珠菌属、白喉棒状杆菌、炭疽杆菌和奋森螺旋体。常见的革兰阴性致病菌有卡他莫拉菌、流感嗜血杆菌、脑膜炎奈瑟菌、肺炎克雷伯菌、其他肠杆菌科细菌、假单胞菌属细菌、不动杆菌属细菌、其他非发酵革兰阴性杆菌、肺炎支原体、嗜肺军团菌和百日咳博得特菌等。

　　分离的菌株根据 CLSI（临床实验室标准化委员会）推荐的抗菌药物组合，进行药物敏感性试验，报告检测的抑菌环直径或最低抑菌浓度以及最终的解释结果即敏感、中介、剂量依赖性敏感、耐药。

　　其他难培养的病原体建议通过分子生物学方法进行确认。

　　【临床意义】下呼吸道感染的主要类型及主要病原体，参见 WST499-2017《下呼吸道感染细菌培养操作指南》（表 1-2）。

表 1-2　下呼吸道感染的主要类型及主要病原体

类型 / 免疫状态	最常见病原体	少见病原体
社区获得性（典型）肺炎 [a]	肺炎链球菌、流感嗜血杆菌、肺炎克雷伯菌	金黄色葡萄球菌、卡他莫拉菌、脑膜炎奈瑟菌
社区获得性非典型肺炎 [b]	肺炎支原体、呼吸道病毒、流感病毒、肺炎衣原体、军团菌属	沙眼衣原体、结核分枝杆菌、真菌等
吸入性肺炎	厌氧菌、金黄色葡萄球菌、需氧革兰阴性杆菌	
医院获得性肺炎	革兰阴性杆菌（肠杆菌属 / 克雷伯菌属 / 不动杆菌属 / 假单胞菌属）、金黄色葡萄球菌、厌氧菌、社区获得性肺炎的典型菌	军团菌、肺炎链球菌
血液播散性肺炎	金黄色葡萄球菌、链球菌	需氧革兰阴性杆菌
免疫抑制宿主条件致病菌感染性肺炎	社区获得性肺炎典型菌、奴卡菌属、念珠菌属、条件致病真菌、曲霉菌	
环境暴露 [c] 引起的肺炎	结核分枝杆菌、军团菌属、双相真菌、曲霉属、肺炎支原体、肺炎衣原体	鼻疽假单胞菌、假鼻疽假单胞菌、鼠疫耶尔森菌、贝纳柯克斯体、图拉热弗朗西斯菌
急性气管炎	病毒、百日咳伯德特菌、肺炎支原体和肺炎衣原体	

　　注：[a] 肺炎链球菌和流感嗜血杆菌是引起儿童和老年人肺炎的最常见致病菌；卡他莫拉菌、脑膜炎奈瑟菌多发于基础病患者或者病毒感染后的继发感染；金黄色葡萄球菌肺炎可引发肺脓肿；肺炎克雷伯菌大叶性肺炎常合并脓肿或肺粘连，死亡率较高。

　　[b] 通常可用分子生物学方法快速诊断，也可在感染后期用血清学方法检测肺炎支原体、肺炎衣原体和军团菌属抗体确认。由生物恐怖病原体，如鼠疫耶尔森菌引起的感染，血清学检测可作为辅助诊断方法。结核分枝杆菌可用罗氏培养基或快速结核杆菌液体培养仪培养，或分子诊断方法检测。

　　[c] 暴露在特殊气溶胶环境：与飞沫有关的结核分枝杆菌、与尘暴和鸟排泄物有关的双相真菌等。

【评价】培养方法仍然是病原学检查的经典方法，痰培养的微生物要结合痰涂片来确定是否有临床指导意义（表 1-1）。

2. 其他病原体病原学检测 感染性疾病除经典培养方法外，可以通过分子标志物进行辅助诊断，常用的抗原类分子标志物有真菌感染抗原（1，3-β-D 葡聚糖）、曲霉菌感染抗原（半乳甘露聚糖）、隐球菌荚膜多糖抗原、肺炎链球菌尿抗原、嗜肺军团菌 I 型尿抗原、军团菌属下呼吸道标本抗原等。这些指标同样可以辅助诊断老年肺炎，监测治疗效果等。

（1）1，3-β-D 葡聚糖抗原检测：真菌感染抗原（1，3-β-D 葡聚糖抗原）是存在于酵母菌和丝状真菌细胞壁的一种多聚糖成分，除接合菌外，1，3-β-D 葡聚糖存在于所有真菌的细胞壁中，其中酵母样真菌含量最高。当机体受真菌感染后吞噬细胞对真菌进行吞噬、消化等处理后，持续释放 1，3-β-D 葡聚糖，血液及其他体液 1，3-β-D 葡聚糖含量高于非感染者。1，3-β-D 葡聚糖可特异性激活对其敏感的鲎变形细胞裂解物中的 G 因子，产生蛋白酶，引起裂解物凝固，故称 G 试验。

【参考区间】动态显色法 <20pg/ml。

【临床意义】G 试验可用于真菌感染的早期诊断，是侵袭性真菌病的微生物学标识检测手段之一。在诊断方面 G 试验用于侵袭性真菌病的早期诊断及快速诊断，在治疗方面 G 试验用于指导真菌感染后的临床用药方案的制定及用药后的疗效评估。

【评价】由于新型隐球菌细胞壁的葡聚糖成分为 1，6-β-D 葡聚糖，因此 G 试验无法检出，此外接合菌（毛霉菌）也不适用。假阳性结果常因受到以下原因影响：使用纤维素膜进行血透，标本或患者暴露于纱布或其他含有葡聚糖的材料下；静脉输注免疫球蛋白、白蛋白、凝血因子或血液制品；链球菌菌血症；操作者处理标本时存在污染；使用多糖类抗癌药物、放化疗造成的黏膜损伤导致食品中的葡聚糖或定植的念珠菌经胃肠道进入血液等。

（2）半乳甘露聚糖检测试验（GM 试验）：半乳甘露聚糖或称半乳糖甘露糖，半乳甘露聚糖是 1-6- 链接的 α-D 型吡喃半乳糖，由其直线状（1-4）- 连接的 β-D 型甘露糖骨干连接到 α-D 型半乳糖的多糖。存在于部分植物与真菌中，是曲霉菌属的细胞壁重要组成成分之一，随着曲霉菌的生长会从薄弱的菌丝顶端释放到环境中。因此，常利用半乳甘露聚糖检测试验（galactomannan test，GM 试验）检测曲霉菌感染抗原。

【参考区间】微孔板酶免疫夹心法：<0.5。

【临床意义】常用于曲霉菌感染的早期诊断；通过检测释放量间接地反映曲霉菌感染的严重程度；指导临床抗真菌药物的应用及抗真菌药物用药后的疗效评价监测。通过检测支气管肺泡灌洗液中半乳甘露聚糖含量是目前国际上诊断侵袭性曲霉病时一致认可的方法之一。

【评价】检测时应严格按照试剂说明书步骤进行操作及解释结果。目前 GM 试验还缺乏新生儿或幼儿的血清样品、血浆、其他标本类型如尿液、支气管肺泡灌洗液、脑脊液等大数据的评估。阴性结果不能排除侵袭性曲霉菌的诊断，建议对于高风险暴露患者每周检测两次。假阴性出现在：释放入血循环中的 GM（包括甘露聚糖）并不持续存在，而是很快清除；以前使用抗真菌药物；病情不严重；非粒细胞缺乏的患者；慢性肉芽肿疾病和职业综合征的患者检出率会降低；侵袭性曲霉菌患者使用抗真菌药物后等。假阳性结果包括：青霉菌、交链孢菌、拟青霉等其他真菌类对大鼠 EBA-2 单克隆抗体呈现反应性，使用半合成青霉素尤其是哌拉西林 / 他唑巴坦；新生儿和儿童；血液透析；自身免疫性肝炎；食用含有 GM 成分的牛奶等高蛋白食物和污染的大米等。

（3）隐球菌荚膜多糖抗原：新型隐球菌是引起真菌性脑膜炎的重要病原体之一，常通过呼吸道吸入经肺移行入血，进入神经中枢系统。在肺部停留时，少数暴露人员可引起肺炎。荚膜多糖是位于隐球菌细胞壁表面的一层松散的黏液物质，主要是有葡萄糖与葡萄糖醛酸组成的一种聚合物，也可含多肽与脂质。新型隐球菌根据其荚膜抗原性的不同可分为 A、B、C 和 D 4 个血清型，在隐球菌感染机体后大量荚膜多糖释放，荚膜抗原能溶解在脑脊液、血液及尿液中，所以可用特异性血清进行检测。

【参考区间】

乳胶凝集试验：阴性。

ELISA 法：阴性。

【临床意义】抗原乳胶凝集试验能简单迅速地检测血清和脑脊液中新型隐球菌的荚膜多糖抗原，灵敏度和特异性高。阴性预测率高达 100%，是新型隐球菌早期诊断的主要方法。

【评价】假阳性影响因素：以多克隆抗体 IgG 为基础的试剂盒与类风湿因子等存在交叉反应造成假阳性；某些菌种如丝孢酵母菌感染可引起结果假阳性。假阴性常因后带效应引起。对于 HIV 等免疫功能低下的患者由于很难将荚膜多糖抗原清除，即使新型隐球菌培养已经阴性，该试验检测结果仍可能为阳性，需结合临床考虑。

（4）肺炎链球菌尿抗原检测：肺炎链球菌是社区获得性肺炎的主要病原体之一。严重的肺炎链球菌感染感染可导致菌血症、脑膜炎、心包炎、脓胸、暴发性紫癜、心内膜炎和（或）关节炎。肺炎球菌性脑膜炎常导致不可逆转的脑损伤或脑死亡，它既可作为肺炎球菌感染的并发症出现，也可单独出现。各个年龄段人群均可感染，但更常见于 5 岁以下儿童、青少年和老年人，病死率在小儿和高龄病人群中较高。肺炎链球菌抗原检测（胶体金法）是一种薄膜免疫层析试验，用于检测人类尿液和脑脊液中肺炎球菌的可溶性抗原。

【参考区间】免疫层析法（金标法）：阴性。

【临床意义】

1）尿液阴性：肺炎球菌推定为阴性，提示无现行或新近肺炎球菌感染。由于标本中存在的抗原可能在检测限以下，不能排除肺炎链球菌引起的感染。

2）尿液阳性：肺炎球菌阳性，有新近感染。

【评价】尿液中检测到肺炎链球菌菌血清型抗原阳性，说明有新近的肺炎链球菌感染发生。

（5）嗜肺军团菌 I 型尿抗原检测：嗜肺军团菌为一种革兰阴性杆菌，被认为是引起社区获得性肺炎和医院性肺炎的常见原因之一。可通过血液循环或淋巴系统传输到心脏、大脑、肾、肝和脾。常通过吸入空调系统、呼吸治疗设备漩涡浴设备周围的气雾可能会引发军团菌感染。老年人是最常见的易感人群。由于军团菌感染导致的病死率为 5%~39%。嗜肺军团菌感染的急性阶段，可以从患者的尿液中检测到嗜肺军团菌血清型 I 型抗原。它存在一个时段，我们可以以非扩散性的方式来快速检测细菌。早诊断，尽早采取适当的抗微生物治疗可明显的降低嗜肺军团菌引起的死亡率。

【参考区间】金标法：阴性。

【临床意义】尿液中检测到嗜肺军团菌血清型 I 型抗原阳性，说明有新近的军团菌感染发生。

【评价】尿抗原只存在一段时间，检测尿标本中的 I 型嗜肺军团菌抗原有助于诊断。

3. 聚合酶链式反应检测病原体核酸 聚合酶链式反应（polymerase chain reaction，PCR）技术是众多核酸分析技术的基础，在普通 PCR 原理的基础上，诸如巢式 PCR、反转录 PCR、实时荧光定量 PCR，以及测序技术、DNA 芯片技术、核酸指纹技术等，快速成为诊断病原体的新一代核心技术。能够检测病原体涵盖病毒、细菌、寄生虫以及新发病原体等。

【参考区间】阴性或小于最低检出限。

【临床意义】较传统培养方法为临床诊断及抗感染治疗争取了宝贵的时间。通过定量测定还可以评价病原体载量。通过耐药基因特异性靶位的测定可用于预测病原体的耐药性等。

【评价】分子生物学方法由于其高灵敏度，对实验室分区及实验操作人员的技术要求高。对于传统的 PCR 实验室严格分为 3 区或 4 区：标本处理区、试剂准备区、扩增区及扩增产物分析区。各区之间工作服、耗材及消毒用品各自独立。目前已经在临床推广使用的一体机在设计上将标本处理区、试剂准备区、扩增区及扩增产物分析区整合到一个试剂盒中，避免了由于实验人员操作引起的污染，成为分子生物学新型检测平台。老年患者肺部感染症状不典型时借助分子生物学方法可以有效地提高检出可疑病原体。

（二）非病原抗原分子检验指标

C- 反应蛋白、降钙素原、细胞因子、抗曲霉菌抗体、结核感染 T 细胞 γ- 干扰素释放试验及结核菌素皮肤试验是另一类用于诊断感染性疾病检测方法，通过检测机体在感染时由某些免疫细胞分泌的特定蛋白含量来评价是否感染、感染的类型及感染的程度。

1. 白细胞参数 白细胞（white blood cell，WBC）参数主要包括白细胞计数和白细胞分类计数，WBC 是循环血液中中性粒细胞、淋巴细胞、单核细胞、嗜酸性粒细胞和嗜碱性粒细胞等各类细胞的总称，外周血中各类白细胞的生理功能存在差异，感染性疾病包括肺炎是会引起白细胞数量及质量的改变。

【参考区间】全自动血液分析仪：成人：$(3.5\sim9.5) \times 10^9$/L。

【临床意义】WBC 增多或减少主要受中性粒细胞数量的影响，其次受淋巴细胞数量的影响。中性粒细胞增多见于急性感染（尤其是革兰阳性球菌感染），中性粒细胞减少可见于伤寒、副伤寒等革兰阴性杆菌感染、某些病毒及某些原虫感染（疟疾和黑热病）等。

【评价】老年患者肺炎时 WBC 计数及分类可出现不增高的情况，需根据临床其他特征进一步判断。

2. 急性时相反应蛋白 急性时相反应蛋白（C-reactive protein，CRP）是一种能与肺炎链球菌细胞壁 C- 多糖发生反应形成环状五聚体复合物，称为急性时相反应蛋白。CRP 是机体受到感染或组织损伤时的敏感指标，其半衰期长达 19 小时。

【参考区间】透射比浊法：≤ 8.2mg/L。

【临床意义】CRP 在各种急慢性炎症后数小时迅速升高，升高幅度与感染的程度呈正相关。CRP 和用于细菌和病毒感染的鉴别诊断：通常细菌感染时 CRP>100mg/L，于感染后 6~8 小时显著升高，达峰时间为 24~48 小时，病变好转时又迅速降至正常，一般一周后恢复正常；病毒感染时 CRP 水平一般正常或轻度升高。

【评价】老年肺炎中 CRP 相关的影响因素包括药物影响因素如皮质激素、抗生素使用等。血浆检测 CRP 时可能造成假阳性。

3. 降钙素原 降钙素原（procalcitonin，PCT）是一种无激素活性的降钙素前肽物质，在正常生理代谢时，有甲状腺 C- 细胞分泌降钙素（有激素活性）。肺感染时，PCT 在活体内外稳定性极好，且其浓度极低（<0.1ng/ml），半衰期为 25~30 小时。

【参考区间】

（1）酶联荧光分析（ELFA）技术：正常 <0.5ng/ml；轻度升高 >0.5ng/ml；明显升高 >2ng/ml；显著升高 >10ng/ml。

（2）双抗夹心免疫化学发光法（ILMA）：正常 <0.5ng/ml；轻度升高 >0.5ng/ml；明显升高 >2ng/ml；显著升高 >10ng/ml。

（3）胶体金比色法：正常 <0.5ng/ml；轻度升高 >0.5ng/ml；明显升高 >2ng/ml；显著升高 >10ng/ml。

【临床意义】细菌感染产生的 PCT 与感染的程度和严重性相关。PCT 在感染后 4~12 小时水平增加，当感染被宿主免疫系统或抗生素疗法控制后，循环 PCT 水平则每天减半，被广泛用于感染和脓毒症的诊断方面。对社区获得性肺炎（CAP）可用于预后的判断，以 0.1ng/ml 为临界点排除菌血症。病毒感染或非感染性炎症反应时，血 PCT 水平不升高或仅有轻度升高；因此可以区分病毒和细菌感染，只是病毒性疾病患者存在细菌二重感染。

【评价】PCT 在以下情况可能出现非特异性升高：

（1）甲状旁腺肿瘤时。

（2）身体经受心脏休克、严重外伤和手术等巨大刺激时。

（3）非感染性全身炎症反应综合征：热休克、急性移植物抗宿主病、不同类型免疫治疗（如用细胞因子或相关抗体疗法 IL-2 和 TNF-α 等）、某些自身免疫性疾病时。

PCT 对于全身性真菌感染方面的价值尚不确定。老年人真菌性肺炎建议参考 G 试验及 GM 试验结果，结合临床情况进行分析。

4. 结核感染 T 细胞 γ- 干扰素释放 - 酶联免疫斑点试验（T-spot-TB 试验） 被结核分枝杆菌感染的机体，其淋巴细胞对结核分枝杆菌抗原能够产生体外应答反应，即存在被感染的记忆。利用这一特点体外分离患者的 T 淋巴细胞，利用抗原靶 -6（ESAT-6）和培养滤液蛋白 -10（CFP-10）作为特异性抗原刺激 T 淋巴细胞，该抗原靶 -6 是结核分枝杆菌特有的而卡介苗和绝大多数非结核分枝杆菌不存在的缺失区域基因编码的早期分泌性抗原靶。T 淋巴细胞的记忆如果被激活后，会释放 γ- 干扰素。通过检测 IFN-γ 的分泌量或者进一步利用酶联免疫斑点技术测定被激活的细胞数量来判断该细胞是否有结核分枝杆菌感染的记忆，从而对结核分枝杆菌感染进行辅助诊断。本部分以 T-spot-TB 试验为例介绍。

【参考区间】T 细胞培养及 γ- 干扰素释放法 - 酶联免疫斑点测定，根据抗原 A 和（或）抗原 B 孔的反应判断结果：

（1）通常阴性对照没有或者仅有很少的斑点（<4个斑点）。

（2）阴性对照孔斑点数为0~5时，阳性样本应为（抗原A或抗原B斑点数）–（阴性对照孔斑点数）≥ 6个点 /2.5 × 10^{5}外周血单个核细胞。

（3）当阴性对照孔斑点数≥ 6时，阳性样本应为阳性样本应为（抗原A或抗原B斑点数）≥ 2 ×（阴性对照孔斑点数）。

（4）如果阳性对照孔结果良好，但抗原A或抗原B均达不到阳性样本判断标准，则结果为阴性。

【临床意义】阳性结果说明患者体内存在针对结核分枝杆菌的效应T淋巴细胞，阴性结果提示患者可能不含针对结核分枝杆菌的效应T淋巴细胞。T-spot-TB用于结核诊断的敏感度和特异性分别达到90.2%和80.9%。建立在细胞免疫应答基础上的结核感染T细胞γ- 干扰素释放试验（T-Cell interferon-gammarelease assays，TGRAs）是近年来结核病诊断方面的一个重大突破。老年患者既往接触或感染结核分枝杆菌自限，症状不典型。该方法可用于肺外结核感染的辅助诊断，对排除结核感染的诊断亦有帮助。

【评价】某些老年人或者细胞免疫应答受损的患者，阳性对照孔无反应。此时不能报告阴性结果，应建议患者一个月后复查。

5. 结核菌素皮肤试验 结核菌素皮肤试验（tuberculin skin test，TST）是一种基于Ⅳ型变态反应原理的一种皮肤试验。凡感染过结核分枝杆菌的机体，会产生相应的致敏淋巴细胞，具有对结核分枝杆菌的识别能力。当再次遇到少量结核分枝杆菌或结核菌素时，致敏T淋巴细胞受相同抗原再次刺激会释放出多种可溶性淋巴因子，导致血管通透性增加，巨噬细胞在局部聚集、浸润。在48~72小时内，局部出现红肿硬结的阳性反应。

【参考区间】

（1）硬结直径 <0.5cm 为阴性。

（2）硬结直径 0.5~1.5cm 为阳性反应。

（3）硬结直径 ≥ 1.5cm 为强阳性反应。

【临床意义】阳性反应表明机体对结核杆菌有变态反应，过去曾感染过结核，但不表示有病，因接种过卡介苗的人也呈阳性反应。强阳性反应则表明可能有活动性感染，应进一步检查是否有结核病。阴性反应表明无结核菌感染，但应考虑以下情况：如受试者处于原发感染早期，尚未产生变态反应，或正患严重结核病，机体已丧失反应能力，或受试者正患其他传染病，在此类情况下，均可暂时出现阴性反应。

【评价】结核菌素试验阳性反应仅表示结核感染，并不一定患病。结核菌素试验阴性反应除提示没有结核菌感染外，还见于以下情况：结核菌感染后需4~8周变态反应才能充分建立，在这变态反应前期，结核菌素试验可为阴性。在应用糖皮质激素等免疫抑制剂者，或营养不良及麻疹、百日咳等患者，结核菌素反应也可暂时消失。严重结核病和各种危重病患者对结核菌素无反应，或仅为弱阳性，这是由于人体免疫力连同变态反应暂时受到抑制的结果；待病情好转，又会转为阳性反应。其他，如淋巴细胞免疫系统缺陷（如淋巴瘤、白血病、结节病、艾滋病等）患者和老年人的结核菌素反应也常为阴性。该方法存在较高假阳性率和假阴性率。

三、检验路径

（一）以病程及症状体征为出发点的检验路径——就诊路径

老年肺炎的就诊路径参考 2016 年《中国成人社区获得性肺炎诊断和治疗指南》绘制，由于老年患者的许多症状体征不典型，患者起病隐匿，或被呼吸系统以外的症状掩盖，因此，在老年患者就诊时应密切关注呼吸系统的症状体征，避免漏诊误诊（图 1-1）。

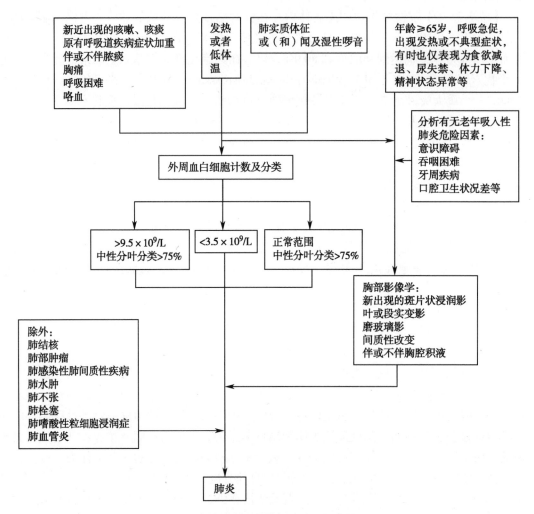

图 1-1 根据临床症状体征初步诊断肺炎

（二）明确临床诊断的检验路径——确诊路径

由于病原体感染导致肺炎，明确病原体对于诊断和治疗尤为关键。临床上可留取的用于诊断肺炎的标本包括呼吸道标本、血液标本、尿液标本及胸腔积液标本等。这些标本可以用于检测相应的病原体、病原体抗原成分或者抗体成分。图 1-2~ 图 1-4 描述了呼吸道标本、尿液标本及血液胸腔积液标本能够开展的病原学检测方向，为临床提供诊断思路。

四、老年肺炎患者初始经验治疗方案

在确定肺炎临床诊断并安排合理病原学检查及标本采样后，需根据患者年龄、基础疾病、临床特点、实验室及影像学检查、疾病严重程度、肝肾功能、既往用药和药物敏感性情况分析最有可能的病原并评估耐药风险，选择恰当的抗感染药物和给药方案，及时给予初始经验性抗感染治疗。根据《指南》，老年人群作为受到更多关注的人群，在初始治疗方案的选择上需要注意的内容见表 1-3。

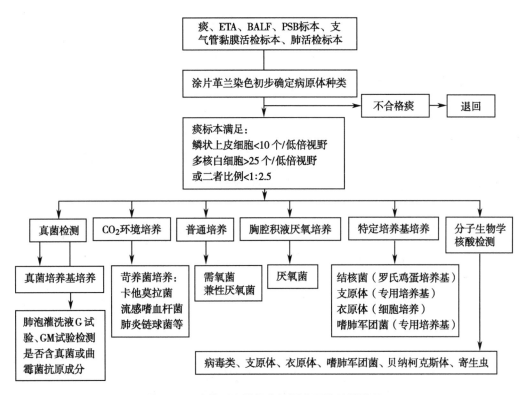

图 1-2 痰等呼吸道标本检测病原体种类路径

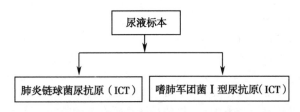

图 1-3 尿液标本检测病原体种类路径

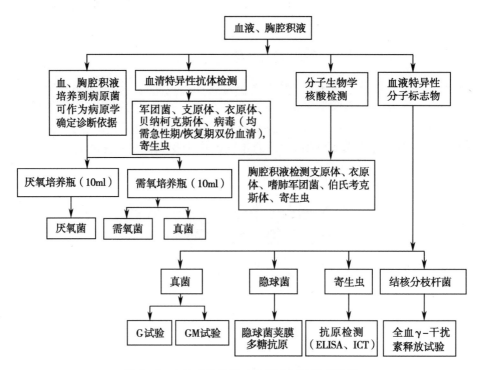

图 1-4　血液及胸腔积液检测病原体种类路径

表 1-3　老年初始经验性抗感染药物的选择

不同人群	常见病原体	抗感染药物选择	备注
门诊治疗（推荐口服给药）			
有基础疾病或老年人	肺炎链球菌、流感嗜血杆菌、肺炎克雷伯菌等肠杆菌科菌、肺炎衣原体，流感病毒、RSV 病毒、卡他莫拉菌	（1）青霉素类 / 酶抑制剂复合物；（2）二代、三代头孢菌素（口服）；（3）呼吸喹诺酮类；（4）青霉素类 / 酶抑制剂复合物、二代头孢菌素、三代头孢菌素联合多西环素、米诺环素或大环内酯类	年龄 >65 岁、存在基础疾病（慢性心脏、肺、肝、肾疾病及糖尿病、免疫抑制）、酗酒、3 个月内接受 β- 内酰胺类药物治疗是耐药肺炎链球菌感染的危险因素，不宜单用多西环素、米诺环素或大环内酯类药物
需住院治疗，但无需入住 ICU			
有基础疾病或老年人	肺炎链球菌、流感嗜血杆菌、肺炎克雷伯菌等肠杆菌科菌、流感病毒、RSV 病毒、卡他莫拉菌、厌氧菌、军团菌	（1）青霉素类 / 酶抑制剂复合物；（2）三代头孢菌素或其酶抑制剂复合物、头霉素类、氧头孢烯类、厄他培南等碳青霉烯类；（3）上述药物单用或联合大环内酯类；（4）呼吸喹诺酮类	（1）有基础疾病患者及老年人要考虑肠杆菌科菌感染的可能，并需要进一步评估产 ESBL 肠杆菌科菌感染的风险；（2）老年人需关注吸入风险因素

续表

不同人群	常见病原体	抗感染药物选择	备注
需入住 ICU（推荐静脉给药）			
有基础疾病或老年人	肺炎链球菌、军团菌、肺炎克雷伯菌等肠杆菌科菌、金黄色葡萄球菌、厌氧菌、流感病毒、RSV 病毒	（1）青霉素类/酶抑制剂复合物、三代头孢菌素或其酶抑制剂的复合物、厄他培南等碳青霉烯类联合大环内酯类；（2）青霉素类/酶抑制剂复合物、三代头孢菌素或其酶抑制剂复合物、厄他培南等碳青霉烯类联合呼吸喹诺酮类	（1）评估产 ESBL 肠杆菌科细菌感染风险；（2）关注吸入风险因素及相关病原菌的药物覆盖

（艾效曼）

第二节 老年人慢性肺心病与呼吸衰竭

一、疾病概况

慢性肺源性心脏病（chronic pulmonary heart disease）简称慢性肺心病，是以呼吸功能不全为基本矛盾的以肺动脉高压和右心功能不全为主要表现的心脏病。呼吸衰竭是老年人常见的危重急症，慢性肺心病失代偿期可出现呼吸衰竭。

（一）老年人慢性肺心病的特点

老年慢性肺源性心脏病主要是指由肺气肿、慢性支气管炎、肺血管病以及胸部疾病等引发的一种心脏病，以右心室增大、肺动脉高压以及右心功能不全等为主要临床症状。普遍认为老年慢性肺源性心脏病的主要病因是肺气肿与慢性支气管炎，老年患者的急性呼吸道感染极易引发老年慢性肺源性心脏病。由慢性疾病发展成肺心病，一般需要 10~20 年的过程。

（二）老年人慢性肺心病的流行病学调查

慢性肺心病（chronic cor pulmonale，CCP）是常见病、据我国北京、沈阳、湖北农村调查 102 230 名居民的 CCP 患病率为 4.42‰，占住院心脏病的 39%~46%。患病率有地区差异，东北、西北、华北地区要高于南方地区，因为北方地区较为寒冷，因此发病率较高；农村地区高于城市；吸烟者的患病率高于不吸烟者；男女无差别、随着年龄的增高而增加；冬春季节、气候变化诱发或加重。老年患者占同期慢性肺心病的 80.08%，占同期心脏病患者的 19.44%，仅次于冠心病，是危害我国老年健康的第二位心脏病。我国引起慢性肺心病的主要原因为慢性阻塞性肺病（chronic obstructive pulmonary disease，COPD），约占 81.8%。因此，COPD 的防治是减少慢性肺心病患者的关键。

（三）老年人群特点

1. 病因 老年人易患肺心病与呼吸衰竭的危险因素：

（1）呼吸道组织结构退行性变：老年人肺脏和胸廓的变化导致老年人肺功能的下降，

正常老年人的肺脏结构发生如下变化（这个过程与老年人的肺弹性组织减少，胶原增加有关，这可能是正常老年人长期处于低水平炎症反应状态的结果）：随着年龄增加，胸廓顺应性下降。肋骨软骨钙化，脊柱后突和肋锥关节硬化等，引起胸廓前后径增加和膈肌变平，这导致呼吸肌做功增加，容易引起呼吸肌疲劳和脱机困难。以上改变导致肺活量和潮气量减少，残气量、功能残气量和闭合气量增加，弥散功能下降，最终发生呼吸衰竭。随年龄增加肺循环血量减少，肺上、下区血流分布的不均一性更加严重，通气血流比例严重失调，无效腔通气增加。此外，老年人的呼吸中枢和外周化学感受器对缺氧和高碳酸血症的反应性也明显下降。

（2）合并多种慢性基础疾病

1）支气管、肺疾病：以慢支并发阻塞性肺气肿最为多见，约占80%~90%，其次为支气管哮喘、支气管扩张、重症肺结核、尘肺、慢性弥漫性肺间质纤维化、结节病、过敏性肺泡炎、嗜酸性肉芽肿等。

2）胸廓运动障碍性疾病：较少见，严重的脊椎后、侧凸、脊椎结核、类风湿性关节炎、胸膜广泛粘连及胸廓形成术后造成的严重胸廓或脊椎畸形，以及神经肌肉疾患如脊髓灰质炎。

3）肺血管疾病：罕见，累及肺动脉的过敏性肉芽肿病，广泛或反复发生的多发性肺小动脉栓塞及肺小动脉炎，以及原因不明的原发性肺动脉高压症，发展成肺心病；

4）其他：先天口咽畸形，呼吸睡眠暂停综合征。

2. **病理**　各种病因造成肺的结构和功能的改变导致肺动脉高压。随着病情的不断进展，肺动脉高压发展为持续性，在此基础上右心负荷加重，最终导致右心室肥大和肺心病。因此，肺动脉高压的发生是肺心病发病机制的中心环节和先决条件。

（1）肺动脉高压的形成

1）肺血管阻力增加的功能性因素：缺氧、高碳酸血症和呼吸性酸中毒使肺血管收缩、痉挛，其中缺氧是肺动脉高压形成最重要的因素。引起缺氧性肺血管收缩的原因很多，现认为体液因素在缺氧性肺血管收缩中占重要地位。缺氧使平滑肌细胞膜对Ca^{2+}的通透性增加，细胞内Ca^{2+}含量增高，肌肉兴奋－收缩耦联效应增强，直接使肺血管平滑肌收缩。高碳酸血症时，由于H^+产生过多，使血管对缺氧的收缩敏感性增强，致肺动脉压增高。

2）肺血管阻力增加的解剖学因素：是指肺血管解剖结构的变化，形成肺循环血流动力学障碍。此外，肺血管性疾病、肺间质疾病、神经肌肉疾病等皆可引起肺血管的病理改变，使血管腔狭窄、闭塞，肺血管阻力增加，发展成肺动脉高压。

3）血液黏稠度增加和血容量增多：慢性缺氧产生继发性红细胞增多，血液黏稠度增加。缺氧可使醛固酮增加，使水、钠潴留；缺氧使肾小动脉收缩，肾血流减少也加重水、钠潴留，血容量增多。血液黏稠度增加和血容量增多，更使肺动脉压升高。

（2）心脏病变和心力衰竭：肺循环阻力增加时，右心发挥其代偿功能，以克服肺动脉压升高的阻力而发生右心室肥厚。肺动脉高压早期，右心室尚能代偿，舒张末期压仍正常。随着病情的进展，特别是急性加重期，肺动脉压持续升高，超过右心室的代偿能力，右心失代偿，右心排出量下降，右心室收缩末期残留血量增加，舒张末压增高，促使右心室扩大和右心室功能衰竭。慢性肺心病除发现右心室改变外，也有少数可见左心室肥厚。由于缺氧、高碳酸血症、酸中毒、相对血流量增多等因素，使左心负荷加重。如病情进展，则可发生左心室肥厚，甚至导致左心衰竭。

（3）其他重要器官的损害：缺氧和高碳酸血症除影响心脏外，尚导致其他重要器官如脑、肝、肾、胃肠及内分泌系统、血液系统等发生病理改变，引起多器官的功能损害。

3. 临床表现 本病发展缓慢，临床上除原有支气管、肺和胸廓疾病的各种症状和体征外，主要是逐步表现为进行性加重的心、肺功能不全及其他器官受累的症状，常常表现急性加重和缓解期交替出现。

（1）临床表现不典型：临床表现大致可分两个不同阶段。

1）肺、心功能代偿期：此期主要是慢性阻塞性肺疾病（简称慢阻肺）的表现。①症状：咳嗽、咳痰、气促，活动后可有心悸、呼吸困难、乏力和劳动耐力下降。感染可使上述症状加重，可有发热，少有胸痛或咯血。②体征：可有不同程度的发绀。原发肺脏疾病体征，如肺气肿体征；干湿性啰音，$P_2 > A_2$，三尖瓣区可出现收缩期杂音或剑突下心脏搏动增强，提示有右心室肥厚，部分患者因肺气肿使肺内压升高，阻碍腔静脉回流，可有颈静脉充盈甚至怒张，或使横膈下降致肝界下移。

2）肺、心功能失代偿期：本期主要临床表现以呼吸衰竭为主，有或无心力衰竭。

呼吸衰竭：①症状：呼吸困难加重，夜间为甚，常有头痛、失眠、食欲下降、白天嗜睡，甚至表情淡漠、神志恍惚、谵妄等肺性脑病的表现。②体征：发绀明显，球结膜充血、水肿，严重时可出现视网膜血管扩张视盘水肿等颅内压升高的表现。腱反射减弱或消失，出现病理反射。因高碳酸血症可出现周围血管扩张的表现，如皮肤潮红，多汗。

右心衰竭：①症状：气促明显，心悸、食欲不振、腹胀、恶心等。②体征：发绀明显，颈静脉怒张，心率增快，可出现心律失常，剑突下可闻及收缩期杂音，甚至出现舒张期杂音。肝大且有压痛，肝颈回流征阳性，下肢水肿，重者可有腹水。少数患者可出现肺水肿及全心衰竭的体征。

（2）并发症多。

1）肺性脑病：是由于呼吸功能衰竭所致缺氧、二氧化碳潴留而引起精神障碍、神经系统症状的一种综合征。但必须除外脑动脉硬化、严重电解质紊乱、单纯性碱中毒、感染中毒性脑病等。肺性脑病是肺心病死亡的首要原因，应积极防治。

2）酸碱失衡及电解质紊乱：肺心病出现呼吸衰竭时，由于缺氧和二氧化碳潴留，当机体发挥最大限度代偿能力仍不能保持体内平衡时，可发生各种不同类型的酸碱失衡及电解质紊乱，使呼吸衰竭、心力衰竭、心律失常的病情更加恶化。

3）心律失常：多表现为房性期前收缩及阵发性室上性心过速，其中以紊乱性房性心动过速最具特征性。也可有心房扑动及心房颤动。少数病例由于急性严重心肌缺氧，可出现心室颤动以致心搏骤停。应注意与洋地黄中毒等引起的心律失常鉴别。

4）休克：肺心病休克并不多见，一旦发生，预后不良。发生原因有：感染中毒性休克；失血性休克，多由上消化道出血引起；心源性休克，严重心力衰竭或心律失常所致。

5）消化道出血：在老年人肺心病呼吸衰竭时，发生上消化道出血临床并不少见，它使得已危重的病情更加险恶，病死率极高，达50%以上。

6）弥散性血管内凝血（DIC）：不是一种独立的疾病，而是许多疾病在进展过程中产生凝血功能障碍的最终共同途径，是一种临床病理综合征。

7）深静脉血栓形成：应用普通肝素或低分子肝素可预防肺微小动脉原位血栓形成及

深静脉血栓形成。

二、实验室诊断及鉴别诊断

慢性肺心病合并感染时血白细胞和中性粒细胞升高，继发性红细胞和血红蛋白升高。老年慢性肺源性心脏病患者普遍存在缺氧、酸中毒的现象，可导致患者出现电解质紊乱，血钾、钠、氯均可有改变，多低于正常。慢性肺心病会导致 PaO_2、pH 逐渐降低，$PaCO_2$ 逐渐增高。

（一）常规检查

1. 血常规

（1）白细胞计数：白细胞（white blood cell，WBC）在人体中担负许多重任，它具有吞噬异物并产生抗体的作用、机体损伤的治愈能力、抵御病原体入侵的能力、对疾病的免疫抵抗力等。

【参考区间】（仪器法）成年人：$(3.5\sim9.5)\times10^9/L$。

【临床意义】增高见于各种炎症、烧伤、大出血、组织损伤、手术创伤等。

【评价】慢性肺心病合并感染时白细胞总数增高。

（2）中性粒细胞百分比：中性粒细胞是具有分叶形或杆状的核，胞浆内含有大量既不嗜碱也不嗜酸的中性细颗粒。中性粒细胞百分比（NEUT%）用来检测血液中中性粒细胞所占比例。

【参考区间】（仪器法）NEUT%：50%~70%。

【临床意义】增多见于多种急性化脓性感染、应激性反应、急性出血、溶血、手术后、尿毒症、酸中毒等。

【评价】慢性肺心病合并感染时中性粒细胞增加。

（3）红细胞计数：红细胞（red blood cell，RBC）是人体中最多的一类细胞。它的主要生理功能是通过细胞内所含有的血红蛋白进行氧与二氧化碳的交换。

【参考区间】（仪器法）成年男性：$(4.3\sim5.8)\times10^{12}/L$；成年女性：$(3.8\sim5.1)\times10^{12}/L$。

【临床意义】增加见于继发性红细胞增多症，如肺源性心脏病、慢性阻塞性肺气肿及异常血红蛋白病等；减少见于大量失血。

【评价】慢性肺心病患者因为缺氧，可使红细胞生成素增加，刺激骨髓引起继发性红细胞增多，红细胞计数常增高。

（4）血红蛋白：血红蛋白（HGB）是红细胞内运输氧的特殊蛋白质，是使血液呈红色的蛋白，由珠蛋白和血红素组成，其珠蛋白部分是由两对不同的珠蛋白链（α 链和 β 链）组成的四聚体。

【参考区间】（仪器法）成年男性：130~175g/L；成年女性：115~150g/L。

【临床意义】增加见于各种原因导致的脱水、先天性心脏病、肺心病等；减少见于大量失血。

【评价】慢性肺心病血红蛋白常增高。

2. 红细胞沉降率
红细胞沉降率（ESR）是指红细胞在一定条件下沉降的速度，将抗凝血放入血沉管中垂直静置，红细胞由于密度较大而下沉，通常以红细胞在第一小时末下沉的距离表示红细胞的沉降速度。血沉速度的快慢与血浆黏度，尤其与红细胞间的聚集力有关系。

【参考区间】（魏氏检测法、自动分析仪法）成年男性：0~15mm/h；成年女性：0~20mm/h。

【临床意义】血沉加快见于全身性感染、局部炎症、心肌梗死、出血性疾等。

【评价】慢性肺心病血沉一般偏高。

3. **全血黏度**　全血黏度是一个综合性指数，它是血浆黏度、血细胞压（比）积、红细胞变形性和聚集能力、血小板和白细胞流变特性的综合表现，是血液随不同流动状况（切变率）及其他条件而表现出的黏度，切变率低时血黏度高，随切变率的逐渐升高黏度逐渐下降，最后趋向一个平稳的数值。

【参考区间】

（1）旋转式黏度计检查法

切变率为 $200s^{-1}$：男：3.84~5.30mPa・s；女：3.39~4.41mPa・s。

切变率为 $50s^{-1}$：男：4.94~6.99mPa・s；女：4.16~5.62mPa・s。

切变率为 $5s^{-1}$：男：8.80~16.05mPa・s；女：6.56~11.99mPa・s。

（2）毛细管黏度计检查法：男：3.84~4.66mPa・s；女：3.33~3.97mPa・s。

【临床意义】增高见于：红细胞数量增多，如肺心病、高原环境、长期缺氧等造成红细胞增多的疾病；红细胞质异常，最典型的疾病为心肌梗死、冠心病。

【评价】慢性肺心病因缺氧会造成患者红细胞增多，全血黏度会增高。

4. **血浆黏度**　血浆黏度是血液最基本的流变学特性参数，血浆黏度受血液蛋白质的大小、形状和浓度的影响。血浆是牛顿流体，其黏度与切变率变化无关。

【参考区间】（毛细管黏度计测定法）男：1.72~1.80mPa・s；女：1.72~1.84mPa・s。

【临床意义】增高见于：心脑血管病、高血压、脱水等。

【评价】慢性肺心病患者，血浆黏度会增高。

5. **D-二聚体（D-D）**　D-D是交联纤维蛋白在纤溶酶水解作用下生成的一种特异性降解性产物，为纤维蛋白降解产物中的最小片段，是特异性反映继发性纤溶亢进、机体高凝状态的主要标志物之一。

【参考区间】

（1）酶联双抗体夹心法：0~0.256mg/L。

（2）乳胶凝集免疫比浊法：无国际标准，建议各实验室制订自己的参考区间。

【临床意义】D-二聚体主要反映纤维蛋白溶解功能。增高见于继发性纤维蛋白溶解功能亢进，如高凝状态、弥散性血管内凝血、肾脏疾病、溶栓治疗等。心肌梗死、脑梗死、肺栓塞、静脉血栓形成、手术、弥漫性血管内凝血、感染及组织坏死等也可升高。

【评价】慢性肺心病急性加重期存在血浆高凝状态及早期纤溶，容易形成微血栓及并发DIC或DIC前期，所以早期监测有利于对病情的控制及判断预后。慢性肺心病患者血液长期处于高凝状态，尸检发现慢性肺心病患者肺动脉血栓的发病率约为90%，且多为肺小动脉原位血栓形成，当血栓活化或继发纤溶亢进时血浆D-二聚体明显升高。

6. **痰培养**　根据需要进行需氧菌培养、厌氧菌培养、结核杆菌培养或真菌培养，用于呼吸道感染的病因诊断。

【参考区间】正常菌群生长或无菌生长。

【临床意义】该项检查试用于各种不明原因的呼吸道感染疾病。慢性肺心病合并感染时痰病原学的检查可指导抗生素的选用。

【评价】慢性肺心病以草绿色链球菌群、流感嗜血杆菌、肺炎链球菌、葡萄球菌、奈瑟菌属、草绿色链球菌等多见,近年来革兰阴性杆菌增多,如铜绿假单胞菌、大肠埃希菌等。据统计,慢性肺心病下呼吸道感染菌 2/3 以上为革兰阴性杆菌,如嗜血流感杆菌、产气肠杆菌、肺炎克雷伯菌、铜绿假单胞菌、大肠埃希菌等。合并厌氧菌与真菌感染也不少见(可参见第一章第一节相关内容)。

7. 动脉血气 血气分析(BG)是应用血气分析仪,通过测定人体血液的 H^+ 浓度和溶解在血液中的气体(主要指 CO_2、O_2),来了解人体呼吸功能与酸碱平衡状态的一种手段,它能直接反映肺换气功能及其酸碱平衡状态。采用的标本常为动脉血。慢性肺心病肺功能代偿期可出现低氧血症甚至呼吸衰竭或合并高碳酸血症。当 $PaO_2<8.0kPa$(60mmHg)、$PaCO_2>6.6kPa$(50mmHg),表示有呼吸衰竭。

呼吸衰竭按动脉血气分析分类:①Ⅰ型呼吸衰竭:缺氧无 CO_2 潴留,或伴 CO_2 降低(Ⅰ型)见于换气功能障碍(通气/血流比例失调、弥散功能损害和肺动 - 静脉样分流)的病例。②Ⅱ型呼吸衰竭:是肺泡通气不足所致的缺 O_2 和 CO_2 潴留,单纯通气不足,缺 O_2 和 CO_2 的潴留的程度是平行的,若伴换气功能损害,则缺 O_2 更为严重。

血气的主要指标:pH、$PaCO_2$、PaO_2、SaO_2、CaO_2、P_{50}、AG。

(1)酸碱度(pH):pH 为血液中氢离子浓度的负对数,表示血液酸碱度的指标。

【参考区间】动脉血气:7.35~7.45。

【临床意义】pH<7.35 为酸血症,存在失代偿性酸中毒;pH>7.45 为碱血症,存在失代偿性碱中毒。

【评价】pH 正常并不能完全排除无酸碱失衡。

(2)动脉二氧化碳分压($PaCO_2$):指溶解在动脉血中的二氧化碳分子产生的压力,又称二氧化碳张力。

【参考区间】4.65~5.98kPa(35~45mmHg)。

【临床意义】PCO_2 是反映呼吸性酸碱平衡障碍的重要指标。PCO_2 升高:见于各种原因造成的上呼吸道阻塞、肺泡通气不足、呼吸功能减退、二氧化碳在体内积聚,如慢性支气管炎、肺气肿、肺水肿、肺心病、大面积肺不张、严重哮喘发作、胸廓胸膜疾病等,均可造成呼吸性酸中毒。PCO_2 降低:表示通气过度,临床上较少见,主要见于肺泡通气过度,呼出过多二氧化碳,如某些肺炎、肺梗死、哮喘等,可产生呼吸性碱中毒。

【评价】一般根据 pH、$PaCO_2$、BE(或 AB)判断酸碱失衡,根据 PaO_2 及 $PaCO_2$ 判断缺氧及通气情况。当 $PaCO_2 \geq 50mmHg$ 时有抑制呼吸中枢危险。由于通气过度,CO_2 排出过多,其值低于正常,是为呼吸性碱中毒的变化。由于通气不足,CO_2 排出过少而在体内潴留,其值高于正常,是为呼吸性酸中毒的变化。在代谢性酸中毒时,由于呼吸加深加快的代偿反应,可使患者 PCO_2 值下降而低于正常。在代谢性碱中毒时,PCO_2 值可上升而高于正常。

(3)动脉氧分压(PaO_2):指物理溶解于动脉血中的氧分子所产生的压力。反映机体缺氧敏感指标,主要是判断机体是否缺氧及其程度。

【参考区间】10.64~13.30kPa(80~100mmHg)。

【临床意义】

1）病理性增高：过度换气综合征，过量氧气吸入可引起氧分压增高，还可用于高压氧的治疗。

2）病理性降低：见于各种肺部疾病，如慢性支气管炎、肺气肿、肺心病、神经肌肉疾病等可引起氧分压降低。心脑血管病、贫血等。氧分压降低表示缺氧。

【评价】动脉血氧分压检测，主要用于缺氧或氧中毒性疾病的诊断。PaO_2 低于 7.31kPa（55mmHg）即表示有呼吸衰竭，低于 4.0kPa（30mmHg）可有生命危险。

（4）动脉血氧饱和度（$SatO_2$）：血液中被氧结合的氧合血红蛋白（HbO_2）的容量占全部可结合的血红蛋白（hemoglobin，Hb）容量的百分比，即血液中血氧的浓度，它是呼吸循环的重要生理参数。监测动脉血氧饱和度（$SatO_2$）可以对肺的氧合和血红蛋白携氧能力进行估计。

【参考区间】91.9%~99%。

【临床意义】

1）增高：见于高压氧治疗。

2）减低：见于肺气肿等缺氧性肺疾病、循环性缺氧、组织性缺氧。

【评价】一般认 $SatO_2$ 正常应不低于 94%，在 94% 以下为供氧不足。有学者将 $SatO_2<90\%$ 定为低氧血症的标准，并认为当 $SatO_2$ 高于 70% 时准确性可达 ±2%，$SatO_2$ 低于 70% 时则可有误差。

（5）血红蛋白氧：血红蛋白氧饱和度为 50% 时的氧分压称为血红蛋白氧（P_{50}），是反映氧释放功能、Hb 与 O_2 亲和力的常用指标。

【参考区间】3.5kPa（26mmHg）。

【临床意义】若 P_{50} 减少，则氧解离曲线左移，说明氧和血红蛋白亲和力增加，氧就不易从血红蛋白释放，此时氧饱和度虽正常，但组织细胞仍有缺氧的可能。常见于温度下降，碱中毒，2，3-DPG 减少，PCO_2 降低；若 P_{50} 增大，则氧解离曲线右移，说明氧和血红蛋白亲和力降低，氧易从血红蛋白释放，此时氧饱和度虽偏低，但组织细胞仍可能无明显缺氧。常见于温度升高，酸中毒，2，3-DPG 增多，PCO_2 升高。

【评价】慢性肺心病无呼吸衰竭者，P_{50} 无明显变化；慢性肺心病合并呼衰者，P_{50} 变化明显，尤其并发酸碱失衡时。

（6）剩余碱：剩余碱（BE）是在 37℃，二氧化碳分压为 40mmHg，$SaO_2$100% 条件下，将血液标本滴定至 pH 为 7.4 时所需要的酸碱量，表示全血或血浆中碱储备增加或减少的情况。加酸者表示血中有多余的碱，BE 为正值；相反，加碱者表明血中碱缺失，BE 为负值。

【参考区间】动脉血：-3~+3mmol/L。

【临床意义】BE 正值增加时，常提示代谢性碱中毒；BE 负值增加时，常提示代谢性酸中毒。

【评价】BE 是人体代谢性酸碱平衡的定量指标。

（7）阴离子隙（AG）：指血清中常规测得的阳离子总数与阴离子总数之差，即血清中钠离子数减去碳酸氢根和氯离子数，其本质是反映未测定阴离子（UA）和未测定阳离子（UC）之差。

【参考区间】10~14mmol/L。

【临床意义】增高见于代谢性酸中毒、糖尿病酮症酸中毒、尿毒症等；阴离子间隙正常的代谢性酸中毒如高血氯性代谢性酸中毒；降低见于低蛋白血症。

【评价】阴离子隙是协助判断代谢性酸中毒和各种混合性酸碱失衡的重要指标。目前多以 AG>16mmol/L 作为判断是否有 AG 增高型代谢性酸中毒的界限。它可鉴别不同类型的代谢性酸中毒。

8. **超敏 C- 反应蛋白（hs-CRP）**　hs-CRP 是由肝脏合成的一种全身性炎症反应急性期的非特异性标志物，是心血管事件危险最强有力的预测因子之一。是敏感的炎症指标，可了解炎症的严重程度。

【参考区间】0.068~8.2mg/L。

【临床意义】正常人的血清 hs-CRP 水平极低，当机体受到感染源侵袭或内源性炎症反应加剧时，血清 hs-CRP 水平会出现显著上升，其浓度与炎症反应强度呈正相关。血清 hs-CRP 水平的升高还与肾脏血管内皮的损害和糖尿病肾病等肾脏疾病患者的尿蛋白排泄具有相关性，可提示肾小球基底膜和系膜病变的发生。

【评价】血清 hs-CRP 水平的升高与冠状动脉综合征、脑卒中及周围血管病的发病具有密切的关系，也可作为预测急性冠脉综合征、心绞痛及支架置入患者预后情况的重要依据。可作为心功能改善及临床评价预后的独立指标。

9. **乳酸**　血乳酸（LACT）作为无氧代谢的一个中间产物，是在胞质中由丙酮酸经乳酸脱氢酶作用后形成的，反映组织氧合代谢状况。

【参考区间】（酶催化法、化学法）成年人空腹静脉血乳酸浓度：0.6~2.2mmol/L；动脉血乳酸为静脉血中乳酸水平的 1/2~2/3。

【临床意义】乳酸反映组织对氧的需求与血液的供氧能力是否平衡。乳酸增高可见于各种原因引起的乳酸酸中毒、高乳酸血症等。

【评价】乳酸在一般的新陈代谢和运动中乳酸不断被产生，但是其浓度一般不会上升。乳酸酸中毒提示组织血流灌注不足，是组织供氧不足的最可靠指标之一。慢性肺心病患者，特别是急性加重并 Ⅱ 型呼吸衰竭常可发生高乳酸血症。

10. **B 型尿钠肽**　又称脑钠肽（BNP），是在血容量增加和压力超载的刺激下，主要由心室肌细胞分泌，反映心室过劳的一种神经激素。BNP 是由 32 个氨基酸组成的多肽，广泛分布于脑、心肺等组织，以心脏含量最高，当心室壁压力升高时，可迅速刺激 BNP 基因表达，大量合成 BNP 分泌入血。具有利钠、利尿、扩张血管和抑制肾素、醛固酮分泌，抑制交感神经，从而引起血压下降，并可以致心肌增生和心肌肥厚的作用。BNP 是心力衰竭诊断的一个重要指标。

【参考区间】（化学发光微粒子免疫分析法）<100pg/ml。

【临床意义】作为心力衰竭定量标志物，不仅反映左室收缩功能障碍，也反映左室舒张功能障碍、瓣膜功能障碍和右室功能障碍情况。

【评价】左室收缩功能不全患者血浆 BNP 明显升高，且其升高程度与心功能有较强的相关性。可以使用血清 BNP 水平作为评估慢性肺心病患者右心室功能不全严重程度的指标之一。

11. **N 端 B 型脑钠肽前体（NT-ProBNP）：**NT-ProBNP 是体内脑钠肽原（ProBNP）裂解成 BNP 时的产物，与 BNP 呈等比例分解。心肌细胞受刺激后，产生含 134 个氨基酸的 B 型利钠肽原前体，随后形成含 108 个氨基酸的 BNP 前体（proBNP），后者在内切酶的作用下裂解为含有 76 个氨基酸、无生物活性的 N 末端 B 型利钠肽原（NT-proBNP）和含有 32 个氨基酸、有活性的 B 型利钠肽（BNP）。

【参考区间】

（1）ECLIA 法：<125pg/ml（小于 75 岁）；<450pg/ml（大于 75 岁）

（2）金标记免疫层析法：阴性

【临床意义】NT-ProBNP 浓度与是否有肺心病及右心受累程度密切相关，是快速判断右心功能不全严重程度以及疗效判断的良好指标。

【评价】NT-proBNP 的半衰期较 BNP 更长，也更加稳定，干扰因素也少，因此作为指标 NT-ProBNP 比 BNP 更加可靠。由于 NT-proBNP 主要由肾小球滤过，其浓度受肾功能影响较大，当估计的 GFR<60ml/min，NT-proBNP 可能显著升高，此时用于心力衰竭不具有临床应用价值。研究发现单纯右心室压力和容量负荷增加时血浆 NT-proBNP 水平会明显升高。

12. 电解质　呼吸性酸中毒并代谢性碱中毒常合并低钠低钾、低氯等电解质紊乱，低钾、低氯引起的代谢性碱中毒多是医源性的，应注意预防。慢性肺心病急性加重期常发生慢性呼吸衰竭，而酸碱失衡则为肺心病呼吸衰竭时最常见的并发症，其中以低钠、低氯血症较为多见，及时发现并纠正，对肺心病呼吸衰竭的恢复、好转至关重要。

（1）血清钾：钾（K）是维持细胞生理活动的主要阳离子，在保持机体的正常渗透压及酸碱平衡、参与糖及蛋白代谢、保证神经肌肉的正常功能等方面具有重要作用。

【参考区间】（酶动力学法、离子选择去电极法）3.5~5.3mmol/L。

【临床意义】

1）升高见于：酸中毒、组织坏死等尿钾排泄减少，急慢性肾功能衰竭或细胞外液量减少等。

2）降低见于：摄取减少、长期禁食、厌食、少食、碱中毒、呕吐、腹泻、大量发汗等。

【评价】慢性肺心病难治性心力衰竭者，长期胃肠淤血致食欲减退，钾、镁摄入和吸收减少。心力衰竭时肾血流量减少，导致继发醛固酮增多症，加上长期输葡萄糖液，使用糖皮质激素，急速应用利尿剂或长期不能停用利尿剂，特别是袢利尿剂等对钾排泄的影响均可导致低钾血症。

（2）血清钠：是指血清中钠离子浓度，血清钠的测定具有重要的临床意义，尤其有助于脱水的治疗。

【参考区间】（酶动力学法、离子选择去电极法）137~147mmol/L。

【临床意义】血清钠高于 147mmol/L 为高血钠症，常见于高渗性脱水症、潴钠性水肿，常见于心脏病、心力衰竭、肝硬化、肾病等；血清钠低于 137mmol/L 为低血钠症，常见于糖尿病、创伤或出汗、酸中毒、钠的摄入量不足，如饥饿、营养不良等。

【评价】慢性肺心病患者可因食欲缺乏、呕吐、腹泻、右心衰竭、胃肠淤血致钠摄入及吸收减少，同时因呼吸衰竭致呼吸增快、喘憋不安，血管扩张，大量出汗，每天丢失钠量增加多，为稀释性低钠血症，慢性肺心病合并低钠血症病死率明显高于血钠正常患者，应及早干预治疗。

（3）血清氯（Cl）：指血清中氯离子浓度。氯是人体细胞外液中主要的阴离子，在调节人体酸碱平衡、渗透压和水分布方面起重要作用。

【参考区间】（酶动力学法、离子选择去电极法）96~108mmol/L。

【临床意义】

1）病理性升高：体内氯化物排出减少：①泌尿道阻塞、急性肾小球肾炎无尿者。②肾血流量减少，如充血性心力衰竭；摄入氯化物过多；以换气过度所致的呼吸性碱中毒；高钠血症脱水时。

2）病理性降低：体内氯化物丢失过多：①严重的呕吐、腹泻、胃肠道引流；②糖尿病酸中毒；③慢性肾功能衰竭；④失盐性肾炎；⑤艾迪生病。摄入氯化物过少：①出汗过多，未补充食盐；②慢性肾炎，长期忌盐饮食后；③心力衰竭，长期限盐并大量利尿后。

【评价】肺心病引起低氯血症的原因：摄入减少，肺心病，尤其是合并心力衰竭，呼吸衰竭的患者，因长期反复发病，出现食欲减退，进食少，或自动限盐饮食；由于使用利尿剂，可抑制肾脏远曲小管对氯、钠离子和水的重吸收，并使排氯多于排钠；肺心病常合并慢性呼吸性酸中毒，高碳酸血症，通过代偿机制使 HCO_3^- 合成及重吸收增加，与 HCO_3^- 在肾小管重吸收增多的同时，伴以失氯、失水，因而可导致低氯性碱中毒。

13. **降钙素原（PCT）**　PCT 是降钙素的前体蛋白质，当严重细菌、真菌、寄生虫感染以及脓毒症和多脏器功能衰竭时可升高。自身免疫、过敏和病毒感染时 PCT 不会升高。其在血清中的半衰期约为 25~30 小时，正常情况下人体血清 PCT 表达水平很低。

【参考区间】

（1）酶联荧光分析（ELFA）技术：正常 <0.5ng/ml；轻度升高 >0.5ng/ml；明显升高 >2ng/ml；显著升高 >10ng/ml。

（2）双抗夹心免疫化学发光法（ILMA）：正常 <0.5ng/ml；轻度升高 >0.5ng/ml；明显升高 >2ng/ml；显著升高 >10ng/ml。

（3）胶体金比色法：正常 <0.5ng/ml；轻度升高 >0.5ng/ml；明显升高 >2ng/ml；显著升高 >10ng/ml。

【临床意义】PCT 反映了全身炎症反应的活跃程度，是严重细菌性炎症和真菌感染的特异性指标，也是脓毒症和炎症活动有关的多脏器衰竭的可靠指标。在全身感染时，血清PCT 浓度的升高比 CRP 及其他炎性因子出现得更早，血清 PCT 水平与感染的严重程度及转归密切相关，在脓毒性休克时达其峰值，而 CRP 在感染的更严重阶段不会进一步升高。

【评价】由于老年人的呼吸道防御机制减弱，机体免疫力下降极易发生肺部感染。随着年龄增加各器官功能逐渐减退，在感染的主要诱因下极易并发多器官功能衰竭。有研究指出，神经内分泌细胞和肺是产生血清 PCT 的可能部位。血清 PCT 可以作为老年慢性肺心病合并肺部感染和多器官功能衰竭患者的辅助诊断指标。监测血清 PCT 水平有利于对患者的病情进行更全面的评估，且有助于判断危重症患者的预后。

（二）老年相关的实验室检查

1. **血清白蛋白**　白蛋白是维持机体营养和渗透压的主要物质。血清白蛋白（Alb）合成于肝脏，是脊椎动物血浆中含量最丰富的蛋白质。

【参考区间】（溴甲酚绿法）40~55g/L，摩尔浓度按__g/L × 15.2=__μmol/L 换算。

【临床意义】增高见于各种原因失水所致的血液浓缩（如呕吐、腹泻、高热、休克）；多发性骨髓瘤、巨球蛋白血症、冷球蛋白血症等单克隆性免疫球蛋白病；系统性红斑狼疮、多发性硬化和某些慢性感染造成球蛋白（多克隆）升高的一些慢性病等；降低见于恶性肿瘤、重症结核、营养不良、急性大失血、严重烫伤、肝脏合成功能障碍、胸腹水、肾病、孕后期，ALB 低于 20g/L 时，常可见水肿，先天性白蛋白缺乏症（血中几乎无 ALB，但不发生水肿）等。

【评价】血清总蛋白的含量与年龄相关。随着年龄的增长，血清白蛋白含量下降，研究显示有 90% 的肺心病患者发生营养不良。老年慢性肺心病患者低蛋白血症检出率高：老年患者低蛋白血症发生率为 37%，明显高于中青年患者 22%。老年慢性肺心病合并低蛋白血症既是引起并发症的主要因素之一，又是影响其预后的重要指标。因为营养不良可以导致呼吸肌的力度下降 37%，最大通气量下降 41%，而肺活量受的影响最大则下降 63%。

2. 糖化血红蛋白　糖化血红蛋白由 HbA_{1a}、HbA_{1b}、HbA_{1c} 组成，其中 HbA_{1c} 约占 70%，且结构稳定。HbA_{1c} 与红细胞寿命和平均血糖水平相关，是评价糖尿病患者长期血糖控制较理想的指标，可反映过去 2~3 个月的平均血糖水平，不受每天血糖波动的影响。

【参考区间】

（1）HPLC 法：HbA_1（%）5.0%~8.0%；HbA_{1c}（%）3.6%~6.0%。

（2）亲和层析法：5.0%~8.0%。

（3）免疫比浊法：IFCC 计算方案：2.8%~3.8%；DCCT/NGSP 计算方案：4.8%~6.0%。

（4）酶法：3.6%~6.0%。

【临床意义】与微血管和大血管并发症的发生关系密切。HbA_{1c} 水平升高，糖尿病视网膜病变、肾脏病变、神经病变、心血管事件发生风险均相应增加。

【评价】糖化血红蛋白增高与微炎症状态、缺氧、二氧化碳潴留及 pH 降低有密切关系，与肺动脉高压成正相关，可作为诊断慢性肺心病的辅助指标。老年慢性肺心病营养不良者伴糖代谢异常要高于非营养不良者，同时存在更严重的炎性反应。

3. 肿瘤坏死因子（TNF-α）　是一种能够直接杀伤肿瘤细胞而对正常细胞无明显毒性的细胞因子。其是最常见的炎性因子和生物活性调节因子，主要由活化的巨噬细胞合成和分泌，在肺心病的慢性炎症进程中可诱导炎症细胞黏附、游走和浸润，破坏肺组织的基本结构，并能增强中性粒细胞对细胞外蛋白的破坏能力，促进炎症反应。

【参考区间】4.3 ± 2.8ng/ml。

【临床意义】在原发性或继发性肾小球疾病、器官移植性排斥、肿瘤、风湿性关节炎、重症感染、寄生虫、艾滋病等疾病发生时可明显升高。

【评价】近年来发现肺心病患者普遍存在营养不良，尤其在老年患者中，营养不良直接威胁着肺心病的病程演进和预后，近年研究表明，肺心病患者营养不良与炎症因子介导的代谢紊乱有关。慢性肺心病患者的心功能状态越差，其体内的炎症反应越严重，心肌细胞的损害也越严重。在炎症发展过程中可由 TNF-α 等细胞因子刺激肝脏产生并释放入血，使机体产生特定的病理生理变化，激活炎症反应而诱导心肌细胞凋亡，加速心肌细胞损伤。TNF-α 与慢性肺心病有密切关系，且随心功能分级降低，其水平越高。

（三）诊断

患者有慢支、肺气肿、其他肺胸疾病或肺血管病变，引起肺动脉高压、右心室增大或右心功能不全表现，如颈静脉怒张、肝大压痛、肝颈静脉反流征阳性、下肢水肿等，并有心电图、X 线表现，参考超声心动图、肺功能或其他检查，可以作出诊断。

1. **X 线检查**　除肺、胸基础疾病及急性肺部感染的特征外，尚可有肺动脉高压症：

（1）右下肺动脉干扩张，其横径 ≥ 15mm；其横径与气管横径之比值 ≥ 1.07。

（2）肺动脉段突出或其高度 ≥ 3mm。

（3）中心肺动脉扩张和外周分支纤细，两者形成鲜明对比。

（4）圆锥部显著凸出（右前斜位 45°）或"锥高" ≥ 7mm。

（5）右心室肥大征。

以上 5 项标准，具有 1 项即可诊断肺心病。

2. **心电图检查**　心电图对慢性肺心病的诊断阳性率为 60.1%~88.2%，慢性肺心病的心电图诊断标准如下：

（1）额面平均电轴 ≥ + 90。

（2）V_1：$R/S \geq 1$。

（3）重度顺钟转位（V_5：$R/S \leq 1$）。

（4）$RV_1 + SV_5 \geq 1.05mV$。

（5）aVR：R/S 或 $R/Q \geq 1$。

（6）V_1~V_3 导联呈 QS、qr、Qr（酷似心肌梗死，应注意鉴别）。

（7）肺型 P 波。

具有一条即可诊断。

3. **心电向量图检查**　表现为右心房、右心室肥大的图形。随右心室肥大的程度加重，QRS 方位由正常的左下前或后逐渐演变为向右、再向下、最后转向右前，但终末部仍在右后。QRS 环自逆钟向运行或"8"字形发展至重度时的顺钟向运行。P 环多狭窄，左侧与前额面 P 环振幅增大，最大向量向前下、左或右。右心房肥大越明显，则 P 环向量越向右。

4. **肺功能检查**　在心肺功能衰竭期不宜进行本检查，症状缓解期中可考虑测定。患者均有通气和换气功能障碍。表现为时间肺活量及最大通气量减低，残气量增加。用四探头功能仪以及 γ 照相和静脉弹丸式注射法注入核素 ^{133}Xe 测定两肺上下野半清除时间可反映局部通气功能，比一般肺功能的肺心病检出率高。

5. **右心导管检查**　经静脉送入漂浮导管至肺动脉，直接测定肺动脉和右心室压力，可作为肺心病的早期诊断。

6. **其他**　肺阻抗血流图及其微分图的检查在一定程度上能反映机体内肺血流容积改变，了解肺循环血流动力学变化，肺动脉压力大小和右心功能；核素心血管造影有助于了解右心室功能改变；肺灌注扫描如肺上部血流增加，下部减少，则提示有肺动脉高压存在。

（四）鉴别诊断

本病需与以下疾病相鉴别：

1. **冠状动脉粥样硬化性心脏病（冠心病）**　本病和冠心病都见于老年患者，且均可发生心脏扩大、心律失常和心力衰竭，少数患者心电图上 I、aVL 或胸导联出现 Q 波，类似陈旧性心肌梗死。但肺心病无典型心脏病或心肌梗死的临床表现，又如有慢性支气管炎、哮喘、肺气肿等胸、肺疾患史，心电图中 ST-T 改变多不明显，且类似陈旧性心肌梗死的图形多发生于肺心病的急性发作期和明显右心衰竭时，随着病情的好转，这些图形可很快消失。

2. **风湿性心脏病**　肺心病患者在三尖瓣区可闻及吹风样收缩期杂音，有时可传到心尖部；有时出现肺动脉瓣关闭不全的吹风样舒张期杂音；加上右心肥大、肺动脉高压等表现，易与风湿性心瓣膜病相混淆。一般通过详细询问有关慢性肺、胸疾患的病史、有肺气肿和右心室肥大的体征，结合 X 线、心电图、心向量图、超声心动图等表现，动脉血氧饱和度显著降低，二氧化碳分压高于正常等，可资鉴别。

3. 原发性扩张型心肌病、缩窄性心包炎 前者心脏增大常呈球形，常伴心力衰竭、房室瓣相对关闭不全所致杂音。后者有心悸、气促、发绀、颈静脉怒张、肝大、腹水、水肿及心电图低电压等，均需与肺心病相鉴别。一般通过病史、X 线、心电图等检查不难鉴别。此外，发绀明显有胸廓畸形者，还需与各种发绀型先天性心脏病相鉴别，后者多有特征性杂音，杵状指较明显而无肺水肿，鉴别一般无多大困难。

4. 其他昏迷状态 本病有肺性脑病昏迷时尚需与肝性脑病昏迷、尿毒症昏迷和少数脑部占位性病变或脑血管意外的昏迷相鉴别。这类昏迷一般都有其原发疾病的临床特点，不难鉴别。

三、检验路径

（一）以病程及症状体征为出发点的检验路径——就诊路径（图 1-5）

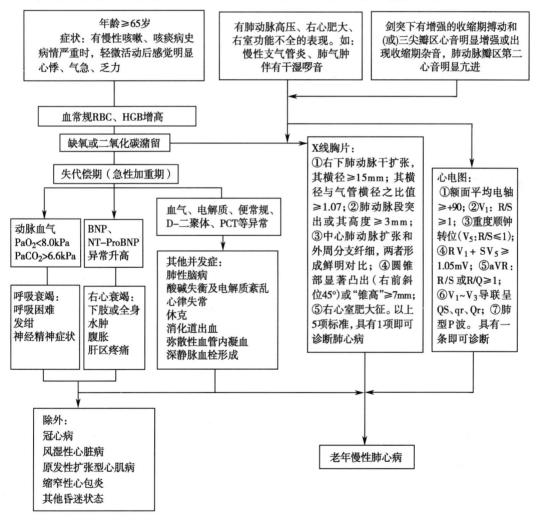

图 1-5 根据临床症状体征初步诊断老年慢性肺心病

（二）明确临床诊断的检验路径——确诊路径（图1-6）

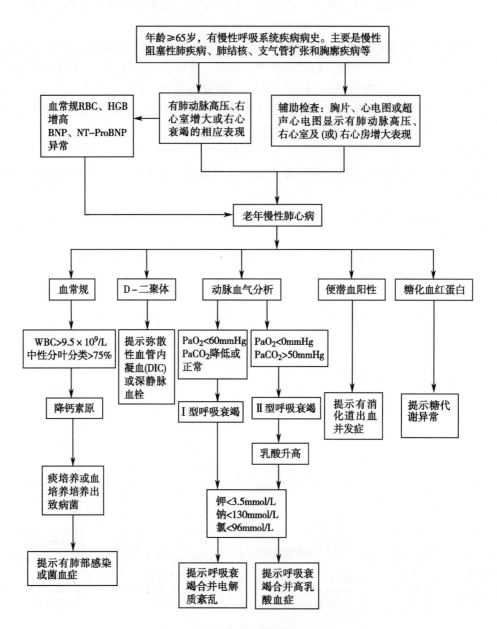

图 1-6　老年慢性肺心病的确诊路径

（三）疗效评估及预后评价的检验路径——监测项目的选择与应用路径

1. 疗效评估检验路径（图 1-7）

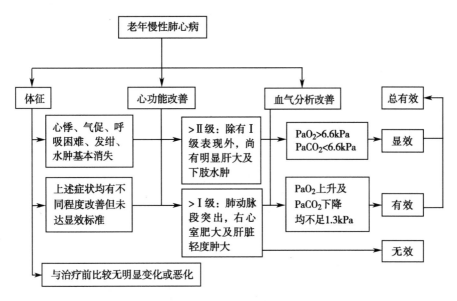

图 1-7 老年慢性肺心病的疗效评估检验路径

2. 预后评价检验路径（图 1-8）

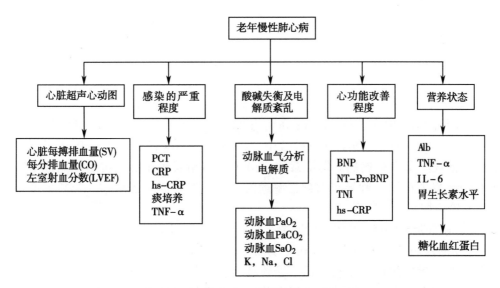

图 1-8 老年慢性肺心病的预后评价检验路径

（谢 楠 艾效曼）

第三节　老年人慢性阻塞性肺疾病

一、疾病概况

慢性阻塞性肺疾病（chronic obstructive pulmonary disease，COPD）是一种以气流受限为特征的可以预防和治疗的疾病，气流受限不完全可逆、呈进行性发展，与气道和肺部对有害颗粒或有害气体的慢性炎症反应增强有关。急性加重和合并症对患者的整体疾病严重程度产生影响。COPD 患者典型的肺实质破坏表现为小叶中央型肺气肿，涉及呼吸性细支气管的扩张和破坏；肺血管的改变以血管壁增厚为特征。

（一）老年人慢性阻塞性肺疾病的特点

1. 咳嗽不明显，衰老导致肺泡腔扩大及肺弹性丧失，咳嗽反射下降，对外来刺激反应减退，许多老年 COPD 患者没有明显的咳嗽咳痰症状。

2. 呼吸困难更突出，尤其是高龄老人，因为增龄生理性肺气肿日趋严重，加重了患者通气和弥散功能的障碍。

3. 机体反应差，典型症状明显弱化或缺如。如在炎症急性发作期体温不升，白细胞不高，咳嗽不重，气促不著，表现为呼吸的深度和频率无明显增加，面灰或发绀，脉搏快弱，肺内啰音密集或呼吸音低下，白细胞分类明显左移，精神萎靡，嗜睡、厌食、胸闷、少尿等。

4. 老年人气道屏障功能和全身免疫功能减退，故易反复感染，体质下降，并发症增多。

（二）老年人慢性阻塞性肺疾病的流行病学调查

COPD 目前居全球死亡原因的第 4 位。随着年龄的增长，COPD 的发病率也逐渐提高。荷兰一项研究对 7 983 位成人进行为期 11 年的追踪，在老年人群中 COPD 的总发病率 9.2/1 000 人年；该研究发现对于 55 岁的男性和女性仍然未发生 COPD 的人群来说，在未来 40 年的 COPD 的发生的风险分别为 24% 和 16%。《2017 中国卫生和计划生育统计年鉴》（以下简称《2017 年鉴》）中"2016 年城市居民年龄别疾病别死亡率"记载老年人慢性阻塞性肺疾病。据记载的"2016 年城市居民年龄别疾病别死亡率"数据显示 60~65 岁人群肺气肿导致的死亡率远为 55~60 岁人群的 2.93 倍，年龄每增加 5 岁死亡率双倍增加。

（三）慢性阻塞性肺疾病的危险因素

COPD 的发病因素主要为遗传和环境两方面。已知的遗传因素有 α_1- 抗胰蛋白酶缺乏，引起弹性蛋白酶抑制作用减退，导致肺气肿，但中国人群中不多见。环境因素主要为吸烟，其次为大气污染、职业粉尘及气象条件等引发的慢性炎症及氧化与抗氧化失衡。

（四）老年人慢性阻塞性肺疾病的病因

老年人慢性阻塞性肺疾病随着年龄的增长，肺功能逐年降低，生理性的老化造成肺泡腔扩大及肺弹性丧失，被称为"老年性肺气肿"。衰老过程中机体免疫力也逐渐下降，免疫球蛋白减少、组织退行性变，肾上腺素皮质激素分泌减少，呼吸防御功能减退，老年人发生反复感染的几率明显增加。减退的肺功能及免疫力使老年人对各种烟雾等有害颗粒刺激的异常炎症反应更加强烈，造成老年人更易发生COPD。

二、实验室诊断及鉴别诊断

老年人慢性阻塞性肺疾病的诊断应根据临床症状、危险因素接触史、体征及实验室检查等资料，综合分析确定。

（一）血气分析

血气分析一般用动脉血或动脉化毛细血管血作为标本，特殊情况下也可用静脉血。采集的基本要求是：合理的采集部位（桡动脉、肱动脉、股动脉），严格隔离空气，在海平面大气压（101.3kPa，760mmHg），安静状态下，采集肝素抗凝血立刻送检。吸氧者病情允许应停吸氧30分钟，否则应标明给氧浓度与流量。血气分析中，动脉血与静脉血的PO_2有明显的差异，静脉血一般在动脉采血困难时才使用。静脉血因O_2在组织被释放，PO_2要低60~70mmHg（7.98~9.31kPa），而PCO_2要高2~8mmHg（0.27~1.06kPa），pH要低0.02~0.05。如果不能得到动脉血，也可以使用动脉化的毛细血管血。毛细血管通常在足或指尖，必须温暖皮肤使毛细血管扩张以使PO_2接近动脉水平。慢性阻塞性肺疾病如出现明显缺氧及二氧化碳潴留时，动脉血氧分压（PaO_2）降低，二氧化碳分压（$PaCO_2$）升高，并可出现失代偿性呼吸性酸中毒，pH降低。

动脉血气 血气分析（BG）应用血气分析仪进行，血气的主要指标：PO_2、PCO_2、CaO_2、SaO_2、TCO_2、P_{50}。酸碱平衡的主要指标：pH、PCO_2、HCO_3^-、TCO_2、BE、SBE及电解质（K^+、Na^+、Cl^-、AG）。

（1）酸碱度（pH）：pH为血液中氢离子浓度的负对数，表示血液酸碱度的指标。

【参考区间】

动脉血pH：7.35~7.45，极限为6.80~7.80。

静脉血pH：7.31~7.42。

【临床意义】pH<7.35为酸血症，存在失代偿性酸中毒；pH>7.45为碱血症，存在失代偿性碱中毒。

【评价】慢性阻塞性肺疾病pH正常或下降。

（2）二氧化碳分压（$PaCO_2$）：指物理溶解在血浆中的二氧化碳分子产生的压力。通常37℃测定不接触空气的动脉血PCO_2（简写为$PaCO_2$）比静脉血PCO_2（$PvCO_2$）略低。CO_2的弥散能力较大，约为氧的25倍，血液PCO_2基本反映了肺泡PCO_2，能了解肺泡的通气情况。

【参考区间】

动脉血PCO_2（$PaCO_2$）：4.66~6.11kPa（35~46mmHg）。

静脉血PCO_2（$PvCO_2$）：4.92~6.65kPa（37~50mmHg）。

【临床意义】PCO_2是反映呼吸性酸碱平衡障碍的重要指标。由于通气过度，CO_2排出过多，其值低于正常，是为呼吸性碱中毒的变化。由于通气不足，CO_2排出过少而在体内潴留，其值高于正常，是为呼吸性酸中毒的变化。在代谢性酸中毒时，由于呼吸加深加快的代偿反应，可使患者PCO_2值下降而低于正常。在代谢性碱中毒时，PCO_2值可上升而高于正常。PCO_2降低：表示通气过度，临床上较少见，主要见于肺泡通气过度，呼出过多二氧化碳，如某些肺炎、肺梗死、哮喘等，可产生呼吸性碱中毒。PCO_2升高：见于各种原因造成的上呼吸道阻塞、肺泡通气不足、呼吸功能减退、二氧化碳在体内积聚，如慢性支气管炎、肺气肿、肺水肿、肺心病、大面积肺不张、严重哮喘发作、胸廓胸膜疾病等，均可造成呼吸性酸中毒。

【评价】一般根据 pH、$PaCO_2$ 和 BE（或 AB）判断酸碱失衡，根据 PaO_2 及 $PaCO_2$ 判断缺氧及通气情况。

（3）氧分压（PO_2）：指物理溶解于血浆中的氧分子所产生的压力。反映机体缺氧敏感指标，主要是判断机体是否缺氧及其程度。PO_2 可分为动脉血 PO_2（PaO_2）、静脉血 PO_2（PvO_2）和肺泡 PO_2（P_AO_2）。

【参考区间】

动脉血 PO_2（PaO_2）：9.98~13.9kPa（75~105mmHg）。

静脉血 PO_2（PvO_2）：3.99~6.78kPa（30~51mmHg）。

【临床意义】

1）病理性增高：过度换气综合征，过量氧气吸入可引起氧分压增高，还可用于高压氧的治疗。

2）病理性降低：见于各种肺部通气和换气功能障碍，如慢性支气管炎、肺气肿、肺心病、神经肌肉疾病等可引起氧分压降低、心脑血管病、贫血等。氧分压降低表示缺氧，PaO_2<2.67kPa（20mmHg）时，组织就失去了从血液中摄取氧的能力，为重度缺氧；PaO_2<7.31kPa（55mmHg）表明有呼吸衰竭，氧分压低可使脑血流增加（脑血管扩张）以减轻脑组织缺氧；PaO_2<4kPa（30mmHg）以下即有生命危险。

【评价】动脉血氧分压检测，主要用于缺氧或氧中毒性疾病的诊断。老年慢性阻塞性肺疾病早期可出现氧分压下降。

（4）血氧饱和度（SO_2）与血氧含量（CtO_2）：氧饱和度（SO_2）为 Hb 实际结合氧含量与应当结合氧量之比，亦为动脉血氧与 Hb 结合的程度，$SO_2=HbO_2/（HbO_2+Hb）×100\%$。$SO_2$ 可根据氧解离曲线由 PO_2 数据计算，也可根据测定的 SO_2 参考 Hb 浓度计算。血氧含量（C_tO_2）指机体血液中与 Hb 实际结合的氧量，而氧结合量则是指血液中的 Hb 在完全充分和氧结合后（HbO_2）所含的氧量。每克血红蛋白的氧达饱和时，可结合氧 1.39ml。因此根据 Hb 及 SO_2 可以计算出 C_tO_2，临床上多直接测定 C_tO_2。

【参考区间】

氧饱和度动脉血（$SatO_2$）90%~98%，静脉血（SvO_2）60%~80%。

血氧含量动脉血（CaO_2）8.1~10.35mmol/L（180~230ml/L），静脉血（CvO_2）5.85~8.10mmol/L（130~180ml/L）。

【临床意义】SO_2 反映组织细胞供氧情况，与 PO_2 成正比例关系，当 PO_2 降低时，SO_2 也随之降低；当 PO_2 升高是，SO_2 也随着升高。若以 PO_2 值为横坐标，SO_2 为纵坐标做图，即得氧解离曲线。从氧解离曲线上可以看到在 PO_2>10.7kPa（80mmHg）时其改变对 SO_2 的影响不大，所以 PO_2 比 SO_2 更为敏感。SO_2 受 Hb 质和量的影响，<90% 表示呼吸衰竭，<80% 表示严重缺氧，贫血时 SO_2 正常不表示不缺氧。SaO_2 达到 50% 时相应的 PO_2，称为 P_{50}，用以表明对 O_2 较敏感的氧解离曲线的位置，参考区间为 3.19~3.72kPa。P_{50} 升高时，

曲线右移；P_{50} 降低时，曲线左移。临床上要防止曲线明显位移，有意识左移，以免加重组织缺氧。

增高：见于高压氧治疗。

减低：见于肺气肿等缺氧性肺疾病、循环性缺氧、组织性缺氧。

【评价】一般认为 $SatO_2$ 正常应不低于 94%，在 94% 以下为供氧不足。有学者将 $SatO_2<90\%$ 定为低氧血症的标准，并认为当 $SatO_2$ 高于 70% 时准确性可达 ±2%，$SatO_2$ 低于 70% 时则可有误差。

（5）实际碳酸氢根（AB）和标准碳酸氢根（SB）：AB 是实际血浆中 HCO_3^- 含量，SB 是全血温度 37℃，PCO_2 在 5.32kPa（40mmHg），SaO_2 100% 条件下所测得的 HCO_3^- 含量。也就是排除了呼吸因素改变的影响，故 SB 能更准确地反映代谢性酸碱平衡状态。

【参考区间】AB（HCO_3^-）：动脉血：21~26mmol/L，静脉血 22~28mmol/L；SB：21~25mmol/L。

【临床意义】AB 是体内代谢性酸碱失衡的重要指标，在特定条件下计算出 SB 也反映代谢因素。二者正常为酸碱内稳正常。二者皆低为代谢性酸中毒（未代偿），二者皆高为代谢性碱中毒（未代偿），AB>SB 为呼吸性酸中毒，AB<SB 为呼吸性碱中毒。

【评价】SB 的增减反映代谢因素，AB 受呼吸和代谢两方面因素的影响。在酸碱失衡诊断上应把 AB 与 SB 两个指标结合起来分析更有参考价值。

（6）剩余碱（BE）：是在 37℃，二氧化碳分压为 40mmHg，SaO_2 100% 条件下，将血液标本滴定至 pH 7.4 时所需要的酸碱量，表示全血或血浆中碱储备增加或减少的情况。加酸者表示血中有多余的碱，BE 为正值；相反，加碱者表明血中碱缺失，BE 为负值。

【参考区间】0 ± 3mmol/L。

【临床意义】

增多：代谢性酸中毒 BE 负值增大，代谢性碱中毒 BE 正值增大，呼吸性酸中毒代偿时 BE 正值略增加。

减少：BE 负值增大，提示血液中碱性物质不足，见于代谢性酸中毒或代偿后的慢性呼吸性碱中毒。

【评价】BE 是人体代谢性酸碱平衡的定量指标，代表血浆中缓冲离子的量。

（7）缓冲碱（BB）：是指全血或血浆中具有缓冲作用的碱（负离子）的总和，包括 HCO_3^-、Pr、Hb– 和少量 HPO_4^-，可根据 pH 和 PCO_2 数据计算而得。缓冲碱也是反映代谢因素的指标，代谢性酸中毒时 BB 减少，而代谢性碱中毒时 BB 升高。

【参考区间】BBp（血浆）：41~43mmol/L；BBb（全血）：45~52mmol/L。

【临床意义】BB 升高时，表示有代谢性碱中毒；反之则有代谢性酸中毒存在。由于 BB 指标不仅受血浆蛋白和血红蛋白的明显影响，而且还受呼吸因素及电解质的影响。因此，它不能确切反映代谢性酸碱平衡情况。但 BB 比 HCO_3^- 更能全面地反映体内中和酸的能力。

（8）阴离子间隙（AG）：阴离子间隙指血清中常规测得的阳离子总数与阴离子总数之差，即血清中钠离子数减去碳酸氢根和氯离子数，其本质是反映未测定阴离子（UA）和未测定阳离子（UC）之差。

【参考区间】

用公式 AG（mmol/L）=Na^+–［Cl^-+HCO_3^-］计算：7~14mmol/L。

用公式 AG（mmol/L）=Na^++K^+–［Cl^-+HCO_3^-］计算：10~18mmol/L。

【临床意义】AG 是评价体液酸碱状况的一项重要指标，它可鉴别不同类型的代谢酸中毒。是早期发现代谢性酸中毒合并代谢性碱中毒、慢性呼吸性酸中毒合并代谢性碱中毒、呼吸性碱中毒合并代谢性酸中毒、混合性代谢性酸中毒及三重性酸碱失衡的有用指标。

降低：低蛋白血症、低磷酸盐血症、高钾、高钙、高镁血症、锂中毒及多发性骨髓瘤；

升高：肾功能不全、乳酸中毒及酮症酸中毒、严重低血钾、低钙血症、低镁血症。

【评价】阴离子间隙是协助判断代谢性酸中毒和各种混合性酸碱失衡的重要指标。

（二）其他实验室检查

1. 血常规相关指标

（1）血红蛋白（Hb）：是诊断贫血的主要指标，血红蛋白是由红细胞内血红素和珠蛋白肽链结合而成。

【参考区间】仪器法：成年男性：130~175g/L，成年女性：115~150g/L。

【临床意义】贫血在心力衰竭的老年患者和有肾损害的患者中更常见，并与严重心肌重构、炎症和容量负荷过重相关。贫血可引起心力衰竭严重的症状和不良的心功能状态，以及增加心力衰竭患者住院的风险和降低生存率。

1）生理性降低：主要见于生理性贫血，如孕妇和造血功能减退的老年人。

2）病理性降低：见于各种贫血，如骨髓造血功能障碍、造血物质缺乏、急慢性失血、血细胞破坏过多和炎症等。

3）生理性增高：生活在高原地区的居民、剧烈运动或从事重体力劳动等。

4）病理性增高：相对性增高是血浆容量减少，使血液有形成分相对增多，如脱水；绝对性增高常与组织缺氧、血中促红细胞生成素水平升高和骨髓加速释放红细胞有关。

（2）红细胞计数

【参考区间】全自动血液分析仪：

成年男性：（4.3~5.8）×10^{12}/L。

成年女性：（3.8~5.1）×10^{12}/L。

老年人：红细胞随年龄增长而降低10%，且性别差异消失。老年人一般以红细胞<3.5×10^{12}/L，血红蛋白<110g/L，血细胞比容0.35作为贫血标准。

【临床意义】

1）病理性增高：多见于慢性肺心病、发绀性先天性心脏病、真性红细胞增多症等。

2）病理性减少：①红细胞生成减少导致的贫血：如骨髓造血功能衰竭的再生障碍性贫血和骨髓纤维化等伴发的贫血；造血物质缺乏或利用障碍引起的贫血，如缺铁性贫血、铁粒幼红细胞性贫血、叶酸以及维生素 B_{12} 缺乏等所致的巨幼细胞贫血；②因红细胞膜、酶遗传性缺陷或外来因素造成红细胞破坏过多导致的贫血，如遗传性球形红细胞增多症、地中海贫血、阵发性睡眠性血红蛋白尿、异常血红蛋白病、免疫性溶血性贫血，某些理化因素导致的溶血性贫血；③失血性贫血：外伤或手术造成的急性失血、消化道溃疡、钩虫病等引起的慢性失血。

【评价】

1）生理性变化：①生理性增高：新生儿、高原地区的居民红细胞数量偏多。②生理性减少：妊娠期因血浆容量相对增加会使红细胞数量相对减少；3个月到15岁的儿童因生长发育过快，使得造血原料相对供应不足，导致暂时性贫血；老年人骨髓造血功能下降，红细胞数量也会较年轻时相对降低；女性如果月经量过多，也会出现失血性贫血。

2）非生理性的相对变化：①病理性：脱水、连续呕吐、严重腹泻、多汗多尿、大面积烧伤、水摄入量明显不足等原因，导致血液相对浓缩。②医源性：输液后立即采集血样，或者在静脉置管处采集血液，此时的血液稀释并不能真实反映病情。

（3）白细胞计数和分类

【参考区间】

成年人：（3.5~9.5）×10^9/L（检测方法：全自动血液分析仪）。

老年人：多数学者认为白细胞总数无增龄性变化。白细胞分类中主要是 T 淋巴细胞减少，60 岁时减少30%，而 B 淋巴细胞无增龄性变化。

【临床意义】

1）病理性增高：多见于化脓性细菌感染、尿毒症、严重烧伤、传染性单核细胞增多症、急性出血、组织损伤、手术创伤后，白血病等。

2）病理性减少：多见于病毒感染，伤寒，副伤寒，黑热病，疟疾，再生障碍性贫血，极度严重感染，放射线照射，化疗及非白血性白血病。

【评价】

1）年龄因素：如新生儿白细胞数量较高，出生1周后逐渐降低，后逐渐趋于稳定到正常水平。

2）日间变化：一般人安静时白细胞计数偏低，在活动或进餐后较高，下午高于清晨。

3）活动或情绪影响：剧烈运动、体力活动、冷热水浴后、紫外线照射、情绪激动均可使白细胞数增高。

4）妇女妊娠中晚期、分娩后、月经期白细胞数量可呈生理性增加。

2. 慢性阻塞性肺疾病并发呼吸道感染

（1）痰涂片：见第一章第一节相关内容。

（2）下呼吸道标本培养法：见第一章第一节相关内容。

3. 其他病原体检验方法 见第一章第一节相关内容。

三、检验路径

以病程及症状体征为出发点的检验路径——就诊路径（图1-9）

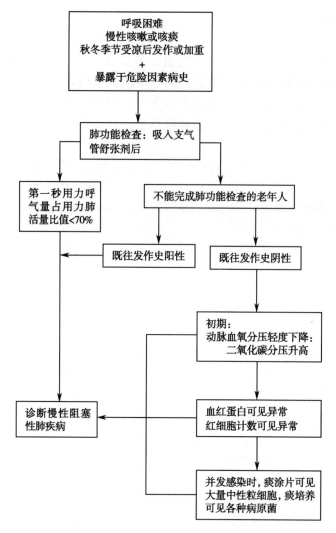

图 1-9　根据临床症状体征初步诊断老年人慢性阻塞性肺疾病

（艾效曼）

第四节　肺　栓　塞

一、疾病概况

急性肺栓塞（pulmonary embolism，PE）是我国常见的心血管系统疾病，在美国等西方国家也是常见的三大致死性心血管疾病之一。全球范围内肺血栓栓塞症（pulmonary thromboembolism，PTE）和深静脉血栓形成（deep venous thrombosis，DVT）都有很高的发病率。静脉血栓栓塞症（venous thromboembolism，VTE）是指血液在静脉内不正常地凝结，使血管完全或不完全阻塞，属于静脉回流障碍性疾病，包括深静脉血栓形成和肺血栓栓塞症。美国 VTE 的发病率约为每年 1.17/1 000 人，每年约有 35 万例 VTE 发生。因此 PTE 越来越引起国内外医学界的关注，本章节参考了中华医学会呼吸病学分会肺栓塞和肺血管病学组、中国医师协会呼吸医师分会肺栓塞与肺血管病工作委员会 2018 年制定的《肺血栓栓塞症诊治与预防指南》。

（一）肺栓塞的定义

肺栓塞是以各种栓子阻塞肺动脉或者其分支为其发病原因的一组疾病或临床综合征的总称，包括肺血栓栓塞症、脂肪栓塞综合征、羊水栓塞、空气栓塞、肿瘤栓塞等。其中肺血栓栓塞症是最常见的肺栓塞类型，血栓主要来源于下肢的深静脉血栓形成。PTE 和 DVT 合称为静脉血栓栓塞症（VTE），两者具有相同易患因素，是 VTE 在不同部位、不同阶段的两种临床表现形式。血栓塞肺动脉后，血栓不溶、机化、肺血管重构致血管狭窄或闭塞，导致肺血管阻力增加，肺动脉压力进行性升高，最终可引起右心室肥厚和右心衰竭，称为慢性血栓栓塞性肺动脉高压。

（二）老年肺栓塞的流行病学调查

随着年龄的增加，心血管疾病发病率死亡率逐年提高。根据 2016 年城市居民年龄与疾病死亡率统计数据看，循环系统疾病中 60 岁以上人群死亡率为 354.57/10 万，70 岁以上人群死亡率为 982.77/10 万，80 岁以上人群死亡率为 4 061.87/10 万。可以看出年龄老化对身体健康有危害。VET 发病率与死亡率随年龄增长呈上升趋势，年龄 >40 岁患者较年轻者风险增高，其患病风险大约每 10 年增加 1 倍。在美国 65~69 岁年龄组的年发病率是 120/10 万，85 岁以上年龄组的年发病率迅速上升为 700/10 万。我国近年来 VTE 诊断例数迅速增加，绝大部分医院诊断的 VTE 例数较 20 年前有 10~30 倍的增长。来自国内 60 家大型医院的统计资料显示，住院患者中 PTE 的比例从 1997 年的 0.26‰ 上升到 2008 年的 1.45‰，但老年 PE 的生前诊断率不到 30%。对北京阜外心血管病医院的 900 多例死于心肺血管疾病的患者进行尸检分析，发现肺栓塞患者所占比例为 11.0%，超过其他心肺血管疾病。尽管老年 PE 发病率、病死率、漏诊率均较高，但若正确诊断和及时治疗，病死率仅为 2%~8%。

（三）老年人群特点

WHO 在《人口老龄化社会的健康隐忧》报告中指出：65 岁以上人群中心血管疾病、老年痴呆、糖尿病的发生率大大增加，老年共病（同时患有多种疾病）、老年综合征和老年问题共存。老年人 PTE 的发病率和死亡率均随年龄的增加而增加，复发率和肺动脉高压发生率都很高。但由于老年人临床症状和体征均非特异性，常患有慢性基础心肺疾病，也有类似的临床表现和实验室检查结果异常，致使 PTE 的诊断困难，误诊漏诊率很高。因此与其他年龄组比较，老年人的诊断和治疗有其特点并更具难度。

1. 病因　任何可以导致静脉血流淤滞、血管内皮损伤和血液高凝状态的因素（Virchow 三要素）均为 VTE 的危险因素，包括遗传性和获得性 2 类。遗传性因素由遗传变异引起，<50 岁患者要警惕易栓症的存在。临床最多见的病因是后天获得的易发生 VTE 的多种病理生理异常，如手术、创伤、急性内科疾病（如心力衰竭、呼吸衰竭、感染等），某些慢性疾病和恶性肿瘤。静脉血栓栓塞常见因素见表 1-4。

表 1-4　静脉血栓栓塞的易患因素

强易患因素（OR>10）

　　下肢骨折

　　3 个月内因心力衰竭、心房颤动或心房扑动入院

　　髋关节或膝关节置换术

　　严重创伤

　　3 月内发生过心肌梗死

　　既往 VTE

　　脊髓损伤

中等易患因素（OR 2~9）

　　膝关节镜手术

　　自身免疫疾病

　　输血

　　中心静脉置管

　　化疗

　　慢性心力衰竭或呼吸衰竭

　　应用促红细胞生成因子

　　激素替代治疗

　　体外受精

　　感染（尤其呼吸系统、泌尿系统感染或 HIV 感染）

　　炎症性肠道疾病

　　肿瘤

　　口服避孕药

　　卒中瘫痪

　　产后

　　浅静脉血栓

　　遗传性血栓形成倾向

弱易患因素（OR<2）

　　卧床 >3 天

　　糖尿病

　　高血压

　　久坐不动（如长时间乘车或飞机旅行）

　　年龄增长

　　腹腔镜手术（如腹腔镜下胆囊切除术）

　　肥胖

　　妊娠

　　静脉曲张

注：OR= odds ratio，相对危险度

老年人易患肺栓塞的危险因素：获得性危险因素可以单独致病，也可以同时存在协同作用。而年龄是独立的危险因素，随着年龄的增长 VTE 的发病率逐渐增高。欧永强等研究发现：老年人最常见的病因以下肢深静脉血栓最高，其次为外科术后和长期卧床导致制动，再次为恶性肿瘤（胰腺、颅脑、肺以及血液系统恶性肿瘤）、吸烟、骨折、高脂血症、房颤和糖尿病等。

1）PTE 和 DVT 密切相关：大部分关于 PTE 流行病学、危险因素和自然病史的现存数据来自于 VTE 的研究。老年 PTE 患者并发深部静脉血栓形成的发生率较高为 74%，多发生在下肢静脉，年龄增加导致肌张力降低和血管的退行性改变是原因之一。

2）VTE 与动脉粥样硬化有共同的危险因素：老年人是动脉粥样硬化的高危人群，如吸烟、肥胖、高胆固醇血症、高血压病和糖尿病等。心肌梗死和心力衰竭也能增加 VTE 的风险。

2. 病理与病理生理 PTE 栓子可以来源于上、下腔静脉路径或右心腔，其中大部分来源于下肢深静脉。PTE 血栓栓塞可以是单一部位的，也可以是多部位的。病理检查发现多部位或双侧性的血栓栓塞更为常见。

（1）肺血管阻力增加和心功能不全：栓子阻塞肺动脉及其分支达一定程度（30%~50%）后，因机械阻塞作用，加之神经体液因素（血栓素 A_2 和 5 羟色胺的释放）和低氧所引起的肺动脉收缩，导致肺血管阻力增加，动脉顺应性成比例下降。肺血管阻力突然增加导致右心负荷增加，肺动脉压力升高。心输出量下降，主动脉内低血压和血流动力学不稳定。

（2）呼吸功能不全：PTE 的呼吸功能不全主要为血流动力学障碍的结果。PTE 导致血管阻塞、栓塞部位血流减少，肺泡死腔量增大；肺内血流重新分布，通气血流比例失调而导致低氧血症；如存在基础心肺疾病或病情严重，影响到肺组织的多重氧供，则可能导致肺梗死。

（3）慢性血栓栓塞性肺高血压（chronic thromboembolic pulmonary hypertension，CTEPH）：部分急性 PTE 经治疗后，血栓不能完全溶解，血栓机化，肺动脉内膜发生慢性炎症增厚发展为慢性 PTE；DVT 多次脱落反复栓塞肺动脉亦为慢性 PTE 形成的一个主要原因，肺动脉血栓机化同时伴随不同程度血管重构，原位血栓形成，导致管腔狭窄或闭塞，肺血管阻力和肺动脉压力逐渐升高形成肺动脉高压；多种因素如低氧血症，血管活性物质释放可加重这一过程，右心后负荷进一步增重，最终导致右心衰竭。

3. 临床表现 急性 PTE 的临床表现缺乏特异性，容易被漏诊和误诊，其严重程度亦有很大差别，从轻者无症状到重者出现血流动力学不稳定，甚至猝死。应根据临床可能性评估结果对疑诊患者进行检查，一旦确诊应进一步探寻潜在的其他危险因素。

1）临床症状多种多样且不典型：如呼吸系统、循环系统症状均可出现，见表 1-5。

2）并发症多：PTE 同时出现呼吸困难、胸痛及咯血即肺梗死三联征并不多见。但是并发症常常是老年人本身慢性基础疾病的加重而掩盖 PTE，加上老年人反应迟钝常常会导致误诊漏诊。

表 1-5　急性肺血栓栓塞症的临床表现

症状	体征
呼吸困难及气促（80%~90%）	呼吸急促（52%）
胸膜炎性胸痛（40%~70%）	哮鸣音（5%~9%）；细湿啰音（18%~51%）；血管杂音
晕厥（11%~20%）	发绀（11%~35%）
烦躁不安，甚至濒死感（15%~55%）	发热（24%~43%）多为低热，少数中度以上发热（11%）
咳嗽（20%~56%）	颈静脉充盈或搏动（12%~20%）
咯血（11%~30%）	心动过速（28%~40%）
心悸（10%~32%）	血压下降甚至休克
低血压和（或）休克（1%~5%）	胸腔积液体征（24%~30%）
猝死（<1%）	肺动脉瓣区第二心音亢进或分裂（23%~42%）
	三尖瓣区收缩期杂音

二、实验室诊断及鉴别诊断

目前急性 PTE 的诊断和处理主要基于疑诊、确诊、求因、危险分层的策略。疑诊相关检查包括实验室检查如血浆 D- 二聚体、动脉血气分析、血浆肌钙蛋白，脑钠肽和 N- 末端脑钠肽前体；其他辅助检查如心电图、超声心动图、胸部 X 线片。PTE 的确诊检查主要是相关影像学检查，包括 CT 肺动脉造影、核素肺通气灌注显像、磁共振肺动脉造影、肺动脉造影等。

诊断策略：对存在多个危险因素的病例需要有较强的诊断意识，注意：①临床症状体征，特别是在高度可疑病例出现不明原因的呼吸困难、胸痛、咯血、晕厥或休克，或伴有单侧或双侧不对称性下肢肿胀、疼痛等，对诊断具有重要提示意义；②结合心电图、胸部 X 线片、动脉血气分析等基本检查，可以初步疑诊 PTE 或排除其他疾病；③尽快常规行 D- 二聚体检测，据此作出排除诊断。

（一）老年疑诊相关的实验室检查

1. 血浆 D- 二聚体　是交联纤维蛋白在纤溶系统作用下产生的可溶性降解产物，为特异性继发性纤溶标志物。血栓形成时因血栓纤维蛋白溶解导致 D- 二聚体浓度升高。

【参考区间】酶联双抗体夹心法：0~0.256mg/L，与年龄相关。

（1）D- 二聚体的诊断特异性随着年龄升高而逐渐下降，以年龄调整临界值可以提高 D- 二聚体对老年患者的诊断特异性。证据显示 Douma 等提出随年龄调整的 D- 二聚体临界值［>50 岁患者为年龄（岁）×10μg/L］可使特异度增加到 34%~46%，敏感度 >97%，对于 70 岁以上的老年人，准确率可提高 13%~16%。

（2）目前已经发展了数种快速高灵敏度检测方法，如定量全自动酶联免疫法即把免疫夹心法和免疫荧光检测结合起来。但是各个医院检测方法和试剂不同，检测结果存在差异。因此每个实验室必须建立相应的参考区间。

【临床意义】D- 二聚体分子量的异质性很大，基于不同原理的试验方法对 D- 二聚体检测的敏感性差异显著，采用酶联免疫吸附分析、酶联免疫荧光分析、高敏感度定量微粒凝集法和化学发光法等 D- 二聚体检测，敏感性高，其阴性结果在低、中度临床可能性患者中能有效排除急性 VTE。动态观察 D- 二聚体含量变化有助于病情判断。

【评价】D- 二聚体对急性 PTE 的诊断敏感度在 92%~100%，对于低度或中度临床可能性患者，具有较高的阴性预测价值。恶性肿瘤、炎症出血、创伤、手术和坏死等情况可引起血浆 D- 二聚体水平升高，尤其多数肿瘤患者 D- 二聚体水平非特异性增高。一项研究中将 D- 二聚体的界值提高至 700μg/L 或者使用年龄校正的界值水平，使肿瘤患者 PTE 的排除比例由 8.4% 分别提高至 13% 和 12%，而相应的假阴性比例也不高。D- 二聚体特异性较低，对于诊断 PTE 的阳性预测价值低，不能用于确诊。若其含量低于 500μg/L，基本可以除外急性 PTE。

2. 动脉血气分析 是指对机体动脉血中不同类型的酸碱性物质进行分析的技术过程。

【参考区间】静息状态吸空气时动脉血血氧分压（PaO_2）10.64~13.30 kPa（80~100mmHg），动脉血二氧化碳分压（$PaCO_2$）4.64~2.98（35~45mmHg）；血液酸碱度（potential of hydrogen，pH）7.35~7.45。

（1）PaO_2<8.0kPa（60mmHg），$PaCO_2$>6.7kPa（50mmHg）为 Ⅱ 型呼吸衰竭，单纯动脉血氧分压降低则为 Ⅰ 型呼吸衰竭。

（2）老年 PTE 常有与其他心肺疾病相同的低氧血症、低碳酸血症、呼吸性碱中毒及肺泡 – 动脉血氧分压差增大。肺血管床堵塞 15%~20% 即出现 PaO_2 下降，88% 存在 PaO_2<80mmHg，93% 有低碳酸血症，86%~95% 肺泡 – 动脉血氧分压差增大。另外老年人随年龄增加 PaO_2 降低而肺泡 – 动脉血氧分压差增大。

【临床意义】筛选 PTE 有价值的指标。急性 PTE 常表现为低氧血症、低碳酸血症和肺泡 – 动脉血氧分压差增大，但是 40% 的患者动脉血氧饱和度正常，20% 的患者肺泡 – 动脉血氧分压差正常。

【评价】动脉血气分析在老年人无特异性，参考价值低。检测时应以患者就诊时卧位、未吸氧、首次动脉血气分析的测量值为准。

3. 血清肌钙蛋白 是存在于骨骼肌和心肌细胞中的一组收缩调节蛋白，由 3 个亚单位即肌钙蛋白 C（TnC）、肌钙蛋白 I（TnI）及肌钙蛋白 T（TnT）组成的复合物，和原肌球蛋白一起通过调节钙离子对横纹肌动蛋白 ATP 酶的活性来调节肌动蛋白和肌球蛋白相互作用。

【参考区间】

（1）电化学发光免疫法：高敏 cTnT<0.014μg/L（此参考区间引自试剂说明书）不受年龄因素影响。化学发光免疫分析法：cTnI<0.014μg/L（此参考区间引自试剂说明书），不受年龄因素影响。

（2）目前有多种检测 cTn 方法，例如：酶联免疫吸附法、化学发光法、酶联荧光分析法、质谱分析法等。由于 cTn 复杂的生物学特性，检测方法尚未完全标准化，质控体系不完善，校准品种类繁多，没有完整的参考系统为之溯源等原因，造成不同监测系统结果有较大的差异。因此为保证实验室间测定结果的可比性，cTn 测定的标准化亟待解决，在抗体制备、标准品和试剂等多方面需要建立统一标准。

【临床意义】当心肌损伤后，肌钙蛋白复合物释放到血液中，4~6 小时后开始在血液中升高，升高的肌钙蛋白能在血液中保持很长时间 6~10 天，因为具有高度心肌特异性和灵敏度，所以肌钙蛋白已成为目前最理想的心肌损伤标志物。急性 PTE 并发右心功能不全可引起肌钙蛋白升高，水平越高提示心肌损伤程度越严重。陈丽君等通过对 28 例肺栓塞患者的 TnT 水平检测发现肺栓塞患者 cTnT 水平明显高于非肺栓塞患者，且肺栓塞死亡患者 TnT 水平明显高于非死亡患者。由此说明血清 cTnT 水平对于肺栓塞预后的判断具有一定的临床意义。

【评价】目前认为肌钙蛋白升高提示急性 PTE 患者预后不良。肌钙蛋白是一种微小心肌细胞受损敏感而特异的标记，可作为急性 PET 的独立预测因子，有助于栓塞病情评价。

4. 脑钠肽和 N- 末端脑钠肽前体　脑钠肽（BNP）和 N- 末端脑钠肽前体（NT-proBNP）是心室肌细胞在心室扩张或压力负荷增加时合成和分泌的心源性激素，是心力衰竭的有效生物标记物。

【参考区间】BNP 和 NT-proBNP 血浆水平随着成人年龄增长而升高，可能与老龄导致心脏微观结构或舒张功能改变，甚至肌肉含量减少有关，也可能是生成、分泌或降解 BNP/NT-proBNP 的某个环节随年龄增长发生了某些变化。

（1）电化学发光免疫法：NT-proBNP<125pg/ml（<75 岁）；<450pg/ml（>75 岁）；化学发光微粒子免疫分析法：成人 BNP<100pg/ml（此参考区间引自试剂说明书）。

（2）慢性心力衰竭标准：BNP<35pg/ml 或 NT-proBNP<125pg/ml，不支持慢性心力衰竭诊断；若 BNP>400pg/ml 或 NT-proBNP>2 000pg/ml，则支持慢性心力衰竭诊断。

（3）急性心力衰竭标准：<50 岁，NT-proBNP>450pg/ml；50~75 岁，NT-proBNP>900pg/ml；>75 岁，NT-proBNP>1 800pg/ml。

【临床意义】急性 PTE 患者右心室后负荷增加，室壁张力增高，血 BNP 和 NT-proBNP 水平升高，升高水平可反映右心功能不全及血流动力学紊乱严重程度，无明确心脏基础疾病者如果血 BNP 和 NT-proBNP 水平升高需考虑 PTE 可能。血栓阻塞肺动脉使其压力增高，右室壁张力增加，BNP 分泌增加，血 BNP 越高提示栓塞血管面积越大，病情严重，因此与 PTE 短期预后显著相关。

【评价】BNP 和 NT-proBNP 不能单独用于 PTE 诊断确定和排除，对评估诊断明确者的病情严重性、危险分层及预后有一定帮助。其敏感性高，特异性仅 12%~25%。

（二）鉴别诊断

实验室检查绝大部分敏感性较高，但特异性不强。由于老年人生理、病理上的特殊性，结果可能存在较大差异，应综合考虑老年 PET 的危险因素、临床表现及影像学、心电图等。实验室检查应作为诊断老年 FIE 的辅助手段。审慎分析各种实验室检查结果在一定程度上有助于老年 PET 与其他疾病之间的鉴别，避免误诊、漏诊，也可帮助筛选和预防 PET 发生。

1. 纤维蛋白原与纤维蛋白降解产物　纤维蛋白原是肝细胞合成分泌的一种糖基化蛋白，也是一种高度异质性的凝血蛋白，能形成血块，阻止损伤后的血液流失，在凝血、止血过程中起重要作用。

【参考区间】

Clausss 法：Fg 2.0~4.0g/L。

乳胶凝集法：FDP<5mg/L。

【临床意义】纤维蛋白原（Fg）升高是血栓形成的危险因子，具有栓塞形成和致动脉粥样硬化作用。PTE 患者 Fg 水平明显升高。纤维蛋白降解产物（FDP）反映血液循环中纤维蛋白（原）在纤溶酶作用下所生成的 x（x）、Y（y）、D（d）、E（e）碎片的含量，反映的是纤溶系统激活和 FDP 生成，是综合反映纤溶亢进的敏感指标。PTE 致继发性纤溶亢进时，FDP 含量可升高。

【评价】特异性不高。

2. 心肌酶谱 肌酸激酶同工酶（CK-MB）对判断心肌坏死的特异性较高。

【参考区间】电化学发光免疫法：CK-MB 质量，男性 <3.61ng/ml，女性 <4.87ng/ml（此参考区间引自试剂说明书）。

【临床意义】门冬氨酸氨基转移酶、乳酸脱氢酶、α- 羟丁酸脱氢酶等心肌酶在 PTE 发生时明显升高，因栓子堵塞血管肺循环受机械、体液或反射等影响，肺血管阻力增加出现肺动脉高压，使心脏增大，心排血量下降，心肌供血不足；加之低氧和心肌耗氧量增加等因素，致心脏氧供需严重不协调，心功能进一步恶化，最终心肌缺血部分心肌细胞变性坏死，将三者释放入血，酶浓度明显升高。

【评价】本检查敏感性较高，可作为诊断的辅助指标。CK-MB 质量法以"ng/ml"为检测单位，特异性好。肌酸激酶及 CK-MB 在急性心肌梗死时升高更敏感，多数超过 2 倍，而 PTE 一般不超过 2 倍。

3. 同型半胱氨酸 是一种含巯基的氨基酸，主要来源于饮食摄取的蛋氨酸，是蛋氨酸和半胱氨酸代谢过程中一个重要的中间产物，其本身并不参加蛋白质的合成。

【参考区间】年龄越大，其同型半胱氨酸（homocysteinemia，Hcy）水平越高。

化学发光微粒子免疫分析法：（此参考区间引自试剂说明书）男性均数 9.05μmol/L，百分位数 5.46~16.20μmol/L，女性均数 7.61μmol/L，百分位数 4.44~13.56μmol/L，总均数 8.14μmol/L，百分位数 5.08~15.39μmol/L。

【临床意义】Hcy 升高见于 PTE 后 24 小时，可能与 PTE 后机体对 Hcy 代谢产生的影响有关。有针对性的检测疑似患者血浆 Hcy 水平可能有助于临床早期 PTE 的诊断。其升高还与动脉粥样硬化、心肌梗死、脑卒中、中枢血管疾病发生有关。

【评价】特异性不高。

4. 脂蛋白 -α 由载脂蛋白 -α 与低密度脂蛋白结合干预纤溶过程，促进血栓形成和栓塞发生，属急性时相蛋白，在急性反应中起重要作用。

【参考区间】免疫透射比浊法：<300mg/L。

【临床意义】血清脂蛋白 -α 于栓塞后 24 小时升高，影响凝血纤溶系统平衡及肺血管内皮功能，促进 PTE 发展。通过检测其浓度，筛选易形成血栓的高危人群，防止血栓形成及血管闭塞，有助于 PTE 早期诊断及预防。

【评价】特异性一般。

5. 尿酸 是嘌呤碱基代谢的终产物，体内 2/3 的尿酸（uric acid，UA）由肾脏排泄，其余由消化道清除。嘌呤代谢紊乱、能量代谢异常及肾脏对 UA 的排泄障碍均可引起血 UA 水平升高。

【参考区间】尿酸酶 - 过氧化物酶法：成人血清 UA：男性：208~428μmol/L；女性：155~357μmol/L。

【临床意义】急、慢性 PTE 患者血清 UA 水平与心排血量呈负相关。血清 UA 升高是由于心排血量降低致肾脏低灌注 UA 分泌障碍的结果。急性 PET 后 UA 水平升高。

【评价】特异性一般。

三、检验路径

（一）以病程及临床症状体征为出发点的检验路径——就诊路径

根据病史、症状和体征等临床情况进行临床可能性评估可以提高疑诊 PTE 的准确性。目前研发出最常用的临床预测评分，包括简化 Wells 评分、修订版 Geneva 评分量表，见表 1-6。

表 1-6 PTE 临床可能性评分表

简化 Wells 评分	计分	修订版 Geneva 评分	计分
PTE 或 DVT 病史	1	PTE 或 DVT 病史	1
心率≥100 次 /min	1	心率 75~94 次 /min	1
		≥95 次 /min	2
4 周内手术或制动	1	4 周内手术或骨折	1
咯血	1	咯血	1
活动性肿瘤	1	单侧下肢疼痛	1
DVT 症状或体征	1	下肢深静脉触痛及单侧下肢水肿	1
其他鉴别诊断的可能性低于 PTE	1	年龄 >65 岁	1
临床可能性	0~1	临床可能性	
低度可能		低度可能	0~2
高度可能	≥2	高度可能	≥3

（二）明确临床诊断的检验路径——确诊路径

对于疑似 PTE 的患者需要根据血流动力学情况，采取不同的诊断策略（图 1-10、图 1-11）。

（三）疗效评估及预后评价的检验路径——监测项目的选择与应用路径

肺血栓栓塞症不仅临床表现不特异，常规检查如胸片、心电图、血气分析、超声心动图等也缺乏特异性。多排螺旋 CT、放射性核素肺通气灌注扫描、肺动脉造影常能明确诊

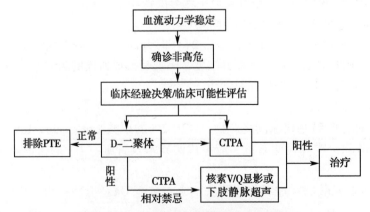

图 1-10 非高危肺血栓栓塞症诊断流程

CTPA：CT 肺动脉造影；V/Q：通气血流；碘过敏、肾功能不全、孕妇

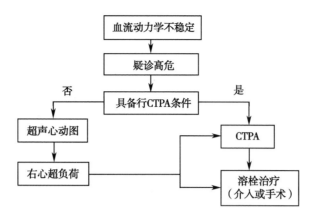

图 1-11 高危肺血栓栓塞症诊断流程

断，但费用高，尤其肺动脉造影具有侵入性，许多基层医院尚不具备检查条件。因此对实验室已经开展的检测项目合理优化组合，为初步诊断 PTE 及预后评估起到了非常重要的作用（图 1-12）。

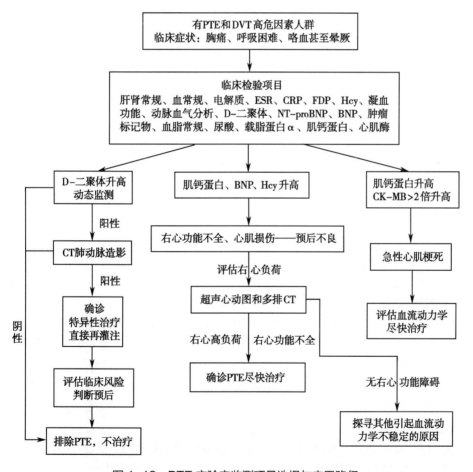

图 1-12 PTE 实验室监测项目选择与应用路径

（顾海彤）

第五节　老年人间质性肺疾病

间质性肺疾病（interstitial lung disease，ILD）是一群以弥漫性肺泡、肺实质炎症为基础，慢性肺纤维化为特征的多种类型肺疾病的总称。临床上主要表现为进行性呼吸困难、限制性通气障碍和低氧血症，最终导致呼吸衰竭。由于病变不仅局限于间质，肺实质也有累及，因此也将这类疾病称为弥漫性肺实质性疾病（diffuse parenchymal lung disease，DPLD）。本病可分为四类：已知原因的 ILD、肉芽肿性 ILD、特发性间质性肺炎（idiopathic interstitial pneumonia，IIP）以及其他原因引起的 ILD。而 IIP 又可以分为特发性肺（间质）纤维化（idiopathic pulmonary fibrosis，IPF）、特发性非特异性间质性肺炎（non-specific interstitial pneumonia，NSIP）、急性间质性肺炎（acute interstitial pneumonia，AIP）等。其中特发性肺纤维化是临床最常见的一种 IIP，并且好发于老年人，因此本节内容主要介绍 IPF。

一、疾病概况

（一）特发性肺纤维化的概述

特发性肺纤维化（IPF）是一种病因不明，慢性进行性纤维化性间质性肺炎，病变局限在肺脏，组织学和（或）胸部高分辨率 CT（high resolution CT，HRCT）特征性表现为普通型间质性肺炎（usual interstitial pneumonia，UIP），好发于老年人。国内外的研究报道 IPF 发病年龄多在 50 岁以上，以 65~75 岁为主，是老年人群最常见的间质性肺疾病。

（二）特发性肺纤维化流行病学调查

IPF 发病年龄多在中年及以上，男性多于女性，男女比例约为 2∶1，儿童罕见。在欧洲和北美国家发病率为每年 2.8~9.3/10 万，确诊后患者 3 年生存率为 50%，5 年生存率仅为 20%。我国缺乏相应的流行病学资料，但是近年来，在临床实践中发现 IPF 的病例呈明显增多的趋势，且死亡率居高不下。我国 IPF 诊断率低，医院诊治水平参差不齐。随着我国对 ILD 的防治日益重视，为填补这一空白，提高 IPF 诊疗水平，2018 年 1 月中国特发性肺纤维化疾病登记研究（PORTRAY）在北京启动。

（三）老年人群特点

1. **病因和发病机制**　迄今，IPF 确切的病因和发病机制尚不明确。危险因素包括吸烟和环境暴露（如金属粉尘、木尘等），吸烟指数超过 20 包/年，患 IPF 的危险性明显增加。IPF 常合并胃食管反流，可能与胃食管反流所致的微小吸入有关，但是两者的因果关系不清楚。有研究提示 IPF 与病毒感染（如 EB 病毒）有关，但是病毒感染的确切作用机制尚不明确。有报道家族性 IPF 的病例，提示 IPF 存在一定的遗传易感性，但是尚未证实特定的遗传异常。

从 20 世纪 80 年代提出的慢性炎症假说，到 21 世纪提出的上皮细胞损伤后异常修复学说，IPF 的发病机制众说纷纭。目前，国内外大部分学者达成共识：IPF 起源于肺泡上皮细胞反复发生微小损伤后的异常修复，其主要是以 Ⅱ 型肺泡上皮细胞损伤为起因引起的一系列反应。可能的发病机制包括：氧化应激使肺纤维化相关细胞因子网络紊乱，出现氧化/抗氧化失衡,导致肺泡上皮细胞损伤、坏死,坏死细胞释放炎性物质;多种细胞生长因子加重肺部炎性反应并在修复过程中促进纤维细胞增殖、促进胶原合成和过度沉积;T淋巴细胞亚群比例异常(如Th1/Th2失衡以及Th17/Treg失衡)导致免疫功能紊乱而促进纤维化的形成;转谷氨酰胺酶2(TG2)催化钙黏蛋白交联,促进细胞纤维连接蛋白和整合素结合,增加纤维连接蛋白的表达,进而加快肺纤维化形成。其他一些因素如基质金属蛋白酶在肺组织纤维化发生、发展的过程中促进肺组织重构。

2. 病理　IPF的特征性病理学表现为UIP,其组织学特征的主要病变为纤维化,呈斑片状分布,病变程度不一。低倍显微镜下观察可见蜂窝状改变的纤维化区域和病变较轻甚至正常的肺组织同时存在。肺外周和基底部受累最为严重,炎症程度较轻,可有少量淋巴细胞和浆细胞浸润,伴Ⅱ型肺泡上皮细胞和细支气管上皮细胞增生。纤维化区域可见成纤维细胞灶,且细支气管腔内常有黏液和炎症细胞填充,肺间质可见平滑肌增生。

二、实验室诊断及鉴别诊断

(一)临床表现

起病多隐匿,临床表现不特异,主要由肺部炎症和弥漫性进行性纤维化导致。

1. 症状及体征　临床最主要的表现为进行性呼吸困难,约占80%~100%、其次是刺激性干咳或伴少量黏痰,可出现黄痰及血痰,活动后加重。多数患者可出现乏力、消瘦,合并感染时可有发热。两侧胸腔对称性缩小,胸部扁平,膈肌上抬。多数患者可于肺底及腋下区闻及爆裂性啰音(即Velcro啰音),杵状指(趾)出现较早。晚期出现缺氧和发绀,表现为限制性通气障碍,氧疗对缺氧改善不明显。患者常有侧卧或仰卧较坐立或直立时舒适及呼吸困难减轻的特点,与慢性阻塞性肺疾病引起的缺氧不同。

老年人群特点:虽然该病好发于老年人,但是对于不同年龄阶段的老年人群,临床表现存在些许差异。55~65岁发病的人群与65岁以上的发病人群相比更易表现出咳嗽、气短,可能是由于65岁以上人群活动量减少、动作迟缓、感觉迟钝,对活动后出现的呼吸困难不敏感。且本病症状及体征均呈现出非特异性,易与其他疾病混淆,这导致本病在高龄老年人群中检出率和诊断率均低于低龄老年人群。

2. 辅助检查

(1)胸部X线:通常显示双肺外带、胸膜下和基底部分布明显的网状或网结节模糊影,伴有蜂窝样变和下叶肺容积减低。

(2)高分辨CT(high resolution CT,HRCT):胸部X线片诊断IPF的敏感性和特异性较差,而胸部HRCT扫描有助于评估肺周边部、膈肌部、纵隔和支气管-血管束周围的异常改变,对IPF的诊断有非常重要的价值。UIP的胸部HRCT特征性表现为胸膜下、基底部分布为主的网格影和蜂窝影,伴(或不伴)牵拉性支气管扩张,磨玻璃样改变不明显,其中蜂窝影为诊断UIP型的重要依据。当胸部HRCT显示病变呈胸膜下、基底部分布,但只有网格改变,没有蜂窝影时,为可能UIP型。当胸部HRCT显示肺部病变分布特征和病变性质与上述情况不符时,为非UIP型,如广泛微结节、气体陷闭、非蜂窝状改变的囊性影、广泛的磨玻璃影、实变影,或沿支气管束为主的分布特点,均提示其他疾病。UIP型改变合并胸膜异常,如胸膜斑、钙化、显著的胸腔积液时,多提示为其他疾病引起的继发性UIP。

（3）肺功能检查：可提供诊断依据，并可观察病情进展和疗效。IPF 的肺功能典型改变为限制性通气障碍、弥散量降低伴低氧血症或 I 型呼吸衰竭，具体表现为肺总量（total lung capacity，TLC）、功能残气量（functional residual capacity，FRC）和残气量（residual volume，RV）下降。一秒钟用力呼气容积 / 用力肺活量（FEV1/FVC）正常或增加；肺一氧化碳弥散量（diffusing capacity of the lung for carbon monoxide，DL_{CO}）降低；通气 / 血流比例失调，PaO_2、$PaCO_2$ 下降，运动后 PaO_2 下降更加明显、$P_{(A-a)}O_2$ 增大。

（4）实验室检查：结缔组织病相关性间质性肺疾病（connective tissue disease related interstitial lung disease，CTD–ILD）组织学检查可以表现为 UIP 型。因此，大多数患者均需筛查结缔组织病相关性血清学标志物，特别是抗核抗体类型和滴度、类风湿因子（rheumatoid factors，RF）、抗环瓜氨酸肽抗体、自身抗体谱和抗中性粒细胞质抗体等。IPF 患者的抗核抗体和类风湿因子水平可以呈低度阳性，但是缺乏结缔组织病的其他临床特征。因此，需要仔细筛查有无结缔组织病的症状、体征，如关节炎、雷诺现象、皮肤肌肉改变、食管运动异常等。除此之外相关文献表明基质金属蛋白酶–7（matrix metalloproteinase-7，MMP–7）、趋化因子配体 18（chemokine（c–c motif）ligand 18，CCL18）、涎液化糖链抗原（krebs von den lungen–6，KL–6）、肺表面活性物质相关蛋白 A（pulmonary surfactant–associated protein A，SP–A）、肺表面活性物质相关蛋白 D（pulmonary surfactant–associated protein D，SP–D）等分子与 ILD 有密切联系。值得一提的是 KL–6 在日本已经广泛运用于 ILD 与其他疾病的鉴别诊断，但在 ILD 的分类中仍缺乏特异性。

IPF 患者还可见红细胞沉降率增快，血乳酸脱氢酶（LDH）和丙种球蛋白水平增高等。

（5）支气管肺泡灌洗液（bronchoalveolar lavage fluid，BALF）细胞计数和分类：近 20 年来，HRCT 的应用大大缩小了 ILD 的鉴别诊断范围，通过 HRCT 检查，大部分患者能得到初步的诊断印象；对于一些有特征性表现的 ILD 患者，则可以通过典型的 HRCT 表现来确诊或提示可能的诊断，但有些 ILD 患者还是需要通过有创检查来确诊。支气管肺泡灌洗（bronchoalveolar lavage，BAL）相对于肺活检来说危险性更小，通过 BAL 可以取到远端小气道和气血交换部位的细胞和非细胞成分。但是一般情况下，不能单凭 BALF 的分析结果来确诊某一疾病，但是 BALF 的细胞学分析结果可以支持某些诊断，大大缩小 ILD 的鉴别诊断范围。BALF 细胞分析多表现中性粒细胞和（或）嗜酸性粒细胞增加，淋巴细胞增加不明显。

（6）肺活检：肺活检能更精确地区分炎症和纤维化的程度，将 IPF 与其他间质性肺病区分开来。但是由于其有创性以及取样位置的差异对诊断具有较大干扰。因此，目前肺活检的价值低于胸部 HRCT。进行肺活检一般应至少在 2 个不同的部位取样，并避免在最严重的病变区域采集，应在中度受累和未受累的区域进行，以提供关于疾病类型和进展程度的信息。由于非特异性瘢痕或炎症常累及肺尖和中叶，故取材时要避免这些部位。而对于弥漫性肺疾病的患者进行经支气管肺活检时，应尽可能从一侧肺取 4~6 块标本。IPF 的组织病理类型是 UIP，UIP 的病理诊断标准是：①明显纤维化或结构变形，伴或不伴蜂窝肺，胸膜下、间质分布；②斑片肺实质纤维化；③成纤维细胞灶。

3. 各个项目基本内容介绍

（1）HRCT：为薄层（1~2mm）扫描及高分辨率算法重建图像的检查技术，适用于显示与周围的空气、脂肪等组织形成反差的结构，由于其高分辨以及无创性，被认为是目前诊断弥漫性肺疾病的首选方法。HRCT 最早是 1982 年在日本开始应用于肺疾病的检查，主要用于观察病灶的微细结构，是胸部常规扫描的一种补充。HRCT 能清晰地显示肺组织的细微结构（肺小叶气道、血管及小叶间隔、肺间质及毫米级的肺内小结节等），几乎达到能显示与大体标本相似的形态学改变，而且扫描时不需要造影增强，与常规 CT 相比，更能清晰地显示出肺气肿、特发性肺间质纤维化、支气管扩张等情况，进而为诊断肺部的原发性肿瘤、转移性肿瘤等提供依据。肺部 HRCT 可显示多种异常征象，比较常见的十大征象是：小叶间隔增厚、蜂窝影、结节影、树芽征、实变影、磨玻璃影、牵引性支气管扩张、肺气肿、含气囊肿以及马赛克征和空气潴留。各个肺部疾病可表现出一种或多种异常征象。需要充分了解肺解剖学特征以及各个疾病的致病机制才能够较好的鉴别。

【参考区间】正常人肺部 HRCT 可见肺小叶动脉、小叶内细支气管以及腺泡动脉；小叶实质不可见；小叶间隔表现为均匀致密线影，多在胸膜下，且与胸膜垂直，肺中央部小叶间隔不可见。

【临床意义】HRCT 组织学表现为典型 UIP 型，对 IPF 具有极其重要的价值，美国胸科学会（american thoracic society，ATS）/ 欧洲呼吸学会（european respiratory society，ERS）/ 日本呼吸学会（the japanese respiratory society，JRS）/ 拉丁美洲胸科学会（the latin american thoracic association，ALAT）联合推出的 IPF 诊治指南将其作为 IPF 的诊断标准之一。

【评价】许多疾病继发的 ILD 的 HRCT 组织学可表现为 UIP 型，尤其是结缔组织相关的 ILD，因此 HRCT 检查缺乏特异性，但具有极好的辅助诊断价值。

（2）肺活检：可以分为外科肺活检、CT 引导下经皮穿刺肺活检、电视辅助胸腔镜肺活检、纤维支气管镜肺活检以及经纤维支气管镜冷冻肺活检等。外科肺活检对于疾病的诊断准确性较高，但是由于创伤性大，目前多采用纤维支气管镜进行肺活检。影像学提示病因不明的弥漫性肺疾病均为支气管镜下肺活检的适应证。比如结节病、肺朗格汉斯细胞增多症、肺泡蛋白沉积症、弥漫性肺淋巴瘤、尘肺等。

【参考区间】正常肺组织活检无病理改变。

【临床意义】肺活检作为胸部 HRCT 表现为非 UIP 型，且无法排除 IPF 时的首选检查，对于 IPF 的确诊具有重要价值。

【评价】肺活检属于有创性检查，且肺活检结果不能确诊 IPF，因此在 HRCT 表现为 UIP 型时不推荐进行肺活检。

（3）BALF 细胞计数和分类：BALF 指通过支气管镜向支气管肺泡内注入生理盐水并进行抽吸，收集肺泡表面液体（诊断性）及清除填充于肺泡内的物质（治疗性），进行炎症与免疫细胞及可溶性物质的检查，达到明确诊断和治疗目的。诊断性 BALF 适用于肺部感染，特别是免疫受损患者肺部机会性感染的病原体诊断；肺部不明原因阴影、疑似肺部感染或需要与其他疾病鉴别以及评价 ILD 的炎症反应程度分期。

【参考区间】健康人细胞总数为（5~10）× 10^6/L，其中肺泡巨噬细胞占 85%、淋巴细胞 <12%、中性粒细胞 <2%、嗜酸性粒细胞 <1%。淋巴细胞中 T 细胞约占 2/3，T 淋巴细胞亚群 CD_4^+/CD_8^+<1.7。吸烟者的细胞总数 / 巨噬细胞和中性粒细胞数量均明显高于非吸烟者，而淋巴细胞数量无明显差异，但 CD_8^+ 明显增高，CD_4^+/CD_8^+ 显著降低。

【临床意义】中性粒细胞比例增加见于细菌或真菌感染；淋巴细胞比例增加见于病毒性肺炎、结节病或过敏性肺炎；还可以根据 BALF 中淋巴细胞亚群，区分不同间质性肺疾病；以嗜酸性粒细胞增多比例增加为主时，见于嗜酸性粒细胞浸润症、支气管哮喘或变应性支气管肺霉菌病等。

【评价】BALF 细胞学分析结果的敏感度和特异度都不高，其广泛应用还有待进一步探讨，有时即使 BALF 细胞学分析结果正常也不能完全除外肺内病变。

（4）KL-6：KL-6 属于分类为 Cluster 9 的 MUC-1 黏蛋白，表达于 II 型肺泡上皮细胞表面。间质性肺炎会使 II 型肺泡上皮细胞增生，从而导致 KL-6 浓度升高。并且由于肺部基底膜损坏、血管渗透性增加，KL-6 可进入血液中。研究表明，IIP 中 KL-6 的阳性率高达 70%~100%，而且 KL-6 可以作为 ILD 患者判断预后不良的风险因子之一。

目前多采用化学发光法进行检测。

【参考区间】化学发光法：KL-6 ≤ 485U/ml 为阴性。

【临床意义】对于 ILD 与其他肺部疾病的辅助鉴别。

【评价】KL-6 属于比较新的 ILD 评价指标，目前在国内仅有少数医院参与临床评估。但其鉴别诊断的价值目前已得到日本医学界认可，且国际 IPF 诊治指南中也肯定了该分子作为检测指标的参考价值。

（5）ENA 抗体谱以及其他自身抗体相关检测：已在相关章节进行详细描述，本章节不再赘述。

4. 检验项目组合

（1）筛查实验：ANA 检测与 KL-6 检测。由于 IPF 早期诊断困难，初筛检查多用于排除 IPF 诊断。ANA 检测可用于排除自身免疫性疾病所致的继发性肺纤维化。而 KL-6 可用于除 CTD-ILD 之外的其他肺部疾病与 ILD 的鉴别诊断。

（2）确诊实验：依据最新的 IPF 国际诊治指南，HRCT、肺活检以及 BALF 结合可作为多学科讨论诊断 IPF 的依据。

（二）诊断

由于 IPF 目前没有特异筛查或确诊指标，诊断需要结合临床表现，胸部 HRCT、肺功能以及组织病理学检查经多学科专家会诊共同作出诊断才能确定。

国际上比较认可的是 2000 年由美国胸科学会（ATS）/ 欧洲呼吸学会（ERS）/ 日本呼吸学会（JRS）/ 拉丁美洲胸科学会（ALAT）联合推出的 IPF 诊治指南。该指南于 2011 年、2015 年以及 2018 年进行了修订。国内由中华医学会呼吸病学分会间质性肺疾病学组于 2016 年发表了《特发性肺纤维化诊断和治疗中国专家共识》。

在最新的指南中对于 IPF 的诊断标准如下：

1. 对于疑诊 IPF 的成人患者，需要首先确定是否属于已知原因的 ILD 从而排除 IPF。

2. 无外科肺活检资料时，胸部 HRCT 表现为典型 UIP 型。

3. 外科肺活检资料时，胸部 HRCT 和肺活检相结合。

4. 经专长于 ILD 的肺病专家、放射专家、病理专家进行多学科讨论。

对于 UIP 类型的判别，2018 年发布的 IPF 诊治指南提出了新的 HRCT 具体的分级诊断标准（表 1-7），以及 UIP 病理组织学诊断标准（表 1-8）和结合 HRCT 与组织病理学表现的 IPF 诊断标准（表 1-9）。

（三）鉴别诊断

1. **CTD-ILD**　结缔组织病继发的肺间质性纤维化的临床症状，X 线和肺功能与 IPF 完全相似，其不同点是病因不同，结缔组织疾病本身被控制后纤维化随之停止发展，呈稳定状态。各类结缔组织疾病都具有肺外各种不同脏器的损害以及呈现不同的阳性生化和抗体反应。通过实验室检查以及身体检查多可鉴别。

2. **肺结节病**　肺结节病的第 Ⅲ 期，部分患者可有肺纤维化表现，但临床症状轻微，无进行性严重呼吸困难，无杵状指出现，临床预后良好，纤支镜活检，X 线特征有助诊断与鉴别诊断。

3. **药物性肺纤维化**　如降血压药、抗癌药、抗心律失常药物可导致肺纤维化。其临床症状较轻，停服药后肺纤维化停止发展，但博来霉素所致肺纤维化，病情可继续恶化，泼尼松治疗有效、停药可复发。

表 1-7　HRCT 分级诊断标准

项目（条目）
典型 UIP 型
　　①病灶以胸膜下，肺基底部分布为主，常有各种不同的分布
　　②蜂窝样改变伴或不伴牵拉性支气管 / 细支气管扩张
可能 UIP 型
　　①病灶以胸膜下，肺基底部分布为主，常有各种不同的分布
　　②异常的网格影或不伴牵拉性支气管 / 细支气管扩张
　　③CT 特征和（或）肺纤维化分布无特殊病因提示
不确定 UIP 型
　　①病灶以胸膜下，肺基底部分布为主
　　②轻微的网格影；可能有磨玻璃影或肺纹理紊乱
　　③可能有轻微的磨玻璃影
极小可能
　　①CT 特征
　　　囊性病变
　　　明显的马赛克征
　　　磨玻璃影为主
　　　明显的微结节
　　　气管中心性结节
　　　结节影
　　　实变影
　　②主要病灶分布
　　　气管血管周边
　　　淋巴结周围
　　　上肺或者中肺野
　　③其他
　　　胸膜斑块（考虑石棉肺）
　　　食管扩张（考虑结缔组织病）
　　　锁骨远端被侵蚀（考虑类风湿）
　　　广泛的淋巴结肿大（考虑其他病因）
　　　胸膜腔积液，胸膜增厚（考虑结缔组织病 / 药物相关）

表 1-8　UIP 型病理组织学诊断标准

项目（条目）

UIP 型

　①明显的结构破坏和纤维化（疤痕或蜂窝样改变）

　②胸膜下为主和（或）沿膈肌分布的纤维化

　③肺实质呈现斑片状纤维化

　④成纤维细胞灶

　⑤无不支持 UIP 的诊断特征，无提示其他诊断（见非 UIP 型）

可能 UIP 型

　①具有一些结构破坏和纤维化（疤痕或蜂窝样改变），但其程度不足以肯定 UIP/IPF 的诊断

　②和无不支持 UIP 的诊断特征，无提示其他诊断（见非 UIP 型）

　③或仅有蜂窝样改变

不确定 UIP 型

　①肺纤维化伴或不伴结构破坏，具有非 UIP 或者继发于其他原因的 UIP 特点

　②具有某些 UIP 的特征，但有提示其他诊断的特点极小可能

　③活检组织具有其他 IIP 的特征（例如缺乏成纤维细胞灶或呈疏松的纤维化）

　④组织学呈现其他疾病表现（例如过敏性肺炎、朗格汉斯组织细胞增生症、结节病、淋巴管肌瘤）

表 1-9　结合 HRCT 和组织病理学表现的 IPF 诊断标准

HRCT 表现型	外科肺活检病理类型	是否诊断 IPF
典型 UIP 型	典型 UIP 型	是
	可能 UIP 型	是
	不确定 UIP 型	是
	极小可能	否
可能 UIP 型	典型 UIP 型	是
	可能 UIP 型	是
	不确定 UIP 型	可能是 **
	极小可能	否
不确定 UIP 型	典型 UIP 型	是
	可能 UIP 型	可能是 **
	不确定 UIP 型	不确定 ***
	极小可能	否
极小可能	典型 UIP 型	可能是 **/ 非 IPF
	可能 UIP 型	否
	不确定 UIP 型	否
	极小可能	否

注：** 可能是：当下列情况出现时很可能诊断为 IPF：① 50 岁以上男性或者 60 岁以上女性出现严重的 4 个及以上肺小叶牵拉性支气管 / 细支气管扩张；② HRCT 见广泛的网状影（>30%）并且年龄 >70 岁；③ BALF 中性粒细胞增多和（或）不出现淋巴细胞增多；④多学科讨论后诊断为 IPF；

*** 不确定：①当没有进行足够的肺活检不足以诊断为 IPF；②经多学科讨论后进行充分的肺活检可以重新进行分级

4. NSIP　NSIP 可发生于任何年龄，主要临床表现为咳嗽、气短，影像学表现为双侧

肺间质性浸润影，双肺斑片磨玻璃阴影是本病 CT 特征性表现。病理改变缺乏 UIP 特异性征象。肺泡结构破坏较轻，肺泡间隔内由淋巴细胞和浆细胞浸润，BALF 可辅助鉴别。

5. AIP AIP 起病急剧，临床表现为咳嗽、严重呼吸困难，继而很快进入呼吸衰竭。肺部影响学检查表现为双侧弥漫性网状、细结节及磨玻璃样阴影。病理表现为弥漫性肺泡损伤机化期改变。

（四）治疗与预后评价

目前除肺移植外，尚无有效治疗 IPF 的药物。但对于不能进行肺移植者，可根据患者情况进行戒烟、氧疗、机械通气和肺康复等治疗。对于 IPF 患者，与医生建立良好合作关系，定期对疾病进行监测与评估，并视病情变化和患者意愿调整治疗措施，帮助减轻患者痛苦，提高生活质量。

IFP 诊断后中位生存期为 2~3 年，但 IPF 自然病程及结局个体差异较大。

三、检验路径

IPF 的检验分析路径见图 1-13。

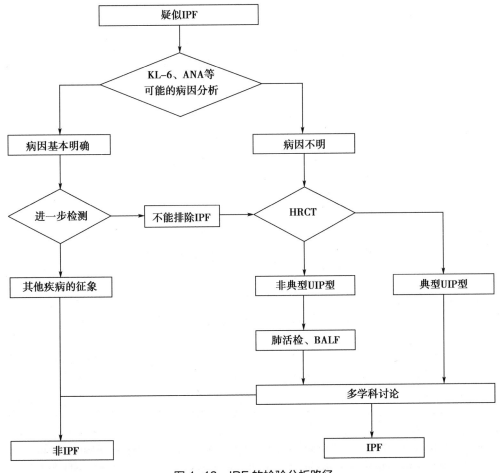

图 1-13 IPF 的检验分析路径

（李潇涵 陶传敏）

参 考 文 献

［1］尚红,王毓三,申子瑜.全国临床检验操作规程.北京:人民卫生出版社,2015.

［2］葛均波,徐永健.内科学.第8版.北京:人民卫生出版社,2013.

［3］于普林.老年医学.第2版.北京:人民卫生出版社,2017.

［4］王兰兰.医学检验项目选择与临床应用.第2版,北京:人民卫生出版社,2013.

［5］王辉,任健康,王明贵.临床微生物学检验.北京:人民卫生出版社,2015.

［6］王鸿利,尚红,王兰兰.实验诊断学.第2版,北京:人民卫生出版社,2014

［7］中华医学会呼吸病学分会.中国成人社区获得性肺炎诊断和治疗指南(2016年版).中华结核和呼吸杂志,2016,39(4):253-279.

［8］卜凡靖,张红,范磊,等.慢性支气管炎、COPD及肺心病患者BNP、肺功能和血气变化的研究.临床肺科杂志,2012,17(8):1408-1410.

［9］顾达芳.老年慢性肺源性心脏病临床诊断及治疗观察.心血管病防治知识,2014(12):37-38.

［10］孙立燕,张珍珍,王莹,等.血清TNF-α、hs-CRP、NT-proBNP、BNP水平联合检测在COPD合并肺心病患者病情评估中的应用价值.中国老年学杂志,2018,38(7):1621-1623.

［11］孙印,等.探讨BNP、TNI、D-Dimer及心脏彩超在老年慢性肺源性心脏病患者病情评估中的临床价值.临床肺科杂志,2018(09):1645-1648.

［12］何恩萍,全晖.糖化血红蛋白在肺心病诊断中的临床价值.标记免疫分析与临床,2015,22(10):998.

［13］孟鸿琼,邓洁,龙琼华,等.不同营养状态对老年慢性肺源性心脏病患者糖代谢异常的影响.昆明医科大学学报,2015,36(10):86-89.

［14］慢性阻塞性肺疾病加重(AECOPD)诊治专家组.慢性阻塞性肺疾病急性加重(AECOPD)诊治中国专家共识(2017年更新版).国际呼吸杂志,2017,37(14):1041-1057.

［15］中华医学会呼吸病学分会慢性阻塞性肺疾病学组.慢性阻塞性肺疾病诊疗指南(2013年修订版).中华结核和呼吸杂志,2013,36(4):255-264.

［16］Konstantinides SV,Barco S,Lankeit M,et al.Management of Pulmonary Embolism:An Update.J Am Coll Cardiol,2016,67(8):976-990.

［17］Office of the Surgeon General(US),National Heart,Lung,and Blood Institute(US).The Surgeon General's Call to Action to Prevent Deep Vein Thrombosis and Pulmonary Embolism［EB/OL］.［2017-12-01］.https://www.nvbi.nlm.nih.gov/books/NBK44178/.

［18］中华医学会呼吸病学分会肺栓塞与肺血管病学组.肺血栓栓塞症诊治与预防指南.Natl Med J China,2018,98(14):1060-1087.

［19］Heit JA,Spencer FA,White RH.The epidemiology of venous thromboembolism.J Thromb Thrombolysis,2016,41(1):3-14.

［20］Hemon F,Fouchard F,Tromeur C,et al.Association between hospitalization for acute medical illness and VTE risk:A lower efficacy of thromboprophylaxis in elderly patients？ Results from the EDITH case-control study.Eur J Intern Med,2017,44；39-43.

［21］欧永强,王维箭,潘永昌,等.2004-2014年肺栓塞发病情况及其危险因素分析.中国基层医药,2017,24(8):1221-1224.

［22］Marston N,Brown JP,Olson N,et al.Right ventricular strain before and after pulmonary thromboendarterectomy in patients with chronic thromboembolic pulmonary hypertension.Echocardiography,2015,32(7):1115-1121.

［23］Burrowes KS,Clark AR,Tawhai MH.Blood flow redistribution and ventilation-perfusion mismatch during embolic pulmonary arterial occlusion.Pulm Cire,2011,1(3):365-376.DOI:10.4103/2045-8932.87302.

［24］Quarck R，Wynants M，Verbeken E，et al.Contribution of inflammation and impaired angiogenesis to the pathobiology of chronic thromboembolic pulmonary hypertension.Eur Respir J，2015，46（2）：432-443.

［25］Rolf A，Rixe J，Kim WK，et al.Pulmonary vascular remodeling before and after pulmonary endarterectomy in patients with chronic thromboembolic pulmonary hypertension：a cardiac magnetic resonance study.Int J Cardiovasc Imaging，2015，31（3）：613-619.

［26］王斌．肺间质纤维化 52 例 HRCT 分析．浙江中西医结合杂志，2013，（5）：397-398.

［27］中华医学会呼吸病学分会．肺部感染性疾病支气管肺泡灌洗病原体检测中国专家共识（2017 年版）．中华结核和呼吸杂志，2017，40（8）：578-583.

［28］中华医学会呼吸病学分会．诊断性可弯曲支气管镜应用指南（2008 年版）．中华结核和呼吸杂志，2008，31（1）：14-17.

［29］中华医学会呼吸病学分会间质性肺疾病学组．特发性肺纤维化诊断和治疗中国专家共识．中华结核和呼吸杂志，2016，39（6）：427-432.

［30］朱玉婷．KL-6 在肺部疾病中的研究进展．国际儿科学杂志，2013，40（6）：565-568.

［31］Raghu G，Remy-Jardin M，Myers JL，et al.Diagnosis of Idiopathic Pu-lmonary Fibrosis.An Official ATS/ERS/JRS/ALAT Clinical Practice Guideline.A-merican Journal of Respiratory and Critical Care Medicine，2018，198（5）：e44-e68.

第二章

心血管系统疾病

心血管疾病是危害人类健康和造成死亡的主要疾病之一，《2017 中国卫生和计划生育统计年鉴》指出：2005 年城市居民心脏病的死亡率为 98.22/10 万，其位次排第 3 位；2010 年为 129.19/10 万，其位次上升到第 2 位，仅次于恶性肿瘤；2016 年死亡率为 138.70/10 万，其位次仍排在第 2 位。近 10 年心脏病的死亡率在不断增长，特别是随着年龄的增长，死亡率增加更加明显。2017 年城市居民 60~65 岁心脏病死亡率为 168.31/10 万，70~75 岁死亡率为 454.71/10 万，80~85 岁死亡率为 2 049.96/10 万，85 岁以上死亡率为 5 965.69/10 万。老年人随着年龄的增加，心血管系统受到疾病、生活方式和衰老的影响。大部分老年人起病隐袭，同时存在多种疾病，易导致误诊和漏诊。特别是急性缺血性心脏病的患者，有部分人发病早期没有典型的临床症状，还有部分人缺乏心电图的特异改变，在这种情况下，实验室的检测项目对心脏病的及时诊断、治疗和判断预后都很重要，可以有效降低死亡率。

冠状动脉粥样硬化性心脏病（冠心病）是影响老年人群健康的主要原因之一，急性心肌梗死和心力衰竭的病死率随增龄而增加，特别是 80 岁以上人群这种情况更为显著，本章将介绍老年冠心病和心力衰竭的实验室诊断。

第一节 老年冠心病

一、疾病概况

冠心病是冠状动脉粥样硬化性心脏病（coronary atherosclerotic heart disease，CHD）的简称。随着我国工业化、城镇化以及人口老龄化进程的加快，居民心理状况、生活方式、生态环境等方面对健康的影响逐步显现，冠心病发病、患病和死亡人数不断增多。据国家相关部门预测，在未来 10 年，冠心病的患病人数仍将快速增长。

冠心病发病的诸多因素中，年龄是重要因素，冠心病患病率和死亡率随患者的年龄增加呈现上升趋势。老年人（60岁以上），尤其是高龄老人（>80岁），是冠心病的好发人群；冠心病是老年人的首位死因。老年冠心病的高发生率、高死亡率，正在给我国的个人、家庭和社会带来严重的健康影响和经济负担。降低冠心病发病率和死亡率，已成为当今老年病学的主要任务。科学合理的运用实验室技术对老年冠心病进行诊断、救治和预后，具有极为重要的现实意义。

（一）冠心病的定义

健康成年男性在静息状态下，每分钟由心脏向全身泵出血液约5~6L，女性平均低10%左右。但对于心脏来说，最主要的疾病不是泵血功能障碍，而是心脏由于无法获得足够血液供应而发生的缺血型疾病。正常状态下，冠状动脉系统负责为心肌的生理活动提供持续营养，一旦冠状动脉发生粥样硬化、狭窄甚至阻塞，冠状动脉供血量出现明显减少或消失，心肌因而发生损伤。动脉粥样硬化是一个从血管内皮损伤到脉管阻塞性病变，即斑块形成的缓慢病变过程。在动脉粥样硬化早期，冠脉血流逐渐减少，此时患者没有自觉的临床症状，临床检查指标也全部为阴性。随着疾病进展，当冠状动脉直径缩窄到原尺寸的10%~20%时，患者会在需氧量增加时频发胸痛（心绞痛），运动时尤为明显（劳力型心绞痛）。如果冠状动脉内有血栓生成，冠脉血流发生骤降，患者将发生急性冠脉综合征（acute coronary syndrome，ACS）。这种情况下，如果血栓完全阻断血流，动脉供血的心肌将出现不可逆的缺血性损伤，其典型表现就是发生ST段抬高型心肌梗死（ST-segment elevation myocardial infarction，STEMI）；如血栓不完全阻塞血流，心肌将发生可逆的缺血性损伤，这种情况被称为非ST段抬高型急性冠脉综合征（non-ST-segment elevation acute coronary syndrome，NSTE-ACS），包括非ST段抬高型心肌梗死（non-ST-segment elevation myocardial infarction，NSTEMI）和不稳定型心绞痛（unstable angina pectoris，UAP），患者即使在静息状态下也会出现的严重心绞痛。

冠心病是冠状动脉粥样硬化性心脏病的简称，是指冠状动脉粥样硬化使管腔发生堵塞以及冠状动脉功能性的改变，导致心肌缺血、缺氧而引起的心脏病，亦称缺血性心脏病。冠状动脉粥样硬化是冠心病的基本病因，其发生和发展是多因素共同作用的结果，且随年龄增长逐渐加重。冠心病一般分两大类，稳定性缺血性心脏病（stable ischemic heart disease，SIHD）和急性冠脉综合征（acute coronary syndrome，ACS）。

（二）老年冠心病的流行病学调查

中国2017年总体冠心病患病率约为7.9‰，现患人数约1 100万，冠心病住院患者占总疾病构成的4.64%。"十二五"期间小样本冠心病事件的调查结果显示，我国城乡居民冠心病患病率逐年增高，城市（376.7/10万）高于农村（244.6/10万），男性（334.2/10万）高于女性（231.8/10万）。

我国城乡居民冠心病死亡率呈上升态势，农村比城市上升更明显；年龄标化死亡率呈明显上升趋势。城乡死亡率随年龄增大而升高，在60岁以上的老年人群表现尤为明显。60岁以上老年人的冠心病患病率和死亡率都较前一个年龄段出现成倍增长，80岁以上的高龄老人的冠心病死亡率较60~80岁老人的上升趋势更为突出。据《2017中国卫生和计划生育统计年鉴》，2016年我国城乡居民冠心病死亡率为113.5/10万，其中小于50岁人群的冠心病死亡率为47.2/10万，50~60岁、60~70岁、70~80岁、80岁以上的死亡率分别为

113.2/10 万、366.6/10 万、1 057.5/10 万、6 636.9/10 万，死亡率随增龄上升趋势明显。冠心病中，对健康危害最为严重的是急性心肌梗死（AMI）。2016 年城乡居民 AMI 死亡率约58.7/10 万，其中小于 50 岁人群的 AMI 死亡率为 34.8/10 万，50~60 岁、60~70 岁、70~80 岁、80 岁以上的死亡率分别为 74.4/10 万、224.96/10 万、569.6/10 万、2 933.6/10 万，死亡率随增龄也呈现明显上升趋势。

除年龄外，性别差异也是影响冠心病的患病率和死亡率的重要因素。同年龄组中，男性冠心病患病率、死亡率均高于女性。《2017 中国卫生和计划生育统计年鉴》统计结果显示，2016 年城市居民中男性冠心病死亡率为 116.7/10 万，高于女性的 110.1/10 万；农村居民男性冠心病死亡率为 122.4/10 万，也高于女性的 114.9/10 万。

（三）老年冠心病的特点

1. **病因** 冠状动脉粥样硬化是老年冠心病的基本病因。冠心病发病一般是在冠状动脉粥样硬化的基础上，冠状动脉出现狭窄、阻塞、功能性改变、血管痉挛、斑块破裂以及局部血栓形成而导致心肌缺血或坏死，并引起可逆或不可逆的心肌损伤。冠状动脉粥样硬化的直接原因不清楚，但多年研究发现大量的危险因素与动脉粥样硬化斑块的发生密切相关，而其中年龄是极其重要的发病因素。老年冠心病与动脉粥样硬化发生有关的危险因素如下：

（1）血脂异常：是中国人群心血管病的重要危险因素之一，血清总胆固醇（total cholesterol，TC）增高，低密度脂蛋白胆固醇（low density lipoprotein cholesterol，LDL-C）增高或者高密度脂蛋白胆固醇（high density lipoprotein cholesterol，HDL-C）降低均可增加冠心病的发病危险，其中 LDL-C 是动脉粥样硬化斑块内的重要成分，所以 LDL-C 也是致病的核心因素。三酰甘油（triglyceride，TG）的增高也能增加发生冠心病的风险。在 80 岁以下的老年人群中血脂异常与动脉粥样硬化的关系是确定的，但是 LDL-C 增高的致病程度及降低 LDL-C 的防病作用均弱于成年人。对于高龄老年人（>80 岁），TC 和 LDL-C 水平与冠心病的关系还不清楚，应用他汀类药物进行干预 LDL-C 是否获益还缺乏大样本循证医学的支持。

（2）高血压：高血压是冠心病发生的重要因素，是我国心脑血管疾病危险因素中数量最大的一组疾病。随着年龄增加，高血压患病率增加，致冠心病风险随之增加。但在高龄老人（>80 岁），高血压致冠心病的风险相对降低。血压增高可以损伤血管壁、促进动脉粥样硬化的发生。高血压中出现的收缩压增高、舒张压增高、脉压增高都和冠心病的发生关系密切。其中脉压增大是老年人心血管病重要的预测因素。

（3）糖尿病：是动脉粥样硬化发生的重要因素。糖尿病患者体内的糖代谢紊乱能够损伤血管内皮，促进动脉粥样硬化，所以糖尿病患者发生粥样硬化更早并且更常见。临床上糖尿病常和冠心病并存，并经常合并发生其他危险因素。老年人冠心病合并糖尿病的发病明显增多，通常提示预后不良。现在一般认为，糖尿病是冠心病的等危症，即糖尿病一经诊断其发生心血管病事件风险的机会等同于冠心病。

（4）吸烟：吸烟可损伤血管内皮、降低 HDL、升高纤维蛋白原和血管性血友病因子，从而增加动脉粥样硬化的风险性。在中青年人群中，吸烟有致冠心病风险，这种风险随着年龄增加而减弱。在老年人群中，吸烟的致病风险大大减低。有试验显示，对于大于 70 岁的老年人，其吸烟组与不吸烟组比较未见冠心病发生率的差异，同时也无证据表明老年人戒烟后能降低冠心病的发病风险。

（5）肥胖：是心血管病的主要危险因素。肥胖可以加重其他已知的危险因素，如高血压、血脂异常、糖尿病等，使冠心病患病率比正常体重者高1倍。因此在老年期一般建议保持适当体重，避免肥胖及过度消瘦。

（6）增龄：冠心病是一种老年性疾病，随着年龄增长，冠状动脉发生粥样硬化病变的风险逐渐增加。因此，年龄增长本身就是冠心病发生发展的独立而重要的危险因素。

（7）体力活动减少：有规律的适当强度的体力活动，有调整血脂异常、改善胰岛素敏感性、降低血压、减轻体重和改善血小板聚集等作用。体力活动与冠心病的发病率呈负相关，与积极活动者相比，体力活动减少者的冠心病死亡率高1.9倍，体力活动减少与高血压、血脂异常和吸烟的危险性相似。所以，体力活动减少是冠心病的重要危险因素。老年人体力活动比成年人明显减少，其危险性明显大于成年人。

（8）社会心理因素：冠心病的发病与个体心身状态、社会心理因素密切相关。老年人由于对躯体疾病和精神挫折的耐受能力降低，遭遇心理刺激的机会增加，因而精神因素对老年人冠心病的影响远远高于成年人，精神因素失调导致的抑郁症已成为老年冠心病的一个重要危险因素。

（9）其他：还包括遗传因素、性别、居民膳食结构变化、应激刺激等及其他少见的因素。冠心病的很多危险因素呈现出遗传学特性，对于有早发冠心病家族史的患者，应该严格控制各种危险因素在合格的范围内；对于女性患者，中青年女性患病率低，但是老年女性冠心病的患病率增加甚至要高于男性；我国居民膳食结构近年来发生明显变化，脂肪摄入量经常超标，个体也经常在应激状态下工作和生活，这些都是冠状动脉粥样硬化发生的危险因素；此外，还有一些如凝血因子异常、高半胱氨酸血症、高尿酸血症等，也是冠心病发生的危险因素。

上述危险因素的作用具有个体差异，但总体来说，当个体叠加多重危险因素时，患病率增加。老年人群多具有叠加多重危险因素的特点，因此针对老年人的临床预防，需特别注意严格控制危险因素中的可控因素。

2. 发病机制 老年冠心病发病的核心是心肌缺氧引起的心肌缺血和坏死。正常生理情况下，心肌氧供和氧耗处于可调节的供需平衡状态。当心肌氧供减少或者耗氧增加超过机体调节能力时，心肌将出现缺血、坏死等一系列症状。由于老年人自身调节氧供需平衡的储备能力下降，同等程度的冠状动脉病变会使老年人发病呈现出更为严重的心肌损伤和更加明显的临床表现。

当冠状动脉粥样硬化引起固定性斑块狭窄时，心肌供血能够满足患者静息状态下的需求；而在心肌负荷增加、耗氧量增加时，粥样硬化的冠状动脉供血无法满足增加的血供需求，导致心肌出现缺血症状，这种情况多为稳定性冠心病。一旦冠状动脉斑块破裂、血管痉挛、血栓形成，部分或者完全阻塞血流，则属于ACS，临床表现为UAP或者AMI等。其中UAP和非ST段抬高性心肌梗死（non-ST elevation myocardial infarction，NSTEMI）常常发生血流部分阻塞，而急性ST抬高性心肌梗死（ST elevation myocardial infarction，STEMI）多数发生血流完全阻塞。但无论是何种情况，其病理生理改变经常可以共存，既有心肌耗氧量增加的作用参加，又有血栓的作用参加，而且后者的作用常更为突出，这种情况在老年人群中更为普遍。

3. 病理改变　冠心病的早期病理改变是血管内膜的脂质沉着、脂质条纹，然后逐渐发展为斑块样病变，在此基础上可并发血管破裂、溃疡、出血、血栓形成，导致冠状动脉供血流减少或中断，引起心肌缺血、坏死，同时可产生侧支循环。经过反复损伤和修复，最后常见纤维化和钙化性的病变。

4. 病理特点　老年冠状动脉常具有以下病理特点：

（1）冠状动脉病变的检出率、严重程度发生率随增龄而增加。有数据统计，大于 80 岁的老年人单支或多支冠状动脉严重狭窄占 60%，大于 90 岁的老年人则占 90%。

（2）冠状动脉复合病变比例高。老年人斑块破裂、出血、血栓形成和钙化等复合病变发生比例高于成年人。

（3）多支病变检出率和病变血管数随增龄而增加。

（4）侧支循环多。由于老年人病程长，病变多，使得心肌长期慢性缺血，有助于侧支循环建立，因而老年患者侧支循环较成年人多。

5. 临床分型　冠心病可分为两类：

（1）稳定性缺血性心脏病：稳定性缺血性心脏病（stable ischemic heart disease，SIHD）发生可逆性的心肌需氧和（或）供氧不匹配，与缺血或低氧有关，通常由运动、情绪或其他负荷状态诱发，可重复出现，但也可呈自发性发作。临床包括典型或不典型稳定型心绞痛（stable angina pectoris，SAP），如劳力性心绞痛、血管痉挛所致静息性心绞痛、无症状性心绞痛；无症状性心肌缺血；ACS 血运重建和药物治疗稳定后的患者（如陈旧性心肌梗死）；以及表现为慢性心力衰竭和（或）心律失常为主的缺血性心肌病。该类型是老年冠心病患病的主体部分。

（2）ACS：包括 UPA（不稳定型心绞痛）、STEMI（ST 段抬高型心肌梗死）和 NSTEMI（非 ST 段抬高型心肌梗死）。广义概念 ACS 还应包括原发性心脏骤停。这类疾病的发病随年龄增长表现不典型，病情变化快，并发症高，预后差。老年心血管病急救工作中的重要群体是 ACS。

此外，不同类型冠心病之间可相互转化，甚至交替出现。应该努力使不稳定性冠心病向稳定性转变，尽力保持和维护冠心病的稳定性，达到改善预后目的。

6. 临床特点

（1）老年人冠心病患病率高，但临床表现不典型，又临床症状发生率少，仅占 10%~30%。原因为：

1）老年人常采取宁静的生活方式，活动少，难以达到诱发心肌缺血的负荷。

2）老年人易患神经病变，导致痛觉迟钝，无症状性心肌缺血发生率增高。

3）心肌、心包增龄性变化，致心肌缺血时气促比胸痛更易发生。

（2）因老年患者合并症多、体弱、脏器功能减退等影响，患者检测异常结果常由多种病因共同导致，临床诊断指标常缺乏特征性改变。尤其对于 ≥ 80 岁的高龄患者，当冠心病特异性指标变化不突出时，极容易造成临床漏诊和误诊。有报道称高龄冠心病患者的临床漏诊率和误诊率高达 65%。

（3）由于老年患者常合并高血压、高脂血症、糖尿病等多种危险因素，冠状动脉病变常呈多支、弥漫、钙化、慢性完全性闭塞病变等，易于发生心肌梗死，AMI 患者血运重建治疗成功率低，出血、感染并发症发生率高，往往患者预后不良。

以下将分别讨论老年稳定性缺血性心脏病及老年急性冠脉综合征的实验室诊断及鉴别诊断。

二、老年稳定性缺血性心脏病的实验室诊断

老年稳定性缺血性心脏病临床包括典型或不典型稳定型心绞痛，ACS 血运重建和药物治疗稳定后患者（如陈旧性心肌梗死），以及表现为慢性心力衰竭和（或）心律失常为主的缺血性心肌病。在老年人群中发病率明显高于成年人组。随着社会老龄化进展，这部分患者是构成老年冠心病的主要群体。

（一）临床表现

老年稳定性缺血性心脏病患者的主要临床类型是稳定型心绞痛。多数稳定型心绞痛患者的临床症状和体征都不典型，很容易发生漏诊、误诊。其临床特征表现如下：

1. 症状不典型，在老年人群的发生率明显高于成年人。疼痛程度轻，多数表现为非疼痛性症状，这与心功能受损和糖尿病自主神经病变有关。

2. 症状常为一过性，可用硝酸酯、丹参丸和救心丸类药物缓解。

3. 疼痛部位多不典型。可发生于牙部至上腹部之间任何部位，容易误诊为其他疾病。老年人心绞痛部位不典型的发生率为 35.4%，明显高于成年人（11%）。

4. 体征较少，且不特异。体征有助于诊断，也用于评价病情轻重。

5. 有明显的诱因发病。

（二）诊断

1. 诊断标准 老年稳定性缺血性心脏病的诊断需满足以下两点：

（1）有明确的冠心病诊断：

1）有心肌梗死病史。

2）冠状动脉造影证实冠状动脉狭窄 ≥ 50%。

3）无创检查有冠状动脉狭窄或心肌缺血证据。

（2）60 天内心绞痛发作频率、持续时间、诱因或缓解方式无变化。临床表现为无心绞痛症状，或有稳定型心绞痛的症状，但不伴有心肌损伤的证据，如心肌酶升高等。

基于以上诊断标准，老年稳定性缺血性心脏病的临床诊断主要依靠病史、临床症状、体格检查、心电图心肌缺血诱发实验（平板运动试验、负荷心肌核素检查、负荷超声心电图等）和冠状动脉 CT 等检查完成。

2. 辅助检查 对所有胸痛患者，在进行实验室检查以前，均应采集完整的病史、体格检查和静息时心电图，以评估缺血性心脏病的可能性。普通心电图是稳定性缺血性心脏病诊断中的首选项目。对符合检查适应证的稳定性缺血性心脏病患者，推荐标准运动试验。但 80 岁及以上高龄患者原则上不建议进行运动负荷试验。如果确有必要，建议进行药物负荷试验如腺苷负荷心肌核素等，并密切监测患者的症状、体征及心电图变化。

如患者静息心电图异常且运动试验结果分析受影响时（如束支传导阻滞、心室起搏心率、室性期前收缩或逸搏等），或不能运动者，可应用冠状动脉 CT、血管造影（CTA）或药物负荷核素心肌显影、超声心动图或心脏磁共振等进行辅助检查。冠状动脉造影是稳定性缺血性心脏病诊断的"金标准"。对于猝死或致命性心律失常的无症状心肌缺血患者，应根据临床特征、无创性检查结果决定是否进行冠脉造影检查。对于治疗后生活质量提高

不满意、左心功能尚可（左心室射血分数［LVEF］>50%）的心绞痛患者，也可行冠脉造影检查。对于 80 岁以上的患者进行冠状动脉造影是安全的，但应严格掌握检查适应证。

进行以上几种辅助检查，需注意以下事项：①由于稳定性缺血性心脏病患者常合并其他疾病，对缺血反应不敏感，心电图可能呈现假阴性。②由于运动能力下降，肌肉力量不足，稳定性缺血性心脏病老年患者进行运动负荷心电图及负荷影像等检查困难较大，常出现假阴性；因为可能合并既往心肌梗死或左心室肥厚等问题，假阳性也比较常见。③老年患者进行冠脉 CT 时，检查失败和并发症发生率更高。当患者合并心律失常时，冠脉 CT 检查的图像质量不能得到保证，可能导致检查结果不符合诊断要求，检查失败。由于老年人群有高比例的冠状动脉钙化现象，冠状动脉管腔狭窄判读的准确性受影响，造成冠脉 CT 诊断冠心病的特异性和阳性预测值降低。④高龄患者常有肾功能减退，且合并用药如二甲双胍等药物比例高，故需注意冠状动脉造影围手术期的处理。

3. 实验室检查 目前，通过实验室检查结果无法诊断稳定性缺血性心脏病。实验室检查的主要作用在于帮助了解患者的全身状况、进行术前准备、明确患者的危险因素以及帮助鉴别诊断等。此外，部分新型指标如超敏 C- 反应蛋白、同型半胱氨酸、B 型利钠肽等，对稳定性缺血性心脏病的预后有一定价值。

（1）帮助了解患者一般状况的常规实验室检查

1）帮助了解患者全身状况：血、尿、便常规、便隐血、肝肾功能、电解质等检查，可以帮助了解患者身体一般状况；血红蛋白的检测，可以了解患者有无贫血（可能诱发心绞痛）；三碘甲状原氨酸、甲状腺素、促甲状腺激素等了解甲状腺功能（甲状腺功能亢进可引起甲亢型心脏病）。

2）术前指标的检测：肝炎相关抗原、人类免疫缺陷病毒（HIV）及梅毒血清实验，凝血功能等，需在冠状动脉造影前进行。

3）了解糖尿病、代谢综合征等患病危险因素，辅助诊断及患病后危险因素的控制：空腹血糖，血脂检测，包括胆固醇、三酰甘油、高密度脂蛋白、低密度脂蛋白、脂蛋白 a 等，必要时进行糖耐量试验。

（2）冠心病相关检查

1）有明显胸痛的患者，可测定血清的心肌肌钙蛋白、肌酸激酶及同工酶、肌红蛋白和 B 型钠尿肽等，以与 ACS 相鉴别（详细内容请参见本章"ACS 的实验室诊断和鉴别诊断"）。

2）除上述常规患病风险指标外，近年来，一些新型炎性物质和代谢产物作为老年冠脉疾病发生的风险标志物在临床得到广泛应用，这类物质主要有超敏 C- 反应蛋白（hs-CRP）、脂蛋白相关磷脂酶 A_2（$LpPLA_2$）和同型半胱氨酸、AA+ADP 诱导的血小板聚集率等。下面将分别介绍。

（三）实验室诊断及鉴别诊断

1. 超敏 C- 反应蛋白 C- 反应蛋白（C-reactive protein，CRP）是 1930 年从肺炎链球菌肺炎患者血浆中分离出来的蛋白，因为它能与肺炎链球菌中的 C- 多糖结合，故得此名。后来人们发现许多感染和炎症发生时，血浆中都会出现 CRP，它是最早被发现的急性时相反应物质。CRP 是由肝脏合成的一种 γ- 球蛋白，其基因位于第 1 号染色体。CRP 属于正五聚蛋白家族成员，包含 5 个亚单位，每个亚单位含 206 个氨基酸，分子量为 23kDa，呈循环对称排列。在 Ca^{2+} 的作用下，它能与不同的蛋白和磷脂结合，尤其是磷酸胆碱。CRP 的主要生物学功能是通过与配体（凋亡及坏死的细胞，或入侵的细菌、真菌、寄生虫等的磷酰胆碱）结合，激活补体和单核吞噬细胞系统，将带有配体的病原体或病原性细胞清除。

在生理条件下，CRP 以低速率合成，以较高的亲和力与肝细胞内质网相连，平均浓度约 1mg/L，第 99 分位数大约是 10mg/L。当感染、组织损伤和炎性疾病发生时，细胞因子（主要是白介素 –6）诱导 CRP 基因表达急速上调，与内质网结合的 CRP 构象发生变化，与内质网的亲和力下降并迅速释放，引起血浆 CRP 浓度急剧升高，水平可达 300mg/L 或更高。通常情况下，CRP 在肝细胞刺激后的 6 小时后开始增高，在炎症开始 48 小时达到峰值。随着组织结构和功能的恢复，其血清浓度随之恢复，半衰期约 19 小时。一系列疾病可引起血浆 CRP 升高，包括大多数细菌性（通常不会出现在病毒感染中）感染以及冠心病。CRP 检测方法主要包括免疫透射比浊法、免疫散射比浊法等。

当炎症或感染性疾病发生时，CRP 可升高数百倍；但心血管疾病发生或心血管发病风险升高时，CRP 的升高是微小的。传统检测方法检测 CRP 能力在 3~5mg/L，只能用于评估活动性炎症疾病，不能满足对心血管疾病的诊断和预测危险事件的要求。因而有研究人员在免疫比浊法基础上，通过改进检测试剂中微球颗粒的形状、选择高反应性抗 –CRP 单克隆抗体等手段，提高 CRP 检测的敏感性，发展出超敏 C– 反应蛋白的检测，可检测到浓度 <0.15mg/L 的 CRP，这种高敏感度检测体内极微量的 CRP 检测项目称为超敏 C– 反应蛋白（high–sensitivity C–reactive protein，hs–CRP）。与 CRP 相比，二者检测的物质完全相同，只是 hs–CRP 的灵敏度更高，检测下限更低，两者的检测稀释度、试剂校准也存在差别。

【参考区间】速率散射比浊法测定：hs–CRP<3mg/L。各实验室应建立自己的参考区间。如用文献或说明书提供的参考区间，使用前应加以验证。

【临床意义】

（1）2009 年美国临床生化学会（NACB）的临床使用指南提出，hs–CRP 是评价心血管疾病的炎性标志物中最合适的临床检测指标，并提出基于 hs–CRP 的心血管患病风险分级：即 hs–CRP<1mg/L，低风险；1~3mg/L，中风险；>3mg/L，高风险；>10mg/L，极高风险，或存在其他炎症，应排除其他炎症存在可能性。在排除炎症和急性损伤的情况下，建议高风险组（hs–CRP>3mg/L）至少 2 周后复查 hs–CRP。极高风险组（hs–CRP>10mg/L 并排除其他炎症可能性）的 hs–CRP 往往预示心血管病的危险。此外，对于整体风险评分为中危（10 年内心血管事件风险达到 10%~20%）的人群，当不确定是否需要使用他汀类或阿司匹林类药物进行预防性治疗时，可参考 hs–CRP 的值进一步做危险分级：如果 hs–CRP<1mg/L，可以不用药物治疗，但如果 hs–CRP>3mg/L，作为冠心病的等危症建议治疗。

（2）2011 年美国心脏协会（AHA）指南建议，对年龄 >60 岁且冠心病风险 >10% 的女性，排除急性感染等情况，若 hs–CRP>2mg/L，则需服用他汀类药物进行预防性治疗。

【评价】

（1）hs–CRP 检测对于冠心病诊断的临床价值的高低，目前国际研究尚无定论。但是，由于 hs–CRP 检测简便易行、价格低廉，无需单独购置仪器，易于在各级医疗机构尤其是基础医疗机构中广泛开展，因此目前在我国仍具有明显的实用价值。但需注意，美国心脏协会（AHA）规定了不能使用 hs-CRP 的临床指征：人口筛查时不可使用 hs-CRP 作为冠心病风险评估指标；不能作为预防继发冠心病的指标；不能用于指导处理 ACS；连续监测时，不能用于监测治疗效果。

（2）患者 hs-CRP 多次监测结果始终居高不下，且无法解释原因，需首先考虑是否近期发生组织损伤、感染或炎症等，以及其他情况，如肥胖、高血压、糖尿病、脑血管病、哮喘、睡眠呼吸暂停综合征等。

2. 脂蛋白相关磷脂酶 A_2（lipoprotein-associated phospholipase A2, Lp-PLA$_2$）　Lp-PLA$_2$ 是磷脂酶超家族中的亚型之一，也被称为血小板活化因子乙酰水解酶，由血管内膜中的巨噬细胞、T 细胞和肥大细胞分泌。动脉粥样硬化斑块中 Lp-PLA$_2$ 表达上调，并且在易损斑块纤维帽的巨噬细胞中强表达。Lp-PLA$_2$ 可水解氧化低密度脂蛋白（LDL）中的氧化磷脂，生成脂类促炎物质，如溶血卵磷脂和氧化游离脂肪酸，产生如内皮细胞死亡、内皮功能异常、刺激黏附因子和细胞因子的产生等多种致动脉粥样硬化作用。这些物质进一步趋化炎症细胞，通过循环生成进行自我强化，进而生成更多促炎物质。证据显示，Lp-PLA$_2$ 是易损斑块的炎症标志物。

释放到血液中的 Lp-PLA$_2$ 主要与富含载脂蛋白 B（ApoB）的脂蛋白结合，其中低密度脂蛋白（LDL）占 80%，其余为高密度脂蛋白（HDL）、脂蛋白 a［Lp（a）］和极低密度脂蛋白（VLDL）。在动脉粥样硬化性疾病患者中，Lp-PLA$_2$ 水平与 LDL 亚组分水平呈正相关。

【参考区间】

（1）国外报道 ELISA 法测定血清 Lp-PLA$_2$ 的参考区间为：男性：131~376μg/L（ng/ml），女性：120~342μg/L（ng/ml）。

（2）国内目前尚无大规模人群的 Lp-PLA$_2$ 水平研究及适合国人的参考区间报道，建议各实验室建立自己的参考区间。

【临床意义】

（1）用于无症状高危冠心病人群的筛查。Lp-PLA$_2$ 可预测健康中年人冠心病的风险；它是老年人冠心病风险的独立预测因子，在校正性别、年龄、种族、LDL-C、HDL-C、CRP 及其他危险因素后，它与冠心病发生的相关性仍具有统计学意义。尤其是对于冠心病中等风险的人群，在传统危险因素评估的基础上，可检测 Lp-PLA$_2$ 以进一步评估未来心血管疾病的风险。

（2）Lp-PLA$_2$ 水平可预测冠心病患者心血管事件复发风险。血管紧张素转换酶抑制剂预防事件研究（PEACE 研究）显示，复合心血管病事件（心血管死亡、心肌梗死、冠状动脉血运重建术、心绞痛住院或卒中）发生率随 Lp-PLA$_2$ 水平升高而明显升高，且 Lp-PLA$_2$ 水平是非致死性心血管事件的独立危险因素。此外，Lp-PLA$_2$ 水平与冠心病严重程度和病变支数相关。

（3）由于 Lp-PLA$_2$ 主要与 LDL 结合，调脂药物对 Lp-PLA$_2$ 影响最大，他汀类药物能显著降低 Lp-PLA$_2$ 血浆水平。未经他汀治疗的患者中，Lp-PLA$_2$ 水平与冠心病风险明显相关。已接受他汀治疗且胆固醇水平控制较好的患者，Lp-PLA$_2$ 水平可提高心血管病事件风险预测价值。

【评价】

（1）Lp-PLA$_2$ 测定可分为酶活性和酶质量测定两种方法，临床推荐酶质量测定。目前可用的临床检测方法有化学发光免疫测定和酶联免疫吸附试验两种，前者操作简单、结果稳定、重复性好、成本高，后者手工操作多、影响因素多、成本较低，两种方法各有优劣。

（2）Lp-PLA$_2$ 水平生理变异小，基本不受体位改变和日常活动的影响，故标本采集时无需固定体位和时间，无需空腹，但测定前 2 小时应避免剧烈运动。Lp-PLA$_2$ 检测可采用乙二胺四乙酸二钾（EDTA-K$_2$）、肝素、枸橼酸钠抗凝血浆及血清均可。抽血后尽快分离出血浆（清）并及时测定，标本 2~8℃可保存 1 周，-20℃可贮存 3 个月，-70℃可保存时间更长（最好用血清，可稳定保存 5 年以上）。

（3）Lp-PLA$_2$ 水平受性别和种族影响。国外报道，女性水平低于男性，可能与雌激素水平有关。不同种族的 Lp-PLA$_2$ 水平也存在基因多态性差异。

3. 同型半胱氨酸（homocysteine，Hcy） Hcy 是一种含硫氨基酸，它在体内不能合成，是蛋氨酸和半胱氨酸的代谢中间物，在进食含硫基氨基酸的蛋白质后在体内代谢生成。它可在发生甲基化后转为蛋氨酸，或通过转硫途径转成胱硫醚，然后转为半胱氨酸。Hcy 在血浆中的存在形式有：含游离巯基基团形式、二硫化物（同型半胱氨酸）形式、混合型二硫化物形式。一般通过半胱氨酸残基与血浆蛋白结合。我们通常所说的测定"总同型半胱氨酸"、"高半胱氨酸"，或"同型半胱氨酸"，指的是以上各种形式的总和。Hcy 被认为是心血管病的一个独立致病因子，其致病机制尚不明确，据研究可能有：Hcy 产生的超氧化物和过氧化物可直接损伤血管内皮细胞；Hcy 可刺激血管平滑肌增殖，参与动脉粥样硬化形成；它还可破坏正常凝血机制，增加血栓形成的风险。Hcy 水平增高可能是动脉粥样硬化的病因，也可能是结果，因为动脉粥样硬化过程中产生的炎症细胞也可释放 Hcy；或者患者肾功能受损，Hcy 排出减少，也可导致血浆 Hcy 升高。

与西方相比，我国人群 Hcy 水平较高，这是由遗传及环境因素造成的。位于 1 号染色体的 *MTHFR* 基因突变可导致 Hcy 转化所需的酶活性和耐热性大大下降，影响 Hcy 的再甲基化，使得血浆 Hcy 水平升高。我国约 25% 的人携带 *MTHFR* 基因 *C677T* 纯合突变，约 47% 的人携带 *MTHFR* 基因 *C677T* 基因杂合突变，纯合突变率远高于除意大利外其他国家 0~16% 的水平，位居全球第一。另外，我国饮食特点及习惯使叶酸摄入量少，体内不能完成蛋氨酸的代谢循环导致 Hcy 蓄积。因此，中国人群特别是高血压人群易患高 Hcy 血症。高 Hcy 血症可导致自由基生成，严重影响血管内皮及平滑肌功能，导致动脉粥样硬化形成、血管痉挛，是中国特色的国家地区性疾病。

老年男性是高 Hcy 血症高发人群。因为，血液 Hcy 水平与年龄和性别有关。一般来说，年龄越大，血中 Hcy 的水平越高。女性血中 Hcy 的水平低于男性，绝经前女性低于绝经后女性，这可能与雌激素对同型半胱氨酸的代谢调节有关。

【参考区间】

（1）循环酶法测定 Hcy（参考区间引自说明书）

女性：<30 岁　　6~14μmol/L

　　　30~59 岁　5~13μmol/L

　　　>60 岁　　7~14μmol/L

男性：<30 岁　　　6~14μmol/L

　　　30~59 岁　　6~16μmol/L

　　　>60 岁　　　6~17μmol/L

　　　>85 岁　　　15~30μmol/L

（2）化学发光微粒子免疫分析法测定 Hcy（参考区间引自说明书）

性别　　　均数　　　　　百分位数（P2.5~P97.5）

男性：　9.05μmol/L　　　5.46~16.20μmol/L

女性：　7.61μmol/L　　　4.44~13.56μmol/L

总：　　8.14μmol/L　　　5.08~15.39μmol/L

【临床意义】

（1）高同型半胱氨酸血症在动脉粥样硬化的发病机制中起重要作用，与动脉粥样硬化和冠心病的危险性成正比，是动脉粥样硬化所致心血管疾病最广泛、最强的独立危险因素。

（2）血浆 Hcy 水平大于 6.3μmol/L 时，患者进入心脑血管事件高危区。

（3）血浆 Hcy 具有临床诊断、筛查和防治干预价值的临界值是 ≥ 10μmol/L。当 Hcy 水平达到 10μmol/L 时，患者心脑血管事件发生率风险达到正常人的两倍。

【评价】

（1）标本要求：血液离体后，红细胞仍可不断释放 Hcy 至细胞外液。所以样本采集后应立即分离血清，避免检测结果假性升高。分离后的样本在室温可稳定 4 天，2~8℃可稳定 4 周，-20℃可长期保存。明显溶血和脂血标本可能会影响检测结果。

（2）年龄和性别：女性 Hcy 水平低于男性，年龄越大，Hcy 水平越高。

（3）药物影响因素：接受 S- 腺苷 - 甲硫氨酸治疗的患者，Hcy 水平会假性增高。某些抗肿瘤药物因抑制叶酸代谢，可引起 Hcy 水平升高。甲氨蝶呤、卡马西平、苯妥英钠、利尿剂、一氧化亚氮、口服避孕药等也会使 Hcy 水平升高。

（4）食物影响因素：高动物蛋白饮食中蛋氨酸含量较高，若摄入过多易引起 Hcy 水平升高，检测前数日应避免进食较多奶酪、鱼虾、干贝等高蛋氨酸食物。

（5）肾功能不全患者：Hcy 排泄减少，血中 Hcy 水平会升高，并与血清肌酐值呈正相关，与肾小球滤过率呈显著负相关。

（6）血清同型半胱氨酸水平与胆固醇、三酰甘油水平无明显相关关系。

4. 血清氨基末端 –B 型利钠肽前体（N-terminal pro-B type natriuretic peptide，NT-proBNP）　NT-proBNP 是慢性稳定性缺血性心脏病的独立预后因素，有助于预测患病后发生心力衰竭和死亡的风险。慢性稳定性缺血性心脏病患者心肌缺血发作后，NT-proBNP 水平可升高，它与患者远期的全因死亡相关，且独立于左室收缩功能不全和其他传统危险因素之外。结合超声心电图参数、NT-proBNP 提供的预后信息，可提高对患者预后的判断能力。NT-proBNP 也能为择期进行经皮冠状动脉介入治疗的冠心病患者提供重要的预后信息。

对于慢性稳定性缺血性心脏病患者，建议间隔 6~8 个月测定一次 NT-proBNP，作为预后判断的参考。在临床考虑病情有进展时，建议进行复查。

5. 胸痛相关指标的鉴别诊断　对于有明显胸痛患者，临床可进一步检测心肌肌钙蛋白、B 型钠尿肽等急性冠脉综合征相关指标，对胸痛患者进行鉴别诊断。具体内容请参看下文相关内容。

三、老年急性冠脉综合征的实验室诊断及鉴别诊断

急性冠脉综合征（ACS）是指冠状动脉内不稳定的粥样斑块破裂或糜烂引起血栓形成所导致的心脏急性缺血综合征。根据心电图有无 ST 段持续性抬高，可将 ACS 分为 2 大类：ST 段抬高型心肌梗死（STEMI，大多数为 Q 波心肌梗死，少数为非 Q 波心肌梗死）和非 ST 段抬高型急性冠脉综合征（NSTE-ACS），NSTE-ACS 包含不稳定型心绞痛（UAP）、非 ST 段抬高心肌梗死（NSTEMI）。此外，广义概念 ACS 还应包括原发性心脏骤停。

当发生 STEMI 时，冠状动脉常完全阻塞，因此需直接采取经皮冠状动脉介入治疗（PCI）或静脉溶栓，以早期、充分和持续开通血管，使心肌充分再灌注。而当发生 NSTE-ACS 时，冠状动脉虽严重狭窄但常常存在富含血小板的血栓性不完全阻塞，患者常有一过性或短暂 ST 段压低或 T 波倒置、低平或"伪正常化"，也可以无心电图改变。根据心肌损伤血清标志物（如 cTn 等）测定结果，将 NSTE-ACS 分为 NSTEMI 和 UAP。

无论哪种类型的 ACS 发生，随年龄增长，老年 ACS 发病都呈现出不典型、进展快、并发症高、预后差的特点，因此老年 ACS 是老年心血管病急救工作的重要内容。

（一）临床表现

UAP 和 NSTEMI：老年患者发生 UAP 和 NSTEMI 时，症状多不典型，但无症状者少。体征与一般的心绞痛体征相似，缺乏特异性体征，有或者无诱因。特点是发病频繁，发病持续时间逐渐加长，症状逐渐加重，且药物效果减弱。患者病情极不稳定，可迅速进展为 STEMI 或猝死，也可控制好转为稳定型心绞痛（SAP）。及时正确诊断和处理极为重要。

STEMI：是冠心病中最严重的疾病类型，发病急，变化快，风险高。症状典型，以心前区疼痛为主。老年患者常出现非疼痛性不典型的首发症状，表现为呼吸困难、意识不清、晕厥、恶心呕吐、大汗伴乏力等。气促和意识障碍随增龄增多，而胸痛为主的症状随增龄减少。老年患者病情进展迅速，很快出现心律失常、心力衰竭甚至心源性休克表现。因而，老年患者患病风险高，预后差，死亡率高，但是如能及时有效地采取治疗措施时效果显著。

（二）ACS 诊断

ACS 诊断主要根据发病的症状特点和心肌缺血的客观证据。典型的 UAP，主要根据劳累诱发的心前区疼痛，持续 3~5 分钟，休息后或服用硝酸酯药物迅速缓解的特点，结合心肌缺血的证据即可作出临床诊断。如果患者发病症状不典型，病情通常较难判定。应仔细询问老年患者的病史，发现其出现过的不典型、一过性、不同部位的症状，抓住其表现出来的心脏负荷增加而诱发发病的特点，尤其是具有一个月以上的稳定发病的特点。要注意采取合适的辅助检查来发现心肌缺血证据，如心电图运动试验，核素药物负荷试验及超声药物负荷试验。

NSTE-ACS 的发病特点为：静息性发作，发作频繁，劳力恶化，该病结合心电图缺血性改变较易诊断。心脏生化标记物肌钙蛋白升高对于区别 UAP 和 NSTEMI 有重要价值，所以要及时检查并动态观察心脏生化标记物肌钙蛋白的改变。

STEMI 诊断，早期以心电图 ST 段抬高为主要依据，结合心脏生化标记物肌钙蛋白（cTnT，cTnI）、肌酸激酶同工酶（CK-MB）的升高来确诊。STEMI 发病后最早 3 个小时

可以出现肌钙蛋白升高，这一改变尽管非常有价值，但是要晚于心电图出现 ST 段抬高的改变。所以一旦早期发现有意义的 ST 段抬高，特别是有定位意义的 ST 段抬高并伴有可疑的临床症状，应该首先考虑这一疾病的诊断，不必等待肌钙蛋白的结果，尽早给予及时而有效地干预。其临床症状可作为辅助参考条件。特殊情况下，还可以通过床头心脏超声观察心肌运动情况进行辅助诊断。

可根据病情需要对不同类型的冠心病进行冠状动脉评估。多排 CT 冠状动脉成像（CTCA）可以初步明确冠状动脉病变的程度和范围，指导治疗策略。考虑进行血运重建治疗者必须进行有创性的冠状动脉造影及其相关检查。

（三）ACS 的实验室诊断和鉴别诊断

心肌细胞损伤后，受损的心肌细胞释放多种蛋白质和其他大分子进入血液，其中部分成分能较为特异和敏感地反映心肌损伤、成为心肌损伤标志物。这些标志物可与患者的临床表现、心电图等影像学资料一起，成为心肌梗死诊断的有力证据。

心肌损伤标志物的应用经历了从门冬氨酸氨基转移酶（aspartate aminotransferase，AST）到乳酸脱氢酶（lactate dehydrogenase，LDH），再到肌红蛋白（myoglobin，MYO）、肌酸激酶（creatine kinase，CK）、肌酸激酶同工酶 MB（creatine kinase isoenzymes MB，CK-MB）和肌酸激酶同工酶 MB 质量（CK-MB mass），最后到心肌肌钙蛋白（cardiac troponin，cTn）的发展过程。这一演变体现心肌损伤标志物检测的敏感度和特异度越来越高（表 2-1）。目前，非常微小的心肌损伤都能通过心肌损伤标志物被检测出来。心肌损伤标志物不仅可以用来区分有无心肌梗死，也可用于 ACS 的危险程度分层、鉴别诊断、预后等。

随着标志物的敏感度和特异性越来越高，AST、LDH、CK 等早期心肌酶学标志物已不再作为 ACS 的诊断标志物；由于出现时间、灵敏度、特异性等方面的差异（表 2-1），CK-MB、MYO 等传统心肌损伤标志物的临床价值正在下降，目前指南已经不推荐将这些标志物用于 ACS 的诊断；cTn，尤其是 hs-cTn，是目前 ACS 诊断的首选标志物。

表 2-1　心肌损伤标志物及检测时间

时间	MYO	cTn		CK-MB
		cTnT	cTnI	
开始升高时间（h）	0.5~1	2~4	2~4	3~8
峰值时间（h）	4~8	10~24	10~24	9~30
持续时间（d）	0.2~0.5	10~21	7~14	2~3

1. 心肌肌钙蛋白　肌钙蛋白（troponin，Tn）是横纹肌收缩的重要蛋白，由肌钙蛋白 C（TnC）、肌钙蛋白 T（TnT）和肌钙蛋白 I（TnI）三种亚基构成。三种亚基构成复合体，存在于骨骼肌和心肌的横纹肌胞浆的细肌丝上，通过结合与释放钙离子调节横纹肌收缩。三种亚基中，TnC 的相对分子质量约 18kDa，是 Ca^{2+} 结合亚基，在心肌和骨骼肌中的 TnC 结构相同。TnT 和 TnI 均有快骨骼肌亚型、慢骨骼肌亚型和心肌亚型三个亚型，其中心肌亚型（即 cTnT 和 cTnI）具有较高的心肌特异性。cTnT 的相对分子质量约 35kDa，是原肌球蛋白结合亚基；cTnI 分子质量 24kDa，为肌原纤维 ATP 酶抑制亚基，其生理作用是在没有 Ca^{2+} 的情况下抑制肌动蛋白 – 肌球蛋白复合物中 ATP 酶的活动，以阻止肌肉收缩。

心肌损伤后，心肌细胞胞浆中游离的 cTnT/cTnI 逸出，引起外周血 cTnT/cTnI 升高；随着损伤继续进展，心肌细肌丝结构被破坏，心肌细胞中的 cTnT、cTnI 以多种形式持续释放入血。因此，外周血 cTnT/cTnI 的升高，可作为心肌损伤的标志物。

【cTnI 与 cTnT 的异同点】

cTn 含有 cTnC、cTnI 和 cTnT 三种亚基。由于 cTnC 的抗血清制备困难，应用 cTnC 来进行临床诊断的报道极少。cTn 的检测，目前主要检测 cTnI 和 cTnT 两种物质，它们的使用范围都很广泛。但是，无论是在健康人群或是在心血管病患者体内，cTnI 和 cTnT 都是不同物质，二者在分子结构、生物学和释放动力学方面均有各自的特点。因此，在使用之前，我们有必要清楚二者的区别。

（1）从相对分子量看，cTnI＜cTnT（24kDa，35kDa）。cTnI 在体内有多种存在方式，可以是游离的 cTnI（2.8%~4.1%），也可以是与 cTnC 或 cTnT 结合成的二元或三元复合体。cTnT 有 6%~8% 在胞浆中以游离形式存在。心肌损伤后，在患者外周循环血中，cTnI 主要以 cTnI-TnC 二元复合物存在（90% 以上），少量以游离 cTnI 形式存在。而 cTnT 则以游离形式多见。

（2）随着心肌损伤的进行，cTn 持续释放。cTnI 在体内可持续升高 7~10 天，而 cTnT 可持续升高 10~14 天。

（3）cTnI（包括 hs-cTnI）的检测方法（试剂）由多家厂商生产，由于检测方法（检测抗体）不同，标准化和一致性存在一定困难，检测结果之间差异较大，不同实验室得出的结果难以相互比较。在临床应用时需充分注意这一点。

（4）cTnT（包括 hs-cTn）的检测方法（试剂）目前只有一家厂商生产，结果的标准化和一致性问题相对较小。但是，在慢性肾衰竭、肌肉病变的患者体内常观察到 cTnT 异常升高。因此，临床使用 cTnT 诊断 ACS 时，需注意诊断假阳性问题。

（5）临床应用研究表明，cTnI 和 cTnT 两者的临床应用价值基本相同。目前一般以 cTn 统指 cTnT 和 cTnI，二者有各自的参考值范围。

【参考区间】由于 cTn 检测试剂有多个生产厂家，检测方法也不尽不同，因而参考区间不同。但 cTn 检测在表面健康人群中存在年龄、性别和人种差异，检测值随增龄升高，男性高于女性。因此，实验室应在厂家提供的参考区间基础上，建立适用于自身检测条件的参考区间。

【临床意义】

（1）cTn 可以用于 AMI 早期诊断和疗效观察，是诊断心肌坏死最为特异和敏感的首选标志物。cTn 在 AMI 症状发生后 2~4 小时开始升高，10~24 小时达到峰值，并可持续升高 7~14 天。cTn 检测值超过正常上限，并结合心肌缺血证据即可诊断 AMI。开展 cTn 检测后，在诊断 AMI 时应不再应用 AST、LDH 和 HBDH 等检测项目。

与传统的心肌酶（CK、CK-MB）相比，cTn 具有更高的特异性和灵敏性。cTn 增高或增高后降低，并至少有 1 次数值超过参考值上限 99 百分位（即正常上限），提示心肌损伤坏死。如果症状发作后 3~4 小时内 cTn 检测结果为阴性，应该在症状出现后 6~9 小时、12~24 小时再次监测。但是，cTn 升高也见于以胸痛为临床表现的主动脉夹层和急性肺栓塞、非冠脉性心肌损伤（如急性和慢性肾功能不全、严重心动过速和过缓、严重心力衰竭、心肌炎、脑卒中、骨骼肌损伤及甲状腺功能低下等疾病）等，使用时应注意鉴别。

（2）cTn 是明确 NSTE-ACS 诊断、危险分层、治疗最特异的指标，是区分 UAP 和

NSTEMI 的指标。心脏科医师为了将 UAP/NSTEMI/STEMI 尽早识别诊断、进行危险度分层并开始治疗，应对胸痛患者常规检测 cTn。

（3）cTn 可用于 NSTE-ACS 预后。cTn 特异性更高，出现时间较 CK-MB 或肌红蛋白更早，对 NSTE-ACS 短期（30 天）及长期（1 年）预后均有预测价值。临床研究发现，CK-MB 正常但 cTn 增高的 NSTE-ACS 患者，其死亡风险增高。而且，cTn 水平越高，NSTE-ACS 患者死亡风险越大。

（4）cTn 可用于 ACS 与其他疾病的鉴别诊断。由于 cTn 具有高度的心肌特异性，仅存于心肌组织中，可用来鉴别诊断心肌梗死和其他类型的肌肉损伤（如：多发性创伤，和非心脏手术所致的肌肉损伤等）。

【评价】与传统的心肌酶相比，cTn 具有特异性高、灵敏度好、检测窗口期长、出现峰值时间短等优点。

cTn 检测结果增高提示心肌损伤，但不一定都指示心肌梗死。大量的研究结果表明，除急性冠脉综合征外，很多疾病时也可能出现 cTn 升高。2012 年美国心脏病学会基金会（ACCF）发布的"解读肌钙蛋白升高临床实践意义的专家共识"中，提出了 cTn 升高临床分布的概念模型及判读模式（图 2-1）。

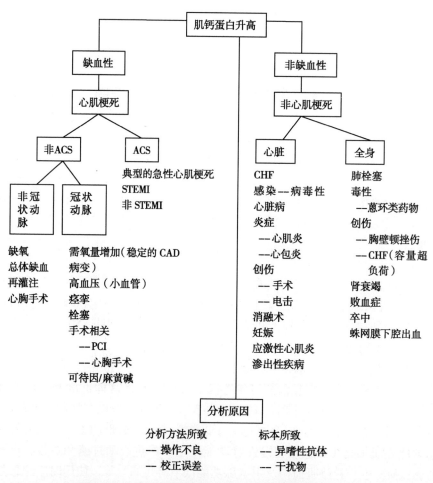

图 2-1 肌钙蛋白升高临床分布的概念模型和判读模式

既然许多疾病都可引起 cTn 增高，在解释 cTn 检测结果时，应参照患者呈现出的临床整体情况，包括：病史、症状、体征、临床检查、心电图以及其他检测数据和患病信息。如果患者的临床症状提示急性心肌梗死而 cTn 检测结果并不匹配，则需要从两个角度对 cTn 结果进行分析。首先，需要从检验角度评估结果是否准确，检验科要采用标准的操作流程，注重样品采集和保存对检测结果的影响，排除某些干扰物质（如血清异嗜性抗体和类风湿因子）的影响，避免因分析方法的原因影响 cTn 的检测结果。其次，临床医生也需要结合患者的其他指征判断是否存在其他引起 cTn 升高的原因，比如其他心源性或非心源性疾病的发生。必须明确的是，作为心肌损伤非常敏感和特异的指标，cTn 升高与心肌损伤的病因非特异性相关。虽然 cTn 升高的最大价值仍然是诊断急性心肌梗死，但该诊断仅限于一种特定的临床情况，即心肌缺血导致的心肌细胞坏死，病因通常为斑块破裂、需氧 / 氧耗不平衡、某些操作（PCI 或 CABG）所致。这些情况分别对应 2012 年全球心肌梗死统一定义中的 1 型心肌梗死（由冠状动脉斑块破裂、裂隙或夹层引起冠脉内血栓形成，从而导致自发性心肌梗死）、2 型心肌梗死［继发于心肌氧供需失衡（如冠脉痉挛、心律失常、贫血、呼衰、高血压或低血压）导致缺血的心肌梗死］、4a 型心肌梗死（PCI 过程所致的心肌梗死）和 5 型心肌梗死（与冠状动脉旁路移植术相关的心肌梗死）。当 cTn 升高并非为急性心肌梗死所致时，仍须探究致其升高的真正心脏或全身原因，因为大多数情况下 cTn 能提供一些对预后及治疗有用的信息。

2007 年美国临床生化学会（NACB）关于 ACS 生化标志物的实践指南推荐 cTn 为诊断心肌梗死的首选生物标志物，并规定：cTn 测定值应高于参考区间上限第 99 百分位值［同时要求检测方法在该值处的不精密度（即变异系数（CV）） ≤ 10%］。但传统的 cTn 检测方法，由于检测方法灵敏度不高，难以测出循环中低水平的 cTn。当缺血症状或心电图改变不典型时，这种低敏感度有可能导致延迟诊断甚至误诊，不利于对患者的早期诊断、风险评估和预后判断。而且，传统 cTn 检测方法的精密度也无法达到在参考区间上限第 99 百分位值时 CV ≤ 10% 的要求，因此，cTn 不能满足作为心肌梗死首选标志物的性能指标要求，临床实践迫切要求能够有灵敏度和精密度更高的检测方法。

2. 高敏心肌肌钙蛋白（high-sensitivity cardiac troponin，hs-cTn） hs-cTn 是在临床对高敏感度心肌标志物的需求背景下，伴随着检测技术的进步应运而生的、能够反映心肌损伤标志物的最敏感、最特异的血清标志物。各试剂厂家通过设计更高效的特异性单克隆抗体、提高抗体特异性、增加标本体积、改进反应支撑物和缓冲液等方法，设计出了更敏感的检测 cTn 的方法。自 2012 年由欧洲心脏病学会（ESC）、美国心脏病学会（ACC）、美国心脏学会（AHA）和世界心脏联盟（WHF）联合发布第 3 版心肌梗死通用定义以来，hs-cTn 一直作为诊断急性心肌梗死（AMI）和对心脏疾病进行危险分层的首选标志物。

何谓 hs-cTn，目前国内外尚无明确定义，但一般从最低检出限和测定的不精密度两方面进行分析性能判定。将传统方法不能测出的 cTn（如低至 10ng/L 水平），用高敏感度方法检测出来，这种方法就叫做 hs-cTn；也有人将检测性能符合指南要求的系统或试剂即检测不精密度 CV ≤ 10% 的最小检测值接近第 99 百分位值的 cTn 称为 hs-cTn；又或者把能在部分或全部表面健康人群中测到 cTn、同时第 99 百分位值 CV ≤ 10% 的方法测出的 cTn 称为 hs-cTn。由于 cTn 是心肌细胞上的结构蛋白，一直以来普遍认为 cTn 只有在心肌细胞损伤破坏后才会释放入血被检测出来，现在使用高敏感方法已经可以在一部分表面健康人群外周血中检测到 cTn。因此还有人认为，hs-cTn 应该能够在 50% 以上的表面健康人群中检测到 cTn，参考区间上限第 99 百分位值的检测不精密度（以 CV 表示）应 ≤ 10%。

从定义可以看出评估检测性能是合理选择 hs-cTn 的重要步骤。为更明确评估 hs-cTn 检测方法，美国食品药品监督局曾与美国的心脏病学、急诊医学、检验医学等领域的专家以及主要厂商共同讨论如何设立判断标准，Apple 提出的方案得到较广泛认可（表 2-2）。

表 2-2 Apple 建议的评估高敏感心肌肌钙蛋白检测性能的方案

第 99 百分位值处检测不精密度（CV，%）	接受程度
≤ 10	临床可接受
>10~20	临床可接受
>20	不可接受
低于第 99 百分位值检出率（%）	**检测方法**
≥ 95	水平 4（第 3 代敏感方法）
75~<95	水平 3（第 2 代敏感方法）
50~<75	水平 2（第 1 代敏感方法）
<50	水平 1（常规方法）

与传统检测方法相比，hs-cTn 的检测下限低 10~100 倍，并满足在参考范围上限第 99 百分位值时 CV ≤ 10% 的分析精密度要求，因而，单次检测值 hs-cTn 对 AMI 的阴性预测值 >95%，发病后 3 小时以内 2 次检测 hs-cTn 对诊断心肌梗死的敏感度可达100%。

【hs-cTnT 和 hs-cTnI 的区别】

hs-cTn 的临床检测，目前可分为 hs-cTnT 和 hs-cTnI 两种。两种方法的异同点，具体请参看前述"心肌肌钙蛋白"部分的"cTnT 与 cTnI 的异同点"部分。hs-cTnT 和 hs-cTnI 的临床应用价值基本相同。但是，hs-cTnT 检测试剂目前只有一家厂商生产，而 hs-cTnI 检测试剂有多家厂商生产，因此 hs-cTnT 的结果一致性更强，对长期预后预测的准确性，hs-cTnT 可能优于 hs-cTnI。

【参考区间】

（1）hs-cTnT 测定（电化学发光法测定，此参考区间引自试剂说明书）：<0.014μg/L；

（2）hs-cTnI 测定（化学发光法测定，此参考区间引自试剂说明书）：<0.034μg/L。

hs-cTnI 检测方法众多。虽然美国临床国家实验室标准化研究所制定了关于建立参考区间的通用标准，但在建立 hs-cTn 参考区间时，如何设立表面健康人群的筛选标准目前并无一致意见。hs-cTn 的临床判断值选取参考区间上限的第 99 百分位值，这一点的检测特性应满足 CV ≤ 10%。

（3）hs-cTn 在表面健康人群中存在年龄、性别和人种间差异：男性高于女性，老年高于成人。但是，在临床实践中，是否应按照年龄、性别设定 hs-cTn 参考区间上限值，尚未达成共识。有临床试验表明，适当下调判断值（低于第 99 百分位值）对于危险分级的价值更大，由此能够更为敏感的筛检出潜在危险人群。目前国内共识仍推荐第 99 百分位值作为参考区间上限。

【临床意义】

（1）hs-cTn 目前是 ACS 早期诊断的首选标志物。hs-cTn 检测可以缩短 ACS 确诊时间，提高检出率。与传统 cTn 相比，在心肌损伤后 1~3 小时外周血就可以检测到有临床意义的 hs-cTn 增高，而非高敏感的 cTn 在心肌损伤后需 2~4 小时才能检测出升高。多项研究证实，就诊 1 小时内检测 hs-cTn，并结合 ECG 等其他临床手段，可显著缩短约 75％ 急性胸痛患者的诊断时间。

与标准 cTn 相比，对于心肌梗死，hs-cTn 有更高的阴性预测价值，可以减少"肌钙蛋白盲区"时间以更早地诊断心肌梗死。hs-cTn 可以使 Ⅰ 型心肌梗死的检出率绝对升高 4％ 和相对升高 20％；也可以使 Ⅱ 型心肌梗死的检出率升高两倍。当 hs-cTn 水平升高 5 倍以上时，Ⅰ 型急性心肌梗死的阳性预测价值达到 90％ 以上；当 hs-cTn 水平升高 3 倍时，它对急性心肌梗死的阳性预测价值约为 50~60％，此时应考虑其他可引起 hs-cTn 升高的情况。

2015 年欧洲心脏病协会（ESC）给出了在 1 小时内对疑似非 ST 段抬高型心肌梗死（NSTEMI）急诊患者应用 hs-cTn 检测的纳入 / 排除规则（图 2-2）：如 0h 的 hs-cTn 水平非常低或 0h 的 hs-cTn 位于基线水平且 1h 测定值不升高，可立刻排除 NSTEMI；如 0h 的 hs-cTn 水平呈中等升高，或 1h 的 hs-cTn 呈现明显上升趋势，则患者高度怀疑 NSTEMI。其中，0h、1h 指距离第一次抽血的时间。

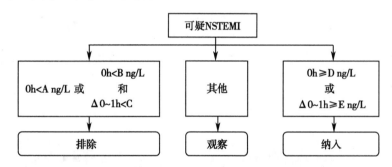

检测方法	不同临界值（ng/L）*				
	A	B	C	D	E
hs-cTnT (Elecsys[#1])	5	12	3	52	5
hs-cTnI (Architect[#2])	2	5	2	52	6
hs-cTnI (Dimension Vista[#3])	0.5	5	2	107	19

*：图中，临界值(cut-off 值) 随方法不同而不同。

#1：Elecsys，检测方法为电化学发光方法

#2：Architect，检测方法为微粒子发光方法

#3：Dimension Vista，检测方法为光激化学反光

图 2-2 应用 hs-cTn 对疑似 NSTEMI 急诊患者检测的纳入 / 排除规则

（2）动态观察两点之间的变化率，可提高 hs-cTn 诊断 ACS 的临床特异性。参照 2015 年欧洲心脏病协会（ESC）关于非 ST 段抬高型急性冠脉综合征的管理指南和 2016 年中国急性冠脉综合征急诊快速诊疗指南，通过连续观察 hs-cTn 的变化诊断 ACS 的具体标准如下：

在出现 ACS 临床症状后的 24 小时内至少有 1 次 cTn 水平超过参考人群的第 99 百分位数（总 CV<10%）所规定的决定限，则提示心肌梗死伴有心肌坏死。应用 hs-cTn 检测方法可早期（急诊后 3 小时内）诊断急性心肌梗死。

对就诊时首次 hs-cTn 检测值虽有升高，但临床表现不够典型，不足以立刻确诊为急性心肌梗死的患者，如无排除的充分证据，应在 3 小时内重复检测 1 次 hs-cTn。如果 2 次检测值间的差异 ≥ 20%（或 30%），可确诊为急性心肌梗死。如检测值无变化需考虑其他疾病可能。

患者在胸痛发作 6 小时内就诊，若首次 hs-cTn 检测值低于参考范围上限，需在 3 小时内重复检测 1 次 hs-cTn，如检测值无变化，在排除引起胸痛的其他疾病后，可予以出院，进行门诊随访；如果两次检测值间的差异 ≥ 20%（或 30%），可确诊急性心肌梗死。

对于胸痛发作后超过 6 小时就诊的患者，如果首次 hs-cTn 检测值低于参考区间上限，并且此时无胸痛症状，在排除引起胸痛的其他疾病可能，并且患者总体心血管危险评价较低，可予以出院，门诊随访。

经上述步骤，不能排除急性心肌梗死，仍高度怀疑有临床指征者，或缺血症状再次发作的患者，可于 12~24 小时重复检测 hs-cTn。

（3）除外 AMI 诊断：应用 hs-cTn 可在就诊后 1~3 小时就可对疑似 ACS 患者作出诊断和鉴别诊断。若 AMI 患者入院即刻 hs-cTn 未明显升高，间隔 2~4 小时后大多出现明显升高，升高幅度多 ≥ 20%；而其他心脏病患者虽然 hs-cTn 也有升高，但间隔 4 小时后升高幅度 <20%。这种情况有助于除外 AMI 的诊断。目前对于除外 AMI 诊断的时间并无明显规定，推荐至少观察 6 小时。

（4）hs-cTn 可以用于 ACS 危险分层。对心血管病患者、门诊患者和社区人群的多项研究发现，hs-cTn 出现升高以及升高幅度与未来心血管事件的发生率明显相关，长期连续监测更有价值。分析 hs-cTn 的检测值以及变化率有助于预测长期的心力衰竭或心血管事件的发病率或病死率。例如近期研究数据显示，急诊胸痛患者入院即刻 hs-cTn<5ng/L 且无缺血性心电图征象，其 30 天内心肌梗死或死亡风险非常低，阴性预测值分别为 99.8% 和 100%。hs-cTn 用于心血管事件的危险分层非常敏感；hs-cTn 水平升高与未来心血管事件的发生明显相关。

（5）hs-cTn 可以用于 ACS 短期、中期和长期的预后。hs-cTn 明显升高是 ST 段抬高型心肌梗死患者死亡风险增加的独立因素。hs-cTn 对不稳定型心绞痛或非 ST 段抬高型心肌梗死的患者进行危险分层也起着重要作用。hs-cTn 水平可以作为心肌细胞损伤的量化指标，即 hs-cTn 水平越高，心肌梗死的可能性越大。当 hs-cTn 水平升高超过参考上限的 5 倍时，其对于 I 型心肌梗死有很高的（>90%）的阳性预测价值；当 hs-cTn 水平升高达到参考上限的 3 倍时，其对于急性心肌梗死仅有一定的（50%~60%）的阳性预测价值，且与其他多个条件相关。

【评价】

（1）hs-cTn 的检测时间：鉴于 hs-cTn 对于诊断急性心肌损伤、特别是 AMI 格外重要，其检测时间必须满足临床要求，一旦检测时间过长，hs-cTn 检测就失去了本身的临床意义和检测优势。1999 年美国临床生物化学学会（NACB）提出，急诊进行 cTn 的检测周期（从标本采集、检测到报告）应控制在 1 小时之内，这点已经成为心血管和检验医学等相关专家学者的共识。因此检验工作者应将 hs-cTn 急诊检测周期努力达到 <1 小时，以满足临床要求。为了尽快获得 hs-cTn 的检测结果，许多医疗机构采取 POCT 方法进行检测。但目前，POCT 方式检测 hs-cTn 的分析敏感性大多不如实验室的大中型免疫分析仪，所以在临床应用 POCT 法的检测结果时，务必特别注意 POCT 的阴性结果可能是假阴性，如与临床不符，应参考大型免疫分析仪结果。

（2）报告单位：目前文献中 hs-cTn 结果报告单位有多种形式，极易引起结果判读偏差，影响结果可比性。专家建议，hs-cTn 的检测结果应以 ng/L 作为报告单位。

（3）hs-cTn 升高的描述方式：有国外研究认为，观察 hs-cTn 动态变化时采用绝对值变化来判断有更好的临床敏感性和特异性。但一般认为，观察绝对值的变化与采用的检测方法、临床试验所观察的人群等因素有关，因此推荐以观察相对百分比变化为宜。对于 hs-cTn 的升高，究竟以绝对值表示好，还是百分比表示好，尚无统一意见。

（4）对于临床胸痛的疑似 ACS 患者：若心电图已出现 ST 段升高，甚至有病理性 Q 波，结合病史可考虑 AMI 诊断，不必等待 hs-cTn 检测结果。如暂时尚未观察到心电图改变，而 hs-cTn 明显增高，结合病史可考虑 NSTEMI 诊断。若心电图无明显异常，仅 hs-cTn 略高于参考区间上限，或 hs-cTn 未高于参考区间上限，可间隔 2~4 小时观察 hs-cTn 变化。

（5）由于 hs-cTn 在稳定型心绞痛患者中也可以检出，hs-cTn 动态变化有助于对胸痛患者进行鉴别诊断。当出现 2 个时间点之间（间隔 2~4 小时）的检测值差异 ≥ 20%，可认为患者发生的是急性、进行性的心肌损伤。这点对于检测值略高于参考区间上限的患者尤为重要，能提高诊断准确率。

（6）hs-cTn 在其他疾病的升高：除 ACS 外，hs-cTn 在其他稳定性心脏疾病或非缺血性心肌疾病也会出现升高，临床医生应注意鉴别。有实验数据显示，伴有斑块不稳定或易损斑块的稳定型心绞痛患者，约有 37% 出现 hs-cTn 升高。会引起 hs-cTn 升高的非 ACS 类心脏疾病有：外伤所致的心脏挫伤、心脏手术、心脏复律、心内膜心肌活检、急慢性心力衰竭、主动脉夹层、主动脉瓣病变、肥厚型心肌病、快速心律失常、缓慢型心律失常、心脏传导阻滞、心尖球形综合征、经皮冠状动脉介入术后、横纹肌溶解症伴心肌细胞坏死、心肌炎、心内膜炎、心包炎。可引起 hs-cTn 升高的非心脏疾病有：肺栓塞、重度肺动脉高压、肾衰竭、卒中、蛛网膜下腔出血、浸润性疾病如淀粉样变性等、心脏毒性药物、脓毒血症、大面积烧伤、过度劳累等。区分 hs-cTn 升高的原因，可对 hs-cTn 进行连续监测，若相邻两时间点（例如间隔 2~4 小时）hs-cTn 变化 <20%，很可能是慢性、稳定性心脏疾病或非心脏疾病。

（7）低水平的 hs-cTn 可在健康人群的循环血液中检出。近年来研究显示，健康人群 hs-cTn 水平呈非正态分布，男性高于女性，且随增龄而增高。连续监测个体 hs-cTn 变化比单次检测后判断 hs-cTn 是否超出参考区间更有意义。

3. B 型钠尿肽和血清 N 末端 –B 型利钠肽前体 B 型钠尿肽（B-type natriuretic peptide,

BNP）是主要由心室肌细胞分泌的一种神经激素，在心室出现容量扩张和压力负荷时分泌，属于利钠肽（natriuretic peptide，NP）家族中的一员。NP 家族包括心房利钠肽（ANP）、BNP、C 型 NP 和 D 型钠尿肽，它们来源不同，但结构上都有一个 17- 氨基酸二硫化物环。BNP 在维持心血管和肾脏的体内平衡发挥着重要的作用。其作用为：促进尿钠排泄、利尿、抑制肾素 – 血管紧张素 – 醛固酮系统、抑制心肌细胞纤维化。

N 末端 B 型利钠肽原（N-terminal pro-B type natriuretic peptide，NT-proBNP）和 BNP 同属利钠肽家族。人类的 BNP 基因位于 1 号染色体的短臂末端，当心肌细胞受到刺激后，产生含 134 个氨基酸的 BNP 原前体（prepro BNP）。随后，经过去除一个 26 氨基酸的信号肽，转变成 108 个氨基酸的 BNP 原（proBNP）。proBNP 储存于心肌细胞的分泌颗粒中，当心室容量扩张或压力负荷时，proBNP 被释放入血，经内切酶作用分解为有活性的具有 32 个氨基酸的 BNP 和无活性的含 76 个氨基酸的 N 末端利钠肽原（NT-proBNP）。

【BNP 与 NT-proBNP 的异同点】

（1）相同点：二者生物学来源相同，并且等摩尔分泌。因此从理论上讲，无论是检测 BNP 还是 NT-proBNP，都可以反映体内心肌细胞受到的容量负荷和压力负荷的大小。

（2）不同点

1）结构、活性不同。BNP 分子结构中包括由二硫键连接构成的环状结构，可与钠尿肽受体结合发挥生物学活性；而 NT-proBNP 为直链结构，不具有生物学活性。

2）清除途径不同。BNP 的清除主要通过 BNP 与钠尿肽清除受体（NPR-C）结合继而被胞吞和溶酶体降解，只有少量 BNP 通过肾脏清除，中性内肽酶（NEP）也可打开 BNP 的环状结构而使其失去生物学活性；而 NT-proBNP 唯一的清除途径是肾小球滤过，因此，其血液浓度受肾功能影响大于 BNP。

3）半衰期、稳定性不同。人体内 BNP 的半衰期为 22 分钟，体外稳定性差；NT-proBNP 的半衰期为 120 分钟，体外稳定性强，有利于实验室测定。

4）相对于 NT-proBNP，BNP 显示出与左室容积、左室舒张末压力有更强的相关性。

（3）BNP 与 NT-proBNP 在应用上的优劣

1）NT-proBNP 的半衰期长，在心力衰竭患者中的浓度较 BNP 高 1~10 倍，与 BNP 相比更有利于心力衰竭的诊断。

2）在运用生物工程合成 BNP 进行治疗时，NT-proBNP 的测定避免了药物 BNP 对体内 BNP 浓度测定的干扰，可以真实反映体内钠尿肽水平。

3）对于那些肾功能中度或重度受损的患者［eGFR<60ml/（min·1.73m^2）］，BNP 的测定受到肾功能的影响要小得多，可以较真实地反映肾功能异常患者的心功能情况。

【参考区间】

（1）BNP

1）化学发光微粒子免疫分析法检测：成人 BNP<100pg/ml（此参考值引自试剂说明书）。

2）化学发光法检测：诊断心力衰竭，BNP<100pg/ml；诊断心肌梗死患者预期生存率，BNP<80pg/ml。

3）目前，BNP 检测试剂有多个厂家来源，因此 BNP 的参考区间非常依赖于所使用的分析方法。

BNP 水平主要影响因素有收缩和舒张功能、右室功能、心脏瓣膜疾病、肾功能。参考范围受年龄和性别影响，但影响十分微弱，不足以引起参考值的变化。因而，老年人 BNP 的参考值与成人相同。

（2）NT-proBNP，电化学发光法检测：

<75 岁：NT-proBNP<125pg/ml；

≥ 75 岁：NT-proBNP<450pg/ml（此参考值引自试剂说明书）

目前国内检测 NT-proBNP 采用电化学发光方法，试剂的检测抗体及校准物来源唯一，线性范围宽，精密度好，测定结果在各种不同的温度下都有良好的稳定性，可以适合临床不同需求。NT-proBNP 的检测基本不受体位改变和日常活动影响，日内和日间生理波动小，故无需固定体位和时间，但要避免剧烈运动。

随着年龄的增加，NT-proBNP 逐渐升高，同龄女性高于男性，60 岁以上老年人随年龄增长而升高幅度更大。美国 FDA 建议的健康人群参考值：75 岁以下者 <125pg/ml，75 岁以上者 <450pg/ml。欧洲心脏病学会建议，男性：50 岁以下者 <84pg/ml，50 岁以上者 <194pg/ml；女性：50 岁以下者 <155pg/ml，50 岁以上者 <222pg/ml。

【临床意义】

（1）NT-proBNP 是 ACS 患者近期、中期和远期不良事件的独立危险因素。NT-proBNP 越高，死亡危险越大。NT-proBNP 作为 GRACE 评分（Global Registry of Acute Coronary Events，GRACE。GRACE 评分是国际公认的 ACS 患者个体化治疗、危险分层和预后的重要预测工具）的补充，可以提高后者预测 ACS 患者早期和晚期死亡率的准确度。对于 ACS，一系列试验证实急性期 NT-proBNP 水平与近期或远期心血管死亡和（或）全因死亡密切相关，其作用独立于其他危险因素（cTn、临床心力衰竭或左心室功能不全）。ACS 患者 NT-proBNP 水平增高程度和持续时间与心肌梗死范围和左心室功能不全的程度成正比。因此，建议 ACS 患者在就诊时应检测 NT-proBNP，作为患者预后判断和治疗决策的依据。并建议在 24~72 小时后和 3 个月后复查 NT-proBNP。

（2）BNP/NT-proBNP 是评估 ACS 预后的重要标志物，国外多个指南均推荐二者用于 ACS 患者的危险分层。BNP/NT-proBNP 是反映左心室功能不全的敏感且相对特异的指标。合并左心功能不全的患者，出院前 BNP/NT-proBNP 水平较入院时降低 30% 以上时，提示风险较低。最近的临床试验结果提示，BNP 和（或）NT-proBNP 与其他风险评分系统（TIMI，GRACE）联合使用，可提高评估预后的价值。预测接受 PCI 的 NSTE-ACS 患者近期病死率和主要心脏不良事件（MACE）发生率，BNP 较 hs-CRP 更有意义。

（3）BNP 有助于预测 ACS 的死亡和所导致的心力衰竭的发展，但不能预测反复发生的缺血时间，对治疗的指导作用并未确定。BNP 也能为 ST 段抬高型 ACS 的危险分层提供预测信息。

【评价】

（1）虽然 BNP 和 NT-proBNP 等比例释放入血，但由于各自的生物半衰期不同、分子大小不同、代谢产物不同、肾脏清除状态不同、稳定性不同及个体内、个体间变异不同等原因，导致二者在血中的摩尔血浆比并不是 1:1，二者变化不一致，且无可预见性，故二者结果不可相互转换。应用这两种检测时，需注意区分测定的是哪一个指标。

（2）NT-proBNP 检测的影响因素

1）肾功能：由于 NT-proBNP 主要由肾小球滤过，其浓度受肾功能影响较大。慢性肾病患者的 NT-proBNP 水平常常升高。

2）不受体位改变和日常活动影响，且不存在日间生理学波动。所以，标本采集无需固定体位和时间，但要避免剧烈运动。

3）EDTA 抗凝血浆检测结果较血清或肝素血浆检测结果低 10%~13%。

（3）BNP 检测的影响因素

1）人类血清中的嗜异性抗体：会与试剂免疫球蛋白反应，引起假阳性。

2）BNP 在玻璃管中不稳定：推荐使用塑料采集管。

3）推荐使用 EDTA 抗凝血浆。不建议使用血清、肝素或枸橼酸钠抗凝血浆样本。

4. 心脏型脂肪酸结合蛋白（heart fatty acid binding protein，h-FABP） h-FABP 属于脂肪酸结合蛋白的一种，脂肪酸结合蛋白分布于哺乳动物的心肌、小肠、肝脏、脂肪、脑、表皮等组织细胞中，h-FABP 特异地存在于心肌组织中，约占心脏全部可溶性蛋白质的 4%~8%。它由 132 个氨基酸组成，分子量为 15kDa，h-FABP 基因位于 1 号染色体。h-FABP 结合心肌细胞内的长链脂肪酸，参与脂肪酰基辅酶 A 的运输和氧化过程，进入能量代谢体系氧化分解，最终生成三磷酸腺苷（adenosine triphosphate，ATP），为心肌收缩提供能量。

当 ACS 发作时，与肌红蛋白相似，h-FABP 和肌红蛋白都可在症状发生后 2 小时内释放，6 小时出现最大浓度，24 小时内恢复基线浓度。然而，心脏中的 h-FABP 浓度比骨骼肌中的脂肪酸结合蛋白高 2~10 倍，但心脏中肌红蛋白的浓度比骨骼细胞低 2 倍；正常血浆中，肌红蛋白的浓度比 h-FABP 高 10~15 倍。由此可见，h-FABP 比肌红蛋白更具有心脏特异性，对 ACS 的早期诊断更具优势。

【临床意义】

（1）h-FABP 升高见于早期急性心肌损伤，在早期诊断 ACS 时比肌红蛋白更具优势。临床上有三分之一以上的 ACS 患者在缺乏典型症状时就已经发生了心肌损伤的病理变化，cTn、CK-MB 等心肌标志物的血清浓度只有在心肌坏死后才会升高，而在心肌缺血时无明显变化。h-FABP 在 ACS 发病早期可迅速释放入血，对于 ACS 诊断具有时间优势，同时对心肌损伤具备高特异性、高灵敏度、高符合率的特点。

（2）h-FABP 浓度在 ACS 长期预后中，可有效鉴别出 AMI、心力衰竭及不稳定型心绞痛等不良事件的高危患者。

（3）h-FABP 与 cTn 联合检测可提高诊断敏感性，对 ACS 更具诊断价值。

【参考区间】目前 h-FABP 可用 ELISA 法和金标记免疫层析法测定。

（1）ELISA 法：不同方法测定结果可能有一定差异。

（2）金标记免疫层析法：阴性。

【评价】

（1）有研究认为，肌红蛋白 /h-FABP 比值可用于区分心脏和肌肉特异性损害。比值为 5 时，被认为具有心脏特异性；比值在 21~70，更倾向于骨骼肌损害。

（2）h-FABP 通过肾排除。在肾衰竭患者中，由于肾脏清除率降低，血清 h-FABP 浓度出现上升。

（3）肌内注射、心脏电复律、心肺复苏术等引起的骨骼肌损伤，也可导致血清 h-FABP 水平显著升高。

5. 肌酸激酶同工酶 MB 质量测定 肌酸激酶（creatine kinase，CK）是由 M 和 B 亚单位组成的二聚体，在细胞之内共有 3 种同工酶：CK-MM、CK-MB、CK-BB，其中 CK-MB 主要存在于心肌细胞。正常心肌中 CK-MB 含量很低，心脏疾病发生时，CK-MB 的含量可达总 CK 的 15%~20%。它在 AMI 发病后 3~8 小时增高，9~30 小时达到峰值，48~72 小时恢复正常水平。慢性病变如心室肥大、冠状动脉疾病时可使心肌细胞合成 CK-MB。骨骼肌的慢性病变也可促使 CK-MB 含量增加。

肌酸激酶同工酶 MB 质量测定（creatine kinase-MB mass，CK-MB mass）是指检测血清中 CK-MB 同工酶的浓度水平，而非检测该酶的活性。一般采用免疫法检测，如电化学发光（ECLIA）法或非均相免疫法。

【参考区间】

ECILA 法：男性：<3.61ng/ml；女性：<4.87ng/ml（此参考区间引自试剂说明书）。

非均相免疫法：成人 <3.6ng/ml（此参考区间引自试剂说明书）。

【临床意义】CK-MB mass 是评估胸痛患者的重要生化标志物，可用于 AMI 早期诊断。当 CK-MB mass> 第 99 位参考区间上限时，表明已存在心肌损伤；当 CK-MB mass 至少两次超过第 99 位参考区间上限时，应结合临床表现或 ECG 检测结果，考虑有心肌损伤或坏死。

由于首次 STEMI 后肌钙蛋白将持续升高一段时间（7~14 天），CK-MB 适于诊断再发心肌梗死。连续测定 CK-MB mass 还可判定溶栓治疗后梗死相关动脉是否开通，此时 CK-MB mass 峰值迁移（14 小时以内）。

UAP 患者血 CK-MB mass 阳性率较低，部分患者可有一过性升高，但升高程度轻、短暂，且无心肌梗死的动态演变过程。但是，一旦升高超过正常上限 2 倍以上，即提示心肌梗死。如有轻度 cTn 升高，即使 CK-MB mass 正常，也提示预后不良。

此外，CK-MB mass 的高峰时间与预后有一定关系，出现早者较出现晚者预后好。

【评价】

（1）对于不稳定型心绞痛，当心肌缺血时 CK-MB 常不增高，故不稳定型心绞痛患者 CK-MB 无增高，即使增高也不会超过正常上限的 2 倍。

（2）CK-MB mass 并不对心脏完全特异，在骨骼肌中也少量存在。外科手术、脑卒中和骨骼肌疾病如骨骼肌溶解等时常出现假阳性。急性骨骼肌损伤时可出现 CK-MB mass 一过性增高，但 CK-MB mass/CK 常 <6%，可与心肌损伤鉴别。

（3）CK-MB mass 在正常患者血中也有一定低水平的浓度。

6. 肌红蛋白（myoglobin，MYO） MYO 相对分子量 17 800，是一种存在于骨骼肌和心肌细胞的含氧结合蛋白，不存在于平滑肌等其他组织，在正常人血清中含量极少。MYO 存在于细胞质中，大约占肌肉蛋白总量的 2%，可与氧分子可逆性结合，亲和力高于血红蛋白，在横纹肌中可能起到转运和储存氧的作用。

MYO 分子量小，更容易从坏死肌肉细胞（如心肌梗死、创伤）中释放。它是 AMI 后最早出现在血中的心肌坏死标志物，心肌细胞在损伤后 0.5~1 小时，MYO 即可迅速从心肌细胞中释放，持续时间 5~12 小时，其恢复正常的时间早于其他心肌损伤标志物。大量运动后，血清 MYO 也可异常升高。MYO 对于需冠状动脉手术治疗的心肌梗死患者的早期诊断价值优于其他标志物。

【参考区间】

透射比浊法：成人 MYO<70μg/L。

ECLIA 法：男性：28~72ng/ml；女性：25~58ng/ml（此参考区间引自试剂说明书）。

非均相免疫法：男性：16~96ng/ml；女性：9~82ng/ml（此参考区间引自试剂说明书）。

【临床意义】MYO 作为 AMI 早期诊断指标，优于 CK-MB，敏感性较高，但特异性差，已不再推荐用于诊断 STEMI。它是 AMI 后最早出现在血中的心肌坏死的标志物，在 AMI 发病后 0.5~1 小时即可升高，比 CK-MB 早 3~6 小时；5~12 小时内恢复到正常水平。MYO 也可用于观察 AMI 后再梗及梗死区域有无扩大。

MYO 对心肌损伤的特异性差，其升高也可见于挤压综合征、甲状腺功能紊乱、电解质紊乱、肾功能不全等其他疾病。但 MYO 是一个很好的 AMI 排除指标，对 AMI 早期检测有意义，可进行床旁快速检测，是 AMI 检测的一个候选标志物。

由于血液中的 MYO 能被肾脏迅速清除，所以 MYO 测定也有助于观察急性心肌梗死病程中有无再梗死发生及梗死有无扩展。同时 MYO 也是急性心肌梗死溶栓治疗中评价有无再灌注的较为敏感和准确的指标。

【评价】由于可被肾脏迅速清除，故肾衰竭的患者，特别是晚期患者的血清 MYO 也可出现异常升高。

7. 缺血修饰白蛋白 人血清白蛋白（human serum albumin，HAS）氨基酸末端序列是过渡金属包括 Cu、Co 和 Ni 主要的结合位点，是人类特有的氨基酸末端序列。缺血修饰白蛋白（ischemia modified albumin，IMA）是指当组织缺血时，释放的缺血产物羟自由基（OH）损害血清白蛋白，使得循环血液中部分人血清白蛋白（HAS）氨基末端结合位点改变，其 N 末端序列的 2~4 个氨基酸发生 N 乙酰化或缺失，导致其与金属离子结合能力下降，这部分发生改变的 HAS 称为 IMA。

ACS 最常见的病因之一是心肌缺血。IMA 于心肌缺血发作 5~10 分钟后升高，2~6 小时到达高峰，12~24 小时基本恢复正常，是评价心肌缺血发生非常早期的指标。

【参考区间】白蛋白 – 钴结合法（ACB 法）测 IMA：成人 IMA < 64.7U/ml（此参考区间引自试剂说明书）。

【临床意义】不同于传统心肌坏死标志物，IMA 可评价早期可逆性心肌缺血。测定 IMA 可显著提高心肌缺血的早期诊断的敏感性，在心肌缺血早期，IMA 值的高低与心肌缺血的程度相关。但 IMA 对心肌缺血个体是否发生心肌梗死并不敏感。

IMA 可用于 ACS 的危险分层和指导治疗。2003 年，由于 IMA 在急性心肌缺血诊断中极高的阴性预测值，美国食品药物管理局（FDA）推荐将其作为 ACS 排除指标。IMA 有助于 ACS 的早期识别，灵敏度优于 cTn，有高阴性预测值；但特异性差。所以，用于排除 ACS 时，IMA 需结合患者临床资料、心电图、cTn 及其他生化标志物。

【评价】

（1）IMA 是美国食品药物管理局（FDA）认可的第一个可用于检测心肌缺血的生物标志物。但 IMA 因为其心脏特异性差，它并未被列入心肌损伤标志物范畴。除心肌缺血外，血清 IMA 升高还可见于休克、终末期肾病和某些肿瘤患者，但不见于外伤、组织缺氧、骨骼肌缺血、自身免疫性疾病、良性胃肠疾病和外周血管疾病患者。

（2）IMA 值与白蛋白浓度呈负相关，受乳酸浓度影响。白蛋白每升高 1g/L，IMA 下降 2.18U/ml，因此当血清白蛋白 <30g/L 或 >55g/L 时，对 IMA 结果解释应慎重。血乳酸浓度在 3.0~11.0mmol/L 时，IMA 检测值会降低 7%~25%。

8. 炎性标记物 冠状动脉粥样斑块局部的炎症细胞浸润导致斑块破裂，现认为是 ACS 的最基本原因之一，ACS 应该是一个急性炎症过程；全身性炎症也是 ACS 的原因之一。因此，可以通过测定某些炎性标记物来预测 ACS 的发生和预后。

（1）hs-CRP：hs-CRP 与 cTn 联合使用，可以作为 ACS 患者复发性事件预后的独立指标。hs-CRP 明显升高的患者，未来 6 个月内心血管事件的发生率、死亡率显著增加，出现并发症的可能性更大。2011 年欧洲心脏学会（ESC）的 NSTE-ACS 管理指南提出，hs-CRP 可大幅提高 ACS 的预测效能。有充分证据显示，在肌钙蛋白阴性的 ACS 患者中，hs-CRP 升高（>10mg/L）可预测远期（6 个月 ~4 年）死亡率。

hs-CRP 水平在 ACS 患者中显著高于稳定型心绞痛患者和正常人，其中心肌梗死患者 hs-CRP 水平最高。hs-CRP 水平升高越明显，表面其血管损伤越严重。动态监测 hs-CRP 水平，有利于观察 ACS 病变的严重程度。

（2）脂蛋白相关磷脂酶 A_2（Lp-PLA$_2$）：ACS 事件发生的主要机制是动脉粥样硬化斑块破裂，Lp-PLA$_2$ 是导致硬化斑块易损性增加的重要原因，是易损斑块的炎性标志物。发生急性血栓事件的患者，包括 ACS 和动脉粥样硬化缺血性卒中患者，检测 Lp-PLA$_2$ 有助于远期风险评估，如与 hs-CRP 联合检测可提高预测价值。

（3）正五聚蛋白 -3：近年来发现，与 CRP 同属的正五聚蛋白 -3（pentraxin-3，PTX3）能够更特异地反映血管炎性情况。研究显示，PTX3 对肌钙蛋白有良好的预测价值，AMI 发生后 24 小时的 PTX3 水平是 30 天和 1 年病死率的强烈敏感指标，与 TIMI 评分、GRACE 评分、BNP 等临床常用预测指标的相关性良好，可用来识别高危患者。

（4）血清淀粉样蛋白 A：血清淀粉样蛋白 A（serum amyloid A，SAA）与 CRP 一样，也是来源于肝脏的急性时相反应蛋白，在 ACS 患者外周血中显著升高，是预测心血管事件发生的危险因素。在健康人群中也是预测心血管事件发生的独立危险因素。

（5）纤维蛋白原：AMI 的一个主要病理变化是血栓形成，纤维蛋白原（fibrinogen，FIB）升高可反映斑块的炎症活动和促血栓形成。在 UAP 患者入院时，FIB 水平升高，则心肌梗死死亡和缺血加重的危险性显著增高，它是独立于 cTn 的一个危险因素。

纤维蛋白的降解产物，如 D- 二聚体，也可预测血栓并发症的危险，但其在心力衰竭时也升高，对 ACS 的特异性较差。

（6）白细胞计数：有研究认为，对于极早期接受血运重建的 NSTE-ACS 患者，白细胞计数（>10×10^9/L）是一个很好的短期与长期病死率的独立预测因子。研究显示，WBC 计数升高的 UAP/NSTEMI 患者 6 个月病死率较高。患者基线 WBC 计数越高，TIMI 血流越差，冠脉病变程度越高。WBC 的预测作用不受患者性别、年龄、TnT 结果及血运重建方式的影响。WBC 升高是炎症反应的一个简单的非特异性标志，在 ACS 患者中，完全可以将这种既简单又价廉的指标作为高危患者的预后指标之一，尤其适用于基层医院。

四、稳定性缺血性心脏病及 ACS 检验路径

（一）ACS 的检验路径（图 2-3）

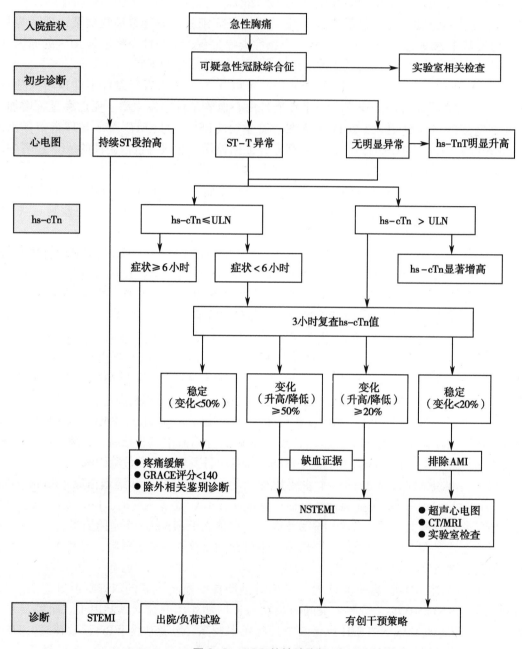

图 2-3　ACS 的检验路径

（二）稳定性缺血性心脏病的检验路径

由于稳定性缺血性心脏病的诊断不依赖于实验室检查指标，实验室检查主要用于提供患者的身体一般情况信息、术前准备等，在此不做赘述。

（刘　倩　赵　昕　张国建）

第二节　老年心力衰竭

一、疾病概况

心力衰竭是各种心脏病的严重和终末阶段，是一种危及生命的复杂临床综合征。发病率高，预后不良，是当今最重要的心血管病之一。2017 年发布的《中国心血管病报告 2016》指出心力衰竭病死率呈下降趋势，但心力衰竭患病率随着年龄增加显著上升，随着我国人口老龄化也使未来发展为心力衰竭的人群更为庞大。为此，老年人心力衰竭应该予以更高重视，以进一步提高老年人心力衰竭的诊治水平。近些年心力衰竭的治疗发生了变化，使射血分数降低的心力衰竭患者的住院率降低，并提高了生存率，临床研究显示了心力衰竭是可预防和可治疗的疾病。同时，血浆利钠肽作为心力衰竭的实验室检测指标对诊断起了重要的作用。

（一）心力衰竭的定义及特点

心力衰竭是一种临床综合征，其特征是存在由于心脏结构和（或）功能异常，引起静息或负荷时心输出量减少和（或）心内压力增高，从而导致的典型症状（如呼吸困难、踝部水肿和疲乏），也可伴有体征（如颈静脉压升高、肺部啰音和外周水肿）。

目前心力衰竭的定义是限于临床症状明显的阶段。在出现明显的临床症状之前，患者可表现为无症状的心脏结构或功能异常（收缩期或舒张期左室功能不全），这是心力衰竭的初期形式。这些初期形式的识别是很重要的，因为它们与预后不良相关，而对无症状左室收缩功能不全的患者，及时诊断和治疗，可降低死亡率。

《2016 年欧洲心力衰竭指南》根据左心室射血分数（LVEF）水平将心力衰竭分成 3 种类型（表 2-3）：射血分数降低的心力衰竭（HfrEF）、射血分数中间范围的心力衰竭（HFmrEF）、射血分数保留的心力衰竭（HFpEF），并提出了明确的心力衰竭（非急性）诊断标准及诊断新流程。HFmrEF 是新提出来的诊断术语，指 LVEF 在 40%~49% 的心力衰竭，而既往针对 HFrEF 临床试验的研究对象纳入的多是 LVEF<35% 或 <40% 的患者。相关研究已证实，有效的治疗可使 HFrEF 患者的住院率、死亡率显著降低。相关指南亦认为，HFpEF 与 HFrEF 之间存在"灰区"，这部分患者可能主要为轻度收缩功能不全，但也有舒张功能不全的特点。新的心力衰竭分类有助于区分 HFmrEF 患者的临床特征、病理生理特点和治疗策略。

（二）老年心力衰竭的流行病学调查

心力衰竭是 65 岁以上老年人群中最常见的心血管疾病，老年人心力衰竭的预后很差，5 年生存率甚至低于恶性肿瘤，心力衰竭是造成老年人患病、住院和死亡的最常见原因，其猝死发生率是普通人的 5 倍。

表 2-3　HFpEF、HFmrEF 和 HFrEF 的定义

心力衰竭类型	HFrEF	HFmrEF	HFpEF
1	症状 ± 体征 [a]	症状 ± 体征 [a]	症状 ± 体征 [a]
2	LVEF<40%	LVEF<40%~49%	LVEF>50%
3		1. 利钠肽水平升高 [b]	1. 利钠肽水平升高 [b]
		2. 至少符合以下一条附加标准	2. 至少符合以下一条附加标准
		（1）相关的结构性心脏病［LVH 和（或）LAE］	（1）相关的结构性心脏病［LVH 和（或）LAE］
		（2）舒张功能不全	（2）舒张功能不全

注：HFrEF= 射血分数降低的心力衰竭；HFmrEF= 射血分数中间范围的心力衰竭；HFpEF = 射血分数保留的心力衰竭；LVEF= 左室射血分数；LAE= 左心房扩大；LVH= 左心室肥厚；

a. 心力衰竭早期（尤其是 HFpEF）和用利尿治疗的患者可能没有体征；

b. BNP>35pg/ml 和（或）NT-proBNP>125pg/ml

　　《美国心脏病和卒中年报 2008》显示 65 岁以上心力衰竭患者占全部心力衰竭患者的 75%，年龄每增长 10 岁，心力衰竭的发病率增加 1 倍。《2016 年 ESC 急慢性心力衰竭诊断和治疗指南》中指出在发达国家，成年人群心力衰竭的患病率约 1%~2%，但是在年龄大于 70 岁的老年人中，心力衰竭患病率就上升至 ≥ 10%。在大于 65 岁老年人群中，因为活动后呼吸困难进行初级诊疗时，六分之一的人并未被识别为心力衰竭（主要是 HFpEF）。在 55 岁时，男性患心力衰竭的风险为 33%，而女性为 28%。根据住院患者时间的数据表明，心力衰竭的发病率可能正在下降，HFrEF 比 HFpEF 更明显。HFpEF 和 HFrEF 似乎有不同的流行病学和病因学表现，与 HFrEF 相比，HFpEF 患者年龄较大、女性更多、高血压和房颤史更常见，而心梗史不常见，HFmrEF 患者的特征处于 HFrEF 和 HFpEF 之间。

　　2017 年发布的《中国心血管病报告 2016》回顾性研究显示心力衰竭病死率呈下降趋势，而心力衰竭患病率随着年龄增加显著上升。中国心力衰竭注册登记研究的初步结果显示，目前心力衰竭患者平均年龄为（66±15）岁，呈上升趋势，其中 54.5% 为男性，纽约心脏协会（NYHA）心功能分级 Ⅲ~ Ⅳ级占 84.7%，即心功能严重衰弱的占大多数。

　　随着我国人口老龄化的迅速增长，老年心力衰竭的诊治日渐突出，这是临床需要迫切解决的重要工作之一。

（三）老年人心力衰竭特点

1. 发病病因

（1）各种原因引起的心脏损害最终都可能进展为心力衰竭，而老年人则以高血压和冠心病为主要病因。高血压既可作为单一病因引起心力衰竭，也可作为冠心病的危险因素和冠心病一起引起心力衰竭。对于老年人，冠心病引起的心力衰竭与非老年人有所不同，急性心肌缺血可诱发心力衰竭，而非老年人仅表现为心绞痛。随着人类寿命的增长，钙化性瓣膜病的发病率明显升高，将在老年人心力衰竭的病因中占有重要地位。

（2）多病因并存：在老年心力衰竭患者中，两种或两种以上病因并存，如冠心病和肺心病；高血压和冠心病；糖尿病（DM）、心血管疾病（CVD）或（和）高血压病（HT）；

老年退行性瓣膜病、高血压或（和）冠心病。

2. 发病诱因

（1）感染：老年人机体抵抗力下降，各种感染尤其是呼吸道感染成为诱发心力衰竭的常见原因，患肺炎的老年人有9%的死于心力衰竭。

（2）心律失常：特别是心房颤动，在老年患者中常见。老年人心律失常诱发心力衰竭占6.7%~8.8%，尤其是快速心律失常。

（3）心肌缺血：老年人因冠状动脉储备功能下降，由心肌缺血诱发心力衰竭者明显高于成年人。

（4）因疾病大量输入液体。

（5）过度体力劳动、情绪激动或进食进水过量。

此外，老年心力衰竭多伴有其他系统疾病，如肾功能不全和贫血等，也均可诱发或加重心力衰竭。

3. 临床表现

（1）临床症状不典型：可无典型症状，甚至处于中度心力衰竭可完全无症状，一旦存在某种诱因，则可发生重度心力衰竭，易在短期内并发重要脏器严重并发症，预后不良危及生命。常见的非特异性症状可出现食欲减退、虚弱和咳嗽（干咳）等，但呼吸困难等典型症状缺失，这是导致高龄患者误诊的重要因素。

（2）老年心力衰竭体征较隐匿：老年人活动量少，心力衰竭不易被早发现，一旦在日常活动中出现心力衰竭症状，常是较严重的心力衰竭。此外，高龄患者本身多有脑动脉硬化，使得其对心力衰竭症状的感知和诉说迟后，所以老年心力衰竭患者的客观表现重于临床症状。同时，老年人的症状易被并存的其他疾病所掩盖，造成漏诊。

（3）并发症多：老年心力衰竭多合并心脏及非心脏疾病多病共存，如心律失常、呼吸系统疾病、慢性肾功能不全、水电解质及酸碱失衡和脑血管病等。

（4）心功能特点：舒张性心力衰竭最常见；平时处于相对平稳状态的慢性心力衰竭的比例相对减少，而急性左心衰竭及慢性左心衰竭急性发作的比例显著增加。

（5）营养和精神方面异常：老年心力衰竭时胃肠道淤血，造成胃肠功能紊乱和营养障碍；精神因素也是老年高血压合并心力衰竭的重要危险因素。

4. 诊断

由于老年心力衰竭症状常不典型，因此，客观检查在老年心力衰竭的诊断和鉴别诊断中尤为重要。即使根据病史、症状及体征可作出心力衰竭的诊断，但临床仍需进行相关的辅助检查，以证实诊断，并判断患者病情严重程度。

（1）症状与体征：老年人症状可以典型，也可以不典型，甚至是无症状。典型的心力衰竭症状可表现为劳力性夜间阵发性呼吸困难及端坐呼吸困难等。不典型的心力衰竭症状可表现为疲劳、乏力、精神萎靡、大汗、慢性咳嗽、食欲减退和心悸等。对于一些心脏外器官疾病的患者，原发疾病的症状有时可以掩盖心力衰竭的早期症状。

（2）辅助检查：胸片、心电图、超声心动图、脑钠尿肽水平检测。

1）胸片：是诊断心力衰竭的核心检查之一，主要评估患者是否存在肺静脉淤血、肺间质或肺泡淤血，心脏扩大是急性心力衰竭（AHF）最特异性的表现，卧位胸片诊断价值有限，而坐位胸片更利于观察有无胸腔积液，诊断价值较高。

2）心电图：怀疑心力衰竭的患者心电图通常是有改变的，AHF 心电图极少是正常的，有助于识别基础心脏病或诱发因素。

3）超声心动图：血流动力学不稳定（如心源性休克）患者和心脏结构或功能异常（如机械性并发症、急性瓣膜关闭不全、主动脉夹层）的患者须做急诊超声心动图。

4）生物标志物利钠肽检测：《2016 年 ESC 急慢性心力衰竭诊断和治疗指南》进一步明确了生物标志物利钠肽的作用。利钠肽（NPs）的血浆水平可被用做一种初步诊断检测，尤其是在超声心动图不能及时可用的非急性情况下。

二、实验室诊断及鉴别诊断

对于心力衰竭的诊断，临床医生除了依据患者的临床症状体征、X 线胸片和超声心动图外，还需要实验室的生物标志物——利钠肽的检测，利钠肽对心力衰竭的诊断是不可缺少的重要指标。

对于老年心力衰竭患者因其病因和诱发因素的复杂性，以及临床症状特异性差，容易造成诊断上的困难。因此，老年心力衰竭患者的实验室检查应包括血常规等常规检查、肾功能、肝功能、电解质、血气、甲状腺功能、脑钠尿肽和肌钙蛋白等检查。

（一）常规检查

1. 血常规　心力衰竭患者血常规的检查主要是检测血红蛋白，因贫血在心力衰竭患者中是常见的，心力衰竭合并贫血的发生率可达 30%~50%，贫血是慢性心力衰竭死亡的独立危险因素，贫血使心力衰竭患者病情加重，部分高龄心力衰竭患者还可出现消化道出血，贫血可导致血红蛋白降低。

此外，白细胞和中性粒细胞增多提示感染的诱因。

血红蛋白（Hb）是诊断贫血的主要指标，血红蛋白是由红细胞内血红素和珠蛋白肽链结合而成。

【参考区间】仪器法：成年男性 130~175g/L，女性 115~150g/L。

【临床意义】贫血在心力衰竭的老年患者和有肾损害的患者中更常见，并与严重心肌重构、炎症和容量负荷过重相关。贫血可引起心力衰竭严重的症状和不良的心功能状态，以及增加心力衰竭患者住院的风险和降低生存率。

当慢性肾衰竭患者肌酐清除率达 50ml/min，血红蛋白开始下降。慢性肾衰竭导致肾性贫血使肾脏产生促红细胞生成素减少，铁摄入减少，失血，红细胞生存时间缩短，叶酸缺乏，蛋白质缺乏以及尿毒症毒素对骨髓的抑制。贫血与充血性心力衰竭相互作用，互为因果，贫血是导致慢性肾衰竭患者发生心血管疾病的主要原因之一。

（1）生理性降低：主要见于生理性贫血，如孕妇和造血功能减退的老年人。

（2）病理性降低：主要见于各种贫血，如骨髓造血功能障碍、造血物质缺乏、急慢性失血、血细胞破坏过多和炎症等。

（3）生理性增高：常见于生活在高原地区的居民、从事重体力劳动人群或剧烈运动后等。

（4）病理性增高：相对性增高是血浆容量减少，使血液有形成分相对增多，如脱水；绝对性增高常与组织缺氧、血中促红细胞生成素水平升高和骨髓加速释放红细胞有关。

2. 血清铁蛋白（SF）　是铁的贮存形式，SF 含量能准确反映体内贮铁情况，其变化可作为判断是否缺铁或铁负荷过量的指标，并与骨髓铁染色结果有良好的相关性。在心力衰竭患者中铁缺乏是常见的，因为心力衰竭可引起贫血。在心力衰竭人群中，铁缺乏与预后不良相关。

【参考区间】透射浊度法：男性及 50 岁以上女性 30~400ng/ml，50 岁以下女性 15~150ng/ml。

【临床意义】

（1）减低：SF 的减少是诊断缺铁性贫血的敏感指标。缺铁性贫血时男性 SF<14ng/ml，女性 <10ng/ml。降低亦可见于失血、慢性贫血等。

（2）增高：见于肝脏疾病、血色病、输血引起的铁负荷过度，急性感染，以及铁粒幼细胞贫血患者。恶性肿瘤如肝癌、乳腺癌、肺癌、白血病及淋巴瘤患者中部分病例血清铁蛋白可明显增高，其血清铁蛋白浓度与贮铁无关，与肿瘤细胞的合成和释放增加有关。

【评价】接受过小鼠单抗治疗或体内诊治的患者可能会出现假阳性反应。

3. **尿常规** 心力衰竭患者，特别是老年人如有蛋白尿、透明或颗粒管型及红细胞，需进一步判断是否有肾功能损伤。

4. **D- 二聚体（D–D）** D–D 是交联纤维蛋白降解的特征性产物。在慢性心力衰竭患者中，由于血流动力学的异常，神经内分泌系统的激活，以及凝血和纤溶系统的失衡，使慢性心力衰竭患者处于高凝状态，易于形成血栓，使 D– 二聚体升高。

【参考区间】酶链双抗体夹心法：0~0.256mg/L。

【临床意义】D- 二聚体检查是疑似急性肺栓塞患者的指征，陈旧性血栓患者不升高，D- 二聚体升高在临床上被视为活动性血栓形成的特异性分子标志物，也可作为溶栓治疗有效的观察指标。在深静脉血栓、肺栓塞、弥散性血管内凝血、重症肝炎等疾病中升高。

【评价】凡是有血块形成的出血，该试验阳性，其特异性较低；D- 二聚体阴性的患者仍有极少数患者发生静脉血栓，造成血假阴性；D- 二聚体在抗凝治疗中（3~6 月）逐渐降低。若停用抗凝剂，D- 二聚体水平正常则对复发静脉血栓栓塞症有较高的阴性预测值，所以 D- 二聚体检测对监测抗凝治疗有指导意义。

5. **血浆乳酸** 乳酸（LAC）是葡萄糖无氧酵解的产物，急性心力衰竭患者可引起乳酸升高。高乳酸血症是急重症患者氧代谢障碍的结果，提示组织缺氧。

【参考区间】速率法：安静状态下，成年人空腹静脉血乳酸浓度 0.6~2.2mmol/L，动脉血乳酸水平为静脉血乳酸水平的 1/2~2/3，餐后乳酸水平比基础空腹值高 20%~50%。

【临床意义】血浆乳酸升高：

（1）生理性升高：常见于剧烈运动或脱水。

（2）病理性升高：

1）休克、心力衰竭、血液病和肺功能不全时，出现组织严重缺氧，导致丙酮酸还原成乳酸的酵解作用增加，促使乳酸水平升高。

2）某些肝脏疾病时由于肝脏对乳酸的清除率减低，可出现血乳酸升高。

3）糖尿病患者胰岛素绝对或相对不足，机体不能有效利用血糖，丙酮酸大量还原成乳酸，导致体内乳酸堆积，出现乳酸酸中毒。

4）服用某些药物或毒物（如乙醇、甲醇、水杨酸等）亦可引起血乳酸增高。

【评价】

（1）标本类型：抗凝剂要选择肝素－氟化钠，尽快分离出血浆。因草酸钾对乳酸脱氢酶有一定的抑制作用，故不能选择草酸钾和氟化钠作为抗凝剂。

（2）采血前准备：为避免分析前其他因素对乳酸检测结果的影响，患者在采血前应保持空腹和完全静息至少 2 小时，以使血中乳酸浓度达到稳态。

（二）肾功能

心力衰竭患者因血流动力学紊乱及神经体液的异常激活，可导致肾脏继发性的损伤，同时肾功能不全是影响心力衰竭患者生存率最重要的因素。老年心力衰竭患者常伴有慢性肾功能不全，因肾灌注不足、肾小管转运功能下降而引起尿少和肾前性氮质血症，进而影响老年心力衰竭患者预后，增加死亡率。利尿剂和血管紧张素转换酶抑制剂等药物常用于心力衰竭患者的治疗过程，这些药物是肾脏的靶药物或由肾脏排泄，因此也可造成对肾脏的影响。心力衰竭时因心排出血量的下降，有效循环的血量减低，肾灌注不足使肾小球滤过率降低致肾脏排出钠减少，引起水钠潴留；同时，肾脏内血流重新分布，以及抗利尿激素增多引起远曲小管及集合管对水重吸收增多，也会引起水钠潴留。

心力衰竭患者 50% 以上血清肌酐清除率（Ccr）<60ml/min，其中血肌酐（Scr）<2mg/dl。有研究明确肌酐清除率降低和血肌酐升高可预测患者心血管事件与死亡率，肌酐清除率每下降 1ml/min，心力衰竭死亡率增加 1%。

1. 血清尿素　血中蛋白质以外的含氮化合物称为非蛋白氮，非蛋白氮大部分由肾脏排出，其中血尿素氮占非蛋白氮的 45%，用尿素氮变化更能反映肾小球滤过功能。现在，实验室都是通过检测血清尿素（UREA）代替尿素氮。

【参考区间】酶耦联速率法、脲酶－波氏比色法：男（20~59 岁）：3.1~8.0mmol/L，男（60~79 岁）：3.6~9.5mmol/L；女（20~59 岁）：2.6~7.5mmol/L，女（60~79 岁）：3.1~8.8mmol/L。

【临床意义】

血液尿素浓度受多种因素的影响，分生理性因素和病理性因素两个方面。

生理性因素：增高见于高蛋白饮食后，减低见于妊娠期。

病理性因素：根据尿素增加的原因可分为肾前性、肾性及肾后性。

1）肾前性：最重要的原因是失水引起血液浓缩，使肾血流量减少，肾小球滤过率减低而引起血液中尿素滞留。常见于剧烈呕吐、幽门梗阻、肠梗阻和长期腹泻等。

2）肾性：急性肾小球肾炎、肾病晚期、肾衰竭、慢性肾盂肾炎及中毒性肾炎都可引起血液中尿素含量增高。

3）肾后性：前列腺肿大、尿路结石、尿道狭窄、膀胱肿瘤等致尿道受压，使尿路受阻，导致血液中尿素含量增加。

【评价】空气中氨气可污染试剂或玻璃器皿，或使用铵盐抗凝剂，均可引起结果偏高。高浓度氟化物可抑制尿素酶，引起结果偏低。

2. 血清肌酐　肌酐（Cr）是肌酸和磷酸肌酸的代谢终产物，一部分来自外源性食物，另一部分来源于体内生成的内生性肌酐。如果控制外源性肌酐的摄取，肌酐在血中的浓度主要取决于肾小球滤过率，肾功能受损时，当肾小球滤过率下降到临界值时，血中肌酐浓度明显上升。

血清肌酐的大量增加，称之为急性肾损伤，在心力衰竭时相对少见，可能与利尿治疗联用等相关。

【参考区间】肌氨酸氧化酶法、苦味酸速率法：男性（20~59 岁）：57~97μmol/L，男性（60~79 岁）：57~111μmol/L；女性（20~59 岁）：41~73μmol/L，女（60~79 岁）：41~81μmol/L。

【临床意义】

（1）血清肌酐增高常见于各种原因引起的肾小球滤过功能减退：急性肾衰竭时血清肌酐表现为进行性升高，为器质性损害，可伴有少尿或无尿；慢性肾衰竭时血清肌酐浓度用于评估病变程度及分期；肾衰竭代偿期，血 Cr<178μmol/L；肾衰竭期，血 Cr>455μmol/L；尿毒症期血 Cr>707μmol/L。

（2）鉴别肾前性及肾性少尿：肾衰竭时，血清肌酐常超过 200μmol/L；肾前性少尿，如心力衰竭、脱水、肝肾综合征、肾病综合征等所致的有效血量下降，使肾血流量减少，血 Cr 浓度上升一般不超过 200μmol/L。

（3）尿素氮与血清肌酐比值的意义：器质性肾衰竭时，尿素氮（BUN）与血清肌酐同时增高，BUN/Cr ≤ 10∶1；肾性少尿，肾外因素所致的氮质血症时尿素氮可快速上升，但血清肌酐不相应上升，此时，BUN/Cr ≥ 10∶1。

3. 血清尿酸　在慢性心力衰竭（CHF）中，常伴有高尿酸血症，因心力衰竭时，心排血量减少，组织灌注不足，机体缺血、缺氧抑制了肾小球对尿酸的滤过，并激活肾素-血管紧张素-醛固酮系统，影响肾小管分泌功能，使尿酸（UA）清除减少。有研究认为高尿酸血症是中重度心力衰竭患者预后不良的预测因子，随着尿酸水平升高，心力衰竭病死率也升高。

【参考区间】尿酸酶法：成年男性：208~428μmol/L，女性：155~357μmol/L。

【临床意义】

（1）血清尿酸升高主要见于：痛风；核酸代谢增高，如白血病、多发性骨髓瘤、真性红细胞增多症等；肾功能减退；氯仿、四氯化碳及铅中毒；子痫；妊娠反应；食用富含核酸的饮食等。

（2）测定尿酸应在严格控制嘌呤摄入量的条件下进行，最好同时测定尿尿酸，更具有诊断价值。

1）血尿酸升高，而尿尿酸降低提示肾小球滤过功能损伤；血尿酸降低而尿尿酸升高提示肾小管重吸收功能损伤或竞争抑制。

2）血、尿尿酸均升高提示可能为遗传性嘌呤代谢障碍引起尿酸生成增多，还可能为恶性肿瘤、多发性骨髓瘤、淋巴瘤化疗后或长期使用抗结核药物吡嗪酰胺等。

3）血、尿尿酸均降低主要见于尿酸合成减少，如急性重型肝炎；嘌呤分解代谢受阻，参与尿酸生成的黄嘌呤氧化酶、嘌呤核苷磷酸化酶先天性缺陷；长期大量使用糖皮质激素等。

【评价】检查血尿酸时，需要空腹 8 小时以上抽血。

4. 血清胱抑素 C（Cys-c）　Cys-c 对急性心力衰竭患者预后的预测价值与 B 型利钠肽（BNP）和肌钙蛋白 T（TnT）等指标同样重要，它是反映急性心力衰竭预后的一个敏感指标；血 Cys-C 越高，死亡率也越高。

【参考区间】散射免疫比浊法：成人：0.59~1.03mg/L。

【临床意义】血清 Cys-C 升高提示肾小球滤过功能受损，临床用于抗生素导致肾小球滤过功能微小损伤、糖尿病肾病、高血压肾病以及其他肾小球早期损伤的诊断及预后判断。在肾移植成功时，血清 Cys-C 下降的速度和幅度均大于肌酐清除率；发生移植排斥反应时，血清 Cys-C 增高明显早于肌酐清除率。

尿 Cys-C 可作为肾小管功能不全的指标之一，因为 Cys-C 经肾小球滤过后，被近曲小管上皮分解代谢。尿 Cys-C 增高可反映近曲小管上皮分解代谢 Cys-C 的功能下降，是近曲小管上皮受损的表现。

【评价】标本稳定性：血清或血浆（EDTA 或肝素抗凝）标本在室温（25℃）条件下保存，可以稳定 6 天；4℃密封保存，可稳定 12 天；-80℃保存，可稳定 14 个月以上。

（三）肝功能

老年心力衰竭患者可因肝淤血而造成肝功能损伤，AHF 患者由于血流动力学紊乱（心输出量减少和静脉充血增多），多引起肝功能异常。有研究显示慢性心力衰竭可导致低白蛋白血症、转氨酶、胆红素、碱性磷酸酶和 L-γ- 谷氨酸基转移酶升高。肝功能异常的原因主要是肝脏淤血、缺血缺氧和药物的影响等。

1. **血清丙氨酸氨基转移酶**　机体内含有 60 多种氨基转移酶，主要反映肝细胞损伤的转氨酶是血清丙氨酸氨基转移酶（ALT）和门冬氨酸氨基转移酶（AST），急性肝炎 ALT 升高明显，而慢性肝炎 ALT 和 AST 均可轻度升高，当病变累及肝脏线粒体时，AST 升高可超过 ALT。

【参考区间】速率法：成年男性 9~50U/L，女性 7~40U/L。

【临床意义】血清 ALT 测定主要用于肝脏疾病实验诊断。ALT 是反映肝损伤的灵敏指标，各种急性肝损伤（如急性传染性肝炎及药物或酒精中毒）时，血清 ALT 可在临床症状（如黄疸）出现之前急剧升高等，并且，一般与病情轻重和恢复情况相平行；慢性肝炎、脂肪肝、肝硬化、肝癌、肝淤血等疾病血清 ALT 也可升高。另外，胆石症、胆囊炎、胰腺炎、心肌梗死、心肌炎、心肌炎及服用某些药物（如氯丙嗪、奎宁、水杨酸制剂等）时可见血清 ALT 升高。

【评价】宜用血清标本测定 ALT。血清分离后应尽快进行分析，若需过夜可保存于 4℃冰箱；若需更长时间贮存，需保存于 -70℃冰箱。血清标本不宜反复冻融。红细胞内 ALT 含量为血清浓度的 3~5 倍，溶血标本不适于 ALT 测定。

2. **血清胆红素**　胆红素（BIL）为脂溶性有毒物质，肝脏对胆红素有强大的解毒作用。在心力衰竭时，随着心功能的恶化，心排出量下降，使心血液在体循环中淤积，肝脏淤血肿大，使肝脏处理胆红素能力减弱，使正常代谢产生的间接胆红素不可能全部转化为直接胆红素，使血中间接胆红素水平增加。同时，未受损的肝细胞可将间接胆红素转化为直接胆红素流入毛细胆管，经坏死的肝细胞反流入血液，使胆红素水平增加。

【参考区间】改良 J-G 法、胆红素氧化酶法：成人血清总胆红素浓度：3.4~17.1μmol/L（0.2~1.0mg/dl）；成人血清结合胆红素浓度：0~3.4μmol/L（0~0.2mg/dl）。

【临床意义】正常情况下血中胆红素浓度保持相对恒定；当胆红素代谢发生障碍时：①非结合胆红素或（和）结合胆红素生成增加；②肝细胞摄取非结合胆红素能力降低；③肝细胞转化胆红素能力降低；④肝细胞及肝内外胆红素分泌排泄功能障碍等，均会引起黄疸。临床常根据引起黄疸的原因不同，将黄疸分为溶血性黄疸、肝细胞性黄疸和梗阻性黄疸。胆红素测定对黄疸的诊断和鉴别诊断、黄疸程度及类型的判断、黄疸原因的分析、预后评估等有重要的价值。

【评价】胆红素氧化酶法测定时，血红蛋白在 4g/L 以下对测定没有影响，血红蛋白在 8g/L 以下对总胆红素测定没有干扰，但对直接胆红素测定有轻微负干扰。抗坏血酸在 50mg/L 时对测定没有影响。氟化钠对测定没有影响，肝素、枸橼酸盐、草酸盐和 EDTA 在常规用量下对测定没有影响。

3. 血清 L-γ- 谷氨酸基转移酶　L-γ- 谷氨酰基转移酶（GGT）催化 γ- 谷氨酰基转换的反应，分布于多个组织，但血清中的 GGT 主要来自肝脏。

【参考区间】速率法：成年男性 10~60U/L，成年女性 7~45U/L。

【临床意义】血清 GGT 主要用于肝胆疾病的实验诊断。血清 GGT 是肝脏疾病的灵敏指标，各种原因引起的肝脏疾病可见血清 GGT 升高。类似于血清碱性磷酸酶（ALP），肝内或肝外胆管阻塞时血清 GGT 升高明显，但血清 GGT 和机体成骨活动无关，故血清 ALP 升高而 GGT 不高时可排除 ALP 的肝来源。原发性或继发性肝癌时也可见血清 GGT 明显升高。肝炎、肝硬化、脂肪肝等肝实质病变时血清 GGT 一般中度升高。重度饮酒及长期服用某些药物（如苯巴比妥、苯妥英等）血清 GGT 常常升高。

【评价】标本可用血清，也可用 EDTA 血浆。肝素可使反应液浑浊，枸橼酸盐、草酸盐、氟化物等抑制 GGT，因此以这些物质做抗凝剂的血浆不宜用做 GGT 测定。红细胞 GGT 含量很低，故轻度溶血对 GGT 测定影响不明显。血清 GGT 相对稳定，4℃下至少可稳定一个月，-20℃下至少一年。

（四）电解质

电解质紊乱是心力衰竭的常见并发症，常与酸碱平衡失调和水代谢异常合并发生。由于限钠、少食、继发性醛固酮分泌增加及使用利尿剂等因素影响，加之肾功能减退，老年心力衰竭比非老年心力衰竭患者更易发生低钾、低镁、低钠等电解质紊乱，及低氯性代谢性碱中毒或代谢性酸中毒，使病情恶化。

1. 血清钾　人体内的钾离子 98% 分布于细胞内液，是细胞内主要的阳离子，是保持机体正常渗透压和酸碱平衡，参与糖和蛋白质代谢，保证神经肌肉的正常功能，在心肌电活动中起十分重要的作用。当血钾离子过高或过低时，都有可能导致心律失常的危险，高钾血症可导致心脏骤停。

心力衰竭引起低钾的主要原因是排钾利尿剂的使用、胃肠淤血影响胃肠功能吸收、禁食或不能进食、呕吐、腹泻和激素致排钾的增加等。

心力衰竭引起高钾的主要原因是肾功能不全致尿量少、保钾利尿剂的使用和补钾治疗不当等。

低钾和高钾都与心力衰竭和使用很多治疗心力衰竭的药物相关，两者都能加重室性心律失常。

【参考区间】酶法：3.5~5.5mmol/L。

【临床意义】

血清钾升高：血清钾离子 >5.5mmol/L 称为高钾血症；常见原因：钾排出减少，如急性肾功能衰竭少尿期等；钾入量过多；细胞内钾外移等。

血清钾降低：血清钾离子 <3.5mmol/L 称为低钾血症；常见的原因：除心功能不全引起细胞外液稀释外，钾丢失增加，如急性肾衰竭多尿期；钾入量过少；钾在体内分布异

常等。

【评价】标本溶血可导致血钾升高；采血管应采用隔离胶抗凝管，不能使用 EDTA 采血管，因 EDTA 中含有钾离子，可使钾测定结果升高。

2. 血清钠　钠是细胞外液的主要阳离子，其主要生理功能是保持细胞外液容量、维持正常渗透压及酸碱平衡，并具有维持肌肉、神经正常应激性的作用。体内钠平衡主要通过肾脏的保钠作用以维持血浆钠离子和渗透压的正常范围。尿钠的排泄主要受醛固酮调节，使远端肾小管和集合管重吸收增多，肾脏排泄水钠减少。

心力衰竭患者很少并发高钠血症，血钠升高是医源性原因发生体液容量过多引起的高钠血症。

心力衰竭引起低钠血症的主要原因为心力衰竭时低心排出量或心腔内充盈压增高激活一系列神经内分泌反应，作为代偿机制可引起水钠潴留，同时利尿治疗引起排钠增加。此外，还可能由于低钠饮食、伴发慢性消耗性疾病或严重心力衰竭胃肠道疾病引起低钠血症。

【参考区间】酶法：137~147mmol/L。

【临床意义】

血清钠降低：常见原因除心力衰竭外还有机体缺钠，体液丢失时失钠，表现为低血钠，低尿钠和低尿氯；经肾脏丢失；胃肠道丢失；尿钠排出过多；皮肤失钠；大量浆膜腔积液引流，可使体内缺钠。

血清钠升高：一般临床较少见，常见原因是钠摄入过多；体内水分摄入过少或丢失过多；肾上腺皮质功能亢进；脑外伤、脑血管意外、垂体肿瘤等可引起脑性高钠血症。

【评价】心力衰竭的低钠血症不一定是体内总钠量丢失，常见原因为水潴留引起稀释性低钠血症。

3. 血清镁　镁含量在阳离子中占第四位，镁离子大部分与细胞内的缓冲液或骨结合，只有 1% 存在于细胞间隙。食物中的镁主要经过小肠吸收，96% 被肾小球滤过的镁在肾重吸收，仅 3%~4% 镁随尿排出。肾脏是调节体内镁平衡的主要器官，每日经尿液排出镁约 4mmol/L，约为摄入量的 1/3，汗液也含有少量镁。镁的代谢平衡主要由消化道吸收和肾脏排泄来完成。因天然食物中普遍含有镁，正常进食，一般机体不会缺镁。

心力衰竭时可导致低镁血症，引起心力衰竭低镁血症的主要原因是摄入少，吸收不良，利尿剂药物导致肾脏排泄增加，内分泌及代谢异常等。

【参考区间】比色法：成人（20~79 岁）：0.75~1.02mmol/L。

【临床意义】

高镁血症是血清镁 >1.2mmol/L，临床较少见，常发生于影响肾小球滤过率的疾病；甲状腺功能减退或甲状旁腺功能减低；镁治疗后；多发性骨髓瘤等。

低镁血症是血清镁浓度 <0.8mmol/L，引起低镁血症的主要原因为摄入量不足，胃肠功能紊乱，随尿液排出过多，慢性酒精中毒时抑制镁重吸收，甲状腺功能或甲状旁腺功能亢进等。

【评价】血镁降低后能增加神经肌肉的兴奋性，虽血钙正常，仍可发生肌肉震颤和手足抽搐等表现，此时用镁治疗可使症状缓解，而补充钙制剂则无效。

（五）血气

心力衰竭患者的常规动脉血气检查应限于氧合作用不能通过指脉氧评估的患者。对于重度急性左心衰竭患者常出现严重低氧血症，特别是老年心力衰竭患者，此时，需要准确测定氧分压和二氧化碳分压，应做动脉血气分析。

1. 氧分压　血氧分析一般包括以下测定参数：氧分压（PO_2）、氧饱和度和血红蛋白50% 氧饱和度时氧分压、脱氧血红蛋白或还原血红蛋白、氧合血红蛋白、高铁血红蛋白和碳氧血红蛋白。

氧分压指血浆中物理溶解 O_2 的压力，O_2 在血液中溶解量的多少与 PO_2 成正比，PO_2 是机体缺氧的敏感指标。

【参考区间】血气分析仪：动脉血为 10.64~13.30kPa（80~100mmHg）。

【临床意义】PO_2 低于 7.31kPa（55mmHg）即提示有呼吸衰竭，低于 4.0kPa（30mmHg）可有生命危险。

2. 二氧化碳分压

（1）二氧化碳分压（PCO_2）：指血浆中物理溶解 CO_2 的压力，PCO_2 代表酸碱失调中的呼吸因素，它的改变可直接影响血液 pH 的改变。

【参考区间】血气分析仪：动脉血 4.65~5.98kPa（35~45mmHg）。

【临床意义】超出或低于参考区间称高、低碳酸血症。大于 7.33kPa（55mmHg）有抑制呼吸中枢的危险，是判断各型酸碱中毒的主要指标。

（2）二氧化碳总量（TCO_2）：指存在于血浆中各种形式的 CO_2 的总和。TCO_2 在体内受呼吸及代谢两方面因素的影响，但主要受代谢因素的影响。

【参考区间】血气分析仪：动脉血 3.2~4.27kPa（24~32mmHg）。

【临床意义】代谢性酸中毒时明显下降，碱中毒时明显上升。

（六）甲状腺功能

因老年心力衰竭患者常同时患甲状腺疾病，而甲状腺功能减退或甲状腺功能亢进可促进 AHF，故对新诊断的 AHF 应同时检测甲状腺功能。心力衰竭晚期可见甲状腺功能减退，皮质醇减低，是心力衰竭加重和难治的原因。

1. 三碘甲状腺原氨酸（T_3）　T_3 是甲状腺激素对各种靶器官作用的主要激素，总 T_3 测定是反映甲状腺合成分泌甲状腺激素的良好指标，可对甲状腺功能紊乱进行鉴别诊断。T_3 检测方法有化学发光免疫分析（CLIA）、电化学发光免疫分析（ECLIA）和时间分辨荧光免疫测定（TrFIA）。

【参考区间】CLIA 法：0.58~1.59μg/L；ECLIA 法：1.3~3.1nmol/L；TrFIA 法：1.3~2.5nmol/L。

【临床意义】

（1）甲状腺功能亢进症：弥漫性毒性甲状腺肿、毒性结节性甲状腺肿时，T_3 水平显著升高，且早于 T_4；而 T_3 型甲亢，如功能亢进性甲状腺腺瘤、缺碘所致的地方性甲状腺肿与 T_3 毒血症等血中 T_3 水平也较 T_4 明显升高。此外，T_3 明显升高还可见于亚急性甲状腺炎、过量使用甲状腺制剂治疗、甲状腺结合球蛋白结合力增高症等。

（2）甲状腺功能减退症：轻型甲状腺功能减退时，血中 T_3 下降不如 T_4 明显。黏液性水肿、呆小症、慢性甲状腺炎、甲状腺结合球蛋白结合力下降、非甲状腺疾病的低 T_3 综合征等患者血中 T_3 水平均明显降低。

（3）妊娠时血中 T_3 水平可升高，而某些药物（如丙醇、糖皮质激素、胺碘酮）及重症非甲状腺疾病时，导致 T_4 向 T_3 的转化减少而引起 T_3 浓度的下降。

【评价】

（1）标本类型及稳定性：推荐使用血清或血浆（肝素锂、肝素钠和 EDTA-K2）样本，避免反复冻融。同一实验室避免使用不同类型样本进行检测。样本在 2~8℃下可保存 6 天；如在此期间无法完成检测，样本需在 -20℃以下保存。

（2）干扰因素

1）胺碘酮治疗能够导致 T_3 浓度的降低。苯妥英、苯基丁氮酮和水杨酸盐类能够导致结合蛋白结合 T_3 释放，因此导致总 T_3 浓度的降低，但 FT_3 水平正常。

2）患者体内若存在甲状腺激素自身抗体会影响 T_3 检测结果。若结合蛋白发生病理性改变如家族型白蛋白合成障碍性高甲状腺激素血症（FDH）也可影响检测结果。病理性的结合蛋白水平（TBG、白蛋白）也会导致 T_3 水平超出正常范围，但其甲状腺功能正常（如妊娠、口服避孕药等），这些病例需要检测 FT_3 和 FT_4 水平以明确诊断。

3）对于接受高剂量生物素治疗的患者（>5mg/d），必须在末次生物素治疗 8 小时后采集样本。少数病例中极高浓度的分析物特异性抗体、链霉亲和素或钌抗体会影响检测结果。

2. 甲状腺素（T_4）测定　T_4 是甲状腺激素中的重要组成部分，是由甲状腺滤泡上皮细胞合成分泌的主要甲状腺激素，测定甲状腺素含量可鉴别甲状腺功能是否正常。

【参考区间】CLIA 法：成人 4.87~11.72μg/L；ECLIA 法：成人 66~181mol/L；TrFIA 法：成人 69~141nmol/L。

【临床意义】

（1）甲状腺功能紊乱症的鉴别诊断：甲状腺功能亢进症、T_3 毒血症、慢性甲状腺炎急性恶化期等患者血中 T_4 水平显著升高；原发或继发性甲状腺功能减退，如黏液性水肿、呆小症时血中 T_4 水平显著降低。

（2）血液循环中大于 99% 的总甲状腺素（T_4）以与其他蛋白质结合的形式存在，结合蛋白质的状况对 T_4 水平具有较大的影响。对于甲状腺结合球蛋白结合力增高征患者，血中 T_4 水平显著升高；而结合力降低的患者，血中 T_4 水平显著降低。另外，妊娠、服用雌激素或患肾病综合征时，也能引起体内结合蛋白的水平变化，影响 T_4 的测定。

（3）个体服用某些药物，如大量服用甲状腺素时，血中 T_4 水平明显升高；而服用抗甲状腺药物、苯妥英钠、卡马西平等时血中 T_4 水平显著降低。

（4）用于促甲状腺激素抑制治疗的监测。

【评价】

（1）标本类型及稳定性：推荐使用血清或 EDTA-K₂ 抗凝血浆作为样本，避免反复冻融。同一实验室避免使用不同类型样本进行检测。样本在 2~8℃下可保存 6 天。如在此期间无法完成检测，样本需在 -20℃以下保存。

（2）采血前准备：患者在接受含有 D-T_4 成分降脂药物治疗时不能检测 T_4，如果需要对这类患者进行甲状腺功能的检测，必须停药 4~6 周，使生理状态恢复正常后方能进行。

（3）干扰因素：患者体内若存在甲状腺激素自身抗体或结合蛋白发生病理性改变（如 FDH 时）可影响检测结果。对于接受高剂量生物素治疗的患者（>5mg/d），必须在末次生物素治疗 8 小时后采集样本。少数病例中极高浓度的分析物特异性抗体、链霉亲和素或钌抗体也会影响检测结果。

3. **游离三碘甲状腺原氨酸** 体内 T_3 大部分与运载蛋白结合，只有约 0.3% 具有生物活性的游离三碘甲状腺原氨酸（FT_3）存在。血液中总 T_3 的水平受甲状腺结合蛋白的影响，FT_3 测定不受结合蛋白和结合特性变化的影响，FT_3 是诊断甲状腺功能亢进灵敏的指标。

【参考区间】CLIA 法：成人 1.71~3.71ng/L；ECLIA 法：成人 3.1~6.8pmol/L；TrFIA 法：成人 4.6~7.8pmol/L。

【临床意义】

（1）FT_3 明显升高：主要见于甲状腺功能亢进、弥漫性毒性甲状腺肿（Graves 病）、初期慢性淋巴细胞性甲状腺炎（桥本甲状腺炎）等疾病；缺碘也会引起 FT_3 浓度的代偿性升高。

（2）FT_3 明显降低：主要见于甲状腺功能减退、低 T_3 综合征、黏液性水肿、晚期桥本甲状腺炎等疾病。

（3）个体应用糖皮质激素、苯妥英钠、多巴胺等药物治疗时可出现 FT_3 的降低。

【评价】

（1）标本类型及稳定性：血清和血浆均可作为检测样本。样本 2~8℃下可稳定保存 7 天，在 –20℃下 1 个月内稳定，避免反复冻融。

（2）干扰因素：对于接受高剂量生物素治疗的患者（>5mg/d），必须在末次生物素治疗 8 小时后采集样本。少数病例中极高浓度的分析物特异性抗体、链霉亲和素或钌抗体会影响检测结果。每日接受治疗剂量的呋塞米会使测定结果升高；患者体内若存在甲状腺激素自身抗体或结合蛋白发生病理性改变时对 FT_3 的测定均有影响。

4. **游离甲状腺素测定** 与 FT_3 相似，体内大部分 T_4 以结合状态存在血液中，而游离甲状腺素（FT_4）测定更能反映机体甲状腺功能状态。

【参考区间】CLIA 法：成人 0.70~1.48 ng/dl；ECLIA 法：成人 12~22pmol/L；TrFIA 法：成人 8.7~17.3pmol/L。

【临床意义】

（1）FT_4 明显升高：主要见于甲状腺功能亢进（包括甲亢危象）、多结节性甲状腺肿、弥漫性毒性甲状腺肿、初期桥本甲状腺炎、部分无痛性甲状腺炎等。

（2）甲状腺功能减退、黏液性水肿、晚期桥本甲状腺炎等患者中 FT_4 的降低较 FT_3 更为明显。

（3）某些非甲状腺疾病，如重症感染发热、危重患者可见 FT_4 升高；而部分肾病综合征患者可见 FT_4 水平降低。

【评价】

（1）标本类型及稳定性：推荐使用血清或肝素锂、EDTA–Na_2 和 EDTA–K_2 抗凝血浆作为样本，避免反复冻融，同一实验室避免使用不同类型样本进行检测。样本在 2~8℃下可保存 6 天。如在此期间内无法完成测定，样本应在 –20℃下保存。

（2）干扰因素：对于接受高剂量生物素治疗的患者（>5mg/d），必须在末次生物素治疗 8 小时后采集样本。少数病例中极高浓度的分析物特异性抗体、链霉亲和素或钌抗体会影响检测结果。患者体内若存在甲状腺激素自身抗体会影响检测结果。若结合蛋白发生病理性改变（FDH）也会影响检测结果。每日接受治疗剂量的呋塞米者会使 FT_4 结果升高。

接受含有 D–T₄ 成分降脂药物治疗的患者不能检测 FT_4，如果需要对这类患者进行甲状腺功能的检测，必须停药 4~6 周，使生理状态恢复正常后方能进行。

5. 血清促甲状腺激素　促甲状腺激素（TSH）是诊断甲状腺功能和下丘脑 – 垂体 – 甲状腺轴功能的重要指标，如果下丘脑和垂体功能正常，TSH 反映了组织中甲状腺激素的状态。

【参考区间】CLIA 法：成人 0.34~5.60mIU/L；ECLIA 法：成人 0.270~4.20mIU/L。

【临床意义】对原发性甲状腺功能减退患者，TSH 是最灵敏的指标。由于甲状腺激素分泌减少，对垂体的抑制减弱，TSH 分泌增多；甲状腺功能亢进接受 ¹³¹I 治疗后、某些严重缺碘或地方性甲状腺肿流行地区的居民中，也可伴有 TSH 升高。

原发性甲状腺功能亢进，T_3、T_4 分泌增多，TSH 水平下降或检测不出。

原发性甲状腺功能减退患者接受 T_4 替代疗法可测定 TSH 作为调节用量的参考。

继发性甲状腺功能减退或亢进患者根据其原发病变部位的不同，TSH 水平亦有变化。

超敏 TSH 测定越来越多地用于确定亚临床或潜在性甲状腺功能减退或甲状腺功能亢进。

【评价】

（1）标本类型及稳定性：血清或肝素抗凝血浆作为检测样本。样本在 2~8℃可保存 14 个小时，在 –20℃可保存 6 个月，避免反复冻融。

（2）干扰因素：应注意患者体内可能存在嗜异性抗体对测定结果的影响。对于接受高剂量生物素治疗的患者（>5mg/d），必须在末次生物素治疗 8 小时后采集样本。少数病例中极高浓度的待测物特异性抗体、链霉亲和素或钌抗体会影响测定结果。自身抗体会产生高分子量复合物（巨大 TSH），导致 TSH 假性升高。

（七）脑钠尿肽

脑钠尿肽也称 B 型利钠肽，是一种天然的钠利尿激素。当心室壁受到过度压强负荷时，心室壁细胞会分泌 pre–proBNP 到血液里转化为 proBNP（BNP 前体），在内切酶的作用下 proBNP 分解成无活性的含 76 个氨基酸的氨基末端 –B 型利钠肽前体（NT–proBNP）和有活性的含 32 个氨基酸的 B 型利钠肽（BNP）。在血中 BNP 稳定性差，而 NT–proBNP 稳定性好。二者都可以反映 B 型利钠肽的水平，在心功能评估方面临床意义相似，因检测方法和检测的生物标志物不同，所以参考范围和心功能的判断值不同。

过去对心力衰竭的诊断和治疗主要依据患者的临床症状、病史、X 线片、超声心动图和医生的经验，因临床症状不特异，医生诊断有可能误诊。并且，有些心力衰竭的患者无症状，特别是老年人。因此，亟需实验室为临床提供诊断心力衰竭的血清标志物，利钠肽就解决了这个问题。

2017 年，最新发布的《美国心力衰竭管理指南》进一步明确了生物标志物脑钠尿肽的作用。新指南在心力衰竭预防、诊断和预后方面明确了脑钠尿肽的作用。推荐采用利钠肽筛选心力衰竭患者，对无症状性 CHF 进行诊断，评估慢性心力衰竭患者的预后和疾病的严重程度。检测住院时利钠肽和心肌肌钙蛋白的基线，评估严重失代偿性心力衰竭的预后；检测心力衰竭患者住院期间、出院前的血浆利钠肽水平，有助于判断出院后的预后；对于慢性心力衰竭患者的危险分层，可考虑检测其他临床标志物（如心肌损伤或纤维化标志物）。

血浆利钠肽对呼吸困难患者，可用于鉴别心力衰竭引起的呼吸困难和其他原因引起的呼吸困难，对于利钠肽水平正常的患者可排除心力衰竭。

（1）当 BNP<35pg/ml，NT-proBNP<125pg/ml 时不支持慢性心力衰竭的诊断。

（2）对于急性心力衰竭应使用较高的判断值，如果 BNP<100pg/ml，NT-proBNP<300pg/ml 和 A 型利钠肽中区前体（MR-proANP）<120pmol/L，可以排除心力衰竭。应注意测定值与年龄、性别和体重等有关，老龄、女性、肾功能不全时升高，肥胖者降低。诊断急性心力衰竭时，NT-proBNP 水平应根据年龄和肾功能不全进行分层：50 岁以下的成人血浆 NT-proBNP>450pg/ml，50~75 岁血浆 NT-proBNP>900pg/ml，75 岁以上血浆 NT-proBNP>1 800pg/ml，肾功能不全（肾小球滤过率<60ml/min）时 NT-proBNP>1 200pg/ml。

（3）评估急性心力衰竭严重程度和预后；NT-proBNP>5 000pg/ml 提示心力衰竭患者短期死亡风险较高；NT-proBNP>1 000pg/ml 提示长期死亡风险较高。

（4）新指南推荐 BNP 和 NT-proBNP 治疗后比治疗前的基线水平降低 ≥ 30% 作为治疗有效的标准，如未达到，即便临床指标有改善，仍为疗效不满意，需继续加强治疗，包括增加药物种类或提高药物剂量。

血浆利钠肽的检测可排除心力衰竭，但血浆利钠肽升高不能用于确诊。因引起利钠肽增高存在很多心血管和非心血管的原因：心脏原因包括心力衰竭、急性冠脉综合征、肺栓塞、心肌炎、左室肥厚、肥厚性或限制性心肌病、瓣膜性心脏病、先天性心脏病、房性和室性快速型心律失常、心脏挫伤、心脏复律、ICD 电击、累及心脏的外科手术、肺动脉高压；非心脏原因包括高龄、缺血性卒中、蛛网膜下腔出血、肾功能不全、肝功能不全（主要是肝硬化伴腹水）、副肿瘤综合征、慢性阻塞性肺疾病、严重感染（包括肺炎和败血症）、重度烧伤、贫血、严重代谢和激素异常（如甲状腺功能亢进、DM 酮症酸中毒）。其中，房颤、年龄和肾衰竭是最重要的妨碍利钠肽的因素。另一方面，在肥胖患者中，利钠肽水平可能不成比例地降低。在一些失代偿的终末期心力衰竭、一过性肺水肿或右侧 AHF 的患者中可检出 BNP 水平意外得低。

1. 血清氨基末端 -B 型利钠肽前体

【参考区间】电化学发光法：<125pg/ml（<75 岁）；<450pg/ml（>75 岁）。

【临床意义】血清氨基末端 -B 型利钠肽前体（NT-proBNP）升高主要见于急慢性心力衰竭、冠心病、慢性肾病等疾病。慢性心力衰竭患者血液中 NT-proBNP 水平高于健康人和非心力衰竭患者，但升高程度不及急性心力衰竭。NT-proBNP 是慢性心力衰竭最强的独立预后因素之一，并适用于不同严重程度的心力衰竭患者。

【评价】

（1）采血前准备：NT-proBNP 的检测基本不受体位改变和日常活动的影响，且不存在日间生理学波动，故标本采集时无需固定体位和时间，但要避免剧烈运动。高浓度生物素制剂治疗的患者必须在停药 8 小时后方可检测。

（2）标本类型及稳定性：检测 NT-proBNP 既可以选择血清也可以选择血浆，但 EDTA 抗凝血浆较血清或肝素血浆检测结果低 10%~13%。在室温下可保存 3 天，4℃可保存 6 天，-20℃下可保存 24 个月。

2. 血清 B 型利钠肽测定

【参考区间】化学发光法：成人 BNP<100pg/ml。

【临床意义】血清 B 型利钠肽（BNP）水平升高：

（1）心血管疾病：充血性心力衰竭、急性冠脉综合征、左心室功能不全、原发性高血压。

（2）肺部疾病：肺源性心脏病、肺栓塞。

（3）其他：肾病、肝病和血容量过多等。

心力衰竭患者无论是否出现心力衰竭症状，BNP 水平均升高，升高幅度与心力衰竭严重程度成正比，和纽约心脏病协会分级（NYHA）相关。BN 还可作为独立危险因素对充血性心力衰竭和急性冠脉综合征患者进行危险分级。

【评价】

（1）标本类型及稳定性：推荐使用 EDTA 抗凝血浆作为检测样本，不建议使用血清、肝素或枸橼酸抗凝血浆样本。由于 BNP 在玻璃试管中不稳定，推荐使用塑料采集管。样本 2~8℃可保存 24 小时，长期保存应置于 -20℃，并避免反复冻融。轻度溶血、脂血、黄疸标本不影响检测结果。

（2）干扰因素：人类血清中的嗜异性抗体会与试剂免疫球蛋白发生反应，干扰体外诊断免疫测定。

（八）心肌肌钙蛋白

老年心力衰竭患者的主要病因之一是冠心病，冠心病的实验室检测指标主要是心肌肌钙蛋白（cTn），心肌肌钙蛋白是诊断急性冠状动脉综合征的特异性指标。心肌肌钙蛋白是心肌收缩的重要调节蛋白，包含 3 个亚基：肌钙蛋白 T 吸附在原肌球蛋白上，推动肌肉收缩；肌钙蛋白 I 可抑制肌动蛋白中的腺苷三磷酸酶活性；肌钙蛋白 C 是 Ca^{2+} 结合亚基。肌肉收缩时肌钙蛋白复合物有助于钙的活化，调节横纹肌收缩功能。心肌损伤时，因心肌细胞通透性增加（可逆性损伤）和（或）cTn 从心肌纤维上降解下来（心肌坏死等不可逆损伤）而导致 cTn 升高。

高敏心肌肌钙蛋白（hs-cTn）有助于更敏感探查既往易被漏诊的微小心肌损伤，有助于更早期诊断急性心肌梗死（AMI）、有助于更合理筛查心血管事件的高危患者。

心力衰竭患者心肌肌钙蛋白会升高，通过检测心肌肌钙蛋白可预测心力衰竭的发病率和死亡率等。

【参考区间】化学发光法：hs-cTnI<0.034μg/L；电化学发光法：hs-cTnT<0.014μg/L。

【临床意义】cTn 是诊断急性心肌梗死以及对心脏疾病进行危险分层的最好标志物，cTn 增高提示心肌损伤。在多数 AHF 患者和部分慢性心力衰竭患者中心肌肌钙蛋白有不同水平的升高，因心力衰竭患者心输出量降低，左室充盈压增高，使得冠状动脉灌注梯度恶化，导致心肌的缺血性损伤，引发 cTn 的释放。在新发的 AHF 患者中，cTn 的升高可能与缺血性心肌损伤有关，也可能是失代偿状态的后果。此外，对于急性肺栓塞患者，作为急性失代偿肌钙蛋白水平也可升高。hs-cTn 对 AHF 患者的短期和长期死亡率均有预测价值，有研究显示，在入院时 hs-cTn 阳性的急性失代偿性心力衰竭（ADHF）患者住院时间更长、院内死亡率更高和心力衰竭恶化的可能性更高。出院和入院时 hs-cTn 水平的变化率有助于预测心力衰竭或心血管事件的再入院、发病率或死亡率。

【评价】

（1）临床研究发现 hs-cTn 可在一些稳定性心脏疾病中或其他非缺血性心肌疾病中检

测，临床医生还需分析 hs-cTn 升高的其他潜在病因。

（2）不同的 cTnI（包括 hs-cTnI），由于检测方法（检测抗体）不同，检测结果间存在差异，难以相互比较，临床应用时应充分注意。

（3）临床应用研究表明，cTnI 和 cTnT 两者的临床应用价值基本相同。

（九）老年病相关的实验室检查

老年心力衰竭常常合并多种引起心脏损害的疾病，如高血压、冠心病、糖尿病和血脂紊乱等，所以实验室检查还应包括以下的检测项目，以利于老年心力衰竭患者的诊断和治疗。

1. 血糖和糖化血红蛋白 在心力衰竭患者中，血糖异常和糖尿病（DM）是很常见的，而 DM 与心功能不全和不良预后相关。特别是老年糖尿病患者经常合并高血压、心房颤动和心室顺应性降低等，这可加重舒张期心功能不全。有研究显示糖尿病是心力衰竭的独立危险因素，发现糖化血红蛋白水平与发生心力衰竭关系密切，糖化血红蛋白每升高 1%，发生心力衰竭的危险性会增加 15%。

2. 血脂检测 很多老年人血脂异常，除胆固醇和三酰甘油外，高密度脂蛋白胆固醇和低密度脂蛋白胆固醇也异常，这些可导致冠状动脉粥样硬化的发生，其发展可出现无症状的心肌缺血、心绞痛、心肌梗死及心力衰竭，因此，及时诊断和控制血脂非常重要。

3. 肾素 - 血管紧张素Ⅱ - 醛固酮检测 年心力衰竭的主要病因有高血压，而肾素 - 血管紧张素Ⅱ - 醛固酮系统（RAAS）异常，可导致高血压。同时，肾素 - 血管紧张素Ⅱ - 醛固酮系统在慢性心力衰竭的发生发展中起到了十分重要的作用。

4. 同型半胱氨酸检测 同型半胱氨酸（HCY）是心脑血管疾病发病的独立危险因素，其血浆浓度与心脑血管病的程度和并发症呈正相关。HCY 升高不仅与心血管病死亡率、脑卒中和阿尔茨海默病发生的危险性增加有关，还与心力衰竭的严重程度及长期预后有关。部分慢性肾功能不全患者血浆 HCY 水平会升高，并且与血清肌酐值呈正相关，与肾小球滤过率呈显著负相关。

由于 HCY 参考范围与性别和年龄有关，所以检测结果要注意年龄和性别；此外，不同的检测方法参考范围也不同，目前，检测方法主要是循环酶法和化学发光微粒子免疫分析法。

（十）其他的生物标志物

研究显示还有一些生物标志物与老年心力衰竭有关，包括反映炎症反应、氧化应激、神经激素紊乱、心肌和基质重构等生物标志物，如肿瘤坏死因子 -α 和白介素等炎症细胞因子在 CHF 发生发展过程中起重要作用。然而，这些指标还没有被推荐临床常规应用。

（十一）鉴别诊断

1. 心力衰竭与无痛性心肌梗死鉴别 老年患者特别是糖尿病患者可发生无痛性心肌梗死，这部分患者还可能以心力衰竭症状就诊，除了心电图检查外，实验室应通过 hs-cTn、BNP 或 NT-proBNP 等检查进行鉴别诊断。

2. 心力衰竭与肺部感染的鉴别 左心衰竭和肺部感染均可出现憋喘和呼吸困难，可根据患者的临床症状体征、听诊和胸片，以及实验室检测指标 BNP 或 NT-proBNP 和血气分析等检查进行鉴别诊断。

3. 心源性哮喘与支气管哮喘 心源性哮喘多见于有高血压或慢性心瓣膜病史的老年人，发作时必须坐起，重症者肺部有干湿性啰音，甚至粉红色泡沫痰，而支气管哮喘并不一定强迫坐起，咳白色黏痰后呼吸困难常可缓解，肺部听诊以哮鸣音为主。

4. 心力衰竭与痰液堵塞气道所致阵发性呼吸困难 老年人特别是伴有慢性阻塞性肺疾病的患者气道反应性降低，咳痰无力，夜间可出现阵发性呼吸困难，在咳出痰液后症状立即减轻，而坐起不能缓解。

5. 心包积液、缩窄性心包炎时，由于腔静脉回流受阻同样可以引起肝大、下肢水肿等表现，应根据病史、心脏及周围血管体征进行鉴别，超声心动图检查可得以确诊。

6. 肝硬化腹水伴下肢水肿应与慢性右心衰竭鉴别，除基础心脏病体征有助于鉴别外，非心源性肝硬化不会出现颈静脉怒张等上腔静脉回流受阻的体征。

三、心力衰竭的实验室检验路径

1. 急性心力衰竭实验室检验路径 急性心力衰竭（AHF）是指心力衰竭的症状和（或）体征迅速发作或恶化，AHF常危及生命。

冠心病是急性心力衰竭的主要病因，占60%~70%，尤其对于老年人群。年轻患者中，急性心力衰竭的常见病因是扩张性心肌病、心律失常、先天性瓣膜病和心肌炎。此外，老年心力衰竭患者因合并多种病因，更需进行紧急评估和治疗。

2016年ESC指南强调利钠肽水平可用于排除心力衰竭，具体数值请见流程图2-4。

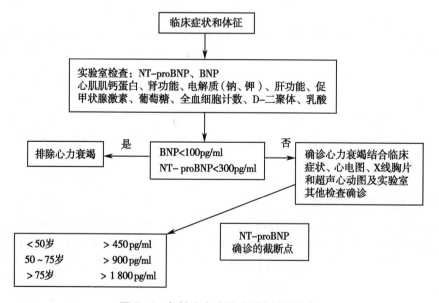

图2-4 急性心力衰竭实验室检验路径

2. 非急性心力衰竭的诊断流程 2016 ESC指南推荐的慢性心力衰竭诊断流程见图2-5。

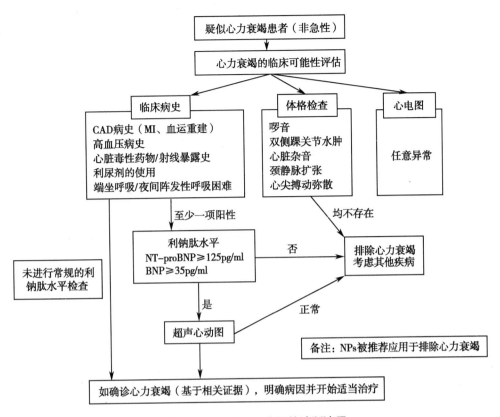

图 2-5 非急性心力衰竭的诊断流程

（赵　昕　张国建）

参 考 文 献

［1］于普林,郑松柏,塞在金,等.老年医学.第2版.北京:人民卫生出版社,2017.

［2］中华医学会心血管病学分会,中华医学会检验医学分会.高敏感方法检测心肌肌钙蛋白临床应用中国专家共识(2014).中华内科杂志,2015,54(10):899-904.

［3］中国医师协会急诊医师分会,中华医学会心血管病学分会,中华医学会检验医学分会.急性冠脉综合征急诊快速诊疗指南.中华急诊医学杂志,2016,25(4):397-404.

［4］中华医学会心血管病学分会,中华心血管病杂志编辑委员会.急性ST段抬高型心肌梗死诊断和治疗指南.中华血管病杂志,2010,38(8):675-686.

［5］中华医学会心血管病学分会,中华心血管病杂志编辑委员会.慢性稳定性心绞痛诊断与治疗指南.中华心血管病杂志,2007,35(2):195-206.

［6］胡大一,刘梅颜,吴寸草,等译.2008中西方BNP专家共识.中国医药导刊,2009,11(10):1628-1637.

［7］陈伟伟,高润霖,刘力生,等.《中国心血管病报告2017》概要.中国循环杂志,2018,33(1):1-8.

［8］尚红,王毓三,申子瑜.全国临床检验操作规程.第4版.北京:人民卫生出版社,2015.

［9］Task Force Members1,Montalesbcot G,Sechtem U,et al.2013 ESC guidelines on the management of stable coronary artery disease:the Task Force on the management of stable coronary artery disease of the European Society of Cardiology.Eur Heart J,2013,34(38):2949-3003.

［10］ Fihn SD,Blankenship JC,Alexander KP,et al.2014 ACC/AHA/AATS/PCNA/SCAI/STS focused update of the guideline for the diagnosis and management of patients with stable ischemic heart disease：a report of the American College of Cardiology/American Heart Association Task Force on Practice Guidelines,and the American Association for Thoracic Surgery,Preventive Cardiovascular Nurses Association,Society for Cardiovascular Angiography and Interventions,and Society of Thoracic Surgeons.J Am Coll Cardiol,2014,64 (18)：1929-1949.

［11］ Amsterdam EA,Wenger NK,Brindis RG,et al.2014 AHA/ACC Guideline for the Management of Patients with Non-ST-Elevation Acute Coronary Syndromes：a report of the American College of Cardiology/American Heart Association Task Force on Practice Guidelines.J Am Coll Cardiol,2014,64(24)：e139-e228.

［12］ Roffi M,Patrono C,Collet JP,et al.［2015 ESC guidelines for the management of acute coronary syndromes in patients presenting without persistent ST-segment elevation.Kardiol Pol,2015,73(12)：1207-1294.

［13］ 曹剑.心力衰竭最新诊治进展.中华保健医学杂志,2017,19(5)：375-378

［14］ Ponikowski P,Voors A,Anker S,et al.2016 ESC Guidelines for the diagnosis and treatment of acute and chronic heart failure.European Heart Journal,2016,37：2129-2200

［15］ 张健,陈兰英.心力衰竭.北京：人民卫生出版社,2011.

［16］ 杨新春,那开宪,陈瑾.心力衰竭临床与实践.北京：人民卫生出版社,2008.

［17］ 王喆.中国心力衰竭诊断和治疗指南 2014,中国临床医生杂志,2016,44(5)：14-16.

［18］ 陈伟伟,高润霖,刘力生,等.中国心血管病报告 2016 概要.中国循环杂志,2017,6(32)：521-530.

［19］ Roffi M,Patrono C,Collet JP,et al.2015 ESC guidelines for the managementof acute coronary syndromes in patients presenting without persistent ST-segment elevation.European Heart Journal,2016,37(3)：267-315.

［20］ 陈伟伟,高润霖,刘力生,等.中国心血管病报告 2013 概要.中国循环杂志,2014,7(29)：487-491.

［21］ Nancy Swords Jenny,Nels C.Olson,Matthew A.Allison,et al.Multi-Ethnic Study of Atherosclerosis：Biomarkers of Key Biological Pathways in Cardiovascular Disease.Glob Heart,2016,11(3)：327-336.

［22］ 李小鹰,季福绥,党爱民,等.高龄老年冠心病诊治中国专家共识.中华老年医学杂志,2016,7(35)：683-691.

［23］ 杨义明,张瑞霞,李玢,等.老年慢性心衰患者 N 末端脑钠肽前体和其它生化指标的检测及意义.中国实验诊断学,2012,1(16)：74-76.

［24］ 陈亚南,王岚峰.心力衰竭相关生物学标记物的研究近况.中华老年心脑血管病杂志,2012,2(14)：211-213.

［25］ 叶任高,陆再英.内科学.北京：人民卫生出版社,2007.

第三章

肾脏疾病

肾脏是人体最重要的排泄器官，维持水、电解质及酸碱平衡，还分泌多种激素。肾脏易受机体衰老的影响而发生结构与功能改变，慢性肾脏病的患病率随年龄而增加，我国老年人患慢性肾脏病的风险显著高于中青年人，也是急性肾损伤的高危人群，与年轻人相比，60岁以上的患者社区获得性急性肾损伤的发生率增加3~8倍。一方面，老年人群肾脏生理结构出现退行性改变，功能出现进行性下降，容易因对内环境变化适应能力差而导致肾脏受损。另一方面，老年人群全身性疾病高发，其肾脏也较其他年龄人群更脆弱，在如高血压、动脉粥样硬化、糖尿病、高尿酸血症、心力衰竭等疾病及多发性骨髓瘤等肿瘤时，老年人群常出现肾脏受累，造成继发性肾损害，同时也对相关的治疗药物毒性更敏感，引起肾小管间质损伤。由于反复的尿路感染、膀胱自主功能下降、膀胱排空不全等引起的泌尿道梗阻也可加重肾损伤导致肾功能下降，进一步增加了肾脏损伤发生的风险。

第一节　原发性肾小球肾炎

一、疾病概况

（一）原发性肾小球肾炎的特点

原发性肾小球肾炎是指原因不明，临床表现为血尿、蛋白尿、高血压等的一组病变主要累及双肾肾小球的疾病，占肾小球病的大多数。

（二）老年原发性肾小球肾炎的流行病学调查

原发性肾小球肾炎是我国慢性肾脏病的主要病因，据2012年一项成年人抽样调查统计，我国慢性肾脏病的总患病率为10.8%（10.2%~11.3%），患者人数约为1.195亿（1.129亿~1.250亿）。我国北部和西南地区的慢性肾脏病患病率较高，分别为16.9%（15.1%~

18.7%）和18.3%（16.4%~20.4%）。老年人群明显较其他年龄人群慢性肾脏病比例高。

（三）老年人群特点

1. 病因

（1）老年人群肾脏贮备功能下降：随着年龄增长，人体肾脏体积、重量减少（以50岁以后较为明显），同时脂肪和纤维瘢痕替代肾实质，直接影响肾单位功能。在一定诱因下，容易发生肾脏损伤。

（2）合并多种慢性基础疾病：老年人易患全身疾病，如高血压、动脉粥样硬化、糖尿病、骨髓瘤等，加之肾脏较其他年龄人群脆弱，对相关的治疗药物毒性更敏感，易诱发肾脏损伤。

（3）多数肾小球肾炎是免疫介导性炎症疾病。免疫机制被认为是肾小球疾病的始发机制，主要包括肾小球内形成免疫复合物。在此基础上，炎症细胞和炎症介质（如补体、细胞因子、活性氧等）引起炎症反应，最后导致肾小球损伤和临床症状。在慢性进展过程中也有非免疫非炎症机制参与。

2. 病理及临床表现 老年人群肾脏形态和功能较其他年龄人群发生变化，主要表现为体积缩小，肾实质，尤其是肾皮质减少。具体来说，肾小球基底膜增厚、系膜基质增多、Bowman囊纤维化，功能性毛细血管数量减少。结局是系膜基质透明变性，毛细血管坍塌、闭合，肾小球硬化，肾小球滤过面积减少，最终导致肾小球滤过率降低。原发性肾小球肾炎病理分型主要有新月体性肾小球肾炎、IgA肾病、系膜增生性肾小球肾炎、微小病变肾病、膜性肾病、局灶节段性肾小球硬化、膜增生性肾小球肾炎等。不同国家或地区老年人群主要病理类型不尽相同。我国老年人群主要的病理类型为膜性肾病、IgA肾病和微小病变肾病等。

肾小球疾病通常表现为缓慢进展的肾小球肾炎，临床主要表现为肾病综合征（尿蛋白>3.5g/24h、血清白蛋白<30g/L、水肿、高脂血症）、肾炎综合征（血尿、蛋白尿、水肿、高血压），也可表现为单一蛋白尿、无症状性镜下血尿和（或）蛋白尿到肉眼血尿及肾功能损害。

（1）膜性肾病：病理特点是以肾小球基底膜上皮细胞下弥漫性免疫复合物沉着伴基底膜弥漫增厚。老年患者70%~80%以肾病综合征起病，约20%患者以无症状性蛋白尿起病，多为非选择性蛋白尿。少数老年膜性肾病患者常存在高凝状态，容易并发静脉血栓，如发生肾静脉血栓，常伴腰痛、血尿、肾功能异常，也可发生下肢静脉血栓。据统计，在老年膜性肾病患者中，血压升高、凝血功能异常和肾功能异常者较成年人多见，水肿严重时老年患者发生心血管病变及感染的几率增加。

（2）IgA肾病：IgA肾病占亚洲原发性肾小球疾病的30%~45%。原发性IgA肾病病理特征以IgA在肾小球系膜区沉积，肾小球系膜细胞增殖及系膜基质增多为基本组织学改变。尽管IgA肾病主要多发于青少年，但老年IgA肾病与青年IgA肾病患者病理表现差异显著，且IgA肾病是老年患者肾功能和生存时间减少的独立危险因素。

IgA肾病主要临床表现多样，从无症状镜下血尿和（或）蛋白尿到肉眼血尿，可表现为肾病综合征或肾炎综合征，可合并水肿、高血压、肾功能减退。也可表现为持续大量蛋白尿。若肾功能快速进行性恶化，并且合并明显血尿和大量蛋白尿，则考虑细胞性新月体形成和毛细血管袢坏死，需尽快行肾活检以明确。

（3）微小病变肾病：微小病变肾病表现为光镜下肾小球结构基本正常，电镜下以足细胞足突广泛消失为主的肾小球疾病，临床表现为肾病综合征。该病多发于儿童（80%），占老年肾病综合征患者的 16.2%，60 岁后发病率呈小高峰。

微小病变肾病主要临床表现为肾病综合征，大多数患者肾功能正常，少数老年患者由于有效血容量不足或其他原因可出现急性肾损伤。其他并发症包括感染、电解质紊乱、血栓栓塞、营养不良和内分泌功能紊乱。由于老年人抵抗力下降且应用细胞毒类药物增加感染率，高脂血症及蛋白丢失等原因易发生栓塞或血栓。

二、实验室诊断及鉴别诊断

（一）尿液常规检查

尿常规检查是肾病基本检查，包括一般性状检查、尿液化学检查和尿有形成分检查。

1. 一般性状检查

（1）尿量：指 24 小时排出体外的尿总量，或每小时排出体外的尿量。

【参考区间】成人尿量 1 000~1 500ml/24h（多尿：>2 500ml/24h；少尿：<400ml/24h 或持续 <17ml/h；无尿：<100ml/24h）。

【临床意义】反映肾小球生成原尿的能力及肾小管浓缩稀释功能。

【评价】饮水过多、咖啡、输液、精神紧张等可引起生理性多尿。病理性多尿常见于尿崩症、甲状腺功能亢进症、原发性醛固酮增多症、糖尿病、急性肾损伤多尿期等。少尿见于机体缺水或出汗过多的生理状况，或急慢性肾病等病理情况。无尿可见于急性肾小管坏死如重金属肾损害等情况。

（2）尿颜色和透明度：指尿液外观物理形状。

【参考区间】新鲜尿液呈淡黄色、清晰透明。

【临床意义】反映生理或病理代谢物质变化情况。

【评价】病理因素、药物或食物等可引起尿液颜色改变。

（3）气味：正常尿液气味由尿中挥发的酸及酯类产生，具有微弱芳香气味，久置可呈氨臭味。

【参考区间】微弱芳香味，久置呈氨臭味。

【临床意义】反映生理或病理代谢物质变化情况。

【评价】病理因素、药物或食物等可引起尿液颜色改变。

（4）尿比密：尿液在 4℃时与同体积纯水重量之比。

【参考区间】化学试带法：成人随机尿比密 1.003~1.040；晨尿比密 1.015~1.025。

【临床意义】尿比密是临床评估肾脏浓缩稀释功能常用的指标。

【评价】化学试带法检测尿比密原理为多聚电解质离子解离法，测定简便，不受高浓度葡萄糖、蛋白质的影响，但精密度差，只作为初筛试验。

（5）尿酸碱度：尿中所有能解离的氢离子浓度，用 pH 表示。

【参考区间】pH 指示剂：正常饮食条件下晨尿 pH 为 5.5~7.0，随机尿为 4.6~8.0。

【临床意义】是反映肾脏调节机体内环境体液酸碱平衡能力的重要指标。

【评价】饮食、药物均可影响尿 pH。

2. 尿液化学检查

（1）尿蛋白定性：指检测尿液中的蛋白质含量。

【参考区间】pH 指示剂蛋白质误差法：阴性。

【临床意义】当肾小球滤过功能或肾小管重吸收功能受损时尿蛋白定性试验阳性，是一种简单廉价的辅助诊肾脏疾病的方法，在肾病的预防筛选随访中具有特殊价值。

【评价】尿液偏碱性时（pH>9），干化学试带法可呈假阳性；尿液偏酸性时（pH<3），结果可呈假阴性。药物可干扰结果，如大量青霉素、庆大霉素、磺胺、含碘造影剂等可使化学试带法呈假阴性。

（2）尿糖：指尿液中葡萄糖含量，正常人尿液几乎不含或仅含微量葡萄糖，尿糖定性试验为阴性。当肾小管重吸收能力下降或血糖浓度超过肾糖阈（>8.8mmol/L），检测结果为阳性。

【参考区间】葡萄糖氧化酶法：阴性。

【临床意义】尿糖阳性是提示糖尿病的重要线索，也可出现于肾性尿糖时。在一些内分泌性疾病如甲状腺功能亢进症、肢端肥大症、库欣综合征、嗜铬细胞瘤等引起血糖增高时也可出现糖尿。

【评价】左旋多巴、维生素 C、谷胱甘肽可使尿糖呈假阴性；本方法不能检测因进食或遗传代谢病出现的其他种类尿糖，如乳糖、半乳糖、果糖或无糖等。

（3）尿酮体：尿酮体是尿液中乙酰乙酸、β-羟丁酸和丙酮的总称。三者是脂肪代谢中间产物，糖代谢障碍时脂肪分解增高，导致血酮体升高且超过肾阈值时，尿酮体定性试验为阳性。

【参考区间】干化学试带法：阴性。

【临床意义】糖尿病加重时，脂肪代谢活跃产生大量酮体由尿液排出。服用双胍类降糖药的糖尿病患者，可出现酮尿。妊娠剧吐、饥饿、禁食过久、严重腹泻、全身麻醉、剧烈运动等也可出现酮尿。

【评价】在糖尿病病情严重并发酮症酸中毒时，尿酮体升高多早于血清，在疾病未控制早期，尿酮以 β-羟丁酸为主，因干化学法无法检测，故出现假阴性结果，待恢复后期 β-羟丁酸转化为乙酰乙酸，反而可出现与病情不符的假阳性。

（4）尿液胆红素：血中胆红素以结合胆红素和未结合胆红素形式存在，结合胆红素可通过肾小球滤过进入原尿，当其血浓度超过肾阈值，尿胆红素定性试验可呈阳性。

【参考区间】干化学试带法：阴性。

【临床意义】当肝脏疾病、胆道阻塞时，血中结合胆红素浓度增高，出现胆红素尿。

（5）尿胆原和尿胆素：经肝脏代谢后，结合胆红素进入肠道形成胆素原进入血液并由尿液排出，受空气氧化或光照后转变成黄色尿胆素，未变化的胆素原则为尿胆原。反映胆红素代谢。

【参考区间】干化学试带法：阴性或弱阳性。

【临床意义】尿胆原与尿胆红素联合分析有助于黄疸类型的鉴别。

【评价】尿液必须新鲜避光，否则尿胆原可被氧化成尿胆素而呈假阴性结果。尿中含大量维生素 C 或使用广谱抗生素（抑制了肠道菌丛，使尿胆原减少）也可出现假阴性结果。

（6）尿血红蛋白：正常情况下，尿液中无血红蛋白，当血液中游离血红蛋白超过
1 000mg/L 时，可大量排入尿中，形成茶色或酱油色，隐血试验呈阳性。

【参考区间】干化学法：阴性。

【临床意义】提示血尿、血红蛋白尿或两者同时存在。

【评价】尿中大量维生素 C 可产生假阴性；尿中含有肌红蛋白、对热不稳定酶、氧化
剂或菌尿，可使结果呈假阳性。

（7）尿白细胞：正常情况下，尿液中无白细胞或仅含少量白细胞，定性试验阴性。当
肾脏、泌尿道感染时，尿液中可出现大量白细胞，检查呈阳性。

【参考区间】白细胞酯酶法：阴性。

【临床意义】对泌尿系统感染筛查具有重要参考价值。

【评价】不能检测出尿液中的单核细胞和淋巴细胞；尿液中含有大量维生素 C 时引起
白细胞假阴性；尿蛋白浓度含量高时（>5g/L），引起尿白细胞假阴性。

（8）尿亚硝酸盐：当尿液中具有硝酸盐还原酶的细菌如大肠埃希菌等增加时，尿液亚
硝酸盐试验可呈阳性。

【参考区间】干化学法：阴性。

【临床意义】提示泌尿系统感染，见于 40%~80% 的大肠埃希菌感染。

【评价】硝酸盐浓度过低可引起假阴性；尿液含大量维生素 C 可引起亚硝酸盐假阴性；
感染细菌无亚硝酸盐还原酶可引起假阴性等。

3. 尿沉渣镜检

（1）尿液红细胞镜检：在肾小球疾病状态下，红细胞进入原尿形成血尿。在显微镜下
见 ≥ 3 个红细胞 / 高倍镜视野认为是镜下血尿，当 1 000ml 尿液中含 1ml 血液时，可出现
肉眼血尿。

【参考区间】<3 个 RBC/HP。

【临床意义】提示泌尿系统疾病，如肾小球肾炎、肾病、肾盂肾炎、泌尿系统结石、
肾脏肿瘤等疾病；也可出现于全身性疾病如白血病、再生障碍性贫血、出血性疾病、系统
性红斑狼疮等。

【评价】由于尿液中红细胞常被破坏，导致红细胞镜检出现假阴性。

（2）尿液白细胞镜检：对尿液中的白细胞形态和数量检查。在泌尿系统感染时，白细
胞进入尿液。在显微镜下见 ≥ 5 个白细胞 / 高倍镜视野认为是白细胞尿。

【参考区间】<5 个 WBC/HP。

【临床意义】对泌尿系统感染筛查具有重要参考价值。中性粒细胞增多时主要见于各
种类型的细菌感染，如急慢性尿路及生殖系统感染等；淋巴和单核细胞增多见于急性间质
性肾炎、肾小球肾炎、肾移植后排斥反应等、嗜酸性粒细胞增多可见于药物变态反应、急
性间质性肾炎等。

（3）上皮细胞镜检：肾脏各部分上皮细胞可脱落进入尿液，在显微镜下可通过形态或
染色予以区分。

【参考区间】男性：偶见（鳞状上皮细胞为主）；女性：0~5 个 /HPF（鳞状上皮细胞
为主）。

【临床意义】与上皮细胞来源和数量有关。肾小管上皮细胞提示肾小管病变，见于急

性肾小管肾炎、肾病综合征、肾小管间质性炎症等；移行上皮细胞增多见于相应部位炎症或坏死变性，如膀胱炎或肾盂肾炎；鳞状上皮细胞增多见于尿道炎。

（4）管型镜检：指蛋白质和细胞碎片在肾小管或集合管内凝固聚合成圆柱状结构物。其形成尿中蛋白质和 T-H 蛋白浓度、尿浓缩和肾小管内环境酸化及有可供交替使用的肾单位有关。细胞管型或颗粒管型较多且与蛋白尿同时出现时，临床意义较大。

【参考区间】偶见（透明管型）。

【临床意义】透明管型大量出现时，见于急性肾小球肾炎、急性肾盂肾炎、间质性肾炎、恶性高血压、充血性心功能不全和肾动脉硬化等；颗粒管型常见于各种肾小球疾病；红细胞管型提示肾小球出血，见于急性肾小球肾炎、急性肾小管出血性坏死、慢性肾炎急性发作、狼疮肾病、IgA 型肾病、肾梗死、肾移植术后发生排斥反应等；白细胞管型提示肾脏有细菌性炎症；肾小管上皮细胞管型见于妊娠子痫、肾淀粉样变性、肾移植排斥反应、重金属或药物中毒造成的急性肾小管坏死等；脂肪管型多见于肾病综合征等；蜡样管型提示局部肾单位有长期阻塞，见于重症肾小球肾炎、慢性肾炎晚期、慢性肾衰竭等，往往预后不良；血红蛋白管型见于急性出血性肾炎、血红蛋白尿；混合型管型为多种细胞成分混杂于一起，可见于肾炎的后期及肾小管间质性疾病。

【评价】透明管型偶见于正常尿液，剧烈运动、重体力劳动、麻醉和高热情况下，也可见透明管型；服用利尿剂、两性霉素 B 等药物，可使尿液透明管型增多。

（二）肾功能检查

肾功能检查包括肾小球滤过功能和肾小管及集合管转运功能检查。

1. **血清肌酐检测**　血清肌酐是肌肉中磷酸肌酸代谢产物，以相对恒定的速率释放进入血液循环，并具有稳定的血浆浓度，主要从肾小球滤过，少量由近端肾小管排泌，不被肾小管重吸收，其血浓度可反映肾小球滤过功能。以血肌酐、性别、年龄等指标综合计算的估算肾小球滤过率（evaluated glomerular filtration ration，eGFR），可与血肌酐水平共同作为肾小球滤过率的最初评估指标。目前改善全球肾脏病预后组织（Kidney Disease Improving Global Outcomes，KDIGO）推荐成人采用慢性肾脏病 – 流行病学合作组（Chronic Kidney Disease Epidemiology Collaboration）开发的 CKD-EPI 公式估算 GFR（表 3-1）。该公式是基于肾脏病饮食改良公式（Modification of Diet in Renal Disease，MDRD），经过大样本量研究后修订的 eGFR 计算公式，与金标准方法核素标记测定的 GFR 相比，偏差较小，准确度高。其中，CKD-EPI 公式推荐采用有溯源体系的肌酐检测。

表 3-1　CKD-EPI 计算 eGFR 公式 *

性别	血清肌酐 µmol/L（mg/dl）	公式
女性	≤ 62（≤ 0.7）	$GFR=144 \times (Scr/0.7)^{-0.329} \times (0.993)^{Age}$
	>62（>0.7）	$GFR=144 \times (Scr/0.7)^{-1.209} \times (0.993)^{Age}$
男性	≤ 80（≤ 0.9）	$GFR=141 \times (Scr/0.9)^{-0.411} \times (0.993)^{Age}$
	>80（>0.9）	$GFR=141 \times (Scr/0.9)^{-1.209} \times (0.993)^{Age}$

注：* 该计算公式有种族系数，适用人群为白色人种或者非黑色人种的其他人种

【参考区间】

男（20~59 岁）：57~97μmol/L；男（60~79 岁）：57~111μmol/L；

女（20~59 岁）：41~73μmol/L；女（60~79 岁）：41~81μmol/L。

（引自 WS/T 404.5《临床常用生化检验项目参考区间》）

【临床意义】血清肌酐目前是临床上评估肾功能的常用指标。血肌酐升高见于各种原发性和继发性原因引起的急、慢性肾功能不全，血肌酐升高的程度与肾病变的程度相关。

【评价】肌肉容积变化（如肌病、营养不良等导致肌酐生成减少，这时血肌酐会高过 GFR；不同年龄、性别的个体肌肉容积变化亦可导致肌酐生成的差异）和经饮食摄入的外源性肌酐会影响血肌酐浓度。抗坏血酸（330mg/L）、脂血（32mmol/L）将对结果产生负干扰。乙酰乙酸、头孢克洛、头孢噻吩、头孢西丁、L- 多巴、甲基多巴、谷胱甘肽、丙酮酸等对检测结果都有不同的干扰。

2. **肾清除率试验** 肾小球滤过率是单位时间内双肾生成原尿量，但目前不能直接检测，需利用内源性或外源性物质的肾血浆清除率来反映，常用内生肌酐清除率（creatinine clearance rate，Ccr），即单位时间内肾脏把多少毫升血浆中的内生肌酐完全清除而由尿液排出。因此，肾清除率试验是反映整体肾功能最直接和敏感的指标。其公式为：

$$肾肌酐清除率 = （尿肌酐浓度 \times 24h 尿量）/ 血肌酐浓度$$

【参考区间】成人 80~120ml/min。

【临床意义】内生肌酐肾清除率试验用于评估肾小球滤过功能，并可以判断肾损害程度。

【评价】影响肌酐检测的因素都会影响 Ccr 结果，因为该试验需要采集 24 小时尿，是否准确的尿液采集也会影响试验结果。计算结果往往比真实的 GFR 高 10%~20% 或更多，取决于尿肌酐中有多大的比例来自于肾小管分泌，如果实验室采用标准化的方法，则 GFR 正常患者 CCr 的测定值比 GFR 值高出 10%~20%，并且该百分比会随着 GFR 的下降而逐渐升高。

3. **血清尿素检测** 血清尿素是人体蛋白质代谢的终产物，主要经肾小球滤过从肾脏排出，有近 50% 被近曲小管重吸收，在饮食及代谢稳定时，血清尿素可以反映肾小球滤过功能。

【参考区间】

男（20~59 岁）：3.1~8.0mmol/L；男（60~79 岁）：3.6~9.5mmol/L；

女（20~59 岁）：2.6~7.5mmol/L；女（60~79 岁）：3.1~8.8mmol/L。

（引自 WS/T 404.5《临床常用生化检验项目参考区间》）

【临床意义】可以评价肾小球滤过率，但其敏感性和特异性欠佳。

【评价】当 GFR 下降到正常 1/2 以上时血中尿素浓度才会升高，且受很多肾外因素影响，如高蛋白饮食、消化道出血、感染、有效血容量不足及充血性心力衰竭等。低蛋白饮食、大量饮水、慢性肝脏疾病可导致血中尿素浓度下降。

4. **尿白蛋白肌酐比** 肾损伤后尿中最早出现的蛋白质是白蛋白，正常情况下肾小球滤过的白蛋白几乎完全被近端肾小管重吸收。当肾小球滤过膜受损时其表面的电荷屏障受损，致使白蛋白的滤过量大于近端小管的重吸收量，从而致使尿白蛋白增加，所以检测尿白蛋白对肾损害早期诊断具有重要意义。由于尿白蛋白与尿肌酐的排出量均受相同的因素影响而产生波动，但在个体中尿白蛋白肌酐比（albumin to creatinine ratio，ACR）则保持相对的恒定，观察 ACR 能更最准确地诊断出早期肾损害。

【参考区间】0~30mg/g。

【临床意义】ACR 是诊断早期肾功能损伤的重要参考指标。

【评价】由于尿白蛋白与尿肌酐的排出量均受相同的因素影响而产生波动，但 ACR 在个体中则保持相对的恒定。反应溶液中的灰尘颗粒或其他颗粒物质，会造成非特异性的散射信号，从而影响样本分析结果的准确。

5. 血半胱氨酸蛋白酶抑制剂 C（Cystatin C）检测　Cystatin C 存在于体内所有有核细胞，生成率稳定，不受人体肌肉量、代谢、年龄和性别等因素影响。Cystatin C 经肾小球滤过后由肾近曲小管完全重吸收分解，其血浓度反映了肾小球滤过功能。

【参考区间】胶乳增强免疫比浊法：0.59~1.03mg/L。

【临床意义】评估肾小球滤过率较理想的内源性标记物，特别是在肾功能受损早期，比血清肌酐更能敏感地反映 GFR 下降。

【评价】肾脏是清除 Cystatin C 的唯一器官，浓度主要由肾小球的过滤决定，且不受其他因素干扰，是反映肾小球过滤功能受损的理想、可靠指标，在糖尿病、高血压、肾移植患者中早期肾脏损害有较好的诊断价值。

（三）尿蛋白检测

包括尿蛋白定性或定量试验，电泳方法分析尿蛋白来源，以及利用免疫法检测尿液特种蛋白。

1. 尿总蛋白定量　蛋白尿指尿总蛋白定量试验 >100mg/L 或 >150mg/24h。利用邻苯三酚红钼络合显色法检测尿总蛋白含量，可对 24 小时尿总蛋白定量，评价肾小球损伤或其他类型肾脏疾病。轻微蛋白尿（<0.5g/24h）：慢性肾盂肾炎、多囊肾、肾小管病变等；中度蛋白尿（0.5~4.0g/24h）：急、慢性肾小球肾炎；重度蛋白尿（>4.0g/24h）：肾病综合征、狼疮性肾炎、淀粉样变性、肾静脉淤血等；无症状直立性蛋白尿约 1.0g/24h。

【参考区间】邻苯三酚红钼络合显色法：<0.15g/24h。

【临床意义】尿总蛋白检测是简单廉价的肾脏疾病筛查方法，可评估肾小球损伤或其他类型肾脏疾病，对肾脏疾病的诊断、评估和预后监测有重要意义。

【评价】由于 24 小时尿液采集烦琐，准确性差，目前美国肾脏病基金会（KDIGO）指南推荐尿白蛋白肌酐比值替代 24 小时尿蛋白定量。

2. 尿蛋白电泳　利用电泳方法对尿蛋白成分进行分析，确定尿蛋白来源，可以辅助疾病诊断和预后判断。尿蛋白电泳利用蛋白分子量大小对蛋白组分进行区分，明确小分子、中高分子及混合性蛋白尿，分别反映溢出性蛋白尿或肾小管间质病变（肾盂肾炎、间质性肾炎、肾小管酸中毒等）、肾小球病变（肾小球肾炎、肾病综合征等）及肾脏多部位累及病变。利用尿蛋白免疫固定电泳分析，可对多发性骨髓瘤进行免疫学分型。

【参考区间】正常尿液无蛋白区带。

【临床意义】利用尿蛋白电泳确定尿蛋白来源，可对多发性骨髓瘤进行免疫学分型，辅助疾病诊断和预后判断。

【评价】尿蛋白浓度低可导致尿蛋白电泳假阴性结果。

3. 尿液其他蛋白检查　利用免疫浊度法对反映不同肾脏部位受损的标志物进行检测，

判断尿蛋白来源及辅助诊断肾脏疾病。

【参考区间】

尿微量白蛋白：<30mg/24h（24h 尿）；<30mg/g 肌酐（随机尿）。

尿转铁蛋白：<2.12mg/L。

尿 α_1 微球蛋白：<12mg/L（晨尿）。

尿 β_2 微球蛋白：<0.2mg/L。

尿免疫球蛋白 IgG：<9.6mg/L（晨尿）。

尿游离轻链：κ、λ 小于检测下限；κ/λ 比值为 0.75~4.5。

【临床意义】尿液中除白蛋白外，其他蛋白浓度增高也可以区分尿蛋白来源，反映肾脏不同部位损伤。其中，尿微量白蛋白和尿转铁蛋白是肾小球早期损伤标志物，尿微量白蛋白主要应用于糖尿病、高血压、妊娠子痫前期等疾病引起的早期肾损伤。尿 α_1 微球蛋白和尿 β_2 微球蛋白均可反映肾小管损伤，尿 α_1 微球蛋白是判断肾近曲小管损害的早期诊断指标，而当肾小球和肾小管功能障碍时可导致血清和尿 β_2 微球蛋白浓度的改变，在分析尿 β_2 微球蛋白的临床意义时应结合血清浓度进行综合评估。尿 IgG 是反映肾小球损伤的指标之一，尿中 IgG 升高提示患者肾小球滤膜损伤严重，为非选择性蛋白尿。尿游离轻链增高见于多克隆免疫球蛋白血症如肾脏疾病或感染等，也可见于单克隆免疫球蛋白血症如多发性骨髓瘤、轻链病等疾病。

【评价】尿液检测前必须离心，浑浊标本可干扰检测结果。

（四）鉴别诊断

老年肾病综合征患者需肾活检以明确诊断。对于原发性肾小球肾炎患者，首先应与肝源性或心源性水肿（也可伴蛋白尿、低蛋白血症）相鉴别。也应除外继发性原因，对于中老年患者，应着重利用实验室检查排除代谢性疾病如糖尿病、异常蛋白血症如肾淀粉样变、多发性骨髓瘤等引起的肾病综合征，也应除外结缔组织病如系统性红斑狼疮性肾炎、感染性疾病如乙肝病毒相关性肾炎及药物相关性肾病综合征。

1. 与糖尿病鉴别 空腹血糖、餐后血糖、糖耐量试验异常提示糖尿病肾病可能，需结合临床病史进行诊断。

2. 与异常蛋白血症鉴别 血、尿蛋白免疫固定电泳发现单克隆条带提示异常蛋白血症（如肾淀粉样变性、多发性骨髓瘤等）。

3. 与结缔组织疾病鉴别 自身抗体检查阳性可提示自身免疫性疾病可能，如抗 Sm 抗体、抗 dsDNA 抗体阳性提示狼疮性肾炎可能。

4. 与感染性疾病导致肾损害鉴别 我国是乙型肝炎病毒（HBV）感染者数量最多的国家之一，乙肝病毒相关肾炎发病率高，老年膜性肾病患者中有 33% 可检出 HBV 抗原。HBV 表面抗原阳性、HBV 核心抗体阳性等血清学感染证据或检测出 HBV DNA 复制，可提示 HBV 相关肾炎。

三、检验路径

明确临床诊断的检验路径（图 3-1）

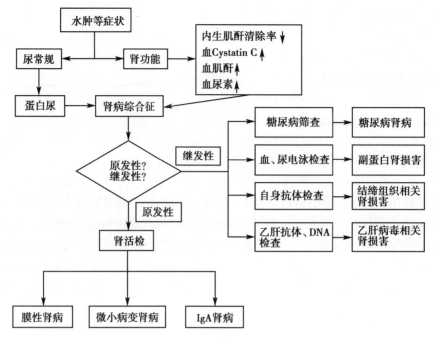

图 3-1 常见原发性肾小球肾炎诊断路径

（关 杰 李海霞）

第二节 老年继发性疾病肾损害

一、糖尿病肾病

（一）疾病概况

1. 糖尿病肾病定义及特点 糖尿病（diabetes mellitus，DM）是一种以长期高血糖症为特征的慢性代谢综合征，可使机体发生不可逆且永久性的结构及功能变化，并引起大血管和微血管并发症。糖尿病肾病（diabetic kidney disease，DKD）是 DM 主要的微血管病变之一，也是慢性肾脏病（chronic kidney disease，CKD）的最常见病因，引起世界范围内的过早死亡和终末期肾病（end-stage renal disease，ESRD）（表 3-2）。

表 3-2　DKD 分期（根据尿白蛋白）

分期	未校正（mg/L）	ACR（与肌酐校正后，mg/g）
正常	<20	<30
早期 DKD	20~200	30~300
临床 DKD	>200	>300

注：DKD= 糖尿病肾病；ACR= 尿白蛋白肌酐比

在患有 DM 的人群中，蛋白尿的出现和 GFR 的下降可能是由于典型的糖尿病性肾小球病变引起。据英国前瞻性糖尿病研究（UK Prospective Diabetes Study，UKPDS）估计，DM 患者从诊断无肾脏疾病到微量白蛋白尿所需时间为 18.9 年（中位数），发展至大量白蛋白尿需 10.9 年，进而恶化为 ESRD 是 9.7 年，即从正常白蛋白尿进展至 ESRD 约为 40 年。因此，非常有必要评估肾损伤的发生发展，并于 DKD 早期阶段及时治疗。

2. 老年糖尿病肾病的流行病学调查 近年来，全球范围内老年人的比例正在上升。据 WHO 统计，到 2050 年，60 岁以上的人口预计将从 11％ 翻倍至 22％。我国 2010 年的全国人口普查数据表明，中国 60 岁以上人口已达 1.77 亿，人口老龄化对医疗保健和公共卫生体系影响重大。

据国际糖尿病协会（international diabetes federation，IDF）统计，DM 已经影响全球人口的 8％ 以上，目前已达 4.25 亿人，并预测在 2045 年将超过 6.29 亿人，成为威胁全球人类健康的主要慢性病之一。西班牙糖尿病及相关代谢疾病生物医学研究中心发现糖代谢紊乱疾病在 61~75 岁年龄组更为常见，其中男性和女性的总体糖尿病患病率分别为 42.4％、29.8％。美国糖尿病协会（American Diabetes Association，ADA）估计，DM 人群中有 40％ 甚至更多比例的患者发生 CKD，其中包括很大一部分患者会发展成为需要透析和移植的 ESRD。以 KDOQI 作为诊断标准，西班牙初级保健机构中平均年龄 67.9 ± 13 岁的 2 型 DM 患者的 CKD 患病率达 34.6％。

而在我国，自 2011 年以来，DM 相关的 CKD 比例已超过肾小球肾炎导致的 CKD。我国近 1.2 亿的 DM 人群中，DM 相关的肾损伤患者人数占 2 430 万，有 60.5％ 的人存在轻微蛋白尿。根据我国多次全国性糖尿病流行病学调查数据显示，老龄人口增加的同时 DM 患病率也在增长，从 2000 年至 2010 年大于 60 岁人群 DM 患病率已从 6.8％ 进展至超过 22.86％；并且，老年患者（≥ 65 岁）接受肾脏病理活检时 DKD 的检出率显著高于非老年患者（18~64 岁）。

3. 老年人群特点

（1）病因

1）2 型 DM 发病较晚：在我国，96％ 以上的 DM 患者为 2 型 DM，2 型糖尿病为非胰岛素依赖型，这类患者体内胰岛素相对缺乏，多在中老年期发病，病情较稳定。我国全国性糖尿病流行病学调查数据显示，截至 2010 年大于 60 岁人群 DM 患病率已超过 22.86％。

2）老年人胰岛 B 细胞功能低下和胰岛素抵抗：胰岛 B 细胞功能低下和胰岛素抵抗是 2 型糖尿病的主要致病因素。并且，随着年龄的增长，胰岛细胞发生老化，靶细胞膜上胰岛素受体逐渐数目减少，在胰岛素抵抗的基础上，胰岛细胞长期过度负荷最终分泌功能失去代偿，致使血糖升高和糖代谢异常不断加重。

老年 DM 患者胰岛素分泌时相明显迟钝或缺如，胰岛素分泌显著低于非老年人。老年人血糖水平比其他年龄段患者高，血糖升高的幅度不仅随着年龄的增长而增长，而且以餐后血糖升高较为突出为特点。

3）肾损伤加重：老年 DM 患者反复的尿路感染、因膀胱自主功能下降引起的泌尿道梗阻以及使用具有肾损伤的药物（如非甾体类抗炎药、肾素血管紧张素抑制剂）均能加重肾损伤导致肾功能下降，进一步增加了老年肾脏损伤发生的风险，或将急性肾损害演变成慢性病变。

（2）病理《美国肾脏病杂志》（*J Am Soc Nephrol*）发表了由全球各国肾病理学家共同完成的糖尿病肾病理分级标准，综合 1 型和 2 型糖尿病肾病的病理改变，将糖尿病肾病分为四级肾小球病变，并对间质和血管受累进行独立评估：

1）肾小球病变分级

Ⅰ型：电镜显示肾小球基底膜（glomerular basement membrane，GBM）增厚，女性 GBM>395nm，男性 GBM>430nm，轻度或非特异性光镜改变；

Ⅱa 型：轻度系膜增生，镜下系膜增生 >25％且系膜增生面积 < 毛细血管袢腔面积；

Ⅱb 型：重度系膜增生，镜下系膜增生 >25％且系膜增生面积 > 毛细血管袢腔面积；

Ⅲ型：结节性硬化，至少有一个确定的 Kimmelstiel-Wilson（K-W）结节；

Ⅳ型：晚期糖尿病肾小球硬化，肾小球硬化 50% 以上。

2）间质与血管病变

肾小管病变：非萎缩肾小管伴小管基底膜增厚见于Ⅱ级肾小球病变，在Ⅲ级和Ⅳ级更加明显，PAS 或银染最清晰。

血管病变：出球小动脉的玻璃样变是 DKD 的特征性改变，而入球小动脉的玻璃样变可见于多种疾病，如慢性环孢素肾病和冠心病。出球小动脉的玻璃样变是 DKD 区别于高血压肾病的主要改变。

其他肾小球病变：渗出性病变指血浆蛋白和脂质渗出，沉积到肾小动脉、肾小球毛细血管、肾小囊或近端小管。沉积于肾小囊的称为球囊滴，球囊滴位于肾小囊的内侧，是 DKD 较为特征性的病变，有助于区别 DKD 与其他原因导致的肾小球硬化。

（3）临床表现

1）临床表现不典型：年轻 DKD 患者的临床表现更典型，老年患者的表现不典型，伴随 GFR 降低无蛋白尿排泄。老年人 DM 缺乏典型的"三多一少"症状，可能是由于老年人口渴中枢不如年轻人敏感，不容易出现口渴多饮，并且因为老年人常伴有肾动脉硬化、肾脏老化、肾小球滤过率减低，而使老年人肾糖阈较年轻人高，血糖轻度增高时未出现明显的多饮、多尿症状。由于老年人群患病后临床表现隐匿，平素多无异常症状，因此老年 DKD 患者多以各种并发症为首发症状来就诊，如冠心病、高血压、高脂血症、动脉硬化、糖尿病性神经病变等。

2）并发症多：老年 DM 患者，常常合并心血管疾病、高血压、动脉粥样硬化（肾动脉硬化）等，这些都可能增加尿白蛋白和尿蛋白的排出量，因此对老年 DKD 的诊断应结合病史及有关检查综合考虑，如无禁忌证应做肾穿刺活检以帮助明确诊断。

（二）实验室诊断及鉴别诊断

1. **血糖检测**　体内各组织细胞活动所需的能量大部分来自葡萄糖，血糖必须保持一定的水平才能满足体内各器官和组织的需要。了解血糖正常值并进行实时监测，无论对于发现 DM 的潜在危险、DM 的诊断、DM 治疗效果的监测都有着重要的意义。

【参考区间】空腹血糖：3.9~6.1mmol/L。

【临床意义】监测血糖浓度对于诊断 DM、低血糖症及其他糖代谢紊乱疾病有重要意义。

【评价】脂血（<32mmol/L）、溶血（<11g/L）对测定结果没有显著干扰。黄疸（>200μmol/L）、抗坏血酸（>110mg/L）将对结果产生负干扰。全血葡萄糖浓度比血浆或血清低 12%~15%，因此标本采集后应尽快分离血浆或血清，用氟化钠 - 草酸盐抗凝可抑制糖酵解。

2. 肾功能检测

（1）血肌酐检测详见本章第一节。

（2）肾清除率试验详见本章第一节。

（3）尿白蛋白肌酐比详见本章第一节。

（4）血半胱氨酸蛋白酶抑制剂 C 检测详见本章第一节。

3. 鉴别诊断

（1）与 DM 合并其他肾小球疾病鉴别，其多有肾小球疾病史，DM 病程在 5 年以下，无糖尿病视网膜病变，血尿明显，后出现大量蛋白尿而无高血压。

（2）与 DM 合并高血压肾损害鉴别，较为困难，一般高血压肾损害不会出现大量蛋白尿，以肾小管间质受损为主。DKD 区别于高血压肾病的主要改变是出球小动脉的玻璃样变。

（三）检验路径

1. 以病程及症状体征为出发点的检验路径——就诊路径（图 3-2）

临床糖尿病肾病已有晚期表现，病情已不可逆。近年来的研究特别注意检出早期糖尿病肾病，在这一时期进行及时有效的治疗，可使病情稳定甚至逆转，避免发展到临床糖尿病肾病。微量白蛋白尿用常规方法不能检出，现在广泛使用免疫比浊法进行测定。收集休息时尿（如夜间 12 小时尿）数据比较可靠。6 个月内做 3 次（每次间隔不少于 1 个月），如果有 2 次数值在 20~200mg/L 或尿白蛋白肌酐比（albumintocreatinineratio，ACR）在 30~300mg/g 则可确诊。

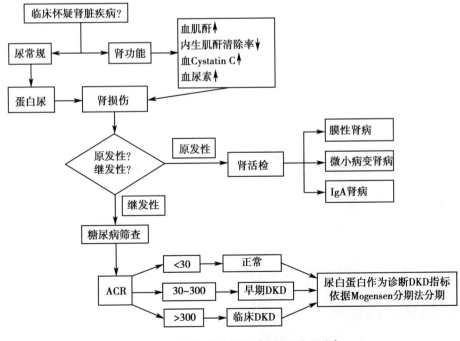

图 3-2 DKD 临床路径（根据尿白蛋白）

2. 明确临床诊断的检验路径——确诊路径

参照 Mogensen 诊断标准，年龄在 60 岁以上，有明确糖尿病病史，根据 WHO 公布的糖尿病诊断标准明确诊断为 DM 患者，且 DM 病程在 10 年以上，多伴随糖尿病视网膜病变，同时出现白蛋白尿，即指尿白蛋白排泄率（urinary albumin excretion rate，UAE）平均值达到 20~200μg/min，并排除原发性高血压、心力衰竭、泌尿系统感染、肾炎等引起的非糖尿病尿微量白蛋白增多者，即为老年 DKD 患者。

目前国际上普遍依据丹麦的 Mogensen 的分期方法将糖尿病肾病分为 5 期，根据这一标准，将出现尿白蛋白作为诊断 DKD 的指标，此分期与早期的肾损伤分期同步。根据 Mogensen 分期法，DKD 可分为如下五期：

Ⅰ期，即肾小球高滤过期。肾小球入球小动脉扩张，肾小球肥大致肾脏体积增大，无临床症状。UAE 正常（<20μg/min 或 30mg/24h），以肾体积增大、肾小球滤过率（glomerular filtration rate，GFR）增高，肾血流量、肾小球毛细血管灌注压及内压增高为主要特征；肾小球基底膜、系膜正常；经适当治疗可恢复。

Ⅱ期，即间断白蛋白尿期。GFR 正常或增高，但肾小球结构发生变化，肾小球毛细血管基底膜增厚，系膜基质增加，应激或运动后排泄增加，祛除诱因后恢复正常；UAE 正常或呈间歇性增高，多于血糖控制不佳或运动时出现，血压正常。

Ⅲ期，即早期 DKD 期。DM 病程在 5 年以上，血压略有升高，UAE 增多，平均值达到 20~200μg/min，肾小球出现部分荒废，血压较正常值轻度升高。通过降低血压可在一定程度上减少尿微量白蛋白的排出，此期干预可逆转病情。

Ⅳ期，即临床 DKD 期。UAE 大于 200μg/min，大量白蛋白尿。临床上开始出现高血压、低白蛋白血症和水肿，甚至出现一定程度的糖尿病眼底病变和氮质潴留；肾小球系膜基质进一步增加，基底膜进一步增厚，肾功能减退。

Ⅴ期，即肾功能衰竭期，ESRD。因肾小球肾单位丧失，UAE 减少，GFR<10ml/（min·1.73m^2），血肌酐、尿素升高，普遍肾小球毛细血管闭塞，肾小球玻璃样变性，肾小球滤过率进行性降低，出现高血压、水肿加重、低蛋白血症、贫血等，很快进入尿毒症期，由于肾小球毛细血管腔狭窄加重，肾小球基膜广泛增厚，造成更多的肾小球荒废，肾脏滤过功能进行性下降，导致肾衰竭。出现高血钾、代谢性酸中毒、心脑血管病、心力衰竭、心律失常及周围血管病变等严重并发症，随时危及生命。

3. 疗效评估及预后评价的检验路径——监测项目的选择与应用路径

（1）严格控制血糖：在出现临床 DKD 之前，也就是在 DM 早期，用胰岛素泵或多次皮下注射胰岛素做强化治疗，使血糖基本保持正常（空腹血糖 <6.1mmol/L），可以延缓甚至防止 DKD 的发生和发展，降低增高的肾小球滤过率和改善微量白蛋白尿。

（2）控制血压：一般认为，DM 患者的血压大于 140/90mmHg 就应该用降压药，大于 18 岁的非妊娠患者血压应控制在 130/80mmHg 以下。

（3）低蛋白饮食：临床 DKD 期时应实施低蛋白饮食治疗，肾功能正常的患者饮食蛋白入量为 0.8g/（kg·d），在 GFR 下降后，饮食蛋白入量为 0.6~0.8g/（kg·d），蛋白质来源应以优质动物蛋白为主。

（4）控制蛋白尿：自 DKD 早期阶段，无论有无高血压，首选血管紧张素转换酶抑制剂（angiotensin-converting enzyme inhibitors，ACEI）与血管紧张素受体拮抗剂（angiotensin receptor blocker，ARB）减少尿白蛋白。

（5）纠正血脂紊乱：改善生活方式，包括减少饱和脂肪酸和胆固醇的摄入、减轻体重、增加运动及戒烟、限酒、限盐等。

二、高血压肾损害

（一）疾病概况

1. 高血压肾损害定义及特点　高血压病是我国最常见的心血管疾病，也是最重要的流行病之一，常引起严重的心、脑、肾损害，并危及患者生命。肾脏不仅在血压调整过程中起着重要的作用，同时也是高血压相关损害的重要靶器官之一。临床上将高血压造成的肾脏结构和功能的改变，称为高血压肾损害。高血压所致的肾损害与高血压的严重程度、持续时间密切相关，也与患者的遗传体质有关。

当高血压患者出现蛋白尿和（或）血清肌酐升高，尿浓缩功能减退，肾脏体积缩小，则提示存在高血压肾损害。高血压肾损害主要是基于临床表现进行诊断，研究发现人种、血压、肾功能不全或肾小球滤过率（glomerular filtration rate，GFR）下降、白蛋白尿或蛋白尿、心血管合并症等是高血压肾损害进展至终末期肾病（end-stage renal disease，ESRD）的危险因素。

2. 老年高血压肾损害的流行病学调查　随着降压药的普遍应用，高血压引起的心脑血管并发症已经明显下降，但是由于高血压肾损害引起的 ESRD 比例却明显增加。根据美国肾脏数据登记系统（U.S.Renal Data System，USRDS）2011 年的资料表明，美国 ESRD 患者中约 24% 的原发病为高血压肾损害，居第二位病因。欧洲肾脏学会——欧洲透析和移植学会（European Renal Association-European Dialysis and Transplant Association，ERA-EDTA）数据显示，高血压肾损害占 ESRD 患者的 17%。在我国，全国性透析登记数据显示由高血压肾损害引起的 ESRD 患者占 9.9%，居原发性肾小球疾病和糖尿病肾病之后，位列第三位，且有不断上升趋势。这些数据显示，高血压肾损害已成为当前国内外 ESRD 的重要病因构成。

高血压在老年人群中是一个极常见的健康问题，其发病率随年龄增长而增加。在美国 65~75 岁老年组，大约 65% 的人患有高血压，50 岁以前男性比女性发病率高，50 岁以后女性逐渐比男性多。我国 30 个省市自治区第三次组织的全国高血压抽样调查显示，高血压患者中老年人占高血压患者 60%~70%。高血压是老年人的常见病和多发病，近年来随着我国人口老龄化的加剧，老年高血压性肾损害日益增多。

3. 老年人群特点

（1）病因

1）病程长：老年高血压患者患病时间长、血压控制不良是高血压肾损害发病的主要原因。老年人由于大动脉粥样硬化，主动脉膨胀性丧失，随年龄的增长进行性加剧，高血压使这一过程加速，导致主动脉僵硬，弹性减退，当左心室收缩的压力传至大动脉系统，无缓冲余地，致使收缩压升高，舒张时血管又无弹性回缩，因此舒张压减低，脉压增大。长期严重高血压及脉压导致肾小球动脉硬化、弹性降低，使肾脏中小动脉承受更大压力，血管壁硬化狭窄，从而引起肾损害。并且，肾小球毛细血管静水压负荷增大，肾小球基底膜通透性增高，直接导致尿蛋白排泄增加。

2）生理性退行改变：老年高血压患者收缩压明显增高，加之其肾脏本身生理性退行改变，加速了高血压导致的肾小球硬化发生的进程。高血压肾损害与高血压的严重程度、持续时间密切相关，高脉压加重高血压造成的肾小球高灌注效应，更易出现蛋白尿。

（2）病理：高血压所致的肾血管病变分为"良性肾血管硬化"和"恶性肾血管硬化"，绝大多数临床所见的高血压肾血管病变以良性肾血管硬化为主，多表现为良性小动脉性肾硬化。

血管病变主要累及小动脉，尤其是入球小动脉、弓形动脉及小叶间动脉。特征为：①肌内膜肥厚，尤其是叶间小动脉。内膜增厚，内弹力膜双轨征和中层肥厚；②玻璃样变，以入球小动脉最明显。管腔增厚，充以均匀一致的嗜伊红玻璃样物质，平滑肌细胞萎缩、管腔狭窄。随着血管壁增厚，管腔狭窄发展，肾小球和肾小管呈缺血性改变。肾小球毛细血管皱缩，系膜基质增加，球囊壁增厚，最终导致萎缩和硬化；而正常的肾单位代偿性肥大，故肾脏外观呈细颗粒状萎缩肾。

小叶间动脉和入球小动脉玻璃样变往往是原发性高血压病患者肾病理切片中仅有的改变（肾小球、肾小管、间质结构正常），反映高血压肾损害的最早改变。由于血管病变引起缺血，继发肾小球、小管及间质病变，肾小球毛细血管丛皱缩，系膜基质增加，肾小球囊壁增厚粘连，最后导致局灶、节段性肾小球硬化。与之相对应的肾小管萎缩，基底膜增厚，间质纤维化。随着小动脉病变加重，正常肾组织愈来愈少。

（3）临床表现：高血压性肾脏损害主要表现为良性小动脉性肾硬化，早期表现为微量白蛋白尿，常伴有血脂异常、高尿酸血症等多种代谢紊乱。首发症状包括：夜尿增多、多尿、尿钠排出增加，反映肾小管已有缺血性病变；尿 N- 乙酰 –β–D– 氨基葡萄糖苷酶（N-acetyl-β-D-glucosaminidase，NAG）、尿微球蛋白排出增多，尿浓缩功能开始减退。发病早期可测到微量白蛋白尿，继之有轻、中、度蛋白尿，表示肾小球已发生病变，一般定量少于 1~2g/24h，尿中有形成分少。随病程进展肾功能逐渐减退，但肾功能衰竭少见。

老年患者由于大动脉顺应性降低，主要表现为单纯收缩期高血压，脉压增大。近年许多研究表明，老年人群单纯收缩期高血压患者并发冠心病、脑血管病、心力衰竭及肾损害的几率较舒张期高血压患者明显多且严重。

（二）实验室诊断及鉴别诊断

1. 肾功能检测

（1）血肌酐检测详见本章第一节。

（2）肾清除率试验详见本章第一节。

（3）尿白蛋白肌酐比详见本章第一节。

（4）血半胱氨酸蛋白酶抑制剂 C 检测详见本章第一节。

2. 肾脏浓缩稀释功能检查　肾脏浓缩稀释功能检查主要包括尿比密和尿渗透压检查。尿比密是指在 4℃条件下尿液与同体积纯水的重量之比，是尿液中所含溶质浓度的指标，尿液比重的高低与尿液中水分、盐类及有机物含量和溶解度有关，与尿液溶质（氯化钠等盐类、尿素）的浓度成正比，同时受年龄、饮食和尿量影响，在病理情况下则受尿糖、尿蛋白及细胞、管型等成分影响。尿渗透压指溶解在尿液中具有渗透作用的全部溶质微粒总数量（含分子和离子），与颗粒大小及所带电荷无关。

【参考区间】

尿液比重 <1.015 时，称为低渗尿或低比重尿。

【临床意义】

尿液比重固定在 1.010±0.003（与肾小球滤过液比重接近），称为等渗尿，提示肾脏浓缩稀释功能受损。

【评价】

尿比密易于检测，而尿渗透压测定则需要特殊的渗透压检测仪器。尿比密和尿渗透压都能反映尿中溶质的含量，但尿比密易受溶质微粒大小和性质的影响，如蛋白质、葡萄糖等大分子微粒均可使尿比密显著增加，因而测定尿渗透压比尿比密更能反映肾脏浓缩稀释能力。

3. 鉴别诊断 鉴别诊断主要是应与原发性肾小球肾病伴肾性高血压鉴别（表3-3）。

表3-3 高血压肾损害（良性小动脉性肾硬化）与原发性肾小球肾病鉴别

项目	良性小动脉性肾硬化	原发性肾小球肾病
发病年龄	老年、男性略多	不定
高血压家族史	有	无
肾炎既往史	无	有
高血压与尿异常先后关系	高血压起病在先，时间长	尿异常在先，后出现高血压
尿异常表现	轻、中、度蛋白尿，有形成分少	尿蛋白较多，红细胞、管型较多
肾功能损害	肾小管功能损害在先	肾小球功能损害在先
其他系统	心、脑、眼底改变明显	心、脑、眼底改变轻
病程进程	缓慢	较快
肾脏病理	血管病变明显	肾小球病变明显

（三）检验路径

1. 以病程及症状体征为出发点的检验路径——就诊路径

高血压肾损害的临床症状可能是夜尿增多，主要因肾小管发生了缺血性病变，尿浓缩功能开始减退，继之出现蛋白尿，表示肾小球已发生病变。

在高血压肾损害早期，用常规的检测方法难以判断肾损害情况，白蛋白尿和蛋白尿是高血压肾损害的早期诊断指标。白蛋白尿的监测可以采用24小时尿中白蛋白量（30~300mg/24h），随机尿中白蛋白肌酐比（albumin to creatinine ratio，ACR）（30~300mg/g）或晨尿中白蛋白浓度（30~300mg/L）等方法表示。晨尿中白蛋白浓度的测定可能是患者筛选的理想方法，而24小时尿白蛋白排泄率（urinary albumin excretion rate，UAE）（20~200μg/min）是可靠的监测指标（图3-3）。

2. 明确临床诊断的检验路径——确诊路径

在长期、持续的高血压基础上出现少量蛋白尿、肾小管间质损害、肾功能正常或减退，同时伴有高血压眼底和心脏改变，可诊断良性小动脉性肾硬化。其诊断依据如下：

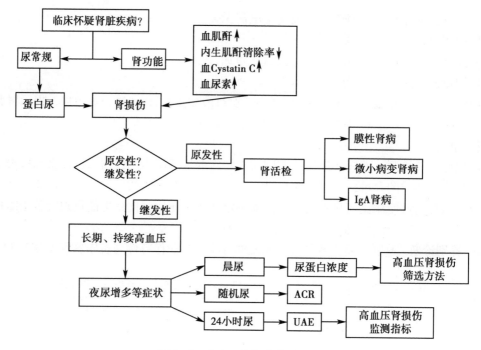

图 3-3　高血压肾损伤临床路径

（1）为原发性高血压，有高血压家族史。

（2）长期处于严重高血压，程度一般 >150/100mmHg（20.0/13.3kPa）。

（3）有轻、中度的蛋白尿，24 小时的尿蛋白 ≤ 2.0g，镜检有形成分少，高血压出现在蛋白尿之前。

（4）伴有高血压眼底病变。

（5）除外各种原发性肾脏病和其他继发性肾脏疾病。

（6）肾活检符合良性肾小动脉肾硬化的上述病理变化。

3. 疗效评估及预后评价的检验路径——监测项目的选择与应用路径

明确降血压目标值，美国肾脏病膳食改良试验（MDRD）循证医学试验结果指出，蛋白尿 >1.0g/d 时，血压应控制于 125/75mmHg 以下（平均血压或肾灌注压 <92mmHg）；蛋白尿在 0.25~1.0g/d 时，血压应控制于 130/80mmHg 以下（平均血压或肾灌注压 <98mmHg）。无论高血压或是血压正常偏高的患者在经改善生活方式后，仍不能达标时，均应积极进行药物治疗，才能有效防止疾病进一步发展，避免肾损害的发生，其中降低收缩压和脉压尤为重要。

三、多发性骨髓瘤肾损害

（一）疾病概况

1. 多发性骨髓瘤（multiple myeloma，MM）肾损害定义及特点　多发性骨髓瘤是发生在骨髓的多灶性浆细胞恶性肿瘤，主要临床表现为贫血、高钙血症、骨质破坏、反复感染、肾功能不全以及高黏滞综合征等，其发生率随年龄的增长而增加，在中老年人中的发病比例较高。

肾功能损害是多发性骨髓瘤的一种严重并发症，41.1%~81.6%的患者在多发性骨髓瘤诊断时表现有肾脏损害，其中一部分病例以肾脏损害为首发症状就医。大量异常的免疫球蛋白从尿液排出会引起的肾脏病变，包括轻链沉积性肾病、轻链管型性肾病与其他因素如高尿酸血症、高钙血症、淀粉样变导致的肾损害，其中，以肾小管管型形成导致肾衰竭最为常见。

2. 老年多发性骨髓瘤肾损害的流行病学调查　多发性骨髓瘤作为血液系统第二常见的肿瘤（占比10%~15%），占血液系统肿瘤死亡人数的15%~20%，通常多发于老年人，国外多数报道发病年龄在65岁左右，中位年龄为70岁，确诊病例中85%的是60岁以上的患者。

随着人口老龄化的日趋明显，老年人肾脏病及恶性肿瘤的发病率也随之增加，恶性肿瘤相关性肾损害在临床工作中较为常见，是老年患者继发性肾损害的原因之一。美国肾脏病数据系统的统计资料显示，在美国由多发性骨髓瘤引起的终末期肾病（end-stage renal disease，ESRD）占总ESRD人群的0.3%，肾脏损害是多发性骨髓瘤患者仅次于感染的第二大死因。

3. 老年人群特点

（1）病因：老年人肾脏由于组织结构的退化，对外界刺激的防御能力减弱，更容易出现肾衰竭。在生理性肾功能减退的基础上，老年多发性骨髓瘤患者容易发生肾病理改变。多发性骨髓瘤是中老年常见的一种恶性肿瘤，31%新诊断的MM患者最终发展为肾衰竭，其中高达13%的患者会发展为ESRD并需要透析支持。当老年人出现原因不明的肾功能不全、贫血与肾功能损害程度不成正比，肾功能不全伴高钙血症及高球蛋白血症时，应警惕多发性骨髓瘤伴肾功能不全，并进行相关的实验室检查以确诊疾病，必要时进一步行骨髓穿刺活检以及血、尿免疫蛋白电泳检查。

（2）病理：按病变的部位，多发性骨髓瘤肾损害分为肾小球损害和肾小管损害。

1）轻链沉积性肾病：为累及肾小球的主要类型。光镜下可显示类似糖尿病系膜结节样改变，也可显示肾小球系膜基质不同程度的增宽。免疫病理显示轻链在肾小球结节区沉积，肾小球基底膜、肾小管基底膜、肾小球囊壁则呈弥漫性、线条样分布。

2）轻链管型性肾病：为最常见的病理类型，其特征是光镜下可见大的、分层的有折光性透亮的蛋白管型。数处可有断裂，有时呈结晶状，管型周围有异物多核巨细胞。管型常出现于远端肾小管、集合管，肾小球基本正常。免疫荧光显示上述管型部位有轻链蛋白、T-H蛋白和免疫球蛋白沉积。

（3）临床表现：多发性骨髓瘤患者在病程中迟早会出现肾损害的临床表现。其中约50%患者以蛋白尿或肾功能不全为主诉首诊，而后出现骨髓损害及贫血等症状。

蛋白尿是多发性骨髓瘤肾损害早期的表现。部分患者仅表现为蛋白尿，数年后才出现骨髓瘤的其他症状或肾功能不全。尿蛋白的主要成分为轻链蛋白，即本周蛋白。当轻链蛋白损伤近端肾小管后，尿中除轻链蛋白外，还出现 β_2 微球蛋白、溶菌酶和清蛋白。病变累及肾小球时，尿中出现较多的中分子蛋白和高分子蛋白。

在多发性骨髓瘤病程中，约50%患者会突发急性肾损伤，多非单一因素所致。急性肾小管损害是主要的发病基础，多数急性肾损伤为可逆性。

多发性骨髓瘤慢性肾衰竭晚期患者常出现慢性肾衰竭，是主要的死亡原因之一。骨髓瘤细胞直接浸润肾实质、轻链蛋白导致的肾小管及肾小球损害、肾淀粉样变、高尿酸血症、高钙血症及高黏滞血症等长期对肾组织损害，最终均可导致肾小管及肾小球衰竭。患者出现严重贫血、恶心、呕吐、食欲缺乏、多尿、夜尿等慢性尿毒症综合征。

（二）实验室诊断及鉴别诊断

1. 总蛋白测定

【参考区间】65~85g/L。

【临床意义】约 95% 患者出现高球蛋白血症，血清总蛋白质超过正常。

【评价】由于血红蛋白跟双缩脲产物在 540nm 均有较强吸收峰，溶血导致红细胞裂解后释放的血红蛋白使最终反映的吸光度增加，从而引起总蛋白结果偏高。

2. 白蛋白、球蛋白比值

【参考区间】白蛋白 40~55g/L；白蛋白 / 球蛋白比值（1.2~2.4）：1。

【临床意义】约 95% 患者出现高球蛋白血症，球蛋白增多，白蛋白正常或减少，白蛋白、球蛋白比例倒置。

【评价】白蛋白的测定中，溶血时血红蛋白在 100g/L 时对结果无影响；黄疸血清至 15mg/dl 胆红素浓度对结果无影响；脂血血清对测定结果有一定影响，随血清的浑浊程度增加而增加。

3. 血磷测定

【参考区间】0.85~1.51mmol/L。

【临床意义】血磷主要由肾排出，故肾功能正常时血磷正常。多发性骨髓瘤患者晚期尤其是肾功能不全的患者，血磷可显著升高。

【评价】在磷的测定中，标本溶血使血细胞内磷酸酯水解导致无机磷增加。

4. 血钙测定

【参考区间】1.10~1.34mmol/L。

【临床意义】慢性肾衰竭、肾移植或血液透析患者等，多会出现血钙降低。

【评价】测定血钙最好用血清，优点为不掺入抗凝剂，减少蛋白的污染。pH 改变对血钙影响较大，故采到的血标本尽可能防止 CO_2 逸出，避免 pH 增加。

5. 血红蛋白测定

【参考区间】

成年男性：120~160g/L。

成年女性：110~150g/L。

【临床意义】血红蛋白（hemoglobin，Hb）是红细胞的主要成分。各种贫血、白血病、产后、失血后等会出现血红蛋白减低。真性红细胞增多症、代偿性红细胞增多症会出现血红蛋白升高。

【评价】一般情况下血红蛋白测定的临床意义与红细胞计数相似，但判断贫血程度优于红细胞计数。

6. 本周蛋白检测 由多余轻链所构成，分子量小，可通过肾小球膜而从尿中排出。

【参考区间】阴性。

【临床意义】50%~80% 的骨髓瘤患者尿常规检查可呈阳性。

【评价】疾病初期时本周蛋白检出率不高。

7. 异常球蛋白测定 免疫球蛋白测定能够确定异常 Ig 的种类和含量，如 IgG、IgA、IgM、IgD、IgE 及轻链 κ 或 λ 型。其中免疫球蛋白电泳示球蛋白区呈窄底高峰的单株 Ig（即 M 蛋白）。

【参考区间】阴性。

【临床意义】按 M 成分的不同，可将多发性骨髓瘤患者分为下列各型：IgG 型占 50%~60%；IgA 型占 20%~25%；本周蛋白或轻链型占 20%；IgD 型占 1.5%，常伴有 λ 轻链；IgE 型和 IgM 型十分罕见，分别仅占 0.5% 和 <0.1%。

【评价】约有 1% 的患者血清中不能分离出 M 蛋白，称为非分泌型骨髓瘤。少数患者血清中存在冷球蛋白，该蛋白在 4℃低温自行沉淀，但在 37℃重新溶解。

8. 肾功能异常

（1）血肌酐检测详见本章第一节。

（2）肾清除率试验详见本章第一节。

（3）尿白蛋白肌酐比详见本章第一节。

（4）血半胱氨酸蛋白酶抑制剂 C 检测详见本章第一节。

9. 鉴别诊断 由于多发性骨髓瘤有肾脏损害，因此在诊断时需与某些肾脏疾病相鉴别，如肾小球肾炎、肾盂肾炎、慢性肾功能不全，血清蛋白电泳、骨髓涂片改变及骨 X 线检查或核素显像可资鉴别。

（三）检验路径

1. 以病程及症状体征为出发点的检验路径——就诊路径

多发性骨髓瘤能侵犯全身各组织，临床症状多样化，主要以贫血、骨骼损害和肾病变为主（表 3-4）。

表 3-4 骨髓瘤相关器官或组织损害

组织损害	临床表现
血钙水平增高	校正血清钙高于正常上限值
肾功能损害	血肌酐 >176.8μmol/L
贫血	血红蛋白 <100g/L 或低于正常值 20g/L
骨质破坏	溶骨性损害或骨质疏松伴有压缩性骨折
其他	有症状的高黏滞血症、淀粉样变、反复细菌感染（2 次 / 年以上）

2. 明确临床诊断的检验路径——确诊路径

多发性骨髓瘤肾损害患者尿量减少，并会出现蛋白尿、血尿，严重情况时发生肾功能不全。多发性骨髓瘤具体诊断标准如下：

（1）骨髓中浆细胞 >15%，并有异常浆细胞（骨髓瘤细胞）或组织活检证实为浆细胞瘤。

（2）血清中出现大量单克隆免疫球蛋白：IgG>35g/L，IgA>20g/L，IgD>2.0g/L，IgE>2.0g/L，IgM>15g/L 或尿中单克隆免疫球蛋白轻链（本周蛋白）>1.0g/24h。少数病例可出现双克隆或三克隆性。

（3）无其他原因的溶骨性病变或广泛性骨质疏松（图3-4）。

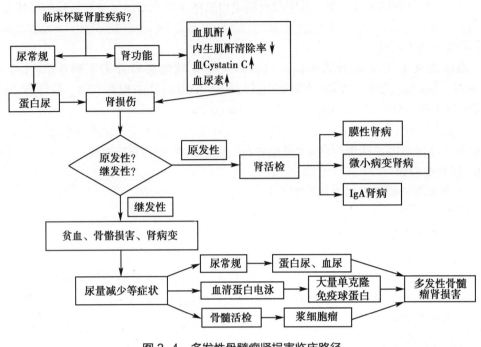

图 3-4 多发性骨髓瘤肾损害临床路径

3. 疗效评估及预后评价的检验路径——监测项目的选择与应用路径

英国血液学标准委员会指南建议如果血红蛋白 <100g/L，可考虑促红细胞生成素治疗，必要时输红细胞。

纠正和去除加重肾功能进展的诱发因素。肾的支持治疗包括充分水化，减少尿酸形成和促进尿酸排泄，处理高钙血症，每日补液 2 000~3 000ml，保持尿量 >1 500ml/d。血 β_2 微球蛋白的检测可用于判断疗效及预后。

由于多发性骨髓瘤患者的免疫力降低，感染是早期死亡的主要原因，应及时发现感染征象并尽早抗感染治疗。

（段 楠 李海霞）

第三节 老年急性肾损伤

一、疾病概况

（一）老年急性肾损伤的定义

急性肾损伤（acute kidney injury，AKI）以往称为急性肾衰竭（acute renal failure，ARF），是指由多种病因引起的、临床表现为肾功能在数天或数周内的迅速恶化、体内代谢产物潴留以及由此而引起的水电解质及酸碱平衡紊乱的临床综合征。可发生于既往无肾脏病者，也可发生在原有慢性肾脏病的基础上。

（二）老年急性肾损伤的流行病学调查

约 5% 住院患者可发生 AKI，在重症监护室其发生率高达 30%。老年患者是 AKI 的高危人群，与年轻人相比，60 岁以上的患者社区获得性 AKI 的发生率增加 3~8 倍。80~89 岁的老年人 AKI 的发病率高于 50 岁以下的人群。国内有研究发现，老年 AKI 占同期全部 AKI 的 33%，老年医院获得性 AKI 的发生率占 54%。此外，老年人更易发生严重的 AKI，需要透析治疗。

（三）老年急性肾损伤的特点

1. 病因 AKI 病因多样，根据病因发生的解剖部位不同，可分为三大类：肾前性 AKI、肾性 AKI 和肾后性 AKI。

（1）肾前性 AKI：又称肾前性氮质血症，是由于有效血容量不足、肾血管收缩等原因导致的肾血流灌注减少引起的肾小球滤过功能急性下降，占全部 AKI 病例的 40%~55%，是最常见的 AKI 类型。老年人群由于肾对容量改变的调节能力下降，并且常同时服用利尿药和降压药等多种药物，因此在肾脏灌注减低时更容易发生肾小球滤过率的减低。肾前性 AKI 未发生肾实质组织破坏，改善血流灌注可使肾功能快速恢复，但如果不及时去除病因，造成严重或持续的肾血流低灌注，则会引起急性肾小管坏死，从而发生肾性 AKI。

（2）肾性 AKI：有肾实质损伤，包括肾小管、肾间质、肾血管和肾小球性疾病导致的损伤。肾小管性疾病的常见病因是肾缺血或肾毒性物质（包括外源性毒素，如生物毒素、化学毒素、抗生素对比剂等和内源性毒素，如血红蛋白、肌红蛋白等）损伤肾小管上皮细胞，可引起急性肾小管坏死（acute tubular necrosis，ATN）。ATN 是临床上最常见的肾实质性急性肾损伤。

（3）肾后性 AKI：尿路梗阻引起的肾后性 AKI 是老年人群中社区获得性 AKI 的重要原因，老年患者尿路梗阻 70% 以上是非恶性因素所致，如前列腺肥大、神经源性膀胱引起的尿潴留、尿路结石、梗阻性肾盂肾炎和尿道狭窄等；恶性因素主要是前列腺癌、膀胱癌、盆腔及腹膜后肿瘤等。

老年患者的 AKI 常为多因素参与致病，其中最常见的是肾前性 AKI，最常见者为各种感染、心功能衰竭等引起的有效血容量不足和脱水引起低血容量；其次是应用肾毒性药物所致的 ATN。

2. 易患因素 随着年龄的增加，肾脏的结构和功能均发生明显的变化，老年人肾脏的质量明显减轻、肾脏血流量下降、肾脏浓缩稀释能力降低、肾脏血管发生硬化、自身血管调节能力减低、血管活性物质分泌减少、肾脏的储备能力明显下降，因此老年人对各种肾损伤因素的敏感性升高，极易发生 AKI，而且年龄越大，发生 AKI 的几率越高。其易患因素主要包括以下几个方面：

（1）具有复杂的基础疾病：如高血压、糖尿病、动脉硬化和心力衰竭。这些疾病均为 AKI 的危险因素，损伤肾的自我调节功能，使患者在低血压、低血容量时更容易发生 AKI。

（2）具有慢性肾脏病：在 65 岁以上的老年人中，38% 具有慢性肾脏病，是 AKI 各种损伤因素的易感人群。同时，这些患者合并高血压和糖尿病的比例都很高，因此更容易罹患 AKI。

（3）服用多种药物：老年患者经常服用大量的药物，发生药物不良反应的机会增加。

（4）老化的肾结构、功能和血流动力学发生改变，使肾承受损伤的能力下降，容易发生更广泛更严重的损伤。

（5）老化的肾脏细胞和分子改变使肾更容易发生 AKI 并且不易恢复。包括氧化应激反应增加、老化基因表达等变化。因此肾预后较差，常遗留慢性肾损害甚至终末期肾病。

3. 临床表现 典型 ATN 临床病程可分为三期：

（1）起始期：此期患者常遭受低血压、缺血、脓毒血症和肾毒素等因素影响，但尚未发生明显的肾实质损伤，在此阶段 AKI 是可预防的。但随着肾小管上皮细胞发生明显损伤，GFR 下降，则进入维持期。

（2）维持期：又称少尿期。该期一般持续 7~14 天，但也可短至数天，长至 4~6 周。GFR 保持在低水平，许多患者可出现少尿（<400ml/d）和无尿（<100ml/d）。但也有患者尿量在 400ml/d 以上，称为非少尿型 AKI，其病情大多较轻，预后较好。然而，不论尿量是否减少，随着肾功能减退，可出现一系列临床表现。

1）AKI 的全身症状

①消化系统：食欲减退、恶心、呕吐、腹胀、腹泻等，严重者可发生消化道出血。

②呼吸系统：除感染外，只要是因容量负荷过多导致的急性肺水肿，表现为呼吸困难、咳嗽、憋气等症状。

③循环系统：多因少尿和未控制饮水，以致体液过多，出现高血压及心力衰竭表现；因毒素蓄积、电解质紊乱、贫血及酸中毒引起各种心律失常及心肌病变。

④神经系统：出现意识障碍、躁动、谵妄、抽搐、昏迷等尿毒症脑病症状。

⑤血液系统：可有出血倾向及轻度贫血表现。

2）水、电解质和酸碱平衡紊乱

①代谢性酸中毒：主要是因为肾排酸能力降低，同时又因合并高分解代谢状态，使酸性产物明显增多。

②高钾血症：除肾排泄钾减少外，酸中毒、组织分解过快也是原因之一。在严重创伤、烧伤等所致横纹肌溶解引起的 AKI，每日血钾可上升 1.0~2.0mmol/L。

③低钠血症：主要由水潴留引起的稀释性低钠。

（3）恢复期：从肾小管细胞再生、修复，直至肾小管完整性恢复称为恢复期。GFR 逐渐恢复正常或接近正常范围。少尿型患者开始出现利尿，可有多尿表现，在不使用利尿剂的情况下，每日尿量可达 3 000~5 000ml，或更多。通常持续 1~3 周，继而逐渐恢复。与GFR 相比，肾小管上皮细胞功能（溶质和水的重吸收）的恢复相对延迟，常需数月后才能恢复。少数患者可遗留不同程度的肾脏结构和功能缺陷。

二、实验室诊断及鉴别诊断

（一）实验室诊断

1. AKI 诊断标志物 AKI 的诊断依赖肾小球滤过功能的改变，目前通用的为血肌酐和尿量。

（1）血肌酐：血肌酐是肌肉中磷酸肌酸代谢产物，主要从肾小球滤过，少量由近端肾小管排泌，不被肾小管重吸收，其血浓度可反映肾小球滤过功能。

【参考区间】

男（20~59 岁）：57~97μmol/L；男（60~79 岁）：57~111μmol/L；

女（20~59 岁）：41~73μmol/L；女（60~79 岁）：41~81μmol/L。

（引自 WS/T 404.5《临床常用生化检验项目参考区间》）

【临床意义】血肌酐目前是临床上评估肾功能的常用指标。血肌酐升高见于各种原发性和继发性原因引起的急、慢性肾功能不全，血肌酐升高的程度与肾病变的程度相关。

2012 年《KDIGO 急性肾损伤临床实践指南》将 AKI 定义为：①48 小时内血肌酐上升 ≥ 0.3mg/dl（26.5μmol/L），或②7 天内血肌酐上升 ≥ 1.5 倍基线值，或③连续 6 小时尿量 <0.5ml（kg·h）。其分期标准见表 3-5。

表 3-5　AKI 的 KDIGO 分期标准

分期	血肌酐标准	尿量标准
1 期	增至基础值的 1.5~1.9 倍，或升高 ≥ 0.3mg/dl（26.5μmol/L）	<0.5ml/（kg·h），持续 6~12 小时
2 期	增至基础值的 2.0~2.9 倍	<0.5ml/（kg·h），持续 ≥ 12 小时
3 期	增至基础值的 3.0 倍以上，或升高 ≥ 4.0mg/dl（353.6μmol/L），或开始肾脏替代治疗，或 <18 岁患者，eGFR<35ml（min·1.73m^2）	<0.3ml/（kg·h），持续 ≥ 24 小时，或无尿 ≥ 12 小时

【评价】①以血肌酐为基础的 AKI 诊断与分期标准在老年患者中应用具有局限性。血肌酐是生物体内肌肉组织中肌酸的代谢产物，血肌酐受肌肉容积的影响较大，老年患者基础血肌酐水平较低，而低值的血肌酐检测本身具有明显的不稳定性，并且更易受饮食和体液容积的影响，因而血肌酐的波动范围容易达到 AKI 诊断标准从而高估 AKI 的发生。另一方面，老年 AKI 患者又由于相对低的血肌酐水平容易低估疾病的严重程度。②不同疾病状态影响 AKI 的诊断。例如，药物引起的急性肾小管损伤和急性肾小管间质肾病是老年 AKI 的重要病因组成，最近有研究发现此两类疾病中 20%~40% 的患者临床血肌酐上升速度慢于 AKI 的诊断标准，因此在 AKI 的疾病初期非常容易漏诊。③老年患者常存在复杂的基础疾病，在合并肺源性、心源性、肝病、甲状腺功能减退症等水肿状态时，血肌酐受体液分布的影响，在 GFR 减低时相应的变化幅度小，同样容易漏诊 AKI 并低估疾病的严重程度。

由于影响因素较多，血肌酐不够敏感，因此不是 AKI 最佳诊断标志物。目前一些新型肾小管上皮细胞损伤标志物试用于 AKI 早期诊断，研究较多的包括肾损伤分子 -1（KIM-1）、白细胞介素 -18（IL-18）、胱抑素 C（CysC）及中性粒细胞明胶酶相关脂质运载蛋白（NGAL）等。由于 AKI 定义较广，病理生理机制复杂，不同的生物标志物各有所长，如 NGAL 更敏感、KIM-1 更特异，因此需要对目前已发现的新型生物标志物进行组合，联合检测以取长补短。

（2）24小时尿量：由肾小球滤出的原尿每日达180L之多，而经过肾小管重吸收、排泄，最后排出的尿液不到原尿的1%。由于尿液并非匀速生成，故需连续收集24小时尿测定其体积，称为24小时尿量，简称尿量。

【参考区间】成人尿量1 000~1 500ml/24h（多尿：>2 500ml/24h；少尿：<400ml/24h或持续<17ml/h；无尿：<100ml/24h）。

【临床意义】少尿和无尿为极严重的症状，根据病因分为肾前性少尿、肾性少尿和肾后性少尿，肾前性少尿见于各种原因引起的有效循环血量减少导致的肾小球滤过减少，肾性少尿见于各种肾实质病变，肾后性少尿见于各种原因引起的尿路梗阻或排尿功能障碍等。

2. 肾脏浓缩稀释功能检查 肾脏浓缩稀释功能检查主要包括尿比密和尿渗透压检查。

（1）尿比密：详见本章第二节"二、高血压肾损害"。

（2）尿渗透压：尿渗透压指溶解在尿液中具有渗透作用的全部溶质微粒总数量（含分子和离子），与颗粒大小及所带电荷无关。

【参考区间】成人尿渗透压为600~1 000mOsm（kg·H_2O）。

【临床意义】ATN时尿渗透压常<350mOsm（kg·H_2O），尿与血渗透压之比低于1:1，肾前性AKI时常>500mOsm（kg·H_2O）。

【评价】尿比密和尿渗透压都能反映尿中溶质的含量，尿渗透压比尿比密更能反映肾脏浓缩稀释能力，但尿渗透压测定则需要特殊的渗透压检测仪器。

3. 尿 β_2- 微球蛋白 β_2- 微球蛋白是由人体有核细胞，特别是淋巴细胞和肿瘤细胞产生的一种小分子球蛋白，分子量仅11.8kDa。可以从肾小球自由滤过，约99.9%被近端肾小管上皮细胞重吸收并分解破坏，因此在正常情况下，β_2- 微球蛋白由尿排出的量极低。

【参考区间】成人尿 β_2- 微球蛋白 <0.4mg/L。

【临床意义】尿 β_2- 微球蛋白主要用于监测近端肾小管的功能，是反映近端小管功能受损的非常灵敏和特异的指标。

【评价】ATN发生时，肾脏近端小管上皮细胞受损，对肾小球正常滤过的尿小分子蛋白质（分子量为5~40kDa）重吸收障碍，排泄增加，故小分子蛋白尿又称为肾小管性蛋白尿。多为轻度蛋白尿，以小分子蛋白为主，如 α_1- 微球蛋白、β_2- 微球蛋白、视黄醇结合蛋白等，是早期肾小管损伤的标志性指标。

4. 尿 α_1- 微球蛋白 α_1- 微球蛋白是肝细胞和淋巴细胞产生的一种糖蛋白，分子量为26~33kDa。原尿中 α_1- 微球蛋白绝大部分被肾小管重吸收降解，尿中含量极微。

【参考区间】成人尿 α_1- 微球蛋白 <12mg/L（晨尿）。

【临床意义】尿 α_1- 微球蛋白增高见于各种原因引起的肾小管功能损伤。

【评价】肾小管对 α_1- 微球蛋白的重吸收障碍先于 β_2- 微球蛋白，因此尿 α_1- 微球蛋白比 β_2- 微球蛋白更能反映肾脏早期改变，是肾近端小管损伤的标志性蛋白。

5. 尿钠、尿钠排泄分数及肾衰竭指数 尿钠排泄量取决于钠的胞外液量及肾小管重吸收的变化。尿钠排泄分数和肾衰竭指数是由尿钠衍生出的两个计算指标。分别测定血清钠、血肌酐和尿钠、尿肌酐浓度，按下式计算尿钠排泄分数：尿钠排泄分数 =［（尿钠 / 血钠）/（尿肌酐 / 血肌酐）］× 肌酐）%；按下式计算肾衰竭指数：肾衰竭指数 = 尿钠 /（尿肌酐 / 血肌酐）。

【参考区间】尿钠 <20mmol/L，尿钠排泄分数：1~2。

【临床意义】尿钠排泄分数可作为肾小管坏死程度的指标，在 ATN 中，肾小管功能受损，故尿钠浓度 >40mmol/L，尿钠排泄分数 >1，肾衰竭指数 >1；在肾前性 AKI 中，肾小管没有损坏，但血容量不足，钠滤过减少，且肾小管最大限度地重吸收钠，以维持血容量，故尿钠浓度 <20mmol/L，尿钠排泄分数 <1，肾衰竭指数 <1。若肾前性 AKI 缺血严重或持续时间较长，则可引起 ATN，若尿钠在 20~40mmol/L 之间，则表明患者正在由肾前性 AKI 向 ATN 发展。

【评价】以尿钠浓度表示肾小管功能损伤只有参考价值，尿钠浓度与自由水清除率成反比，而醛固酮和抗利尿激素可使尿钠浓度向相反方向转变。尿钠排泄分数则不受上述因素的影响，能正确反映肾小管功能。

6. 尿 N- 乙酰 -β-D- 氨基葡萄糖苷酶 N- 乙酰 -β-D- 氨基葡萄糖苷酶（N-acetyl-β-D-glucosaminidase，NAG）是一种广泛分布于哺乳动物身体各组织细胞中的溶酶体水解酶，在近端小管上皮细胞中含量极高。NAG 分子量约为 140kDa，不能通过肾小球屏障，故尿中 NAG 主要来自近端小管上皮细胞，因此 NAG 活性增高提示存在肾小管上皮细胞的损伤。

【参考区间】成人尿 NAG<22IU/g Cr。

【临床意义】尿 NAG 是反映肾小管实质细胞损害的指标，是诊断肾脏早期损伤的灵敏指标，可作为氨基糖苷类抗生素的肾毒性监测试验。

【评价】正常人尿液中也存在一定的 NAG，但是水平低，另外，剧烈运动、水负荷过重情况下其水平也会增高。

（二）鉴别诊断

在鉴别诊断方面，首先应排除 CKD 基础上的 AKI，有 CKD 病史，或存在老年、高血压、糖尿病等 CKD 易感因素，双肾体积缩小、显著贫血、肾性骨病和神经病变等提示 CKD 基础上的 AKI。其次应区分肾前性、肾性和肾后性原因。在确定为肾性 AKI 后，尚应鉴别是肾小球、肾小管还是肾间质引起。

肾前性 AKI 与缺血性 ATN 是肾低灌注状态疾病谱的不同组成部分，二者的本质区别是肾小管的结构和功能是否完整。主要鉴别点见表 3-6。

（1）尿中出现肾小管结构损伤标志物提示已经发生 ATN。包括尿沉渣中出现颗粒管型、肾小管上皮细胞和上皮细胞管型以及蜡样管型，尿酶和其他肾小管上皮细胞结构蛋白排泌增加（如 KIM-1）。

（2）肾小管浓缩功能减退提示 ATN。未使用利尿药的状态下尿比密 <1.010、尿渗透压 <350mOsm（kg·H_2O）。

（3）肾小管重吸收功能减退提示 ATN。包括肾性糖尿、低分子蛋白尿、尿钠排泄增加。

表 3-6　实验室检查对肾前性 AKI 和 ATN 的鉴别诊断

	肾前性 AKI	ATN
尿沉渣	正常，或透明管型增加	颗粒管型、肾小管上皮细胞和上皮细胞管型以及蜡样管型
尿比密	>1.020	<1.010
尿渗透压 $[mOsm/(kg \cdot H_2O)]$	>500	<350
血尿素氮 / 血肌酐	>20	<10~15
尿肌酐 / 血肌酐	>40	<20
尿钠（mmol/L）	<20	>40
肾衰竭指数	<1	>1
尿钠排泄分数（%）	<1	>1
尿低分子量蛋白	不升高	升高
尿酶	不升高	升高

三、检验路径

明确临床诊断的检验路径——确诊路径（图 3-5）

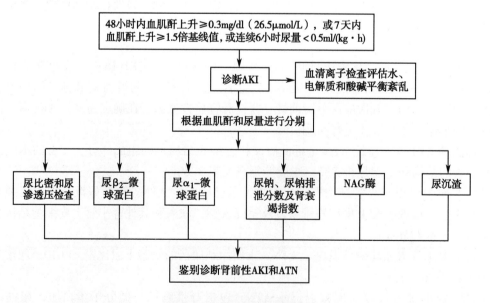

图 3-5　AKI 检验诊断路径

（逄　璐　李海霞）

第四节　慢性肾脏病

一、疾病概况

（一）慢性肾脏病的定义与特点

肾脏疾病通常表现为肾脏结构或功能的异常并对个体健康有影响，疾病可能突然发生，最终被治愈或发展成为慢性疾病。

肾脏疾病在早期阶段通常无明显症状，多为评估共存疾病的期间被检测出，并可能是可逆的。迅速进展的肾脏疾病可能在几个月内导致肾衰竭，但大多数疾病的发展会发生于数十年中，并且有部分患者在多年随访期间没有进展。

慢性肾脏病（chronic kidney disease，CKD）是一种影响肾脏结构和功能的异质性疾病，其临床表现可变，部分与病因、严重程度和进展速度有关。CKD 的定义基于肾脏结构异常，出现蛋白尿和（或）肾小球滤过率（glomerular filtration rate，GFR）小于 60ml/（min·1.73m^2），并持续 3 个月以上（表 3-7）。肾衰竭被认为是 CKD 的最严重结果，通常由于肾功能下降的并发症所导致，严重时需要通过透析或移植进行治疗。

表 3-7　CKD 诊断标准（以下任何一项为期 3 个月以上）

肾损伤标志	（1）白蛋白尿（AER ≥ 30mg/24h；ACR ≥ 30mg/g）； （2）尿沉渣异常； （3）肾小管相关病变； （4）组织学异常； （5）影像学所见结构异常； （6）肾移植病史
GFR 下降	GFR<60ml/（min·1.73m^2）（GFR 分期 G3a–G5 期）

注：以上任意一项指标持续 3 个月；至少满足一项。CKD= 慢性肾脏病；GFR= 肾小球滤过率；AER= 尿白蛋白排泄率；ACR= 尿白蛋白肌酐比值

（二）老年慢性肾脏病的流行病学调查

近年来，全球范围内老年人的比例正在上升。据 WHO 统计，到 2050 年，60 岁以上的人口预计将从 11% 翻倍至 22%。我国 2010 年的全国人口普查数据表明，中国 60 岁以上人口已达 1.77 亿，人口老龄化对医疗保健和公共卫生体系影响重大。

CKD 以健康结局差和高昂的医疗费用为特征，在老年人群中非常普遍。美国国家健康与营养调查研究（National Health and Nutrition Examination Survey，NHANES）的结果显示，在整体人口 CKD 患病率为 13% 的情况下，年龄大于 65 岁人群的患病率为 38%，年龄大于 70 岁人群中有超过三分之一的人患有中危 CKD；据美国肾脏数据登记系统（U.S.Renal Data System，USRDS）统计，CKD 已影响 30% 的 70 岁以上老年人及 50% 的 80 岁以上老年人的身体健康。而在我国，根据全国 28 个省 450 个城市及农村社区 45 岁及以上中老年人群的调查研究数据所述，45 岁及以上中老年人群 CKD 的患病率为 11.5%，60 至 79 岁

老年人群 CKD 患病率为 16.3%，而 80 岁及以上高龄老年人 CKD 患病率可高达 64.1%。并且，近年来我国发达地区新接受透析治疗者近半数为老年人，老年人已经成为终末期肾脏疾病（end-stage renal disease，ESRD）的主要人群。

目前，老年人中 CKD 患病率显著高于成年人。因此，纠正危险因素、降低老年人 CKD 发病率、延缓老年 CKD 进展至 ESRD、提高老年人治疗有效率是今后 CKD 防治工作的重要任务。

（三）老年人群特点

1. 病因

（1）GFR 的下降：GFR 的下降与白蛋白尿的增加是 CKD 患者死亡风险增加的重要因素。正常人的肾功能随着年龄的增长而逐渐减退，老年人群也会出现肾功能逐渐减退这一生理现象。并且，老年人 GFR 在一定范围内的下降与衰老相关，但并不一定都存在肾脏的病理性损伤。因此，当临床评估肾功能、诊断 CKD 以及划分 CKD 分期时，应充分考虑到老年人群的特殊性。

（2）老年人易患 CKD 的危险因素：肾脏是易受机体衰老的影响而发生结构与功能改变的重要器官，CKD 的患病率随年龄而增加，老年人患 CKD 的风险显著高于中青年人。老年人成为 CKD 高发人群的原因主要包括内外两种因素：

内在因素与机体的衰老、肾脏的结构和功能随之改变有关。老年人的肾脏由于结构改变、功能减退，以及对各类应激因素易感而发生损伤。老年人群的急性损伤难于完全修复，老年急性肾损伤仅有约三分之一患者的肾功能能够完全恢复。并且，老年肾脏急性损伤逐渐累积和迁延，将进一步向慢性化转变，导致老年人患有 CKD 的风险明显升高。

外在的因素则与多种疾病状态及药物治疗、环境等相关。老年人通常患有多种基础疾病，如高血压、糖尿病、尿路梗阻、心力衰竭、高尿酸血症等，使得老年人在更多情况下接受药物治疗（如降压药、利尿药、造影剂、抗生素、非甾体类消炎药）与手术治疗，而药物或者手术操作则进一步增加了老年肾脏损伤发生的风险。

（3）合并多种慢性疾病：与 CKD 相关的合并症包括动脉粥样硬化性心血管疾病、充血性心力衰竭等，高血压、糖尿病及认知障碍也存在于老年人群中。老年人的 CKD 很少发生在无其他慢性合并症的情况下，并且这些病症的发病率以及合并症的总体负担对于老年 CKD 患者而言会远高于年轻患者。

2. 病理 通过对 CKD 患者进行肾活检的，针对患者肾脏病理类型的构成主要可分为：

（1）原发性肾小球疾病主要包括：IgA 肾病，系膜增生性肾小球肾炎，膜性肾病，增生硬化性肾小球肾炎。

（2）继发性肾脏疾病主要包括：狼疮性肾炎、糖尿病肾病、紫癜性肾炎、高血压肾损害。

（3）慢性肾小管－间质损害

3. 临床表现及并发症

（1）临床表现：血尿，蛋白尿，水肿，血压高，肾脏功能减退，可能伴有贫血症状。

（2）并发症多：老年 CKD 患者通常合并多种基础疾病（高血压、糖尿病、动脉粥样硬化性心血管疾病、充血性心力衰竭、尿路梗阻等），进而形成高血压肾病、糖尿病肾病、糖尿病视网膜病变等并发症，造成继发性肾脏损害。

二、实验室诊断及鉴别诊断

（一）肾功能检查

1. 血肌酐检测详见本章第一节。

2. 肾清除率试验详见本章第一节。

3. 尿白蛋白肌酐比详见本章第一节。

4. 血半胱氨酸蛋白酶抑制剂 C 检测详见本章第一节。

5. 血尿素检测 血清尿素是人体蛋白质代谢的终产物，主要经肾小球滤过从肾脏排出，有近 50% 被近曲小管重吸收。

【参考区间】

男（20~59 岁）：3.1~8.0mmol/L；男（60~79 岁）：3.6~9.5mmol/L；

女（20~59 岁）：2.6~7.5mmol/L；女（60~79 岁）：3.1~8.8mmol/L。

（引自 WS/T 404.5《临床常用生化检验项目参考区间》）

【临床意义】在饮食及代谢稳定时，血尿素可以反映肾小球滤过功能。

【评价】血尿素虽能反映肾功能，但仅在 GFR 下降值正常值 50% 以下时才开始迅速升高。脂血（<32mmol/L）、黄疸（<300μmol/L）、溶血（<11g/L）对测定结果没有显著干扰。抗坏血酸（>110mg/L）将对结果产生负干扰。

6. 血尿酸检测 尿酸是嘌呤类终末代谢产物，主要经肾小球滤过从肾脏排出，98%~100% 被远曲小管重吸收，部分被远曲小管分泌。

【参考区间】男性：208~428μmol/L；女性 155~357μmol/L。

【临床意义】反映肾小球滤过功能、肾小管重吸收功能和分泌功能。

【评价】血尿酸主要从肾脏排出，肾功能减退时血尿酸增高，严重肾衰竭时肾小管尿酸的分泌大增。脂血（<8mmol/L）、黄疸（<300μmol/L）对测定结果没有显著干扰。溶血（>2g/L）、脂血（>16mmol/L）、抗坏血酸（>110mg/L）将对结果产生负干扰。

（二）蛋白尿检测

1. 尿蛋白定性或定量详见本章第一节。

2. 尿白蛋白肌酐比详见本章第一节。

3. 尿蛋白电泳详见本章第一节。

（三）心血管疾病检测与评估

详见第二章第一节相关内容。

（四）贫血的监测与评估

1. 血红蛋白测定详见本章第二节。

2. 血清铁蛋白

铁蛋白为体内铁的存储形式，广泛分布于体内多种组织细胞及血浆中，在体内铁代谢上能够发挥调节作用。

【参考区间】男性及 50 岁以上女性：30~400μg/L；50 岁以下女性 15~150μg/L。

【临床意义】成人血清铁蛋白 <14μg/L 是诊断缺铁性贫血的敏感指标，其降低也见于其他失血性贫血、慢性贫血。

【评价】血清铁蛋白浓度为反映体内铁存储状况的可靠指标，与骨髓铁染色结果相关性好。

3. 血清转铁蛋白 转铁蛋白（transferrin，TRF）主要由肝细胞合成，其主要生理功能是转运铁离子。

【参考区间】2.3~4.1g/L。

【临床意义】TRF 可应用于贫血的鉴别诊断，缺铁性贫血时 TRF 代偿性合成增加，再生障碍贫血时 TRF 正常或低下。

【评价】肾病综合征时因 TRF 大量从尿丢失，血清 TRF 水平下降。乳糜及高三酰甘油血清对 TRF 的监测有负干扰。

（五）骨代谢指标的监测与评估

1. 血磷测定详见本章第二节。

2. 血钙测定详见本章第二节。

3. 碱性磷酸酶测定 碱性磷酸酶（alkaline phosphatase，ALP）是一种在碱性条件下水解磷酸单酯类化合物或转移磷酸单酯的磷酰至其他物质的酶。正常成人血清中的 ALP 主要来自于肝脏和骨骼，含量相当，另有 10% 来自小肠。

【参考区间】成年男性：45~125U/L；女性：20~49 岁：35~100U/L，50~79 岁：50~135U/L。

【临床意义】血清 ALP 测定主要用于肝胆及骨骼代谢相关疾病的临床诊断，其升高多与骨骼或肝胆疾病等情况有关。

【评价】血清 ALP 是总体成骨活动的良好指标，出现成骨活动相关疾病时升高。分离血清后应尽快进行分析，各种储存条件下可能会造成 ALP 活性改变；除血清外 ALP 测定可用肝素血浆。

4. 甲状旁腺激素测定 甲状旁腺功能紊乱会导致体内血钙水平的升高与降低（高钙血症或者低钙血症），从而导致甲状旁腺素（intact parathyroid hormone，PTH）的分泌变化。

【参考区间】12~88pg/ml。

【临床意义】PTH 对于维持钙离子内环境稳定具有关键作用；原发性甲状旁腺功能亢进引起的高钙血症，PTH 分泌增加；原发性甲状旁腺功能减退表现为 PTH 降低，血钙降低；KDIGO 指南推荐对 CKD 患者定期监测血清钙、磷和 PTH 以用于 CKD 患者骨代谢的监测及疗效评估。

【评价】继发性甲状旁腺功能亢进症是 CKD 患者常见的严重并发症之一，应用 PTH 可为患者进行早期检测和动态评估。PTH 测定还可以评估 CKD 患者骨营养不良的危险程度和甲状旁腺功能亢进患者维生素 D 缺乏或吸收障碍情况。肾衰竭患者，1，25-（OH）$_2$D$_3$ 浓度下降，肠道钙吸收障碍，导致 PTH 分泌增加。

5. 25- 羟维生素 D 测定 25- 羟维生素 D 在矿物质和骨代谢中发挥重要作用，能刺激肠道钙吸收、促进远曲小管的钙重吸收。

【参考区间】25~74nmol/L（充足）。

【临床意义】25- 羟维生素 D 被认为是测定全面维生素 D 状态的可靠指标，因而可用于测定患者是否维生素 D 缺乏。维生素 D 的状态的评估可用于确定导致患者血清钙浓度异常的原因。

【评价】25- 羟维生素 D 是调节骨矿物质代谢的重要激素。慢性肾脏病（CKD）患者由于肾脏结构和功能被破坏，普遍存在维生素 D 缺乏，维生素 D 的不足反过来加重了

CKD。样本出现明显溶血时会对测定结果造成干扰。

（六）鉴别诊断

急性肾损伤（acute kidney injury，AKI）是以由各种原因引起的肾功能在短时间内（几小时至几天）突然下降为主要特点的临床综合征，发病十分常见。根据中华医学会肾脏病学分会编著的《临床诊疗指南——肾脏病学分册》《临床技术操作规范——肾脏病学分册》以及 2012 KIDGO 指南进行诊断。

AKI 的诊断标准：出现下列 3 种情况中的任意一种即可诊断。

（1）48 小时内血肌酐升高 ≥ 0.3mg/dl（26.5μmol/L）。

（2）7 天内血肌酐升高至≥基础值的 1.5 倍。

（3）持续 6 小时尿量 <0.5ml/（kg·h）。

三、检验路径

（一）以病程及症状体征为出发点的检验路径——就诊路径

1. 当患者存在肾脏结构异常，出现蛋白尿和（或）GFR 小于 60ml/（min·1.73m^2），并持续 3 个月以上，可被诊断为 CKD（图 3-6）。

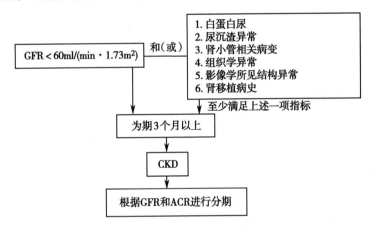

图 3-6　CKD 诊断标准

2. CKD 患者贫血的就诊与疾病评估

（1）贫血诊断

男性：血红蛋白（hemoglobin，Hb）浓度 <13.0g/dl（130g/L）；

女性：Hb 浓度 <12.0g/dl（120g/L）。

（2）贫血评估：贫血的诊断主要依靠 Hb 浓度检测，但同时需要考量其他指标以评估贫血的严重程度，并与其他疾病引起的贫血进行鉴别诊断。伴有贫血的 CKD 患者，首次评估贫血需包含以下检测，如发现临床表现不符合 CKD 贫血，如三系降低、大细胞性贫血、网织红细胞异常增生，应考虑造血干细胞增殖分化障碍、巨幼细胞贫血、溶血等其他疾病引起的贫血。

（3）贫血监测（Hb 浓度）

1）无贫血的 CKD 患者符合下列临床指征时按相应频率监测 Hb 浓度：

CKD 1~2 期患者存在临床贫血症状时；

CKD 3 期患者至少每年 1 次；

CKD 4~5 期非透析患者至少每年 2 次；

CKD 5 期透析患者至少每 3 个月 1 次。

2）伴有贫血但未行红细胞生成刺激剂（erythropoiesis-stimulating agents，ESA）治疗的老年 CKD 患者符合下列临床指征时按相应频率监测 Hb 浓度：

CKD 1~2 期患者存在临床症状时；

CKD 3~5 期非透析患者和 CKD 5 期腹透患者至少每 3 个月 1 次；

CKD 5 期透析患者至少每月 1 次。

3）已行 ESA 治疗的老年 CKD 患者符合下列临床指征时按相应频率监测 Hb 浓度：

ESA 治疗初始阶段，至少每月 1 次；

非透析患者，ESA 治疗维持阶段至少每 3 个月 1 次；

CKD 5 期透析患者，ESA 治疗维持阶段至少每月 1 次。

（4）铁状态监测评价指标：常规使用血清铁蛋白、血清转铁蛋白饱和度作为铁状态评价指标，有条件单位可用网织红细胞血红蛋白含量作为血液透析患者的铁状态评估指标，目标值 >29pg/cell。

1）ESA 治疗时，至少每 3 个月评估 1 次铁状态，包括初始或维持铁剂治疗时。

2）未接受 ESA 治疗的 CKD 3~5 期非透析患者，至少每 3 个月评估 1 次铁状态，出现贫血时应首先进行铁状态的评估。

3）未接受 ESA 治疗的维持性血液透析患者，应每 3 个月监测铁状态 1 次。

4）当开始 ESA 治疗或增加剂量、存在失血、1 个静脉铁治疗后监测疗效或出现铁储备耗竭的其他情况时应更频繁的监测铁状态。

3. CKD 患者矿物质骨异常（chronic kidney disease–mineral and bone disorder，CKD–MBD）的就诊与疾病评估

（1）CKD 患者骨代谢指标的监测

1）钙、磷水平的监测

CKD 3 期：每隔 6~12 个月监测血清钙、磷水平；

CKD 4 期：每隔 3~6 个月监测血清钙、磷水平；

CKD 5 期及 CKD 5 期透析患者：每隔 1~3 个月监测血清钙、磷水平。

2）骨代谢激素（甲状旁腺激素、25- 羟维生素 D）的监测

CKD 3 期：根据甲状旁腺激素基线水平和 CKD 进展情况决定甲状旁腺激素的检测间隔时间；

CKD 4 期：每隔 6~12 个月监测甲状旁腺激素水平；

CKD 5 期及 CKD 5 期透析患者：每隔 3~6 个月监测甲状旁腺激素水平。

建议从 CKD 3 期开始监测 25- 羟维生素 D 水平，可根据基线水平和治疗干预措施决定监测频率。

3）骨转换标志物骨碱性磷酸酶的监测（表 3-8）

CKD 3 期：每隔 6~12 个月检测碱性磷酸酶水平；

CKD 4 期、CKD 5 期及 CKD 5 期透析患者：每隔 6~12 个月检测甲状旁腺激素水平；如甲状旁腺激素水平升高，则可增大检测频率；

不建议常规检测骨源性胶原代谢转换标志物，包括胶原合成标志物（如Ⅰ型前胶原羧基端前肽、Ⅰ型前胶原氨基端前肽）和胶原降解标志物（如Ⅰ型胶原C端肽、Ⅰ型胶原N端肽、吡啶酚、脱氧吡啶酚）。

表 3-8　CKD 3~5 期矿物质和骨异常相关生化指标监测频率

CKD 分期	血清磷	血清钙	碱性磷酸酶	甲状旁腺激素	25- 羟基维生素 D
3 期	6~12 个月	6~12 个月	6~12 个月	根据基线水平和CKD 进展情况决定	根据基线水平和治疗干预措施决定
4 期	3~6 个月	3~6 个月	6~12 个月，升高可增加频率	6~12 个月	根据基线水平和治疗干预措施决定
5 期	1~3 个月	1~3 个月	6~12 个月，升高可增加频率	3~6 个月	根据基线水平和治疗干预措施决定

注：CKD= 慢性肾脏病

（2）CKD 患者骨代谢指标监测的注意事项

1）对于已经接受 CKD-MBD 治疗或已经出现以上指标异常的 CKD 患者，可合理的增加检测频率，从而监测病情变化趋势、疗效和药物副作用。

2）建议使用钙磷测定结果独立指导临床，而不是钙磷乘积。

3）生化指标和激素水平易受多方面因素的影响，因此建议在报告单中标明检测方法，在操作规范、标本来源（血清或血浆）以及标本处理细节有变更时要及时告知临床医师，以便临床医师对报告结果作出合理的解释。

4）CKD 患者常常伴有低蛋白血症，当血清白蛋白低于 40g/L 时，推荐采用下列公式计算校正钙：校正钙（mg/dl）= 血清钙（mg/dl）+0.8 ×［4- 血清白蛋白（g/dl）］。

5）推荐全段甲状旁腺激素作为甲状旁腺激素水平的主要参考指标。

6）碱性磷酸酶有多种同工酶，建议将总碱性磷酸酶作为 CKD-MBD 的诊断和评估手段，若数值偏高，则进一步查肝功能，以除外肝病对总碱性磷酸酶的影响，有条件时，可选用骨性碱性磷酸酶作为 CKD-MBD 的指标。

（二）明确临床诊断的检验路径——确诊路径

建议对 CKD 患者进行病因 - 肾小球滤过率 - 白蛋白尿（CGA）分期。

1. CKD 的 GFR 分期　血清肌酐的检测建议使用溯源至国际标准参考物质，并且与参考方法——同位素稀释质谱法之间偏倚最小的检测方法。针对目前实验室主要的血清肌酐的两大检测方法：苦味酸法和酶法，推荐使用酶法。使用国际单位 μmol/L 报告肌酐结果时应报告整数结果，使用传统单位 mg/dl 报告结果时应保留两位小数。

建议以 CKD-EPI 公式计算 eGFR，对于 eGFRcre 处于 45~59ml/（min·1.73m^2）、无肾损伤标志物的人群进一步以胱抑素 C 为基础估计 eGFR。

Cys C 应当使用能够溯源至国际参考物质的校准品，结果以 mg/L 为单位，并保留两位小数，检测 Cys C 时，以 CKD-EPICys C 公式报告 GFR，同时检测肌酐和 Cys C 时，以CKD-EPI 肌酐 -Cys C 联合公式报告 GFR。

不建议单纯使用血肌酐或胱抑素 C 评价肾功能，老年人存在肌肉萎缩、体重减轻以及蛋白摄入量减少造成肌酐生成量相对减少，使血肌酐水平呈现假性正常，因此以血肌酐估算 eGFR 来评估老年患者的肾功能将存在误差（表 3-9）。

表 3-9　CKD 的 GFR 分期

GFR 分期	GFR [ml/（min·1.73m^2）]	表述
G1	≥ 90	正常或增高
G2	60~89	轻度下降
G3a	45~59	轻到中度下降
G3b	30~44	中到重度下降
G4	15~29	重度下降
G5	<15	肾衰竭

注：CKD= 慢性肾脏病；GFR= 肾小球滤过；在缺少肾损伤证据时，G1 和 G2 均不能诊断为 CKD

2. CKD 白蛋白尿分期

建议不再使用"微量白蛋白尿"这一术语，而使用 A1~A3 分期报告临床（表 3-10）。

表 3-10　CKD 的白蛋白尿分期

分期	AER	ACR		表述
		mg/g	mg/mmol	
A1	<30	<30	<3	正常或轻度增高
A2	30~300	30~300	3~30	中度增高
A3	>300	>300	>30	重度增高

注：白蛋白尿指标 [AER：尿白蛋白排泄率（mg/24h）；ACR：尿白蛋白肌酐比值]

3．CKD 的分层（表 3-11）

表 3-11　KDIGO 2012 指南推荐的 CKD 患者的预后危险分层模型

KDIGO 2012 结合 GFR 及白蛋白尿水平判断 CKD				白蛋白尿水平分期（描述及参考区间）		
				A1	A2	A3
				正常至轻度升高	中度升高	重度升高
				<30mg/g <3mg/mmol	30~300mg/g 3~30mg/mmol	>300mg/g >30mg/mmol
GFR 分期 [ml/（min·1.73m^2）]（描述及参考区间）	G1	正常或偏高	≥ 90	（1）	（2）	（3）
	G2	轻度降低	60~89	（1）	（2）	（3）
	G3a	轻至中度降低	45~59	（2）	（3）	（4）
	G3b	中重度降低	30~44	（3）	（4）	（4）
	G4	重度降低	15~29	（4）	（4）	（4）
	G5	肾衰竭	<15	（4）	（4）	（4）

注：CKD= 慢性肾脏病；GFR= 肾小球滤过；（1）、（2）、（3）和（4）分别代表低危、中危、高危和极高危

（三）疗效评估及预后评价的检验路径——监测项目的选择与应用路径

1. CKD 进展及预后的评估 建议基于 GFR 分期和白蛋白尿分期对 CKD 患者的风险、GFR 和白蛋白尿的监测频率、转诊时机进行综合评估（表 3-12）。

表 3-12 基于 GFR 分期和白蛋白尿分期的风险评估＋检测频率＋转诊时机

GFR 分期	白蛋白尿 A1 期			白蛋白尿 A2 期			白蛋白尿 A3 期		
	风险	检测频率	转诊	风险	检测频率	转诊	风险	检测频率	转诊
G1	+	1	-	++	1	A	+++	2	B*
G2	+	1	-	++	1	A	+++	2	B*
G3a	++	1	A	+++	2	A	++++	3	B
G3b	+++	2	A	++++	3	A	++++	3	B
G4	++++	3	B*	++++	3	B*	++++	4+	B
G5	++++	4+	B	++++	4+	B	++++	4+	B

注：GFR= 肾小球滤过；1~4+ 分别表示相应 CKD 患者每年至少检测 GFR 和尿白蛋白的次数；

风险评估内容：全因死亡率、心血管死亡率、终末期肾病、急性肾损伤、CKD 进展等，+：低风险，++：中风险，+++：高风险，++++：极高风险；

指南未具体指明监测或专科转诊情况，A：相应 CKD 患者继续监测 GFR 和尿白蛋白，B*：首诊医师可根据当地肾脏病专科的安排，与专科医师讨论后决定继续监测或转诊，B：相应患者需转诊至肾脏专科治疗

2. CKD 贫血患者的治疗与评估

（1）铁状态与铁剂治疗：铁蛋白 ≤ 500ng/ml 且转铁蛋白饱和度 ≤ 30% 应给与铁剂治疗。

（2）Hb 浓度与 ESA 治疗

1）ESA 起始治疗

Hb 浓度 ≥ 10.0g/dl（100g/L）的老年 CKD 非透析患者，不建议开始 ESA 治疗；

Hb 浓度 <10.0g/dl（100g/L）的老年 CKD 非透析患者，建议根据患者 Hb 下降程度、先前对铁剂治疗的反应、输血的风险、ESA 治疗的风险和贫血合并症状，决定是否开始 ESA 治疗；

Hb 浓度 <10.0g/dl（100g/L）的老年 CKD 5 期透析患者，开始 ESA 治疗；

Hb 浓度 ≥ 10.0g/dl（100g/L）的部分患者开始 ESA 治疗能提高生活质量，可开始 ESA 治疗。

2）ESA 维持治疗

Hb 浓度 ≥ 11.5g/dl（115g/L）的老年 CKD 患者，不建议 ESA 维持治疗；

Hb 浓度 ≥ 11.5g/dl（115g/L）的部分患者维持 ESA 治疗能提高生活质量，可维持 ESA 治疗；

不建议应用 ESA 将 Hb 浓度升高至 13.0g/dl（130g/L）。

3. CKD-MBD 患者的治疗与评估

（1）相关指标的治疗目标

1）血磷

CKD 3~5 期：建议血清磷维持在正常范围，即 0.87~1.45mmol/L；

CKD 5 期透析患者：建议降低升高的血清磷水平，使血清磷水平维持在 1.13~1.78mmol/L。

2）血钙

CKD 3~5 期患者：建议血清校正钙维持在正常范围，即 2.10~2.50mmol/L。

3）非透析患者的甲状旁腺激素目标尚不清楚，CKD 5 期透析患者甲状旁腺激素维持在正常值上限的 2~9 倍。

（2）CKD 患者继发性甲状旁腺功能亢进骨代谢指标的评估监测（活性维生素 D 及其类似物治疗）。

CKD 3~5 期非透析患者，建议开始使用活性维生素 D 及其类似物后要监测血钙、血磷。开始使用的前 3 个月至少每月检测 1 次，以后每 3 个月 1 次。血甲状旁腺激素的监测在开始使用的前 6 个月至少每 3 个月 1 次，以后每 3 个月 1 次。

CKD 5 期初始或大剂量使用活性维生素 D 及其类似物者，建议第 1 个月至少每 2 周检测一次血钙、血磷，以后每月 1 次。血甲状旁腺激素水平每月检测 1 次至少持续 3 个月，以后每 3 个月 1 次。

如果甲状旁腺激素的水平低于正常上限的两倍，或出现高钙、高磷血症时，建议减量或停用活性维生素 D 及其类似物。

（段　楠　李海霞）

第五节　老年尿路感染

一、疾病概况

（一）老年尿路感染的定义

尿路感染（urinary tract infection，UTI）简称尿感，是指病原体在尿路中生长、繁殖而引起的尿路感染性疾病。根据发生部位可分为上尿路感染和下尿路感染，前者指肾盂肾炎，后者主要指膀胱炎。肾盂肾炎和膀胱炎又有急性和慢性之分。根据有无尿路功能和结构的异常，可分为复杂性和非复杂性尿路感染，复杂性尿感是指伴有尿路引流不畅、结石、畸形、膀胱输尿管反流等结构或功能的异常，或在慢性肾实质性疾病基础上发生的尿路感染，不伴有上述情况者成为非复杂性尿感。

多种病原体如细菌、真菌、支原体、衣原体、寄生虫、病毒等均可引起尿感。总体来说，男性尿路感染的发病率远低于女性，约为 1 : 8。尿路感染的临床症状较为复杂，可表现为急、慢性肾盂肾炎，急、慢性膀胱炎，无症状性菌尿，少数反复发作或迁延不愈，最终导致肾衰竭。

（二）老年尿路感染的流行病学调查

尿路感染可发生在从婴儿到老年的各个年龄段，且其发病率随着年龄的增长而明显增加。在老年人中，尿路感染的发病率仅次于呼吸道感染，居于第二位。60 岁以上女性尿路感染的发生率高达 10%~12%，多为无症状性菌尿。成年男性，除非存在易感因素，一般极少发生尿路感染，直到 50 岁以后因前列腺肥大的发生率高，才有较高的尿路感染发生率，约为 7%。老年尿路感染中，上尿路感染者占 74.2%。

（三）老年尿路感染的特点

1. 病因 老年尿路感染的病原体主要为细菌，以大肠埃希菌为最多，其次为变形杆菌、铜绿假单胞菌、克雷伯杆菌等其他革兰阴性杆菌。近年来革兰阳性球菌（如葡萄球菌、肠球菌等）导致老年尿路感染的比例明显增加。在泌尿系统存在结构或功能异常的老年人中，真菌（以白色念珠菌为主）或 L 型细菌的感染有所增加。而体质衰弱或长期卧床的老年患者还因各种非尿路致病菌或条件致病菌引起严重的尿路感染。

2. 易患因素

（1）尿路梗阻或膀胱排空不全：是老年人尿路感染常见的重要原因，有尿道狭窄（器械检查或手术引起）、尿路结石、膀胱碰触、尿道脱出、骨盆肌肉松弛引起的子宫脱垂、前列腺增生、膀胱憩室、膀胱肿瘤、膀胱收缩功能减退等，导致排尿时不能将膀胱内的尿液排尽，残余尿量增多，膀胱不能闭合，有利于膀胱内细菌的生长繁殖。60 岁以上男性，前列腺增生者达 90%。因前列腺增生引起的膀胱残余尿量增多或尿潴留，是老年男性尿感的最常见原因。老年人易患尿路结石，尿路结石不仅导致尿路梗阻，影响尿液的机械性冲洗效应，而且结石上附着的细菌常常难以根除，导致尿感的反复发作。同时老年患者脑血管意外、脊髓病变或糖尿病晚期的神经病变发生率明显增加，这些神经系统病变所致的膀胱功能障碍，均可引起尿潴留，膀胱内压增高，甚至可使含菌尿液沿输尿管反流至肾盂肾盏及肾实质，导致肾盂肾炎。

（2）膀胱黏膜天然防御机制减退：老年人尿路黏膜发生退行性变，同时骨盆肌肉松弛，习惯性便秘等，可进一步加剧局部黏膜的不良血液循环，使得黏多糖、有机酸、分泌型 IgA 和硫酸氨基多糖等抗菌物质分泌减少，同时局部吞噬细胞活力下降，抗菌能力明显降低，故易发生尿路感染。

（3）肾髓质缺血：老年人普遍存在肾动脉硬化，肾血流量减少，局部微循环较差，血液中灭菌物质到达肾髓质减少，增加了肾髓质对细菌的易感性。

（4）雌激素水平下降：在老年女性患者，绝经后由于雌激素水平下降，阴道内 pH 上升，导致阴道内正常菌群减少，阴道主要被肠道细菌尤其是大肠埃希菌寄居，大大增加了老年女性尿路感染的发生率。

（5）前列腺肥大：在老年男性患者，前列腺肥大除了导致膀胱流出道梗阻外，同时前列腺液分泌减少，其中锌含量较青壮年较低，导致前列腺液的抗菌能力减弱，增加了尿路感染的发生率。

（6）其他：老年患者机体免疫功能下降，细胞免疫和体液免疫均随年龄增长而逐渐减退；高血压、糖尿病、晚期肿瘤、骨折导致长期卧床等慢性基础疾病增多，均为老年尿感的易感因素。

3. 临床表现

（1）膀胱炎：即通常所指的下尿路感染。其主要表现是膀胱刺激症状，即尿频、尿急、尿痛，膀胱区可有不适感。一般无明显全身症状，少数可有低热、腰痛、白细胞尿，偶有血尿，血白细胞计数通常不增高。在成年尿路感染中，此类型最为常见，其致病菌多为大肠埃希菌。

（2）肾盂肾炎

1）急性肾盂肾炎：临床表现与感染程度有关，通常起病较急。①全身症状：发热、寒战、头痛、全身酸痛、恶心、呕吐等，体温多在 38℃ 以上，多为弛张热。②泌尿系症状：尿频、尿急、尿痛、排尿困难、下腹部疼痛、腰痛等。腰痛程度不一，多为钝痛或酸痛。部分患者下尿路症状不典型或缺如。③体格检查：除发热、心动过速和全身肌肉压痛外，还可发现一侧或两侧肋脊角或输尿管点压痛或肾区叩击痛。

2）慢性肾盂肾炎：临床表现复杂，全身及泌尿系统局部表现均可不典型。一半以上患者可有急性肾盂肾炎病史，后出现程度不同的低热、间歇性尿频、排尿不适、腰部酸痛及肾小管受损功能表现，如夜尿增多、低比重尿等。

（3）无症状细菌尿：是指患者有真性细菌尿，而无尿路感染的症状，可由症状性尿感演变而来或无急性尿路感染病史。致病菌多为大肠埃希菌，患者可长期无症状，尿常规可无明显异常，但尿培养有真性菌尿，也可在病程中出现急性尿路感染症状。

老年患者尿路感染的临床表现多不典型，容易误诊或漏诊。其特点有以下几点：

1）症状不典型：有明显尿路刺激征者占 35% 左右，而相当一部分患者仅是以腰骶部、下腹部不适、血尿或发热等就诊。由于临床症状不典型，容易忽略而延误诊断。患者常因未能及时就诊，使病程迁延并慢性化。

2）多为复杂性尿路感染：老年患者尿路感染中，复杂感染者占 63%，其中以前列腺疾病占首位，占男性尿路感染的 36.4%，然后依次是糖尿病、尿路结石、导尿或留置导尿管、膀胱输尿管反流等。

3）病情较为严重：老年尿路感染患者并发菌血症、败血症的危险倾向较其他年龄组高。尿路感染中的严重类型，如气肿性及黄色肉芽肿性肾盂肾炎、肾乳头坏死等多发生于老年患者。

（4）误诊率高：老年患者在门诊诊断的"尿路感染"中，约 16.7% 最后诊断为肾结核及泌尿系肿瘤，其中以肿瘤误诊较多。以血尿为主伴有尿路刺激征者多易误诊，因此对于此类患者更应进一步行膀胱镜、泌尿系 CT 或静脉肾盂造影等检查，以进一步明确诊断。肾结核多以下尿路症状为主要表现而患肾多无特异性症状，因此易被误诊，尤其一般情况下老年人结核病的发病率相对较低更易被忽略，因此，临床上对于老年患者尿路普通细菌感染或肾结核的诊断应进行全面分析和详细的鉴别诊断。

（5）非常规致病菌感染：调查显示老年人群的尿路感染致病菌较过去相比发生了一些变化，大肠埃希菌比例减少，铜绿假单胞菌、肠球菌、革兰阳性球菌、真菌感染较其他年龄组增多。

二、实验室诊断及鉴别诊断

（一）实验室诊断

1. 尿细菌定量培养　尿细菌定量培养的标本采集主要有三种方式：①分段收集尿液，一般采用中段尿；②导尿常用于女性患者；③耻骨上膀胱穿刺尿，最适用于新生儿和截瘫患者，用此法留取的尿标本最为可靠。尿培养常采用清洁中段尿或耻骨上膀胱穿刺尿。尿标本采集后应在 2 小时内处理，避免污染和杂菌生长。

【参考区间】阴性。

【临床意义】尿细菌定量培养是诊断尿路感染的金标准。中段尿细菌定量培养 $\geq 10^5$/ml，称为真性菌尿；尿细菌定量培养 $10^4 \sim 10^5$/ml，为可疑阳性，需复查；如 $<10^4$/ml，可能为污染。导尿细菌定量培养 $\geq 10^5$/ml，称为真性菌尿。膀胱穿刺尿细菌定性培养有细菌生长，即为真性菌尿。凡是发现有真性菌尿者，均可诊断为尿路感染。近年来尿感诊断标准已充分考虑到诊断的敏感性和特异性，美国感染疾病学会（IDSA）和欧洲临床微生物学和感染疾病学会（ESCMID）规定的尿路感染细菌培养标准是：急性单纯性膀胱炎清洁中段尿培养 $\geq 10^3$/ml；急性单纯性肾盂肾炎清洁中段尿培养 $\geq 10^4$/ml。

诊断复发性尿路感染有两条标准，尿培养阳性以及包括以下至少 1 条合并因素：留置导尿管、支架管或间歇性膀胱导尿；残余尿 >100ml；任何原因引起的梗阻性尿路疾病，如膀胱出口梗阻、神经源性膀胱、结石和肿瘤；膀胱输尿管反流或其他功能异常；尿流改道；化疗或放疗损伤尿路上皮；围手术或术后尿路感染；肾功能不全、移植肾、糖尿病和免疫缺陷等。根据《尿路感染诊断与治疗中国专家共识（2015 版）——复杂性尿路感染》，对于复杂性尿路感染，清洁中段尿培养女性 $\geq 10^5$/ml、男性 $\geq 10^4$/ml，或所有患者导尿留取的尿标本 $\geq 10^4$/ml 具有诊断价值。

无症状性细菌尿的诊断主要依靠尿细菌定量培养，根据 2016 年 SEIMC 指南推荐：对于女性，需要连续两次清洁中段尿培养出相同病原菌 $\geq 10^5$/ml，或者尿液细菌培养阳性同时尿液亚硝酸盐阳性（不同标本）；对于男性，只需单次清洁中段尿培养出病原菌 $\geq 10^5$/ml 即可诊断；对于留置尿管或间断性插尿管的患者，要求在过去 48 小时内已拔出尿管且单次尿管采集的尿液标本或清洁中段尿标本培养出病原菌 $\geq 10^5$/ml 才能诊断。

尿细菌定量培养可用于尿路感染的定位诊断，其中输尿管导尿培养法是直接的定位方法。通过膀胱镜插入输尿管导尿，采尿做培养。其优点是诊断准确性高，且可区分是哪侧肾发生了感染。但是膀胱镜检查属于有创性检查，而且操作复杂费时，不能作为临床常规的使用方法；膀胱冲洗后尿培养法也是尿路感染的直接定位方法。与输尿管导尿法相比，更为简便和准确。

【评价】上述定量结果在急性尿路感染和未曾使用抗菌药物的病例中才有意义，在慢性病例和已使用过抗菌药物者常常难以判断，必须与临床症状结合起来分析。另外，尿细菌定量培养可出现假阳性或假阴性结果。假阳性主要见于：①中段尿收集不规范，标本被污染；②尿标本在室温下存放超过 1 小时才进行接种；③检验技术错误等。假阴性主要见于：①近 7 天内使用过抗生素；②尿液在膀胱内停留时间不足 6 小时；③收集中段尿时，消毒液混入尿标本内；④饮水过多，尿液被稀释；⑤感染灶排菌呈间歇性等。

2. 尿涂片细菌检查 清洁中段尿沉渣涂片，革兰染色用油镜或不染色用高倍镜检查，计算 10 个视野细菌数，取其平均值。

【参考区间】阴性。

【临床意义】若每个视野下可见 1 个或更多细菌，提示尿路感染。

【评价】本法操作简单、方便，检出率达 80%~90%，可初步确定是杆菌或球菌、是革兰阳性菌还是革兰阴性菌，对及时选择有效抗生素具有重要参考价值。但是该检查受条件限制，误差大，难以标准化，准确度和重复性差，有研究显示只有当尿液中细菌浓度达到 $\geq 10^5$/ml 时，才有较高的敏感度，而在 10^3/ml 以下时，通常检测不到。

3. 尿白细胞排泄率 准确留取 3 小时尿液，立即进行尿白细胞计数，所得白细胞数按每小时折算。

【参考区间】正常人白细胞计数 $<2 \times 10^5/h$。

【临床意义】白细胞计数 $>3 \times 10^5/h$ 为阳性，介于 $(2\sim3) \times 10^5/h$ 为可疑。尿路感染患者常有尿白细胞排泄率升高。

4. 尿液白细胞显微镜检查 健康人尿液中的白细胞主要是中性粒细胞，也可出现淋巴细胞、单核细胞及嗜酸性粒细胞。尿液中性粒细胞呈圆球形，直径 $10\sim14\mu m$，不染色时细胞核较模糊，胞质内颗粒清晰可见，无明显退变，常分散存在，外形完整。

【参考区间】离心直接涂片法 $0\sim5$ 个 /HP。

【临床意义】脓细胞是在炎症过程中被破坏、变性或坏死的中性粒细胞。其外形多变，不规则，胞质内充满颗粒，胞核模糊不清，常聚集成团，边界不清。尿液白细胞 >5 个 /HP，称为镜下脓尿。尿液中含大量白细胞，呈乳白色，甚至出现块状，成为肉眼脓尿。尿液中性粒细胞增多常见于尿路感染，在女性也可见于被女性生殖系统炎症分泌物污染。

在低渗尿中，中性粒细胞胞质内颗粒呈布朗运动，在油镜下可见灰蓝色发光现象，运动似星状闪光，称为闪光细胞，多见于急性肾盂肾炎、膀胱炎。

5. 尿液红细胞显微镜检查 新鲜尿液中红细胞形态对于鉴别肾小球源性血尿和非肾小球源性血尿有重要价值。如尿液外观未见红色，离心尿液镜下红细胞 >3 个 /HP，称为镜下血尿。血尿可分为以下三种类型：①均一性红细胞血尿：多为非肾小球性血尿，大部分红细胞为正常红细胞或单一形态红细胞；红细胞外观及大小正常，呈双凹圆盘形，细胞膜完整；②非均一性血尿：多为肾小球性血尿，尿液中畸形红细胞的类型（>70%）在2种以上；表现为红细胞大小改变、形态异常和红细胞内血红蛋白分布及含量变化；③混合型血尿：尿液中出现均一性和非均一性两种红细胞时称为混合型血尿。

【参考区间】离心直接涂片法 $0\sim3$ 个 /HP。

【临床意义】部分尿路感染者有镜下血尿，尿沉渣镜检红细胞数多在 $3\sim10$ 个 /HP，呈均一性红细胞尿。极少数急性膀胱炎患者可出现肉眼血尿。

6. 尿沉渣白细胞管型显微镜检查 管型基质中含有白细胞且其含量占管型面积的 1/3 以上者称为白细胞管型，白细胞管型内多为退化变性或坏死的白细胞。白细胞虽呈球形，但重叠聚集成块状，在形态上与上皮细胞管型不易区分，但白细胞管型过氧化物酶染色呈阳性。

【参考区间】阴性。

【临床意义】白细胞管型常提示肾实质有感染，可用于尿路感染的定位诊断，发现白细胞管型是肾盂肾炎的有力证据，但需排除间质性肾炎、狼疮性肾炎等疾病。白细胞管型中在尿路感染时是中性粒细胞，但在肾移植排斥反应时可见淋巴细胞。

7. 尿液白细胞酯酶试验 尿液白细胞酯酶试验是尿液化学检查组合项目之一，中性粒细胞胞质中含有特异性酯酶，能使试验中吲哚酚酯产生吲哚酚，吲哚酚与重氮盐形成紫红色缩合物，其呈色深浅与中性粒细胞的多少成正比。

【参考区间】阴性。

【临床意义】用于诊断尿路感染，肾移植后发生排斥反应时，尿液中以淋巴细胞为主，白细胞酯酶呈阴性。

8. 尿液亚硝酸盐试验 大肠埃希菌等革兰阴性细菌可使尿内硝酸盐还原为亚硝酸盐。

目前，尿液亚硝酸盐试验常作为尿液化学检查组合项目之一。主要用于尿路感染的快速筛检。

【参考区间】阴性。

【临床意义】尿路感染时，致病菌大多数含有硝酸还原酶，可以将硝酸盐还原为亚硝酸盐。亚硝酸盐试验与大肠埃希菌感染的相关性高，阳性结果常表示有细菌感染，但其阳性程度不与细菌数量成正比。

【评价】试验应满足致病菌含硝酸盐还原酶、体内有适量硝酸盐存在、尿液在膀胱内有足够的停留时间（>4h）等条件，否则易出现假阴性，但亚硝酸盐也可能是尿标本放置过久或污染造成的假阳性。有研究报道亚硝酸盐试验诊断尿路感染的敏感度是40%~60%，特异度是85%~98%，可作为尿路感染的过筛试验。尿液亚硝酸盐的影响因素较多，阴性结果不能排除菌尿的可能，阳性结果也不能完全肯定为尿路感染，结果解释需要与尿液白细胞酯酶试验、尿液白细胞显微镜检查结果相结合。

（二）鉴别诊断

1. **尿道综合征** 常见于妇女，患者有尿频、尿急、尿痛及排尿不适等尿路刺激症状，但多次检查均无真性菌尿。如患者同时有尿白细胞增多，但尿液普通细菌培养阴性时，应重点排除尿路结核分枝杆菌、真菌及厌氧菌感染。此外，还应注意排除衣原体或支原体感染的可能。

2. **肾结核** 本病膀胱刺激征更为明显，一般抗生素治疗无效，尿沉渣可找到抗酸杆菌，尿培养结核分枝杆菌阳性，而普通细菌培养为阴性。但要注意肾结核常可能与尿路感染并存，尿路感染经抗生素治疗后，仍残留有尿路感染症状或尿沉渣异常者，应高度注意肾结核的可能性。

三、检验路径

明确尿路感染诊断的检验路径——确诊路径（图3-7）

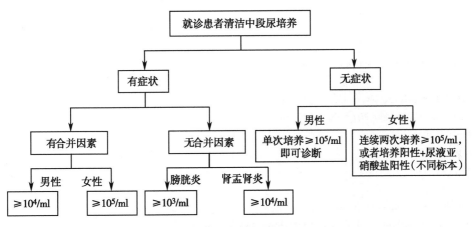

图3-7 尿路感染诊断的检验路径

（逄 璐 李海霞）

参 考 文 献

［1］王海燕.肾脏病临床概述.北京:北京大学医学出版社,2010.

［2］王兰兰.医学检验项目选择与临床应用.北京:人民卫生出版社,2010.

［3］葛均波,徐永健.内科学.第8版.北京:人民卫生出版社,2013.

［4］肾性贫血诊断和治疗共识中国专家组.肾性贫血诊断与治疗中国专家共识.中华肾脏病杂志,2013,29(5):389-392.

［5］中国医师协会高血压专业委员会,中国高血压联盟,《中华高血压杂志》编辑委员会.高血压伴糖尿病患者血压和微量白蛋白尿诊治简化流程.中华高血压杂志,2013,1(5):413-414.

［6］中华医学会糖尿病学分会微血管并发症学组.糖尿病肾病防治专家共识(2014年版).中华糖尿病杂志,2014,6(11):792-801.

［7］中华医学会内分泌学分会.中国成人糖尿病肾脏病临床诊断的专家共识.中华内分泌代谢杂志,2015,31(5):375-389.

［8］郑丰,蔡广研,陈建.现代老年肾病诊治重点与难点.北京:人民卫生出版社,2015.

［9］尿路感染诊断与治疗中国专家共识编写组.尿路感染诊断与治疗中国专家共识(2015版)——复杂性尿路感染.中华泌尿外科杂志,2015,36(4):241-244.

［10］中国医师协会肾脏内科医师分会,中国中西医结合学会肾脏疾病专业委员会.中国肾性高血压管理指南2016.中华医学杂志,2017,97(20):1547-1555.

［11］中国女医师协会,肾脏与血液净化专委会.中国女性尿路感染诊疗专家共识.中华医学杂志,2017,97(36):2827-2832.

［12］Cockwell P,Cook M.The Rationale and Evidence Base for the Direct Removal of Serum-Free Light Chains in the Management of Myeloma Kidney.Adv Chronic Kidney Dis,2012,19(5):324-332.

［13］Iyngkaran P,Thomas M,Majoni W,et al.Comorbid Heart Failure and Renal Impairment:Epidemiology and Management.Cardiorenal Med,2012,2(4):281-297.

［14］KDIGO 2012 clinical practice guideline for the evaluation and management of chronic kidney disease.Kidney Int Suppl,2013,3(1):1-150.

［15］Nitta K,Okada K,Yanai M,et al.Aging and chronic kidney disease.Kidney Blood Press Res,2013,38(1):109-120.

［16］American Diabetes Association.Standards of medical care in diabetes-2014.Diabetes Care,2014,37 Suppl 1:S14-80.

［17］Selvin E,Rawlings AM,Grams M,et al.Association of 1,5-anhydroglucitol with diabetes and microvascular conditions.Clin Chem,2014,60:1409-1418.

［18］Barry R,James MT.Guidelines for Classification of Acute Kidney Diseases and Disorders.Nephron,2015,131(4):221-226.

［19］Zhang L,Long J,Jiang W,et al.Trends in Chronic Kidney Disease in China.N Engl J Med,2016,375(9):905-907.

［20］Chawla LS,Bellomo R,Bihorac A,et al.Acute kidney disease and renal recovery:consensus report of the Acute Disease Quality Initiative(ADQI)16 Workgroup.Nat Rev Nephrol,2017,13(4):241-257.

第四章

内分泌系统及代谢性疾病

老年人生理性衰老变化与内分泌系统改变密切相关，而多种老年综合征是在多种激素共同作用下共同发生的。随着年龄的增长，人体内分泌系统和代谢功能都发生了一些变化。内分泌系统的衰老以老年人维持内环境稳态平衡的能力减弱为特征，表明激素的合成、代谢和靶器官对激素的敏感性随增龄发生了不同程度的变化，使得机体内分泌调节稳态平衡的能力逐步减弱，最终在外界刺激下极易造成内稳态的失衡以及机体的损伤。因此，内分泌系统的衰老既是器官老化的一部分，更是几乎所有衰老相关疾病发生、发展的重要病理生理基础。

老年人下丘脑 – 垂体 – 甲状腺轴功能紊乱很常见。老年人甲状腺激素的生成率和降解率均下降。促甲状腺激素（TSH）水平是判断甲状腺功能的敏感指标，与甲状腺激素水平呈负相关。血清 TSH 随增龄而升高，65 岁以上平均每年上升 1% 左右，长寿者 TSH 水平较高，可能高估了老年人群中亚甲减的患病率，但目前仍缺乏年龄相关 TSH 正常参考区间。TSH 在一定范围内的升高可能是老年人防止分解代谢的一种适应机制。

老年糖尿病类型主要是 2 型，少数是 1 型。胰岛 B 细胞数量中年后每年约减少 0.5%。同时机体对胰岛素敏感性随着年龄增长而下降，表现为胰岛素相对不足，继发代偿性高胰岛素血症，加重了胰岛 B 细胞分泌胰岛素的负荷。长期作用使胰岛 B 细胞分泌功能衰退，发展到一定程度，失去调控血糖稳态的能力，老年人糖尿病的患病率随增龄而逐渐增加。

尿酸是人体嘌呤代谢的终产物，70% 的尿酸经肾脏排泄。老年人随增龄肌酐清除率降低、肾小管分泌尿酸不足及尿酸净重吸收增加时，血尿酸水平均可升高。

心脑血管疾病是造成我国老年人死亡的主要病因。而血脂异常是冠心病和脑卒中等心脑血管病的独立危险因素。老年人的血脂异常发病率较高，内源性和外源性脂质转运过程随年龄变化，导致低密度脂蛋白胆固醇（LDL–C）和三酰甘油（TG）浓度升高，高密度脂蛋白胆固醇（HDL–C）下降。

代谢综合征是多种代谢紊乱疾病集合的综合征，主要包括向心性肥胖、脂代谢紊乱、高血压、糖代谢异常等表现。这些因素均是与年龄相关的，代谢综合征的患病率随年龄不断增加，而心血管疾病是代谢综合征的主要临床结果。

实验室检测在老年内分泌和代谢疾病的诊断和治疗中处于不可替代的位置，各种激素的测定以及基础状态下血糖、血脂谱以及嘌呤等物质代谢的正常或异常产物的检测对相关疾病的诊断、风险分层、治疗方案的选择以及治疗过程的监测均有着决定性的作用，而基因检测对于遗传性代谢疾病的诊断与分型以及治疗选择有着重要的作用。

第一节　老年糖尿病

一、疾病概况

（一）老年糖尿病定义、特点

老年糖尿病是指：年龄 ≥ 60 岁（世界卫生组织界定 ≥ 65 岁），包括 60 岁以前诊断和 60 岁以后诊断的糖尿病患者，具有患病率高、起病隐匿、异质性大、危害大等特点。糖尿病是一组由遗传和环境因素相互作用引起的临床综合征，以胰岛素分泌或胰岛素作用缺陷或两者共同引起糖、蛋白、脂肪、水和电解质等代谢紊乱，以高血糖为主要临床特征，急性高血糖易引起酮症酸中毒或高渗性昏迷，长期慢性高血糖可引起多器官损害，功能失调，尤其是眼、肾、神经、心脏和血管。病情严重或应激时可发生急性严重代谢紊乱，如糖尿病酮症酸中毒（diabetic ketoacidosis，DKA）、高渗高血糖综合征（hyperglycemic hyperosmolar syndrome，HHS）。老年人群是糖尿病防治的重点人群，老年糖尿病的治疗目标是减少急慢性并发症导致的伤残和早亡，改善生存质量，提高预期寿命。

（二）老年糖尿病流行病学

1. 患病率　根据《2016 年国民经济和社会发展统计公报》的数据，我国 60 岁及以上老年人口有 2.3 亿，占总人口的 16.7%；65 周岁以上人口 1.5 亿，占 10.8%。我国糖尿病流行特点以 2 型糖尿病为主，1 型糖尿病及其他类型糖尿病少见。2013 年全国调查中 2 型糖尿病患病率为 10.4%，男性高于女性男性 11.1%，女性 9.6%。2007~2008 年全国糖尿病调查报告数据显示 60 岁以上老年人中糖尿病患病率为 20.4%，估算约为 3 538 万，占总患病人数的 38.1%。《中国糖尿病防治指南》（2017 年版）中，2010 年老年糖尿病患病率为 22.86%。另有数量相近的糖耐量减低人群。我国糖尿病人数最多，达 1.14 亿。国内多项研究显示，60 岁以后糖尿病发病率仍有随年龄增长而增加的趋势，70 岁以后趋于平缓，但总患病率仍在增加。与中青年人群相似，老年人群糖尿病患病率有城市略高于农村、女性略高于男性的趋势。

2. 死亡率　据国际糖尿病联盟（International Diabetes Federation，IDF）2017 年版公布的数据，全球有 400 万人死于糖尿病相关疾病，占总死亡人数的 10.7%。不同地区，60 岁之前死于糖尿病相关疾病的比例不同，除非洲地区高达 77% 外，其他地区 60 岁之后死亡率高于50%。我国近年来研究报道糖尿病的病死率明显增加，10、20、30年间分别增长1.12倍（北京1991—2000年）、4.15倍（上海市徐汇区1986—2005年）和11.61倍（武汉1975—2006），糖尿病可致早亡，人均死亡损失寿命年为5.4~6.8年，均为女性高于男性，60岁以上人群明显增加。据《2017中国卫生和计划生育统计年鉴》公布的数据显示，随着年龄增长，糖尿病相关疾病死亡率升高，尤其在60岁之后明显升高，见图4-1。

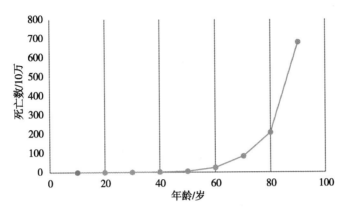

图4-1　糖尿病患者随年龄增长的死亡数变化

（三）糖尿病的分型、发病机制与诊断

采用WHO（1999年）的糖尿病病因学分型体系，根据病因学证据将糖尿病分4大类，即1型糖尿病、2型糖尿病、特殊类型糖尿病和妊娠期糖尿病（GDM）。其中1型糖尿病、2型糖尿病和妊娠期糖尿病（GDM）是临床常见类型。1型糖尿病占老年糖尿病比例约5%以下，老年糖尿病绝大多数（95%以上）为2型，此处主要讲述1型糖尿病和2型糖尿病。

发病机制：1型糖尿病病因和发病机制尚不清楚，其显著的病理学和病理生理学特征是胰岛B细胞数量显著减少和消失所导致的胰岛素分泌显著下降或缺失。2型糖尿病的病因和发病机制目前亦不明确，其显著的病理生理学特征为胰岛素调控葡萄糖代谢能力的下降（胰岛素抵抗）伴随胰岛B细胞功能缺陷所导致的胰岛素分泌减少（或相对减少）。两者都是由遗传因素和环境因素共同作用而形成的多基因遗传性复杂疾病。

老年糖尿病没有单独的诊断标准，我国目前采用国际上通用的WHO糖尿病专家委员会（1999）提出的诊断标准。要点如下：

糖尿病诊断是基于空腹（fasting plasma glucose，FPG）、任意时间或口服葡萄糖耐量试验（oral glucose tolerance test，OGTT）中2小时血糖值（2hPG）。空腹指至少8小时内无任何热量摄入；任意时间指一日内任意时间，无论上一次进餐时间及食物摄入量。FPG 3.9~6.0mmol/L为正常；6.1~6.9mmol/L为空腹血糖受损（impaired fasting glucose，IFG）；≥7.0mmol/L应考虑糖尿病。OGTT 2hPG<7.7为正常糖耐量；7.8~11.0mmol/L为糖耐量减低（impaired glucose tolerance，IGT）；≥11.1mmol/L应考虑糖尿病。见表4-1。

表 4-1 糖尿病诊断标准

（WHO 糖尿病专家委员会报告，1999 年）

诊断标准	静脉血浆葡萄糖水平（mmol/L）
（1）糖尿病症状加随机血糖	≥ 11.1
或	
（2）空腹血糖（FPG）	≥ 7.0
或	
（3）OGTT 2 小时血糖	≥ 11.1

注：糖尿病症状指多尿、烦渴多饮和难于解释的体重减轻

需再测一次予证实，诊断才能成立。随机血糖不能用来诊断 IFG 或 IGT。见表 4-2。

表 4-2 糖代谢状态分类

（WHO 糖尿病专家委员会报告，1999 年）

糖代谢分类	静脉血浆葡萄糖（mmol/L）	
	空腹血糖（FPG）	糖负荷后 2 小时血糖（2h PPG）
正常血糖（NGR）	<6.1	<7.8
空腹血糖受损（IFG）	6.1~<7.0	<7.8
糖耐量减低（IGT）	<7.0	7.8~<11.1
糖尿病（DM）	≥ 7.0	≥ 11.1

注：2003 年 11 月国际糖尿病专家委员会建议将 IFG 的界限修订为 5.6~6.9mmol/L；IFG 和 IGT 统称为糖调节受损，也称糖尿病前期

（四）鉴别诊断

注意鉴别其他原因所致尿糖阳性。

甲状腺功能亢进症、胃空肠吻合术后，因碳水化合物在肠道吸收快，可引起进食后 1/2~1 小时血糖过高，出现糖尿，但 FPG 和 2h PG 正常。严重肝病时肝糖原合成受阻，肝糖原贮存减少，进食后 1/2~1 小时血糖过高，出现糖尿，但 FPG 偏低，餐后 2~3 小时血糖正常或低于正常。

（五）老年人群特点

1. 老年糖尿病患者可分为老年前患糖尿病和老年后新发糖尿病两种情况。在环境因素相似的情况下，患病越晚提示胰岛 B 细胞代偿能力越好。与进入老年前已患病者比较，老年后患糖尿病者更多表现为明显胰岛素抵抗和胰岛素代偿性高分泌。

2. 老年糖尿病患者异质性大，身体基础健康状态差异较大。老年人群中 40%~70% 患有高血压病，30%~50% 患有血脂紊乱，均高于糖尿病的患病率，腹型肥胖比单纯体重指数（BMI）增高在老年患者中更常见。同时合并糖代谢紊乱、高血压、向心性肥胖、高三酰甘油血症（代谢综合征）的老年人高达 30%~40%，而无上述各项者不到 10%。

3. 老年糖尿病患者的知晓率、诊断率、治疗率均不高，老年糖尿病以餐后血糖升高为多见，尤其是新诊断的患者，即使是联合空腹血糖和糖化血红蛋白（HbA1c）做筛查时，仍有 1/3 比例的餐后高血糖患者漏诊。老年糖尿病患者急性并发症症状不典型，易于误诊或漏诊。

4. 我国糖尿病患者血糖总体控制水平不理想，在中老年（年龄 >45 岁）人群的 2 项全国多省市糖尿病患者调查中，以 HbA1c<6.5% 为标准，达标率分别为 20.3%（2009 年）和 16.8%（2010 年）。北京社区老年患者 HbA1c 达标率可达 46.5%。

5. 我国老年人有防病治病的一些优势条件，绝大多数已无工作压力，在掌握防病知识后，治疗的依从性高于中青年患者。近年来城市、乡村新农合基本医疗保险覆盖率达到 95% 以上，绝大多数的老年糖尿病患者基本用药可以得到保证。关键是提高患者的自我管理能力，促进不同层次医疗保健机构改变管理理念，争取安全有益地控制多项代谢异常所致的损害，总体改善老年糖尿病的生活质量。

二、检验项目介绍及临床意义

（一）血糖

一般临床实验室检测血糖（blood glucose，BG）的指标主要包括：空腹血糖、葡萄糖耐量试验（OGTT）。血糖升高是诊断糖尿病的主要依据，又是判断糖尿病病情和控制情况的主要指标。血糖值反映的是瞬间血糖状态。诊断糖尿病时必须用静脉血浆测定血糖。

1. 空腹血糖（FPG）　是指至少 8 小时内不摄入含热量食物后测定的血浆 / 血清葡萄糖，是糖尿病最常用的检测项目。

【参考区间】己糖激酶法：成人空腹血糖为 3.9~6.1mmol/L。

【临床意义】

（1）空腹血糖水平反映了胰岛素的分泌能力，其增高与葡萄糖耐量减低是相平行的：若胰岛素分泌能力不低于正常的 25%，空腹血糖多是正常或只轻度增高，一般人全血血糖不超过 6.1mmol/L（110mg/dl），血浆血糖不超过 6.9mmol/L（125mg/dl）；当胰岛素分泌进一步下降，但不低于正常的 40%，则空腹血糖在 5.8~11.1mmol/L（104~200mg/dl）；空腹血糖超过 11.1mmol/L（200mg/dl）时，提示胰岛素分泌极少或缺乏。

（2）空腹血糖水平是诊断糖尿病最主要的依据。若空腹血糖不止一次超过 7.0mmol/L，即可诊断为糖尿病。

【评价】血糖升高见于多种原因：生理性血糖升高、糖尿病、内分泌疾病、胰腺病变、严重的肝脏病变、应激性高血糖药物影响等。

2. 葡萄糖耐量试验　当血糖高于正常范围而又未达到诊断糖尿病标准时，须进行 OGTT。OGTT 应在无摄入任何热量 8 小时后，清晨空腹进行，成人口服 75g 无水葡萄糖，溶于 250~300ml 水中，5~10 分钟内饮完，空腹及开始饮用葡萄糖水后 2 小时测静脉血浆葡萄糖。

【参考区间】己糖激酶法：OGTT 2hPG<7.8mmol/L。

【临床意义】OGTT 2hPG<7.8mmol/L 为正常糖耐量；7.8~11.0mmol/L 为 IGT；≥ 11.1mmol/L 应考虑糖尿病。

【评价】老年糖尿病以餐后血糖升高为多见，尤其是新诊断的患者，建议老年体检者做餐后两小时。

（二）糖化血红蛋白

糖化血红蛋白（glycosylatedhemoglobin，HbA1c）化学结构为具有特定六肽结构的血红蛋白分子，HbA1c 浓度相对恒定，故临床常用 HbA1c 代表总的糖化血红蛋白水平，能直接反映机体血糖水平，是临床监控糖尿病患者血糖控制水平的较好的检测指标。

【参考区间】高效液相色谱法：3.6%~6.0%。

【临床意义】2018 年，美国糖尿病协会（ADA）发布的糖尿病诊治指南中正式采纳以 HbA1c ≥ 6.5% 作为糖尿病的诊断标准之一。

【评价】HbA1c 与红细胞寿命和平均血糖水平相关，是评价糖尿病患者长期血糖控制较理想的指标，可反映过去 2~3 个月的平均血糖水平，不受每天血糖波动的影响，也是临床决定是否需要调整治疗的重要依据，但是患有贫血和血红蛋白异常疾病的患者，HbA1c 的检测结果是不可靠的。

【检测方法】临床上多采用免疫比浊法和高效液相色谱（high performance liquid chromatography，HPLC）法。其中 HPLC 法，是国际临床化学联合会（international federation of clinical chemistry，IFCC）推荐的测定糖化血红蛋白的参考方法，也是目前实验室检查常用的方法。

（三）糖化白蛋白

血液中的葡萄糖可与血清蛋白的 N 末端发生非酶促的糖基化反应，形成高分子酮胺化合物，其结构类似果糖胺，总称为糖化血清蛋白。由于 70% 以上的糖化血清蛋白是糖化白蛋白（glycated albumin，GA），因此测定糖化白蛋白更能准确反映血糖控制的水平。

【参考区间】果糖胺法：1.65~2.15mmol/L；酮胺氧化酶：10.8%~17.1%（此值为糖化白蛋白及白蛋白的浓度比值，去除了血清白蛋白的影响）。

【临床意义】测定糖化白蛋白水平可以反映患者 2~3 周前的血糖控制情况，白蛋白的半衰期为 20 天左右，不受临时血糖浓度波动的影响，是判断糖尿病患者在一定时间内血糖控制水平的一个较好指标。同一患者前后连续检测结果的比较更有临床价值。

【评价】对于患有肾病综合征、肝硬化等影响白蛋白更新速度的疾病的患者，糖化白蛋白的检测结果是不可靠的。在某些特殊人群如糖尿病终末期肾病透析患者，特别是对于进行血液透析等影响到红细胞寿命的糖尿病患者，HbA1c 测定常被低估，而此时 GA 测定不受影响，提示对于进行血液透析等影响到红细胞寿命的糖尿病患者，GA 较 HbA1c 更能反映血糖控制的情况。

（四）胰岛 B 细胞功能检查

1. 胰岛素释放实验 正常人空腹基础血浆胰岛素约 5~20mU/L，口服 75g 无水葡萄糖后，血浆胰岛素在 30~60 分钟上升至高峰，峰值为基础值的 5~10 倍，3~4 小时恢复到基础水平。本实验反映基础和葡萄糖介导的胰岛素释放功能。胰岛素测定受血清中胰岛素抗体和外源性胰岛素干扰。

2. C 肽释放实验　方法同胰岛素释放实验。正常人空腹基础值不小于 400pmol/L，血浆 C 肽在 30~60 分钟上升至高峰，峰值为基础值的 5~6 倍。也反映基础和葡萄糖介导的胰岛素释放功能。C 肽测定不受血清中胰岛素抗体和外源性胰岛素干扰。

【临床意义】了解患者自身糖调节能力。对新就诊的老年糖尿病患者，与血糖检测同步测定患者的血浆胰岛素和（或）C 肽浓度，结合病程、血糖变化情况了解患者胰岛 B 细胞分泌水平，有助于选择合适的降糖药。还可有助于区分 1 型糖尿病和 2 型糖尿病。

【参考区间】固相酶免疫法：空腹时 0.9~7.1μg/L；双抗体夹心法：空腹血清 1.1~4.4μg/L。

（五）尿糖检测

尿常规干化学尿糖阳性是诊断糖尿病的重要线索。但尿糖阳性只是提示血糖值超过肾糖阈（大约 10mmol/L）。并发肾脏病变时，肾糖阈升高，虽然血糖升高，但尿糖阴性。肾糖阈降低时，虽然血糖正常，尿糖可阳性。

【参考区间】葡萄糖氧化酶法：阴性。

【临床意义】尿常规干化学尿糖阳性是诊断糖尿病的重要线索。

【评价】当尿液中维生素 C 强阳性时，要警惕尿糖假阴性（当维生素 C 浓度 ≥ 2.8mmol/L，葡萄糖浓度为 3~7mmol/L 的样本可能出现假阴性结果）。

三、老年糖尿病控制目标

（一）血糖相关指标

根据现有研究结果，权衡利弊，预期寿命长于 10 年、低血糖风险小、预计治疗获益大、有较好医疗支持的老年糖尿病患者 HbA1c 控制标准以 <7.0% 为佳，空腹血糖 <7.0mmol/L 和餐后 2h<10.0mmol/L，且减少血糖波动，并长期保持上述血糖水平。对新诊断、相对年轻、预期生存期 >10 年、无并发症及伴发疾病，降糖治疗无低血糖风险，治疗依从性好的患者可考虑将 HbA1c 控制到接近正常人水平。

（二）老年糖尿病合并多种代谢异常的综合治疗

1. 控制高血压　老年糖尿病合并高血压者血压控制目标为 <140/80mmHg。可根据患者糖尿病病程、一般健康状况、有无心脑血管病变及尿蛋白水平等情况设置不同血压控制目标。

血管紧张素转换酶抑制剂（angiotensin converting enzyme inhibitors，ACEI）或血管紧张素 II 受体拮抗剂（angiotensin II receptor blicker，ARB）类降压药是老年糖尿病患者的首选和基础用药。

2. 控制血脂异常　血清 LDL-C 是老年糖尿病患者必须关注的指标。对仅有大血管粥样硬化相关检测指标异常者，LDL-C 也需要降低至 <2.6mmol/L，有其他心脑血管疾病风险因素存在者 LDL-C<1.8mmol/L，未能达此标准者在除外肾脏病和甲状腺功能减退症的影响后，应该长期服用他汀类药物。

3. 体重管理　老年人体重的管理以适中为好（BMI<25kg/m^2），不建议单纯以体重变化衡量是否管理达标。

4. 控制高尿酸血症控制高尿酸血症　老年人以高尿酸血症为主，痛风发作和痛风石少于中青年。目前推荐的控制目标：血尿酸（SUA）≤ 360μmol/L（对于有痛风发作的患者，SUA<300μmol/L）SUA 干预治疗切点：男性 >420μmol/L，女性 >360μmol/L。

5. 血管活性药物　半数以上的老年糖尿病患者合并动脉粥样硬化症，阿司匹林是首选，为公认对心血管有保护作用的抗血小板制剂，使用方便，每日 100（75~150mg），避免空腹服用。

四、并发症

老年糖尿病患者不仅会有与糖尿病相关的合并症，也有其他心血管危险因素所致脏器损害，例如：低血糖风险、糖尿病酮症酸中毒（diabetic ketoacidosis，DKA）、高血糖高渗状态（hyperglycemic hyperosmolar status，HHS）、糖尿病肾病、糖尿病视网膜病变、糖尿病神经病变、糖尿病下肢血管病变等。治疗原则为早期评估、综合分析、因人施治、权衡效益风险、全面控制危险因素。下面详细讲述与实验室检查密切相关的几种并发症。

（一）低血糖

1. 低血糖定义和临床表现　对非糖尿病患者来说，低血糖症的诊断标准为血糖<2.8mmol/L。而接受药物治疗的糖尿病患者只要血糖水平≤ 3.9mmol/L 就属低血糖范畴。临床表现与血糖水平以及血糖的下降速度有关，可表现为交感神经兴奋（如心悸、焦虑、出汗、饥饿感等）和中枢神经症状（如神志改变、认知障碍、抽搐和昏迷）。老年患者发生低血糖时常可表现为行为异常或其他非典型症状。年龄是发生严重低血糖的独立危险因素。老年糖尿病患者发生低血糖的风险增加，加之感知低血糖的能力和低血糖后的自我调节和应对能力减弱，更容易发生无意识低血糖、夜间低血糖和严重低血糖，出现临床不良后果如诱发心脑血管事件、加重认知障碍甚至死亡。

2. 诊断与鉴别诊断　根据低血糖典型表现（Whipple 三联征）可确定：①低血糖症状；②发作时血糖低于 2.8mmol/L；③供糖后低血糖症状迅速缓解。

鉴别诊断：低血糖症状的表现并非特异，表现以交感神经兴奋症状为主的易于识别，以脑缺糖为主要表现者，有时可误诊为精神病、神经疾患（癫痫、短暂脑缺血发作）或脑血管意外等。

3. 治疗　糖尿病患者血糖≤ 3.9mmol/L，即需要补充葡萄糖或含糖食物。严重的低血糖需要根据患者的意识和血糖情况给予相应的治疗和监护。

（二）糖尿病急性并发症

1. 酮症酸中毒（diabetic ketoacidosis，DKA）

（1）DKA 定义与临床表现：DKA 是由于胰岛素严重缺乏和升糖激素不适当升高引起的糖、脂肪和蛋白代谢严重紊乱综合征，临床以高血糖、高血清酮体和代谢性酸中毒为主要表现。1 型糖尿病有发生 DKA 的倾向；2 型糖尿病亦可发生 DKA，其中约 20%~30% 患者既往无糖尿病病史。DKA 的发生常有诱因：包括急性感染、胰岛素不适当减量或突然中断治疗、饮食不当、胃肠疾病、脑卒中、心肌梗死、创伤、手术、妊娠、分娩、精神刺激等。临床表现：在 DKA 发病前数天可有多尿、烦渴多饮和乏力症状的加重，失代偿阶段出现食欲减退、恶心等症状，呼吸深快，呼气中有烂苹果味（丙酮气味）。

（2）实验室检查与诊断：首要的实验室检查应包括：血糖、尿素氮/肌酐、血清酮体、电解质、渗透压、尿常规、尿酮体、血气分析、血常规、心电图等。若怀疑合并感染还应进行血、尿和咽部的细菌培养。

1）酮体测定：β-羟丁酸、乙酰乙酸和丙酮统称为酮体，其中β-羟丁酸约占78%。乙酰乙酸和丙酮与硝普盐在碱性条件下可生成紫色化合物，生成量与酮体含量成正比。目前，血、尿酮体检测通常采用的是半定量的硝普盐法，此方法无法检测出酮体的主要组分：β-羟丁酸（β-OHB）。

【参考区间】硝普盐法：以丙酮计算，血酮体<0.05mmol/L，尿酮体阴性。

【临床意义】血酮体>1.0mmol/L为高血酮，>3.0mmol/L提示可有酸中毒。

如血清酮体升高或尿糖和酮体阳性伴血糖增高，血 pH 和（或）二氧化碳结合力降低，无论有无糖尿病病史，都可诊断为 DKA。具体诊断标准见表4-3。

表4-3 糖尿病酮症酸中毒（DKA）的诊断标准

DKA	血糖（mmol/L）	动脉血 pH	血清 HCO_3^-	尿酮体 [a]	血清酮体 [a]	血浆渗透压 [b]	阴离子间隙（mmol/L）[c]	神经状态
轻度	>13.9	7.25~7.30	15~18	阳性	阳性	可变	>10	清醒
中度	>13.9	7.00~7.25	10~15	阳性	阳性	可变	>12	清醒/嗜睡
重度	>13.9	<7.00	<10	阳性	阳性	可变	>12	木僵/昏迷

注：[a] 硝普盐反应方法；[b] 血浆有效渗透压的计算公式：$2 \times ([Na^+] + [K^+])$（mmol/L）+ 血糖（mmol/L）；[c] 阴离子间隙的计算公式：$[Na^+] - [Cl^- + HCO_3^-]$（mmol/L）

2）血清β-羟丁酸测定：测定血清β-羟丁酸方法包括多种，其中酶法灵敏度高、速度快且样本用量少，目前为β-羟丁酸测定的首选方法。

【参考区间】酶法：成年人血清β-羟丁酸浓度0.03~0.30mmol/L。

【临床意义】其水平测定对酮症酸中毒的鉴别诊断和监护很有帮助。在严重酸中毒患者，β-羟丁酸与乙酰乙酸的比值可以从正常人的2:1升高到16:1，在酮症酸中毒的早期阶段，比值可达最高点，随着症状缓解，该比值将随着β-羟丁酸被氧化成乙酰乙酸而降低。因此，通过跟踪监测β-羟丁酸可以真实地反映酮症酸中毒的状况。

【评价】糖尿病酮症酸中毒时，往往β-羟丁酸升高明显，而临床上测定酮体用的硝普盐法与β-羟丁酸几乎不发生反应，β-羟丁酸可以更真实地反映酮症酸中毒的状况。

（3）治疗：DKA 的治疗原则为尽快补液以恢复血容量、纠正失水状态，降低血糖，纠正电解质及酸碱平衡失调，同时积极寻找和消除诱因，防治并发症，降低病死率。对单有酮症者，需适当补充液体和胰岛素治疗，直到酮体消失。我国研究发现当随机血糖超过19.05mmol/L（血清酮体≥3mmol/L）时，可预警 DKA。

2. 高血糖高渗状态

（1）定义与临床表现：HHS 是糖尿病的严重急性并发症之一，主要见于老年 T2DM

患者，临床以严重高血糖而无明显酮症酸中毒、血浆渗透压显著升高、脱水和意识障碍为特征。HHS起病隐匿，常先出现口渴、多尿和乏力等糖尿病症状，或原有症状进一步加重。病情逐渐加重出现典型症状，主要表现为脱水和神经系统两组症状和体征。

（2）实验室检查与诊断：HHS的实验室诊断参考标准是：①血糖 ≥ 33.3mmol/L；②有效血浆渗透压 ≥ 320mOsm/L；③血清 HCO_3^- ≥ 18mmol/L 或动脉血 pH ≥ 7.30；④尿糖呈强阳性，而血清酮体及尿酮体阴性或为弱阳性；⑤阴离子间隙 <12mmol/L。

（3）治疗：主要包括积极补液，纠正脱水；小剂量胰岛素静脉输注控制血糖；纠正水、电解质和酸碱失衡以及去除诱因和治疗并发症。

（三）糖尿病慢性并发症

糖尿病肾病

（1）定义及危险因素：慢性肾脏病（chronic kidney diseases，CKD）包括各种原因引起的慢性肾脏结构和功能障碍。糖尿病肾病（diabetickidneydiseases，DKD）是指由糖尿病所致的CKD。老年糖尿病肾损伤常为多因素致病。遗传因素、高血压、高血糖、肥胖、高尿酸及肾毒性药物是老年慢性肾病进展的主要影响因素，糖尿病所致肾损伤仅占 1/3 左右。

（2）实验室检查与诊断：糖尿病肾病通常是根据尿白蛋白排泄率即尿白蛋白与肌酐比值（urinary albumin to creatinine ratio，UACR）增高或估计肾小球滤过率（estimated glomerular filtration rate，eGFR）下降、同时排除其他 CKD 而作出的临床诊断。病理诊断为糖尿病肾病的金标准，病因难以鉴别时可行肾穿刺病理检查，但不推荐糖尿病患者常规行肾脏穿刺活检。

1）尿白蛋白（urinaryalbumin，u-ALB）：是指在正常尿液中含量甚微的白蛋白，可早期反映肾脏异常；也可反映整个血管系统的改变，被认为是微动脉病变的早期指标，目前国际及国内糖尿病诊疗指南均推荐白蛋白尿检测，报告方式为尿白蛋白排泄率，即尿白蛋白与肌酐比值（albumin to creatinine ratio，ACR）。

【参考区间】ACR：0~30mg/g。

【临床意义】白蛋白是血浆重要的蛋白质之一，在通常情况下，白蛋白的分子大，不能越过肾小球基底膜，即使有少量滤入原尿，也可被肾小管重吸收。因此，在健康人尿液中仅含有很低浓度的白蛋白。当肾小球基底膜受到损害（即使是早期的轻微损伤）使其通透性改变时，白蛋白可进入尿液中，尿液白蛋白浓度持续升高，出现白蛋白尿。

【评价】①尿白蛋白检测由于没有参考物质和参考程序方法，不同方法间存在较大差异，临床常用方法为透射比浊和散射比浊法，建议使用的校准品要溯源到血清白蛋白 ERM-DA470k；另外检测结果会受尿中血红蛋白和胆红素的影响。②尿白蛋白排泄率标本类型：24h 尿白蛋白排泄率（UAE）为最佳判定早期糖尿病肾脏指标，参考区间是 <30mg/24h，但操作较为烦琐。推荐采用晨尿或随机尿 ACR，随机尿 ACR ≥ 30mg/g 为尿白蛋白排泄增加。在 3~6 个月内重复检查尿 ACR，3 次中有 2 次尿蛋白排泄增加，排除感染等其他因素即可诊断白蛋白尿。临床上常将 ACR 30~300mg/g 称为微量白蛋白尿，ACR ≥ 300mg/g 称为大量白蛋白尿。

2）肾小球滤过率：推荐检测血清肌酐，使用2009CKD-EPI公式计算肾小球滤过率（eGFR）。患者eGFR<60ml/（min·1.73m^2）时，可诊断为eGFR下降，见表4-4。糖尿病肾病诊断确定后，应根据eGFR进一步判断CKD严重程度，见表4-5。

表4-4 eGFR计算公式

性别	血肌酐	公式
男	≤ 80μmol/L	$141 \times (SCr/80)^{-0.411} \times 0.993^{Age}$
男	>80μmol/L	$141 \times (SCr/80)^{-1.209} \times 0.993^{Age}$
女	≤ 62μmol/L	$144 \times (SCr/62)^{-0.329} \times 0.993^{Age}$
女	>62μmol/L	$144 \times (SCr/62)^{-1.209} \times 0.993^{Age}$

表4-5 慢性肾脏病（CKD）分期

CKD 分期	肾脏损伤程度	eGFR [ml/（min·1.73m^2）]
1 期（G1）	肾脏损伤伴 eGFR 正常 [a]	≥ 90
2 期（G2）	肾脏损伤伴 eGFR 轻度下降 [a]	60~89
3a 期（G3a）	eGFR 轻中度下降	45~59
3b 期（G3b）	eGFR 中重度下降	30~44
4 期（G4）	eGFR 重度下降	15~29
5 期（G5）	肾衰竭	<15 或透析

注：eGFR：预估肾小球滤过率；[a] 肾脏损伤定义：白蛋白尿（ACR ≥ 30mg/g），或病理、尿液、血液或影像学检查异常

由于尿白蛋白和eGFR对糖尿病肾病的重要性，对这两项检测是目前糖尿病肾病的筛检项目，一旦确诊糖尿病，应每年都进行筛检：①所有2型糖尿病患者应从确诊时和1型糖尿病患者病程超过5年时每年检查1次以评估ACR。②所有成人糖尿病患者，不管UACR如何，每年应至少检查1次血清肌酐，并用血清肌酐估计eGFR。如果有CKD，需进行分期。横断面调查结果显示，部分糖尿病患者无尿蛋白排泄异常，但已经存在eGFR下降，提示尿蛋白阴性者也可能存在肾病。eGFR可作为糖尿病肾病的诊断依据之一。肾脏病改善全球预后（KDIGO）指南建议联合CKD分期（G1~G5）和白蛋白尿分期（A1期：ACR<30mg/g，A2期：ACR 30~300mg/g，A3期：ACR>300mg/g）描述和判定糖尿病肾病的严重程度。

（3）治疗

1）改变不良生活方式；

2）推荐蛋白摄入量约0.8g/（kg·d）；

3）控制血糖；

4）控制血压；

5）透析治疗和移植；

6）纠正血脂异常等；

五、检验路径

老年糖尿病明确临床诊断的检验路径见图 4-2。

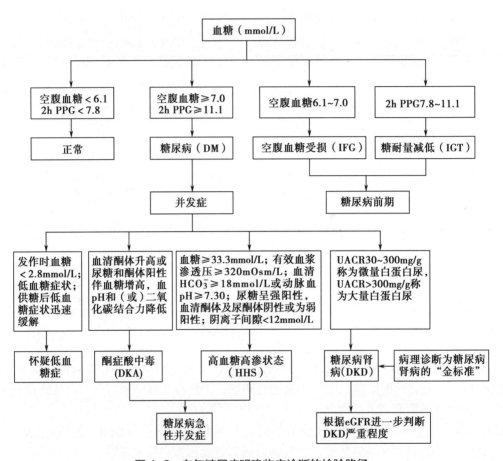

图 4-2 老年糖尿病明确临床诊断的检验路径

（刘 蕊 李 阳）

第二节 甲状腺疾病

疾病一：甲状腺功能亢进

一、疾病概况

（一）老年甲状腺功能亢进的定义

甲状腺功能亢进（简称甲亢）是指血液循环中甲状腺激素过多，引起以神经、循环、消化等系统兴奋性增高和代谢亢进为主要表现的一组临床综合征。其中由于甲状腺腺体本身功能亢进，合成和分泌甲状腺激素增加所导致的甲状腺毒症称为甲状腺功能亢进症（hyperthyroidism）；由于甲状腺滤泡被炎症（例如亚急性甲状腺炎、安静型甲状腺炎等）破坏，滤泡内储存的甲状腺激素过量进入循环引起的甲状腺毒症称为破坏性甲状腺毒症（destructive thyrotoxicosis），该症的甲状腺功能并不亢进。老年甲亢是指60岁以上的甲亢，包括60岁以前患病延续至60岁之后以及60岁之后患病两种情况。

（二）老年甲亢的流行病学调查

老年甲亢的患病率低于非老年，发病率在0.5%~2.3%之间，老年甲亢占全年龄组甲亢的构成比为10%~37%。老年甲亢的性别差异与非老年相同，女性为男性的4~5倍。

（三）老年甲亢的疾病特点

1. **病因** 引起甲亢的病因包括：Graves病、多结节性甲状腺肿伴甲亢（毒性多结节性甲状腺肿）、甲状腺自主性高功能腺瘤、碘甲亢、垂体性甲亢、绒毛膜促性腺激素（hCG）相关性甲亢。其中以Graves病最为常见，占所有甲亢的85%左右。

2. **临床表现** 主要由循环中甲状腺激素过多引起，其症状和体征的严重程度与病程、激素升高的程度和患者年龄等因素相关。症状：主要有易激动、烦躁失眠、心悸、乏力、怕热、多汗、消瘦、食欲亢进、大便次数增多或腹泻。可伴发周期性麻痹和近端肌肉进行性无力、萎缩，后者称为甲亢性肌病，以肩胛带和骨盆带肌群受累为主。Graves病有1%伴发重症肌无力。体征：Graves病大多数患者有程度不等的甲状腺肿大。甲状腺肿为弥漫性，质地中等（病史较久或食用含碘食物较多者可坚韧），无压痛。甲状腺上下极可以触及震颤，闻及血管杂音。也有少数的病例甲状腺不肿大；结节性甲状腺肿伴甲亢可触及结节性肿大的甲状腺；甲状腺自主性高功能腺瘤可扪及孤立结节。心血管系统表现有心率增快、心脏扩大、心律失常、心房颤动、脉压增大等。少数病例下肢胫骨前皮肤可见黏液性水肿。甲亢性眼病表现为单纯性突眼和浸润性突眼，后者突眼度多在19~20mm以上，伴下列多种症状：眶内、眶周组织充血、眼睑水肿，伴有眼球胀痛、畏光、流泪、视力减退；眼肌麻痹、眼球转动受限，伴斜视、复视，严重时球结膜膨出、红肿而易感染；眼睑收缩、眼球突出，导致眼睑不能闭合角膜暴露，引起角膜干燥发生炎症并可继发感染，甚至引起角膜穿孔而失明。而老年患者眼病和高代谢的症状不典型，相反表现为乏力、心悸、厌食、抑郁、嗜睡、体重明显减少，称之"淡漠型甲亢"（apathetic hyperthyroidism），临床表现不典型，常出现某一系统的症状，尤其是心血管和消化系统。常伴有心脏病，但心动过速少见，很多患者合并心绞痛甚至心梗。消化系统症状常见食欲减退及腹泻。

二、实验室诊断及鉴别诊断

（一）常规检查

1. 促甲状腺激素（thyroid stimulating hormone，TSH）　是评估甲状腺功能的初筛实验，可用于下丘脑 – 垂体 – 甲状腺轴功能紊乱、垂体损伤、甲状腺功能亢进与减低的诊断、病变部位的鉴别诊断。

【参考区间】化学发光免疫测定法（CLIA），成人 TSH：0.34~5.60mIU/L。

【临床意义】

（1）TSH 升高：见于原发性甲状腺功能减低（病变在甲状腺，伴 T_3、T_4 减低）、继发性甲状腺功能亢进（病变在下丘脑或垂体，伴 T_3、T_4 升高）。此外，其他某些疾病或因素也可导致 TSH 升高，如甲状腺激素抵抗综合征、异位 TSH 综合征、TSH 分泌肿瘤及长期应用多巴胺拮抗剂、含碘药物、居住在缺碘地区等。

（2）TSH 减低：见于继发性甲状腺功能减低（病变在下丘脑或垂体，伴 T_3、T_4 减低）、原发性甲状腺功能亢进（病变在甲状腺，伴 T_3、T_4 升高）。此外，其他某些疾病或因素也可导致 TSH 减低，如活动性甲状腺炎、急性创伤、皮质醇增多症、慢性抑郁症、危重患者、库欣综合征、肢端肥大症及应用抗甲状腺药物、大量糖皮质激素等。

【评价】血清促甲状腺素（TSH）和甲状腺激素是国际上公认的诊断甲亢的首选指标，可作为单一指标进行甲亢筛查。一般甲亢患者 TSH<0.1mIU/L。但垂体性甲亢 TSH 不降低或升高。

2. 总 T_4（total thyroxine，TT_4）　TT_4 水平可用于评价甲状腺分泌甲状腺激素的状况，可反映甲状腺功能。

【参考区间】化学发光免疫测定法（CLIA），成人：48.7~117.2μg/L。

【临床意义】

升高：常见于甲状腺功能亢进症、T_3 毒血症、亚急性甲状腺炎早期、垂体促甲状腺激素肿瘤等。

降低：常见于甲状腺功能减退、慢性淋巴细胞性甲状腺炎、缺碘性甲状腺肿、甲状腺次全切除术、亚急性甲状腺炎后期、肾衰竭、呆小症等。

【评价】个体服用大剂量甲状腺素等时，总 T_4 水平会升高；而服用抗甲状腺药物、苯妥英钠、水杨酸制剂、糖皮质激素等时，总 T_4 水平下降。妊娠、服用雌激素或肾病综合征时会引起体内结合蛋白水平变化，影响总 T_4 测定。血清总 T_4（TT_4）、总 T_3（TT_3）是判断甲状腺功能的基本指标。血清 99.95% 以上的 T_4 及 99.5% 以上的 T_3 与蛋白结合，其中80%~90% 与甲状腺素结合球蛋白（TBG）结合，因此易受到 TBG 等蛋白含量和结合力的影响。

3. 游离 T_4（free thyroxine，FT_4）　测定不受甲状腺结合蛋白浓度和结合力的影响，更能反映机体甲状腺功能状况。

【参考区间】化学发光免疫测定法（CLIA），成人：7.0~14.8ng/L。

【临床意义】

升高：常见于甲状腺功能亢进症、弥漫性毒性甲状腺肿、初期桥本甲状腺炎、部分无痛性甲状腺炎、垂体促甲状腺激素肿瘤等。某些非甲状腺疾病，如重症感染发热、危重患者可见 FT_4 升高。

降低：常见于甲状腺功能减退、黏液性水肿、晚期桥本甲状腺炎、肾病综合征、低蛋白血症等。

【评价】个体服用大剂量甲状腺素时，FT_4 水平会升高；而服用抗甲状腺药物、苯妥英钠、水杨酸制剂、糖皮质激素等时，FT_4 水平下降。

4. 总 T_3（total triiodothyronine，TT_3） TT_3 水平是反映甲状腺合成分泌甲状腺激素的良好指标，可用于评价甲状腺功能。

【参考区间】化学发光免疫测定法（CLIA），成人：5.8~15.9μg/L。

【临床意义】总 T_3 测定的主要临床意义在于对甲状腺功能紊乱的鉴别诊断。血清 TT_3 的变化与 TT_4 常平行，但在甲亢初期与复发早期 TT_3 上升更快。甲状腺功能亢进症、弥漫性毒性甲状腺肿、毒性结节性甲状腺肿时，T_3 水平显著升高，且早于 T_4；而 T_3 型甲亢，如功能亢进性甲状腺腺瘤、地方性甲状腺肿、T_3 毒血症等，血 T_3 较 T_4 明显升高。血 T_3 明显升高还可见于：亚急性甲状腺炎、过量使用甲状腺素制剂、甲状腺球蛋白结合力增高症等。

【评价】某些药物如糖皮质激素、胺碘酮及重症非甲状腺疾病时，T_3 可下降。

5. 游离 T_3（free triiodothyronine，FT_3） FT_3 可直接反映甲状腺功能状态，且不受血中甲状腺结合球蛋白变化的影响。

【参考区间】化学发光免疫测定法（CLIA），成人：17.1~37.1ng/L。

【临床意义】

FT_3 升高：主要见于甲状腺功能亢进、弥漫性毒性甲状腺肿、初期桥本甲状腺炎等；缺碘可引起 FT_3 代偿性升高。

FT_3 降低：主要见于甲状腺功能减退、黏液性水肿、呆小症、低 T_3 综合征、晚期桥本甲状腺炎等。个体应用糖皮质激素、苯妥英钠、多巴胺等药物时，可出现 FT_3 降低。

【评价】由于 FT_3 不受甲状腺结合球蛋白的影响，且可灵敏地反映具有生物活性的甲状腺激素含量，因此可确切地反映甲状腺功能，具有更大的临床应用价值。生理情况下，由于 FT_3 在血清中浓度很低，故其检测结果受检测方法、试剂质量等因素的影响较大。此外，建议采用血清标本为佳，因肝素抗凝血浆可使 FT_3 的检测结果偏高。

6. 抗甲状腺球蛋白抗体（thyroglobulin antibody，TgAb） 主要用于自身免疫性甲状腺疾病的诊断和鉴别诊断。

【参考区间】电化学发光免疫分析法：阴性。根据试剂盒提供的参考值，各实验室应结合自身情况，建立自己的参考值范围（《全国临床检验操作规程（第 4 版）》）。

【临床意义】抗甲状腺球蛋白抗体针对的抗原成分为甲状腺球蛋白，大多数自身免疫性甲状腺疾病的患者血清中此抗体阳性。TgAb 阳性主要见于淋巴细胞性甲状腺炎、原发性黏液性水肿、自身免疫性甲状腺炎等，也可见于其他自身免疫性疾病如糖尿病、恶性贫血、Addison's 病等。

【评价】TgAb 阳性可存在于非甲状腺疾病中，如恶性贫血、重症肌无力、糖尿病及健康人群，TgAb 阳性不能排除甲状腺肿瘤。

7. 抗甲状腺微粒体抗体（thyroid microsomal antibody，TMA）　主要用于自身免疫性甲状腺疾病的诊断和鉴别诊断。

【参考区间】电化学发光免疫分析法：阴性。根据试剂盒提供的参考值，各实验室应结合自身情况，建立自己的参考值范围（《全国临床检验操作规程（第 4 版）》）。

【临床意义】抗甲状腺微粒体抗体阳性主要见于自身免疫性甲状腺炎、原发性黏液性水肿、Graves 病、甲状腺功能亢进、恶性贫血、Addison 病等。与甲状腺球蛋白抗体同时测定可提高甲状腺自身抗体的检出率。

【评价】TMA 阳性不能排除甲状腺肿瘤及甲亢。

8. 抗甲状腺过氧化物酶抗体（anti-thyroid peroxidase antibody，TPOAb）　主要用于自身免疫性甲状腺疾病的诊断和鉴别诊断。

【参考区间】电化学发光免疫分析法：阴性。根据试剂盒提供的参考值，各实验室应结合自身情况，建立自己的参考值范围（《全国临床检验操作规程（第 4 版）》）。

【临床意义】甲状腺过氧化物酶（TPO）是微粒体抗原性蛋白，因此甲状腺微粒体抗体也可用 TPOAb 表示。TPOAb 阳性主要见于慢性淋巴细胞性甲状腺炎、甲状腺功能亢进、原发性甲状腺功能减低、Graves 病等。

【评价】TPOAb 阳性不能排除甲状腺肿瘤及甲亢。甲状腺过氧化物酶抗体（TPOAb）和甲状腺球蛋白抗体（TgAb）的阳性率在 Graves 病患者显著升高，是自身免疫病因的佐证。

9. 甲状腺球蛋白（thyroglobulin，Tg）　主要用于甲状腺完全缺损、甲状腺发育不全的诊断，甲状腺癌的疗效观察，急性甲状腺炎和假的甲状腺毒症的鉴别诊断。

【参考区间】化学发光免疫测定法（CLIA）：5~40μg/L。

【临床意义】甲状腺球蛋白是甲状腺完整性的特殊标志物。是分化型甲状腺癌（DTC）的肿瘤标志物，可作为分化型甲状腺癌患者治疗后随访的重要参考指标。也可用于鉴别亚急性甲状腺炎和假的甲状腺毒症。

【评价】如样本中有甲状腺球蛋白抗体对不同检测方法的检测结果有不同的影响，可对双位点夹心法的标记抗体产生竞争性抑制，导致检测结果偏低，RIA 法时导致第二抗体与一抗（包括试剂抗体与血清中的 Tg 抗体）的结合量增加使检测结果偏高。

10. TSH 受体抗体　TSH 和 TSH 受体抗体（TRAb）均可与 TSH 受体结合，并通过腺苷酸环化酶 –cAMP 和（或）磷脂酰肌醇 –Ca^{2+} 两个级联反应途径产生 TSH 的生物学效应。另一类 TSH 受体抗体的作用则相反，称为 TSH 阻断（结合）性抗体（TSH-binding antibody，TSHBAb，TBAb）。TSHBAb 与 TSHR 结合后，阻滞了 TSH 与 TSHR 的结合，并抑制 TSHR 后的信息传递。Graves 病患者可同时存在 TSAb 和 TSHBAb 两种或更多种自身抗体。

【参考区间】阴性。据试剂盒提供的参考值，各实验室应结合自身情况，建立自己的参考值范围（《全国临床检验操作规程（第 4 版）》）。

【临床意义】TRAb 对单侧突眼、单侧甲状腺肿、甲状腺肿伴结节、亚临床型甲亢的诊断和鉴别诊断有重要意义；TRAb 有助于确定自身免疫性甲状腺疾病的病因和类型，

TRAb、TPO 和抗甲状腺球蛋白抗体阳性均提示为自身免疫性甲状腺疾病，TRAb 阳性则提示为 Graves 病；TRAb 对抗甲状腺药物治疗后甲亢复发有重要参考价值，TRAb 阴性，甲状腺肿程度低，维持治疗的所需药物剂量低，提示停药后不易复发，但仅 TRAb 阴性不能作为不复发或停药的依据；妊娠后期的 TRAb 测定，可预测新生儿 GD。

11. 甲状腺摄 [131]I 功能测定

【临床意义】甲状腺 [131]I 摄取率对甲状腺毒症的原因仍有鉴别意义。碘是甲状腺激素合成的必需元素，甲状腺摄取、浓集碘的能力一定程度上可以反映甲状腺功能。给受试者一定剂量 [131]I 后，定时连续观察甲状腺区的放射性强度。

【参考区间】2 小时摄 [131]I 率为 10%~30%，4 小时 15%~40%，24 小时 25%~60%。

【评价】由于甲状腺激素测定的普遍开展及 TSH 检测敏感度的提高，甲状腺 [131]I 摄取率已不作为甲亢诊断的常规指标。T_3 抑制试验也基本被摒弃。

12. 甲状腺核素静态显像

【临床意义】主要用于对可触及的甲状腺结节性质的判定，对多结节性甲状腺肿伴甲亢和自主高功能腺瘤的诊断意义较大。

【参考区间】甲状腺双叶呈蝴蝶状，叶内放射性均匀分布，双叶上极放射性分布略稀疏，甲状腺峡部不显像或放射性浓集程度明显低于双侧甲状腺叶。

【评价】显像前停服高碘食物，停用甲状腺激素及抗甲状腺药物。妊娠、哺乳期妇女禁用 [131]I 显像，慎用 [99]Tc 显像。儿童宜用 [99]Tc 显像。

（二）鉴别诊断

1. 各型甲亢的鉴别　有甲状腺毒症表现而 [131]I 摄取率降低者是破坏性甲状腺毒症（例如亚急性甲状腺炎、安静型甲状腺炎），以及碘甲亢和伪甲亢（外源性甲状腺激素摄入过多所致甲亢）的特征。典型亚急性甲状腺炎患者常有发热、颈部疼痛，为自限性，早期血中 TT_3、TT_4 水平升高，[131]I 摄取率明显降低（即血清甲状腺激素升高与 [131]I 摄取率减低的分离现象），在甲状腺毒症期过后可有一过性甲状腺功能减退症（甲减），然后甲状腺功能恢复正常。安静型甲状腺炎是自身免疫性甲状腺炎的一个亚型，大部分患者要经历一个由甲状腺毒症至甲减的过程，然后甲状腺功能恢复正常，甲状腺肿大不伴疼痛。如果怀疑服用过多甲状腺激素引起的甲状腺毒症时，常可找到过多使用甲状腺激素的病史，并可通过测定血中甲状腺球蛋白（Tg）进一步鉴别，外源甲状腺激素引起的甲状腺毒症 Tg 水平很低或测不出，而甲状腺炎时 Tg 水平明显升高。

2. 与非甲亢疾病的鉴别　单纯血清 TT_3、TT_4 升高或血清 TSH 降低的鉴别诊断。使用雌激素或妊娠可使血中 TBG 升高从而使 TT_3、TT_4 水平升高，但其 FT_3、FT_4 及 TSH 水平不受影响；甲状腺激素抵抗综合征患者也有 TT_3、TT_4 水平升高，但是 TSH 水平不降低；单纯性甲状腺肿表现为甲状腺肿大但无甲亢症状与体征，血清甲状腺激素和 TSH 正常；更年期综合征患者常有情绪不稳、烦躁、出汗等症状，但甲状腺功能正常且甲状腺无肿大；糖尿病的高代谢症状与甲亢相似，但无心慌、不耐热、烦躁等症状，甲状腺功能正常；颅内肿瘤、脑水肿、海绵窦血栓、青光眼等疾病可引起突眼，可通过甲状腺激素、眼球后超声、CT、MRI 检测加以鉴别；使用糖皮质激素、严重全身性疾病及垂体病变均可引起 TSH 降低，这种情况在误诊断老年亚临床甲亢患者中较为常见。

三、检验路径

甲状腺功能亢进的诊断路径见图 4-3。

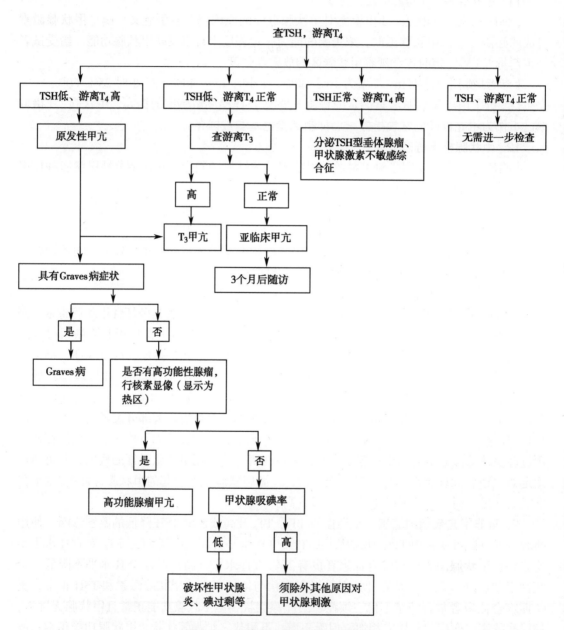

图 4-3　甲状腺功能亢进的诊断路径

疾病二：甲状腺功能减退

一、疾病概况

（一）老年甲状腺功能减退的定义

甲状腺功能减退症（hypothyroidism，简称甲减）是由于甲状腺激素合成和分泌减少或组织利用不足导致的全身代谢减低综合征。临床甲减的患病率为 1% 左右，女性较男性多见，随年龄增加患病率上升。

（二）老年甲状腺功能减退的流行病学

根据 2010 年我国十城市甲状腺疾病患病率调查，以 $TSH \geqslant 4.2mIU/L$ 为诊断临界值，甲减的患病率为 17.8%，其中亚临床甲减患病率为 16.7%，临床甲减患病率为 1.1%。女性患病率高于男性，随年龄增长，患病率升高。

（三）老年甲减的疾病特点

1. 病因引起甲减的病因　包括：原发性甲减（primary hypothyroidism），由于甲状腺腺体本身病变引起的甲减，此类甲减占全部甲减的 95% 以上。原发性甲减的病因中自身免疫、甲状腺手术和甲状腺功能亢进症（甲亢）^{131}I 治疗三大原因占 90% 以上。中枢性甲减（central hypothyroidism）或继发性甲减（secondary hypothyroidism）：由于下丘脑和垂体病变引起的促甲状腺激素释放激素（TRH）或者促甲状腺素（TSH）产生和分泌减少所致的甲减，垂体外照射、垂体大腺瘤、颅咽管瘤是中枢性甲减的较常见原因。甲状腺激素抵抗综合征（resistance to thyroid hormones）：由于甲状腺激素在外周组织实现生物效应障碍引起的甲减。

2. 临床表现　本病发病隐匿，病程较长，不少患者缺乏特异症状和体征。症状主要表现以代谢率减低和交感神经兴奋性下降为主，病情轻的早期患者可以没有特异症状。典型患者畏寒、乏力、手足肿胀感、嗜睡、记忆力减退、少汗、关节疼痛、体重增加、便秘。体格检查：典型患者可有表情呆滞、反应迟钝、声音嘶哑、听力障碍，面色苍白、颜面和（或）眼睑水肿、唇厚舌大、常有齿痕，皮肤干燥、粗糙、脱皮屑、皮肤温度低、水肿、手脚掌皮肤可呈姜黄色，毛发稀疏干燥，跟腱反射时间延长，脉率缓慢。少数病例出现胫前黏液性水肿。本病累及心脏可以出现心包积液和心力衰竭。重症患者可以发生黏液性水肿昏迷。

二、实验室诊断及鉴别诊断

（一）常规检查

1. 促甲状腺激素　请参见第四章第二节疾病一相关内容。

【临床意义】美国甲状腺病学会于 1990 年公布的甲减的实验室诊断标准为：原发性甲减：血 TSH 升高，FT_4 降低；全美临床生化学会建议对疑有甲减者，其最初筛选检查为血 TSH，T_3、T_4 和甲状腺自身抗体均不作为诊断的初筛或常规项目，除非另有原因。英国皇家内科医师学院提出，为了确诊甲亢或甲减，必须同时测定血 TSH、FT_4 或 TT_4。原发性甲减 TSH 常升高，继发性甲减 TSH 则降低。人们普遍认为，下丘脑 – 垂体 – 甲状腺功能正常时，血 TSH 是甲状腺功能活动的"标志"或"金标准"。但需要注意在病理情况下，

TSH 不能完全反映甲状腺的功能状况，因为 TSH 和甲状腺激素正常反馈调节和浓度关系，需要一个适应、重新调节的过渡时期。一般来说，甲减用甲状腺激素制剂替代治疗后，需要 4~6 周才能使血 TSH 恢复正常；而甲亢用抗甲状腺药物（antithyroid drugs，ATD）治疗后，需要数月（视病情和治疗效果而定，一般 2~6 个月）才能使血 TSH 回复到正常范围。在此之前，血 T_3、T_4 和 TSH 的浓度出现矛盾现象，T_3、T_4 已正常，但 TSH 仍升高（甲减）或降低（甲亢），此即为 TH 和促 TH 的"非平衡期"（period of nonequilibrium）。对于非平衡期的患者，最好结合 FT_3 和 FT_4 等指标来综合考虑。

【评价】TSH 的分泌对血清 FT_4 微小变化十分敏感，在发生甲减早期，FT_4 还未检测到异常时 TSH 已经发生改变。因此 TSH 可作为甲状腺功能减低的首选筛查指标。

2. 总 T_4 请参见第四章第二节疾病一相关内容。

【临床意义】原发性甲减血清 TSH 增高，TT_4 和 FT_4 均降低。TSH 增高，TT_4 和 FT_4 降低的水平与病情程度相关。亚临床甲减仅有 TSH 增高，TT_4 和 FT_4 正常。T_4 是甲状腺分泌最多的一种激素，血液中的 T_4 全部由甲状腺分泌而来，所以外周血 TT_4 浓度能很好反映甲状腺功能状态。

【评价】甲减时 TT_4 和 TT_3 均下降，一般以 TT_4 下降更明显。轻型甲减可仅有 TT_4 下降。

3. 游离 T_4 请参见第四章第二节疾病一相关内容。

【临床意义】FT_4 不受血清中甲状腺结合蛋白变化的影响，直接反映了甲状腺的功能状态，其敏感性和特异性均高于 TT_4。甲减时 TT_3、TT_4 均下降，轻型甲减及甲减初期多以 FT_4 下降为主。

【评价】服用抗甲状腺药物主要包括硫脲类衍生物、咪唑类衍生物、碘剂、β- 受体阻滞剂、过氯酸盐和锂盐等可使 FT_3、FT_4 下降，但下降的程度和速度可不平行。一般先以 FT_4 下降为明显，一些药物如苯妥英钠、多巴胺或糖皮质激素等也可使 FT_3 和 FT_4 降低。

4. 总 T_3 请参见第四章第二节疾病一相关内容。

【临床意义】轻型甲状腺功能减退时，血 T_3 下降不如 T_4 明显。黏液性水肿、慢性甲状腺炎、甲状腺球蛋白结合力下降、非甲状腺疾病的低 T_3 综合征等患者血 TT_3 明显降低。

【评价】轻型甲减的 TT_3 不一定下降，故诊断轻型甲减和亚临床甲减时，TT_3 不如 TT_4 敏感；除甲减外一些全身性疾患或慢性病变常导致 TT_3 下降例如慢性肾衰竭、慢性心力衰竭、糖尿病、心肌梗死、肺心病等。

5. 游离 T_3 请参见第四章第二节疾病一相关内容。

【临床意义】甲减时 FT_3 和 FT_4 均下降，轻型甲减、甲减初期多以 FT_4 下降为主；低 T_3 综合征可仅有 FT_3 下降；抗甲状腺药物可使 FT_3 和 FT_4 下降，一般先以 FT_4 下降为明显，在治疗过程中 FT_3 的水平与甲亢控制程度有更好的相关性。除甲减外苯妥英钠、多巴胺或糖皮质激素等也可使 FT_3 降低。

【评价】一些如胺碘酮、肝素钠等可使 FT_4 升高。因此，FT_3 测定最适合于甲亢治疗中判断药物是否过量。

6. 抗甲状腺球蛋白抗体 请参见第四章第二节疾病一相关内容。

【临床意义】甲状腺自身抗体是甲状腺损害（炎症、手术、放疗、药物治疗等）后的继发性免疫反应标志物。亚临床型甲减患者如存在滴度较高的 TgAb 和 TPOAb，则预示病因为自身免疫性甲状腺疾病，进展为临床型甲减的可能性大。

【评价】在健康人群中，TgAb 和 TPOAb 的检出率为 5%~27%，女性的阳性率为男性的 5 倍。故"健康"人群中的男性呈阳性者的意义大于女性。甲状腺自身抗体的检出率见表 4-6。

表 4-6　甲状腺自身抗体的检出率

	TRAb（%）	TgAb（%）	TPOAb（%）
普通人群	0	5~20	8~27
Graves 病患者	80~90	50~70	50~80
自身免疫性甲状腺炎患者	10~20	80~90	90~100
亲属	0	40~50	40~50
1 型糖尿病患者	0	40	40
孕妇	0	14	14

7. 抗甲状腺过氧化物酶抗体　请参见第四章第二节疾病一相关内容。

【临床意义】TgAb 和 TPOAb 是确定原发性甲减病因的重要指标和诊断自身免疫甲状腺炎（包括桥本甲状腺炎、萎缩性甲状腺炎）的主要指标。一般认为 TPOAb 的意义较为肯定。如果 TPOAb 阳性伴血清 TSH 水平增高，说明甲状腺细胞已经发生损伤。我国学者经过对甲状腺抗体阳性、甲状腺功能正常的个体随访 5 年发现，当初访时 TPOAb>50IU/ml 和 TgAb>40IU/ml 者，临床甲减和亚临床甲减的发生率显著增加。

【评价】TgAb 和 TPOAb 阳性检出率与测定方法的关系密切，免疫荧光法和血凝法检测假阴性率和假阳性率均较高。

8. 甲状腺球蛋白　请参见第四章第二节疾病一相关内容。

【临床意义】在正常情况下，血清中的 Tg 水平由甲状腺体积的大小、TSH 受体被兴奋的程度及甲状腺分泌 Tg 的量决定，与 T_3、T_4 也有一定平行消长的关系。甲减时，T_3、T_4 下降，血 Tg 也随之降低。但一般无重要临床意义。

【评价】特发性黏液性水肿、萎缩性甲状腺炎等患者测定血清 Tg 无重要临床意义，因为患者体内产生的 TgAb 可干扰 Tg 测定。同理，凡既往有 TgAb 阳性或凡有 TgAb 阳性可能的疾病患者均无必要作血清 Tg 检测。

9. 心功能检查　心肌收缩力下降，射血分数减低，左室收缩间期延长，心电图可见低电压，窦性心动过缓，偶见 PR 间期延长及 QRS 波时限延长。

10. TRH 兴奋试验（TRH stimulating test）　是利用促甲状腺激素释放激素（TRH）具有兴奋腺垂体合成分泌 TSH 的作用。

【参考区间】正常人静脉注射 TRH30μg，20~30 分钟后，血清 TSH 水平较注射前约增加 29.5 ± 12.2mU/L，达峰值水平。峰时 15~30 分钟。注射 TRH 2~4 小时后，血清 TSH 水平恢复至基础水平。

【临床意义】测定静脉注射 TRH 后血清 TSH 浓度变化，可协助鉴别甲减系原发于甲状腺，或继发于下丘脑或垂体疾患。对甲亢亦有辅助诊断价值。

原发性甲减：此类患者下丘脑和垂体均正常，病变主要在甲状腺，故 TRH 兴奋试验呈过高反应，基础血清 TSH 水平即增高，静脉注射 TRH 后 TSH 显著增高。

继发于垂体病变的甲减：由于病变在垂体，所以基础 TSH 水平低，注射 TRH 后，TSH 水平无变化。

继发于下丘脑的甲减：由于病变在下丘脑，所以基础 TSH 水平低，注射 TRH 后，垂体合成 TSH 的细胞兴奋，血 TSH 水平有所升高。

【评价】当给受试者外源性 TRH 后，连续取血观察血清中 TSH 浓度的变化，可以反映垂体对 TRH 的反应能力，用于评价下丘脑 – 垂体 – 甲状腺轴的调节功能。原发性甲减患者下丘脑和垂体均正常，病变主要在甲状腺，TRH 兴奋试验呈过高反应，静脉注射 TRH 后 TSH 显著增高。继发于垂体病变的甲减，基础 TSH 水平低，注射 TRH 后，TSH 水平无变化。继发于下丘脑的甲减，基础 TSH 水平低，注射 TRH 后，垂体合成 TSH 的细胞兴奋，血 TSH 水平有所升高。

（二）鉴别诊断

1. **与贫血鉴别**　本病需与缺铁性贫血、再生障碍性贫血、恶性贫血相鉴别，检测甲状腺功能可除外贫血。

2. **慢性肾炎和肾病综合征**　肾炎和肾病患者常有水肿、因甲状腺结合球蛋白减少导致的血 TT_3、TT_4 下降、血脂增高等症状，但血压常升高且肾功能有明显异常。

3. **一些急性或慢性非甲状腺疾病伴发的甲状腺功能正常的病态综合征（ESS）**　临床表现为代谢减低和交感神经反应低下，如怕冷、乏力、水肿、食欲缺乏、便秘等表现，测定血清 T_3 和（或）T_4 低下，容易误诊为甲减。单纯 T_3 低下称为低 T_3 综合征，严重者还可以表现 T_4 低下，称为低 T_4 综合征。测定血清 rT_3 及 TSH 水平可用于与甲减鉴别，前者血清 T_4 和（或）T3 降低，rT_3 增高，TSH 在正常水平，而后者 T_3、T_4、rT_3 均降低，TSH 升高。

4. **特发性水肿**　甲减患者的成纤维细胞分泌透明质酸和黏多糖，具有亲水性，阻塞淋巴管，引起黏液性水肿，多数表现为非可凹性水肿，易被误诊为特发性水肿，可通过检测甲状腺功能加以鉴别。

5. **垂体瘤**　长期甲减患者，可出现垂体增大，有时会被误诊为垂体瘤。一些甲减患者由于手足肿胀、唇厚舌大，声音嘶哑、手足增大，又有蝶鞍增大，会被误诊为垂体生长激素分泌瘤；原发甲减长期垂体 TSH 细胞增生肥大，致蝶鞍增大，一些女性患者由于月经紊乱和泌乳，实验室检查发现催乳素轻度升高，被误诊为垂体催乳素分泌瘤；甲状腺激素测定可以进行鉴别诊断。

三、检验路径

甲状腺功能减退的诊断路径见图 4-4。

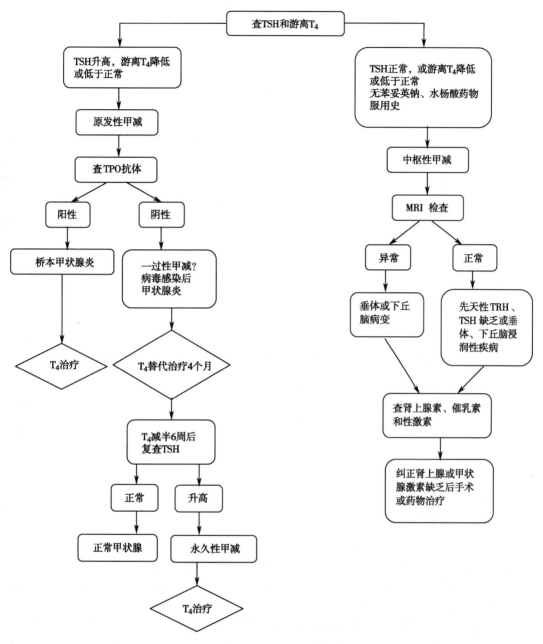

图 4-4 甲状腺功能减退的诊断路径

疾病三：亚急性甲状腺炎

一、疾病概况

（一）甲状腺炎的定义

甲状腺炎是一类累及甲状腺的异质性疾病。多由免疫因素、细菌及病毒感染、慢性硬化、放射损伤药物、创伤等多种原因所致甲状腺滤泡结构破坏，其病因不同，组织学特征各异，临床表现及预后差异较大。患者可以表现甲状腺功能正常、一过性甲状腺毒症或甲状腺功能减退，有时在病程中 3 种功能异常均可发生，部分患者最终发展为永久性甲减。

甲状腺炎可按不同方法分类：按发病缓急可分为急性甲状腺炎、亚急性甲状腺炎及慢性甲状腺炎；按组织病理学可分为化脓性甲状腺炎、肉芽肿性甲状腺炎、淋巴细胞性甲状腺炎、纤维性甲状腺炎；按病因可分为感染性甲状腺炎、自身免疫性甲状腺炎、放射性甲状腺炎等。

（二）亚急性甲状腺炎概述

亚急性甲状腺炎（subacute thyroiditis）本病呈自限性，是最常见的甲状腺疼痛疾病。多由病毒感染引起，以短暂疼痛的破坏性甲状腺组织损伤伴全身炎症反应为特征，持续甲减发生率一般报道小于 10%，国外文献报道本病约占甲状腺疾患的 0.5%~6.2%，男女发病比例为 1：4.3，30~50 岁女性处于发病高峰期。

（三）亚急性甲状腺炎的疾病特点

1. 病因　多种病毒如柯萨奇病毒、腮腺炎病毒、流感病毒、腺病毒感染与本病有关，也可发生于非病毒感染后。

2. 临床表现　多有上呼吸道感染前驱症状：肌肉疼痛、疲劳、倦怠、咽痛等，体温不同程度升高，起病 3~4 天达高峰。可伴有颈部淋巴结肿大；甲状腺区特征性疼痛逐渐或突然发生，程度不等。转颈、吞咽动作可加重，常放射至同侧耳、咽喉、下颌角、颏、枕、胸背部等处。少数患者声音嘶哑、吞咽困难；甲状腺弥漫或不对称轻、中度增大，多数伴结节，质地较硬，触痛明显，无震颤及杂音。在病程的不同阶段，可能出现甲状腺毒症或甲状腺功能减退的表现，最终甲状腺功能恢复正常，只有极少数患者发生永久性的甲状腺功能减退。

二、实验室诊断及鉴别诊断

（一）常规检查

1. 白细胞计数　主要反映机体的炎症状态。

【参考区间】仪器法：成人：3.5~9.5 × 10^9/L.

【临床意义】亚急性甲状腺炎时可见白细胞正常或适度升高。

【评价】机体炎症状态时白细胞都可增高，多见于急性化脓性感染、尿毒症、白血病、组织损伤、急性出血等。

2. 血沉（erythrocyte sedimentation rate，ESR）　ESR 是指红细胞在一定条件下沉降的速度，受多种因素影响。

【参考区间】魏氏法：成年男性：0~15mm/h，成年女性：0~20mm/h。

潘氏法：成年男性：0~10mm/h，成年女性：0~12mm/h。

【临床意义】亚急性甲状腺炎时可见血沉正常或适度升高。

【评价】血沉增快在临床上常见，魏氏法不论男女其血沉值达 25mm/h 时，为轻度增快；达 50mm/h 时为中度增快；大于 50mm/h 则为重度快。潘氏法不论男女，血沉达 20mm/h 者均为增快。老年人机体状态复杂，血沉会受多种因素影响。

3. C- 反应蛋白（C-reactive protein，CRP）　是机体受到感染或组织损伤时升高的一种急性时相反应蛋白。

【参考区间】免疫比浊法：<1mg/L。

【临床意义】亚急性甲状腺炎时可见 CRP 正常或适度升高。

【评价】CRP 是炎症标志物，在急慢性炎症状态时都可增高。

4. 甲状腺功能检测

（1）促甲状腺激素（TSH）：请参见第四章第二节疾病一相关内容。

【临床意义】早期甲状腺病变广泛时滤泡内甲状腺激素以及碘化蛋白质一过性大量释放入血，因而 TSH 显著降低；大部分患者无甲减期，过渡期后进入恢复期，过渡期 TSH 常轻度下降，至恢复期逐渐恢复正常。少数患者出现甲减期，约 2~4 个月，TSH 出现短暂的升高。

（2）FT_4、TT_4 及 FT_3、TT_3：请参见第四章第二节疾病一相关内容。

【临床意义】早期甲状腺病变广泛时滤泡内甲状腺激素以及碘化蛋白质一过性大量释放入血，引起除感染外的甲状腺功能亢进的常见表现，T_4、T_3 水平显著升高，通常不超过 2~4 周后进入过渡期，大多持续数周至数月可完全缓解，甲状腺滤泡内的激素由于感染破坏而发生耗竭，甲状腺实质细胞尚未修复前，血清 T_4、T_3 浓度可降至甲减水平。大部分患者无甲减期，过渡期后进入恢复期，过渡期 T_4、T_3 水平轻度升高，至恢复期逐渐恢复正常。少数患者出现甲减期，个别患者由于甲状腺损坏严重，进入甲减期后不能恢复，留下永久甲减的后遗症。

5. 甲状腺核素扫描（^{99}Tc 或 ^{131}I）　早期甲状腺无摄取或摄取低下对诊断有帮助。甲亢期血清 TT_3、TT_4、FT_3、FT_4 升高，TSH 分泌受抑制，甲状腺摄 ^{131}I 率低，呈现所谓"分离现象"。这是由于甲状腺滤泡细胞破坏，原贮存的 T_3、T_4 进入血液循环反馈抑制垂体分泌 TSH，失去 TSH 刺激、甲状腺摄碘功能减退之故；其次是炎症损害了滤泡细胞摄碘功能，甲亢期甲状腺摄 ^{131}I 率可低至测不出，甲减期患者血清 TT_3、TT_4、FT_3、FT_4 减低，TSH 升高，甲状腺摄 ^{131}I 率可反跳性升高。

6. 甲状腺超声

【参考区间】正常。

【临床意义】甲状腺两叶弥漫性、轻度或中度肿大，内部回声分布不均匀，可见与炎性病灶相对应的低回声或无回声区，无包膜。CDFI 显示低回声或无回声病灶区内血流信号减少或消失，其周围甲状腺内血流信号正常或略增多。甲状腺上、下动脉峰值流速在正常范围内（<40cm/s）。

7. 甲状腺细针穿刺和细胞学（FNAC）检查　早期典型细胞学涂片可见多核巨细胞、片状上皮样细胞、不同程度炎性细胞；晚期往往见不到典型表现。FNAC 检查不作为诊断本病的常规检查。

（二）鉴别诊断

1. 急性化脓性甲状腺炎是甲状腺的化脓性感染，好发于儿童及青年人，多为连接口咽及甲状腺处存在的瘘管继发感染所致。临床表现为高热、甲状腺部位红、肿、痛，血白细胞升高，无甲状腺功能的改变，细针穿刺细胞学检查可发现病原菌以及炎性细胞浸润。

2. 桥本甲状腺炎本病很少发生甲状腺疼痛或触痛，没有特异性的碘代谢紊乱及血沉的变化，甲状腺相关抗体升高，细针穿刺细胞学检查未见巨细胞。

3. 甲状腺出血或坏死表现为即刻发生的甲状腺剧烈疼痛，可能与甲状腺部位手术、穿刺、药物注射有关，也可继发于结节性甲状腺病变。血沉、甲状腺激素等指标大多正常。可结合多普勒超声显像、细胞学的检查做鉴别。

疾病四：慢性淋巴细胞性甲状腺炎

一、疾病概况

（一）慢性淋巴细胞性甲状腺炎概述

慢性淋巴细胞性甲状腺炎（chronic lymphocytic thyroiditis）又称桥本甲状腺炎（Hashimoto thyroiditis，HT），是甲状腺炎（thyroiditis，AIT）的一个类型。本病多见于女性，女性患者是男性的 15~20 倍，各年龄均可发病，但以 30~50 岁多见。男性患者的发病年龄较女性晚 10~15 岁，在人群中有 5%~10% 患慢性自身免疫性甲状腺炎。

（二）慢性淋巴细胞性甲状腺炎的疾病特点

1. 病因　HT 的发生是遗传和环境因素共同作用的结果。目前公认的病因是自身免疫，主要为 1 型辅助性 T 细胞免疫功能异常。患者血清中常出现针对甲状腺组织的特异性抗体（TgAb 或 TPOAb）和甲状腺刺激阻断抗体（TSBAb）等。甲状腺组织中有大量淋巴细胞与浆细胞浸润。

2. 临床表现　甲状腺呈弥漫性、分叶状或结节性肿大，质地大多较硬，与周围组织无粘连。常有咽部不适或轻度咽下困难，有时有颈部压迫感。偶有局部疼痛与触痛。随病程延长，甲状腺组织破坏出现甲减症状，患者表现为怕冷、心动过缓、便秘甚至黏液性水肿等典型症状及体征。少数患者可以出现甲状腺相关眼病。HT 患者也可同时伴有其他自身免疫性疾病。

二、实验室诊断及鉴别诊断

（一）常规检查

1. 血清甲状腺激素检测

（1）促甲状腺激素（TSH）：请参见第四章第二节疾病一相关内容。

【临床意义】本病早期甲状腺功能正常，TSH 水平在正常范围内，逐渐发展为亚临床甲减，TSH 水平升高，最后进展为临床甲减。

（2）FT_4、TT_4 及 FT_3、TT_3：请参见第四章第二节疾病一相关内容。

【临床意义】根据甲状腺破坏的程度可以分为 3 期。早期仅有甲状腺自身抗体阳性，甲状腺激素水平正常；发展为亚临床甲减时仅出现 TSH 升高，最后表现为临床甲减甲状腺激素水平 FT_4、TT_4 及 FT_3、TT_3 下降，TSH 升高。部分患者可出现甲亢与甲减交替的病程。

2. 血清甲状腺抗体检测　请参见第四章第二节疾病一相关内容。

【临床意义】甲状腺自身抗体：TgAb 和 TPOAb 滴度明显升高，尤其在出现甲减以前，抗体阳性是诊断本病的唯一依据。研究发现 TPOAb 的滴度与甲状腺淋巴细胞浸润的程度密切相关。TgAb 具有与 TPOAb 相同的意义，文献报道本病 TgAb 阳性率为 80%，TPOAb 阳性率为 97%。

3. 甲状腺超声检查　超声显示甲状腺肿，回声不均，可伴多发性低回声区域或甲状腺结节。

4. FNAC 检查　很少采用，但具有确诊价值，主要用于 HT 与结节性甲状腺肿等疾病相鉴别。

5. 甲状腺摄碘率　早期可以正常，甲状腺滤泡细胞破坏后降低。伴发 Graves 病可以增高。

6. 甲状腺核素显像　可显示不规则浓集与稀疏，或呈"冷结节"改变。

（二）鉴别诊断

1. 结节性甲状腺肿有地区流行病史，甲状腺功能正常，甲状腺自身抗体阴性或低滴度。FNAC 检查有助鉴别。

2. 甲状腺癌甲状腺明显肿大，质硬伴结节者需要与甲状腺癌鉴别。但是分化型甲状腺癌多以结节首发，不伴甲状腺肿，抗体阴性，FNAC 检查结果为恶性病变；HT 与甲状腺淋巴瘤的鉴别较为困难。

三、检验路径

慢性淋巴细胞性甲状腺炎的诊断路径见图 4-5。

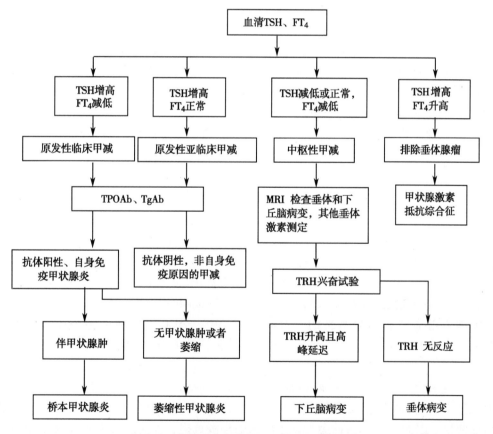

图 4-5　慢性淋巴细胞性甲状腺炎的诊断路径

（张　铁　李　江　曹永彤）

第三节　脂质代谢紊乱

一、疾病概况

（一）脂质代谢紊乱的概述

脂质（lipids）是生物体中一大类不溶于水而溶于有机溶剂的有机化合物。包括脂肪，磷脂和固醇类。脂质在体内的主要功能是氧化供能，脂肪组织是机体的能量仓库，也能协同皮肤、骨骼、肌肉保护内脏，防止体温散发和帮助食物中脂溶性维生素的吸收。磷脂是所有细胞膜的重要结构成分，胆固醇是胆酸和类固醇激素（肾上腺皮质激素和性腺激素）的前体。

脂质代谢紊乱是指先天性或获得性因素造成的血液及其他组织器官中脂质及其代谢产物质和量的异常。

脂质的代谢包括脂类在小肠内消化、吸收，由淋巴系统进入血循环（通过脂蛋白转运），经肝脏转化，储存于脂肪组织，需要时被组织利用的整个过程。脂类代谢受遗传、神经体液、激素、酶以及肝脏等组织器官的调节。当这些因素有异常时，可造成脂质代谢紊乱和有关器官的病理生理变化，如高脂蛋白血症、脂质贮积病及其造成的临床综合征、肥胖症、酮症酸中毒、脂肪肝等。

（二）脂质代谢紊乱的流行病学

近 30 年来，中国人群的血脂水平逐步升高，血脂异常患病率明显增加。2015 年初，中国国家卫生与计划生育委员会发布《中国居民营养与慢性病调查报告》显示，2012 年全国 ≥ 18 岁人群血清总胆固醇（total cholesterol，TC）平均水平为 4.50mmol/L，高胆固醇血症的患病率为 4.9%；三酰甘油（triglyceride，TG）平均水平为 1.38mmol/L，高 TG 血症的患病率为 13.1%；高密度脂蛋白胆固醇（high-density lipoprotein cholesterol，HDL-C）平均水平为 1.19mmol/L，低 HDL-C 血症的患病率为 33.9%。中国成人血脂异常总体患病率高达 40.4%，较 2002 年大幅度上升。

而根据美国 2009—2012 年的数据，超过 1 亿的 20 岁以上成年人的 TC 水平超过 5.20mmol/L；其中接近 3 100 万人的浓度水平为 6.24mmol/L。

中国人群血清胆固醇水平的升高将导致 2010—2030 年期间中国心血管病事件约增加 920 万。2016 年流行病学调查显示，全球范围内每年约有 180 万人死于缺血性心脏病。

2009 年欧洲与心血管疾病（cardio vascular disease，CVD）相关的医疗费用高达 1 060 亿欧元，占欧盟总医疗支出的 9%。在美国，预计 2010—2030 年，CVD 直接费用将增加两倍。因此，CVD 给社会带来了巨大的经济负担，因而需要采取有效的 CVD 预防措施。

以低密度脂蛋白胆固醇（low-density lipoprotein cholesterol，LDL-C）或 TC 升高为特点的血脂代谢紊乱是动脉粥样硬化性心血管疾病（athero sclerotic cardiovascular disease，ASCVD）重要的危险因素；甚至有可能是 ASCVD 的首要必备条件，在其他风险因素之前发生作用。降低 LDL-C 水平，可显著减少 ASCVD 的发病及死亡危险。其他类型的血脂异常，如 TG 增高或 HDL-C 降低与 ASCVD 发病危险的升高也存在一定的关联。

因此，老年人是高脂血症的高风险人群，同时其罹患心血管病的绝对危险度高于一般人，了解并关注老年人的血脂水平，通过改变生活方式、积极地降脂治疗等手段进行有效的血脂水平控制，对于预防和控制 ASCVD 带来的危害具有重要的意义。

（三）老年人群脂质代谢紊乱的临床特点

脂质代谢紊乱是老年人常见的疾病之一，也是备受关注和严重影响老年人正常生活的疾病。

《中国统计年鉴 2017》中指出，2016 年全国 60 岁以上老年人口已经达到 2.3 亿，占总人口的比重达 16.69%，与 2000 年相比呈现不断上升的趋势。不断严重的老龄化现状对我国的医疗卫生事业提出了很高的要求。

血脂水平随年龄发生变化，遗传因素、环境因素、生活方式与衰老过程中的血脂异常密切相关。对我国 31 个省市 90 395 名 18 岁及以上成年人流行病学调查显示，血清 TC 水平为（4.04 ± 1.08）mmol/L，而 18~44 岁、45~59 岁和 ≥ 60 岁成年人分别为（3.86 ± 1.03）mmol/L、（4.29 ± 1.11）mmol/L 和（4.33 ± 1.09）mmol/L。我国流行病学调查显示，TC、LDL-C 和 TG 水平随年龄增加逐渐升高（图 4-6）；与欧美国家相比，我国老年人的 TC、LDL-C 和 TG 平均水平低于西方人群，以轻、中度增高为主。

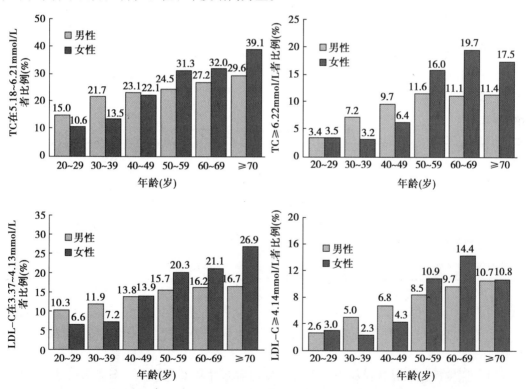

图 4-6　2007—2008 年不同年龄段中国成人中不同 TC 和 LDL-C 值人群所占比例

TC：总胆固醇；LDL-C：低密度脂蛋白胆固醇

（四）脂质代谢紊乱的分类

1. 表型分类 本分类法不涉及病因。

（1）国际通用的世界卫生组织（world health organization，WHO）分类系统：根据各种脂蛋白升高的程度将脂蛋白异常血症分为5型，其中第Ⅱ型又分为2个亚型，共6型（表4-7）。其中Ⅱa、Ⅱb和Ⅳ型较常见。

表4-7 WHO各型高脂蛋白血症的血浆外观及血脂改变

	血浆4℃过夜外观	TC	TG	CM	VLDL	LDL	备注
Ⅰ	奶油上层，下层清	↑/→	↑↑	↑↑	↑↑	↑/→	易发胰腺炎
Ⅱa	透明	↑↑	→	→	→	↑↑	易发冠心病
Ⅱb	透明	↑↑	↑↑	→	↑	↑	易发冠心病
Ⅲ	奶油上层，下层混浊	↑↑	↑↑	↑	↑	↓	易发冠心病
Ⅳ	混浊	↑/→	↑↑	→	↑↑	→	易发冠心病
Ⅴ	奶油上层，下层混浊	↑/→	↑↑	↑↑	↑	↓/→	易发胰腺炎

注：↑：升高；→：正常；↓：降低；TC：总胆固醇；TG：三酰甘油；CM：乳糜颗粒；VLDL：极低密度脂蛋白；LDL：低密度脂蛋白；WHO：世界卫生组织

（2）临床分类：从临床实用的角度，可以将血脂代谢紊乱简单地分为高胆固醇血症、高三酰甘油血症、混合性高脂血症和低高密度脂蛋白胆固醇血症（表4-8）。老年人的生理特点，更容易出现混合性高脂血症。

表4-8 血脂代谢紊乱的临床分类

	TC	TG	HDL-C	相当于WHO表型
高胆固醇血症	增高			Ⅱa
高TG血症		增高		Ⅳ、Ⅰ
混合型高脂血症	增高	增高		Ⅱb、Ⅲ、Ⅳ、Ⅴ
低HDL-C血症			降低	

注：TC：总胆固醇；TG：三酰甘油；HDL-C：高密度脂蛋白胆固醇；WHO：世界卫生组织

2. 病因分类 按是否继发于全身系统性疾病可分为原发性和继发性血脂异常两大类。

（1）原发性血脂异常：相当一部分原发性血脂异常患者存在一个或多个遗传基因缺陷，由基因缺陷所致的血脂异常多具有家族聚集性，有明显的遗传倾向，称为家族性脂蛋白异常血症，包括常见而突变基因尚未确定的家族性混合型高脂血症、家族性高三酰甘油血症。原因不明的称为散发性或多基因性脂蛋白异常血症（表4-9）。

表 4-9　家族性高脂血症分型和临床特征

常用名	基因缺陷	临床特征	表型分类
家族性高胆固醇血症	LDL-R 缺陷	以 TC 升高为主，伴轻度 TG 升高，LDL 明显增高，可有肌腱黄色瘤，多有冠心病和高脂血症家族史	Ⅱa Ⅱb
家族性 ApoB100 缺陷症	ApoB100 缺陷	同上	Ⅱa Ⅱb
家族性混合型高脂血症	尚不清楚	TC 和 TG 均升高，VLDL 和 LDL 都增加，无黄色瘤，家族成员中有不同型高脂蛋白血症，有冠心病家族史	Ⅱb
家族性异常 β- 脂蛋白血症	ApoE 异常	TC 和 TG 均升高，CM 和 VLDL 残粒以及 IDL 明显增加，有掌皱黄色瘤，多为 ApoE2 表型	Ⅲ
家族性高 TG 血症	LPL 异常	以三酰甘油升高为主，可有轻度胆固醇升高，VLDL 明显增加	Ⅳ

注：TC：总胆固醇；TG：三酰甘油；LDL：低密度脂蛋白；LDL-R：LDL 受体；VLDL：极低密度脂蛋白；IDL：可间密度脂蛋白；CM：乳糜微粒；LPL：脂蛋白脂酶

目前认为大多数原发性血脂异常是由多个基因与环境因素综合作用的结果。临床上血脂异常可与肥胖症、高血压、冠心病、糖耐量异常或糖尿病等疾病同时发生，并伴有高胰岛素血症，这些被认为均与胰岛素抵抗有关，称为代谢综合征。血脂异常可能参与上述疾病的发病，至少是其危险因素，或与上述疾病有共同的遗传或环境发病基础。有关的环境因素包括不良的饮食习惯、体力活动不足、肥胖、年龄增加以及吸烟、酗酒等。

对于老年人而言，脂质代谢随年龄的增长发生许多改变，内源性脂质转运过程中肝细胞表面低密度脂蛋白（low-densitylipoprotein，LDL）受体活性降低、数量下降，LDL-C 代谢率降低；同时由于老年人肠道吸收胆固醇增加。排泄胆固醇减少，使血液中胆固醇水平升高，反馈抑制 LDL 受体的表达；加上老年人脂肪组织增加等因素加速体内脂肪降解作用，为肝脏合成 LDL 提供较多的游离脂肪酸，LDL-C 合成增加，LDL-C 升高。老年人脂蛋白脂酶活性降低，TG 清除速率减慢，TG 升高。卵磷脂胆固醇酰基转移酶活性降低，TC 逆向转运发生变化，HDL-C 下降。因此老年人常表现为高 TG 血症、低 HDL-C 血症。

而这种生理变化存在着性别差异：绝经期后，女性 LDL-C 水平明显上升并超过男性，欧美文献报道女性 TC 和 LDL-C 水平在 60 岁达高峰，而男性于 50 岁左右即达高峰，70 岁后开始下降。中国人群的研究结果显示，LDL-C 达峰年龄较欧美国家推迟 10 年左右。

老年人血脂的生理变化，加上上述遗传或者环境因素的作用，促使原发性血脂异常在老年人群中发生率更高。

（2）继发性血脂异常：继发性血脂异常可由于全身系统性疾病引起，也可由于应用某些药物引起。在排除了继发性血脂异常后，就可诊断为原发性血脂异常。原发性和继发性血脂异常可同时存在。

1）全身系统性疾病：如糖尿病、甲状腺功能减退症、库欣综合征、肝肾疾病、系统性红斑狼疮、骨髓瘤等可引起继发性血脂异常。

2）药物：如噻嗪类利尿剂、β- 受体阻滞剂等。长期大量使用糖皮质激素可促进脂肪分解、血浆 TC 和 TG 水平升高。

（五）脂质代谢紊乱的临床表现

1. 黄色瘤、早发性角膜环和脂血症眼底改变　由脂质局部沉积所引起，其中以黄色瘤较为常见。黄色瘤是一种异常的局限性皮肤隆起，颜色可为黄色、橘黄色或棕红色，多呈结节、斑块或丘疹形状，质地一般柔软，最常见的是眼睑周围扁平黄色瘤。早发性角膜环出现于 40 岁以下，多伴有血脂异常。严重的高三酰甘油血症可产生脂血症眼底改变。

2. 动脉粥样硬化　脂质代谢异常是动脉粥样硬化最重要的危险因素。脂质在血管内皮沉积引起动脉粥样硬化，最终损伤动脉内膜，而粥样硬化病变的形成是动脉对内膜损伤作出的炎症 – 纤维增生性反应的结果，引起早发性和进展迅速的心脑血管和周围血管病变。年龄可影响机体各组织器官的胆固醇含量和代谢。随年龄的增长，动脉粥样硬化病变部位更加富含胆固醇；许多组织如肌肉、脂肪组织、皮肤和肌腱中胆固醇含量随年龄增长而明显增加。因此动脉粥样硬化临床上多见于 40 岁以上的中、老年人，49 岁以后进展较快。这也是老年人死亡的常见病因。

动脉粥样硬化的症状主要取决于血管病变及受累器官的缺血程度。冠状动脉粥样硬化者，可发生心绞痛、心肌梗死、心律失常，甚至猝死；脑动脉粥样硬化可引起脑缺血、脑萎缩，或造成脑血管破裂出血；肾动脉粥样硬化常引起夜尿、顽固性高血压、严重者可有肾功能不全；肠系膜动脉粥样硬化可表现为饱餐后腹痛、消化不良、便秘等，严重时肠壁坏死可引起便血、麻痹性肠梗阻等症状；下肢动脉粥样硬化引起血管腔严重狭窄者可出现间歇性跛行、足背动脉搏动消失，严重者甚至可发生坏疽。

3. 代谢综合征　血脂异常可作为代谢综合征的一部分，常与肥胖症、高血压、冠心病、脑卒中、糖耐量异常或糖尿病等疾病同时存在或先后发生。

4. 其他　严重的高胆固醇血症有时可出现游走性多关节炎。而严重的高三酰甘油血症可引起急性胰腺炎。

多数的血脂异常患者无任何症状和异常体征，在常规血液生化检查时被发现。

二、检验项目介绍及意义

（一）实验室检测的血脂成分

由于脂质不溶或微溶于水，在血浆中必须与载脂蛋白结合以脂蛋白的形式存在。只有通过脂蛋白的形式，从肠道消化吸收的以及在肝脏合成的脂质才能在血液中转运，进而为机体各组织所利用或贮存。因此，脂质代谢紊乱实际上表现为脂蛋白异常血症（dyslipoproteinemia）。脂质代谢紊乱的实验室检测不单纯是检测脂质，而是包括脂质、脂蛋白和载脂蛋白等。

1. 脂质　脂质是血浆中的中性脂肪（三酰甘油和胆固醇）和类脂（磷脂、糖脂、固醇、类固醇）的总称。血浆中的胆固醇又分游离胆固醇和胆固醇酯两种，二者统称为血浆总胆固醇（TC）。与临床密切相关的脂质是三酰甘油（TG）和总胆固醇（TC）。

（1）总胆固醇（TC）：是指血液中各种脂蛋白所含胆固醇的总和。食物中的胆固醇（外源性）主要为游离胆固醇，在小肠腔内与磷脂、胆酸结合成微粒，在肠黏膜吸收后与长链脂肪酸结合形成胆固醇酯（cholesterol ester，CE）。大部分胆固醇酯形成乳糜微粒（chylomicrons，CM），小部分组成极低密度脂蛋白（very low density lipoprotein，VLDL），经淋巴系统进入体循环。

内源性胆固醇在肝和小肠黏膜合成。循环中胆固醇的去路包括构成细胞膜，生成类固醇激素、维生素 D、胆酸盐，储存于组织等。

（2）三酰甘油（TG）：外源性三酰甘油来自于食物，消化、吸收后成为乳糜微粒的主要成分。内源性三酰甘油主要由小肠（利用吸收的脂肪酸）和肝（利用乙酸和脂肪酸）合成，构成脂蛋白（主要是 VLDL）后进入血浆。

2. **脂蛋白**　脂蛋白呈球形颗粒状结构，其核心为疏水性的脂质（TG 和 CE），表层有亲水性的蛋白质［载脂蛋白（apoprotein，Apo）］、游离胆固醇和磷脂等成分构成。

应用超速离心方法，可将血浆脂蛋白分为乳糜微粒（CM）、极低密度脂蛋白（VLDL）、中密度脂蛋白（intermediate density lipoprotein，IDL）、低密度脂蛋白（low density lipoprotein，LDL）和高密度脂蛋白（high density lipoprotein，HDL）等五种不同的类型，这 5 类脂蛋白的密度依次增加，颗粒依次变小。此外，还有脂蛋白（a）［lipoprotein（a），Lp（a）］。各类脂蛋白中蛋白质、三酰甘油、胆固醇、磷脂的组成及其比例不同，因而其理化性质、代谢途径和生理功能也各有差异（表 4-10）。

表 4-10　血浆脂蛋白的性质、组成和功能

分类	密度（g/ml）	颗粒大小（nm）	电泳位置	来源	主要脂质	主要载脂蛋白	主要生理功能
CM	<0.950	80~500	原位	小肠合成	90% 三酰甘油	$ApoB_{48}$，ApoA1，ApoA2	转运外源性三酰甘油及胆固醇
VLDL	0.950~1.006	30~80	前β	肝脏合成	55% 三酰甘油，20% 胆固醇	$ApoB_{100}$，ApoE，ApoCs	转运内源性三酰甘油
IDL	1.006~1.019	27~30		由 VLDL 衍生	25% 三酰甘油，35% 胆固醇	$ApoB_{100}$，ApoE	LDL 前体
LDL	1.019~1.063	20~27	β	由 IDL 衍生	5% 三酰甘油，60% 胆固醇	$ApoB_{100}$，	转运内源性胆固醇，与 ASCVD 直接相关
HDL	1.063~1.210	8~10	α	肝脏、小肠合成	5% 三酰甘油，20% 胆固醇	ApoA I，ApoA II，ApoCs	逆向转运胆固醇，与 ASCVD 负相关
Ip（a）	1.055~1.085	26		肝脏合成	胆固醇	$ApoB_{100}$，Apo（a）	与 ASCVD 相关

注：CM：乳糜微粒；VLDL：极低密度脂蛋白；IDL：中密度脂蛋白；LDL：低密度脂蛋白；HDL：高密度脂蛋白；LP（a）：脂蛋白（a）；Apo：载脂蛋白；ASCVD：动脉粥样硬化性心血管疾病

（1）乳糜微粒（CM）：乳糜微粒在十二指肠和空肠上段上皮细胞的高尔基体中形成。正常人空腹 12 小时后采血时，血清中无 CM。餐后以及某些病理状态下血液中含有大量 CM 时，血液外观白色混浊。将血清试管放在 4℃静置过夜，CM 会漂浮到血清上层凝聚，呈奶油状。在所有脂蛋白分子中，CM 颗粒最大，密度最小，富含 TG，Apo 比例最小。CM 的主要功能是把外源性 TG 运送到体内肝外组织，同时将食物中外源性胆固

醇转运至肝脏。由于 CM 颗粒大，不能进入动脉壁内，一般不致引起动脉粥样硬化，但易诱发急性胰腺炎。CM 残粒可被巨噬细胞表面受体识别而摄取，可能与动脉粥样硬化有关。

（2）极低密度脂蛋白（VLDL）：VLDL 在肝脏合成。VLDL 由 85%~90% 的脂质（其中 55% 为 TG，20% 为胆固醇，15% 为磷脂）和 10%~15% 的蛋白质构成，位于离心血浆的表层。VLDL 与 CM 一起统称为富含 TG 脂蛋白。在没有 CM 存在的血清中，TG 浓度能反映 VLDL 的水平。由于 VLDL 分子比 CM 小，空腹 12 小时的血清清亮透明，当空腹血清 TG 水平 >3.4mmol/L 时，血清才呈乳状光泽直至混浊。其特异性载脂蛋白为 ApoB100。VLDL 的主要功能是把内源性 TG 运送到体内肝外组织，也向外周组织间接或直接提供胆固醇。目前多认为 VLDL 水平升高是冠心病的危险因素。

（3）中密度脂蛋白（IDL）：在脂蛋白脂酶和肝脂酶的作用下，VLDL 被水解为颗粒较小而胆固醇含量更多的 IDL。通过肝脂酶的继续作用，IDL 被降解为 LDL。约有一半的 VLDL 最终转化为 LDL，其余的一半是以 VLDL 残粒和 IDL 的形式直接被肝脏清除。

（4）低密度脂蛋白（LDL）：LDL 是 VLDL 和 IDL 转化而来，颗粒比 VLDL 小，密度比 VLDL 高，血浆中约 70% 的 TC 存在于 LDL 中。在 LDL 的构成中，脂质占 75%（其中 35% 的胆固醇酯，10% 的游离胆固醇，10% 的 TG 和 20% 的磷脂），其余 25% 为蛋白质。其蛋白质 95% 以上为 ApoB100。LDL 为异质性颗粒，其中颗粒较小的 LDL3 为小而密 LDL（small dense low density lipoprotein，sd-LDL）。LDL 的主要功能是将胆固醇转运到肝外组织，为导致动脉粥样硬化的重要脂蛋白。由于小颗粒 LDL 容易进入动脉壁内，且更容易被氧化修饰，所以 LDL 尤其是 sd-LDL 具有更强的致动脉粥样硬化作用。

（5）高密度脂蛋白（HDL）：HDL 主要来源于肝脏分泌的新生 HDL、由肠道直接合成的 HDL 颗粒和来自于乳糜微粒、VLDL 脂解过程中脱落的表面物质。HDL 颗粒最小，密度最高，由 50% 的脂质（其中 25% 的磷脂，15% 的胆固醇脂，5% 的游离胆固醇和 5% 的 TG）和 50% 的蛋白质构成。其主要的蛋白质为 ApoA Ⅰ（65%）和 ApoA Ⅱ（25%）。HDL 的生理功能是将外周组织包括动脉壁在内的胆固醇转运到肝脏进行再循环或以胆酸的形式排泄，这一过程称为胆固醇的逆转运，这可能是 HDL 抗动脉粥样硬化作用的主要机制。

（6）脂蛋白（a）［Lp（a）］：Lp（a）是一种类似 LDL 的脂蛋白，与 LDL 有共同的属性，除了含有 TG、磷脂、胆固醇、胆固醇脂等脂质和 ApoB100 以外，还包含有另一种独特的载脂蛋白（a）［apo（a）］，其在结构上与纤维蛋白溶酶原（plasminogen，PLG）同源。apo（a）的生理功能尚未完全阐明，可能参与血清脂质到组织细胞的转运。

3. 载脂蛋白 载脂蛋白是脂蛋白中的蛋白质，因其与脂质结合并在血浆中转运脂类的功能而命名。目前已发现的载脂蛋白有 20 余种，其中包括：ApoA Ⅰ、ApoAA Ⅱ、ApoAA Ⅳ、ApoAB48、ApoAB100、ApoAC Ⅰ、ApoAC Ⅱ、ApoAC Ⅲ、ApoAD、ApoAE、ApoAF、ApoAG、ApoAH（又称 β_2 糖蛋白）、Apo（a）和 Apo-J 等。它们大部分由肝脏合成。临床检测较为普遍是 ApoA Ⅰ 和 ApoB100。

载脂蛋白的功能包括以下几个方面：①维持脂蛋白的结构；②作为酶的辅因子；③作为脂质的转运蛋白，如 HDL 中的 ApoD 使 TG 和胆固醇酯在 HDL、VLDL 和 LDL 之间转运；

④作为脂蛋白受体的配体，如 ApoA Ⅰ 是 HDL 受体的配体，ApoB100 和 ApoE 是 LDL 受体的配体。通过它们与受体特异性识别和结合，介导脂蛋白的受体代谢途径。

（二）血脂常规检验项目

1. 总胆固醇（TC）　TC 是 ASCVD 风险评估的重要参数，TC 对动脉粥样硬化性疾病的危险评估和预测价值不及 LDL-C 精准。

【参考区间】酶法：合适水平：<5.18mmol/L；边缘升高：5.18~6.21mmol/L；升高：≥ 6.22mmol/L。

【临床意义】

（1）高 TC 血症是 ASCVD 的主要危险因素之一。病理状态下，高 TC 血症有原发与继发两类。原发的如家族性高胆固醇血症（LDL 受体缺陷）、家族性 ApoB 缺陷症、多源性高 TC、混合性高脂蛋白血症。继发的见于肾病综合征、甲状腺功能减退、糖尿病、妊娠等。

（2）低 TC 血症也有原发的与继发的。前者如家族性无或低 β- 脂蛋白血症；后者如甲亢、营养不良、慢性消耗性疾病等。

【评价】影响 TC 水平的主要因素有：①年龄与性别：TC 水平常随年龄而上升，但 70 岁后不再上升甚或有所下降，中青年女性低于男性，女性绝经后 TC 水平较同年龄男性高。②饮食习惯：长期高胆固醇、高饱和脂肪酸摄入可使 TC 升高。③遗传因素：与脂蛋白代谢相关的酶或受体基因发生突变，是引起 TC 显著升高的主要原因。

2. 三酰甘油（TG）　TG 水平升高本身不是一个治疗目标，除非极度升高（≥ 5.65mmol/L）。当 TG 水平极高（≥ 5.65mmol/L，尤其是 ≥ 11.3mmol/L）时，为预防胰腺炎降低其浓度至 <5.65mmol/L，就成为一级治疗目标。

TG 在血中处于脂蛋白的核心并以脂蛋白形式运输。在各种脂蛋白中，CM、VLDL 及其残粒的 TG 含量较高，被统称为富含 TG 脂蛋白。TG 轻至中度升高常反映 VLDL 及其残粒增多，这些残粒脂蛋白由于颗粒变小，可能具有直接致动脉粥样硬化作用。调查资料表明，血清 TG 水平轻至中度升高者患冠心病危险性增加。

当 TG 水平在 2.26~5.64mmol/L 时，血脂的治疗目标是非 -HDL-C 和 LDL-C。

【参考区间】酶法：合适水平：<1.70mmol/L；边缘升高：1.70~2.25mmol/L；升高：≥ 2.26mmol/L。

【临床意义】

（1）病理性升高：原发性见于家族性高 TG 血症与家族性混合型高脂（蛋白）血症等。继发性见于糖尿病、糖原积累病、甲状腺功能减退、肾病综合征、妊娠、口服避孕药、酗酒等。

（2）病理性降低：原发性见于无或低 β- 脂蛋白血症。继发性见于继发性脂质代谢异常，如消化道疾病（肝疾患、吸收不良综合征）、甲状腺功能亢进症、恶病质及肝素等药物的应用。

【评价】TG 水平受遗传和环境因素的双重影响，与种族、年龄、性别以及生活习惯（如饮食、运动等）有关。与 TC 不同，TG 水平个体内及个体间变异大，同一个体 TG 水平受饮食和不同时间等因素的影响，所以同一个体在多次测定时，TG 值可能有较大差异。

血清 TG 在成年期均呈持续性上升趋势，但在男性 50~60 岁时，开始下降；而在女性

>70 岁则才开始下降。

3. 高密度脂蛋白胆固醇（HDL-C） HDL-C 指由 HDL 颗粒携带的胆固醇含量。HDL-C 是 ASCVD 的独立风险因素，可用于 ASCVD 风险的定量评估。流行病学表明，HDL-C 与 ASCVD 风险成反比关系，不论性别、种族或民族，但其与动脉粥样硬化和心血管事件可能没有因果关系。低 HDL-C 是代谢综合征的一组分。HDL-C 本身不被推荐作为一个治疗目标，但是当通过生活方式和药物治疗改善了其他血脂参数后，其血清水平通常会升高。

【参考区间】匀相法：理想范围：≥ 1.04mmol/L；降低：<1.04mmol/L；升高：≥ 1.55mmol/L。

【临床意义】HDL-C 与冠心病风险呈负相关，HDL-C 低于 0.9mmol/L 是冠心病发生的危险因素，HDL-C 大于 1.55mmol/L 被认为是冠心病的负危险因素。HDL-C 降低也多见于心、脑血管病，肝炎，肝硬化等患者。

【评价】高 TC 血症可能干扰 HDL-C 的直接测定。女性直至 60~70 岁以后 HDL-C 稍显下降，其平均 HDL-C 水平仍持续高于男性。

4. 低密度脂蛋白胆固醇（LDL-C） LDL-C 指由 LDL 颗粒携带的胆固醇含量；LDL-C 增高是动脉粥样硬化发生、发展的主要危险因素。LDL 通过血管内皮进入血管壁内，在内皮下层滞留的 LDL 被修饰成氧化型 LDL（oxidized low-density lipoprotein, ox-LDL），巨噬细胞吞噬 ox-LDL 后形成泡沫细胞，后者不断增多、融合，构成动脉粥样硬化斑块的脂质核心。动脉粥样硬化病理虽表现为慢性炎症性反应特征，但 LDL 很可能是这种慢性炎症始动和维持的基本要素。

多种类型的研究证据均表明 LDL 是 ASCVD 的主要原因。临床上通过测定 LDL-C 水平了解 LDL 水平。过去二十年中开展的随机对照研究已经表明降低 LDL-C 的治疗可降低 ASCVD 的风险。累计获得的各种证据都支持将升高的 LDL-C 作为降脂治疗的主要目标。

【参考区间】匀相法：理想范围：<2.59mmol/L；合适水平：2.60~3.36mmol/L；边缘升高：3.37~4.11mmol/L；升高：≥ 4.12mmol/L。

【临床意义】

增高：见于高脂蛋白血症、急性心肌梗死、冠心病、肾病综合征、慢性肾衰竭和糖尿病等，也可见于神经厌食及孕妇。LDL-C 水平与缺血性心脏病发生相对危险及绝对危险上升趋势及程度等与 TC 相似。

降低：见于营养不良、慢性贫血、骨髓瘤、创伤和严重肝病等。

【评价】测定的参考方法和化学沉淀法实际上均包括 IDL 和 Lp（a）中的胆固醇，过去流行病学的基础资料也都基于上述测定方法。匀相法检测的结果与上述方法存在一定的差异。

5. 载脂蛋白 A Ⅰ（ApoA Ⅰ）和载脂蛋白 B100（ApoB100） 血浆 Apo 水平的变化与脂质代谢异常密切相关，并对冠心病患病风险有一定的预测价值。

（1）ApoA Ⅰ：是 HDL 的结构蛋白，LCAT 的辅酶，HDL 受体的配体。

HDL 颗粒的蛋白质成分即载脂蛋白约占 50%，蛋白质中 ApoA Ⅰ约占 65%~75%，而其他脂蛋白中 ApoA Ⅰ极少，所以血清 ApoA Ⅰ基本可以反映 HDL 水平，与 HDL-C 水平呈明显正相关，临床意义也大体相似。

【参考区间】免疫比浊法：1.20~1.60g/L。

【临床意义】冠心病、脑血管疾病患者 ApoAⅠ 水平下降。家族性高 TG 血症患者 HDL-C 水平常偏低，但 ApoAⅠ 水平不一定降低，并不增加冠心病风险。家族性混合型高脂血症患者，HDL-C 和 ApoAⅠ 水平均会轻度下降，冠心病风险增加。ApoAⅠ 缺乏症（如 Tangier 病：是罕见的遗传病）、家族性低 α 脂蛋白血症、鱼眼病患者 HDL-C 和 ApoAⅠ 水平极低。

【评价】HDL 是一系列颗粒大小、组成不均一的脂蛋白，病理状态下 HDL 的组成发生变化，ApoAⅠ 水平的升降不一定与 HDL-C 成比例。同时测定 HDL-C 与 ApoAⅠ 对病理生理状态的分析更有帮助。

（2）ApoB100：是 VLDL 以及 LDL 的结构蛋白，LDL 受体的配体。

ApoB 是一种可选的二级血脂治疗目标。每一个潜在的致粥样硬化性脂蛋白颗粒（如：LDL、IDL、VLDL 和 Lp（a）内均包含一个 ApoB 分子。ApoB 有 ApoB48 和 ApoB100 两种，前者主要存在于 CM 中，后者主要存在于 LDL 中。除特殊说明外，临床常规测定的 ApoB 通常指的是 ApoB100。

【参考区间】免疫比浊法：中青年人：0.8~0.9g/L，老年人：0.95~1.05g/L。

【临床意义】ApoB 临床意义与 LDL-C 相似。在少数情况下，可出现高 ApoB 血症而 LDL-C 浓度正常的情况，提示血液中存在较多的 sd-LDL，测定 ApoB 更有优势。ApoB 水平增高亦可见于肾病综合征、未控制的糖尿病、活动性肝炎和肝功能低下等患者。

【评价】因为 LDL 颗粒数量在所有致粥样硬化性脂蛋白颗粒中占绝大多数，有大约 90% 的 ApoB 分布在 LDL 中，血清 ApoB 与 LDL-C 水平呈明显正相关。但两者还是存在不同：血清 LDL-C 水平反映的是致粥样硬化性脂蛋白颗粒所含胆固醇的质量，而 ApoB 水平反映的是所有致粥样硬化性脂蛋白的颗粒数。因此，ApoB 是反映所有致动脉粥样硬化脂蛋白循环颗粒数的直接指标。在有些情况下，可出现高 ApoB 血症而 LDL-C 浓度正常的情况，提示血液中存在较多小而密 LDL（sd-LDL）。当高 TG 血症时（VLDL 高），sd-LDL 增高。与大而轻的 LDL 相比，sd-LDL 颗粒中 ApoB 含量较多而胆固醇较少，故可出现 LDL-C 虽然不高，但血清 ApoB 增高的所谓"高 ApoB 血症"。

6. 脂蛋白 a [Lp（a）]　Lp（a）与 LDL 不同，并不是由 VLDL 转化而来，也不能转化为其他脂蛋白，与吸烟、高血压、LDL-C 和 HDL-C 以及 ApoAⅠ 和 ApoB100 等均无关。是一类独立的脂蛋白。血清高 Lp（a）作为心脑血管动脉粥样硬化性疾病的独立危险因素已得到公认。

【参考区间】免疫比浊法：<300mg/L。

【临床意义】家族性高 Lp（a）与冠心病发病倾向相关，急性时相反应（如急性心肌梗死、外科手术、急性风湿性关节炎）、缺血性心脑血管疾病、肾病综合征、尿毒症、糖尿病肾病、除肝癌以外恶性肿瘤均可使其上升。在排除各种应激性升高的情况下，Lp（a）升高被认为是 ASCVD 的独立危险因素。

肝脏是合成 Apo（a）的主要场所。Lp（a）水平下降见于肝脏疾病（慢性肝炎除外）。

【评价】Lp（a）浓度水平主要与遗传有关，基本不受性别、年龄、体重和大多数降胆固醇药物的影响。同一个体的 Lp（a）水平相当恒定，不同个体的差异很大。

由于 Apo（a）和纤维蛋白溶酶原（PLG）结构的相似性和基因的同源性，二者存在交叉免疫反应，这对免疫化学测定会有影响。另外，Apo（a）具有多种多态性，其分子大小的不均一性对免疫测定结果有着不同程度的影响，导致结果的高估或低估。这种不均一性对不同测量程序的测定结果影响也不同，即抗体对不同分子大小的 Apo（a）的反应性和亲和性存在差异，导致不同测量程序、不同商品试剂盒间的测定结果存在着差异。

7. 非高密度脂蛋白胆固醇（非 –HDL–C）　非 –HDL–C 指除 HDL 以外其他脂蛋白中含有的胆固醇总和，计算公式为：非 –HDL–C=TC － HDL–C。非 –HDL–C 代表了包括由全部可致动脉粥样硬化颗粒所携带的胆固醇，即：LDL、IDL–C、VLDL、VLDL 残粒、乳糜微粒残粒和 Lp（a）中携带的胆固醇。

升高的 LDL–C 作为降脂治疗的主要目标为各国指南所接受，但随着极低密度脂蛋白（VLDL）促进动脉粥样硬化发展的证据不断增多，VLDL– 胆固醇（VLDL–C）应成为降低胆固醇治疗的另一个潜在目标，特别是高三酰甘油血症患者通常伴有高 VLDL–C。LDL–C 和 VLDL–C 几乎包括了所有致动脉粥样硬化性脂蛋白中的胆固醇，是非 –HDL–C 中的主要成分。因此非 –HDL–C 可作为 LDL–C 治疗的替代目标。对于高 TG 患者，非 –HDL–C 能更好代表总的致动脉粥样硬化性胆固醇，在非空腹血清中亦可准确检测，而 LDL–C 却不能。

【参考区间】计算法：理想范围：<3.36mmol/L；合适水平：3.36~4.11mmol/L；边缘升高：4.11~4.88mmol/L；升高：≥ 4.89mmol/L。

【临床意义】流行病学研究支持非 –HDL–C 是一种比 LDL–C 更强的 ASCVD 发病率和死亡率的预测因子。在血脂异常患者治疗期间，非 –HDL–C 的变化和水平，要比 LDL–C 变化或水平与降低 CVD 风险的相关性更强。当治疗值不一致时（即两者中只有一个升高），与 LDL–C 相比较，CVD 风险与非 –HDL–C 更密切相关。国际上已有血脂指南建议将非 –HDL–C 列为 ASCVD 一级预防和二级预防的首要目标。

【评价】非 –HDL–C 携带着全部致动脉粥样硬化的载脂蛋白包含的脂蛋白的信息，预测 CVD 风险比 LDL–C 更好。在血液采样前不需要空腹。

非 –HDL–C 作为 ASCVD 及其高危人群防治时调脂治疗的次要目标，适用于 TG 水平在 2.3~5.6mmol/L 时，LDL–C 不高或已达治疗目标的个体。

（三）血脂的其他检测

在血脂检验中，还有另外一些检验项目也受到临床的普遍关注，在多种临床指南都有提及。但由于受到技术、设备、标准化或者临床研究还不够充分等各方面的限制，还没有在临床广泛开展起来，也没有统一的适合中国人群的参考区间报道，在这里简单介绍如下：

1. 脂蛋白颗粒大小检测脂蛋白存在较大的个体差异，有证据表明，LDL 和 HDL 的亚型对 CVD 的风险评估贡献有所不同。

HDL 可分为新生的小颗粒 preβ–HDL 和成熟的较大颗粒 α–HDL（HDL2a、HDL2b、HDL3a、HDL3b、HDL3c）。单纯的 HDL–C 的水平并不能全面地反映其抗动脉粥样硬化的作用。杂合子 Tangier 病患者的血浆中 HDL 主要以新生的 preβ–HDL 为主，仅含有少量的胆固醇，而大颗粒成熟的 HDL2 和 HDL3 显著减少，HDL 的进一步酯化成熟受阻，影响了胆固醇逆向转运，从而导致冠心病的发病率明显升高。

LDL 按颗粒大小可分为两大类：① A 型：大颗粒疏松 LDL，包括 LDL1、LDL2a、LDL2b 三类；② B 型：小颗粒致密 LDL（small dense LDL，sd-LDL），包括 LDL3a、LDL3b、LDL4a、LDL4b 四类。临床常见有 LDL-C 正常的冠心病患者，这可能与 LDL 亚组分颗粒大小有关。研究显示，sd-LDL 更易于氧化，且清除缓慢、更易进入动脉管壁，促进泡沫细胞的形成，是形成氧化型低密度脂蛋白（ox-LDL）的主要成分，而 LDL 的升高及 ox-LDL 增加是导致动脉粥样硬化的关键因素。因此，sd-LDL 被认为是 LDL 促动脉粥样硬化发生、发展的主要亚型，是致动脉粥样硬化作用最强的脂蛋白颗粒。大量病例对照研究和前瞻性研究均发现：体内 sd-LDL 水平与 ASCVD 的发生风险密切相关；sd-LDL 水平作为预测和评估 ASCVD 危险的指标比 LDL-C 更为准确。

然而，各种亚型与动脉粥样硬化的因果关系目前还未明确，还需要更多的临床证据的支持。

【临床意义】可以更加精确地评估与 ASCVD 相关的脂蛋白水平，从中筛选 TC 正常的、但 ASCVD 较高风险的患者，为靶向药物治疗的研究与应用提供依据。

【评价】检测方法有密度梯度超速离心法、电泳法、磁共振光谱法等，检测上尚未实现标准化。临床应用上还需要更多的研究来证实。

2. 基因检测　基因检测可用于诊断家族性高脂血症或者他汀药物基因多态性分析。

（1）诊断家族性高脂血症：对于特定的遗传性高脂血症的诊断，应当考虑载脂蛋白 E（ApoE）的基因和与家族性高胆固醇血症（familial hypercholesterolemia，FH）相关的基因分型，如：低密度脂蛋白受体基因、与 LDL 受体结合的 ApoB 基因、分解 LDL 受体的前蛋白转化酶枯草溶菌素 9（proprotein convertases subtilisin/kexin type 9，PCSK9）基因和调整 LDL 受体到细胞膜表面的 LDL 受体调整蛋白基因。80% 以上 FH 患者是单一基因突变所致。对于 FH，基因诊断对家系筛查、LDL-C 临界升高患者的诊断以及改善患者对治疗的依从性都十分重要。

家族性高 TG 血症是单一基因突变所致，通常是参与 TG 代谢的脂蛋白脂解酶、或 ApoC2、或 ApoA5 基因突变导致，表现为重度高 TG 血症（TG>10mmol/L）。

【临床意义】

基因检测的阳性结果可以明确诊断高胆固醇血症的遗传原因。对有极高 LDL-C 和 TG 水平的个体和家族，推荐进行相关基因检测。

【评价】基因检测阴性并不能排除 FH 的可能性，因为在约 30% 临床确诊的 FH 患者中，基因检测结果未显示有特异的突变。

（2）他汀类药物基因多态性分析：他汀类药物是羟甲基戊二酸单酰辅酶 A 还原酶（HMG-CoA）抑制剂，主要能够减少细胞内游离胆固醇，降低血液中 TC 和 LDL-C 水平，从而广泛应用于心血管疾病的治疗。但他汀类药物降低 LDL-C 的幅度存在很大的个体间差异，几乎有 1/3 的患者经过用量调整仍达不到降脂目标。另外他汀类药物的副作用主要是肝酶增高和横纹肌溶解，横纹肌溶解为肌病的严重阶段，可会引起肾功能衰竭。另外还可能引起消化道的不适。这些不良反应的发生率也与基因遗传学有关。

他汀类药物基因多态性分析主要包括载脂蛋白 E（ApoE）和有机阴离子转运体 1B1

（SLCO1B1）。

载脂蛋白E（ApoE）在脂质代谢中发挥重要作用，是影响机体血脂水平的重要内在因素，被认为是高脂蛋白血症及动脉粥样硬化性血管病的易感候选基因。编码ApoE的基因有3个等位基因，分别为E2、E3和E4，并由此产生6种基因型：3种纯合子（ApoE2/2，ApoE3/3，ApoE4/4）和3种杂合子（ApoE2/3，ApoE2/4，ApoE3/4）。其中E3型为野生型，占人类的78%，属于常见基因型；E2型个体冠心病的风险降低；E4型个体老年痴呆症、冠心病、脑梗死、视网膜色素变性等疾病的风险增加。他汀类药物对E4型的疗效往往不佳，而对E2携带者的降脂作用最强。

有机阴离子转运多肽（organic anion transporting polypeptides，OATPS）是重要的膜转运蛋白家族，主要功能是对多种内源性和外源性物质进行跨膜转运，OATP1B1是其中一种重要的肝特异性转运体，由 *SLCO1B1* 基因编码。*SLCO1B1* 基因存在许多SNP位点，其中388A>G（Asn>Asp）和521T>C（Val>Ala）能够对蛋白功能产生较大的影响。*SLCO1B1* 基因是他汀类药物导致不良反应的关键因素，突变型 *SLCO1B1* 基因可引起肝脏摄取他汀类药物能力降低，引起他汀类药物血药浓度上升，增加横纹肌溶解症或肌病的发生风险。

【临床意义】随着年龄增长，心脑血管病的发病率和病死率增加。血脂异常是老年人心血管病重要的独立危险因素，而调脂治疗是防治动脉粥样硬化和心脑血管事件的重要措施。他汀类药物是安全有效的调脂药物。*SLCO1B1* 和 ApoE 基因多态性检测可预先判断患者对他汀类药物的代谢速率类型和药物敏感程度，辅助临床合理调整用药剂量，降低药物不良反应风险。

【评价】他汀药物的安全性和疗效评估与多种因素相关，如年龄，肝肾功能等以及多种基因位点，目前临床的基因多态性检测只是其中一个方面。因此基因检测结果在指导他汀药物使用上需要考虑多方面因素。

（四）非脂类的其他ASCVD危险因素检测

被称为ASCVD新危险因素的指标包括C-反应蛋白（C-reactive protein，CRP）、纤维蛋白原、血浆胰岛素、脂蛋白相关磷脂酶A2、同型半胱氨酸和尿微量白蛋白等。其中CRP受到的关注最为广泛，它无疑具有重要预测作用。有研究认为，对于危险处于边缘水平的个体，若CRP水平增高需采用他汀类治疗。脂蛋白相关磷脂酶A2具有血管特异性的炎症标志物，为冠心病和缺血性卒中的独立危险因素。

（五）检验项目组合

1. **基础血脂检验** 包括TG、TC、HDL-C、LDL-C四项，可以计算非-HDL-C，用于评价当前的血脂水平。LDL-C和非-HDL-C作为主要的治疗靶点，是一级预防、二级预防以及脂代谢紊乱患者治疗效果评价和监测的重要目标。

2. **全面血脂检验** 包括TG、TC、HDL-C、LDL-C、ApoA Ⅰ、ApoB100和Lp（a）七项，可以计算ApoB100/ApoA Ⅰ比值，与ApoB100、Lp（a）均与ASCVD风险有关。可用于评估未来心血管事件的风险。

三、诊断思路和鉴别诊断

通常，患者大多是因为发生了动脉粥样硬化性血管病变、胰腺炎、黄色瘤或是由于其他原因进行检查并发现血脂水平升高而前来就诊。此时，应该详细询问患者的病史及家族史。在进行体格检查的过程中，重点应放在心血管系统以及各种黄色瘤、角膜弓、眼底改变等方面。实验室检查以血脂测定为主。此外，还应进行有关冠心病危险因素的评估。无论有无临床表现，脂代谢紊乱的诊断主要是依据患者的血脂水平而作出的。有关高脂血症的诊断标准，目前在国际上和国内均无统一的标准。

（一）血脂谱常规筛选对象

男性 >40 岁、女性 >50 岁；具有 2 个或 2 个以上的 ASCVD 危险因素（如高血压、糖尿病、肥胖、吸烟）的成年人；具有临床 ASCVD、周围血管病、颈动脉粥样硬化的患者；有黄色瘤体征的患者；患有 2 型糖尿病的患者；有脂质代谢紊乱或 ASCVD 家族史的人群，都应进行血脂的检查。

（二）检查频率

1. **常规人群检测**　建议 20~40 岁成年人至少每 5 年测量 1 次血脂（至少包括 TC、LDL-C、HDL-C 和 TG）；建议 40 岁以上男性和绝经期后女性每年检测血脂；ASCVD 患者及其高危人群，应每 3~6 个月测定 1 次血脂。因 ASCVD 住院患者，应在入院时或入院 24 小时内检测血脂。

2. **治疗过程的监测**　饮食与非药物治疗者，开始 3~6 个月应复查血脂水平，如血脂控制达到建议目标，则继续非药物治疗，但仍须每 6~12 个月复查，长期达标者可每年复查 1 次。服用调脂药物者，需要进行更严密的血脂监测。首次服用调脂药者，应在用药 6 周内复查血脂及转氨酶和肌酸激酶。如血脂能达到目标值，且无药物不良反应，逐步改为每 6~12 个月复查 1 次；如血脂未达标且无药物不良反应者，每 3 个月监测 1 次。每当调整调脂药种类或剂量时，都应在治疗 6 周内复查。治疗性生活方式改变和调脂药物治疗必须长期坚持，才能获得良好的临床益处。

（三）鉴别诊断

在进行血脂紊乱的诊断时，应该明了脂质代谢紊乱是属于何种类型，因为不同原因所致的高脂血症其治疗方法亦不相同，因此必须将原发性高脂血症与继发性高脂血症区分开来，并进而确定其具体的病因（表 4-11）。

表 4-11　常见高脂血症的鉴别诊断

	高脂血症类型	
	原发性	继发性
胆固醇升高	家族性高胆固醇血症	甲状腺功能减退症
三酰甘油升高	家族性载脂蛋白 B100 缺陷症	肾病综合征
	家族性高三酰甘油血症	糖尿病
	脂蛋白脂酶缺乏症	酒精性高脂血症
	家族性载脂蛋 C Ⅱ 缺乏症	雌激素治疗
	特发性高三酰甘油血症	
胆固醇及三酰甘油均升高	家族性混合型高脂血症	甲状腺功能减退症
	Ⅲ 型高脂蛋白血症	肾病综合征糖尿病

（四）脂代谢紊乱诊治流程图（图 4-7）

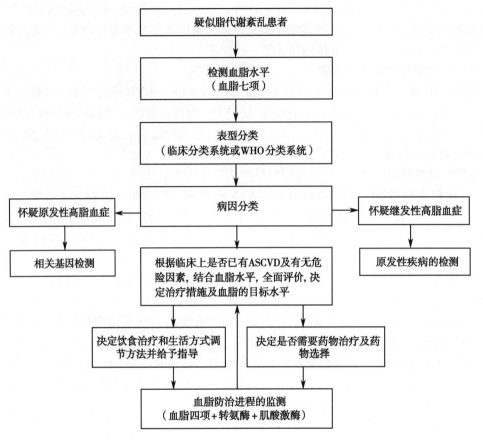

图 4-7　脂代谢紊乱的诊疗流程

WHO：世界卫生组织；ASCVD：动脉粥样硬化性心血管疾病

（王文武）

第四节　高尿酸血症与痛风

一、疾病概况

（一）疾病概述

高尿酸血症（hyperuricemia，HUA）是嘌呤代谢障碍引起的代谢性疾病。长期嘌呤代谢活跃，嘌呤摄入过多，或尿酸排泄障碍，均可导致高尿酸血症。长期高尿酸血症可引起关节及软组织尿酸盐沉积，进而出现反复发作的急性关节和软组织炎症、痛风石沉积、慢性关节炎和关节损坏，亦可引起或加重其他器官损伤，并发肾脏病变（急性尿酸性肾病、慢性尿酸盐肾病、肾石症）、高血糖、血脂紊乱、高血压、冠心病、心功能不全及卒中等。

高尿酸血症在临床上可分为原发性和继发性两大类，前者多由先天性嘌呤代谢异常所致，常与肥胖、糖脂代谢紊乱、高血压、动脉粥样硬化、冠心病等合并发生，后者则由某些系统性疾病或者药物引起。

痛风是一种单钠尿酸盐（MSU）沉积所致的晶体相关性关节病，与嘌呤代谢紊乱及（或）尿酸排泄减少所致的高尿酸血症直接相关。

（二）流行病学调查

随着社会经济发展，人们生活方式及饮食结构改变，我国高尿酸血症的患病率逐年增高，已成为仅次于糖尿病的第二大代谢性疾病。血尿酸水平受年龄、性别、种族、遗传、饮食习惯、药物、环境等多种因素影响。近年来我国高尿酸血症患病率总体呈现增长趋势，且有一定的地区差异，高尿酸血症的患病率随年龄增长而增高，男性高于女性，城市高于农村，沿海高于内陆。近 10 年的流行病学研究显示，我国不同地区 HUA 患病率存在较大的差别，为 5.46%~19.30%，其中男性为 9.2%~26.2%，女性为 0.7%~10.5%。老年人群因各种原因，高尿酸血症的发病率比其他人群要高。

目前我国痛风的患病率在 1%~3%，并呈逐年上升趋势。国家风湿病数据中心（CRDC）网络注册及随访研究的阶段数据显示，截至 2016 年 2 月，我国痛风患者平均年龄为 48.28 岁（男性 47.95 岁，女性 53.14 岁），逐步趋年轻化，男：女为 15：1。超过 50%的患者为超重或肥胖。

尽管近几年，高尿酸血症的发病有年轻化趋势，但痛风在老年人中的发病率并未下降，且女性痛风的患病率随年龄而增长。痛风在 40~50 岁以上的男性中并不少见，其中，老年期患者的发病率显著高于老年前期（45~59 岁），且随年龄增长，发病率有逐渐增高的趋势，至 70~79 岁达高峰，其后随年龄略有下降。高尿酸血症和痛风已成为老年人的常见病和多发病。

（三）病因及发病机制

人体内嘌呤来源有两种：内源性嘌呤来源于自身合成或核酸降解（约 600mg/d），外源性嘌呤来自摄入嘌呤饮食（约 100mg/d），分别约占每天体内尿酸产生量的 80% 和 20%。在正常状态下体内尿酸池为 1 200mg，每天生成尿酸约 700mg，其中 2/3 经肾脏排泄，另有极少量由汗腺排泄。正常情况下，体内尿酸产生和排泄保持平衡，凡导致尿酸生成过多和（或）排泄减少的因素均可导致高尿酸血症。

高尿酸血症和痛风的发病均有家族聚集倾向。原发性痛风患者中，约 10%~25% 有痛风的家族史，痛风患者近亲中发现 15%~25% 有高尿酸血症。除 1% 左右由先天性嘌呤代谢酶缺陷引起外，绝大多数病因未明。现已确定有两种先天性嘌呤代谢异常症是性连锁的遗传，即次黄嘌呤 – 鸟嘌呤磷酸核糖转移酶（HGPRT）缺乏型和 5– 磷酸核糖 –1– 焦磷酸（PRPP）合成酶活性过高型。表现为女性携带，男性发病。

多数痛风及高尿酸血症与多因素如年龄、性别、饮食及肾功能异常等有关，遗传表现形式尤其是人尿酸阴离子转运体基因等与尿酸排泄密切相关，属多基因关联遗传性疾病。目前研究发现有关联性的基因有 *SLC2A9/GLUT9* 基因、*ABCG2* 基因、*SLC22A12/URAT1* 基因、*SLC17A1/NPT1* 基因、*SLC17A3/NPT4* 基因、编码单羧酸转运体 9 的 *SLC16A9* 基因、*SLC22A11/OTA4* 基因、葡萄糖激酶调节蛋白（*GCKR*）基因、*LRRC16A* 基因、*PDZK* 基因、亚甲基四氢叶酸酯还原酶基因和 β_3– 肾上腺受体基因等的单核苷酸位点多态性与血尿酸水平有关。值得关注的是 β_3- 肾上腺受体基因被认为与高尿酸相伴随的胰岛素抵抗相关。

继发性高尿酸血症多发生在其他疾病（如肾脏病、血液病等）过程中，或由于服用某些药物、肿瘤放射治疗、化学治疗、慢性铍、铅等金属中毒等多种原因引起。

（四）临床特点

高尿酸血症临床多见于 40 岁以上的男性，女性多在更年期后发病。常有家族遗传史。老年人高尿酸血症大部分可无临床症状，仅有波动性或持续性高尿酸血症，有些终身不出现症状，但随年龄增长痛风患病率增加。临床上 5%~10% 高尿酸血症患者可发展为痛风，表现为：①无症状高尿酸血症期；②急性痛风性关节炎发作期；③痛风发作间歇期；④慢性痛风石性关节炎期。慢性痛风患者约 1/3 有肾脏损害，表现为慢性痛风性肾病、急性肾衰竭、尿路结石。

老年人痛风有如下特点：

1. 老年女性患者比例增多。由于女性激素的作用，肾脏对尿酸的清除率较高，故生育期妇女血尿酸值明显低于同龄男性，发生痛风者罕见。老年女性体内雌激素水平明显降低，减少了对尿酸的排泄，其发生痛风者相应增多并接近男性。

2. 老年患者比一般成年人较少发生急性痛风性关节炎。<60 岁的患者中 80%~90% 有急性单关节炎症状，而老年痛风患者只有 50% 有此症状。

3. 老年患者往往以亚急性或慢性多关节炎的关节不适发病。症状通常比较隐匿，与一般成年人相比较多累及手的小关节，且多关节炎发生增多，这与老年患者相对病程较长有关。痛风初发多为单一关节受累，随病程增加，受累关节逐渐增多。

4. 老年患者骨关节炎和痛风石常共存，两者难以鉴别。在指节间产生的骨关节炎也可在关节周围形成结节称为 Hebenden 结节，很像痛风石，两者区分就更加困难。最好的鉴别是前者血尿酸升高，而后者血尿酸一般并不升高。

5. 老年人可因为动脉硬化而导致肢端血运不畅，痛风性踝关节炎此时会表现为胫骨下端或踝内外持续红肿。如继发感染，则易形成慢性溃疡，应注意与慢性骨髓炎、丹毒等鉴别。

6. 老年初发的痛风绝大部分继发于高血压、动脉硬化、糖尿病、风湿性疾病等对肾小管的损伤，故不能忽视对原发病的诊治。

（五）鉴别诊断

痛风主要与类风湿关节炎、创伤性关节炎、银屑病性关节炎、关节软骨钙化以及非尿酸性肾石病等疾病鉴别。因老年人同时存在高血压、糖尿病或糖尿病肾病，以及风湿性关节炎等多种疾病，因此更应加以鉴别诊断。

二、检验项目介绍及临床意义

（一）主要检验项目

1. 血尿酸测定

【参考区间】方法学：尿酸氧化酶 - 过氧化物酶法，成人血清尿酸：男性 208~428μmol/L，女性：155~357μmol/L，绝经期后接近男性。

一般认为，正常嘌呤饮食状态下，非同日两次空腹血尿酸水平男性和绝经后女性

>420μmol/L（7mg/dl），非绝经期女性 >360μmol/L（6mg/dl）可确定为高尿酸血症。

【临床意义】

（1）尿酸主要用于痛风的诊断指标。痛风时，血清尿酸可明显升高（可达 800~1 500μmol/L）。

（2）肾小球滤过率（glomerular filtration rate，GFR）减退时血清尿酸上升，但因其肾外影响因素较多，血中浓度变化不一定与肾损伤程度平行。

（3）核酸代谢亢进可引起内源性尿酸生成增加，血清尿酸上升。见于白血病、多发性骨髓瘤、真性红细胞增多症等。

（4）高血压、子痫等肾血流量减少的病变，因尿酸排泄减少而使血清尿酸升高，但此时血清尿素（serum urea，Urea）常无变化。

（5）其他：血清尿酸升高还见于慢性铅中毒、氯仿及四氯化碳中毒。

（6）血清尿酸减低见于 Wilson（肝豆状核变性）、Fanconi（范科尼）综合征、严重贫血。

【评价】尿酸氧化酶 – 过氧化物酶法第一步反应特异性高，但过氧化物酶催化反应特异性较差，若标本中存在维生素 C、胆红素等还原性物质时，对尿酸测定结果有负干扰。人体血清尿酸浓度多在几百微摩尔每升水平，远低于血糖、总胆固醇等浓度，因此，胆红素等对其的负干扰较容易观察到。若在尿酸测定试剂中加入胆红素氧化酶，则能消除胆红素干扰，但大多数公司生成的检测试剂未采取抗干扰措施。该法可用于血清和尿液的尿酸测定，但检测上线约为 700μmol/L，远低于尿液尿酸测定，因此应将尿液稀释测定。

2. 尿尿酸测定

【参考区间】方法学：尿酸氧化酶 – 过氧化物酶法，膳食嘌呤含量对尿酸排出量影响很大。

无嘌呤膳食的尿酸排出量：男性 <2 480μmol/d，女性稍低；

低嘌呤膳食的尿酸排出量：男性 <2 830μmol/d，女性 <2 360μmol/d；

高嘌呤膳食的尿酸排出量：<5 900μmol/d；

均衡膳食的尿酸排出量：1 480~4 430μmol/d。

【临床意义】对诊断急性痛风性关节炎作用不大，但可区分尿酸排泄减少或尿酸生成增多，对高尿酸血症和痛风的临床分型和指导用药有一定帮助。既往临床工作中大多以 24 小时尿尿酸定量法来加以区分，HUA 患者低嘌呤饮食 5 天后，留取 24 小时尿检测尿尿酸水平。根据血尿酸水平和尿尿酸排泄情况分为以下三型：

（1）尿酸排泄不良型：尿酸排泄 <0.48mg/（kg·h），尿酸清除率 <6.2ml/min。主要原因包括慢性肾脏疾病、遗传性疾病（URAT1、GLUT9、ABCG2 突变）、高血压、代谢综合征、铅中毒、药物（阿司匹林、利尿剂、钙调磷酸酶抑制剂、抗结核药物等）。

（2）尿酸生成过多型：尿酸排泄 >0.51mg/（kg·h），尿酸清除率 >6.2ml/min。主要原因包括高嘌呤饮食、饮酒以及引起血尿酸增加的疾病（骨髓增生性疾病、溶血性贫血、银屑病）等。

（3）混合型：尿酸排泄 >0.51mg/（kg·h），尿酸清除率 <6.2ml/min。与尿酸内源性生

成过多和排泄减少均有关。

考虑到肾功能对尿酸排泄的影响，以肌酐清除率（creatinine clearance rate，Ccr）校正，根据 Cua/Ccr 比值对 HUA 分型如下：>10% 为尿酸生成过多型，<5% 为尿酸排泄不良型，5%~10% 为混合型。临床研究结果显示，90% 的原发性 HUA 属于尿酸排泄不良型。

［注：尿酸排泄：每公斤体重每天尿尿酸排泄量；尿酸清除率（Cua）= 尿尿酸浓度 × 每分钟尿量 / 血尿酸浓度；肌酐清除率（Ccr）= 尿肌酐浓度 × 每分钟尿量 / 血肌酐浓度］

血尿酸与尿尿酸同时测定更具诊断价值：

1）血尿酸升高，而尿尿酸降低提示肾小球滤过功能损伤；血尿酸降低而尿尿酸升高提示肾小管重吸收功能损伤或竞争抑制。

2）血尿酸、尿尿酸均升高，提示可能为遗传性嘌呤代谢障碍引起尿酸生成增多，还有可能为恶性肿瘤、多发性骨髓瘤、淋巴瘤化疗后、长期使用抗结核药物吡嗪酰胺等。

3）血尿酸、尿尿酸均降低，主要见于尿酸合成减少，如急性重型肝炎；嘌呤分解代谢受阻，参与尿酸生成的黄嘌呤氧化酶、嘌呤核苷酸磷化酶先天性缺陷；长期大量使用糖皮质激素等。

【评价】同血尿酸评价。

3. 相关基因检测

*HLA-B*5801* 基因：别嘌醇是最常用的降尿酸药物之一，但有 2% 服用别嘌醇的患者会出现严重的皮肤不良反应，甚至是致命的。研究发现，*HLA-B*5801* 基因是别嘌醇过敏反应综合征（AHS）的重要危险因素，尤其是在中国汉族人及其他亚洲人群，临床上可通过检测 *HLA-B*5801* 基因来评估别嘌醇药物发生副作用的几率。

目前研究还发现：*SLC2A9/GLUT9* 基因、*ABCG2* 基因、*SLC22A12/URAT1* 基因、*SLC17A1/NPT1* 基因、*SLC17A3/NPT4* 基因、编码单羧酸转运体 9 的 *SLC16A9* 基因、*SLC22A11/OTA4* 基因、葡萄糖激酶调节蛋白（*GCKR*）基因、*LRRC16A* 基因、*PDZK* 基因等、亚甲基四氢叶酸酯还原酶基因和 β_3- 肾上腺受体基因等的单核苷酸位点多态性与血尿酸水平有关。

当前，除了少数实验室，大多并没有将基因检测常规纳入痛风管理。除了识别潜在的新的治疗靶点外，基因组方法对个性化诊断评估，针对性的生活方式干预，长程降尿酸治疗反应的预测以及对常用痛风药物的不良事件的预测等，这些都是临床待解决的问题。

（二）痛风相关其他检查项目

与痛风相关实验室检查，除了上述血尿酸与尿尿酸检测外，还包括其他检查项目如：血常规、血沉、尿常规、X 线等。

1. 血常规　急性痛风性关节炎期，白细胞总数和中性粒细胞增加，可有轻、中度贫血。

2. 血沉或 CRP　可增快，也可在正常范围内。

3. 尿常规　特别是伴有尿路结石患者常见血尿、蛋白尿等。此外，由于尿 pH 偏酸时易形成尿酸结晶和尿酸结石，尿 pH 检测与调节可预防尿酸结晶结石形成，并可通过检测尿 pH 提示尿液碱化疗效，调整用药。

4. 尿液及肾功能检查 痛风患者的肾脏是最易受损的器官之一，主要为肾间质损害。一些特殊蛋白，如 α_1- 微球蛋白、尿清蛋白等在肾小管轻度受损时即可出现显著的变化，早于血肌酐和尿素氮升高。因此，尿液检查特别是特殊蛋白的测定有助于发现痛风患者的早起损伤。对于慢性肾脏病患者，随着肾小球滤过率的下降，高尿酸血症的患病率逐渐增加，波动在 40%~70%。伴有高尿酸血症的 CKD 3~5 期患者出现肾脏病快速进展及达到肾脏替代治疗的风险均较高。因此对于痛风性慢性肾脏病变患者，肾小球滤过率检测有助于判断疾病严重程度及指导进一步治疗。

5. 滑囊液检查 偏振光显微镜下表现为 2~20μm 强的负性双折光的针状或杆状的单钠尿酸盐（mono-sodium urate，MSU）晶体。急性发作期关节滑液中可见白细胞内、外的这种晶体；在痛风石的抽吸物中，也可发现同样晶体；在发作间歇期，曾受累关节的滑液中也有较高的阳性发现率。普通显微镜也可用来观察，但效果较差。

6. X 线检查 早期急性关节炎除软组织肿胀外，关节显影多正常，反复发作后才有骨质改变，首先为关节软骨缘破坏，关节面不规则，关节间隙狭窄，病变发展则在软骨下及骨髓内可见痛风石沉积，骨质呈凿孔样缺损，其边缘均锐利，缺损成半圆形或连续弧形，骨质边缘可有骨质增生反应。严重者出现脱位、骨折。尿酸结石如果钙化，肾区或相应部位可见结实阴影。长期慢性痛风患者的腹部平片可见肾脏影缩小，此时常有明显的肾功能损害。

7. 关节超声 关节 B 超、肾脏 B 超作为一种无创检查，临床上越来越多地被使用。受累关节的超声检查可发现关节积液、滑膜增生、关节软骨及骨质破坏、关节内或周围软组织的痛风石、钙质沉积等。超声下出现肾髓质特别是锥体乳头部散在强回声光点，则提示尿酸盐肾病，也可发现 X 线下不显影的尿酸性尿路结石。超声波检查还可诊断痛风患者经常伴发的脂肪肝。

8. 双源（能）CT 双源 CT 较特异显示组织与关节周围尿酸盐结晶，有助于痛风性关节炎诊断和评价降尿酸治疗疗效。

（三）高尿酸血症相关疾病检查

在 HUA 高流行的同时，大量的研究证据凸显了 HUA 的危害。HUA 不仅引起痛风，还与代谢综合征（metabolic syndrome，MS）、2 型糖尿病（type 2 diabetes mellitus，T2DM）、高血压、心血管疾病、慢性肾脏病（chronic kidney disease，CKD）等密切相关，是这些疾病发生发展的独立危险因素。

1. 血尿酸与代谢综合征（MS） MS 是一组复杂的代谢紊乱综合征，其发生可能与胰岛素抵抗有关。MS 的患病率随着血尿酸的升高而升高。血尿酸水平与胰岛素抵抗显著相关，与体重指数和腰围、总胆固醇、三酰甘油、低密度脂蛋白胆固醇呈正相关，与高密度脂蛋白胆固醇呈负相关。

2. 血尿酸与 2 型糖尿病（T2DM） HUA 是 2 型糖尿病发生发展的独立危险因素，2 型糖尿病发病风险随着血尿酸水平的升高而增加。

3. 血尿酸与慢性肾脏病（CKD） 我国 CKD 患者中的高尿酸血症患病率为 36.6%~50.0%，随 CKD 的进展其患病率明显升高。高尿酸血症又是 CKD 新发的独立危险因素，可促进其进展。

4. 血尿酸与心血管疾病 HUA 是心血管疾病的独立危险因素，同时与许多传统的心血管危险因素相互作用，参与心血管疾病的发生、发展及转归。血尿酸可预测心血管及全因死亡，多项研究均显示血尿酸水平是急性心肌梗死、脑卒中和所有心血管事件的独立危险因素。

5. HUA 与神经系统疾病 HUA 与多种神经系统疾病相关。HUA 促进缺血性卒中的发生及不良预后，而在神经退行性疾病如阿尔茨海默病和帕金森病等疾病中，观察到血尿酸升高具有保护作用。尿酸与神经系统疾病间的内在联系有待进一步探索。

三、HUA 患者血尿酸的控制目标及干预治疗切点

1. 干预治疗切点 血尿酸 >420μmol/L（男性），>360μmol/L（女性）。

2. 控制目标 血尿酸 <360μmol/L（对于有痛风发作患者，血尿酸宜 <300μmol/L）。

鉴于大量研究证实血尿酸水平超过正常范围或者正常高限时，多种伴发症的发生风险增加。建议：对于 HUA 合并心血管危险因素和心血管疾病者，应同时进行生活指导及药物降尿酸治疗，使血尿酸长期控制在 <360μmol/L；对于 HUA 合并慢性肾脏病者，使血尿酸长期控制在 <360μmol/L，不推荐长期维持血尿酸水平 <180μmol/L；对于有痛风发作的患者，则需将血尿酸长期控制在 300μmol/L 以下，以防止反复发作；对于无心血管危险因素或无心血管伴发疾病的 HUA 者，建议对于此类患者仍给予以下相应的干预方案。

（1）一般治疗

1）生活方式指导：生活方式改变包括健康饮食、限制烟酒、坚持运动和控制体重等。

2）适当碱化尿液：当尿 pH 在 6.0 以下时，需碱化尿液。尿 pH 为 6.2~6.9 有利于尿酸盐结晶溶解和从尿液排出，但尿 pH>7.0 易形成草酸钙及其他类结石。因此碱化尿液过程中要检测尿 pH。常用药物：碳酸氢钠或枸橼酸氢钾钠。

（2）积极治疗与血尿酸升高相关的代谢性及心血管危险因素：积极控制肥胖、代谢综合征、2 型糖尿病、高血压、高脂血症、冠心病或卒中、慢性肾脏病等。

（3）药物治疗：可以根据患者的病情及 HUA 分型，药物的适应证、禁忌证及其注意事项等进行药物的选择和应用。目前临床常见药物包含抑制尿酸合成的药物和增加尿酸排泄的药物。

四、高尿酸血症及相关疾病检验路径

高尿酸血症及相关疾病检验路径见图 4-8。

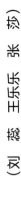

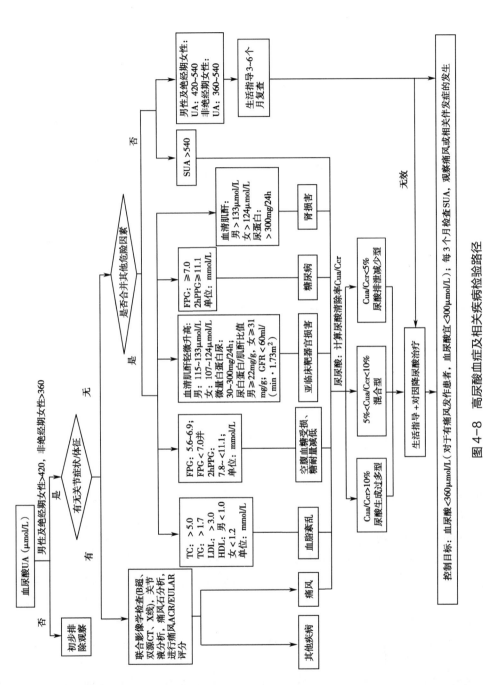

图 4-8 高尿酸血症及相关疾病检验路径

TC：总胆固醇；TG：三酰甘油；LDL：低密度脂蛋白；HDL：高密度脂蛋白；FPG：空腹血糖；
2hPPG：糖负荷后 2 小时血糖；SUA：血尿酸；Cua/Ccr：尿酸清除率与肌酐清除率比值

（刘　蕊　王乐乐　张　莎）

第五节 代谢综合征

一、疾病概况

随着我国社会经济的发展，人民生活的改善，代谢综合征（metabolic syndrome，MS）的发生率随年龄增长而增加。老年人是 MS 的高危人群，MS 已经成为老年人群中的一种新的流行病。

（一）代谢综合征的定义和特点

MS 是一组以肥胖、高血糖（糖尿病或糖调节受损）、血脂异常［高三酰甘油（Triglyceride，TG）血症和（或）低高密度脂蛋白胆固醇（High density lipoprotein–cholesterol，HDL–C）血症］以及高血压等聚集发病、严重影响机体健康的临床综合征，是一组在代谢上相互关联的危险因素的组合。

这些因素直接促进了动脉粥样硬化性心血管疾病的发生，也增加了发生 2 型糖尿病（type 2 diabetes mellitus，T2DM）的风险。

（二）代谢综合征的流行病学

美国 20 岁以上成年人的流行病学调查显示，MS 的总体发生率大约为 24%，而 60 岁以上的老年人 MS 的发生率超过了 40%。Alexander 等对第 3 次美国国家健康和营养调查（NHANES Ⅲ）中 50 岁以上的人群分析发现，有大约 44% 的被调查者符合 MS 的诊断定义。由于人种的差异和诊断标准的不统一，不同国家和地区调查的发生率存在一定差异。英国一项对 3 770 名年龄在 60~79 岁之间的妇女进行的流行病学调查显示，MS 的发生率大约为 30%。韩国进行的一项大型流行病学调查的结果显示，MS 的发生率随着年龄的增加而增长，老年人群中 MS 的发生率普遍超过了 20%。

我国上海地区进行的一项调查中老年人群 MS（同时合并高血糖、高血压和血脂紊乱）的发生率为 20.87%。在中国香港地区进行的一项流行病学调查的结果中，按照 2002 年美国国家胆固醇教育计划成人治疗组（NCEP–ATPⅢ）提出的 MS 定义，60 岁以上的老年人群 MS 的发生率在 20% 以上，如果按照亚洲人群对肥胖的定义对腰围指标进行相应调整，这部分人群 MS 的发生率达到了 30% 以上。

已经存在糖尿病或高血压的老年人更容易发生 MS。NHANES Ⅲ 中 50 岁以上的糖尿病患者，有 86% 存在 MS。由于雌激素的影响，MS 的发生率在中青年人群中男性普遍高于女性，但在老年人群中是否同样存在着性别差异，目前的研究结果还不一致。NHANES Ⅲ 中两性别之间差异无显著性；然而，我国香港地区和韩国的研究结果显示，50 岁以后女性的代谢综合征发生率出现明显增长趋势，老年女性的 MS 发生率明显高于男性。

2009 年度中国健康与营养调查（CHNS 2009）结果显示年龄校正的 MS 发生率为 21.3%，并且 MS 发生率随着年龄增长显著增加，年轻女性的 MS 发生率低于男性，老年女性的 MS 发生率高于男性，同时发现采用不同的诊断标准，MS 发生率有所不同（表 4–12）。

表 4-12　不同诊断标准下 CHNS 研究中代谢综合征在不同年龄组中的发生率

年龄（岁）	代谢综合征发生率（%）		
	NCEP-ATP Ⅲ（2005）	IDF（2005）	MS-CDS（2004）
所有人群			
18~39	12.4（10.9~13.9）	10.6（9.2~12.0）	6.1（5.0~7.2）
40~59	29.9（28.4~31.4）	25.3（23.8~26.7）	14.2（13.0~15.4）
≥60	36.7（34.7~38.7）	31.8（29.8~33.7）	19.2（17.5~20.8）
男性			
18~39	15.7（13.3~18.1）	12.4（10.2~14.6）	9.7（7.7~11.7）
40~59	27.8（25.6~30.0）	20.9（18.9~22.9）	16.4（14.5~18.2）
≥60	26.1（23.4~28.8）	20.7（18.2~23.2）	15.3（13.1~17.5）
女性			
18~39	9.5（7.6~11.3）	9.0（7.2~10.8）	2.9（1.8~3.9）
40~59	31.6（29.5~33.7）	29.1（27.0~31.1）	12.3（10.8~13.8）
≥60	46.2（43.3~49.1）	41.8（38.9~44.6）	22.7（20.3~25.1）

因此，为了便于对不同地区的资料进行比较，建立一个既方便临床使用，又能够全球通用的统一的诊断标准成为当务之急。

（三）老年人群特点

MS 包括肥胖、高血压、高血糖、血脂紊乱等多种代谢异常，这些代谢异常在老年人群中的发生率明显高于普通人群。我国学者的调查显示，在经济发达的大城市中，60 岁以上的老年人群有超过 85% 的人存在一种以上的代谢异常。

1. 病因　MS 是遗传和环境因素共同作用的结果。有研究发现，线粒体转运核糖核酸（tRNA）的突变会导致一系列代谢异常，可能与老年人的 MS 有关。胰岛素抵抗是 MS 发病的中心环节，肥胖特别是中心性肥胖是胰岛素抵抗的重要危险因素。体重指数（body mass index，BMI）增加与胰岛素敏感性下降之间呈线性相关关系。在健康成人中，随着腹内脂肪含量的增加，胰岛素敏感性呈现下降趋势。

另外，肥胖患者的氧化应激增加可能是 MS 早期的推动因素之一。肥胖患者的游离脂肪酸浓度增加，通过激活还原型辅酶Ⅱ（NADPH）氧化酶导致氧化应激增加，从而使包括脂联素、纤溶酶原激活物抑制剂 -1（plasminogen activator inhibitor-1，PAI-1）、白介素 -6（interleukin-6，IL-6）和单核细胞趋化因子 -1（monocyte chemotactic factor-1，MCP-1）等在内的一系列脂肪细胞因子分泌失调，进一步导致 MS 的发生。

代谢综合征的危险因素有以下几点：

（1）肥胖：大多数学者认为，肥胖特别是中心性肥胖，是 MS 各组分中最重要的代谢指标。内脏脂肪含量随着年龄的增长而增加，老年人中心肥胖的比例超过一般的成年人群。肥胖可以导致多种代谢紊乱，机制复杂，涉及心输出量增加、血浆容量扩张和钠潴留、交感神经和肾素 - 血管紧张素 - 醛固酮系统激活、胰岛素抵抗、脂肪因子失衡、炎症 /

氧化应激、血管外脂肪功能异常以及睡眠呼吸暂停综合征等因素。上述因素通过不同方式作用于心血管系统，导致高血压和心血管事件的发生。我国高血压和肥胖患病率的变化见图4-9。

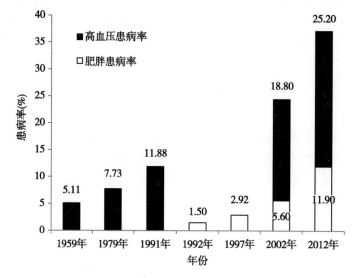

图4-9　1959—2012年中国高血压和肥胖患病率的变化

（2）血脂紊乱：MS的血脂异常包括高TG血症、HDL-C浓度降低、载脂蛋白B（apolipoprotein B，ApoB）水平升高、小而密低密度脂蛋白胆固醇（small dense low density lipoprotein-cholesterol，sd-LDL-C）增加。这种脂质异常与动脉粥样硬化的发生关系密切。在老年人群中，这种致动脉粥样硬化的脂质异常十分常见。

（3）高血压：高血压也是老年人群中常见的代谢异常，65岁以上老年人2/3都存在高血压，老年人群同时也是血压控制率最低的人群。在绝经期后，女性的心血管保护调节下降，血压开始上升，在10~15年后逐渐超过男性（图4-10）。

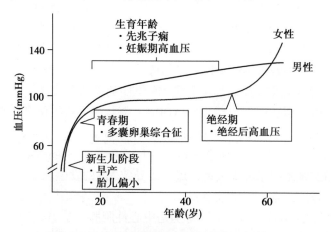

图4-10　在生命周期内不同性别的血压变化

（4）高血糖：葡萄糖代谢异常是MS的另一个重要部分，我国的一项流行病学调查显示，60岁以上老年人群中2型糖尿病的发生率高达23.9%，葡萄糖耐量受损（impaired glucose tolerance，IGT）的发生率为 13.9%；糖尿病的发生率随着年龄的增长而呈现逐步上升的趋势。

2. 临床表现

（1）心脑血管事件：心脑血管事件是 MS 患者的主要不良后果。随着异常代谢指标数量的增加，心血管疾病的发生率明显上升。Alexander 等的研究显示，MS 显著增加老年人群冠心病的患病风险。MS 患者中冠心病的发生率是无 MS 者的两倍以上。在 Bruneck 研究中，Bonora 对 888 例 40 岁以上的个体随访 5 年，MS 患者中新出现冠心病的比例大约是没有 MS 人群的 3 倍。一项前瞻性队列研究发现，MS 不仅增加患者冠心病的病死率，也显著增加患者的总病死率。法国一项包含 63 443 例病例的流行病学研究发现，收缩期高血压合并空腹血糖受损的个体其 8 年心血管死亡和总病死率显著增加，这可能是通过增加 MS 的发病所导致的结果。在老年人群中，MS 还强烈预测心肌梗死和脑卒中的发生。韩国的一项研究结果中发现，老年人群中血红蛋白和白细胞增加与胰岛素抵抗及 MS 中多种组分有关，升高的血红蛋白与缺血性脑卒中危险有关，红细胞数量增加是急性心血管事件的强独立预测因子，而升高的白细胞是动脉粥样硬化疾病的危险因素。

（2）2 型糖尿病：MS 可以显著增加糖尿病的发病风险。2 283 例非糖尿病个体平均随访 7.6 年，有 MS 的人群糖尿病的发生率接近 25%，显著高于没有 MS 个体的 12.8%；并且随着胰岛素抵抗程度的加重，糖尿病发生率显著上升。在 Beaver Dam 的研究中，对 4 423 例个体随访 5 年发现，随着代谢指标异常数量的增加，糖尿病的发生率呈显著上升趋势，有 4 项或 4 项以上异常代谢指标的个体比没有异常代谢指标的个体糖尿病发病危险增加了大约 35 倍。

（3）阻塞性睡眠呼吸暂停综合征：老年人群中阻塞性睡眠呼吸暂停综合征（obstructive sleep apnea syndrome，OSAS）和代谢综合征的并存率较高，胰岛素抵抗可能是其共同的发病基础。此外，还有研究发现，代谢综合征可能导致老年人的认知功能减退。

二、实验室诊断及鉴别诊断

（一）诊断标准

MS 的诊断标准尚未在全球完全统一，这给科研和临床工作带来了很大的困惑。我国也试图建立自己的诊断标准，2004 年中华医学会糖尿病学分会（CDS）建立了中国第一个 MS 标准，2007 年中国成人血脂异常防治指南制定联合委员会（JCDCG）在 CDS 2004 的标准上，提出了 JCDCG 2007 标准。在循证医学证据的基础上，最新的 2013 版中国糖尿病防治指南中，MS-CDS 2013 标准被正式提出，2017 版延续了之前的诊断标准（表 4-13）。

表 4-13 中同时列出了世界卫生组织（WHO，1999 年）、美国国家胆固醇教育计划成人治疗方案第三次报告 2005 修订版（NCEP-ATP Ⅲ，2005 年）和国际糖尿病联盟（IDF，2005 年）标准供比对参考。

另外，还有欧洲胰岛素抵抗研究组（EGIR，1999 年）、美国临床内分泌医师学会（AACE）（2003 年），到后来的美国心脏学会/美国国立心肺血液研究所（AHA/NHLBI，2005 年）、国际糖尿病联盟（IDF，2005 年）和 IDF 流行病预防工作组联合过渡声明（JIS，2009 年）标准在不同程度得到应用。

表 4-13　代谢综合征不同诊断标准

指标	MS-CDS (2013)	WHO (1999)	NCEP-ATP Ⅲ (2005)	IDF (2005)
初选人群	全人群	高血糖及胰岛素抵抗人群	全人群	中心性肥胖人群
组成成分数	至少 3 项	初选人群中至少 2 项其他组分	至少 3 项	初选人群中至少 2 项其他组分
肥胖				
BMI（kg/m^2）		>30 和（或）	–	–
腰围（cm）	男 ≥ 90cm，女 ≥ 85cm	–	不同人群采用特定的腰围，华人：男 ≥ 90cm，女 ≥ 80cm	不同人群采用特定的腰围，华人：男 ≥ 90cm，女 ≥ 80cm
腰臀比	–	>0.90（男），0.85（女）	–	–
血脂紊乱				
TG（mmol/L）	≥ 1.70	≥ 1.70 和（或）	≥ 1.70 或接受相应的调脂治疗者	≥ 1.70 或接受相应的调脂治疗者
HDL-C（mmol/L）	<1.04	<0.9（男），1.0（女）	<1.04（男），1.30（女）	<1.03（男），1.29（女）或接受相应的调脂治疗者
高血压（mmHg）	≥ 130/85 和（或）已确诊为高血压并治疗者	≥ 140/90	≥ 130/85 和（或）已确诊为高血压并治疗者	≥ 130/85 和（或）已确诊为高血压并治疗者
高血糖				
FPG（mmol/L）	≥ 6.1 和（或）	≥ 6.1 和（或）	≥ 5.6 和（或）已确诊为糖尿病并治疗者	≥ 5.6 和（或）已确诊为糖尿病并治疗者
2hPG（mmol/L）	≥ 7.8 和（或）已确诊为糖尿病并治疗者	≥ 7.8 和（或）已确诊为糖尿病并治疗者	–	–
胰岛素抵抗	–	高胰岛素正糖钳夹试验的 M 值上四分位数	–	–
微量白蛋白尿				
尿白蛋白（μg/min）	–	≥ 20	–	–
尿白蛋白 / 肌酐（mg/g）	–	≥ 30	–	–

（二）常规检查

1. 肥胖测量　临床常用体重指数（body mass index，BMI）和腰围作为判断肥胖的指标。

（1）体重指数（BMI）：BMI= 体重 / 身高的平方（国际单位 kg/m²）

【参考区间】体重过低（BMI<18.5kg/m²）；

体重正常（BMI：18.5~23.9kg/m²）；

超重（BMI：24.0~27.9kg/m²）；

肥胖（BMI ≥ 28kg/m²）。

【临床意义】用于肥胖的分型和分层。

【评价】BMI 是国际上常用的衡量人体肥胖程度和是否健康的重要标准。

（2）腰围：指经脐点的腰部水平围长，是反映脂肪总量和脂肪分布的综合指标。世界卫生组织推荐的测量方法是：被测者站立，双脚分开 25~30cm，体重均匀分配。

【参考区间】MS-CDS 2013 标准腰围的诊断切点为男性 90cm 和女性 85cm。中国成人体重和腰围与疾病风险的关系见表 4-14。

表 4-14　中国成人体重和腰围与疾病风险的关系

分类	腰围		
	男性 <85cm 或女性 <80cm	男性 85~95cm 或女性 80~90cm	男性 ≥ 95cm 或女性 ≥ 90cm
体重过低 （BMI<18.5kg/m²）	–	–	–
体重正常 （BMI：18.5~23.9kg/m²）	–	增加	高
超重 （BMI：24.0~27.9 kg/m²）	增加	高	极高
肥胖 （BMI ≥ 28kg/m²）	高	较高	极高

【临床意义】用于肥胖的分型和分层。

【评价】MS-CDS 2013 标准的提出建立在大量循证证据的基础上。比如腰围的诊断切点的调整。ATP Ⅲ 和 IDF 的 MS 标准中，中国人群均采用 WHO 推荐的亚洲人群的腰围标准，即为男性 90cm 和女性 80cm。在 2009 年的 JIS 标准中，则采用的是 2002 年中国肥胖工作组 Meta 协作工作组推荐的男性 85cm 和女性 80cm。但是，之前的腰围标准均未能采用磁共振成像技术更精确地评估腹型肥胖，在 2013 版 CDS 标准中，腰围的确定建立在中国大样本人群队列研究的基础上，研究采用磁共振成像技术精确评价腹内脂肪积聚，发现中国人群腹内脂肪面积的最佳切点是大于 80cm²，与此对应建议最佳腰围的切点是男性 90cm 和女性 85cm。

2. 血脂检查　临床上血脂检测的基本项目为总胆固醇（TC）、三酰甘油（triglyceride，TG）、低密度脂蛋白胆固醇（LDL-C）和高密度脂蛋白胆固醇（HDL-C）。其他血脂项目如载脂蛋白 A1（ApoA1）、载脂蛋白 B（ApoB）、脂蛋白（a）［Lp（a）］的临床应用价值也日益受到关注。

（1）TC：参见第四章第三节。

（2）TG：参见第四章第三节。

（3）HDL-C：参见第四章第三节：

【评价】HDL-C 降低与 ASCVD 发病危险的升高也存在一定的关联。MS-CDS 2013 标准对于 HDL-C 诊断切点的修订。考虑到我国血脂异常主要表现为高 TG 和低 HDL-C，而"血脂边缘异常及异常"（TC ≥ 5.20mmol/L、LDL-C ≥ 3.12mmol/L、TG ≥ 1.70mmol/L 或 HDL-C<1.04 mmol/L）的标准化患病率已高达 56.2%~76.0%。这种情况下，如果女性诊断切点仍取 1.30mmol/L，则可能会造成血脂异常及边缘异常人群过多，从而使这一标准失去筛查意义。况且，HDL-C<1.04mmol/L 的人群缺血性心血管疾病风险增加 50%。故基于我国的循证证据，HDL-C 的标准不再进行性别区分，统一为 HDL-C<1.04mmol/L。

（4）LDL-C：参见第四章第三节。

（5）ApoA1：参见第四章第三节。

（6）ApoB：参见第四章第三节。

（7）Lp（a）：参见第四章第三节。

此外，为了及时发现血脂异常，建议 20~30 岁成年人至少每 5 年测量 1 次血脂，建议 40 岁以上男性和绝经期后女性每年检测血脂。

检查对象生活饮食处于正常状态，抽血前 2 天不要进食含大量脂肪的食品；近期内体重稳定；注意有无影响血脂的药物；检查对象在 24 小时内不做剧烈运动；早晨空腹取血（表 4-15）。

表 4-15　中国 ASCVD 一级预防人群血脂合适水平和异常分层标准

分层	TC（mmol/L）	LDL-C（mmol/L）	HDL-C（mmol/L）	TG（mmol/L）
理想水平		<2.6		
合适水平	<5.2	<3.4		<1.7
边缘升高	≥ 5.2 且 <6.2	≥ 3.4 且 <4.1		≥ 1.7
升高		≥ 4.1		<2.3
降低			<1.0	≥ 2.3

3. 糖代谢检查

（1）血清（浆）葡萄糖：请参见第四章第一节相关内容。

（2）口服葡萄糖耐量试验（OGTT）：请参见第四章第一节相关内容。

（3）糖化血红蛋白（HbA1c）：请参见第四章第一节相关内容。

（4）糖化血清白蛋白（GA）：请参见第四章第一节相关内容。

4. 高血压检查　血压参数是指收缩压（SBP）、舒张压（DBP）、平均血压（MAP）和脉压（PP）。常用的克氏音 / 袖带法测量血压，可直接测量一个心动周期中的最高压力 SBP 与最低压力 DBP，根据 SBP 和 DBP，可进一步计算出 MAP 与 PP。另外，检测血浆中肾素活性（plasma renin activity, PRA）、血管紧张素转化酶（angiotensin converting enzyme,

ACE）和醛固酮（aldosterone，ALD）已成为原发性和继发性高血压分型诊断、治疗及研究的重要指标。

（1）血压参数

【参考区间】目前我国采用正常血压、正常高值和高血压进行血压水平分类（表4-16）。以上分类适用于18岁以上任何年龄的成人。

【临床意义】日常测量主要是收缩压（SBP）、舒张压（DBP）。

表4-16　血压水平分类和定义

分类	收缩压（mmHg）		舒张压（mmHg）
正常血压	<120	和	<80
正常高值	120~139	和（或）	80~89
高血压	≥ 140	和（或）	≥ 90
1 级高血压（轻度）	140~159	和（或）	90~99
2 级高血压（中度）	160~179	和（或）	100~109
3 级高血压（重度）	≥ 180	和（或）	≥ 110
单纯收缩期高血压	≥ 140	和	<90

【评价】2013年ASH和TOS声明要求目标血压应<140/90 mmHg。鉴于肥胖相关性高血压常合并多重代谢紊乱，有较高心血管风险，血压达标十分重要。但>60岁的老年患者降压目标可放宽至<150/90mmHg。

但最新颁布的2017年美国新版高血压指南首次将高血压定义修改为≥ 130/80mmHg。这是高血压领域的一次重大变革，如果被广泛采用，高血压患者人数将进一步上升。而2018年欧洲高血压指南还没有作出调整。

据2002年卫生部组织的全国居民27万人营养与健康状况调查资料显示，我国60岁及以上人群高血压的患病率为49%。即约每2位60岁以上人中就有1人患高血压。

老年高血压常与多种疾病并存，并发症多：常并发冠心病、心力衰竭、脑血管疾病、肾功能不全、糖尿病等。我国人群脑卒中发生率远高于西方人群。若血压长期控制不理想，更易发生靶器官损害。老年高血压的临床特点如下：

1）收缩压增高，脉压增大：老年单纯收缩期高血压（ISH）占高血压的60%。随着年龄增长ISH的发生率增加，同时脑卒中的发生率急剧升高。老年人脉压与总死亡率和心血管事件呈显著正相关。

2）血压波动大：血压"晨峰"现象增多，高血压合并体位性低血压和餐后低血压者增多。

3）常见血压昼夜节律异常：血压昼夜节律异常的发生率高，表现为夜间血压下降幅度<10%（非勺型）或超过20%（超勺型），导致心、脑、肾等靶器官损害的危险增加。

4）白大衣高血压增多。

5）假性高血压（pseudo hypertension）增多，指袖带法所测血压值高于动脉内测压值的现象（SBP高≥ 10mmHg或DBP高≥ 15mmHg），可发生于正常血压或高血压老年人。

上述高血压的临床特点与老年动脉硬化血管壁僵硬度增加及血压调节中枢功能减退有关。

（2）肾素活性（PRA）

【参考区间】化学发光免疫测定法（CLIA）：站位：7~40ng/L；卧位：7~19ng/L。

【临床意义】

生理学变异——升高：见于正常妊娠时、应用含有雌激素的避孕制剂、应用螺旋内酯、呋塞米、口服避孕药时肾素活性增加。降低：见于服用β-受体阻滞剂、甲基多巴、利血平等可使肾素活性降低。

病理学变异——升高：见于各种原因所致的继发性醛固酮增多症，如高肾素型原发性高血压、单侧肾脏疾病伴高血压、肾素瘤、肝硬化、充血性心力衰竭、低钾血症等。降低见于原发性醛固酮增多症、特发性或假性醛固酮增多症、肾上腺癌、肾上腺盐皮质激素合成酶系缺陷、自主神经病变伴体位性低血压、高钾血症等。

【评价】主要用于肾动脉狭窄及其导致的高血压的诊断和治疗，以及联合醛固酮对醛固酮增多症进行诊断与鉴别诊断。

（3）血管紧张素转化酶（ACE）

【参考区间】比色法：15岁以下：18~90IU/L；

15~17岁：14~78IU/L；

≥18岁：9~67IU/L。

【临床意义】

升高：见于各种原因所致的继发性醛固酮增多症，如高肾素型原发性高血压，单侧肾脏疾病伴高血压、肾素瘤、肝硬化、充血性心力衰竭、低钾血症等，以及口服避孕药、应用呋塞米、安体舒通等药过程中。艾滋病、麻风病、2型糖尿病及肺孢子菌肺炎也可出现ACE活性升高。

降低：见于原发性醛固酮增多症、肾上腺癌，肾上腺盐皮质激素合成酶系缺陷、自主神经病变伴体位性低血压、高钾血症，应用血管紧张素、甲基多巴、β-肾上腺能阻滞剂等药物后。

【评价】主要用于评估醛固酮增多症、高血压用药监测、冠心病危险因素判断以及结节病的诊断。

（4）醛固酮（ALD）

【参考区间】RIA法：

血浆——普钠饮食：卧位：72.1~399pmol/L，立位：111~888pmol/L；

钠饮食：卧位：266~1 012pmol/L，立位：472~2 219pmol/L；

尿——普钠饮食：13.9~55.5nmol/24h。

【临床意义】

升高：常见于原发性醛固酮增多症、假性醛固酮增多症（双侧肾上腺球状带增生）、继发性醛固酮增多症（如利尿剂、心力衰竭、肝硬化、肾衰竭、肾病综合征等所致）、特发性水肿、Bartter综合征、低血容量、各种原因所致的低钾血症、部分恶性高血压及缓进型高血压等。

降低：常见于肾上腺皮质功能减退、低肾素低醛固酮综合征、18-羟化酶缺乏、糖尿病、Turner 综合征、艾迪生病等。使用抗惊厥药物、普萘洛尔等也会出现 ALD 减低。

【评价】联合肾素与功能试验对醛固酮增多症进行诊断与鉴别诊断。

三、检验路径

代谢综合征诊断路径见图 4-11。

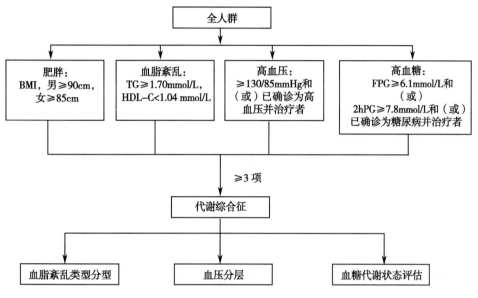

图 4-11 代谢综合征诊断路径

（李 江 张 铁 曹永彤）

参 考 文 献

［1］Xi B，He D，Hu Y，et al.Prevalence of metabolic syndrome and its influencing factors among the Chinese adults：The China Health and Nutrition Survey in 2009.Preventive Medicine，2013，57（6）：867-871.

［2］中华医学会心血管病学分会高血压学组 . 肥胖相关性高血压管理的中国专家共识 . 中华心血管病杂志，2016，44（3）：212-219.

［3］Ryu SR，Park SK，Jung JY，et al.The prevalence and management of Anemia in chronic kidney disease patients：result from the KoreaN cohort study for outcomes in patients with chronic kidney disease（KNOW-CKD）.Journal of Korean Medical Science，2017，32（2）：249-256.

［4］诸骏仁，高润霖，赵水平，等 . 中国成人血脂异常防治指南(2016 年修订版). 中国循环杂志，2016，31(10)：7-28.

［5］中国高血压防治指南修订委员会 . 中国高血压防治指南 2010. 中华心血管病杂志，2011，3(7)：701-708.

［6］中华医学会糖尿病学分会 . 中国 2 型糖尿病防治指南 (2017 年版). 中华糖尿病杂志，2018，10(1)：4-67.

［7］Federation I.D.International Diabetes Federation (2017).IDF Diabetes atlas，2017.

［8］中国老年学学会老年医学会老年内分泌代谢专业委员会老年糖尿病诊疗措施专家共识编写组 . 老年糖尿病诊疗措施专家共识(2013 年版). 中华内科杂志，2014，53(3)：243-251.

［9］Association A.D.Standards of medical care in diabetes-2018.Diabetes Care，2018，41（Suppl 1）：S1-S153.

［10］刘蕊,李刚,崔小璠.胆红素和血红蛋白对不同尿白蛋白检测方法结果干扰的研究.检验医学,2012, 27(7):564-567.

［11］Townsend N,Wilson L,Bhatnagar P,et al.Cardiovascular disease in Europe:epidemiological update 2016. Eur Heart J,2016,37(42):3232-3245.

［12］Jacobson TA,Ito MK,Maki KC,et al.National lipid association recommendations for patient-centered management of dyslipidemia:part 1—full report.J Clin Lipidol,2015,9 :129-169.

［13］Najam O,Ray KK.Familial hypercholesterolemia:a review of the natural history,diagnosis,and management. Cardiol Ther,2015,4 :25-38.

［14］中国成人血脂异常防治指南修订联合委员会.中国成人血脂异常防治指南(2016年修订版).中华心 血管病杂志,2016,44(10):833-853.

［15］高尿酸血症相关疾病诊疗多学科共识专家组.中国高尿酸血症相关疾病诊疗多学科专家共识.中华 内科杂志,2017,56(3):235-248.

［16］中华医学会风湿病学分会.2016中国痛风诊疗指南.中华内科杂志,2016,55(11):892-899.

［17］林果为,王吉耀,等.实用内科学.北京:人民卫生出版社,2017.

［18］中华医学杂志.中国肾脏疾病高尿酸血症诊治的实践指南.中国医师协会肾脏内科医师分会,2017, 97(25):1927-1936.

［19］施秉银,陈璐璐.内分泌与代谢系统疾病.北京:人民卫生出版社,2015.

［20］中华医学会心血管病学分会高血压学组.肥胖相关性高血压管理的中国专家共识.中华心血管病杂 志,2016,44(3):212-219.

［21］中华医学会糖尿病学分会.中国2型糖尿病防治指南(2013年版).中华内分泌代谢杂志,2014,30(10): 26-89.

［22］Najam O,Ray KK.Familial hypercholesterolemia:a review of the natural history,diagnosis,and management. Cardiol Ther,2015,4 :25-38.

［23］中华医学会内分泌学分会《中国甲状腺疾病诊治指南》编写组.甲状腺疾病诊治指南——甲状腺功能 亢进症.中华内科杂志,2007,46(10):876-882.

［24］陈灏珠,林果为.实用内科学.第13版.北京:人民卫生出版社,2009.

［25］中华医学会内分泌学分会.成人甲状腺功能减退症诊治指南.中华内分泌代谢杂志,2017,33(2): 167-180.

［26］中华医学会内分泌学分会《中国甲状腺疾病诊治指南》编写组.甲状腺疾病诊治指南——甲状腺 炎.中华内科杂志,2008,47(9):784-788.

第五章

骨质疏松症

骨质疏松症是与年龄增长密切相关的老年性疾病，随着年龄的增长发病率逐渐增高。骨质疏松性骨折导致的死亡和致残率极高。目前，随着我国经济的迅速发展和医疗技术的不断进步，国人的寿命延长，我国的老年人口也明显增加，骨质疏松症已成为我国面临的重要公共健康问题，但骨质疏松症是可预防和治疗的，因此，对老年人等高危人群进行早期筛查、诊断和治疗非常重要，而实验室的相关检测指标在骨质疏松症的诊疗全程中有重要作用。

一、疾病概况

（一）骨质疏松症及分类

骨质疏松症是一种以骨量降低、骨微细结构破坏、导致骨脆性增加、骨折危险增高为特征的全身性骨病（世界卫生组织，WHO）。2001 年美国国立卫生研究院（NIH）提出骨质疏松症是以骨强度下降、骨折风险性增加为特征的骨骼系统疾病。这其中的骨强度可以反映骨骼的两个主要方面，即骨密度和骨质量。

人体的骨骼在不断地进行自我更新，在幼儿期骨骼形成速度比吸收速度快，从青春期到 30 岁骨骼形成速度大于吸收速度，使骨量迅速增加，但在约 30 岁以后，骨吸收与骨形成代谢处于相对平衡，约 40 岁后骨吸收速度逐渐高于骨形成速度，骨量也随之降低，绝经后妇女和老年人骨吸收速度明显加快，骨量丢失开始明显。

骨质疏松症可发生于不同性别和各个年龄，但因老年人全身骨量减少加速，绝经后妇女和老年男性易患骨质疏松症。骨质疏松症分为原发性和继发性，临床最常见的原发性骨质疏松症为绝经后骨质疏松症（Ⅰ型）、老年性骨质疏松症（Ⅱ型），特发性骨质疏松较罕见。继发性骨质疏松是指由任何影响骨代谢的疾病或药物所致的骨质疏松症。绝经后妇女骨质疏松症一般发生在绝经后 5~10 年内；老年性骨质疏松症一般是 70 岁后发生的骨质疏松。

（二）流行病学调查

2015 年中国统计年鉴显示，我国 60 岁以上人口已超过 2.1 亿（约占总人口的 15.5%），65 岁以上人口近 1.4 亿（约占总人口的 10.1%），我国是世界最大的老年人口国家。2017 年国家卫生计划生育统计年鉴报道 2016 年医院骨质疏松出院的患者年龄小于 45 岁占有的比例是 1.8%，在 45 岁至 59 岁的比例是 9.4%，大于 60 岁的比例是 88.8%，很明显骨质疏松症出院的患者约 90% 是 60 岁以上人群，此人群患病率明显增高。

骨质疏松性骨折是骨质疏松症的严重后果。当患骨质疏松症时，人在受到轻微创伤或日常活动不慎就可发生骨折，老年人更是如此。我国 50 岁以上女性椎体骨折患病率约为 15%，50 岁以后椎体骨折的患病率随增龄而渐增，80 岁以上女性椎体骨折患病率可高达 36.6%。老年人最严重的骨质疏松性骨折是髋部骨折，随着老年人口的快速增长，我国近些年髋部骨折的发生率在老年人群中明显上升。1990—1992 年间，50 岁以上髋部骨折发生率男性为 83/10 万，女性为 80/10 万；2002—2006 年间，该发生率男性增长到 129/10 万，女性增长到 229/10 万，男性和女性分别增加了 1.61 倍和 2.76 倍。

骨质疏松性骨折是老年患者致残和致死的主要原因之一。在发生髋部骨折后 1 年内，20% 患者会死于髋部骨折所引起的各种并发症，约 50% 患者致残，生活质量明显下降，即便是手术治疗也只有约 10% 患者能恢复伤前的生活质量。同时，骨折的治疗和护理，需要人力、物力和财力的投入，给家庭和社会带来很大的负担。我国骨质疏松和骨量低下的患者总和在 2006 年达 6 940 万人，预计这数字在 2020 年将达 28 660 万人，2050 年将达 53 330 万人。据 2015 年统计和预测，我国 2015 年、2035 年和 2050 年用于主要骨质疏松性骨折（腕部、椎体和髋部）的医疗费用将分别高达 720 亿元、1 320 亿元和 1 630 亿元。

加强对老年人骨质疏松的筛查和治疗，可有效降低老年人骨折的风险。目前我国骨质疏松症整体诊治率较低，即使患者发生了脆性骨折，骨质疏松症的诊断比例仅为发生骨折人数的 2/3，接受有效抗骨质疏松药物治疗者还不足 1/4。为此，对骨质疏松症准确的诊断和及时合理的治疗是非常重要的，实验室相关检测指标有助于临床对骨质疏松症的诊断、鉴别诊断、药物治疗监测和风险预测。

（三）老年骨质疏松症的特点和危险因素

老年人骨质疏松主要与绝经和增龄引起的骨量丢失和骨形成相对减少有关，即骨吸收大于骨形成。

1. 绝经后骨质疏松症　绝经后妇女的骨质疏松是以骨破坏增加为主的高骨转换，即破骨细胞活性增加，使骨吸收增加，导致骨吸收大于骨形成。

更年期之前女性的骨量已经比男性低，通常男性的最大骨密度要比女性高 30%~50%。女性只需丢失男性骨量的一半就会发生骨质疏松，而女性的骨丢失率也较男性高。有研究显示妇女腰椎椎体骨密度与年龄呈负相关，绝经后 5 年中有显著的骨量丢失，骨量丢失将以每年 2%~5% 的丢失率，而男性则是 0.3% 的丢失率，并且这一丢失率几乎维持到老。妇女在绝经后到 70 岁，骨的丢失可达骨总量的 20%~30%，70 岁以后丢失速度将减慢，恢复到与男性相同的速度。

绝经后妇女易发生骨质疏松症主要是由于绝经后妇女卵巢功能衰退，出现雌激素水平显著下降，使雌激素对破骨细胞的抑制作用减弱。破骨细胞的数量增加，抑制破骨细胞凋亡，延长破骨细胞寿命，导致骨吸收功能增强。虽然成骨细胞介导的骨形成也增加，但不足以代偿大量的骨吸收，致使骨吸收大于骨形成。

2. 老年性骨质疏松症 老年人骨代谢的特点是成骨细胞活性降低，致使骨形成降低，是以骨形成减少为主的低骨转换。

老年人骨形成减少的原因与老年人低雌激素水平有关。增龄使得雌激素缺乏，雌激素缺乏使一些细胞因子的表达发生紊乱，免疫系统处于促炎性反应状态。如肿瘤坏死因子 -α（tumor necrosis factor-α，TNF-α）、白介素（interleukin，IL）及前列腺素 E_2（prostaglandin E_2，PGE_2）可刺激破骨细胞，并抑制成骨细胞，使骨形成降低，骨量减少。雌激素和雄激素有对抗氧化应激的作用，老年人性激素结合球蛋白持续增加，使得睾酮和雌二醇的生物利用度下降，体内的活性氧类堆积，促使干细胞、成骨细胞和骨细胞凋亡，骨形成减少。

此外，随着年龄的增长雄激素生成减少、生长激素 - 胰岛素样生长因子功能下降、肌少症和体力活动减少造成骨骼负荷减少，也会使骨吸收增加。

引起老年骨质疏松症的另一原因是由于增龄造成骨重建功能减退、维生素 D 和钙缺乏、肠和肾对矿物质代谢的紊乱，使骨吸收 / 骨形成比值升高，导致进行性骨丢失。

3. 继发性骨质疏松症 继发性骨质疏松是指由影响骨代谢的疾病和（或）药物导致的骨质疏松。如老年人常见维生素 D 缺乏，导致继发性甲状旁腺功能亢进，从而加速骨量丢失。糖尿病是老年常见的代谢内分泌疾病，因糖尿病患者具有胰岛素绝对或相对分泌不足引起体内糖、脂肪和蛋白质等代谢紊乱，可导致骨代谢紊乱，引起继发性骨质疏松。影响骨代谢的疾病还包括性腺功能减退症等多种内分泌系统疾病、风湿免疫性疾病、胃肠道疾病、血液系统疾病、神经肌肉疾病、慢性肾脏及心肺疾病等。可影响骨代谢的药物包括糖皮质激素、抗癫痫药物、芳香化酶抑制剂、促性腺激素释放激素类似物、抗病毒药物、噻唑烷二酮类药物、质子泵抑制剂和过量甲状腺激素等。

4. 危险因素 骨质疏松症是一种受多重危险因素影响的复杂疾病，危险因素包括可控因素和不可控因素。可控危险因素包括不健康生活方式、疾病和药物等。不健康的生活方式有吸烟、酗酒、过多咖啡因摄入，以及体力活动少和营养失衡等。不可控危险因素有遗传、女性绝经和老年人等。营养的摄入和运动对保证体内充足的蛋白质、钙和维生素 D 等矿物质的水平及增强骨量都是非常重要的。并且，运动还可以提高睾酮和雌激素水平，使钙的利用和吸收增加，运动也可使肌肉发达、骨骼健壮、骨密度增强。但随着年龄的增长人体肠道对营养物质的吸收功能逐渐减弱，对蛋白质、钙、磷和维生素 D 等营养物质的吸收减少。再加上活动量减少，使肌肉强度减弱，机械刺激少，骨量减少，导致骨质疏松的发生。骨质疏松的遗传因素主要影响骨骼大小、骨量、结构、微结构和内部特性。峰值骨量的 60% 至 80% 由遗传因素决定，多种基因的遗传变异被证实与骨量调节相关。骨质疏松症多见于白色人种，其次是黄色人种，黑色人种较少。一个家族可有多人有髋骨骨折，股骨颈轴线长度短的，其结构较稳定，如其长度增加一个标准差，髋骨骨折危险性可增加一倍。如果能够减少不健康的生活方式，就可预防或延缓骨质疏松症的发生，特别是老年人，可减少骨质疏松性骨折的发生。

（四）临床表现

骨质疏松症是静态隐匿性疾病，初期没有明显的临床症状，骨量逐渐丢失，当骨量减少到一定程度，患者会出现骨痛，严重者可发生骨质疏松性骨折。

1. 骨痛和肌无力　骨质疏松症患者可出现腰背部或全身骨痛，以腰背疼痛最为常见。负重能力减弱，负重活动时疼痛加重；同时，可能伴有肌肉痉挛。

2. 脊柱变形　骨质疏松症严重的患者，常见于椎体压缩性骨折，可出现身材变矮，严重者可驼背。胸廓畸形者甚至影响心肺功能，出现呼吸困难，因心排出量和肺活量下降，可出现呼吸道感染及心肺功能不全。严重的腰椎压缩性骨折可能会导致腹部脏器功能异常，如便秘、腹痛、腹胀和食欲减低等。

3. 骨折　骨质疏松症患者可在轻微活动、负重、挤压或摔倒时发生脆性骨折。骨质疏松性骨折发生后，再骨折的风险显著增加。特别是老年人易发生跌倒，老年骨质疏松患者跌跤后发生致残和致死率都较年轻人高。

4. 对心理状态及生活质量的影响　骨质疏松症或骨折会直接影响患者的生活质量，特别是老年人，骨折后活动受限，致使其与外界交流减少，可造成老年患者很大的心理负担，如出现恐惧、焦虑、抑郁、自信心丧失等，所以要重视对骨质疏松症患者的心理治疗。

（五）诊断

骨质疏松症的诊断是依据临床症状、骨密度测定、影像学检查和生化检查。临床上诊断原发性骨质疏松症时，需要确定是否为骨质疏松症，并排除继发性骨质疏松症。

骨质疏松症的诊断指标是发生了脆性骨折或骨密度的测定，骨密度是指单位体积或单位面积所含的骨量，双能 X 线吸收测定法是骨密度测定的标准方法。我国已经将骨密度测定作为 40 岁以上人群的常规体检项目。

二、实验室诊断及鉴别诊断

骨质疏松症以骨强度下降为特征，骨强度主要由骨密度和骨质量决定。骨密度仅反映了骨强度的一部分，患者骨强度的变化至少需要半年才能由骨密度仪检测出来。特别是老年患者因继发疾病或药物引起的骨质疏松更需要进行鉴别诊断。骨密度测定本身不能为骨质疏松症提供更多的鉴别诊断信息，在判断骨转换率、选择治疗措施、疗效监测和依从性等方面，单用骨密度不能充分满足临床的需求。而骨质量可反映骨结构转换率、骨损伤累积、骨矿化程度和骨胶原特性，可通过骨代谢生化标志物的测定进行监测。骨代谢生化标志物能及时反映骨质疏松患者骨转化的情况，治疗监测和鉴别诊断，从而弥补了骨密度在骨质疏松诊治过程中的不足。

（一）实验室常规检查

老年骨质疏松症的实验室常规检查包括血常规、尿常规、肝功能、肾功能和血糖。如检查发现异常，需要进一步检查，或转至相关专科做进一步鉴别诊断。

（二）骨代谢的生化标志物

骨代谢的生化标志物包括钙、磷和镁。老年人随着年龄的增长，体内的无机物逐渐减少，发生无机物的退化。钙、磷和镁是骨无机物的主要成分，具有参与骨骼的组成、机体的生长、发育、细胞修复和更新等重要的生理功能，其代谢紊乱可造成骨代谢及其功能失调。血浆中的钙、磷、镁的浓度依赖于肠道吸收、骨质沉积和吸收、肾脏排泄分泌等方面的调节。

骨质疏松症患者血清钙、磷、镁大多正常，尿钙可增高。并发骨折时可有血钙降低及血磷升高，部分患者尿钙排出增多。继发性骨质疏松症患者常因为原发病而导致血清钙、磷、镁有相应的变化，具体变化因原发病的不同而异。

1. 钙（calcium，Ca）　钙是无机盐中的主要元素之一，对人体的新陈代谢、酸碱平衡有很重要的作用。它能降低毛细血管和细胞膜的通透性，抑制神经肌肉的兴奋性，参与肌肉收缩，细胞分泌和凝血等过程。有些人发生手足不自主地抽筋，就是由于血中钙离子浓度过低的原因。钙离子的存在，还有利于心肌收缩，因为它能与有利于心肌舒张的钾离子相拮抗，从而维持心肌的正常和舒张，使心脏在血液循环中起到"动力"的作用。

正常成人体内钙含量约1kg，其中99%以羟磷灰石的形式存在于骨骼中，约1%存在于软组织，0.1%存在于细胞外液。血液中的钙几乎全部存在于血清（浆）中，正常人血钙在一个很狭窄的范围内波动。血清（浆）总钙由三部分组成，46%为游离钙，40%为与蛋白质结合的钙，14%为复合钙。血中只有游离钙具有生理活性，钙调节激素也是针对游离钙进行调控并受其水平的反馈调节。与蛋白质结合的钙主要与白蛋白结合，它们不通过毛细血管壁，也不具有生理活性。复合钙与有机酸结合，如柠檬酸钙、乳酸钙、磷酸钙等，它们可通过生物膜而扩散。静息状态下，细胞内的钙浓度$10^{-7}\sim10^{-6}$mol/L，低于细胞外液浓度的千分之一。

食物钙主要存在于乳制品及水果蔬菜中。钙主要在活性维生素D的调节下，在十二指肠主动吸收。肠道的pH明显影响钙的吸收，碱性时使钙吸收减少，酸性时促进钙的吸收。食物中草酸和植酸可与钙形成不溶性盐，影响钙的吸收。钙通过肠道和肾脏排泄。人体每日排出的钙，约有80%经肠道，20%经肾脏排出。尿钙的排出量受血钙浓度直接影响，血钙低于2.4mmol/L时，尿中无钙排出。

血钙维持在一个稳定的水平，其浓度的调节主要依赖于甲状旁腺激素和活性维生素D的作用，降钙素所起的作用相对较小。这些激素主要作用靶器官是骨、肾和肠。当血钙降低时，甲状旁腺立即分泌甲状旁腺激素，促进骨吸收，提高血钙水平；甲状旁腺激素可同时促进1α-羟化酶活性，使肾脏增加活性维生素D的合成，促进肠对钙的吸收，从而使血钙水平增高。高水平的血钙会抑制甲状旁腺激素的合成和分泌，使钙在肠道的吸收和在肾的重吸收减少，骨钙动员减少，从而使血钙降低。

（1）血钙：血钙测定即血清（浆）总钙，测定方法有比色法（最常用的是邻甲酚酞络合酮法、甲基麝香草酚蓝法、偶氮胂Ⅲ法）、火焰光度法、原子吸收分光光度法、滴定法（氧化还原滴定法、络合滴定法）、放射性核素稀释质谱法等。国际临床化学学会（IFCC）推荐钙测定的决定性方法为放射性核素稀释质谱法，参考方法为原子吸收分光光度法。世界卫生组织和我国卫生部临床检验中心（1997年）推荐的常规方法为邻甲酚酞络合酮比色法（OCPC）。

【参考区间】邻甲酚酞络合酮比色法：成人：2.11~2.52mmol/L，单位换算系数：钙（mg/dl）=钙（mmol/L）×4。

【临床意义】

血钙增高：常见于恶性肿瘤（骨矿物质过度吸收）；原发性甲状旁腺功能亢进症（甲状旁腺激素过度分泌）；过量服用维生素A或维生素D，结节病（肠道对钙吸收增加）；应用噻嗪类药物（肾脏重吸收钙增加）；长期制动。

血钙降低：常见于慢性肝病、肾病综合征、营养不良（低白蛋白血症）；佝偻病、骨软化症、维生素 D 缺乏症（维生素 D 不足，肠道对钙吸收减少）；甲状旁腺功能减退症（甲状旁腺激素分泌减少）；假性甲状旁腺功能减退症（甲状旁腺激素抵抗）；慢性肾衰竭；急性出血和水肿型胰腺炎（通常伴发低钙血症）。

【评价】血钙水平受总蛋白的影响，尤其是白蛋白，白蛋白下降 10g/L 可导致总钙减少约 0.25mmol/L。临床发现血钙结果异常时，应考虑白蛋白的影响，并进行校正。校正公式为：

血清总钙校正值（mmol/L）＝血钙测定值（mmol/L）+0.02×［40− 血清白蛋白浓度（g/L）］

血清总钙校正值（mg/dl）＝血钙测定值（mg/dl）+0.8×［4− 血清白蛋白浓度（g/dl）］

pH 对血钙浓度有显著影响，酸中毒时，蛋白质结合钙向离子钙转化；碱中毒时，离子钙浓度降低，但总钙含量无改变，但亦可出现抽搐现象。pH 每改变 0.1，血清离子钙浓度改变 5%。

用血清或肝素抗凝血浆标本，不能用钙螯合剂（EDTA−Na$_2$）及草酸盐作抗凝剂的标本。

治疗中使用维生素 D、葡萄糖酸钙、双氢氯丙嗪、雌激素、黄体酮、己烯雌酚、睾酮等药物可使血清总钙结果偏高。使用苯妥英钠、苯巴比妥、利尿及硫酸钠等药物可使血清总钙结果偏低。

（2）尿钙：临床上常用 24 小时尿钙排出量或尿钙 / 尿肌酐比值反映尿钙排泄水平。在饮食基本不变的情况下，24 小时尿钙检测较为稳定。

【参考区间】邻甲酚酞络合铜比色法：成人：2.5~7.5mmol/24h（10.0~30.0mg/24h）。

【临床意义】

尿钙升高：常见于骨质疏松症、肿瘤骨转移或恶性骨肿瘤（骨矿物质动员增强）；钙摄入过多；长期制动；慢性代谢性酸中毒；维生素 D 过量或中毒；结节病（肠道对钙吸收增加）；特发性高钙尿症。

尿钙降低：常见于甲状旁腺功能减退、维生素 D 缺乏症、代谢性碱中毒、佝偻病和骨软化症。

【评价】尿液标本采集后应在 2 小时内送到实验室进行检测。留取 24 小时尿标本时，应将留尿容器保存在水浴或冰箱，如果尿标本浑浊应离心后进行检测。治疗中使用呋塞米或长期服用肾上腺皮质激素可使尿钙结果增高。

（3）离子钙（ionized calcium，Ca^{2+}）：离子钙（即游离钙）受钙调节激素（如甲状旁腺素、维生素 D 和降钙素）的严密调控，更能准确地反映钙代谢状态。离子钙的测定方法目前主要有生物学法、透析法、超滤法、金属指示剂法、离子选择性电极法。离子钙测定的参考方法是离子选择电极法。

【参考区间】离子选择电极法：成人：1.10~1.34mmol/L。

【临床意义】离子钙比总钙更灵敏，是判断高钙或低钙状态较好的指标。在高钙血症中，原发性甲状旁腺亢进，过量服用维生素 A 或 D 等患者通常总钙和离子钙均升高。恶性肿瘤包括原发性血液肿瘤，伴或不伴有骨转移的实质性肿瘤等离子钙增高的百分比大于总钙。由低白蛋白血症引起的低钙，总钙降低，但游离钙大多正常。

【评价】测定离子钙最好用血清标本，其优点是血清标本不含抗凝剂，可减少蛋白对电极的污染。全血样品可使用肝素抗凝血浆标本，不能使用 EDTA、草酸盐等抗凝剂。pH

改变对离子钙影响较大，pH 降低可使离子钙增加，反之可使其减少。因此，建议 pH 与离子钙一起检测报告。采到的血标本尽可能防止 CO_2 逸出，避免 pH 增加。

离子钙测定值与下列因素有关：①站立能使离子钙增高约 1%~2%；②静脉取血时间延长可使离子钙增加 2%，如取血时前臂运动几分钟，离子钙可增加 8%；③卧床 3~12 天足以使离子钙超出正常范围。

2. 磷（phosphorus，P）　磷是机体重要的组成部分。人体内的磷约 85% 存在于骨骼中，其余约 15% 分布于细胞外液和软组织中。骨骼中的磷主要以羟磷灰石和磷酸钙形式存在。血液中的无机磷 80%~85% 以 HPO_4^{2-} 的形式存在，其余为 $H_2PO_4^-$，而 PO_4^{3-} 仅微量。血液中有机磷酸酯位于细胞膜表面。软组织中大部分磷存在于细胞中。细胞内大部分是有机磷酸盐，它是核酸、磷脂质、磷蛋白及高能复合物的重要成分，如腺苷三磷酸（ATP）。

成人每天进食磷 1.0~1.5g，以有机磷酸酯和磷脂为主，在肠道内磷酸酶的作用下分解为无机磷酸盐。磷的吸收部位在小肠，其中以十二指肠及空肠部位吸收最快，回肠较差。磷的吸收分为通过载体的主动吸收和扩散被动吸收。磷的主要排泄途径是经肾脏，70% 磷经由肾以可溶性磷酸盐形式排出，30% 磷由肠道排出，少量由汗液排出。

血磷水平受多种激素调节。甲状旁腺激素可显著抑制近端肾小管对磷的重吸收，降低血磷水平。活性维生素 D 和生长激素可增加血磷的水平，活性维生素 D 可增加肠道对磷的吸收和肾脏对磷的重吸收，生长激素可增加肾脏对磷的重吸收。

（1）血磷的检测：是指对血液中无机磷浓度进行检测。其测定方法有磷钼酸紫外法、染料结合法、黄嘌呤氧化酶法、CV- 多元络合超微量测定法、放射性核素稀释质谱法、原子吸收分光光度法等。决定性方法是放射性核素稀释质谱法。WHO 推荐使用比色法。在美国病理学家协会认证的调查中，大约 2/3 实验室采用 340nm 直接紫外分光光度法测定，只有 1/3 实验室采用还原成钼蓝的比色法测定。

【参考区间】磷钼酸紫外法：成人（20~79 岁）：0.85~1.51mmol/L，单位换算系数：无机磷（mg/dl）= 无机磷（mmol/L）÷ 0.323。

【临床意义】

血磷增高：常见于甲状旁腺功能减退症（甲状旁腺激素分泌减少，肾小管对磷的重吸收增强）；假性甲状旁腺功能减退症；急、慢性肾功能衰竭（肾排出磷障碍）；多发性骨髓瘤、骨质疏松症、骨转移瘤和骨折愈合期；横纹肌溶解、血管内溶血、白血病及淋巴瘤（红细胞溶解）；乳酸中毒、酮症酸中毒（细胞内磷酸盐外移）。

血磷降低：常见于原发性或继发性甲状旁腺功能亢进（肾小管重吸收磷减少）；肾小管病变（肾小管重吸收磷障碍）；佝偻病或软骨病；注射胰岛素或糖类诱导刺激胰岛素分泌（细胞内磷酸盐耗竭，磷向细胞内转移）；呕吐、腹泻、服用与磷酸盐结合性抗酸药（肠道磷酸盐吸收减少）；乳糜泻（肠内大量的脂肪存在，抑制磷吸收）。

【评价】血磷的浓度不如血钙浓度稳定，其浓度变化很大，与年龄、饮食、性别有一定的关系。儿童时期血磷浓度高于成人，且随年龄增长逐步下降，15 岁时达到成人水平。血磷浓度有昼夜变化的规律，凌晨开始下降，到上午 10 时左右最低，随后逐渐上升后半夜可达到高峰值。妊娠期血磷浓度较低。进食和锻炼使血磷升高。

标本应选择血清或肝素抗凝血浆，肝素抗凝血浆的血磷浓度较血清低 0.06~0.10mmol/L。

不可使用枸橼酸盐、草酸盐和 EDTA 等抗凝剂。红细胞含有高浓度的有机磷酸酯，会被水解为无机磷酸盐，因此，溶血标本不可检测。

（2）尿磷：临床上常用 24 小时尿磷排出量、尿磷 / 尿肌酐比值反映尿磷排泄水平，尿磷浓度主要用于钙磷代谢、骨病评价及治疗监测。

【参考区间】磷钼酸紫外法：9.7~42.0mmol/24h（30.0~130.2mg/24h）。

【临床意义】

尿磷增加：常见于甲状旁腺功能亢进、代谢性酸中毒、痛风、软骨病、抗维生素 D 佝偻病、甲状腺功能亢进和肾小管疾病。

尿磷减少：常见于甲状旁腺功能减退、佝偻病、维生素 D 缺乏时摄入高钙饮食和肾功能不全。

【评价】尿液标本采集后应在 2 小时内送到实验室进行检测。留取 24 小时尿标本时，应将留尿容器保存在水浴或冰箱；正常人 24 小时尿磷排出量与饮食中磷含量呈显著正相关，为了排除饮食对尿磷的影响，受试者应摄取钙磷定量的饮食，然后再测尿磷。尿磷排出量受多种因素的影响，主要包括来源于肠道、骨骼和软组织的磷含量、肾小球磷滤过率和肾小管磷重吸收率等。

3. 镁（magnesium，Mg）　镁的含量居人体内阳离子的第四位。镁参与体内许多重要的生物学过程，尤其是体内的能量代谢、神经肌肉传递以及酶的活性。镁竞争性抑制钙进入神经元，血镁降低可导致神经肌肉兴奋性增高。近年来的研究表明镁与心血管疾病，特别是与心律失常的发生有密切的关系。

约 55% 镁存在于骨骼中，45% 存在于细胞内。骨骼中的镁主要以 $Mg_3(PO4)_2$ 和 $MgCO_3$ 的形式存在，吸附在羟磷灰石表面。在细胞内阳离子中，镁的含量仅次于钾。细胞外液的镁约占人体内总镁的 1%。血浆中的镁 55% 是游离的，30% 与白蛋白结合，15% 为复合镁。红细胞内的镁含量约为血镁的 3 倍。

镁存在除脂肪以外的所有动物组织及植物食品中，日摄入量约为 250mg，其中 2/3 来自谷物和蔬菜。小肠对镁的吸收是主动转运过程，吸收部位主要在回肠。肾是体内镁的主要排泄器官。尽管镁至关重要，但没有调节镁稳态的激素或因子。

血清镁测定方法有比色法、荧光法、离子层析法、离子选择电极法、酶法、原子吸收分光光度法、放射性核素稀释质谱法等。其中决定性方法是放射性核素稀释质谱法，参考方法是原子吸收分光光度法。我国国家卫生健康委临床检验中心推荐甲基麝香草酚蓝（MTB）比色法、钙镁试剂（calmagite）比色法作为常规方法。

【参考区间】二甲苯胺蓝法 /calmagite 比色法：

成人（20~79 岁）血清镁：0.75~1.02mmol/L，

儿童血清镁：0.5~0.9mmol/L；

成人尿镁：0.04~0.08mmol/24h；

单位换算系数：镁（mg/dl）= 镁（mmol/L）÷ 0.411

【临床意义】

血清镁增高：高镁血症不常见，大多为轻微升高。血镁增高常可见于慢性肾炎少尿期、肾衰竭（肾排出镁减少）；甲状腺功能减退症、甲状旁腺功能减退症、艾迪生病、糖尿病昏迷（内分泌紊乱，抑制肾小管重吸收镁作用减弱）；摄入抗酸药、含镁的肠道外饮食、妊娠高血压治疗用药硫酸镁（镁过量摄入）。

血清镁降低：常见于腹泻、呕吐、胃肠旁路手术、长期鼻胃管引流、吸收不良综合征（镁在消化道丢失或吸收不良）；渗透性利尿、慢性肾炎多尿期、酗酒、使用循环利尿剂（例如呋塞米）、氨基糖苷类抗生素、高钙血症、代谢性酸中毒（镁在肾脏大量丢失）；甲状旁腺功能亢进症、甲状腺功能亢进症、原发性醛固酮增多症、长期使用皮质激素治疗（内分泌紊乱，抑制肾小管对镁的重吸收，促进尿镁排泄）。

【评价】镁检测标本优先选择血清和肝素抗凝血浆。由于锌肝素、锂锌肝素等抗凝剂会使血镁增高，应避免使用此类抗凝剂。其他抗凝剂如枸橼酸盐、草酸盐和EDTA会形成镁复合物，同样不能使用。由于红细胞内镁浓度比血清或血浆高，溶血标本不可检测。

（三）骨代谢调控激素

钙、磷及骨代谢的主要调节激素是维生素D、甲状旁腺激素和降钙素。甲状旁腺激素促进骨吸收，降钙素抑制骨吸收，维生素D及其代谢产物具有双向调节作用。由于血清维生素D与甲状旁腺激素呈负相关，血清维生素D降低可导致甲状旁腺激素升高。

老年人随着年龄的增长，维生素D的水平逐渐降低，而甲状旁腺激素呈增高的趋势。维生素D不足可导致老年继发性甲状旁腺功能亢进症、骨质疏松、肌肉无力、跌倒和脆性骨折。对于原发性骨质疏松症患者的骨代谢调控激素通常没有明显改变，但老年人维生素D缺乏比例高，特别是户外活动较少的老年人。

1. 维生素D（vitamin D，Vit D） 维生素D是调节钙磷代谢的重要激素，对钙磷代谢的总效果是升高血钙和血磷，其作用的靶器官为小肠、骨、肾脏和甲状旁腺。其主要生理功能包括：①促进钙在十二指肠和磷在空肠、回肠的重吸收。②维生素D高浓度时，诱导骨髓中的单核干细胞分化为破骨细胞，刺激成骨细胞等产生细胞因子，以影响破骨细胞活性，增加骨的吸收。③刺激成骨细胞产生骨性碱性磷酸酶和骨钙素，促进骨形成。④作用于甲状旁腺，以抑制甲状旁腺激素的合成和分泌。⑤促进肾小管上皮细胞对钙、磷的重吸收。此外，维生素D缺乏与人体免疫功能异常、心血管疾病、代谢性疾病、自身免疫性疾病、肿瘤等密切相关。

人体所需的维生素D除来自食物外，也可经日光照射后在皮下由7-脱氢胆固醇转变生成。仅有少数食物天然富含大量维生素D，主要有鱼肝油、脂质鱼、蛋黄和肝脏。维生素D的两个最重要的形式是维生素D_3（胆钙化醇）和维生素D_2（麦角钙化醇）。与维生素D_3相反，维生素D_2必须与食物一起被吸收。

维生素D首先代谢为主要的循环形式25-羟维生素D（25OHD），而后代谢为有生物活性形式1，25-二羟维生素D（1，25（OH）$_2$D）。维生素D在肝中通过维生素D-25-羟化酶代谢为25OHD，而后在肾脏通过25OHD-1α-羟化酶进一步代谢为1，25（OH）$_2$D。1，25（OH）$_2$D循环浓度大约为36~144pmol/L，血浆半衰期4~6小时，而25OHD的循环浓度为25~162nmol/L，半衰期为2~3周。1，25（OH）$_2$D半衰期较短，血浆浓度仅为25OHD的千分之一。因此1，25（OH）$_2$D不能反映维生素D的营养状态，不推荐常规检测，仅应用于某些代谢性骨病的鉴别诊断。25OHD是维生素D在体内的主要储存形式，其检测不受进食和生理节律的影响。因此，临床上推荐检测25OHD水平以反映个体的维生素D营养状态。

25OHD的检测方法主要有免疫分析法、高效液相色谱法（HPLC）、串联质谱法等。

25OHD 检测的参考方法是同位素稀释液相串联质谱法（ID–LC–MS/MS），但由于该法需要特殊的仪器设备及昂贵的标志物及内标物质，不利于广泛应用。目前最常用的检测方法是免疫分析法，例如化学发光免疫分析法、酶联免疫吸附法、放射免疫分析法等。

【参考区间】

（1）《维生素 D 与成年人骨骼健康应用指南（2014 年标准版）》中，建议中国人 25OHD 的参考值为：维生素 D 缺乏：<30nmol/L，在一些人群中维生素 D 不足：30~49.9nmol/L，在几乎所有人群中为维生素 D 充足：≥ 50nmol/L，维生素 D 适宜：50~75nmol/L 或更高。单位换算系数：25OHD（ng/ml）=25OHD（nmol/L）× 2.5。

（2）国际骨质疏松基金会建议老年人血清 25OHD 水平等于或高于 75nmol/L。

【临床意义】

25OHD 增加：常见于大量摄入维生素 D 或 25OHD 后。

25OHD 降低：常见于日照不充分、佝偻病、骨软化症、骨质疏松、吸收不良综合征、胃或小肠切除（维生素 D 缺乏）；肾病综合征（维生素 D 结合蛋白和维生素 D 从尿液丢失）；服用影响维生素 D 代谢的药物；严重肝细胞疾病。

【评价】推荐进行血清 25OHD 检测的对象：①通过维生素 D 治疗可能改善病情的骨病患者；②在特殊治疗之前，需矫正维生素 D 缺乏的骨病患者；③由于维生素 D 缺乏导致肌肉骨骼症状的患者。一般不需常规监测血清 25OHD，但某些情况需进行维生素 D 检测，包括患者有维生素 D 缺乏症状、吸收不良、怀疑用药效果不佳等。不建议普通筛查无症状人群。

25OHD 循环浓度日照时增强，且存在秋夏浓度最高，春冬浓度最低的季节变化。除此之外，25OHD 浓度还受纬度、皮肤色素沉着及防晒霜使用等影响。

成人预防佝偻病或骨软化症的最低血 25OHD 水平为 20ng/ml，但为了增强维生素 D 对钙、骨骼以及肌肉代谢的积极影响，血 25OHD 的水平应高于 30ng/ml。

血清中检测出来的 95% 以上的 25OHD 为 $25OHD_3$，而只有服用了维生素 D_2 补充剂的患者，$25OHD_2$ 才能达到检测水平。

2. 甲状旁腺激素（parathyroid，PTH）　甲状旁腺激素主要由甲状旁腺的主细胞和嗜酸性细胞合成和分泌，是调节钙磷代谢的重要激素，对钙磷代谢的总效果为升高血钙和降低血磷。PTH 通过对骨和肾脏的直接作用及 1，25（OH）$_2$D 对肠道的间接作用来调节钙、磷的平衡。其主要生理功能包括：①作用于肾脏的远曲小管，促进钙的重吸收；②作用于肾的近曲小管，抑制磷的重吸收；③诱导 25OHD-1α- 羟化酶，增加 1，25（OH）$_2$D 的生成，促进钙磷的肠吸收；④促进骨吸收，使骨钙入血，血钙增高。一般认为长期大剂量的 PTH 能促进骨吸收，小剂量的 PTH 能促进骨形成。

完整的 PTH（intact PTH，iPTH）是由 84 个氨基酸残基组成的单链多肽蛋白质，其分子量为 9425D。整个激素分子的生物活性区位于 N 端 1~34 的片段（PTH–N），而 C 端（PTH–C）和中段 PTH（PTH–M）缺乏生物活性。血液循环中 PTH 具有显著的不均一性，包括多种 PTH 肽段。血液循环中 PTH 70%~95% 是没有活性的 PTH–C，5%~30% 为 iPTH。PTH–C 的半衰期为 20~40 分钟，而 iPTH 的半衰期为 2~5 分钟。iPTH 和部分 PTH–C 是腺体直接分泌的，其余片段（包括部分 PTH–C）是 iPTH 在肝脏的裂解产物。iPTH 主要在肝脏内水解灭活，其代谢产物经肾脏排出体外。

PTH 的合成和分泌受血离子钙浓度的负反馈调节，通过甲状旁腺中质膜内的钙敏感受体监测离子钙浓度。1，25（OH）$_2$D 可直接作用于甲状旁腺，在甲状旁腺中 1，25（OH）$_2$D 与维生素 D 受体结合可抑制 PTH 的合成。镁的调节能力远不如钙，只有在重度高镁血症和低镁血症才可引起 PTH 分泌减少。严重镁缺乏不但减少 PTH 释放，而且使 PTH 的受体结合力减弱。血磷升高可使血钙降低，从而刺激 PTH 的分泌。其他激素如降钙素、皮质醇、泌乳素、生长激素等也能影响其合成和分泌。

目前 PTH 的测定方法主要有放射免疫法、免疫放射分析法、化学发光免疫分析法、酶联免疫法等。国内应用最广泛的是放射免疫法和化学发光免疫分析法。第一代方法检测的是 PTH 的 C 端片段，第二代方法同时检测 N 端和 C 端片段，进一步减少无活性片段的干扰，但无法区分其中具有与完整 PTH 相反生物活性的 PTH7-84 片段；第三代即可检测具有生物活性的完整的 PTH1-84 分子，可以排除 PTH7-84 的影响，但无法排除 N 端片段的干扰，当肿瘤分泌 N 端片段时，可能造成误差。化学发光免疫分析法采用两个单克隆抗体分别针对人 PTH 的 N- 末端和 C- 末端，检测 PTH1-34 与 PTH1-84 有交叉反应，但与 PTH4-6、PTH28-48、PTH39-84、PTH44-68、PTH53-84 没有交叉反应。该方法可对绝大多数正常人循环中的 PTH 进行测定，能够有效区分 PTH 与非 PTH 介导的高钙血症。

【参考区间】化学发光免疫分析法：成人：15~65ng/L（1.6~6.9pmol/L）。

【临床意义】

PTH 增高：常见于原发性甲状旁腺功能亢进症，同时伴有高钙血症和低磷血症，多见于腺瘤；钙和维生素 D 缺乏等引起的继发性甲状旁腺功能亢进症，同时伴低钙血症，多见于肾功能衰竭、老年性骨质疏松症等；假性甲状旁腺功能减退症。

PTH 降低：常见于甲状旁腺功能减退症，多发生于甲状腺或甲状旁腺切除术后；先天性甲状旁腺和胸腺发育不全；高钙血症相关性恶性肿瘤。

【评价】完整的 PTH 以间断性的或脉冲的方式分泌，具有昼夜节律，特点是夜间完整 PTH 分泌水平升高。推荐在过夜空腹状态下检查。血清是测量 PTH 的首选标本。

3. 降钙素（calcitonin，CT） 降钙素是由甲状腺滤泡旁细胞（C 细胞）合成、分泌的一种单链多肽激素，由 32 个氨基酸组成，分子量为 3418D。只有 CT 的单体形式具有生物活性。CT 在血中的半衰期不足 10 分钟，主要在肾脏降解并排出。

与 PTH 相反，CT 的作用是降低血钙和血磷，其作用的靶器官主要为骨和肾，通过直接抑制破骨细胞的活性，抑制肾小管对钙、磷的重吸收，增加尿中钙磷的排出而实现其功能。与 PTH 相比，CT 对血钙的调节作用快速而短暂，它启动快，在 1 小时内即可达到高峰，但是持续时间较短，很快被 PTH 的作用所抵消。CT 的合成和分泌主要受体内钙离子水平的调控，钙离子水平升高，刺激 CT 的合成和分泌；反之，CT 的合成和分泌受到抑制。另外，雌激素、胃肠肽和维生素 D 等也可影响 CT 的合成和分泌。进餐后胃肠肽刺激 CT 分泌，在维持餐后钙平衡中具有重要作用。

【参考区间】化学发光免疫分析法：成人：10.1~120ng/L。

【临床意义】

CT 增高：常见于甲状腺髓样癌（C 细胞癌），是诊断、判断治疗效果和观察复发的检测指标；甲状腺 C 细胞良性肿瘤；异位内分泌综合征，常由小细胞肺癌、乳腺癌等引起；白血病；严重骨骼疾病和肾脏疾病。

CT 降低：常见于甲状腺全切术后；甲状腺先天发育不全；重度甲状腺功能亢进；Ⅰ型骨质疏松、Ⅱ型骨质疏松。

【评价】推荐使用血清样本检测 CT 水平。

（四）骨转换标志物

骨转换标志物（bone turnover markers，BTMs）分为骨形成和骨吸收标志物，老年人随着年龄的增长，骨形成减少，骨吸收增加。该类标志物可用于骨质疏松的鉴别诊断、疗效监测、预测和骨折风险等。BTMs 的检测可以更早评估骨转换，而骨密度检测通常在治疗 1~3 年后出现较显著的变化。

BTMs 的变异性受多种因素的影响，如绝经、骨折、妊娠与哺乳、药物（芳香化酶抑制剂、抗惊厥药物、促骨形成药物如重组人 PTH 等）可引起 BTMs 升高；而高龄、药物（糖皮质激素、噻嗪类利尿剂、肝素、抗骨吸收药物如二膦酸盐等）可引起 BTMs 降低。此外，生理节律（骨吸收标志物，如骨钙素峰值出现在后半夜，谷值出现在下午或傍晚）、空腹状态（进食会降低某些 BTMs，特别是骨吸收标志物所受影响最大）也对 BTMs 有影响。以上因素中，生理节律、年龄、绝经状态和性别是 BTMs 水平的最重要的影响因素。

目前，实验室检测 BTMs 的标本大部分是血液，用尿液标本检测 BTMs 通常需要用肌酐（creatinine，Cr）校正，以 BTMs/Cr 表示。建议收集过夜空腹的血液和尿液标本，有助于减少分析前变异。

在疾病诊断和治疗过程中，应选择骨形成标志物和骨吸收标志物，并且，疾病随访、疗效监测时应检测同样的 BTMs。目前国际上多推荐Ⅰ型前胶原 N 端前肽（PINP）为首选骨形成标志物，β-Ⅰ型胶原交联 C 端肽（β-CTX）为首选骨吸收标志物。PINP 和 β-CTX 是反映抗骨质疏松药物疗效的重要监测指标，且可预测骨折的风险。

在疾病的诊断和鉴别诊断中，BTMs 不能用于骨质疏松诊断，但可反映骨代谢状况及用于鉴别诊断。绝经后女性 BTMs 均值高于绝经前，一般在绝经后 10 年内升高，但随着绝经年限的增加而逐渐下降。绝经后骨质疏松症患者的 BTMs 可在参考值范围内或上限水平，如果明显升高（超过参考值上限 1.5 倍以上），则应该排除继发性骨质疏松或其他代谢性骨病。

在骨质疏松症的疗效监测中，抑制骨吸收的药物和促进骨形成的药物对 BTMs 均有影响，抑制骨吸收的药物可先使骨吸收标志物下降，然后使骨形成标志物下降；促骨形成的药物可先使骨形成标志物上升，然后使骨吸收标志物上升。BTMs 的变化还与药物剂量和给药途径有关，剂量越大，BTMs 变化程度越大；静脉给药比口服药物变化更快，例如口服二膦酸盐患者的 CTX 在 3~6 个月后抑制达到平台水平，而静脉注射二膦酸盐的患者在 1 个月后就降至最低值。使用特立帕肽的患者 1 个月后 P1NP 已明显升高，而 CTX 要 6 个月后才明显升高。研究表明，使用同样药物后的 BTMs 变化幅度排序如下：CTX>NTX（Ⅰ型胶原交联 N 端肽）>TRAP-5b（抗酒石酸酸性磷酸酶 -5b）、PINP>bALP（骨碱性磷酸酶）。临床研究显示，CTX 和 PINP 因对药物治疗反应良好以及较小的个体内变异，被国际骨质疏松基金会（International Osteoporosis Foundation，IOF）推荐为监测骨质疏松症患者的疗效和依从性的首选标志物。

在骨质疏松症治疗过程中，BTMs 的改变不仅先于骨密度，而且还独立于骨密度以外的骨质量改善，因此可部分解释骨密度以外的骨折风险下降。

使用 BTMs 进行疗效监测的患者，需要在用药前多次空腹采血以获得 BTMs 基线水平，随访时应以同样的方法进行复查，以最大限度地减少个体内的生物变异度。复查 BTMs 的时间，可在使用抑制骨吸收药物的 3 个月左右，或使用促进骨形成药物的 3 个月内，与基线值相比可初步判断患者的骨转换率是否达到了预期的变化趋势。

骨质疏松症患者在治疗过程中的依从性对于抗骨质疏松药物的效果有很大影响。如果患者依从性差，BTMs 的变化幅度常不能达到预期值。治疗过程中监测 BTMs 可早期发现不依从治疗的患者，通过疗效鼓励患者坚持治疗。如果患者在初次启动抗骨质疏松治疗后的数月内，BTMs 没有出现预期的改变，也不能轻易否定目前的治疗方案，应对疗效作出综合评估，包括患者的自觉症状、依从性、诊断及用药方法是否恰当、检验误差、治疗期间是否骨折等多方面的因素。

1. 骨形成标志物　骨形成标志物是反映成骨细胞功能状态的直接或间接产物。包括 Ⅰ 型前胶原 N 端前肽、Ⅰ 型前胶原 C 端前肽、骨特异性碱性磷酸酶、骨钙素等。

（1）Ⅰ 型前胶原 N 端前肽：成骨细胞含有大量的 Ⅰ 型前胶原，骨形成时 Ⅰ 型前胶原被分泌到细胞外，裂解为 Ⅰ 型前胶原 N 端前肽（N-terminal propeptide of type Ⅰ precollagen，PINP）、Ⅰ 型前胶原 C 端前肽（C-terminal propeptide of type Ⅰ precollagen，PICP）和 Ⅰ 型胶原 3 个片段。Ⅰ 型胶原被组装在类骨质中，无机矿物质（钙和磷）沉积于其中，形成羟基磷灰石（类骨质矿化）；而 PINP 和 PICP 则作为代谢产物进入血液和尿液中，故检测 PINP 和 PICP 可以直接反映成骨细胞合成骨胶原的速率，反映骨形成水平。现多检测 PINP，在 Ⅰ 型胶原形成过程中，PINP 释放入细胞外，最终进入血液。刚释放出的 PINP 呈现三聚体结构（来源于三聚体胶原蛋白结构），但迅速通过热降解作用形成单体结构。目前 P1NP 测定方法主要采用化学发光免疫分析法、放射免疫法、酶联免疫法等。

【参考区间】化学发光免疫分析法：30~50 岁男性：20.29~110.53ng/ml，30 岁 ~ 绝经前女性：17.10~102.15ng/ml，绝经 ~70 岁女性：14.90~109.62ng/ml。

【临床意义】

PINP 增高：促骨形成治疗后，如用特立帕肽治疗的患者在开始治疗的前两天，PINP 迅速升高并且持续增高；儿童发育期，正常儿童血清 PINP 平均水平约为正常成人的 2 倍；妊娠最后 3 个月；骨肿瘤和肿瘤的骨转移，特别是前列腺和乳腺骨转移；畸形性骨炎，酒精性肝炎。

PINP 降低：常见于抗吸收治疗后。

【评价】PINP 的检测的首选标本是血清，血清标本在室温下保存 1 周浓度不改变。PINP 特异性好，分泌无昼夜节律，可任何时间采血，且其循环浓度不受饮食和肾功能的影响。

（2）骨特异性碱性磷酸酶（bone-specific alkaline phosphatase，bALP）：bALP 是膜结合胞外酶，存在于骨、肝脏、肾脏、肠、胎盘等组织中。bALP 由成骨细胞分泌，半衰期为 1~2 天。骨矿化期间，bALP 将单磷酸酯水解成无机磷，增加局部无机磷的浓度，同时，可水解抑制矿化结晶的焦磷酸盐，发挥钙结合蛋白或 Ca^{2+}-ATP 酶的作用。

bALP 是总碱性磷酸酶的重要部分，肝功能正常时，肝脏和骨骼来源的碱性磷酸酶各占血液总碱性磷酸酶的一半。当骨源性碱性磷酸酶升高时，总碱性磷酸酶也相应升高，故后者可部分反映骨形成状态。

目前测定 bALP 的方法有电泳法、化学抑制法、亲和沉淀法、免疫化学法和高效液相色谱法等。

【参考区间】酶联免疫分析法：成年男性：（12.3±4.3）μg/L，绝经前女性：（8.7±2.9）μg/L，绝经后女性：（13.2±4.7）μg/L。

【临床意义】

bALP 增高：常见于高骨转换型的骨质疏松症；恶性肿瘤骨转移；佝偻病；Paget 病；肾脏疾病。

bALP 降低：bALP 活性的降低极少见。

【评价】使用血清总 ALP 活性评价骨形成，其特异性和敏感性均不理想。肝脏疾病可引起总 ALP 升高，如胆小管细胞可产生 ALP，因此可作为胆汁淤积的标志。bALP 在反映成骨细胞活性和骨形成上有较高的特异性，但目前检测应用的抗 bALP 的抗体特异性不高，与肝性 ALP 存在 5%~20% 的交叉反应。

特立帕肽治疗期间，bALP 不如 PINP 或 OC 升高出现的早，且不如两者升高的幅度大。

（3）骨钙素：相对于 bALP 和 Ⅰ型原胶原，骨钙素（osteocalcin，OC）是骨基质中含量最丰富、在骨形成过程产生较晚的非胶原蛋白。OC 分子含有 49 个氨基酸，分子量 5 800。在成骨细胞合成类骨质时，成骨细胞合成 OC，此过程依赖于维生素 K。OC 产生后一部分吸收进入骨基质，一小部分进入血液循环。主要的生理功能是维持骨的正常矿化速率，抑制异常的羟基磷灰石结晶形成，抑制软骨矿化速率。破骨细胞进行骨吸收时 OC 也会增高，OC 从骨基质中释放，因此 OC 除了反映骨形成状态外，更代表骨转化水平的综合状态，也称为骨转换标志物。

OC 在血中的半衰期约为 5 分钟，被肾脏清除。完整的 OC 在外周血中不稳定，羧基段 43-44 间的氨基酸易被蛋白酶水解，裂解下来的大 N 端 1-43 氨基酸片段（N-MID OC）则稳定得多。所以实验室检测一般都是 N-MID OC 片段。目前应用最多的是放射免疫法和化学发光免疫分析法。

【参考区间】化学发光免疫分析：成年男性 N-MID OC：14~70μg/L，绝经前女性 N-MID OC：11~43μg/L，绝经后女性 N-MID OC：15~46μg/L。

【临床意义】

OC 增高：常见于儿童生长期；老年性骨质疏松症可轻度升高，绝经后骨质疏松症明显升高；骨折，骨转移癌，畸形性骨炎；甲状腺功能亢进症，甲状旁腺功能亢进症；肾衰竭。

OC 下降：常见于甲状腺功能减退症，甲状旁腺功能减退症；肝病；长期应用肾上腺皮质激素治疗。

【评价】OC 具有明显的昼夜和季节节律，冬春高于夏秋季；OC 峰值出现在后半夜，谷值出现在下午或傍晚。正常情况下，儿童 OC 水平高于成人，青春期达高峰。生理浓度的 1，25（OH）$_2$D 刺激 OC 的合成，甲状旁腺激素、糖皮质激素（泼尼松龙、地夫可特等）香豆素衍生物抑制 OC 合成。

OC 的检测受溶血干扰，红细胞含有的蛋白酶可以分解 OC。

2. 骨吸收标志物 骨吸收标志物是在骨吸收过程中由破骨细胞分泌的或被代谢的骨

组织产物，包括Ⅰ型胶原交联C端肽、抗酒石酸酸性磷酸酶-5b、尿吡啶啉与脱氧吡啶啉等。

（1）Ⅰ型胶原交联C端肽：骨基质的有机成分中，90%是由Ⅰ型胶原组成。在正常的骨代谢过程中，骨基质进行着有序的合成与分解。因此，Ⅰ型胶原在骨中合成，同时也被分解为碎片释放入血，并从肾脏排出。Ⅰ型胶原交联C端肽（type Ⅰ collagen cross-linked C-telopeptide，CTX）是Ⅰ型胶原被破骨细胞溶解释放入血的片段。常用的CTX有α-CTX和β-CTX两种，其中β-CTX是α-CTX的异构体，在骨成熟过程中CTX的α-天冬氨酸转变成β型。β-CTX和α-CTX均含有Ⅰ型胶原分子间交联物的重要区段和近似交联物的残基，可保护其不受肾脏降解，稳定性较好，β-CTX是Ⅰ型胶原降解所特异的。

常用方法为化学发光免疫分析法和酶联免疫分析法等。

【参考区间】化学发光免疫分析法：30~50岁男性β-CTX：0.11~0.83ng/ml，30岁~绝经前女性β-CTX：0.08~0.72ng/ml，绝经~70岁女性β-CTX：0.10~0.79ng/ml。

【临床意义】

常用于监测骨质疏松症或其他骨疾病抗吸收治疗的疗效。CTX增高常见于骨质疏松症、Paget病、原发性甲状旁腺功能亢进、甲状腺功能亢进和其他伴有骨吸收增加的疾病。

【评价】CTX的分泌具有昼夜节律，建议抽取早晨的空腹血；如作长期观察，标本之间的采样条件均应相同。CTX特异性较好，但受肾脏功能、肝脏功能、进食和生理节律的影响较大。

（2）抗酒石酸酸性磷酸酶-5b：抗酒石酸酸性磷酸酶-5b（tartrate-resistant acid phosphatase5b，TRAP-5b）是由破骨细胞产生的非胶原蛋白。破骨细胞将降解的胶原代谢产物吞入细胞中，并和含有TRAP-5b的细胞囊泡融合，在囊泡中胶原代谢产物被TRAP-5b产生的氧化应激产物破坏并和TRAP-5b一起从基底外侧细胞膜分泌到细胞外。因此，血清TRAP-5b与骨吸收水平呈正相关。

TRAP-5b测定方法有酶动力学法、电泳法、放射免疫分析法和酶联免疫分析法等。

【参考区间】酶联免疫分析法：男性：（2.59±0.60）U/L，绝经前女性：（2.23±0.54）U/L，绝经后女性：（2.73±1.03）U/L。

【临床意义】

TRAP-5b增高：常见于高转换率的骨质疏松症；甲状旁腺功能亢进症；畸形性骨炎；骨转移癌；慢性肾功能不全；老年性骨质疏松症患者TRAP-5b增高不明显。

TRAP-5b降低：常见于甲状旁腺功能减退症等。

【评价】检测TRAP-5b的首选标本是血清，TRAP-5b水平昼夜变化较小。TRAP-5b相对不稳定，在标本保存时，室温下保存8小时，4℃保存3天。

（3）尿吡啶啉与脱氧吡啶啉：尿吡啶啉（pyridinoline，Pyr）存在于软骨，而脱氧吡啶啉（deoxypyridinoline，D-Pyr）存在于骨、韧带、主动脉，是Ⅰ型胶原分子之间构成胶原纤维的交联物，起到稳定胶原链的作用。骨吸收期间，Ⅰ型胶原被水解，生成Pyr和D-Pyr释放入血并从尿中排出，故可作为反映骨吸收的指标。其中D-Pyr成为降解产物释放到血液循环中，不经肝脏进一步降解而直接排泄到尿中，故D-Pyr有更高的特异性和灵敏性。尿中Pyr和D-Pyr浓度不受饮食和体力活动的影响。Pyr和D-Pyr的测定方法有高效液相色谱法、酶联免疫法、放射免疫法等。

【参考区间】酶联免疫法：

男性 Pyr/Cr：13.6~25.8nmol/mmol；绝经前女性 Pyr/Cr：16.3~31.9nmol/mmol；绝经后女性 Pyr/Cr：22.0~38.5nmol/mmol。

男性 D-Pyr/Cr：2.3~5.4nmol/mmol；女性 D-Pyr/Cr：3.0~7.4nmol/mmol。

【临床意义】

尿 Pyr 和 D-Pyr 增高：骨质疏松症，Paget 病，甲状旁腺功能亢进症和甲状腺功能亢进症。

尿 Pyr 和 D-Pyr 降低：应用二磷酸盐或雌激素等抑制骨吸收的药物时。

【评价】D-Pyr 作为骨吸收的指标，比其他Ⅰ型胶原交联降解产物有更高的灵敏性和特异性：① D-Pyr 从尿排出前不被代谢；② D-Pyr 几乎全部存在于Ⅰ型骨胶原中；③ D-Pyr 不受饮食摄入的影响。

（4）尿羟脯氨酸（hydroxyproline，HOP）：HOP 是体内胶原蛋白的主要成分，是胶原蛋白所特有的氨基酸。当胶原蛋白分解时，HOP 游离出来，作为体内胶原代谢的终末产物之一从尿中排出。尿 HOP 只有 10% 来自骨胶原的降解，其余部分来自骨以外组织的胶原及食物中胶原。HOP 能反映骨吸收和骨转换程度，但特异性差。尿 HOP 常用的检测方法为氯胺 T 化学法、离子交换色谱法和反相高效液相色谱法等。

【参考区间】氯胺 T 化学法：

成年男性尿 HOP/Cr：10~22.2mg/g，成年女性尿 HOP/Cr：15.5~47.3mg/g；

儿童尿 HOP/Cr：126~369mg/g；

成人尿 HOP/24h：15~43mg/24h。

【临床意义】

尿 HOP 增高：常见于高转换型骨质疏松症，佝偻病，Paget 病，骨软化症，骨肿瘤，骨转移癌，严重骨折，畸形性骨炎；儿童生长期，甲状旁腺功能亢进症，甲状腺功能亢进症；慢性肾功能不全。

尿 HOP 降低：常见于甲状腺功能减退症，侏儒症。老年性骨质疏松症 HOP 的变化不显著。

【评价】24 小时尿 HOP 受饮食影响较大，测定前必须限制胶原类饮食。尿 HOP 排泄具有昼夜节律，峰值出现在早晨。HOP 指标灵敏度低，HOP 在排入尿液前大部分已降解。

（五）与骨吸收有关的细胞因子

老年人激素和免疫平衡易发生紊乱，从而影响骨微环境中细胞因子平衡，使得成骨细胞的产生不足以补充破骨细胞所吸收的旧骨，造成骨质疏松。发挥主要作用的细胞因子有：可以促进骨吸收的白细胞介素 -1α、白细胞介素 -1β、白细胞介素 -6、肿瘤坏死因子、淋巴毒素和巨噬细胞集落刺激因子；可以抑制破骨细胞吸收的白细胞介素 -4 和 γ- 干扰素，及刺激骨形成的细胞因子有转化细胞因子 β、成纤维细胞生长因子、血小板衍化生长因子和胰岛素样生长因子等。

（六）鉴别诊断

骨质疏松症的患病因素较多，老年人在诊断原发性骨质疏松症前，要重视和排除其他影响骨代谢的疾病，以免发生漏诊或误诊。需详细了解病史，评价可能导致骨质疏松症的各种病因、危险因素及药物，特别强调部分导致继发性骨质疏松症的疾病可能缺少特异的症状和体征，有赖于进一步的实验室辅助检查。需要鉴别的病因主要包括：影响骨代谢的内分泌疾病（甲状旁腺疾病、性腺疾病、肾上腺疾病和甲状腺疾病等），类风湿关节炎等免疫性疾病，影响钙、维生素 D 吸收和代谢的消化系统及肾脏疾病，神经肌肉疾病，多发性骨髓瘤与恶性肿瘤等疾病，多种先天性、获得性骨代谢异常疾病，长期服用糖皮质激素或其他影响骨代谢药物等。

关于继发性骨质疏松症的实验室检测本节只介绍垂体激素和性腺激素、红细胞沉降率测定和多发性骨髓瘤的检测，其他继发性骨质疏松症的实验室检测请参看相关章节。

1. 垂体激素和性腺激素 垂体激素包括促黄体素、卵泡刺激素和泌乳素等；性腺激素包括雌二醇、睾酮和孕酮等。垂体激素和性腺激素除促进性特征并维持其在正常状态外，还影响蛋白质合成、脂肪代谢和骨骼代谢。特别是女性更年期及老年人出现的一系列生理病理改变，如骨质疏松和血脂代谢异常，都与此类激素相关。老年更年期综合征的诊断、治疗评估也需测定激素。

激素的测定方法主要采用化学发光免疫测定（CLIA）和电化学发光免疫测定（ECLIA）。

（1）促黄体素（luteinizing hormone，LH）：LH 由促性腺激素细胞分泌。女性卵泡期的 LH 与卵泡刺激素相互作用，使卵泡成熟、雌激素合成和引起排卵。排卵后促使卵泡转变为黄体，促进间质生长以及孕酮合成。男性的 LH 能促使睾丸间质细胞增殖并合成雄激素，促进间质细胞分泌睾酮，促进精子成熟。

【参考区间】

CLIA 法——女性卵泡期：2.12~10.89IU/L，排卵期：19.18~103.03IU/L，黄体期：1.20~12.86IU/L，绝经后：10.87~58.64IU/L；成年男性：1.24~8.62IU/L；

ECLIA 法——女性卵泡期：2.4~12.6IU/L，排卵期：14.0~95.6IU/L，黄体期：1.0~11.4IU/L，绝经后：7.7~58.5IU/L；成年男性：1.7~8.6IU/L。

【临床意义】

1）联合测定 LH 与卵泡刺激素是判断下丘脑 - 垂体 - 性腺轴功能的常规检查方法。

2）月经中期 LH 快速升高刺激排卵，此时增高的 LH 被称为"LH 峰"。绝大多数女性排卵发生在 LH 峰后的 14~28 小时后，这个时间段的妇女最易受孕。可通过测定"LH 峰"判断排卵功能是否正常，以提高受孕率。

3）卵巢功能衰竭和绝经患者 LH 和卵泡刺激素的滴度持续升高，使用雌激素能抑制LH，但随着雌激素的增加，LH 脉冲式释放也逐渐增多。

【评价】标本要求血清或肝素抗凝血浆。由于 LH 呈脉冲式分泌，故血液中浓度变化较大，应注意采血时间和采血频次。

（2）卵泡刺激素（follicle stimulating hormone，FSH）：腺垂体细胞分泌 FSH，它和 LH都是促性腺激素。与 LH 相同，FSH 在促性腺激素释放激素的调控下也呈脉冲式释放，二者相互促进性腺的生长发育并对其功能进行调控。

FSH 和 LH 在女性月经周期中同步变化，促进卵泡细胞生长发育、成熟，使卵泡膜细胞生成的雄激素转化为雌激素，并诱发卵泡 LH 受体的生成，增加卵泡面体激素合成的能力，为排卵做准备。FSH 在男性中可刺激睾丸支持细胞发育，并促进能结合雄性激素的性激素结合球蛋白的产生，使发育的生殖细胞获得稳定而高浓度的雄性激素促进精子的分化成熟。

【参考区间】

CLIA 法——女性卵泡期：3.85~8.78IU/L，排卵期：4.54~22.5IIU/L，黄体期：1.79~5.12IU/L，绝经后：16.74~113.59IU/L；成年男性：1.27~19.26IU/L；

ECLIA 法——女性卵泡期：3.5~12.5IU/L，排卵期：4.7~21.5IU/L，黄体期：1.7~7.7IU/L，绝经后：25.8~134.8IU/L；成年男性：1.5~12.4IU/L。

【临床意义】

1）通过测定 LH 和 FSH 的水平可判断下丘脑 – 垂体 – 性腺轴功能，检查如月经周期、生育、卵巢衰竭、绝经、排卵紊乱和垂体衰竭等异常现象。绝经后的妇女 FSH 持续高水平。血中二者均增高的疾病有：垂体促性腺激素细胞腺瘤、卵巢功能早衰、性腺发育不全、精细管发育不全、完全性性早熟等。血中二者水平均降低的疾病由下丘脑 – 垂体病变所致，包括垂体性闭经、下丘脑性闭经、不完全性性早熟等。

2）男性患无精症时 FSH 水平会很低。

3）通过注射促黄体素释放激素（LHRH）测定 LH 和 FSH 的浓度变化，可以动态地观察垂体 LH 的储备功能。反应减弱或无反应的疾病有垂体病变、原发性甲状腺功能减退伴继发性闭经等。反应正常或延迟的疾病有下丘脑功能紊乱等。反应增高的疾病有原发性性功能低下及性早熟征等。

4）预测对排卵药物的反应。

【评价】检测样本为血清或肝素抗凝血浆。

（3）泌乳素（prolactin，PRL）：PRL 由腺垂体细胞合成和分泌，血中的半衰期约为 20 分钟。泌乳素能促进乳腺组织的生长发育和分化，及使乳房正常发育和妇女哺乳。在睾酮的存在下，PRL 能促进男性前列腺及精囊的发育，并增强 LH 对 Leydig 细胞的作用，使睾酮合成增加。此外，PRL 还具有调节肾上腺生成雄激素、参与应激反应等作用。

【参考区间】

CLIA 法——女性绝经前（<50 岁）：3.34~26.72μg/L，绝经后（>50 岁）：2.74~19.64μg/L；成年男性：2.64~13.13μg/L；

ECLIA 法——女性（未怀孕）：4.79~23.3μg/L；男性：4.04~15.2μg/L。

【临床意义】

1）产后和新生儿的 PRL 水平升高，但是异常的高水平在女性中常伴有闭经泌乳、性功能下降、月经不调等症状。患 PRL 瘤的男性绝大多数性功能低下。高 PRL 血症还与卵巢类固醇激素分泌的抑制、卵泡成熟、促黄体激素和促卵泡激素的分泌有关。

2）在下丘脑功能和器官疾病、甲状腺功能减退和肾衰竭等疾病中，促甲状腺激素释放激素分泌增多可刺激释放出 PRL，血清 T4 水平降低，促甲状腺素浓度升高，导致原发性甲状腺功能减退、血清 PRL 水平升高。

3）正常个体出现催乳素缺乏的现象很罕见。

【评价】

1）检测样本为血清或肝素抗凝血浆。需注意样本采集时间，因为催乳素经垂体分泌，不同时间段分泌的量不同。

2）多种药物会对测定结果造成一定的影响，如口服避孕药、西咪替丁等；使用左旋多巴可抑制 PRL 分泌；使用精神药物（吩噻嗪）、抗高血压药物（利血平）等会使 PRL 分泌增多。

（4）雌二醇（estradiol-17β，E_2）：E_2 主要由卵巢分泌和肾上腺分泌，男性的睾丸也可少量分泌，E_2 是生物活性最强的天然雌激素。血液中 98% 的 E_2 结合于白蛋白和性激素结合球蛋白上，只有少量的 E_2 以游离状态存在。E_2 主要促进女性生殖上皮、乳腺、子宫、长骨的生长及第二性征发育，参与脂质代谢，调节血管平滑肌细胞和内皮细胞的许多功能，在排卵的控制机制中起着核心作用。E_2 缺乏将导致闭经、生殖器萎缩、骨质疏松和心血管疾病等。

【参考区间】

CLIA 法——男性：<20~47μg/L，绝经后女性（未使用激素治疗）：<20~40μg/L，未孕女性卵泡中期：27~122μg/L，黄体中期：49~291μg/L，排卵周期：95~433μg/L；

ECLIA 法——男性：7.63~42.6ng/L，未孕女性卵泡期：12.5~166ng/L，排卵期：85.8~498ng/L，黄体期：43.8~211ng/L，妊娠女性前 3 个月：215~>4 300ng/L，绝经后女性：<5.00~54.7ng/L。

【临床意义】

1）E_2 检测是检查下丘脑–垂体–性腺轴功能的指标之一，主要用于青春期前内分泌疾病的鉴别诊断、闭经或月经异常时对卵巢功能的评价。

2）E_2 水平可反映卵泡成熟度，E_2 的测定有助于监测排卵的情况。也可用于不孕不育的治疗和判定体外受精的排卵时间。

3）肾上腺皮质增生或肿瘤睾丸肿瘤、卵巢肿瘤、男性乳房增生症、原发性或继发性性早熟、无排卵功能性子宫出血、多胎妊娠、肝硬化等患者 E_2 均升高。

4）下丘脑病变、腺垂体功能减退、原发性或继发性卵巢功能不足、绝经期、皮质醇增多症、葡萄胎、无脑儿等患者体内 E_2 均降低。重症妊娠期高血压疾病患者血中 E_2 水平往往较低，若血中 E_2 水平特别低，则提示有胎儿宫内死亡的可能。

【评价】标本要求为血清或 Li- 肝素抗凝血浆。

（5）睾酮（testosterone，T）：睾酮主要由男性睾丸 Leydig 细胞合成，是男性最重要的雄激素，女性卵巢和肾上腺也能少量分泌。睾酮分泌入血后，98% 以上的睾酮与白蛋白和性激素结合蛋白结合，少量以游离形式存在。对于男性，睾酮主要功能是诱导胎儿性分化，促进并维持男性第二性征发育，维持男性性功能，促进蛋白质合成和骨髓生长，增加基础代谢等。此外，睾酮与 LH 共同促进精子的形成及成熟，并与精子活动力和精小管的代谢有关。此外，睾酮对于维持女性青春期正常生长发育及某些代谢的调节有重要作用。

【参考区间】

CLIA 法——血清标本男性：1.75~7.81μg/L，血清标本女性：<0.1~0.75μg/L；血浆标本男性：1.68~7.58μg/L，血浆标本女性：<0.1~0.90μg/L；

ECLIA 法——20~49 岁男性：2.49~8.36μg/L，≥ 50 岁男性：1.93~7.40μg/L；20~49 岁

女性：0.084~0.481μg/L，≥ 50 岁女性：0.029~0.408μg/L。

【临床意义】

1）男性体内睾酮水平减低，可见于生殖功能障碍、性欲减退、垂体功能减退、催乳素过高症、肝硬化、慢性肾功能不全及克兰费尔特（Klinefelter）综合征等。

2）男性体内睾酮水平升高，可能由于先天性肾上腺增生症、睾丸良性间质细胞瘤及下丘脑–垂体–睾丸轴异常等原因所致。

3）女性体内睾酮水平上升，可能提示雄激素综合征、多囊卵巢综合征、间质泡膜增殖症、先天性肾上腺增生症、卵巢肿瘤、肾上腺肿瘤、肾上腺发育不良、卵巢功能障碍或下丘脑–垂体–卵巢轴紊乱等。

【评价】推荐使用血清或血浆（肝素）样本进行检测，不推荐使用 EDTA 抗凝血浆。

（6）孕酮（progesterone，P）：孕酮主要由黄体分泌，是一种重要的孕激素，并且是睾酮、雌激素及肾上腺皮质激素的前体。正常男性和女性产生的孕酮水平很低，分泌入血后主要结合于白蛋白和性激素结合蛋白在体内进行循环。孕酮水平与黄体的发育和萎缩有关，但在女性月经周期排卵期间，血中孕酮水平很低。在排卵前一天可观察到孕酮水平升高，黄体期孕酮合成显著增加。在月经周期中，孕酮的主要作用是促进子宫内膜增厚，使其中血管和腺体增生，引起分泌以便受精卵（胚胎）着床。妊娠时，孕酮可维持妊娠，抑制子宫肌层收缩。孕酮还能作用于乳腺，促进乳腺腺泡与导管的发育为泌乳做准备。

【参考区间】

CLIA 法——男性：0.14~2.06μg/L；未孕女性排卵中期：0.31~1.52μg/L，黄体中期：5.16~18.56μg/L，绝经期：<0.08~0.78μg/L，妊娠前 3 个月：4.73~50.74μg/L，妊娠中 3 个月：19.41~45.30μg/L；

ECLIA 法——男性：0.2~1.4μg/L；女性卵泡期：0.2~1.5μg/L，排卵期：0.8~3.0μg/L，黄体期：1.7~27μg/L，绝经后：0.1~0.8μg/L。

【临床意义】

1）监测排卵及黄体功能，因为孕酮水平与黄体的发育和萎缩有关。

2）评估体外受精–胚胎移植的预后。

3）异位妊娠时血孕酮水平偏低。

4）血孕酮水平升高见于葡萄胎、轻度妊娠期高血压疾病、糖尿病孕妇、多胎妊娠、先天性 17-α 羟化酶缺乏症、先天性肾上腺增生、卵巢颗粒层膜细胞瘤、卵巢脂肪样瘤等疾病。

5）血孕酮水平降低见于黄体生成障碍和功能不良、多囊卵巢综合征、无排卵型功能失调、先兆流产、胎儿发育迟缓、死胎、严重妊娠期高血压疾病、妊娠性胎盘功能不良等疾病。

【评价】推荐使用血清样本进行检测，避免使用脂血样本。

2. 红细胞沉降率（erythrocyte sedimentation rate，ESR）　ESR 虽然在疾病诊断中属非特异性试验，但对判断机体有无炎症、病变有无活动性、类风湿关节炎和多发性骨髓瘤等免疫性疾病都具有重要的鉴别意义。

【参考区间】魏氏法：成年男性 0~15mm/h；成年女性 0~20mm/h。

【临床意义】

（1）ESR 增快

1）生理性血沉增快：剧烈运动后血沉可增快。60 岁以上的高龄者、妇女月经期、妊娠 3 个月以上 ESR 可加快，其增快的原因与生理性贫血及纤维蛋白原含量增加有关。

2）病理性血沉增快

①各种炎症：由于血中急性期反应物迅速增多，细菌感染引起的急性炎症可使血沉增快。血沉可用于观察慢性炎症如结核病处于活动期或风湿病时的病情变化和疗效。当出现血沉加速时，表示病情复发和活跃；当病情好转或静止时，血沉也逐渐恢复正常。

②组织损伤及坏死：较大的组织损伤、手术创伤可导致血沉增快，如无合并症多于 2~3 周内恢复正常。血沉可用于鉴别功能性病变与器质性疾病，如急性心肌梗死时 ESR 增快，而心绞痛则 ESR 正常。

③恶性肿瘤：用于鉴别良、恶性肿瘤，如胃良性溃疡 ESR 多正常、恶性溃疡 ESR 增快。恶性肿瘤治疗明显有效时，ESR 渐趋正常，复发或转移时可增快。

④各种原因引起的高球蛋白血症：高球蛋白血症可使血沉显著加快。如系统性红斑狼疮和黑热病等；淋巴增殖性疾病，如多发性骨髓瘤；各种原因引起的白蛋白减低，球蛋白增高，如肝硬化、慢性肾炎时；原发性巨球蛋白血症、血浆中出现大量异常球蛋白。

⑤贫血：轻度贫血对血沉没影响，血红蛋白低于 90g/L 时，血沉加快。

高胆固醇血症：原发性高胆固醇血症及继发性动脉硬化、肾病综合征等所致的高胆固醇血症。

（2）ESR 减慢：临床意义不大，见于红细胞增多症、球形细胞增多症、纤维蛋白原缺乏等。

【评价】

（1）血沉管架应平稳放置，避免震动和阳光直射，保证血沉管直立，与桌面保持 $90° \pm 1°$。

（2）检测应在标本采集后 3 小时内测定完毕。存放时间超过 3 小时的样品，会出现假性增高。

（3）抗凝剂与血液之比为 1∶4。抗凝剂与血液比例要准确并立即混匀。抗凝剂应每周配制 1 次，置冰箱中保存，室温保存不超过 2 周。

（4）目前全血细胞分析都采用 EDTA 钾盐抗凝血，为了减少抽血量，可以用生理盐水或枸橼酸钠抗凝剂把 EDTA 抗凝血做 1∶4 稀释后立即采用魏氏血沉管检测，1 小时后读取上层血浆毫米数的方法，这种检测方法与魏氏法有良好的相关性。

（5）应注意血细胞比容对 ESR 的影响，临床实验室标准协会参考方法要求调节血细胞比容 ≤ 0.35，以消除血细胞比容对 ESR 的影响。

3. 多发性骨髓瘤的检测　多发性骨髓瘤患者骨痛早期为轻度和间断性疼痛，有时与骨质疏松症的临床表现相似，易被误诊为骨关节炎、骨质疏松、腰椎管狭窄症及其他骨骼肌肉劳损性疾病而延误诊治。多发性骨髓瘤的实验室诊断包括血清白蛋白、血清免疫球蛋白、血清蛋白电泳、血清免疫固定电泳、尿免疫固定电泳和尿轻链等，本节只介绍血清蛋白电泳和血游离轻链，其他内容请见本书相关章节。

（1）血清蛋白电泳：血清蛋白是由多种蛋白组成，按不同蛋白带不同量的电荷、不同的迁移率进行电泳分离，电泳通常形成 5 条区带，白蛋白、α_1- 球蛋白、α_2- 球蛋白、β- 球蛋白和 γ- 球蛋白。

【参考区间】成人血清蛋白琼脂糖凝胶电泳：

白蛋白：59.8%~72.4%，α_1- 球蛋白：1.0%~3.2%，α_2- 球蛋白：7.4%~12.6%，β- 球蛋白：7.5%~12.9%，γ- 球蛋白：8.0%~15.8%。

【临床意义】血清蛋白电泳需结合其他临床数据及临床表现对疾病进行综合分析和诊断。血清白蛋白及球蛋白的典型变化与疾病的关系见表 5-1。

表 5-1　血清白蛋白及球蛋白典型变化与疾病关系

病名	区带 [1]				
	白蛋白	α_1- 球蛋白	α_2- 球蛋白	β- 球蛋白	γ- 球蛋白
肾病	↓↓	↑	↑↑	↑	↓
弥漫性肝损害	↓↓	↑	↓	↓	↑
肝硬化	↓↓	↓	↑	均↑，并融合形成 β–γ 桥	
原发性肝癌	↓↓	AFP [2]			↑
多发性骨髓瘤 [3]			α_2 带 ~γ 带间出现 M 蛋白区带		
慢性炎症	↓	↑	↑		↑
妊娠	↓			↑	↓
无丙种球蛋白血症					↓↓
双白蛋白血症 [4]	双峰				

注：1. "↑"表示轻度增加，"↑↑"表示显著增加，"↓"表示轻度减少，"↓↓"表示显著减少，无箭头表示没有明显改变。

2. 甲胎蛋白（AFP）显著升高的肝癌患者，可在白蛋白与 α_1- 球蛋白区带间，出现一条清晰的 AFP 新区带。

3. 多发性骨髓瘤患者因浆细胞异常增殖，产生大量单克隆蛋白（monoclonal protein）即 M 蛋白，为免疫球蛋白（Ig）或其轻链或重链，电泳出现一条深染区带，称 M 蛋白带，多出现在 γ 或 β 区，偶见于 α_2 区。

4. 双白蛋白血症为较少见的常染色体遗传性白蛋白异常，以持续白蛋白区出现双峰为特征。此外，在接受大剂量 β- 内酰胺类抗生素治疗患者中，也可出现双白蛋白峰，但停药后逐渐消失，仅为一过性，借以区别。

（2）游离轻链检测（free light chains，FLC）：游离轻链通过肾小球滤过，大部分被肾小管重吸收，正常人尿中含有少量轻链。多发性骨髓瘤患者血中游离轻链增多，由尿液排出。

【参考区间】

1）免疫比浊法检测健康成年人血清轻链：κ：1.7~3.7g/L，λ：0.9~2.1g/L，κ/λ 比值：1.35~2.65；

2）健康成年人尿液轻链含量应小于检测下限，κ/λ 比值为 0.75~4.5。如用文献或说明书提供的参考区间，使用前应加以验证。

【临床意义】

1）单克隆免疫球蛋白血症 κ 或 λ 型值增高，如多发性骨髓瘤、原发性巨球蛋白血症、轻链病、浆细胞瘤等疾病。

2）多克隆免疫球蛋白血症 κ 和 λ 型值均增高，如自身免疫性疾病、肾脏疾病、慢性感染等。

3）低免疫球蛋白血症 κ 或（和）λ 值降低。

4）单克隆免疫球蛋白增殖病的敏感性为 88%~98%；对非分泌型骨髓瘤的敏感性为 65%~70%，有助于早期诊断单克隆轻链病、原发性系统性淀粉样变性，也可监测化疗或自身外周血干细胞移植后是否复发。

【评价】

1）游离轻链尚无国际参考品，检测方法不统一，所以不同厂家试剂盒的检测结果没有可比性。

2）对于单克隆免疫球蛋白增殖病的诊断，免疫比浊法的定量结果不能取代免疫电泳或免疫固定电泳，要结合其他检测数据和临床表现综合分析。

3）如果 κ 和 λ 同时存在异常，κ/λ 比值可能在正常参考区间内。

三、检验路径

（一）骨质疏松症检测流程（图 5-1）

对可疑的骨质疏松患者需检测生化指标，特别是钙和磷，以及骨转化标志物和骨代谢调控激素（表 5-2）。

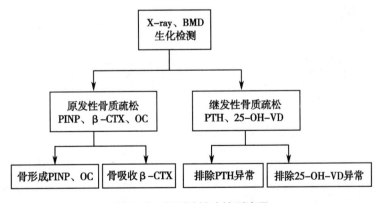

图 5-1 骨质疏松症检测流程

表 5-2　代谢骨病的骨代谢标志物的变化

	血钙	血磷	PTH	25OHD	骨形成标志物	骨吸收标志物
骨质疏松	N	N	N	N	PINP（↑）OC↑	β-CTX↑
老年骨质疏松	N	N	（↑）	（↓）	PINP（↑）OC（↑）	β-CTX↑
甲状旁腺功能亢进	↑	↓	↑↑	N或↓	↑	↑
肾性骨病（高转运型）	↓	↑	↑	N或↓	↑	↑
肾性骨病（低转运型）	↓	↑	N或↓	N或↓	N或↓	N或↓
骨肿瘤或肿瘤骨转移	N或↑	N或↑或↓	↓	N	↑	↑
佝偻病或骨软化	N或↓	N或↓	↑或↓	↑↑		
维生素D缺乏	N或↓	N或↓	↑	↓	N或↑	N或↑

　　注：PTH：甲状旁腺素；25OHD：25羟维生素D；PINP：Ⅰ型前胶原N端前肽；OC：骨钙素；β-CTX：Ⅰ型胶原交联C端肽；N：正常；（↑）：浓度轻度增加；↑：浓度增加；↑↑：浓度大幅增加

（二）骨质疏松症患者治疗时的监测流程（图 5-2）

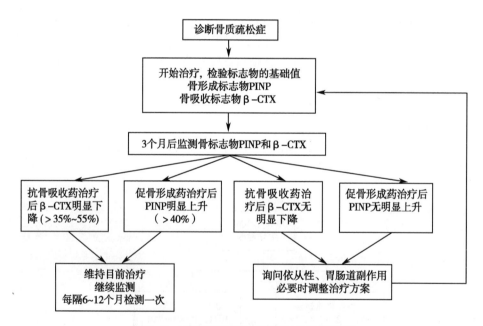

图 5-2　骨质疏松症患者治疗时的监测流程

（张　茜　赵　昕　纪　泉）

参 考 文 献

［1］李恩,薛延,王洪复.骨质疏松鉴别诊断与治疗.北京:人民卫生出版社,2005.

［2］(美)卡尔 A 伯蒂斯,(美)大卫 E 布伦斯.Tietz 临床化学与分子诊断学基础.第 7 版.北京:中华医学电子音像出版社,2017.

［3］府伟灵,徐克前.临床生物化学检验.第 5 版.北京:人民卫生出版社,2012.

［4］廖祥鹏,张增利,张红红,等.维生素 D 与成年人骨骼健康应用指南(2014 年标准版).中国骨质疏松杂志,2014,20(09):1011-1030.

［5］中华医学会骨质疏松和骨矿盐疾病分会.原发性骨质疏松症诊疗指南(2017).中华骨质疏松和骨矿盐疾病杂志,2017,10(05):413-444.

［6］陈德才,廖二元,徐苓,等.骨代谢生化标志物临床应用指南.中华骨质疏松和骨矿盐疾病杂志,2015,8(04):283-293.

［7］Binkley N,Wiebe D.Clinical controversies in vitamin D:25(OH)D measurement,target concentration,and supplementation.Journal of Clinical Densitometry,2013,16(4):402-408.

［8］Fledelius C,Johnsen A H,Cloos P A,et al.Characterization of urinary degradation products derived from type I collagen.Identification of a beta-isomerized Asp-Gly sequence within the C-terminal telopeptide(alpha1) region.Journal of Biological Chemistry,1997,272(15):9755-9763.

［9］Halleen J M,Alatalo S L,Janckila A J,et al.Serum tartrate-resistant acid phosphatase 5b is a specific and sensitive marker of bone resorption.Clinical Chemistry,2001,47(3):597-600.

［10］Garnero P,Carlier M C,Bianchi F,et al.Biochemical markers of bone turnover:preanalytical variability and recommendations for use.Annales De Biologie Clinique,2002,60(3):339-341.

［11］Bauer D,Krege J,Lane N,et al.National Bone Health Alliance Bone Turnover Marker Project:current practices and the need for US harmonization,standardization,and common reference ranges.Osteoporosis International,2012,23(10):2425-2433.

［12］Naylor K,Eastell R.Bone turnover markers:use in osteoporosis.Nature Reviews Rheumatology,2012,8(7):379-389.

［13］Delmas P D,Eastell R,Garnero P,et al.The Use of Biochemical Markers of Bone Turnover in Osteoporosis. Puerto Rico Health Sciences Journal,2000,11(6):S2-S17.

［14］Herrmann M,Seibel M J.The amino-and carboxyterminal cross-linked telopeptides of collagen type I,NTX-I and CTX-I:a comparative review.Clinica Chimica Acta,2008,393(2):57-75.

［15］中华人民共和国国家卫生和计划生育委员会.WS/T404.6-2015 临床常用生化检验项目参考区间第 6 部分:血清总钙、无机磷、镁、铁.2015,4.

［16］朱汉民,程群,甘洁民,等.上海地区人群维生素 D 状态研究.中华骨质疏松和骨矿盐疾病杂志,2010,9(3):157-163.

［17］尚红,王毓三,申子瑜.全国临床检验操作规程.第 4 版.北京:人民卫生出版社,2015.

［18］李梅,章振林,李艳,等.健康汉族男女性血清骨转换生化指标 P1NP 和 β-CTX 浓度范围再分析.中华骨质疏松和骨矿盐疾病杂志,2016,9(1):7-13.

第六章

消化系统疾病

随着年龄的增长，人体逐渐衰老，老年人消化系统的生理功能逐渐退化、消化道结构发生改变、器官组织萎缩变性、免疫功能降低等一系列变化，导致老年人消化功能明显下降，容易引起消化系统疾病。尤其是消化性溃疡、缺血性肠病、便秘、便失禁、胰腺炎等消化系统疾病在老年人中颇为常见。老年人消化系统疾病具有以下特点：①症状和体征不典型；②病程长、恢复慢；③并发症多、病死率高；④药物治疗易发生毒副作用，因而容易漏诊和误诊。因此，早期明确诊断，以有利于早期采取有效措施，对于老年人的身心健康尤为重要。

第一节　消化性溃疡

一、疾病概况

消化性溃疡（peptic ulcer，PU）是指在各种致病因子的作用下，黏膜发生炎性反应与坏死、脱落、形成溃疡。溃疡的黏膜坏死缺损穿透黏膜肌层，严重者可达固有肌层或更深。病变可发生于食管、胃或十二指肠，也可发生于胃、空肠吻合口附近或含有胃黏膜的麦克尔憩室内，其中以胃溃疡（gastric ulcer，GU）、十二指肠溃疡（duodenal ulcer，DU）最常见。因这些溃疡的形成与胃酸和胃蛋白酶的消化作用有关，故称PU。

（一）老年消化性溃疡（peptic ulcer in the aged，PUA）的定义和特点

PUA是指60岁以上的老年人患有GU、DU或同时患有这两种溃疡，属于一种特殊类型的PU。PUA病情比年轻人严重，但临床症状往往不典型，无症状或症状不明显者比率较高，疼痛多无规律；饮食不振、恶心、呕吐、体重减轻、贫血等症状较突出，且易发生并发症；传统的治疗方法疗效欠佳，而侵袭治疗因伴发疾病受到限制。尽管近年PU诊疗

取得了进步，但 PUA 的死亡率仍有增高的趋势。

（二）PUA 的流行病学调查

PU 是全球性多发性疾病，一般认为人群中约有 10% 在其一生中患过 PU。但不同国家、不同地区的发病率有较大差异。欧美国家文献报道为 6%~15%。我国人群中 PU 的发病率尚无确切的流行病学调查资料，有数据显示占国内胃镜检查人群的 10.3%~32.6%。其中，上海地区胃镜证实的 PU 占胃镜检查人群的 17.2%。本病男性多于女性，DU 多于 GU。

PUA 约占 PU 的 18%~22%，以 GU 的检出率多见，且随着年龄的增长，GU 的发病率逐渐增高。国内统计显示，65 岁以上人群 GU 发病率为 5.2%，70 岁以上的增至 8.5%。国内外报道 70 岁以上 PUA 的发病率高达 43%，而死于 PU 的患者中 85% 超过 65 岁。

（三）老年人群特点

1. **病因** 经过几十年的探索，溃疡病的发病机制逐渐趋于明朗。目前认为 PU 的发生主要与胃、十二指肠黏膜的损伤因素和黏膜自身防御－修复因素之间失平衡有关。当损伤因素增强和（或）黏膜自身的防御－修复因素削弱时，就可出现溃疡。损伤因素包括：胃酸、胃蛋白酶、幽门螺杆菌（Helicobacter pylori，Hp）感染、药物如阿司匹林等非甾体类抗炎药物（nonsteroidal antiinflammatory drugs，NSAIDs）、乙醇、胆盐等。其中，Hp 感染、阿司匹林等 NSAIDs 类药物的广泛应用是引起 PU 最常见的损伤因素，胃酸和（或）胃蛋白酶亦是溃疡形成的重要原因。防御因素包括：①胃黏膜黏液屏障；②碳酸氢盐；③细胞再生；④前列腺素和表皮生长因子；⑤黏膜血流等。另外，吸烟、饮食因素、遗传、应激与心理因素、胃十二指肠运动异常等在 PU 的发生中也起一定作用，构成了溃疡病发生的复杂致病机制。

老年人易患 PUA 的危险因素有：

（1）胃肠道组织结构退行性变：由于老年人生理学的变化，组织器官老化与功能衰退、血管硬化、血流减少、腺体萎缩及黏液分泌减少，使胃黏膜－黏液屏障功能减弱而易发生 PUA；老年人胃肠蠕动功能差，胃张力低，排空延迟，胃内容物滞留于胃窦部，使胃泌素分泌增加，胃酸分泌增加，攻击因子增强而发生 PUA。

（2）Hp 感染率增高：随年龄增长，机体的免疫功能下降、Hp 的感染率增高达 70%~90%。Hp 为微需氧的革兰阴性杆菌，呈螺旋形，可以定植在从幽门前区到贲门的全胃的上皮表面，与胃肠道疾病关系密切，是 PU 的主要病因并已成为共识。不同部位的 Hp 感染引起溃疡的机制有所不同。在以胃窦部感染为主的患者中，Hp 通过抑制 D 细胞活性导致高促胃液素血症，引起胃酸分泌增加。同时，Hp 也可直接作用于肠嗜铬样细胞（ECL 细胞），后者释放组织胺引起壁细胞泌酸增加。这种胃窦部的高酸分泌状态易诱发 DU。在以胃体部感染为主的患者中，Hp 直接作用于壁细胞并引起炎性反应、萎缩，导致胃酸分泌减少，以及胃黏膜防御能力下降，从而造成溃疡。但 Hp 感染者中仅 15% 发生 PU，说明除了细菌毒力，遗传易感性也有一定作用。研究发现，一些细胞因子的遗传多态性与 Hp 感染引发的 PU 密切相关。目前认为 Hp 的致病机制包括毒素引起胃黏膜损害、宿主的免疫应答介导胃黏膜损伤及感染致胃酸分泌和调节异常。

（3）长期应用 NSAIDs：NSAIDs 目前已成为全世界应用最广泛的药物之一，尤其是老年人长期服用 NSAIDs 类药物增多，并有越来越多的老年人为了预防心脑血管疾病长期服用小剂量的肠溶阿司匹林，据统计，老年人中 PUA 及其并发症发生率和病死率约 25% 与阿司匹林和其他 NSAIDs 类药物有关。NSAIDs 类药物主要通过局部和系统两方面作用损害伤胃肠道黏膜。局部作用为阿司匹林或其他 NSAIDs 类药物透过胃肠道黏膜上皮细胞膜进入胞体，电离出大量氢离子，从而造成线粒体损伤，对胃肠道黏膜产生毒性；使黏膜细胞间连接的完整性被破坏，上皮细胞膜通透性增加，从而激活中性粒细胞介导的炎性反应，促使上皮糜烂、溃疡形成；系统作用主要是这类药物抑制环氧合酶 -1，减少对胃黏膜具有保护作用的前列腺素的合成，进而引起胃黏膜血供减少、上皮细胞屏障功能减弱、氢离子反向弥散增多，进一步损伤黏膜上皮，导致糜烂、溃疡形成。

（4）吸烟、饮酒等不良生活习惯：吸烟和饮酒严重影响胃黏膜组织结构及黏液屏障功能，破坏胃分泌节律性。烟草烟雾中可分离出一氧化碳、二氧化碳、尼古丁、焦油等几千种有害物质，以尼古丁对人体的危害最大。尼古丁可降低幽门括约肌张力，导致胆汁反流，延缓胃排空，破坏胃黏膜屏障；并可抑制胃、十二指肠黏膜分泌，减少黏膜前列腺素合成，进而降低黏膜防御能力，延缓溃疡愈合。酒精中含有的乙醇破坏胃黏膜屏障，刺激胃酸和胃蛋白酶原分泌，影响幽门括约肌关闭功能，降低胃、十二指肠血流量，促进溃疡形成。

（5）合并多种慢性基础疾病：如冠心病、脑血管疾病、糖尿病、高血压病、慢性支气管炎等老年病，使全身各系统都处于应激状态，防御因子减弱。此外，还伴随一些老年患者常见的疾病如肝硬化、慢性肺病、胰腺外分泌功能减退者及慢性肾功能不全，使溃疡病发病率增加。

（6）精神因素：慢性应激性生活事件及恐惧程度与溃疡的发生明显相关。应激状态可使胃排空率下降、胃十二指肠运动发生改变，精神因素对溃疡愈合和复发也有影响。老年人较少参加社会活动，易出现孤独、紧张和焦虑，自我调控能力下降，出现交感和副交感神经功能失调，久之使 PU 发病率增加。

2. 病理 PUA 以 GU 多见，但较少发生于幽门，而多发生于胃角至贲门区，且患者年龄越大越易发生高位溃疡，胃大部切除术后发生的吻合口溃疡多发生于吻合口的空肠侧。DU 多发生于球部，仅有 5% 位于球部以下部位，称为球后溃疡。巨大溃疡的发生率明显高于年轻患者，常被误诊为胃癌。老年患者多有胃黏膜层变薄、腺体减少或腺体萎缩，腺上皮呈中度以上肠上皮化生，伴随胃黏膜腺体及上皮细胞的非典型增生。肠上皮化生和非典型增生常被许多学者认为是癌前期病变。因此，对于老年消化性疾病患者，尤其是伴异型增生和肠上皮化生的 PUA 患者，更应警惕溃疡的病理学改变，及时或定期做胃镜检查和病理检查，以便早期发现，早期治疗。

3. 临床表现 本病临床表现不一。典型症状为反复发作的周期性、节律性上腹痛，部分患者可无症状或仅有轻微腹部不适，少数患者直接以消化道出血、穿孔等并发症的发生为首发症状。相对于其他人群，老年患者的临床表现具有如下特点：

（1）临床表现不典型：据统计仅有约 20% 的老年溃疡病患者具有节律性腹痛症状，多数患者无腹痛症状，而以腹胀、嗳气、恶心、呕吐、食欲减退等非特异性的消化不良症状为主要表现。部分老年患者更是直接以溃疡并发症为首发症状。由于老年人消化道黏膜呈退行性变，对溃疡引起的疼痛不敏感，加之常用的 NSAIDs 具有止痛作用，老年患者的症状体征常被掩盖。

（2）并发症多：约有 25% 的溃疡病患者会出现出血、穿孔、幽门梗阻等较严重的并发症，尤其是老年患者和服用 NSAIDs 者，由于表现为无症状溃疡，而往往以并发症为首发表现。

二、实验室诊断及鉴别诊断

PUA 临床症状不典型，主要根据体征、主诉、实验室检查、影像学（X 线钡餐造影和胃镜）及病理学检查等手段综合诊断并与其他疾病相鉴别。

（一）常规检查

1. **血常规**　血常规指对血液中的红细胞、白细胞、血小板等有形成分进行检测。目前检测多由血细胞分析仪完成，包括多项参数数据。PUA 患者血常规检查主要用以了解红细胞相关参数如红细胞计数（red blood cell count，RBC）、血红蛋白（hemoglobin，Hb）、血细胞比容（hematocrit，Hct）、平均红细胞容积（mean corpuscular volume，MCV）、平均红细胞血红蛋白含量（mean corpuscular hemoglobin，MCH）、平均红细胞血红蛋白浓度（mean corpuscular hemoglobin concentration，MCHC）、红细胞体积分布宽度（red blood cell volume distribution width，RDW）等是否发生改变。

【参考区间】血细胞分析仪（电阻抗法）对静脉血测定的参考区间为：

RBC：成年男性：$(4.3\sim5.8)\times10^{12}$/L，成年女性：$(3.8\sim5.1)\times10^{12}$/L；

Hb：成年男性：130~175g/L，成年女性：115~150g/L；

Hct：成年男性：0.40~0.50，成年女性：0.35~0.45；

MC：成年人：82~100fl；

MCH：27~34pg；

MHCH：316~354g/L。

【临床意义】PUA 患者常有贫血，RBC 和 Hb 降低。若 Hct、MC、MCV、MCHC 等不同程度降低，提示小细胞低色素性贫血，是 PUA 患者消化道慢性出血表现。

【评价】目前，血常规检测普遍采用仪器法，结果准确、可靠。但溶血标本红细胞被破坏时 RBC 降低，静脉血比毛细血管血的 RBC 低 10%~15%；异常血浆蛋白、高脂血症、白细胞数超过 30×10^{9}/L 均会干扰 Hb 测定；各种贫血，如急性、慢性再生障碍性贫血、缺铁性贫血、白血病、各种原因造成的急性或慢性失血、严重的组织损伤及血细胞的破坏以及合成障碍如铁、维生素 B_{12} 的缺乏等可引起 RBC 和 Hb 降低；老年人可因骨髓造血功能逐渐减弱导致 RBC 与 Hb 含量下降。

2. **隐血试验**　隐血（occult blood，OB）是指消化道少量（每日 <5ml）出血，红细胞被消化破坏，胃液、呕吐物、大便等标本外观常无异常改变，肉眼和显微镜下均不能发现、而要用化学或免疫学方法间接证实的出血。大便 OB 试验可初步了解食物消化情况，判断胃肠、胰腺、肝胆功能，了解消化系统有无炎症、出血、寄生虫感染和恶性肿瘤。

【参考区间】定性阴性。

【临床意义】活动性 DU 或 GU 常有少量渗血，大便 OB 试验阳性。但其持续时间一般较短暂，经治疗 1~2 周转阴。若 GU 患者持续阳性，应怀疑有癌肿可能。

【评价】大便 OB 检测常用免疫法和化学法。免疫法特异性强，敏感性高，但对上消化道出血有漏诊的可能，主要用于检测下消化道出血；化学法简便易行，且能检测上消化道出血。因而，对消化道溃疡的诊断来说，化学法比免疫法更适用，但化学法的特异性和敏感性都不如免疫法，干扰因素多，摄入动物血液、肝脏以及一些药物如阿司匹林都可能造成假阳性，而服用维生素 C 可能造成假阴性。

3. 胃泌素 胃泌素是由胃窦和十二指肠黏膜 G 细胞分泌的多肽类激素。按其氨基酸残基数目分为大胃泌素（G-34）、小胃泌素（G17）和微胃泌素（G14），以 G17 为主。胃泌素几乎对整个胃肠道均有作用。临床观察到，切除胃窦的患者，血清胃泌素水平下降，同时可发生胃黏膜萎缩；在患有胃泌素瘤的患者，血清胃泌素水平很高，且多伴有胃黏膜的增生、肥厚。近年还发现，颊黏膜、舌、食管、中枢神经系统也含有胃泌素。

【参考区间】放射免疫分析法（RIA）：15~100pg/ml。

【临床意义】GU 时增高，DU 可反应性增高，但单纯检测胃泌素的诊断意义不大。如怀疑有胃泌素瘤，应行此项测定。

【评价】多种免疫学方法可用来定量检测胃泌素，由于试剂抗体的原因，不同的检测方法结果不具可比性；宜空腹采血，待测血清应立即测定，不得超过 5 小时，否则影响结果；另外，胃泌素易受蛋白质食物影响，且多种疾病可引起血清胃泌素升高，如恶性贫血、胃窦 G 细胞增生、甲状腺功能亢进、肾衰竭、萎缩性胃炎、残留胃窦及 H_2 受体阻断剂、质子泵抑制剂等，应予注意。

4. 胃酸分泌量 胃酸即壁细胞分泌的盐酸（HCl），包括游离酸和结合酸。胃酸分泌量测定包括基础胃酸分泌量（basic acid output，BAO）、最大胃酸分泌量（maximum，acid output，MAO）和高峰胃酸分泌量（peak acid output，PAO）测定。

BAO：注射胃泌素前 1 小时胃液总量与胃酸浓度的乘积（胃酸量）。

MAO：注射五肽胃泌素后每隔 15 分钟连续收集 4 次胃液，分别计算其胃酸量，4 份标本的胃酸量之和即为 MAO。

PAO：即 MAO 测定中胃酸量最高的 2 份标本胃酸量之和乘以 2。

【参考区间】直接滴定法：

BAO：（3.9±1.98）mmol/h；

MAO：（3~23）mmol/h，女性稍低；

PAO：（20.6±8.37）mmol/h；

BAO/MAO：0.2。

【临床意义】老年 GU 患者胃酸分泌正常或稍低于正常；DU 患者常有胃酸分泌过高，但受患者性别、精神、年龄、食欲、烟酒等影响，故胃酸分泌量分析对 PU 诊断和鉴别诊断价值不大。但在下列情况下有参考价值：①帮助区别 GU 是良性抑或恶性，如果 MAO 证明胃酸缺如，应高度怀疑溃疡为癌性；②帮助排除或诊断胃泌素瘤。一般认为，如果 BAO>15mmol/h、MAO>60mmol/h，BAO/MAO 比值 >0.6，提示有胃泌素瘤的可能，应做血清胃泌素测定；③胃手术前后对比测定结果，以估计迷走神经切断是否完全。

【评价】胃酸分泌量测定有许多方法，以五肽胃泌素刺激法最佳。由于有的患者在刺激后 1 小时才出现最大分泌，因而，PAO 比 MAO 更有价值。多种因素可影响胃酸分泌量，如 BAO 随生理节律变化，全天分泌高峰在 14：00~23：00；国内协和医院陈元芳等以及宣武医院消化内科对老年人胃酸分泌量测定表明，老年人胃酸分泌量低于青年人；此外，药物、患者精神状态、神经反射、烟酒嗜好、便秘及标本采集方法等也影响胃酸分泌，解释实验结果应综合分析。

5. 幽门螺杆菌相关检测 指对患者是否感染幽门螺杆菌（Hp）进行检测，分为侵入性和非侵入性检测两大类。侵入性检测方法即依赖内镜取材的检测方法，包括快速尿素酶试验（RUT）、组织学检查、细菌培养和多聚酶链反应（polymerase chain reaction，PCR）等；非侵入性检测方法包括血清学（Hp 抗体）检测、^{13}C 或 ^{14}C- 尿素呼气试验、粪便抗原检测等。

【参考区间】阴性。

【临床意义】血清学（抗体）检测阳性为既往感染，其他方法（病原体）检测结果阳性为现症感染。80% 的 PU 患者 Hp 为阳性。

【评价】侵入性检测方法中，快速尿素酶试验是诊断 Hp 感染的首选方法，操作简便、费用低廉，但应注意近期应用抗生素、铋剂或质子泵抑制剂可暂时减少细菌数量，导致假阴性；组织学检查也是常用的检测 Hp 的方法，可直接观察 Hp，但不同的组织染色方法敏感性不一样，如 Warthin-Starry 银染色阳性率比 HE 染色高；细菌培养是诊断 Hp 感染最特异的方法，常用于根除失败需做药物敏感试验者，然而分离培养技术条件要求十分苛刻，故不作为临床常规的诊断方法；PCR 检测 Hp 具有快速、灵敏的特点，但其特异性受多种因素影响，且费用相对较高。非侵入性检测方法中，^{13}C 或 ^{14}C- 尿素呼气试验诊断 Hp 感染的敏感性和特异性高，可作为根除治疗后复查的首选方法，其中，^{13}C- 尿素呼气试验适用于所有年龄和类型的受检者，并且可在短期内多次重复。^{14}C- 尿素呼气试验可适用于大多数的成人，但不适用于妇女及儿童，且近期服用质子泵抑制剂、铋剂及抗生素也会导致假阴性结果；粪便抗原检测操作简便、省时，适用于所有年龄和类型的受检查者，其诊断 Hp 感染的敏感性、特异性和呼气试验相当。在检查前服用过抗生素、铋剂或质子泵抑制剂等也会导致 Hp 抗原检测产生假阴性结果。血清学检查不能单独作为现症感染的诊断依据，也不宜作为治疗后 Hp 是否根除的证实试验。

6. 十二指肠引流液检查 十二指肠引流液由胰腺外分泌液、胆汁、十二指肠分泌液及胃液组成。用引流术留取标本，分为 D、A、B、C 四管。D 管为十二指肠液，A 管为胆总管液，B 管为胆囊液（胆汁），C 管为肝胆管液（胆汁），对各管引流液进行胆汁的量、颜色、性状、比重等一般性状及显微镜检查。

【参考区间】RBC<10 个 /HP；硫酸镁刺激后 RBC<20 个 /HP；偶见来自胆管或胆囊的柱状上皮细胞及少量胆固醇结晶。

【临床意义】PU 可出现血性胆汁，镜下可见大量红细胞。

【评价】有插管禁忌者，如食管癌、食管狭窄、肝硬化并发食管静脉曲张、新近有溃疡病并发出血、心力衰竭、严重高血压和冠心病者，可影响十二指肠引流液一般性状检验，不宜做此试验。

7. 人表皮生长因子　人表皮生长因子（human epidermal growth factor，hEGF）是由53 个氨基酸组成的耐热单链小分子多肽，广泛存在于体液和多种腺体中，主要由颌下腺、十二指肠合成，具有广泛的生物学效应，可促进靶细胞的 DNA 合成及有丝分裂，促进各种表皮组织生长。对消化系统而言，hEGF 可作用于壁细胞，抑制胃酸和胃蛋白酶分泌并调节细胞防御。因此，hEGF 是胃肠黏膜的天然促生长因子，对维护胃黏膜的完整性具有重要作用，与 PU 的发生有关。

【参考区间】国内外目前尚无大规模 hEGF 水平人群研究及参考区间报道，建议各实验室建立自己的参考区间。

【临床意义】PU 患者明显降低。

【评价】目前 hEGF 检测多为免疫法，包括酶联免疫吸附测定（enzyme-linked immunoSorbent assay，ELISA）和化学发光免疫分析（chemiluminescence immunoassay，CLIA），RIA 因具有放射污染和需要较高的实验条件而较少采用。ELISA 法成本低廉，方法简单，但溶血、脂血、黄疸标本以及血中的类风湿因子、抗体、补体会影响 ELISA 法检测结果。CLIA 法成本较高，但比 ELISA 法更准确、灵敏。

（二）鉴别诊断

1. 需鉴别的疾病　PUA 应与下列疾病相鉴别，以免误诊和漏诊。

（1）胃癌：胃良性溃疡与恶性溃疡（胃癌）相鉴别有时比较困难。一些溃疡型胃癌在早期，其形态和临床表现与良性 GU 颇为相似，甚至经抗溃疡治疗后可暂时愈合，给早期诊断造成困难。

（2）功能性消化不良：或称非溃疡性消化不良，指有消化不良症状而无溃疡或其他器质性疾病，如慢性胃炎、十二指肠炎或胆道疾病者。这些患者常有上腹疼痛、反酸、嗳气、胃灼热、上腹饱胀、恶心、呕吐、食欲减退等消化不良症状，部分患者可有典型的PU 症状。可因精神因素诱发或加重，经内科抗溃疡治疗有效，服用胃肠动力药可明显缓解。本症在青年女性中常见，但老年人也不少见，应注意鉴别。

（3）慢性胆囊炎和胆石症：疼痛与进食油腻有关，位于右上腹，并放射至背部。典型病例伴发热、黄疸，不难鉴别。但少数患者可表现为中上腹疼痛、腹胀等，常误诊为 PU或炎症。

（4）胃泌素瘤：又称卓-艾综合征，有反复发作的顽固性多发性溃疡，或有异位溃疡，多伴有腹泻和明显消瘦；血清胃泌素水平增高，可高达 1 000pg/ml；胃液和胃酸分泌显著增加，BAO>20mmol/h。

此外，还需与淋巴瘤、克罗恩病、结核、巨细胞病毒感染等继发的上消化道溃疡相鉴别。

2. 检测项目　包括血常规、大便常规和隐血（OB）试验、生化项目如血糖（blood glucose，BG）、淀粉酶（amylase，AMY）、电解质，以及幽门螺杆菌（Hp）感染相关检测、胃蛋白酶原、胃泌素 G17、肿瘤标记物等。

三、检验路径

消化性溃疡检验路径见图 6-1。

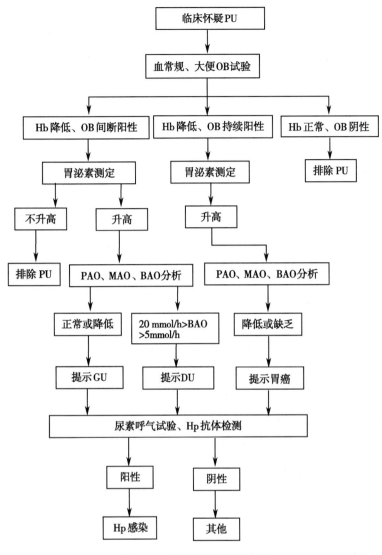

图6-1 消化性溃疡检验路径

第二节 缺血性肠病

一、疾病概况

缺血性肠病是因肠壁缺血、乏氧，最终发生梗死的疾病，包括急性肠系膜缺血（acute mesenteric ischemia，AMI）、慢性肠系膜缺血（chronic mesenteric ischemia，CMI）和缺血性结肠炎（ischemic colitis，IC）。各种原因引起的缺血性肠病表现为肠壁血流减少，导致某段结肠壁血液供应不足或回流受阻，使肠壁营养障碍，相应肠道发生急性或慢性缺血性损害。病变多以结肠脾曲为中心呈节段性发生。其早期病变局限于黏膜层和黏膜下层，临床表现有腹痛、便血及腹泻，严重者可导致肠坏死、穿孔、腹膜炎及感染性休克，是下消化道出血的常见原因之一。根据其严重程度，缺血性肠病分为一过型、狭窄型和坏疽型，后来又将其分为坏疽型和非坏疽型。

（一）老年人缺血性肠病的定义

老年人缺血性肠病以支配结肠的动脉或其分支发生阻塞或非阻塞性病变使局部肠壁供血减少或缺如而发生的肠道损害最常见，因此临床上也称之为 IC。尽管缺血性肠病总的发病率不高，但在老年人中的发病率大大增加，多见于患动脉硬化、心功能不全的老年患者。

（二）老年缺血性肠病的流行病学

随着人口老龄化、动脉硬化相关疾病发病率增加，缺血性肠病的患病率也有所增加，但目前有关缺血性肠病患病率的流行病学资料尚不多见，其确切的发病率很难估计。国外研究表明，大约每 2 000 例住院患者中有 1 例诊断为缺血性肠病，每 1 000 例急诊监护病房患者中有 1 例 AMI 患者，每 100 例接受结肠镜检查的患者中可发现 1 例缺血性肠病。男女缺血性肠病的发病比例相当，我国 90％的 IC 患者为老年患者（≥ 60 岁）。

（三）老年人群特点

1. 病因　结肠缺血的主要病因包括血管本身的病变和血流量的灌注不足、动脉粥样硬化导致肠管的血液供应减少、体循环各种栓子在肠管血管中形成栓塞性病变，即包括非血管阻塞性肠壁缺血和血管阻塞性肠壁缺血，但不包括门静脉高压所致肠系膜静脉血栓形成所引起的肠缺血。

老年人易患缺血性肠病的危险因素包括：

（1）疾病因素：如心力衰竭、心律失常、心房颤动、各种原因所致的休克、动脉血栓形成、机械性肠梗阻等。

（2）医源性因素：如动脉瘤切除术、主动脉手术、冠状动脉搭桥术、肠切除术、肠镜、钡灌肠、妇科手术等。

（3）药物因素：如可卡因达那唑、地高辛、雌激素、苯异丙胺、利尿剂、非甾体抗炎药等。

2. 病理　缺血性肠病的病变并不单纯局限于肠道，包括食管、胃、小肠及大肠等全消化道都可累及，但以大肠、乙状结肠及直肠较常见，特别是左侧结肠，尤以结肠脾曲部常见。病变分布可呈孤立性灶状，单发性或多发性节段状分布，肠系膜上动脉疾病常引起较大范围肠段病变，有报告称可累及全段结肠。

出血、水肿、变性（上皮细胞、腺体及平滑肌等）、炎症性病变、增生修复、溃疡形成和穿孔等是缺血性肠病常见的病理改变。最轻型病例可见黏膜层、黏膜下层出血和水肿，可能伴有轻度坏死或溃疡。严重的缺血，病理改变更类似于炎症性肠病（如慢性溃疡、黏膜隐窝有小脓肿和假性息肉）；重度病例则可见透壁的梗死，进而穿孔。康复后，固有肌层可能被纤维组织替代，导致肠腔狭窄。随着正常血流的恢复，再灌注损伤可能再次损伤结肠。

3. 临床表现　原发性、持续性急性腹痛伴阵发性加剧，早期恶心、呕吐，后期有不完全性肠梗阻表现；血性腹泻、发热；多伴高血压病、动脉硬化、心脏病、休克和长期服药等病史。

（1）AMI：具有以下三联征：剧烈上腹痛或脐周痛而无相应的体征；器质性心脏病合并心房颤动；胃肠道排空障碍。AMI常以突发剧烈腹痛，伴频繁呕吐和腹泻为主要症状，约75%患者大便OB阳性，15%患者可伴有血便；部分患者可出现肠梗阻；部分重症患者可出现溃疡及穿孔。本病起病急，早期无特异表现，病死率高。约80%患者肠系膜动脉阻塞是由动脉粥样硬化和风湿性心脏病引起的，其次是血管造影后动脉粥样硬化斑块脱落所致。

（2）CMI：典型症状为餐后腹痛、畏食和体重减轻。主要表现为反复发生的与进食有关的腹痛。腹痛可为持续性钝痛，程度不一，定位不明确，以脐周或左下腹多见（与缺血的肠段有关），多发生于餐后15~30分钟，1~2小时达高峰，随后腹痛逐渐减轻。蹲坐位或卧位可使部分患者腹痛缓解。

（3）IC：典型症状为腹痛，多位于左下腹，为突发性绞痛，轻重不一，进食后加重。腹痛时多伴有便意。部分患者可在24小时内排出与粪便相混合的鲜红色或暗红色血便。其他症状有厌食、恶心、呕吐、低热等；体检可发现腹部轻中度压痛、低热、心率加快；发生肠梗死时可有腹部压痛、反跳痛、腹肌紧张、肠鸣音逐渐减弱甚至消失等腹膜炎的体征。

（四）分期分型

1. 按临床病理分期　分为急性期、亚急性期和慢性期。

2. 按临床病理分型　分为急性型和慢性型。

二、实验室诊断及鉴别诊断

由于缺血性肠病缺乏特异性的临床症状，根据临床表现进行早期诊断比较困难。有缺血性肠病基础的患者，如出现持续或突发腹痛，经检查无特殊时应考虑缺血性肠病的可能。若胃肠分泌物中OB阳性或血便、外周血WBC升高等则对诊断有一定帮助。如出现剧烈腹痛、急腹症或休克体征需警惕有无肠穿孔的可能。内镜检查具有确诊意义，特别是在便血期，是早期诊断的关键，并能确定病变范围及病变阶段，同时能获取组织学检查，有助于与其他炎性肠病、细菌性痢疾、结肠癌相鉴别。

（一）常规检查

1. 一般检测项目

（1）血常规：与缺血性肠病相关的血常规检查内容包括红细胞计数（RBC）、血红蛋白（Hb）、白细胞计数（WBC）和白细胞分类计数（differential count，DC）。分类计数一般有百分率（%）和绝对值两种表示方法，包括中性粒细胞（neutrophil，N）、嗜酸性粒细胞（eosinophil，E）、嗜碱性粒细胞（basophil，B）、淋巴细胞（lymphocyte，L）和单核细胞（monocyte，M）。

【参考区间】血细胞分析仪（电阻抗法）对静脉血测定的参考区间为：

RBC：成年男性：$(4.3\sim5.8)\times10^{12}/L$；成年女性：$(3.8\sim5.1)\times10^{12}/L$；

Hb：成年男性：130~175g/L；成年女性：115~150g/L；

WBC：成人：$(3.5\sim9.5)\times10^{9}/L$；

N：$(2\sim7)\times10^{9}$；N%：50%~70%；

L：$(0.8\sim4)\times10^{9}$；L%：20%~40%；

E：（0.05~0.5）×10^9；E%：0.5%~5%；

B：（0.0~1.0）×10^9；B%：0~1%；

M：（0.12~0.8）×10^9；M%：3%~8%。

【临床意义】

血常规是诊断缺血性肠病的必要指标。缺血性肠病患者 WBC 常 >20×10^9/L，中性粒细胞（N）升高；多数患者 RBC 和 Hb 降低。

【评价】血常规是最一般、最基本的血液检验。通过观察血液中有形细胞——红细胞、白细胞和血小板的数量变化及形态分布来判断患者是否有感染、贫血，以及是否有血液疾病的可能性，是临床诊断病情的常用辅助检查手段之一。目前血常规检测普遍采用仪器法，结果准确、可靠，但仍受多种因素影响：

1）影响 RBC、Hb 检测的相关因素：参见前文。

2）影响 WBC、DC 的相关因素：标本抗凝不充分、外周血出现有核红细胞、巨大血小板和血小板聚集等会影响 WBC 及 DC；很多疾病如炎症、感染、尿毒症、白血病、组织损伤和急性出血会引起白细胞升高。

（2）大便常规及隐血试验：大便常规检查包括一般检验和显微镜检验，不包含隐血（OB）试验。大便常规一般检验是指对大便的颜色、性状进行肉眼观察；大便显微镜检验是指在光学显微镜下观察大便中有无红细胞、白细胞、细菌、虫卵和原虫。通过大便常规及 OB 试验可以初步了解食物消化情况，判断胃肠、胰腺、肝胆功能，了解消化系统有无炎症、出血、寄生虫感染和恶性肿瘤。

【参考区间】正常成人大便为黄褐色成形软便，显微镜下无红细胞、偶见白细胞、无寄生虫虫卵和肠道原虫，OB 定性阴性。

【临床意义】缺血性肠病患者常见血性稀薄便，显微镜下常见红细胞、白细胞，有些患者可见寄生虫如阿米巴原虫、脊形管圆线虫；OB 试验阳性提示患者消化道微量出血。

【评价】大便常规检查简单易行，费用低廉，但应避免干扰，如检查前 3 天不要吃辛辣及不易消化的食物，也不要用灌肠或是使用油剂泻药排出的粪便。如果不是治疗需要，最好停用铁剂、铋剂和维生素 C；OB 是诊断缺血性肠病的必要指标，但解释结果时应注意不同的检测方法（参见前文）。

（3）血清乳酸脱氢酶（lactic dehydrogenase，LDH）：LDH 是糖无氧酵解及糖异生的重要酶系之一，催化丙酮酸与 L– 乳酸之间的还原与氧化反应。LDH 在有氧（碱性）条件下促进乳酸向丙酮酸转化，而在无氧（中性）条件下促进丙酮酸向乳酸转化。LDH 几乎存在于所有组织中。正常情况下，血清中 LDH 活性比细胞组织中低约 1 000 倍。但当机体组织损伤时其中所含的 LDH 释放出来，或在酸性条件下正常乳酸转化为丙酮酸的过程受阻，以及肝脏处理乳酸的能力下降后都可以导致血清 LDH 升高。

【参考区间】速率法：成人（20~79 岁）：120~250 U/L。

【临床意义】缺血性肠病因为肠缺血，肠壁组织在缺氧状态下无氧代谢增强，导致 LDH 活性升高。

【评价】血清 LDH 活性升高无特异性，在肝、肾、胰等疾病以及各种贫血、肺栓塞、心肌炎、骨骼肌病、休克以及剧烈活动等都会升高。因而，单纯以 LDH 诊断缺血性肠病仅具辅助意义；标本轻微溶血就会使结果假性升高，故采血时应避免溶血。

（4）肌酸激酶及其同工酶：肌酸激酶（creatine kinase，CK）广泛分布于骨骼肌、心脏、脑组织及胃肠道等组织的细胞质和线粒体中，是一个与细胞内能量运转、肌肉收缩、腺苷三磷酸（adenosine triphosphate，ATP）再生有直接关系的重要激酶，可逆地催化肌酸与 ATP 之间的转磷酰基反应，调节细胞能量代谢。当组织细胞缺氧、酸中毒造成细胞内线粒体功能不全时，ATP 合成下降，能量供应不足，蛋白合成与分解失衡，影响生物合成和修复，细胞肿胀，细胞膜通透性增加，使 CK 及其同工酶（CK-MB）大量释放入血。

【参考区间】

速率法测定成人（20~79 岁）CK 活性：男性：50~310U/L，女性：40~200U/L；

免疫抑制法测定 CK-MB 活性：<15U/L；单克隆抗体测定 CK-MB 质量：<5μg/L。

【临床意义】

正常人血清中 CK 活性低。当发生肠缺血性损害时，CK 大量释放，早期即进入血液，导致血液中 CK、CK-MB 不同程度增加。CK 及 CK-MB 峰值出现在肠缺血的不同时段，且酶活性增加与肠管损害范围和程度呈正比，因此对肠缺血的诊断和缺血时间、缺血程度评价应有一定价值，但目前仍然还未得到临床证实。

【评价】CK 在胃肠道组织中活性最高，有一定的器官特异性，但肌萎缩、骨骼肌损伤和脑疾病，剧烈运动甚至肌注某些药物如青霉素、氯丙嗪，以及在进行一些心脏疾病治疗如心导管、电复律时均可引起 CK 活力升高；此外，标本溶血也会影响检验结果。

（5）D- 二聚体：D- 二聚体是纤维蛋白单体经活化因子 ⅩⅢ 交联后，再经纤溶酶水解所产生的一种特异性降解产物。正常人纤溶酶和纤溶抑制酶之间保持着动态平衡，使血液循环正常进行。在外伤或血管受损的情况下，机体发生凝血时，凝血酶作用于纤维蛋白，使之转变为交联纤维蛋白，同时纤溶系统被激活，从而降解纤维蛋白形成各种碎片，最终形成 D- 二聚体。D- 二聚体水平的上升，代表血块在血管循环系统中形成，是急性血栓形成的一个敏感标记物。

【参考区间】定性阴性；免疫透射比浊（IAT）法定量：<0.25mg/L。

【临床意义】近年来的研究表明血中 D- 二聚体含量是急性肠系膜血管病变致肠缺血的早期诊断指标，如肠系膜上动脉闭塞的患者，D- 二聚体水平升高。对大鼠的研究发现，肠系膜血流阻断 2 小时后血浆 D- 二聚体即迅速升高，缺血时间越长，血浆 D- 二聚体含量越高。有研究显示 D- 二聚体检测诊断 AMI 的灵敏度和特异性与肠系膜双向 CT 血管造影的灵敏度和特异性类似，分别为 94.7％ 和 78.6％。而 D- 二聚体检测更简便，因而血 D- 二聚体水平升高对缺血性肠病的诊断有一定意义，但其升高程度与病情严重程度的关系仍需进一步研究。

【评价】IAT 法测定 D- 二聚体灵敏度高，检测时间短，优于定性法，但脂血标本会影响检测结果。而且，D- 二聚体在深静脉血栓、肺动脉栓塞、心肌梗死、脑梗死和弥散性血管内凝血时可明显发生变化，在应用时应注意患者是否患有这些疾病。

2. 在研检测项目

（1）D- 乳酸（D-lactic acid，D-LA）：D-LA 为 L-LA 的立体异构体，是细菌代谢、裂解的产物。肠道菌群中大部分细菌均可产生 D-LA。人从食物中摄取后，正常情况下很少被吸收，并且哺乳动物不具备将其快速降解的酶系统。当肠黏膜通透性增加时，肠道中细菌产生的大量 D-LA 通过受损黏膜入血，使血浆 D-LA 水平升高。故监测血中 D-LA 水平可反映肠黏膜损害程度和通透性变化。

【参考区间】国内外目前尚无大规模 D-LA 水平人群研究及参考区间报道，建议各实验室建立自己的参考区间。

【临床意义】缺血性肠病发生肠缺血后，肠壁通透性增加；同时黏膜脱落，渗出物增加，细菌大量繁殖致 D-LA 含量增加，引起血中 D-LA 水平升高。由于肠壁通透性改变即可引起血中 D-LA 增加，故肠缺血后 D-LA 变化出现较早。因此，D-LA 在肠缺血的早期诊断和病情发展变化的监测过程中可能具有重要的意义。

【评价】目前 D-LA 检测多采用 ELISA 法。ELISA 法检测灵敏度高、特异性强，但溶血、脂血、黄疸标本以及血中的类风湿因子、抗体、补体会影响检测结果。此外，败血症、外伤、酸中毒和肝昏迷时血中 D-LA 也可明显升高。因此，D-LA 对缺血性肠病具有辅助诊断价值，但不具确诊意义。

（2）α- 谷胱甘肽 S 转移酶：谷胱甘肽 S 转移酶（glutathione S-transferase，GST）是体内生物转化最重要的 II 相代谢酶，是细胞抗损伤、抗癌变的主要解毒系统。该酶主要包括 α、μ、π、θ 等亚型。其中 μ-GST、π-GST 和 θ-GST 存在于各种器官的细胞胞质中，α-GST 则主要存在于肝、肾和肠等器官的细胞中。

【参考区间】国内外目前尚无大规模 α-GST 水平人群研究及参考区间报道，建议各实验室建立自己的参考区间。

【临床意义】α-GST 对肠缺血比较敏感，肠缺血时可以明显升高，被视为肠上皮细胞损伤的潜在指标。大量研究提示，α-GST 水平与 AMI 有明显关系。国内张福先等以家兔制作 AMI 动物模型进行研究，结果显示急性肠系膜血管缺血时 α-GST 明显升高。Mogan 等人对接受心脏手术的患者进行研究发现，有肠道并发症的患者的 α-GST 水平高于没有发生肠道并发症的患者，因而认为 α-GST 有助于诊断肠道缺血及因肠道缺血引起的肠道疾病。Meta 分析表明 α-GST 诊断单纯急性肠缺血的敏感性为 67.8%，特异性为 67.8%，以 4ng/ml 为 α-GST 诊断 AMI 的阈值，其敏感性为 100%，特异性为 86%。

【评价】目前，α-GST 检测多采用 ELISA 法。ELISA 法检测灵敏度高、特异性强，但标本溶血、脂血、黄疸以及血中的类风湿因子、抗体、补体影响检测结果；此外，血或尿中 α-GST 水平升高可以表明肠道损伤，也可以表明肝脏和肾脏损伤，因而 α-GST 对于肠缺血并不具有特异性。研究认为，将 α-GST 作为血清学标记物与患者临床表现和其他影像检查有效结合，将改善缺血性肠病的诊断和评估以及更有效的治疗。

（3）肠脂肪酸结合蛋白：脂肪酸结合蛋白（fatty acid binding protein，FABP）是细胞内脂质结合蛋白超家族成员的小胞质蛋白，广泛存在于哺乳动物的小肠、肝、心、脑、骨骼肌等组织细胞内，可将脂肪酸从细胞膜上运送到脂肪酸氧化和甘油三酯及磷脂合成的场所，在长链脂肪酸的摄取、转运及代谢调节中发挥重要作用。FABP 在不同的组织有不同的类型，主要根据其首次被发现的部位进行分类，目前已分离出 9 种类型。其中，肠脂肪酸结合蛋白（IFABP）首次是从肠道中分离出的，主要存在于对缺氧最敏感的肠黏膜纤毛上，占细胞蛋白总量的 2% ~3%。

【参考区间】国内外目前尚无大规模 IFABP 水平人群研究及参考区间报道，建议各实验室建立自己的参考区间。

【临床意义】在正常人的血清中不能检测出 IFABP。由于肠缺血或炎症时细胞膜的通透性较大。低分子的 IFABP 可以通过细胞膜释放入血，血中 IFABP 水平升高。AMI 试验证实，IFABP 对肠系膜缺血有较好的诊断价值，可作为肠缺血疾病早期抗氧化治疗的指征。国内学者用大鼠制作肠缺血模型测定血清中 IFABP 含量，并与 LDH、CK-MB 及 CK-BB 的含量进行比较，发现肠缺血后血清中最早出现 IFABP 含量的升高。与传统的血清学指标相比，IFABP 具有出现时间早、特异性强的特点。且 IFABP 诊断肠缺血性损害的敏感性达到 100%，也高于肠黏膜损害的其他酶学指标，这对小肠缺血性损害有重要提示作用和鉴别诊断价值。

【评价】目前 IFABP 检测多采用 ELISA 法。ELISA 法检测灵敏度高、特异性强，但溶血、脂血、黄疸标本以及血中的类风湿因子、抗体、补体会影响检测结果；另外，急腹症患者 IFABP 几乎都会有所升高，如急性化脓性阑尾炎、空腔脏器穿孔等，应注意鉴别。

（二）鉴别诊断

缺血性肠病缺乏特有的临床表现，常被误诊或漏诊。因此需与其他疾病相鉴别，以提高诊断的准确率、降低误诊率。

1. 需鉴别的疾病 缺血性肠病需与下列疾病相鉴别：

（1）溃疡性结肠炎：溃疡性结肠炎与缺血性肠病的共同临床表现是都出现腹痛、便血。不同的是溃疡性结肠炎患者大便多为黏液脓血便，显微镜下见大量成团的脓细胞，且患病人群多为中青年，发病原因未明，病程较长，反复发作。

（2）克罗恩病：克罗恩病与缺血性肠病的共同特点是都可出现腹痛，腹泻等症状并伴有消瘦和贫血。不同的是克罗恩病病程漫长，疾病反复，发病原因未明。

（3）结肠癌：两者发病都多为中老年人群，都可表现为腹痛、便血、消瘦。但缺血性肠病多与高血压、糖尿病等疾病密切相关。

（4）慢性胰腺炎：慢性胰腺炎与缺血性肠病的共同临床表现是腹痛、腹泻、消瘦且与糖尿病相关。但慢性胰腺炎的腹痛、腹泻呈反复发作或持续性，并有脂肪泻和黄疸出现。

（5）慢性胆囊炎和胆石症：疼痛与进食油腻有关、位于右上腹、并放射至背部，典型病例伴发热、黄疸，不难鉴别。但少数患者可表现为中上腹疼痛、腹胀等，常被误诊。

（6）乙状结肠憩室炎：本病多见中年男性，有便秘，或便秘与腹泻交替的临床表现，大多数患者大便无带血。偶有大出血为鲜红色且量多。

（7）细菌性肠炎：细菌性肠炎为各种细菌，如痢疾杆菌、沙门菌、大肠埃希菌、耶尔森菌、空肠弯曲菌等感染肠道。急性发作时发热、腹痛较明显，粪便培养可分离出致病菌。

2. 检测项目 包括大便常规、大便细菌培养、大便隐血（OB）试验、血常规、血糖（BG）、血脂、血/尿淀粉酶（AMY）、肝功能、肾功能、心肌酶谱等。

缺血性肠病的实验室诊断与鉴别诊断见表6-1。

表6-1 缺血性肠病的实验室诊断与鉴别诊断

检测项目		缺血性肠病	溃疡性结肠炎	克罗恩病	结肠癌	慢性胰腺炎	慢性胆囊炎/胆石症	细菌性肠炎
大便常规	性状	红色稀便	黏液脓血便	稀糊状	黏液脓血便	色淡、有光泽和气泡、恶臭		黏液或脓血便、有腥臭味
	镜下	可见红细胞、白细胞	大量红细胞、脓细胞	可见红细胞、白细胞	大量红细胞、白细胞	大量脂肪球、肌肉纤维	寄生虫性胆囊炎可发现虫卵、毛蚴	白细胞>10/HP、少量红细胞
细菌培养		大便致病菌培养阴性	大便致病菌培养阴性					呕吐物及大便致病菌培养阳性
大便OB		阳性	阳性	可阳性	持续阳性	可阳性		阳性
血常规		RBC、WBC升高	中、重度贫血，WBC正常或升高	RBC及Hb降低、WBC常增高	RBC及Hb降低		中性粒细胞可增高，部分病例可有贫血	WBC轻度增高，中性粒细胞增多
尿常规							胆红素阳性、尿胆原减少	
BG		升高				葡萄糖耐量试验可出现糖尿病曲线		
血脂		升高						
血AMY		升高				升高不明显、AMY分泌激发试验可阳性		

续表

检测项目	缺血性肠病	溃疡性结肠炎	克罗恩病	结肠癌	慢性胰腺炎	慢性胆囊炎/胆石症	细菌性肠炎
肝功能	白蛋白降低		白蛋白降低		胆红素升高	可有转氨酶、转肽酶、碱性磷酸酶、胆红素升高	
心肌酶谱	血清肌酸激酶、LDH升高						
凝血功能	D-二聚体升高	凝血酶原时间延长、纤维蛋白原常降低					
电解质		低血钾症最常见，低血钠症次之，亦可出现低血镁症	血清钾、钠、钙、镁等可下降				电解质紊乱
铁代谢		血清铁、铁蛋白及转铁蛋白下降					
免疫学检查			免疫球蛋白IgG、IgA增高、TNF-α IL-1、IL-6、IL-8不同程度增高	CEA/CA19-9/CA242及CA50可升高			
基因检测				Ki-ras基因突变			
十二指肠引流						胆汁中黏液增多；白细胞成堆，细菌培养或寄生虫检查阳性	

注：OB=隐血；BG=血糖；AMY=淀粉酶；RBC=红细胞计数；WBC=白细胞计数；LDH=乳酸脱氢酶；Hb=血红蛋白；Ig=免疫球蛋白；TNF=肿瘤坏死因子；IL=白细胞介素；CEA=癌胚抗原；CA=糖类抗原；HP=高倍镜视野

三、检验路径

缺血性肠病检验路径见图 6-2。

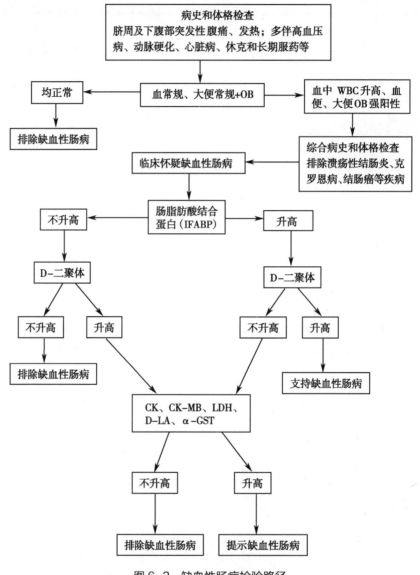

图 6-2 缺血性肠病检验路径

第三节 便 秘

一、疾病概况

（一）老年人与便秘

便秘（constipation）指连续 3 个月内每周排便次数少于 3 次，且至少四分之一的排便伴有大便干结、排便困难、排便不尽感甚至需要手助排便的一组临床症状，是一种常见的老年综合征。随着社会老龄化、生活方式和饮食结构的改变及社会精神心理因素的影响，便秘的发病率显著上升，约 1/3 的老年人出现便秘。便秘可分为两类：原发性便秘（primary constipation，PC）和继发性便秘（secondary constipation，SC）。PC 是指结直肠和肛门功能性疾病引起的便秘，也称之为功能性便秘（functional constipation，FC），临床上绝大多数患者属于此种类型。SC 是指器质性疾病或药物引起的便秘。尽管大多数便秘无肠道器质性疾病，其本身也不是恶性疾病，不直接导致死亡，但是便秘可能是肠道某些器质性疾病，也可能是多器官功能紊乱的结果。便秘可引起胃肠功能紊乱，诱发或加重多种疾病，如肛裂、痔疮、粪石性肠梗阻、结肠压迫性溃疡及穿孔、大便失禁、假性腹泻、腹壁疝，甚至诱发心脑血管疾病造成猝死等严重后果；同时，老年患者泻剂的滥用也可造成许多不良反应。此外，便秘还可能伴随泌尿功能减退。因此，便秘对老年人的健康造成严重危害，明显影响老年人生理、心理健康和生活质量，及时有效治疗便秘对保持老年人的健康具有十分重要的意义。

（二）便秘的流行病学调查

便秘的流行病学调查各家报道颇不一致，这可能与种族和地域、采用的诊断标准和调查方法不同有关。流行病学调查显示，西方国家 FC 的发生率在 2.0%~28.0%；我国的发病率为 3.0%~17.6%，且随年龄增长而增高，老年人多于青壮年，女性多于男性，北方地区高于南方地区，乡村高于城市。如北京地区老年人便秘患病率最高（18.2%），广州地区最低（4.1%）；农村以沈阳地区老年人便秘患病率最高（24.0%），上海地区最低（1.3%）。多项以社区为基础的大规模流行病学调查研究结果显示，慢性便秘的患病率在 60 岁及以上老年人群中为 15%~20%，84 岁及以上可达 20.0%~37.3%，在接受长期护理的老年人中甚至高达 80%。

（三）老年人群特点

1. **病因** 老年人便秘与下列危险因素密切相关：

（1）生理功能减退：老年人牙齿松动脱落、咀嚼功能减退；口渴感觉功能下降，液体摄入不足；胃肠黏膜萎缩、分泌黏液减少；唾液腺、胃、肠、胰腺等的消化酶分泌减少；结肠肌层变薄、胃肠平滑肌张力减弱、胃肠反射功能降低、蠕动减慢；内脏感觉异常；腹肌、盆底肌及肛门内外括约肌收缩无力或协调障碍、敏感性降低等。

（2）不良生活习惯：没有养成定时排便，或因行动不方便、环境条件不允许、排便体位改变导致长期忽视或抑制便意；食物过于精细、进食量减少、膳食纤维和水分摄入不足等饮食习惯不良；活动减少，特别是久坐、长期卧床。

（3）社会心理因素：焦虑、抑郁、暴躁、生活中的突发事件等；社会地位、经济收入、受教育程度。

（4）遗传因素：研究表明，便秘的发生存在一定的家族聚集性，且家族中便秘的患病病例数越多，其家属便秘的患病危险性越高。

（5）慢性疾病：胃肠道疾病如肿瘤、炎症、或其他原因引起的肠腔狭窄、梗阻等；直肠、肛门病变如直肠脱垂、痔疮，直肠前膨出、盆底病等；累及消化道的系统性疾病如糖尿病、硬皮病、垂体功能低下、嗜铬细胞瘤、神经系统疾病等。

（6）药物：服用阿片类药物、钙拮抗药、抗胆碱类药、含钙或铝的抗酸剂、抗组胺药、部分抗抑郁药、肠道抗生素、抗帕金森病药及 NSAIDs 均可导致便秘，此外，老年人长期使用泻药也可引起便秘等。

2. 病理 正常排便需要含有一定量膳食纤维和保持适当水分的胃肠内容物以正常速度通过消化道各段，抵达直肠并刺激直肠肛管，诱发排便反射，引起盆底肌群协调活动，完成排便。若任何环节障碍，均可引起便秘。FC 发病机制尚未完全阐明。病理生理学机制包括肛门直肠功能障碍和结肠传输延缓两个方面。由于某些病因，如社会心理因素的影响，引起中枢神经 – 肠神经轴的综合调控异常、胃肠激素发生变化，致使肛门直肠对排便感觉阈值增高、敏感性下降，造成肛门括约肌或盆底肌功能失调，肛门坠胀却无便意感；同时也导致结肠巨大迁移性收缩波减少，引起结肠将内容物推进速度减慢，导致便秘。

3. 临床表现 包括：

（1）便意少、便次减少：此类便秘可见于慢通过型和出口梗阻型便秘。前者是由于通过缓慢，使便次和便意均减少，但间隔一定时间仍能出现便意，粪便常干硬，用力排便有助于排出粪便。而后者常常是感觉阈值升高，不易引起便意，因而便次减少，粪便不一定干硬。

（2）排便艰难、费力：突出表现为粪便排出异常艰难，以出口梗阻型便秘多见。患者用力排便时，肛门外括约肌呈现矛盾性收缩，以致排便困难。这种类型的便秘便次不一定少，但费时费力。如伴有腹肌收缩无力，则更加重排便难度。另一种情况是由于通过缓慢，粪便内水分过多被吸收，粪便干结，尤其是长时间不排便，使干硬的粪便排出困难，可发生粪便嵌塞。

（3）排便不畅：常有肛门直肠内阻塞感，虽频有便意，便次不少，但即使费力也无济于事，难有通畅的排便。可伴有肛门直肠刺激症状，如下坠、不适等。此类患者常有感觉阈值降低，直肠感觉高敏或伴有直肠内解剖结构异常，如直肠内套叠以及内痔等。

（4）腹痛或腹部不适：常见于肠易激综合征（irritable bowel syndrome，IBS）便秘型，排便后缓解。

（四）便秘类型

1. 根据性质分类 分为 FC、器质性便秘（organic constipation，OC）和药物相关性便秘（drug-induced constipation，DC）。

（1）FC：指结直肠和肛门功能性疾病引起的便秘。FC 是老年人最常见的便秘类型，根据患者的肠道动力和直肠肛门功能改变的特点分为 4 个亚型。

1）慢传输型：老年人结肠动力减退，易发生慢传输型便秘，其特点是结肠传输时间延长，主要表现为排便次数减少、粪便干硬、排便费力。

2）排便障碍型：即功能性排便障碍，既往称为出口梗阻型便秘，主要表现为排便费力、排便不尽感、排便时肛门直肠堵塞感、排便费时甚至需要手法辅助排便等，此型便秘在老年人中亦多见。

3）混合型：患者同时存在结肠传输延缓和肛门直肠排便障碍的证据。

4）正常传输型：多见于便秘型 IBS，腹痛、腹部不适与便秘相关，排便后症状可缓解，老年人较少见。

（2）OC：指器质性疾病引起的便秘。导致老年人慢性便秘的常见器质性疾病见表 6-2。

（3）DC：是指器质性疾病或药物引起的便秘。老年人常用的可引起或加重便秘的药物有阿片类镇痛药、三环类抗抑郁药、抗胆碱能药物、抗组胺药、抗震颤麻痹药、神经节阻滞剂、NSAIDs、含碳酸钙或氢氧化铝的抗酸剂、铋剂、铁剂、钙拮抗剂、利尿剂及某些抗菌药物等。

表6-2　导致老年人慢性便秘的常见器质性疾病

分类	疾病
肠道疾病	肿瘤、憩室病、痔疮、肛裂、炎症性肠病、腹壁疝、肠扭转、肠结核、直肠脱垂、直肠膨出、腹腔肿瘤或其他外压性疾病所致肠梗阻、既往有炎症性外伤性 / 放射性或手术所致的肠道狭窄、盆腔或肛周手术史等
神经系统疾病	脑血管疾病、多发性硬化、帕金森病、外伤或肿瘤所致脊髓损伤、自主神经病变、认知障碍、痴呆等
肌肉疾病	淀粉样变性、硬皮病、系统性硬化症等
电解质紊乱	高钙血症、低钾血症、高镁血症等
内分泌和代谢疾病	糖尿病、甲状腺功能减退症、甲状旁腺功能亢进症等
心脏疾病	充血性心力衰竭等

2. 根据严重程度分类　根据症状轻重以及对生活影响的程度可将便秘分为轻度、中度、重度。

（1）轻度：指症状较轻，不影响生活，经一般处理能好转，无需用药或较少用药；重度指便秘症状持续患者异常痛苦，严重影响生活，不能停药或治疗无效。

（2）中度：介于轻度与重度之间。

（3）重度：难治性便秘（慢性顽固性便秘）属重度便秘，指经药物及各种非手术治疗难以奏效、可能需要手术治疗的便秘。

二、实验室诊断及鉴别诊断

老年人便秘目前主要根据罗马Ⅳ（Rome Ⅳ）标准和患者主诉进行诊断，即诊断前症状出现至少6个月，其中至少近3个月有症状，且至少四分之一的排便情况符合下列2项或2项以上：排便费力感、干球粪或硬粪、排便不尽感、肛门直肠梗阻感和（或）堵塞感、需手法辅助排便，每周排便少于3次。诊断内容包括病史、病因和（或）诱因、程度、便秘类型，必要时进行生活质量评估。可根据临床需要做必要的有针对性的检查，如血常规、大便常规和OB试验应作为老年便秘患者的常规检查和定期随访的指标之一。对严重慢性便秘或有报警症状（便血、贫血、消瘦、发热、黑便、腹痛等）的老年患者应进一步行大肠镜、血生化、甲状腺功能等检测以及相关影像学检查，明确便秘是否为器质性疾病所致。如果出现体重减轻、贫血、便血及有结肠癌家族史，应做结肠镜检查以明确患者是否患有恶性肿瘤。

（一）常规检查

1. 血常规　血常规检查的多项参数数据中，与便秘有关的红细胞相关参数主要包括 RBC，Hb、网织红细胞绝对值（reticulocyte，Rct）、网织红细胞百分比（Rct%）、网织红细胞生成指数（reticulocyte production index，RPI）等。另外，嗜碱性点彩红细胞

（basophilic stippling cell）和嗜多色性红细胞（polychromatophilic erythrocyte）等红细胞形态学检查对便秘的诊断与鉴别诊断也具有一定的参考意义。

【参考区间】

RBC（仪器法）：成年男性：$(4.3\sim5.8)\times10^{12}$/L，成年女性：$(3.8\sim5.1)\times10^{12}$/L；

Hb（仪器法）：成年男性：130~175g/L，成年女性：115~150g/L；

Rct（仪器法）：成人：$(24\sim84)\times10^9$/L；

Rct%（仪器法）：成人：0.5~1.5；

RPI（仪器法）：2；

嗜碱性点彩红细胞（显微镜计数法）：$<300/10^6$红细胞（<300个/百万红细胞）；

嗜多色性红细胞（显微镜计数法）：偶见。

【临床意义】FC患者血常规检查多属正常，但OC如大肠癌特别是右侧结肠癌等患者的便秘症常伴有不同程度的贫血；慢性铅中毒便秘症患者血涂片中有网织红细胞、嗜碱性点彩红细胞与嗜多色性红细胞增多。因此，血常规检查对鉴别FC和OC具有重要意义。

【评价】尽管血常规检查对鉴别FC和OC具有重要意义，但美国结直肠外科医师学会（ASCRS）便秘临床诊治指南指出，便秘患者未出现警报症状、无筛查推荐或其他严重合并症，无需做血常规检查。

2. 大便常规

【参考区间】正常成人大便为黄褐色成形软便，显微镜下无红细胞、偶见白细胞、无寄生虫虫卵和肠道原虫。

【临床意义】正常情况下，大便主要由食物消化后不能吸收的食物残渣、纤维素、消化道分泌物、消化道脱落细胞、细菌、无机盐和水组成，无红细胞。不同原因或病变引起的便秘，或不同类型的便秘，大便的性状及显微镜检查结果各不相同。因此，根据大便的性状可初步判断引起便秘的原因、便秘的性质，以及引起便秘的病变部位等。

（1）习惯性便秘：大便多呈大段或干燥大块状，或为秘结干燥的粗长条状，或如羊粪小丸状。少数习惯性便秘大便为起初干燥而后溏软，也有的大便并不太坚硬。

（2）痉挛性便秘：大便呈干燥坚硬的颗粒，状如羊粪或兔粪。

（3）肠梗阻便秘或大便堵塞性肠梗阻：呈黏液便。

（4）直肠便秘：大便多为深褐色大团块状；或大便团块表面附着黏液、血丝，显微镜下可见红细胞和白细胞。

（5）肠结核便秘：大便干硬，常表现为便秘与腹泻交替出现。

（6）肠易激综合征便秘：大便状如羊粪，但常伴有较多的黏液，镜下可见白细胞。

（7）直肠癌便秘：大便条一侧常有沟，或大便条逐渐变细，常有血便，镜下可见红细胞和白细胞。

（8）直肠狭窄所致的便秘：大便为细条状。

（9）大便嵌塞性便秘：稀、黏液大便，镜下可见白细胞，直肠指诊检查可摸到直肠内堵满嵌塞的干燥粪块。

（10）结肠癌便秘：大便形状变细，多为血便或脓血便，镜下可见红细胞、白细胞或脓细胞。

【评价】参见前文。

3. 大便隐血试验

【参考区间】定性阴性。

【临床意义】隐血（OB）试验可帮助鉴别结直肠、肛门病变引起的 OC 与 FC。有消化道出血的 OC（如直肠便秘、肠结核便秘），本试验为间断阳性；恶性肿瘤引起便秘时（如直肠、结肠癌便秘），粪便 OB 可持续阳性。

【评价】参见前文。

4. 血生化检查　是指检测存在于血液中的各种离子、糖类、脂类、蛋白质以及各种酶、激素和机体的多种代谢产物的含量。在便秘的诊治中，主要针对可导致便秘的内分泌、代谢性因素进行检查，为便秘诊断和治疗提供依据，并帮助临床确定病情和监测治疗效果。

（1）血糖：血糖（BG）指血液中的葡萄糖，包括：

1）空腹 BG：是指在隔夜空腹（至少 8~10 小时除饮水外未进任何食物）后，早餐前采血所检测的 BG 值。

2）餐后 2 小时 BG：指从吃第一口饭的时间开始算起，测量 2 小时后的 BG 值。

【参考区间】葡萄糖氧化酶 – 过氧化酶（GOD-POD）法测定静脉血参考区间为：

空腹 BG：3.9~6.1mmol/L；

餐后 2 小时 BG：≤7.8mmol/L。

【临床意义】便秘时胃肠排空迟缓，食物成分的吸收增多，不利于血糖控制，便秘症状越严重，则 BG 越高；而高 BG 本身又极易导致胃肠道自主神经功能紊乱，甚至直接造成胃肠损害，结果也可引起便秘。因此，BG 监测对便秘患者的病情监测和预后评估具有重要意义。

【评价】BG 测定简单、快速、准确，但结果受以下多种因素影响：

1）标本：BG 测定可以测血浆、血清和全血葡萄糖，一般来说用血浆或血清测定结果更为可靠，全血葡萄糖比血浆或血清低 12%~15%；床旁检查（point of care test，POCT）时，由于采用毛细管全血标本测定，空腹 BG 浓度比血浆或血清低 12%~15%，而糖负荷时却比血浆或血清高 2~4mmol/L。除与标本的性质有关外，BG 测定还受饮食、采血部位、标本放置时间、标本保存温度的影响。餐后 BG 升高，静脉 BG < 毛细管 BG < 动脉 BG。标本采集后不立即分离血清或血浆，BG 浓度在室温下每小时会下降 5%~7%；当白细胞增多或细菌污染时，BG 浓度也会降低。

2）非糖物质：一些具有还原性的非糖物质，如维生素 C、四环素、谷胱甘肽等可抑制 BG 测定的呈色反应，干扰 BG 测定结果，标本应在停用上述此类药物 3 天后采集。

3）其他影响 BG 的情况：除糖尿病会引起 BG 浓度升高外，剧烈活动及情绪紧张、饥饿和慢性疾病，应激状态如急性感染、创伤、脑血管意外、烧伤、心肌梗死、剧烈疼痛等均可引起 BG 升高；某些药物如糖皮质激素、噻嗪类利尿剂、呋塞米、女性口服避孕药、烟酸、阿司匹林、吲哚美辛等，可引起一过性的 BG 升高，肝脏疾病时，可引起 BG 升高；一些内分泌疾病，如肢端肥大症、皮质醇增多症、甲状腺功能亢进症等，可以引起继发性糖尿病。此外，测定方法也影响 BG 测定结果。

（2）电解质：指血液中的无机离子。与便秘相关的电解质包括血钾（K^+）及血钙（Ca^{2+}）。

1）血钾：指血液中的钾离子（K^+）。

【参考区间】离子选择性电极（ISE）法：血清 K^+ 为 3.5~5.3mmol/L。

2）血钙：指血液中的钙离子（Ca^{2+}）。

【参考区间】邻甲酚酞络合酮（O-CPC）比色法：血清 Ca^{2+} 为 2.11~2.52mmol/L

【临床意义】电解质紊乱时，低钾血症或（和）高钙血症可导致便秘症状发生。血清钾低于 3.5mmol/L 时称低钾血症。缺钾可使肠道的蠕动减弱，轻度缺钾时即可有便秘。严重低血钾通过自主神经可引起肠麻痹而发生麻痹性肠梗阻。成人血清钙高于 2.75mmol/L，若血清蛋白正常时，称高血钙症。高血钙时可使神经肌肉应激性降低，肠道平滑肌弛缓，且高血钙可累及多个系统，从而导致便秘。

【评价】血清、血浆都可作为血钾测定的标本，但血浆钾比血清钾低 0.2~0.5mmol/L。标本溶血、全血标本放置时间过长而不及时分离血清或血浆会使测定结果假性增高。钾摄入不足，如术后长时间进食不足；钾排出过多，如严重呕吐、腹泻、胃肠减压和肠瘘；输入过多葡萄糖或碱性药、代谢性碱中毒、细胞外液水潴留致血浆稀释等均会引起血清钾降低。另外，检测方法不同结果也有差异。

血钙测定只能用血清标本，而不可用血浆标本。O-CPC 法测定血清钙简便、快速、稳定，但反应体系受 pH 影响较大，且测定结果受血清白蛋白影响。此外，多种疾病如佝偻病、软骨病、甲状腺功能不全、维生素 D 缺乏症等可见血钙降低。

（3）甲状腺功能测定：甲状腺功能紊乱的首选生化诊断指标包括促甲状腺激素（thyroid stimulating hormone，TSH）、总甲状腺素（total thyroxine，TT_4）、总三碘甲状腺原氨酸（total triiodothynmine，TT_3）、游离 T_4（free thyroxiiie，FT_4）、游离 T_3（free triiodothyronine，FT_3）。

1）TSH：为腺垂体合成和分泌的糖蛋白，是下丘脑-垂体-甲状腺调节系统的主要激素。

【参考区间】电化学发光免疫分析（ECLIA）法：0.63~4.19 μU/ml。

2）TT_4：包括与血浆蛋白结合的 T_4 和 FT_4，全部由甲状腺分泌而来，故 TT_4 是反映甲状腺功能状态的较好指标。

【参考区间】ECLIA 法：69.0~114.0nmol/L

3）TT_3：包括与血浆蛋白结合的 T_3 和 FT_3，是甲状腺激素的活性形式。血清中 T_3 仅 15%~20% 由甲状腺直接分泌而来，80% 以上是在外周组织中通过 T_4 脱碘而成。

【参考区间】ECLIA 法：1.3~2.5nmol/L。

4）FT_4：指未与血浆蛋白结合的 T_4，不受甲状腺结合球蛋白的影响，能进入靶细胞发挥作用，直接反映甲状腺的功能状态。

【参考区间】ECLIA 法：8.7~17.3pmol/L。

5）FT3：未与血浆蛋白结合的 T3，不受甲状腺结合球蛋白的影响，能进入靶细胞发挥作用，直接反映甲状腺的功能状态能。

【参考区间】ECLIA 法：4.7~7.8pmol/L。

【临床意义】甲状腺功能减退症（甲减）时可出现一系列全身性症状，在消化方面可导致胃、肠、胆囊的收缩力下降，肠蠕动无力，引起顽固性便秘。

【评价】血清 TSH 是目前最常用、最可靠、最灵敏的评价甲状腺功能检测项目。TSH 不与血浆蛋白结合，其干扰因素比甲状腺激素测定少，更可靠。但需注意：①标本采集时间：TSH 分泌存在昼夜节律，一般应在清晨起床前采血；②患者应避免紧张恐惧，寒冷、运动、其他疾病所致的应激状态。

血清中的 TT_3 和 TT_4 绝大部分（99% 以上）与血浆蛋白结合，即以与甲状腺素结合球蛋白（thyroxine-binding-globulin，TBG）结合为主。因而 TBG 含量可影响 TT_3 和 TT_4。当 TBG 增高时 TT_3 和 TT_4 也增高，反之亦然。血浆甲状腺激素结合型和游离型存在动态平衡，但只有游离型才具有生理活性，因此，检测 FT_3 和 FT_4 水平更能真实反映甲状腺功能状况，有更重要的临床参考价值。此外，雄激素、糖皮质激素、生长激素、普萘洛尔、水杨酸盐、苯妥英钠等可使甲状腺素降低。

（二）鉴别诊断

在便秘的鉴别诊断中，主要通过仔细询问病史、体检和必要的辅助检查，对 FC 与 OC 进行鉴别，尤其对有报警征象的老年患者更应如此。另外，许多药物也常导致便秘，如阿片类药物、胆碱能药物如三环类抗精神病药物、铁补充剂、钙通道阻滞剂如维拉帕米和硝苯地平、钙补充剂、NSAIDs 等，应注意鉴别。

检测项目包括：血常规、大便常规、大便隐血（OB）试验、血生化、甲状腺功能等。

三、检验路径

老年人便秘检验路径见图 6-3。

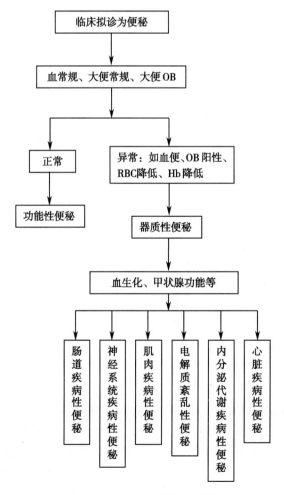

图 6-3 老年人便秘检验路径

第四节　便　失　禁

一、疾病概况

便失禁（fecal incontinence，FI）是指粪便及气体不能随意控制，不自主地流出肛门外，为排便功能紊乱的一种症状，亦称肛门失禁（copracrasia）。排便控制与肛门括约肌、盆底功能、连贯性、直肠顺应性以及神经功能间存在密切联系，上述环节的病理状态和结构改变都会导致便失禁。轻者粪便泄出污染内裤，重者直肠内容物完全排出。便失禁可分为完全失禁和不完全失禁，前者指不能随意控制粪便及气体排出；后者指可控制干便排出，却不能控制稀便和气体排出。

随着社会人口老龄化，便失禁的发病率越来越高。老年人由于机体生理功能衰退、肛门括约肌松弛，容易发生便失禁。便失禁本身虽不致命，却易造成多种并发症，不仅给患者带来极大的身心痛苦，引起心理障碍和生活不便，甚至造成人格变化，导致自尊丧失、认知能力下降、社交活动减少，严重影响患者的生存能力和生活质量，增加家庭的经济负担。便失禁已成为对社会人群，特别对老年人群有重要影响的疾病。

（一）便失禁的定义

2004 年 Rao 在美国胃肠病学会议（American College Of Gastroenterology Practice Parameters Committee，ACG）指出，FI 是指发生不自主的液体或固体粪便的意外排出，包括三种类型：急迫性 FI（urge fecal incontinence，UFI；患者有意识但主观无法控制而发生的粪漏）、被动 FI（passive fecal incontinence，PFI；患者无意识的粪便溢出）及粪漏（fecal seepage，FS；指在正常的排空肠道之后发生的粪便漏出，通常表现为内衣裤的粪染）。但该定义未对 FI 病程时间定义进行具体描述。2013 年 Sze EH 等进一步将 FI 定义为不能控制的固体或液体粪便排出症状持续至少 3 个月，在过去的 4 周内至少发生 1 次，严重影响患者活动、社交及感受。目前，我国学者也开始采用该定义。

（二）便失禁的流行病学调查

由于 FI 的时间定义标准不一，加之便失禁患者不愿表述其症状，或轻度的便失禁不被患者和医生所重视等原因，便失禁的确切患病率尚不清楚，各国各地 FI 的患病率差别较大，总患病率波动很大。一般认为，普通人群 FI 的患病率为 1.0%~7.4%。国外一项荟萃分析则发现，FI 发生率为 35.3%，其中，固体 FI 发生率为 13.7%。美国国家健康和营养调查研究显示 FI 的患病率为 8.3%；国外对 435 例妇科和肛肠科门诊患者进行的调查显示 FI 的患病率为 20.7%，法国的一项前瞻性研究结果示 2 602 名社会公共机构居民的患病率为 54%。我国北京地区 3 058 例 20 岁以上成年女性的 FI 患病率为 1.28%。另外，研究发现患者的认知水平越低对排便的控制能力就越差，如痴呆症、意识障碍和昏迷等患者便失禁的发病率高达 96.0%。

流行病学调查发现，随着年龄的增加，FI 的发生率逐渐增高。2006 年 Pretlove SJ 等荟萃分析了 29 篇文献共 69 152 例患者，发现 15~60 岁女性 FI 的患病率为 1.60%，但 >60 岁的患者中升高至 6.20%；与普通社区人群相比，老年人的 FI 发病率约为 50%，65 岁以上老年人的 FI 发病率为青年人的 5 倍。多数临床研究结果示女性的 FI 患病率高于男性，男女之比为 1 : 3~1 : 8，尤其是多产妇。

（三）老年人群特点

1. 病因 便失禁的病因复杂，常由多种因素共同作用所致。其中既有先天性、也有后天性，既有器质性、也有功能性，既有局部病变、也有全身原因。常见病因如下：

（1）粪便成分异常：如 IBS、感染性肠病、感染性腹泻、滥用泻剂、吸收不良综合征、短肠综合征、放射性肠炎等。

（2）直肠容量和顺应性下降：直肠容量不足保肛手术如低位前切除术、结肠肛管吻合术、回肠直肠（肛管）吻合术；感染性肠疾病；直肠缺血；血管胶原病如硬皮病、皮肌炎、淀粉样变；直肠肿瘤物；直肠外压迫等。

（3）直肠感觉功能不全：神经病变如痴呆、脑血管意外、运动性共济失调、多发性硬化、（脑、脊椎、马尾）损伤和肿瘤、感觉性神经病变等；充盈性大便失禁如粪便嵌塞、功能性大便失禁、精神病治疗药、肠蠕动抑制剂等。

（4）肛管括约肌或盆底肌功能失常：包括：

1）括约肌解剖缺陷：如产科损伤、三度或四度撕裂、钳夹伤、外阴切开术后伤口并发症、直肠肛管手术、肛瘘、痔切除、括约肌切开术、炎症等。

2）盆底肌神经支配障碍：包括特发性神经源性如阴部神经病变、慢性排便劳损、会阴下降综合征；继发病变如脊翻、马尾、盆底神经损伤；糖尿病性神经病变如先天畸形、脊柱裂、脊髓脊膜突出、肛门闭锁；混合性病变如盆底松弛、直肠脱垂等。

（5）其他：如营养不良、急性心肌梗死、特发性甲状腺功能减退、肥大细胞增生病等。自发性失禁患者无括约肌损伤史，表现为肛门内、外括约肌功能不良，会阴神经传导潜伏期延长。

2. 老年人 FI 病因特点

（1）老年人肛门松弛、直肠收缩无力：老年人肌肉力量减弱，肛周括约肌逐渐变得松弛，尤其是欠活动的老年人肌肉力量衰减更快。这些患者肛门异常松弛，常常关闭不严，再加老年人直肠收缩无力，大便不能一次排尽，常常残留部分粪便于直肠内，再加肛门之松弛，所以，"漏粪"在所难免。

（2）老年人身体衰弱，大便嵌塞亦可引起失禁。

（3）老年人直肠感觉敏感性降低常引起稀便失禁。

（4）老年人多种疾病（如椎间盘脱出、糖尿病、肿瘤）或外科手术导致盆底、肛周会阴部神经受损或反射减弱，产生便意减弱或消失，当粪便积累较多时，不自觉"溢出"肛门。

（5）长期有痔核脱出或直肠脱垂的老年患者，由于长久反复脱出对肛门括约肌的冲击力，导致肛门外括约肌系统被动拉长，肛门收缩无力，肛门静息压力变低，也容易产生 FI。

3. 病理 排便与控便是一系列复杂的生理过程，包括肛门、直肠和盆底的正常运动，以及神经和体液对直肠平滑肌及盆底横纹肌运动功能的调节。控制排便依赖于盆底肌、耻骨直肠肌、肛门括约肌及其支配神经的结构和功能的完整，直肠及肛门感觉的正常，肛管的完全闭合，直肠的正常容量和顺应性以及粪便连贯性。任何因素引起上述环节结构或功能改变，均可导致 FI。

（1）肛管括约肌结构和功能异常：如肛管直肠括约肌先天发育不良或矫治手术不当；肛

周手术时括约肌损伤过多造成耻骨直肠肌和肛门内、外括约肌张力下降或肛直角消失而失禁。

（2）肛管直肠感觉下降：正常排便时，粪便进入直肠，直肠受到压力而扩张，肛管内括约肌随之舒张，从而产生便意。如果排便条件不允许，大脑皮质可调节抑制排便，盆膈的横纹肌及肛门外括约肌强烈地收缩，使粪便返回入直肠近端。如果粪便进入直肠而排便感受器无法感知，则大脑皮质无法反馈和调控盆底肌群的活动。

（3）肛管直肠容量和顺应性下降：各种损伤造成肛管直肠内瘢痕增生，可以引起肛门直肠紧迫性失禁。

（4）神经通路不健全：排便控制的神经调节是一个复杂的过程，如中枢神经系统、外周神经、传入感受器等结构和（或）功能的异常，都可能造成控便能力的下降。

4. 临床表现　①患者不能随意控制排便和排气，气体、大便不自主流出肛门；②完全失禁时，粪便自然流出，咳嗽、走路、下蹲及睡眠时，常有大便、黏液从肛门向外流出；③污染内裤，睡眠时粪便排出污染被褥，肛门、会阴部潮湿；④不完全失禁时，粪便干时无失禁，但控制稀便困难，尤其对腹泻不能控制；⑤由于会阴经常受到粪水刺激，肛周皮肤可发生糜烂、瘙痒、溃疡及疼痛等并发症，少数患者为使大便减少而节制饮食，出现消瘦，体重下降。

（四）临床分型

1. 按程度分类　分为：

（1）不完全性 FI：稀大便及气体不能控制，但干大便可以控制。

（2）完全性 FI：干大便、稀便和气体均不能控制。

2. 按性质分类　分为：

（1）感觉性失禁：包括：

1）真性失禁：为中枢神经系统病变（如脊髓瘤），粪便通过直肠时无感觉或无足够的随意收缩。

2）部分失禁：气体或稀便通过肛门时无感觉或无足够的收缩，或两者同时存在，多见于内痔环切术后或括约肌的部分损伤。

3）溢出失禁：由于直肠过度扩张，内、外括约肌松弛或疲劳无力收缩。如老年人术后直肠粪嵌顿仅有稀便和黏液溢出。

（2）运动性失禁：包括：

1）应力性失禁：在腹内压突然增高时（如咳嗽、喷嚏）迫使液体便或气体泻出，是肛门随意性括约肌群减弱之故。在感到有便意时可坚持 40~60 秒。

2）紧迫性失禁：随意性括约肌群损伤而内括约肌完整，此类患者有便意须立即排便。

3）完全性失禁：随意性和非随意性括约肌全部损伤，不论有无便意，患者均不能控制排便。

二、实验室诊断及鉴别诊断

FI 的诊断主要依靠病史、体格检查及辅助检查（包括结肠镜检、肛门直肠测压、肛管影像学检查、排粪造影和神经电生理检查）。详细有针对性的病史询问和仔细的体格检查是正确诊断的基础，可识别大多数 FI。对于生理异常因素如肛管直肠感觉异常以及肛管、直肠、乙状结肠和盆底肌肉收缩功能不良所致的 FI，单凭病史和体格检查远远不够，需借助特异性肛门直肠辅助检查。

（一）常规检查（参见便秘的常规检查）

（二）鉴别诊断

FI 患者常因大便次数增多而就诊。FI 主要是病因之间的鉴别，包括神经障碍和损伤、肌肉功能障碍和受损、先天性疾病等，并与各种原因引起的腹泻、溃疡性结肠炎、直肠炎等相鉴别，以免误诊。

检验项目包括血常规、大便常规及隐血（OB）试验；必要时进行大便培养及有关的内分泌学检查。

三、检验路径

老年人便失禁检验路径见图 6-4。

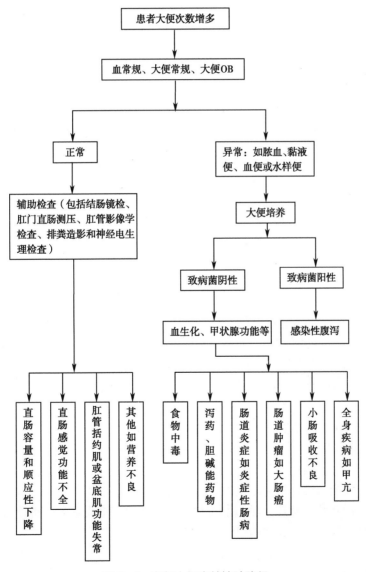

图 6-4 老年人便失禁检验路径

第五节　胰　腺　炎

一、疾病概况

胰腺炎包括急性胰腺炎（acute pancreatitis，AP）和慢性胰腺炎（chronic pancreatitis，CP）两类。AP 是指急性发病伴血和尿中胰酶升高者；CP 是指有持续炎症、导致不可逆的胰腺功能和形态改变者。由于 CP 在我国的发病率较低，且发病高峰在 60 岁左右。因此本节未就老年人 CP 进行讨论。

（一）老年人 AP 的定义

老年人 AP 是指由多种病因引起的胰酶自身激活，继以胰腺局部炎性反应为主要特征，伴或不伴其他器官功能改变的疾病，是老年人急腹症的重要原因。其临床症状轻重不一，轻者胰腺水肿，表现为腹痛、恶心、呕吐等；重者胰腺发生坏死或出血，可出现休克和腹膜炎，病情凶险，死亡率高。临床上将 AP 分水肿型和坏死型，后者发病急剧，死亡率很高。

虽然老年人 AP 发病较年轻人少，但一旦发病往往因应激功能差且并发症较多，致使病情发展较快，可早期出现休克及多器官功能衰竭。随着人口老龄化的到来，老年人 AP 的发病率呈现逐年上升趋势，其临床表现及诊治具有一定的特殊性。

（二）AP 的流行病学

AP 的发病率有逐年升高的趋势，但地区差异较大，欧美发达国家普遍发病率较高，而我国发病率则较低。据文献报道，英国 AP 发病率从 1999 年的 27.6/10 万增加到 2010 年的 36.4/10 万，平均每年增加 2.7%，其中，胆源性 AP 增加 1.5 倍，酒精性 AP 增加 3.9 倍；克罗地亚的 AP 发病率从 2000 年的 24/10 万增加到 2009 年的 35/10 万，胆源性占 60%，酒精性占 19%。我国台湾地区 2000—2009 年 AP 发病率每年 36.9/10 万；我国大陆地区目前尚无 AP 的流行病学调查资料。据黄开红等对中山大学附属第二医院及广东省人民医院 1986—2005 年 AP 住院患者进行的流行病学研究结果显示：AP 病例数占同期内、外科住院总人数由 1986—1990 年的 0.19% 上升到 1991—1995 年的 0.36%；2001—2005 年则高达 0.71%。

AP 发病以青年男女及中年男性为主，但随着人口老龄化的到来，近年来老年人 AP 增加较明显。有学者对 1 558 例 AP 患者统计发现 60 岁以上者占 18.5%，其中，急性坏死性胰腺炎占老年人 AP 的 31.2%，女性多于男性。

（三）老年人群特点

1. 病因　与青年患者以酗酒和暴饮暴食为主要病因相比，老年患者的主要病因为胆道疾病，其次为高脂血症，其他因素在 AP 的发病中也起作用。

（1）胆道系统疾病：以胆管结石最为常见，此外，胆道炎症时，细菌毒素释放出激肽可通过胆胰间淋巴管交通支激活胰腺消化酶引起 AP。

（2）高脂血症：高脂血症释放的大量游离脂肪酸会损伤血小板及血管内皮细胞，从而会致胰腺腺泡细胞的缺血及损伤，或者高三酰甘油血症会致使血黏稠度增加，胰腺血运障碍从而导致缺血及酸中毒，并最终损伤胰腺微循环。

（3）酗酒和暴饮暴食：暴饮暴食、长期大量饮酒，导致胰腺的负担增加，胰腺过度分泌，可导致 AP 发生；若患者的胰腺腺泡破裂、胰液外溢，则会引起急性胰腺水肿和坏死。

（4）手术及创伤：腹部钝挫伤或者腹腔手术容易在免疫力低下的情况下引起胰腺病菌感染，尤其是胃、胆道及邻近胰腺脏器组织手术，可直接导致胰腺损伤，并影响胰腺的血供。

（5）感染：严重感染性疾病如流行性腮腺炎、肺炎支原体、Echo 病毒、结核分枝杆菌、沙门菌、链球菌等都可因血行感染引起 AP。

（6）药物：肾上腺皮质激素、噻嗪类利尿剂、硫唑嘌呤、四环素、磺胺等。

（7）其他：如甲亢。

2. **病理** AP 的基本病变包括水肿、出血和坏死。任何类型的 AP 都具有上述三种改变，但程度有所不同。在病理学上，一般将 AP 分为间质水肿型和出血坏死型两种。间质水肿型 AP 的主要病理变化为：间质水肿、充血和炎性细胞浸润，实质细胞变化不大，可能有轻度脂肪坏死和腹水。肉眼可见胰腺弥漫性和局限性水肿、肿胀、变硬，外观似玻璃样发亮。镜下可见腺泡和间质水肿、炎性细胞浸润，偶有轻度出血和局灶性坏死。此型胰腺炎以胰体尾部较多见。本型占 AP 的绝大多数，约 80% 预后良好；出血坏死型者腺泡及脂肪组织坏死，血管坏死出血是本型特点，此种变化可波及周围组织，易发生继发性感染，治疗后形成胰腺假性囊肿，纤维组织增生，钙化等。肉眼可见高度充血水肿，呈深红、紫黑色。镜下见胰腺组织结构破坏，有大片出血坏死灶、大量炎细胞浸润。继发感染可见脓肿，胰周脂肪组织出现坏死，可形成皂化斑。腹腔内有混浊恶臭液体。其中含有大量胰酶，吸收入血后各种酶含量增高，具有诊断意义。

3. **临床表现** 典型症状多为急性发作的持续性上腹部剧烈疼痛，常向背部放射，常伴有腹胀及恶心呕吐。临床体征轻症者仅表现为轻压痛，重症者可出现腹膜刺激征、腹水，偶见腰肋部皮下淤斑征（Grey-Turner 征）和脐周皮下淤斑征（Cullen 征）。腹部因液体积聚或假性囊肿形成可触及肿块。可以并发一个或多个脏器功能障碍，也可伴有严重的代谢功能紊乱。

相对于青年 AP 患者，老年患者的临床表现具有"三多一高"的特点：即重症多、误诊者多、并发症多、死亡率高。

（1）临床表现不典型：发热、腹痛、腹部体征不典型，甚至以并发症就医，其原因是因为老年人痛阈提高，反应性差，表达不清，故易漏诊和误诊。

（2）基础疾病多：老年人患高血压、糖尿病及心血管、肺、肾等重要脏器的疾病多。由于老年人免疫能力降低，重要器官代偿能力减低，发生 AP 后容易出现器官功能衰竭。

（3）并发症多：包括全身并发症和局部并发症，以休克、心衰、呼吸功能衰竭或多器官功能衰竭为常见。

（4）预后差、死亡率高。

（四）疾病分级

1. 轻症急性胰腺炎（mild acute pancreatitis，MAP）不伴有器官功能衰竭及局部或全身并发症，通常在 1~2 周内恢复，病死率极低。

2. 中重症急性胰腺炎（moderately severe acute pancreatitis，MSAP）伴有一过性（<48h）的器官功能障碍。早期死亡率低，后期如坏死组织合并感染，死亡率增高。

3. 重症急性胰腺炎（severely acute pancreatitis，SAP）伴有持续的器官功能衰竭（>48h）。SAP 早期病死率高，如后期合并感染则病死率更高。

二、实验室诊断及鉴别诊断

临床上符合以下 3 项特征中的 2 项即可诊断：①与 AP 相符合的腹痛；②血清 AMY 和（或）脂肪酶活性至少高于正常上限值 3 倍；③腹部影像学检查符合 AP 影像学改变。

（一）常规检查

1. **血常规** 血常规检验的多项参数数据中，与 AP 有关的主要是白细胞相关参数，如白细胞计数（WBC）和白细胞分类计数（DC）。分类计数一般有百分率（%）和绝对值两种表示方法，包括中性粒细胞（N）、嗜酸性粒细胞（E）、嗜碱性粒细胞（B）、淋巴细胞（L）和单核细胞（M）。

【参考区间】血细胞分析仪（电阻抗法）对静脉血测定：

WBC：成人：$(3.5~9.5) \times 10^9$/L；

N：$(2~7) \times 10^9$，N%：50%~70%；

L：$(0.8~4) \times 10^9$，L%：20%~40%；

E：$(0.05~0.5) \times 10^9$，E%：0.5%~5%；

B：$(0.0~1.0) \times 10^9$，B%：0~1%；

M：$(0.12~0.8) \times 10^9$，M%：3%~8%。

【临床意义】AP 时 WBC 可增至 $(10~20) \times 10^9$/L，中性粒细胞明显增高。

【评价】目前，WBC 一般采用血细胞分析仪进行，经过严格校正的分析仪分析速度快、易于标准化、精确性较高。但若标本抗凝不充分，或外周血出现有核红细胞、巨大血小板和聚集均可影响 WBC 测定。此外，很多其他炎症性疾病、感染、尿毒症、白血病、组织损伤和急性出血会引起 WBC 升高，因而对诊断 AP 没有特异性。中性粒细胞与 WBC 的变化基本一致，但其作用仅作为健康筛查，而不能完全代替显微镜检查法对白细胞进行鉴别和分类。

2. **淀粉酶（amylase，AMY）** 淀粉酶是水解淀粉和糖原的酶类总称，包括唾液淀粉酶（salivary amylase，S-AMY）和胰 AMY（pancreatic amylase，P-AMY）两型同工酶。人体中胰腺含 AMY 最多，由胰泡细胞合成后通过胰管分泌入小肠，少量进入血液循环后由肾脏排出，半衰期很短，约 2 小时。

【参考区间】对 - 硝基苯麦芽七糖苷（4NP-G7）法：血 AMY 为 35~135U/L，尿 AMY 为 100~800U/L。

【临床意义】

AP 起病后 2 小时血 AMY 开始升高，可达参考区间上限的 5~10 倍；12~24 小时达高峰，可达上限的20倍，持续2~5天。血AMY达参考区间3倍以上或大于500U/L即具诊断意义，达350U/L应怀疑为AP。若持续升高不降，提示病情严重，可能出现胰腺坏死或有胰管阻塞，或有肿瘤发生，或炎症反复。但血AMY的高低与AP的病情严重程度不一定成正比，如出血坏死型可以正常；尿AMY一般在AP发病后12~24小时开始升高，当血AMY恢复正常后。仍可持续升高5~7天，故而在AP后期测定更有价值；老年AP时尿AMY异常率低于血AMY，可能与老年人肾动脉硬化，肾脏清除功能减低有关；胰原性胸腹水的AMY含量明显增高。

【评价】AMY活性测定用于诊断AP等疾病已有很长的历史，但诊断AP时应注意：

（1）不同的方法测定AMY结果不同，其参考区间也有较大的差别。

（2）AMY的组织来源较广，其诊断AP的特异性稍差，现认为测定P-AMY活性及其与AMY总活性的比值是诊断AP的可靠指标。

（3）胰腺癌或其他非胰腺组织疾病如胰腺外伤胆石症、胆囊炎、急性阑尾炎等AMY均可升高但常低于500 U/L。

（4）巨淀粉酶血症、肾功能严重障碍时，血AMY持续升高而尿AMY正常或降低，应予以鉴别。

3. 淀粉酶－肌酐清除率比值（Cam/Ccr%） 淀粉酶－肌酐清除率比值指患者AMY清除率与肌酐清除率的比值，Cam/Ccr%= 尿AMY/ 血AMY × 血肌酐 / 尿肌酐 ×100。

【参考区间】2%~5%。

【临床意义】AP时肾脏对血清AMY清除率增高而对肌酐清除率无改变。Cam/Ccr%正常值不超过5%，AP则可增高达3倍，其他原因如巨AMY血症所致的高血清AMY血症则正常或减低。因此，对怀疑AP尤其是血AMY升高而尿AMY正常或降低的患者，检测Cam/Ccr% 比AMY更为敏感和特异，优于单一的血、尿AMY活性测定，对AP的诊断及鉴别诊断更有意义。

【评价】测定Cam/Ccr% 方法简单，不需限制留尿的时间和尿量，一般用随意尿或留2~4小时尿，但应在留尿期间取血同时测血肌酐；该法可消除诸多因素的影响；但糖尿病和肾功能不全可致其升高，因此，对老年患者应注意是否患有糖尿病和（或）肾功能不全。

4. 血脂肪酶（lipase，LPS） LPS指血液中能分解多种含长链（8~18碳链）脂肪酸甘油酯的酶，又称甘油脂酰水解酶或三酰甘油酶，是胰腺外分泌酶。LPS可被巯基化合物、胆汁酸、Ca^{2+}及辅脂肪酶等激活剂激活，而被重金属、丝氨酸所抑制。血清中LPS主要来源于胰腺，其次为胃及小肠。

【参考区间】

耦联法：1~54U/L；

色原底物法：13~63U/L。

【临床意义】AP发病后2~12小时血清LPS显著升高，24小时至峰值，可持续10~15天，对血AMY已恢复正常者，LPS有参考价值，且因其主要来源于胰腺，故其诊断特异性优于AMY。临床观察发现，凡血清AMY升高的病例，其LPSP均升高；而LPS升高者AMY不一定升高。

【评价】因各种酶在AP发病时升高达峰值的时间和持续时间均不一致，所以根据患者腹痛发生的不同时间可以选择不同的实验。一般就诊较晚的患者推荐血清 LPS；但血 LPS 的检测原理、试剂和检测方法不同，检测结果相差悬殊，临床应予注意；另外，虽然 LPS 诊断 AP 的特异性优于 AMY，但仍受多种疾病的影响，如胰腺癌、胆总管结石、胆总管癌、胆囊炎、肠梗阻、肝炎、肝硬化等均可使 LPS 增高。

5. 血清正铁血白蛋白　血清正铁血白蛋白是由红细胞破坏产物正铁血红素与白蛋白结合形成的化合物。AP 时，血中胰蛋白酶活力升高，此酶可分解 Hb 产生正铁血红素，后者与白蛋白结合成正铁血白蛋白。

【参考区间】ELISA 法：阴性。

【临床意义】急性出血坏死型胰腺炎时，因有内出血，红细胞破坏产物正铁血红素过多，正铁血蛋白在发病后 12 小时即可呈阳性，而急性水肿型胰腺炎时多为阴性。故正铁血白蛋白检测对 AP 的诊断及预后有参考价值。

【评价】本项检测曾被用以鉴别水肿型和出血坏死型胰腺炎，但特异性不强，假阳性多；标本溶血、脂血、黄疸及类风湿因子等影响检测结果。

6. 血钙测定　参见前文。

【参考区间】O-CPC 法：血清 Ca^{2+} 为 2.11~2.52mmol/L

【临床意义】出血坏死型胰腺炎时可降低。如 <1.75mmol/L，为预后不良之兆。

【评价】参见前文。

7. 其他　如血糖（BG）、超敏 C- 反应蛋白（hs-CRP）等。

【临床意义】BG 升高，多为暂时性，其发生与胰岛细胞破坏，胰岛素释放减少，胰高血糖素增加及肾上腺皮质的应激反应有关；血清胆红素、谷氨酸氨基转移酶可一过性升高；SAP 患者 hs-CRP 显著升高，血清三酰甘油增高；如患者发生低氧血症，即动脉血氧分压少于 7.98kPa（60mmHg），则需注意并发成人呼吸窘迫综合征。

（二）鉴别诊断

须与急性胆囊炎、胆石病、胃及十二指肠穿孔、急性肾绞痛、冠心病或心肌梗死等疾病鉴别，以免误诊。

检测项目包括尿常规、血、尿淀粉酶（AMY）、脂肪酶（LPS）、胆红素、心肌酶谱、肝肾功能、淀粉酶 – 肌酐清除率比值（Cam/Ccr%）、血脂常规等。

三、检验路径

急性胰腺炎检验路径见图 6-5。

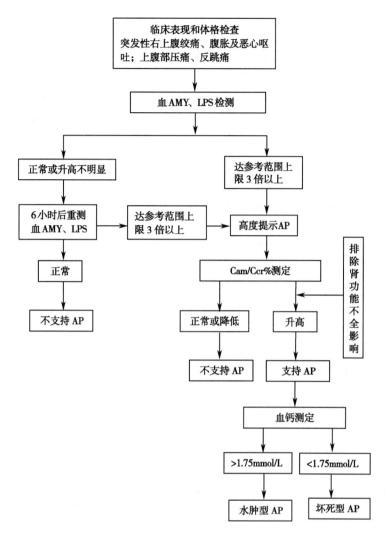

图 6-5 急性胰腺炎检验路径

（王清平　唐爱国）

参 考 文 献

［1］汪耀 . 实用老年病学 . 北京：人民卫生出版社,2013.

［2］Lanas A,Chan FKL.Peptic ulcer disease.Lancet,2017,390（10094）:613-624.

［3］中华消化杂志编委会 . 消化性溃疡诊断与治疗规范（2016 年, 西安）. 中华消化杂志,2016,36（8）:508-513.

［4］府伟灵,徐克前 . 临床生物化学检验 . 第 5 版 . 北京：人民卫生出版社,2012.

［5］刘成玉 . 临床检验基础 . 第 5 版 . 北京：人民卫生出版社,2012.

［6］缺血性肠病诊治中国专家建议（2011）写作组 . 老年人缺血性肠病诊治中国专家建议（2011）. 中华老年医学杂志,2011,30（1）:1-6.

［7］孔灿,徐鹏远 . 肠屏障功能受损评估指标的研究进展 . 医学综述,2017,23（17）:3348-3353.

［8］ FitzGerald JF, Hernandez III LO.Ischemic colitis.Clin Colon Rectal Surg,2015,28（2）:93-98.

［9］（美）哈特,等.哈兹德老年医学.第6版.李小鹰,王建业译.北京:人民军医出版社,2015.

［10］ 中华医学会老年医学分会.老年人慢性便秘的评估与处理专家共识.中华老年病研究电子杂志,2017,4（2）:7-15.

［11］ 邵万金,校译.美国结直肠外科医师学会便秘临床诊治指南.中华胃肠外科杂志,2016,19（12）:1436-1441.

［12］ Roque MV,Bouras EP.Epidemiology and management of chronic constipation in elderly patients.Clin Interv Aging,2015,10 :919-930.

［13］ 廖应英,孙泽群.老年人便秘的诊断与处理.医学新知杂志,2016,26（3）:166-168.

［14］ Paquette IM,Varma MG,Kaiser AM,et al.The American Society of Colon and Rectal Surgeons'Clinical Practice Guideline for the Treatment of Fecal Incontinence.Dis Colon Rectum,2015,58（7）:623-636.

［15］ 张蕾,朱兰.成年女性粪失禁流行病学调查研究现状.中国计划生育和妇产科,2014,6（4）:18-22.

［16］ Bharucha AE,Dunivan G,Goode PS,et al.Epidemiology,pathophysiology,and classification of fecal incontinence:state of the science summary for the National Institute of Diabetes and Digestive and Kidney Diseases（NIDDK）workshop.Am J Gastroenterol,2015,110（1）:127-136.

［17］ 王兴鹏,李兆申,袁耀宗,等.中国急性胰腺炎诊治指南（2013,上海）.中国实用内科杂志,2013,33（7）:530-535.

［18］ 杜奕奇,李维勤,毛恩强.中国急性胰腺炎多学科诊治共识意见.临床肝胆病杂志,2015,31（11）:1770-1775.

［19］ American Gastroenterological Association Institute Clinical Guidelines Committee.American Gastroenterological Association Institute Guideline on Initial Management of Acute Pancreatitis.Gastroenterology,2018,154（4）:1096-1101

［20］ 王蓓蓓,廖山婴,聂胜利,等.老年急性胰腺炎患者的临床特点及预后研究.中国全科医学,2017,20（7）:800-803.

第七章

肝脏疾病

　　肝脏具有很强的合成、储存、分泌及代谢等能力，在人体代谢、消化、解毒和排泄及清除体内物质等生物化学方面发挥着极为重要的作用。随着年龄的增长，肝脏会出现一些增龄改变。肝脏老化的主要表现：

　　（1）由于肝内脂褐素沉积及重量体积下降，出现"褐色萎缩"。Calloway 等报道：肝脏重量在 30~40 岁时平均为 1 926g，60~70 岁下降最明显，70 岁以上老人与青年人相比重量平均下降约 25%，肝脏体积缩小 20%~40%。

　　（2）肝脏血流量随年龄增加而明显减少，25 岁以后肝血流量每年递减 0.5%~1.5%，65 岁时约为年轻人的 40%~50%，90 岁时约为青年人的 30%。

　　（3）老年人"肝药酶"（细胞色素 P450）的活性，随增龄而降低，且不易受药物诱导而增加活性，如对丙米嗪、茶碱等的清除率下降 18%~45%。

　　（4）组织学：老年人肝细胞排列疏松紊乱，细胞体积增大变圆，数目减少，边界模糊甚至消失。实质 / 间质比降低。

　　（5）超微结构：老年人肝细胞内线粒体体积增大、数量及面积分数减少，内质网面积减少，脂褐素沉积增加。肝窦内皮细胞增厚，筛孔减少。

　　从上述可见，老年人的肝脏质和量都发生了不利改变，但肝脏储备功能巨大，完全能满足健康老人日常生活需要。然而，老化的肝脏对应激（如创伤、休克等）和外来被代谢物质（如毒物、药物及某些食物）的超量耐受能力降低，尤其是高龄老人在遭受急性创伤、休克、罹患危重症时，易合并肝功能受损甚至肝功能衰竭；且老年人药物性肝病发生率亦明显增高。故在临床上，应重视老年人肝脏的保护。

　　影响肝脏生化试验的因素很多。在检测过程的质量控制方面，存在不同批次和不同实验室检测的差异；在留取标本的过程中，存在标本贮藏方法及是否溶血的影响；在不同个体，存在性别、年龄及体重指数（BMI）等因素的差异；在同一个体，存在检测时间及是否剧烈运动等的影响。因此，通常不能仅凭一次化验结果异常就急于做出诊断或进行各种检查，特别是对于无明显临床症状而仅有肝脏生化试验轻度异常者。临床医生应全面采集患者信息，并定期与实验室充分沟通和交流，以作出恰当评价。

为保证实验室指标检测准确，以帮助临床医生对患者做出正确的诊断和治疗，必须对检验的全过程进行质量控制，包括：分析前的检验申请单、患者准备、标本采集、运送和储存等，分析中的检测系统校正（包括仪器、试剂等的校准、分析方法的验证）、室内质量控制和室间质量评价、参考区间的确定和验证等，分析后结果报告、审核和发布等。应根据各种管理性、技术性规范、相关专家共识和标准操作程序，建立完善的肝脏生化试验检验质量保证体系，确保实验室和相关临床科室之间无缝衔接，从而控制可能出现的各种误差甚至差错。在实际工作中，建议特别注意以下问题：在检测质量控制方面，应保证试验检测的总分析误差不超过参考区间上限的10%~20%。肝脏生化试验检测标本最好在早晨空腹时采集，待测时间一般≤3天。宜分别设立成年男性和女性的肝脏生化试验参考范围。对儿童和60岁以上人群的肝脏生化试验正常值范围应有所区别。偶然发现的或在剧烈活动后出现的肝脏生化试验异常，应适时重复检测。所有异常肝脏生化试验结果均必须结合临床进行解释。高度怀疑实验室检查有误或仅有单项肝脏生化试验指标轻度异常者，应及时重复检测。当有2项以上肝脏生化试验检测指标出现异常，或反复持续异常时，患肝病可能性很大。

第一节　药物性肝损害

一、疾病概况

（一）药物性肝损害的定义

药物性肝损害（drug-induced liver injury，DILI），是指由各类处方或非处方的化学药物、生物制剂、传统中药（TCM）、天然药（NM）、保健品（HP）、膳食补充剂（DS）及代谢产物乃至辅料等所诱发的肝损伤。急性肝损伤是药物性肝病最常见的发病形式，约占报道病例数的90%以上，少数患者可发生急性肝衰竭（acute hepatic failure，ALF），是临床检测和防治的重点。

（二）药物性肝损害的流行病学调查

欧美国家的资料显示：DILI占全部药物不良反应的6%~8%，占成年人非病毒性肝炎发病率的30%~40%，25%的急性肝衰竭是由药物引起的，50%的肝功能异常与用药有关。美国一项长达32年的回顾性研究显示，DILI是最主要的药物不良反应之一，其中肝毒性占32%。我国目前报道的DILI发病率主要来自于相关医疗机构的住院或门诊患者，其中急性DILI约占急性肝损伤住院比例的20%；由于缺乏面向普通人群的大规模DILI流行病学数据，故尚不清楚DILI在人群中的确切发病率。国内文献显示：全年龄段人群中，DILI占所有肝病的比例为2%~5%，而老年人群达9%；全年龄段人群中，DILI占急性肝病发病率的10%，而老年人群达38%。老年人群众DILI所占肝病比例高达20%，远高于中青年人群的10%。以急性肝病入院的老年患者中，40%为DILI。

（三）老年人群特点

DILI发病机制复杂，往往是多种机制先后或共同作用的结果，迄今尚未充分阐明。通常可概括为药物的直接肝毒性和特异质性肝毒性作用，其过程包括药物及代谢产物导致的"上游"事件以及肝脏靶细胞损伤通路和保护通路失衡构成的"下游"事件。药物的直接肝毒性是指摄入体内的药物和（或）其代谢产物对肝脏产生的直接损伤，往往呈剂量依赖性，可预测。药物的直接肝毒性可进一步引起免疫和炎症应答等其他肝损伤机制。特异质性肝毒性往往不可预测，与剂量无关。其发病机制包括：药物代谢酶、跨膜转运蛋白及溶质转运蛋白的基因多态性可导致这些酶或转运蛋白功能异常，而人类淋巴细胞抗原（HLA）的基因多态性可导致对某些药物较易产生适应性免疫应答，这些基因多态性及其表观遗传特点可增加宿主对 DILI 的易感性等。由于老年人肝脏在形态学、功能上发生了一系列改变，包括：肝细胞数减少、双核细胞数目增多、线粒体数目减少、肝细胞酶活性下降、解毒功能降低、蛋白合成能力降低等，加之老年人偏好中药、各种保健品和偏信民间偏方。因此，老年人 DILI 的发病率明显增高，而且，其特点与中青年有很大的不同。与中青年人群 DILI 多发生在用药 1~4 周内不同，老年人 DILI 起病隐匿，潜伏期大于 30 天的病例较多。可能系老年人本身的生理因素所致潜伏期延长和（或）老年患者临床症状常不典型，延误了就诊时间致使计算出的潜伏期延长。老年人急性药物性肝损害的临床研究显示：老年组肝损害类型以肝细胞型为主；胆汁淤积型肝损害较中、青年组多见，其中老年男性多见。老年人治愈好转率较中、青年组低。有报道认为，老年男性为抗生素等药物导致胆汁淤积型肝损害的易感因素，另有研究发现，老年人药物性肝损害中抗核抗体的阳性率高于中青年组，机制尚不明确。

二、实验室诊断及鉴别诊断

（一）临床表现

急性 DILI 的临床表现通常无特异性。潜伏期差异很大，可短至 1 日至数日，也可长达数月。多数患者可无明显症状，仅有血清丙氨酸氨基转移酶（alanine aminotransferase，ALT）和门冬氨酸氨基转移酶（aspartate aminotransferase，AST）、γ- 谷氨酰转肽酶（γ-glutamyltransferase，γ-GT）等肝脏生化指标不同程度的升高。部分患者可有乏力、食欲减退、厌油、肝区胀痛及上腹不适等消化道症状。淤胆明显者可全身皮肤黄染、大便颜色变浅或瘙痒等。少数患者可有发热、皮疹、嗜酸性粒细胞增多、关节酸痛等过敏表现。慢性 DILI 在临床上可表现为慢性肝炎、肝纤维化、代偿性和失代偿性肝硬化、自身免疫性肝炎（AIH）样 DILI、慢性肝内胆汁淤积和胆管消失综合征（VBDS）等。

老年人 DILI 往往起病隐匿，大多无症状（61.4%），可表现为乏力，食欲减退，恶心呕吐（36.4%）；黄疸（9.1%）；低热（5.7%）；皮肤瘙痒（4.5%）等。老年人 DILI 潜伏期较长（3 天~4 月），潜伏期大于 30 天者，老年组占 24.2%，中青年组占 8.3%。老年人 DILI 往往在观察随访中发现，老年患者初发肝功能异常，应更多考虑是否为药物性肝病。

（二）临床分型

药物性肝损害可分为急性和慢性两类，临床上以急性药物性肝损害最为常见，而慢性药物性肝损害容易被忽略，病情更严重。

1. 急性药物性肝损害 病程 <3 个月，据其病理损伤及临床特征可分为以下四种类型。

（1）肝细胞损伤型：临床表现类似病毒性肝炎，血清 ALT 水平显著升高，其诊断标准为 ALT 上升至参考区间上限 2 倍以上，或 ALT/ 碱性磷酸酶（ALP）≥ 5；常于停药后 1~2 个月恢复正常；组织学特征为肝细胞坏死伴汇管区嗜酸性粒细胞、淋巴细胞浸润。

（2）胆汁淤积型：主要表现为黄疸和瘙痒，ALP 水平的升高比 ALT 升高更早更明显，其诊断标准为 ALP>2 倍 ULN，或 ALT/ALP 比值 ≤ 2；组织学特征为毛细胆管型胆汁淤积。

（3）混合型：临床和病理兼有肝细胞损伤型和胆汁淤积型的表现，ALT 和 ALP 均 >2 倍 ULN（参考范围上限），且 ALT/ALP 比值介于 2~5。

（4）肝血管损伤型：以肝窦及中央静脉等肝脏小静脉受损为主要特征，表现为肝窦阻塞综合征（HSOS）或肝小静脉闭塞症（HVOD）；而门静脉小支内皮的广泛损伤可引起门静脉栓塞和特发性门脉高压症。

2. 慢性药物性肝损害 病程 >3 个月，主要包括慢性肝炎、脂肪肝、磷脂沉积症、肝纤维化及肝硬化、胆汁淤积、硬化性胆管炎、肉芽肿性病变和肿瘤等。

（三）辅助检查

1. 实验室检查 老年组 ALT 水平明显低于中青年组，老年组的 ANA 阳性比例明显高于中青年组，按照自身免疫性肝炎（AIH）诊断标准，均未达到疑诊或确诊 AIH 的标准。其中 AST、ALP、GGT 水平及嗜酸性粒细胞比例增高者两组差异无统计学意义。老年药物性肝损害中，肝细胞损伤型组的 ALT、AST 升高，而 ALP、GGT 在胆汁淤积型组则较高。起病时 AST、GGT 等能很好地预测老年 DILI 患者的预后，AST、GGT 较高者提示预后不良。随着年龄的增加胆红素水平显著升高。ALT、AST、ALP、GGT 的升高范围多分布在 10 倍的正常值上限（upper limit of normal，ULN）以内。

（1）血清氨基转移酶：氨基转移酶是一组能将 α- 氨基酸的氨基转移到 α- 酮酸的酮基上的酶。与肝脏疾病诊断最相关的酶是丙氨酸氨基转移酶（ALT）和门冬氨酸氨基转移酶（AST）。ALT 和 AST 普遍存在于机体组织细胞中，ALT 主要分布在肝脏和肾脏，AST 主要分布在心脏、肝脏、骨骼肌和肾脏。肝脏中 ALT 和 AST 活性高出其在血清中的活性约 3 000 倍和 7 000 倍。ALT 仅存在于细胞质中，而 AST 同时存在于线粒体和细胞质中。ALT 的半衰期为（47±10）小时；AST 在体内循环的半衰期为（17±5）小时，线粒体 AST 的半衰期约为 87 小时。ALT 在肝细胞发生炎症、坏死、中毒等造成肝细胞受损时细胞膜通透性增大，可逸出细胞外，轻微的肝细胞受损，ALT 活性可增高一倍，是肝功能受损最灵敏的指标之一。AST 在早期肝细胞轻微受损时不逸出，在肝细胞严重损伤破坏时才逸出。ALT、AST 存在于肝细胞内，肝细胞损伤或坏死时释放入血，使血清中氨基转移酶升高，血清氨基转移酶是反映肝损伤程度的一项良好指标，其升高一定程度上反映了肝功能损害程度。当重症肝炎时大量肝细胞坏死后，已无更多肝细胞坏死而释放氨基转移酶，血清氨基转移酶反而呈下降趋势，成"胆酶分离"现象，此时酶下降不是肝功能好转而是恶化的表现。同时检测 ALT 和 AST 有助于肝脏疾病种类的鉴别以及肝细胞损伤严重程度的判断。成年男性 ALT 和 AST 活性一般高于女性，不同年龄人群活性存在一定差异。在药物性肝损害患者中老年组 ALT 水平明显低于中青年组，AST 水平在老年组与中青年组两组之间无显著差异。老年组 ALT、AST 的升高范围多分布在 10 倍的正常值上限。

【参考区间】速率法：ALT：10~40U/L，AST：10~40U/L，ALT/AST ≤ 1。

【临床意义】

1）在肝细胞损害为主的急性肝损害中，划分氨基转移酶升高程度，有利于缩小鉴别病因诊断范围。

2）对血清氨基转移酶水平的动态监测有助于急性肝损害病程观察和（或）病因的鉴别。

3）AST/ALT 比值升高有助于酒精性肝炎或肝病进展情况的判断。

4）依据完整的病史，体格检查和选择性实验室和（或）影像学检查，可以确定潜在的肝胆疾病或肝外疾病。

【评价】

1）分析前因素：标本类型推荐使用血清，肝素抗凝血浆可引起反应液浑浊。血清中 ALT 和 AST 活性在室温 2 周分别下降 3% 和 10%；2~8℃ 2 周分别下降 3% 和 6%；−20℃ ALT 活性下降迅速；−80℃ 冻存时 ALT 和 AST 活性可稳定 1 年以上。标本溶血会使细胞内 ALT 和 AST 逸出增多，导致 ALT 结果中度上升，AST 显著上升，上升幅度取决于溶血程度。

2）分析中因素：检测 ALT、AST 的常用方法为酶速率法，国际临床化学学会（International Federation of Clinical Chemistry and Laboratory，IFCC）推荐方法是连续监测法，底物为 L- 丙氨酸或 L- 门冬氨酸与 α- 酮戊二酸，340nm 处检测吸光度下降速率，根据线性反应期吸光度下降速率计算出酶的活性。IFCC 推荐方法最适温度 37℃，反应液中加有磷酸吡哆醛 NADH（维生素 B_6 的活性形式），是 ALT 和 AST 的辅酶。我国医疗单位大多采用未添加辅酶的检测方法。加有辅酶的检测结果高于不加辅酶的检测结果，应重视不同检测方法间标准化问题。我国卫生行业标准 WS/T 403-2012 临床生物化学检验常规项目分析质量指标中推荐 ALT 的检测总误差应控制在 ≤ 16%，AST 的检测总误差应控制在 ≤ 15%。

3）分析后因素：不同地区、不同性别人群间 ALT 和 AST 活性存在一定差异。区分 ALT 活性正常还是轻度增高具有临床意义，确定准确的 ALT 参考区间限制有助于肝脏疾病患者的正确诊治和疗效监测。应分别建立儿童、成年男性和成年女性不同的 ALT 和 AST 参考区间。体重和 ALT、AST 直接相关，而饮食对两者没有明显影响。激烈运动或肌肉损伤会使 ALT、AST 增高，应在激烈运动停止一段时间后再检测。

（2）胆红素：体内 80%~85% 的胆红素（serum total bilirubin，STB）来源于衰老破坏的红细胞，是血红蛋白和其他亚铁原卟啉蛋白的血红素部分的降解产物，正常情况下需要在肝脏结合葡糖醛酸，从脂溶性的间接胆红素转变成水溶性的直接胆红素，从胆道系统排泄进入肠道。血液中还有极少量与白蛋白共价结合的胆红素称 δ 胆红素。肝细胞功能严重低下会导致以结合胆红素为主的高胆红素血症，血清胆红素水平进行性升高提示病情加重或预后不良。高胆红素血症的鉴别诊断需要结合其他肝脏生化指标和影像学检查综合分析。胆红素水平随着年龄的增加而显著升高，且总胆红素（TBIL）、间接胆红素（IBIL）、直接胆红素（DBIL）均不同程度升高。

【参考区间】血胆红素多采用重氮法和胆红素氧化酶法测定：

成人：3.4~17.1μmol/L。

【临床意义】血清胆红素浓度反映了肝代谢、合成、分泌功能的变化，是评估肝功能的一个良好指标。胆红素检测有助于鉴别黄疸类型：溶血性黄疸以非结合胆红素增高为主，黄疸程度低于肝细胞性及梗阻性黄疸；肝细胞性黄疸非结合胆红素与结合胆红素均增高；梗阻性黄疸结合胆红素显著增高。

【评价】

1）分析前因素：标本类型推荐使用血清、肝素或乙二胺四乙酸（EDTA）抗凝血浆。标本受到光照会导致检测结果偏低。

2）分析中因素：目前常用的检测方法有重氮法、钒酸法和胆红素氧化酶法。胆红素在参考区间上限处的检测总误差应控制在 ≤ 20%（或 6.8μmol/L）。

3）分析后因素：不同地区、不同性别人群间胆红素存在差异；胆红素日间变异可达15%~30%。实验室应分别建立儿童、成年男性和成年女性的胆红素参考区间。

（3）碱性磷酸酶（alkaline phosphatase，ALP）：ALP 是一种含锌的糖蛋白，属磷酸单酯水解酶，在碱性环境中水解磷酸单酯化合物的酶，广泛存在于机体组织细胞内（肝脏、骨骼、小肠、胎盘、肾脏等）。ALP 由肝细胞合成、分泌，自胆道排泄，胆道梗阻时 ALP升高，又称胆道酶。已知人体中 ALP 同工酶由 4 种同工酶基因编码，分别为编码肾脏、肝脏和骨骼 ALP 的组织非特异性基因，编码胎盘 ALP 的胎盘基因，编码小肠 ALP 的肠基因和编码睾丸、胸腺等 ALP 的生殖细胞基因。血清中 ALP 主要来源于肝脏和骨骼，半衰期约为 3 天。目前国内应用较多的是连续检测法，以磷酸对硝基酚（4-NPP）为底物，波长405nm 处连续检测吸光度增高速率，计算 ALP 活性。ALP 水平在老年组与中青年组两组之间无显著差异，升高范围多分布在 10 倍的正常值上限。

【参考区间】速率法：20~80IU/L。

【临床意义】血清 ALP 升高程度与肝胆疾病来源有一定的相关性。大约 75% 的长期胆汁淤积型患者血清 ALP 显著升高 ≥ 4 倍 ULN；动态观察血清 ALP 活性有助于黄疸病情判断。如果血清中 ALP 持续低值，则阻塞性黄疸的可能性很小；若血清胆红素逐渐升高，而 ALP 不断下降提示病情恶化。单项 ALP 升高或以 ALP 升高为主的肝生化指标异常可见于多种情况，需要结合氨基转移酶、血清胆红素、GGT 等指标综合分析。

【评价】

1）分析前因素：标本类型推荐使用血清或肝素抗凝血浆，乙二胺四乙酸（EDTA）、柠檬酸盐或草酸盐等抗凝剂会使 ALP 活性受抑制。血清中 ALP 活性在 2~8℃可稳定 7 天，冷冻可稳定数月。检测标本推荐采用空腹标本，进食后 ALP 轻度升高。ALP 轻度升高的非空腹患者应在空腹条件下重新采集标本检测。

2）分析中因素：不同检测方法间变异较大，ALP 个体内变异约 6.4%。美国肝病研究协会（AASLD）建议 ALP 在参考区间上限处的检测总误差应控制在 10%~15%；我国 WS/T 403-2012 推荐应控制在 ≤ 18%。

3）分析后因素：不同年龄、不同性别人群间 ALP 存在一定差异，应分别建立儿童、孕妇、25 岁以上成年人和绝经前后成年女性的 ALP 参考区间。临床上测定 ALP 主要用于骨骼、肝胆系统疾病的诊断和鉴别诊断，尤其是黄疸的鉴别诊断。临床应用中一般检测总 ALP 活性即可，如需进一步明确其来源可通过聚丙烯酰胺电泳和等电聚焦电泳同工酶分析。

（4）γ- 谷氨酰转肽酶（γ-glutamyltransferase，γ-GT 或 GGT）：GGT 是一种膜结合酶，主要分布于肾脏、肝脏和胰腺。血中 GGT 主要来源于肝脏，是肝脏和胆管的特异性酶，可用于肝胆管疾病的诊断、鉴别诊断和监测。GGT 的半衰期约为 7~10 天。酒精性肝损伤时，其半衰期可达 28 天。GGT 水平在老年组与中青年组两组之间无显著差异，升高范围多分布在 10 倍的正常值上限。GGT 能很好地预测老年 DILI 患者的预后，GGT 较高者提示预后不良。

【参考区间】速率法：男性：10~60U/L，女性：7~45U/L。

【临床意义】当肝内合成亢进或胆汁排出受阻时，血清 γ-GT 升高。长期酗酒、药物都会引起 γ-GT 水平升高，对酒精性肝病、AIH 的诊断敏感性高，对肝癌诊断的特异性低。

【评价】

1）分析前因素：标本类型推荐使用血清、肝素或 EDTA 抗凝血浆。血清中 GGT 活性在室温可稳定 1 个月，4℃可稳定 2 个月，冷冻可稳定 1 年以上。

2）分析中因素：GGT 活性检测的不同方法间差异很大。考虑到生理变异，AASLD 建议 GGT 在参考区间上限处的检测总误差应控制在 ≤ 20%，可满足临床诊断和治疗的需要；我国 WS/T403-2012 推荐检测总误差应控制在 ≤ 11%，要求更严格。

3）分析后因素：不同地区、不同性别人群间的 GGT 存在差异。我国成年人多中心研究数据显示，男性 GGT 水平高于女性。

2. 影像学检查 超声检查对肝硬化、肝占位性病变、脂肪肝和肝血管病变具有一定诊断价值。CT 对于肝硬化、肝占位性病变的诊断价值优于超声检查。

3. 肝组织活检 在药物性肝损害的诊断中，肝组织活检主要用于排除其他肝胆疾病所造成的肝损害。

（四）诊断和鉴别诊断

1. 诊断 本病的诊断根据用药史、停用药物后的恢复情况、再用药时的反应、实验室检查有肝损伤及胆汁淤积的证据。肝细胞损伤型、胆汁淤积型、混合型 DILI 在临床上主要根据临床表现及血清 ALT、ALP 和 R 值进行判断。R=（ALT实测值/ALT ULN）/（ALP实测值/ALP ULN）。三型诊断标准如下：①肝细胞损伤型：ALT ≥ 3ULN，且 R ≥ 5；②胆汁淤积型：ALP ≥ 2ULN 且 R ≤ 2；③混合型：ALT ≥ 3ULN，ALP ≥ 2ULN，且 2<R<5。

2. 鉴别诊断 本病需与各型病毒性肝炎、酒精性肝病、自身免疫性肝病等相鉴别。

（1）病毒性肝炎：临床表现主要为乏力、食欲减退或发热、肝功能异常、肝大、腹胀、黄疸等，可通过血清学标志物检测（HAV IgM 和 IgG；HBsAg、抗 -HBs、HBeAg、抗 -HBe、抗 -HBc 和抗 -HBc-IgM；HCV 抗体；HDVAg、抗 HDV IgM 和 IgG；HEV 抗体等）和核酸分析（HBV DNA、HCV RNA、HDV RNA 和 HEV RNA 等）等，与药物性肝损害进行鉴别。

（2）自身免疫性肝炎：自身免疫性肝炎是机体对肝细胞产生自身抗体及自身反应性 T 细胞致肝脏炎症性病变。此病女性多发，起病缓慢，轻者无症状，病变活动时表现有乏力、腹胀、食欲缺乏、瘙痒、黄疸等。早期肝大伴压痛，常有脾大、蜘蛛痣等。晚期发展为肝硬化。肝外表现可有持续发热伴急性游走性大关节炎。女性常有闭经。可出现皮疹，提示疾病处于活动期。该病转氨酶显著异常，AST：ALP>3，γ- 球蛋白或 IgG>1.5 倍正常上限，血清自身抗体阳性，抗核抗体（ANA）、抗平滑肌抗体（SMA）或抗 LMK1 抗体滴度成人 ≥ 1∶80。在 ANA、SMA 或抗 LMK1 自身抗体阴性的患者中，抗肝 - 胰抗体与抗可溶性肝抗原抗体（SLA/LP）可能是唯一的标志。

（3）酒精性肝病：饮酒史是诊断酒精性肝病的必备依据，应详细询问患者饮酒的种类、每日摄入量、持续饮酒时间和饮酒方式等，我国现有的酒精性肝病诊断标准为：有长期饮酒史，一般超过 5 年，折合酒精量男性 ≥ 40g/d，女性 ≥ 20g/d；或两周内有大量饮酒史，折合酒精量 >80g/d。酒精性脂肪肝可有血清 AST、ALT 轻度升高。酒精性肝炎 AST 升高比 ALT 升高明显，AST/ALT 常大于 2，但 AST 和 ALT 值很少大于 500IU/L，否则，应考虑是否合并有其他原因引起的肝损害。GGT 常升高，TB、PT 和平均红细胞容积（MCV）等指标也可有不同程度的改变。结合病史，不难诊断酒精性肝病。

（五）治疗

DILI 的基本治疗原则：①及时停用可疑肝损伤药物，尽量避免再次使用可疑或同类药物；②充分权衡停药引起原发病进展和继续用药导致肝损伤加重的风险；③根据 DILI 的临床类型选用适当的药物治疗；④亚急性肝衰竭 / 慢加急性肝衰竭（ALF/SALF）等重症患者必要时可考虑紧急肝移植。

1. 停药　在可疑的药物性肝损害治疗过程中出现以下任何一项者，需立即停用可疑药物：① >8 × ALT 或 AST；② >5 × ALT 或 AST，持续 2 周以上；③ >3 × ALT 或 AST，并且 >2 × TBL 或国际标准化比值（INR）>1.5；④ >3 × ALT 或 AST，并有进行性加重的乏力、恶心、呕吐、右上腹痛征象，或发热、皮疹、嗜酸性粒细胞增多。及时停用可疑的肝损伤药物是最为重要的治疗措施。怀疑 DILI 诊断后立即停药，约 95% 患者可自行改善甚至痊愈；少数发展为慢性，极少数发展为 ALF/SALF。对固有型 DILI，在原发疾病必须治疗而无其他替代治疗手段时可酌情减少剂量。

2. 药物治疗　异甘草酸镁可用于治疗 ALT 明显升高的急性肝细胞损伤型或混合型 DILI。轻 – 中度肝细胞损伤型和混合型 DILI 可用双环醇和甘草酸制剂或水飞蓟素。胆汁淤积型 DILI 可用熊去氧胆酸或腺苷蛋氨酸等。重型患者可选用 N– 乙酰半胱氨酸（NAC）。NAC 可清除多种自由基，临床越早应用效果越好。成人一般用法：50~150mg/（kg · d），总疗程不低于 3 天。糖皮质激素对 DILI 的疗效尚缺乏随机对照研究，应严格掌握治疗适应证，适用于超敏或自身免疫征象明显且停用肝损伤药物后生化指标改善不明显甚至继续恶化的患者，并应充分权衡治疗收益和可能的不良反应。

3. 肝移植　对出现肝性脑病和严重凝血功能障碍的 ALF/SALF，以及失代偿肝硬化，可考虑肝移植。

（六）预后

对于血清氨基转移酶升高达到 ULN2~5 倍的无症状者，建议 48~72 小时复查 ALT、AST、ALP、TBL，以确定是否异常；初始每周复查 2~3 次，如果异常肝脏血清生化指标稳定或下降，则可改为 1 次 /1~2 周，直至恢复正常。

急性 DILI 患者大多预后良好。慢性 DILI 的预后总体上好于组织学类型相似的非药物性慢性肝损伤。胆汁淤积型 DILI 一般在停药 3 个月至 3 年恢复；少数患者病情迁延，最终可出现严重的胆管消失及胆汁淤积性肝硬化，预后不良，药物性 ALF/SALF 病死率高。Hy's 法则对判断 DILI 预后有重要的参考价值。若在临床实验数据库中发现符合 Hy's 法则的案例，应高度重视相关药物的肝毒性问题。

由于老年人肝脏代谢功能降低，肾脏清除能力下降，机体代偿能力下降。而且临床症状不典型，起病隐匿，潜伏期长，因此老年 DILI 难以被及时识别，预后往往较中青年差，尤其胆汁淤积型肝损伤患者。临床上应高度重视老年人 DILI 的预防和检测。

三、检验路径

药物性肝损害的检验路径见图 7-1。

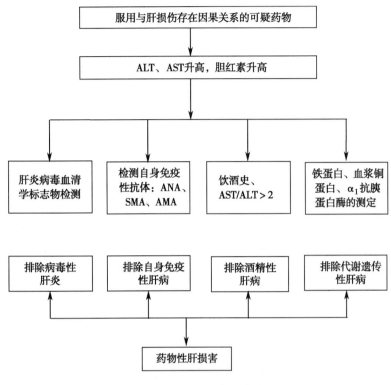

图 7-1 药物性肝损害的检验路径

第二节 肝 硬 化

一、疾病概况

（一）肝硬化的定义

肝硬化（hepatic cirrhosis）是由一种或多种原因引起的、以肝组织弥漫性纤维化、假小叶和再生结节为组织学特征的进行性慢性肝病。早期无明显症状，后期因肝脏变形硬化、肝小叶结构和血液循环途径显著改变，临床以门静脉高压和肝功能减退为特征，常并发上消化道出血、肝性脑病、继发感染等而死亡。在我国引起肝硬化的病因以病毒性肝炎为主，乙型肝炎病毒（HBV）感染为最常见原因，其次为丙型肝炎病毒（hepatitis C virus）感染，而老年组患者中不明原因者所占比例最大。从病毒性肝炎发展为肝硬化短至数月，长达数十年。肝硬化发展的基本特征是肝细胞坏死、再生、肝纤维化和肝内血管增殖、循环紊乱。各种病因导致肝细胞变性或坏死，若病因持续存在，再生的肝细胞难以恢复正常的肝结构，形成再生结节。由于老年人抵抗力差，身体累积损伤较多，因此老年肝硬化患者多呈现肝细胞再生能力差、再生性结节不规则的特征。随着年龄的增加，肝硬化患者的病死率逐渐增加，见表7-1。

表7-1 2016年城市居民肝硬化患者年龄别死亡率（每10万人）

年龄别	死亡率
35~	1.29
40~	3.1
45~	4.33
50~	9.8
55~	7.82
60~	12.92
65~	15.88
70~	15.94
75~	19.36
80~	30.54
85~	47.44

（二）老年人群特点

老年肝硬化患者由于机体代偿功能减弱，极易出现循环血量不足，且短期内难以恢复，且患者常合并多种严重并发症，其中感染尤为突出，住院患者发生率约为10%~25%，严重影响其生存质量及预后。肝硬化合并感染后1个月、3个月及1年的病死率分别高达20%~30%、35%及63%。因此，控制感染对老年肝硬化患者的预后改善具有重要的意义。失代偿期肝硬化患者多伴有轻重不等的低钠血症，而低钠程度可能与肝性脑病、肝肾综合征及预后有密切关系。老年人细胞外液明显减少，内环境稳定性差，代偿能力下降，同时口渴中枢敏感性降低，饮水量不多，故低钠血症发生率更高，且进展迅速。老年人因年龄大、各种脏器生理功能衰退、出现电解质紊乱时自身代偿调节能力差，低钠血症对老年肝硬化患者所产生的不利影响更为突出。肝硬化胃底食管静脉破裂出血是肝硬化最严重的并发症之一，病情变化快，死亡率高，其主要原因是由于门静脉压力增高导致食管-胃底静脉侧支循环形成，形成静脉曲张。老年患者自身体质弱，血管弹性低，且多合并心脑肾等慢性疾病，急性出血时死亡率远远高于中青年人，许多老年患者因病痛而对病情讲述不明，或不能敏锐地对病痛进行感觉，加之老年患者上消化道出血时昏迷和休克发生较早，故应根据患者的生命体征变化、便血和呕血量对出血量进行正确估计，为临床诊治提供依据。老年患者血清胆固醇普遍较年轻患者高，这种高胆固醇血症可影响肝细胞的胆红素代谢，因而老年患者更易发生瘀疸，胆红素升高。

二、实验室诊断及鉴别诊断

（一）临床表现

肝硬化通常起病隐匿，病程发展缓慢，临床上将肝硬化大致分为肝功能代偿期和失代偿期。

1. 代偿期　大部分患者无症状或症状较轻，可有腹部不适、乏力、食欲减退、消化不良和腹泻等症状，多呈间歇性，常于劳累、精神紧张或伴随其他疾病而出现，休息或助消化的药物可缓解。患者营养状态尚可，肝脏是否肿大取决于不同类型的肝硬化，脾脏因门静脉高压常有轻、中度肿大。肝功能实验室检查正常或轻度异常。

2. 失代偿期　症状较明显，主要有肝功能减退和门静脉高压两类临床表现。

（1）肝功能减退：肝功能减退主要表现为消化吸收不良，营养不良，黄疸，出血和贫血，不规则低热以及低蛋白血症等。

（2）门静脉高压：门静脉高压常导致食管 – 胃底静脉曲张出血、腹水、脾大，脾功能亢进、肝肾综合征、肝肺综合征等，被认为是继病因之后的推动肝功能减退的重要病理生理环节，是肝硬化的主要死因之一。

3. 并发症

（1）上消化道出血：门静脉高压是导致曲张的静脉出血的主要原因，临床表现为突发大量呕血或柏油样便，伴出血性休克。老年患者自身体质弱，血管弹性低，且多合并心脑肾等慢性疾病，急性出血时死亡率远远高于中青年人，许多老年患者因病痛而对病情讲述不明，或不能敏锐地对病痛进行感觉，加之老年患者上消化道出血时昏迷和休克发生较早，故应根据患者的生命体征变化、便血和呕血量对出血量进行正确估计，为临床诊治提供依据。

（2）感染：门静脉高压使肠黏膜屏障功能降低，通透性增加，肠腔内细菌经过淋巴或门静脉进入血液循环，同时肝脏是机体重要的免疫器官，肝硬化使机体的细胞免疫严重受损。老年肝硬化患者由于机体代偿功能减弱，极易出现循环血量不足，且短期内难以恢复，且患者常合并多种严重并发症，其中感染尤为突出，严重影响其生存质量及预后。

（3）电解质和酸碱平衡紊乱：长期钠摄入不足及利尿、大量放腹水、腹泻和继发性醛固酮增多均是导致电解质紊乱的常见原因。持续重度低钠血症（<125mmol/L）容易引起肝肾综合征，预后较差。老年人细胞外液明显减少，内环境稳定性差，代偿能力下降，同时口渴中枢敏感性降低，饮水量不多，故低钠血症发生率更高，且进展迅速，老年人因年龄大、各种脏器生理功能衰退、出现电解质紊乱时自身代偿调节能力差，低钠血症对老年肝硬化患者所产生的不利影响更为突出。

（4）胆石症：肝硬化患者胆结石发生率增高，且随肝功能失代偿程度加重，胆石症发生率增高。

（5）肝肾综合征：患者肾脏无实质性病变，由于严重门静脉高压，内脏高动力循环使体循环血流量明显减少，临床主要表现为少尿、无尿及氮质血症。老年人低钠血症发生率较高，持续重度低钠血症容易引起肝肾综合征。肝肾综合征诊断标准：①肝硬化合并腹水；②急进型血清肌酐浓度在2周内升至2倍基线值，或>226μmol/L（25mg/L），缓进型血清肌酐>133μmol/L（15mg/L）；③停利尿剂至少2天以上并经白蛋白扩容［1g/（kg·d）］，最大量100g/d）后，血清肌酐没有改善（>133μmol/L）；④排除休克；⑤目前或近期没有应用肾毒性药物或扩血管药物治疗；⑥排除肾实质性疾病，如尿蛋白>500mg/d，显微镜下观察血尿>50个红细胞或超声探及肾实质性病变。

（6）门静脉血栓形成或海绵样变：因门静脉血流瘀滞，门静脉主干、肠系膜上静脉、肠系膜下静脉或脾静脉血栓的形成，使原本肝内型门静脉高压延伸为肝前性门静脉高压，当血栓扩展到肠系膜上静脉，肠管因此显著淤血，甚至小肠坏死、腹膜炎、休克及死亡。

（7）肝肺综合征：在排除原发心肺疾病外，具有基础肝病、肺内血管扩张和动脉血氧合功能障碍。

（8）原发性肝细胞性肝癌：肝硬化特别是病毒性肝炎肝硬化和酒精性肝硬化发生肝细胞癌的危险性明显增高。当患者出现肝区疼痛、肝大、血性腹水、无法解释的发热时要考虑此病，血清甲胎蛋白升高及 B 超提示肝占位性病变时应高度怀疑，CT 可确诊。必要时行肝动脉造影检查。对肝癌高危人群（35 岁以上，乙肝或丙肝病史 ≥ 5 年、肝癌家族史和来自肝癌高发区）应定期做甲胎蛋白和 B 超筛查，争取早期诊断，早期治疗。持续甲胎蛋白定量高于正常而未达肝癌诊断标准者，应定期跟踪随访。

（9）肝性脑病：是本病最严重的并发症，亦是最常见的死亡原因，主要临床表现为性格行为失常、意识障碍、昏迷。

（二）辅助检查

1. **实验室检查**　老年患者血清胆固醇普遍较年轻患者高，这种高胆固醇血症可影响肝细胞的胆红素代谢，因而老年患者更易发生瘀疸，胆红素升高。老年组肝硬化患者肝脏炎症处于相对稳定状态，因而转氨酶等反映肝脏炎症的指标相对非老年组患者升高不明显。

（1）肝功能检查：肝硬化患者血清 ALT 和 AST 水平多升高，一般不超过 5 倍 ULN，血清胆红素（主要是直接胆红素）升高是肝硬化患者较晚期的表现，高胆红素、低白蛋白血症和凝血酶时间延长均是预后不良的指标。建议每 3 个月监测 ALT、胆红素、ALP、GGT 等，每 6 个月复查腹部超声检查和甲胎蛋白。ALT、AST、ALP、GGT、胆红素的介绍见上一节。

1）白蛋白（albumin，Alb）：白蛋白由肝实质细胞合成，是血浆（清）中含量最多的蛋白质，在血浆中半衰期约为 19~21 天，占血浆总蛋白的 40%~60%。白蛋白有许多重要生理功能，如维持血浆胶体渗透压，有相当的缓冲酸与碱的能力；药物、激素和代谢产物等的结合和转运蛋白，合成其他蛋白质的氨基酸来源之一，可用于组织修补。

【参考区间】溴甲酚绿法：正常成人参考范围为 35~50g/L。

【临床意义】临床检测白蛋白可用于判断肝脏合成功能。低蛋白血症主要出现在肝硬化、自身免疫性肝病、酒精性肝病。可以辅助诊断肝硬化、监测个体健康和营养状态等。注：血清白蛋白浓度是反映肝病患者肝脏合成功能的主要指标，但对肝病并无特异性，需要结合临床状况和其他生化指标综合判断它们的临床意义。

【评价】

①分析前因素：标本类型推荐使用血清。体位会影响白蛋白的检测结果，受试者采用坐位或站立位时间大于 15 分钟时，由于血液浓缩会使白蛋白检测值较仰卧位高 5%~10%。

②分析中因素：白蛋白浓度降低才有临床意义，因此要求其参考区间下限处能观察到较为灵敏的变化，白蛋白参考区间下限处的检测允许总误差应控制在 <10%。

③分析后因素：目前关于白蛋白的测定，最常用的检测方法有溴甲酚绿法（bromcresol green，BCG）和溴甲酚紫法（bromcresol purple，BCP），正常成人参考范围为 35~50g/L，两者检测结果间差异较小，但在肾衰竭、黄疸等情况下，溴甲酚紫法检测结果

相对偏低，因此对于肝脏疾病患者的白蛋白检测建议使用溴甲酚绿法。

2）血氨（blood ammonia）：体内氨有3个主要来源：①主要来源是氨基酸经脱氨基作用产生；②肠道吸收的氨；③肾脏分泌。血氨的代谢包括：①生产尿素：氨在体内主要去路是经过鸟氨酸循环生成无毒的尿素，经肾脏排出。合成尿素的原料是 NH_3 和 CO_2，合成场所在肝脏。②谷氨酰胺的生成和运氨作用。谷氨酰胺既是氨的解毒产物，也是氨的储存和运输形式。

【参考区间】谷氨酸脱氢酶连续监测法：参考区间 18~72μmol/L。

【临床意义】肝脏因结构或功能障碍会导致氮代谢异常而产生高氨血症。血氨检测可用于鉴别不明原因的脑病。在肝脏疾病中，血氨升高是肝衰竭的一个典型标志。

【评价】分析前因素：标本类型推荐使用 EDTA 或肝素抗凝血浆。毛细血管血氨值高于动脉血。静息状态下动、静脉血中氨浓度无显著差异，静脉采血过程中使用压脉带会导致血氨浓度增加。血氨检测标本推荐采用动脉血，标本采集后15分钟内应分离血浆以避免血氨假性升高。

（2）凝血酶原时间：人血凝血因子几乎都来自肝合成，如 I、II、V、VII、IX、X 等因子。凝血因子的半衰期比清蛋白短得多，尤其是因子VII仅为 1.5~6 小时，因此血中凝血因子水平能敏感反映肝的蛋白合成（储备）功能。凝血酶原时间（prothrombin time，PT）指在缺乏血小板血浆中加入 Ca^{2+} 和组织因子，观察血浆凝固的时间，主要反映外源性凝血系统状况，在肝疾患时作为过筛试验。检测结果可使用秒、% 或通过试剂的国际敏感指数（international sensitivity index，ISI）和正常人参比血浆检测结果计算得到的国际标准化比值（international normalized ratio，INR）表示。由于肝脏疾病引起 PT 延长的机制与口服抗凝药物略有不同，INR 不能准确反映肝脏疾病引起的 PT 延长，因此对肝脏疾病患者的 PT 检测结果用秒更为适宜。

【参考区间】血浆凝固法（自动凝血分析仪或手工法检测）：11~13 秒。

【临床意义】任何疾病影响凝血因子的合成都可导致 PT 延长，凝血因子缺乏主要见于维生素 K 缺乏、严重的肝疾病、纤溶亢进、弥散性血管内凝血（DIC）、口服抗凝剂等，PT 缩短见于高凝状态和血栓性疾病等。凝血酶原时间是反映肝病患者肝脏合成功能的主要指标，但对肝病并无特异性，需要结合临床状况和其他生化指标综合判断它们的临床意义。

【评价】

1）分析前因素：标本类型推荐使用柠檬酸（3.2%，109mmol/L）抗凝血浆。分离出的血浆室温可稳定 3 天。中心静脉导管采集含有高渗溶液的血样、采血量不足、血样采集后标本未立即混匀、高血细胞比容、试剂加温不足等会引起 PT 检测结果假性延长；而标本溶血、药物作用（如青霉素）、离心不规范等会引起 PT 检测结果假性缩短。

2）分析中及分析后因素：不同品牌试剂的 ISI 不相同使得试剂间 PT 检测结果存在明显差异。急性缺血性肝损伤或中毒性肝损伤时，PT 常延长 3 秒以上；急性病毒性或酒精性肝炎时很少延长大于 3 秒。阻塞性黄疸或非肠道性应用维生素 K 时 PT 会延长；慢性肝炎时 PT 常常在参考区间内，但随病情向肝硬化逐渐发展时 PT 结果随着上升。

（3）血常规检查：肝硬化患者会出现脾功能亢进，导致红细胞、白细胞和血小板计数降低。

（4）肝纤维化指标：血清透明质酸、层粘连蛋白均升高。

2. 腹水检查　未合并自发性腹膜炎的肝硬化腹水漏出液，合并自发腹膜炎者为渗出液或中间型。

3. 肝活检　有假小叶形成（可确诊）。

（三）诊断和鉴别诊断

1. 诊断

（1）有肝病史、长期大量饮酒史等。

（2）有肝功能减退和门静脉高压的临床表现。

（3）肝功能实验常有阳性发现。

（4）B超或CT提示肝硬化，内镜发现食管－胃底静脉曲张。

（5）肝活检见假小叶形成是诊断本病的金标准。

2. 鉴别诊断

（1）引起腹水和腹部膨隆的疾病：需与结核性腹膜炎、腹腔内肿瘤、肾病综合征、缩窄性心包炎、巨大卵巢囊肿等鉴别。

（2）肝大：应除外原发性肝癌、慢性肝炎、血吸虫病、血液病等。

（3）肝硬化并发症

1）上消化道出血应与消化性溃疡、糜烂出血性胃炎、胃癌等鉴别。

2）肝性脑病应与低血糖、糖尿病酮症酸中毒、尿毒症等鉴别。

3）肝肾综合征应与慢性肾小球肾炎、急性肾小管坏死等鉴别。

4）肝肺综合征应与肺部感染、哮喘等鉴别。

（四）治疗

现有治疗方法尚不能逆转已经发生的肝硬化，对于代偿期患者，治疗旨在延缓肝功能失代偿、预防肝细胞肝癌；对于失代偿期患者，则以改善肝功能、治疗并发症、延缓或减少对肝移植需求为目标。

1. 保护或改善肝功能

（1）去除或减轻病因

1）抗HBV治疗：复制活跃的HBV是肝硬化进展最重要的危险因素之一，对于HBV肝硬化失代偿，不论ALT水平如何，当HBV DNA阳性时，均应给予抗HBV治疗。

2）抗HCV治疗：适用于肝功能代偿的肝硬化。

3）针对其他病因进行治疗。

（2）慎用损伤肝脏的药物避免不必要、疗效不明确的药物，减轻肝脏代谢负担。

（3）维护肠内营养

（4）保护肝细胞

2. 门静脉高压症状及其并发症治疗

（1）腹水：①限制钠、水摄入；②利尿；③经颈静脉肝内门腔分流术（TIPS）；④排放腹水加输注白蛋白；⑤自发性腹膜炎：选用肝毒性小、主要针对革兰阴性杆菌并兼顾革兰阳性球菌的抗生素，如头孢哌酮或喹诺酮类药物等，疗效不满意时，根据治疗反应和药敏结果进行调整。由于自发性腹膜炎容易复发，用药时间不得少于2周。因自发性腹膜炎多系肠源性感染，除抗生素治疗外，还应注意保持大便通畅、维护肠道菌群。腹水是细菌繁殖的良好培养基，控制腹水也是治疗的一个重要环节。

（2）食管－胃底静脉曲张破裂出血的治疗和预防

3. 其他并发症治疗

（1）胆石症：应以内科保守治疗为主。

（2）感染：对肝硬化并发的感染，一旦疑诊，应立即经验性抗生素治疗。自发性细菌性腹膜炎、胆道及肠道感染的抗生素选择，应遵循广谱、足量、肝肾毒性小的原则，首选第三代头孢菌素，如头孢哌酮＋舒巴坦。其他如喹诺酮类、哌拉西林＋他唑巴坦及碳青霉烯类抗生素，均可根据患者情况使用。一旦培养出细菌，则应根据药敏试验选择窄谱抗生素。

（3）门静脉血栓形成：抗凝治疗、溶栓治疗、TIPS。

（五）预后

1. 代偿期肝硬化（肝功能 Child A 级）患者，若无明显炎症活动，通常每 3 个月复查 ALT 等生化指标，每 3~6 个月复查 HBV DNA 或 HCV RNA 等病毒复制指标和进行 HCC 筛查。若有炎症活动，通常每 2~4 周复查一次 ALT 等生化指标，每 3 个月复查病毒复制指标，每 3~6 个月进行 AFP 及 B 超等检查（PHCC 筛查）。

2. 失代偿期肝硬化（肝功能 Child B 和 C 级）患者，其血清 ALT 和 AST 升高多不十分显著，甚至在正常参考范围内偏低，但 AST/ALT>1 提示肝细胞损害严重。通常需每 1~2 周复查一次肝脏生化指标，每 1~3 个月复查病毒复制指标和进行 AFP 及 B 超等检查。

三、检验路径

肝硬化的检验路径见图 7-2。

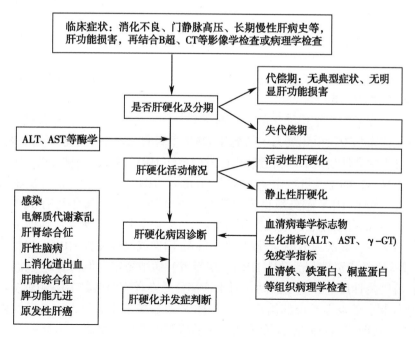

图 7-2 肝硬化的检验路径

第三节　病毒性肝炎

一、疾病概况

（一）病毒性肝炎的定义

病毒性肝炎（viral hepatitis）是由多种不同的嗜肝或非嗜肝病毒所引起的一种以肝脏损伤为主的全身性急性或持续性感染性疾病，病理学上以急性肝细胞坏死和炎症反应为特征，临床上以疲乏、食欲减退、肝大、肝生化检验结果异常为主要表现，无症状感染常见，部分病例可出现黄疸。根据病因可分为甲、乙、丙、丁、戊、己、庚等型，根据病程又可分为急性肝炎和慢性肝炎。以上各型肝炎虽然由不同病毒引起，但其临床症状、体征、血清生化异常改变都很相似。感染肝炎病毒并非一定发病，只有出现肝细胞损伤和肝功能异常，并结合临床表现才确诊肝炎。

（二）老年病毒性肝炎的流行病学调查

病毒性肝炎是老年人常见的疾病，发病率在老年传染病中也同样占据首位。相关数据显示，老年肝病患者中仍以病毒性肝炎为主，2014年病毒性肝炎占老年肝病的比例为67.37%，国内对老年人肝炎病原的感染率调查整体数据显示乙肝最多，甲肝较少，同时戊肝和丙肝较多见，男性多于女性，造成这一现象的可能原因有："男性相关抗原"假说，男性不容易清除病毒；男性抽烟、饮酒等不良生活习惯较重；男性生活压力较大等。老年肝炎的临床特点主要包括：①起病阶段缓慢，自觉症状不敏感，易延迟就诊。②易慢性化和重症化，其中以慢性重型多见。③临床表现复杂，不典型，缺乏特异性，易误诊为胰腺癌、壶腹癌，胆管癌等疾病。④合并症及并发症多，极易发生肝性脑病、上消化道出血、肾衰竭、低血钠等，尤以感染为著，这可能与免疫功能减退、细菌定位转移及内源性感染增加有关，还与广谱抗生素、激素及免疫抑制剂的广泛应用有关。⑤黄疸发生率高占70%~80%，病情较重，程度较深，持续时间长。⑥发热少见。⑦治愈难度大。⑧病死率高、预后差。

（三）老年人群特点

人群中抗-HAV的阳性率随年龄增长而逐渐上升，老人大部分已具有抗-HAV，而多数人是通过亚临床感染获得免疫力。故老年HAV患病的几率小于非老年人。老年HBV多数是由于中青年感染延续而来，新近感染而发生急性HBV少见。一项2 073例老年肝病患者的统计调查显示，病毒性肝炎患病率高达81.48%，HBV以55.52%的患病率居老年病毒性肝炎的首位。慢性HBV感染呈世界性流行。据WHO报道，每年约有100万的患者死于HBV感染所致的肝硬化、肝衰竭和肝细胞癌。老年慢性HBV感染疾病谱中以非活动性HBsAg携带者为主，其次为HBV肝硬化和HBeAg阳性或阴性慢性HBV。尽管多数的老年慢性HBV感染者（特别是非活动性HBsAg携带者）病情稳定，但仍有部分老年慢性HBV感染者存在肝脏炎性反应和病变活动，对于这部分感染者应参考其HBV-DNA水平采取积极抗病毒和抑制肝脏炎性反应的治疗。老年HCV明显多于非老年人，易慢性化。主要原因：①1993年之前我国对献血者筛选及血制品检测不全面；②老年人疾病多，侵袭性检查、手术、输血等发生感染的风险高；③老年人免疫力下降；④老年患者患基础性疾病较多，耐受性差，限制了干扰素的应用。小分子药物在中国未上市之前，应用干扰素 -α 联合利巴韦林治疗丙型肝炎是目前非常有效的治疗方案。但应注意干扰素 -α 引起的老年人患抑郁症出现自杀观点。对于老年 HCV 患者，只要积极进行抗病毒治疗，也能取得良好疗效。老年 HEV 发病率呈上升趋势，可重复感染。目前已经成为老年人出现急性病毒性肝炎的主要原因。HEV 经粪 - 口途径传播，为一种自限性疾病，其临床治疗及提前干预十分重要。HEV 在老年人和孕妇中发病率较高，病死率也很高。急性重症 HEV 病程迅速危险，病死率高达 80%，尤其是老年患者发病后就会表现为起病急、病情重、并发症多和黄疸深等特征，能挽救生命的少数患者病情恢复缓慢，病程较长。

老年组病毒性肝炎患者的临床分型以肝炎肝硬化（38%）、重型肝炎（21%）和淤胆型肝炎（11%）为主，并且失代偿性肝硬化在肝炎肝硬化所患比率约 80%；老年组病毒性肝炎患者的并发症和合并症多见，易并发癌变（35%）、电解质紊乱（31%）及感染（26%），病死率（10%）高。

二、实验室诊断及鉴别诊断

（一）临床表现

1. 急性黄疸型肝炎 病程短于半年，各型肝炎病毒均可引起。可分为以下三期：

（1）黄疸前期：全身乏力、恶心呕吐、厌油腹胀、肝区疼痛、尿色加深等，ALT、AST 升高，持续时间为 5~7 天。

（2）黄疸期：发热消退，尿黄加深，黄疸可有一过性阻塞性黄疸，肝脾大，肝区叩痛，ALT 和胆红素升高，尿胆红素阳性，持续时间为 2~6 周。

（3）恢复期：症状逐渐消失，黄疸消退，肝脾回缩，肝功能逐渐恢复正常，持续时间为 1~2 个月。

2. 急性无黄疸型肝炎 病程短于半年，除无黄疸外，其他临床表现与黄疸型相似。起病较缓慢，症状较轻，恢复较快，病程多在 3 个月内。

3. 慢性肝炎 急性肝炎病程超过半年，或原有乙、丙、丁型肝炎急性发作再次出现肝炎症状、体征及肝功能异常者。根据病情可以分为轻、中、重三度（表 7-2）。

（1）轻度：病情较轻，可反复出现乏力、头晕、食欲减退、厌油、尿黄、肝区不适，肝脾轻度肿大。部分病例可无症状或体征。肝功能指标 1~2 项轻度异常。

（2）中度：症状、体征、实验室检查结果介于轻度和重度之间。

（3）重度：有明显或持续的肝炎症状，伴肝病面容、肝掌、蜘蛛痣、脾大，ALT 和 AST 反复或持续升高，白蛋白降低，丙种球蛋白明显升高。

表 7-2 慢性肝炎分型

项目	轻度慢性肝炎	中度慢性肝炎	重度慢性肝炎
ALT/AST（U/L）	≤ 3 倍 ULN	>3 倍 ULN	>3 倍 ULN
总胆红素（TBil，μmol/L）	≤ 2 倍 ULN	2~5 倍 ULN	>5 倍 ULN
白蛋白（A，g/L）	≥ 35	32~35	≤ 32
A/G	≥ 1.4	1.0~1.4	≤ 1.0

续表

项目	轻度慢性肝炎	中度慢性肝炎	重度慢性肝炎
γ- 球蛋白（%）	≤ 21	21~26	≥ 26
凝血酶原活动度（PTA，%）	≥ 70	60~70	<60
胆碱酯酶（CHE，U/L）	≥ 5 400	4 500~5 400	≤ 4 500

4. 重型肝炎（肝衰竭） 出现一系列肝衰竭表现：极度乏力，严重消化道症状，神经精神症状（嗜睡、性格改变、烦躁不安、昏迷），有明显出血现象，凝血酶原时间显著延长，凝血酶原活动度（PTA）<40%。黄疸进行性加深。血总胆红素（TBil）大于 10 倍 ULN。可出现肝臭、肝肾综合征、扑翼样震颤、肝浊音界缩小、胆酶分离、血氨升高等。

5. 淤胆型肝炎（毛细胆管型肝炎） 有梗阻性黄疸的临床表现：皮肤瘙痒、大便颜色变浅，肝大。血清 TBil 明显升高，以直接胆红素为主。碱性磷酸酶（AKP）、总胆汁酸（TBA）、胆固醇（CHO）升高，ALT、AST 升高不明显，PT 无明显延长，PTA>60%。

6. 肝炎肝硬化 根据肝脏炎症情况分为两型。①活动性肝硬化：有慢性肝炎活动的表现，乏力及消化道症状明显，ALT 升高，黄疸，白蛋白降低，门脉高压症表现。②静止性肝硬化：无肝脏炎症活动表现，症状轻或无，可有上述症状。

（二）病原学

1. 甲型肝炎病毒（hepatitis A virus，HAV） 为嗜肝 RNA 病毒，呈球形，无包膜，由 32 个壳粒组成 20 面对称体颗粒。电镜下可见实心和空心两种颗粒。实心颗粒为完整的 HAV，有传染性；空心颗粒为未成熟的颗粒，不含 RNA，有抗原性但无传染性。HAV 基因组为单股线状 RNA，含有 7 478 个核苷酸，可分为 7 个基因型。目前我国分离出来的 HAV 均为 I 型。HAV 只有一个血清型和一个抗原抗体系统。IgM 抗体多于起病早期产生，是近期感染的标志，持续 8~12 周。IgG 抗体可在体内长期存在，是既往感染或免疫接种后的标志。HAV 对外界抵抗力较强，耐酸碱，室温下可生存一周，干粪中 25℃可生存 30 天，在贝壳中可生存数月。对紫外线、氯、甲醛等敏感。HAV RNA 在血中的峰值时间与 ALT 相同，平均持续 18 天左右。HAV 总抗体感染后持续存在，甚至终身携带。诊断急性 HAV 感染应检测抗 HAV IgM；HAV RNA 检测一般仅作为临床研究。检测 HAV 总抗体可用于评价机体免疫状态。

2. 乙型肝炎病毒（hepatitis B virus，HBV） 属嗜肝 DNA 病毒，电镜下，HBV 感染者血清中含有三种形式的颗粒：

（1）大球形颗粒：为完整的 HBV 颗粒，也称 Dane 颗粒，分包膜和核心两部分。包膜内含乙肝表面抗原（HBsAg），本身无传染性，但有抗原性，为制备血源性乙肝疫苗的成分。核心为病毒复制的主体，内含环状双股 DNA、DNA 聚合酶（DNAP）、核心抗原（HBcAg）和 e 抗原（HBeAg）。

（2）小球形颗粒：血清中最多，仅由 HBsAg 组成，不含核酸，无感染性。

（3）丝状颗粒：仅由 HBsAg 组成，不含核酸，无感染性。

HBV 有三个抗原抗体系统，即表面抗原与抗体系统、核心抗原与抗体系统、e 抗原与抗体系统。HBV 基因组结构独特，由不完全的环状双股 DNA 组成，长链（负链）含 3 200 个碱基对，短链（正链）的长短可变。长链上含 4 个开放读码框（ORF），分别是 S 区、C

区、P 区和 X 区，分别编码 HBV 不同蛋白。

HBV 的基因组为环状双链 DNA，有 4 个开放阅读框（ORF）：S 基因区、C 基因区、P 基因区和 X 基因区。其中，P 基因区编码 HBV DNA 多聚酶，具有 DNA 指导的 DNA 多聚酶（DDDP）、RNA 指导的 DNA 多聚酶（RDDP，即反转录酶）和 RNA 酶 H 活性。HBV DNA 复制过程较为特殊：正链在肝细胞内 DDDP 的作用下，先延伸补齐缺口，形成共价闭合环状 DNA（cccDNA）。再以 cccDNA 为模板，在宿主肝细胞转录酶即 DNA 指导的 RNA 多聚酶（DDRP）的作用下，转录成复制中间体（又称前基因组 RNA）。再以前基因组 RNA 为模板，在 RDDP（反转录酶）作用下反转录合成子代负链 DNA。前基因组 RNA 模板即被病毒 RNA 酶 H 水解。然后，在病毒 RDDP 作用下，以子代负链 DNA 为模板，合成子代正链 DNA。该双链 DNA 部分环化，即完成 HBV 基因组复制。可见，HBV 虽然不是反转录病毒，但在其复制时存在反转录过程。

HBV 分为 A~I 共 9 个基因型，各基因型又可分为不同的亚型，我国主要为 B、C 型。HBV 基因组易发生突变，大部分无生物学意义。S 区突变可引起 HBsAg 亚型突变或 HBsAg 阴性乙型肝炎；前 C 区及 C 区启动子变异可引起 HBeAg 阴性/抗 HBe 阳性乙肝；P 区突变可导致复制缺陷或复制水平降低。

3. 丙型肝炎病毒（hepatitis C virus，HCV） 主要经血液传播，输血后肝炎中丙肝占 60%~80%；但也存在医源性传播、性接触传播、母婴传播和密切接触传播。HCV 抵抗力很强，60℃水中能存活 10 小时，100℃水中能存活 10 分钟。HCV 对有机溶剂敏感。HCV 慢性感染可导致肝脏慢性炎症坏死和纤维化，部分可发展为肝硬化甚至肝细胞肝癌。HCV 为单链正股 RNA 病毒，基因组长 9.4kb，两侧分别为 5' 和 3' 非编码区，中间为开放阅读框（ORF），编码区从 5' 端开始依次为：核心蛋白区（C 区）、包膜蛋白区（E_1、E_2/NS_1）、非结构蛋白区（NS_2、NS_3、NS_4、NS_5）。

包膜蛋白为病毒外壳主要成分，可能含有与肝细胞结合的表位。NS_3 基因区编码螺旋酶和蛋白酶，NS_3 蛋白具有很强的免疫原性，可刺激机体产生抗体，在临床上具有重要价值。NS_5 区编码依赖 RNA 的 RNA 聚合酶，在病毒复制中起重要作用。

5' 非编码区最保守，在设计用于诊断 HCV 感染的 PCR 引物时，此区段是首选部位。E_2/NS_1 区变异程度最大，此区含有两个高变区（HVR_1/HVR_2）。根据基因序列差异，可将 HCV 分为 6 个型（1~6），然后再分为若干亚型。基因型分布具有明显地域性，中国内地北方以 2a 型为主，南方以 Ib 型为主，6a 型仅见于中国香港。

4. 丁型肝炎病毒（hepatitis D virus，HDV） 呈球形，是一种缺陷病毒，需与 HBV 共生才能复制，因此 HDV 常在 HBV 感染的基础上引起重叠感染。HDV 基因组由一条单股环状闭合 RNA 组成，内含 1 683 个核苷酸。该病毒最早称为 δ 抗原，1983 年国际病毒性肝炎会议才正式命名。HDV 病毒颗粒外层由脂质双层和 HBsAg 组成，内包含由 HDVAg 和 HDV RNA 基因组结合组成的核蛋白体。和 HDV 基因组为一环状单股负链 RNA，易发生分子内互补。HDV 包膜来自辅助病毒 HBV 包膜，并在 HDV 感染中发挥重要作用。HDV 对各种灭活剂如甲醛、氯仿等敏感，但比较耐热。HDV 传播途径与 HBV 相同，输血和血液制品是传染的主要途径之一；主要传染源是急慢性丁型肝炎患者和 HDV 携带者；HBV 感染者包括无症状 HBsAg 携带者，是 HDV 感染的高危人群。HDV 感染呈全球性分布，我国各地 HBsAg 阳性者中 HDV 感染率为 0~32%。

（1）HDV Ag：HDV Ag 是唯一的抗原成分，故 HDV 只有一个血清型。HDV Ag 出现最早，然后分别是抗 HDV IgM 和抗 HDV IgG，一般三者不会同时存在。抗 HDV 不是保护性抗体。

（2）HDV RNA：血清或肝组织中 HDV RNA 是诊断 HDV 感染最直接的证据。

5. 戊型肝炎病毒（hepatitis E virus，HEV）　HEV 是 1982 年发现的一种新病毒，是引起肠道传播的非甲非乙型肝炎的主要病因。HEV 为无包膜的球形颗粒，基因组为单股正链 RNA，全长 7.2~7.6kb。HEV 不稳定，对高盐、氯化铯、氯仿敏感，在碱性环境中稳定。HEV 主要经粪 - 口途径传播，人群普遍易感；感染的潜伏期约为 10~60 天，传染源是潜伏期末期和急性期早期的患者。戊型肝炎主要发生在亚洲、非洲或中美洲等一些发展中国家，感染者以成人多见，孕妇感染病死率高，且可发生流产和死胎。

（1）HEV Ag：主要定位于肝细胞质，血液中检测不到 HEV Ag。

（2）抗 HEV Ag IgM：在发病初期产生，多数在三个月内转阴，故抗 HEV Ag IgM 阳性是近期 HEV 感染的标志。

（3）抗 HEV Ag IgG：持续时间在不同病例差异较大，多数于发病后 6~12 个月转阴，但也有持续数年者。

（4）HEV RNA：在 HEV 患者发病早期，粪便和血液中均存在 HEV RNA，但持续时间不长。

（三）辅助检查

老年组病毒性肝炎患者的肝功能检查提示慢性肝损害改变明显，血清碱性磷酸酶（ALP）、γ- 谷氨酰转肽酶（GGT）升高较明显，ALP 与 GGT 的介绍见第一节，老年人病毒性肝炎以乙型肝炎和丙型肝炎多见，接下来主要介绍乙型肝炎和丙型肝炎血清学标志物的检测。

1. 血清学标志物检测

（1）乙型肝炎病毒（hepatitis B virus，HBV）

1）血清学标志物检测：乙型肝炎病毒血清学标志物包括 HBsAg、抗 -HBs、HBeAg、抗 -HBe、抗 -HBc 和抗 -HBc-IgM（表 7-3）。所有由 FDA 批准的诊断试剂盒其说明书中都有说明检测样本的特定要求。HBV 抗原和抗体在室温下可以稳定维持数天，在 4℃ 可以储存数月，-20~-70℃ 冻存可以储存数年，但若反复冻融仍可能引起其破坏和降解。尽量避免采集溶血样本，因为免疫检测可能存在潜在干扰信号。

表 7-3　乙型肝炎血清病毒学标志及其临床意义

HBsAg	抗 -HBs	HBeAg	抗 -HBe	抗 -HBc	HBV DNA	临床意义
+	-	+	-	-	+	急性 HBV 感染早期，HBV 复制活跃
+	-	+	-	+	+	急、慢性 HBV 感染，HBV 复制活跃
+	-	-	-	+	+	急、慢性 HBV 感染，HBeAg/ 抗 -HBe 窗口期

续表

HBsAg	抗–HBs	HBeAg	抗–HBe	抗–HBc	HBV DNA	临床意义
+	–	–	+	+	+	HBeAg 阴性 CHB
+	–	–	+	+	–	急、慢性 HBV 感染，HBV 复制低或不复制
–	–	–	–	+	–	HBV 既往感染，未产生抗–HBs；或 HBV 复制低或不复制
–	–	–	+	+	–	抗–HBs 出现前阶段，HBV 复制低或不复制
–	+	–	+	+	–	HBV 感染恢复阶段，已获免疫力
–	+	–	–	+	–	HBV 感染恢复阶段，已获免疫力
+	+	+	–	+	+	不同亚型 HBV 感染，或 HBsAg 变异
+	–	–	–	–	–	HBV DNA 整合
–	+	–	–	–	–	接种疫苗后获得免疫力，偶见于感染后的恢复阶段

①血清 HBsAg

【参考区间】夹心法：阴性（–）/ 阳性（+）。

【临床意义】血清 HBsAg 测定对于 HBV 感染的诊断至关重要，阳性表示 HBV 感染。

【评价】

a. FDA 所批准的任一 HBsAg 诊断试剂只能用于诊断或献血、组织与器官捐献的检测。

b. 患者在度过急性感染期后体内可产生 HBsAb，当体内 HBsAg 仍然存在时，因抗 HBsAb 和 HBsAg 产生结合可能会呈现阴性反应。对于所有商品化诊断试剂，HBsAg 阴性标本无需进一步检测；而 HBsAg 阳性标本往往需要重复数次验证。

c. 重复验证试验可以采用 FDA 所批准厂家提供的中和试验试剂。如果 HBsAg 阳性的血清可被所中和，则该样本考虑 HBsAg 阳性；假如 HBsAb 无法中和 HBsAg，则 HBsAg 测定结果应视为不确定，应采集新样本测定或按指南要求选择 IgM HBcAb 或总 HBcAb 等标志物检测。

d. HBsAg 转阴且抗–HBs 转阳称为 HBsAg 血清学转换；抗–HBc-IgM 阳性提示 HBV 复制；抗–HBc 总抗体主要是抗–HBc-IgG，只要感染过无论病毒是否被清除，此抗体多为阳性。

②抗–HBs

【参考区间】夹心法：阴性（–）/ 阳性（+）。

【临床意义】抗–HBs 为保护性抗体，阴性且不伴随其他血清标志物阳性，提示未感染 HBV 或尚未从 HBV 疫苗中获得免疫力；阳性表示对 HBV 有免疫力，见于乙型肝炎感染后康复和接种乙型肝炎疫苗者。

【评价】

a. 商品化 HBsAb 的检测原理主要基于固相检测的夹心法。被带有 HBsAg 突变的 HBV 逃逸株感染后，HbsAb 无法被检出。

b. HBsAg 主要抗原决定簇的构象改变，直接导致诊断试剂盒对 HBsAb 的检测能力下降。

c. 接种乙肝疫苗产生的抗体应答保护效果一般至少可持续 12 年。

③ HBeAg：血清 HBeAg 作为病毒快速复制力的一项标志，往往伴随高水平的 HBV DNA。HBeAg 阳性患者有强传染性。部分 HBV 病毒株由于前 C 区突变可引起 HBeAg 合成障碍，感染此病毒株的患者可在 HBeAg 阴性情况下检测到高水平的 HBV DNA。

④ HBeAb：阳性提示急性感染过程的结束，体内病毒的复制能力下降。在急性感染过程中，此抗体和 HBeAg 发生结合，直至 HBeAg 水平完全下降时才能得以检出。HBeAg 下降也与病毒的减少、急性感染过程结束相关。

⑤ HBcAb IgM：感染初期，HBcAb IgM 可维持数周到数月，其检出可提示 HBV 感染期少于 6 个月。在此疾病阶段患者的肝功能酶学指标可能会升高。HBcAb IgM 阴性可以排除近期急性 HBV 感染，但不能排除 HBV 慢性感染。患者 HBcAb IgM 通常被认为是诊断急性乙型肝炎的金标准，且患者通常可测到高水平 HBV DNA。

⑥总 HBcAb：总 HBcAb 阴性可提示患者无 HBV 的感染史。总 HBcAb 阳性、HBsAg 阳性与 HBcAb IgM 阳性是急性 HBV 感染；总 HBcAb 阳性、HBsAg 阴性者可以是乙型肝炎恢复患者；总 HBcAb 阳性、HBsAg 阳性是慢性 HBV 感染者。总 HBcAb 在 HBcAb IgM 消失后仍然可以在体内维持若干年，甚至比 HBsAb 还要持久，因此总 HBcAb 是反映 HBV 暴露感染史的最佳标志物。HBcAb 阳性且不合并其他任何一种血清标志物阳性者应考虑 HBV 感染。出现这种模式同时病毒 DNA 水平为阴性或很低，应该考虑既往感染 HBV。目前检测总 HBcAb 的商业化试剂盒均使用重组 HBc 抗原来捕获抗体。在竞争试验中，若样本中存在 HBcAb，该抗体即能和标记的人 HBcAb 发生竞争。含 HBcAb 的样本会产生抑制信号，在一定范围内该信号与 HBcAb 的数量呈比例。检测时应使用试剂盒所提供的校正因子在常规基础上校准。所有 HBcAb 检测方法均有相关报告规则，初测呈反应性的样本将重复试验，如果一次或两次重复试验结果呈反应性，则样本可被报告为阳性。

2）HBV DNA 定量检测

【临床意义】反映病毒复制水平，主要用于慢性 HBV 感染的诊断、治疗适应证的选择和抗病毒疗效的判断。连续监测 HBV DNA 水平比随意时间点的检测结果对患者预后判断或治疗方案的确定更有意义。

【参考区间】实时荧光定量 PCR 法：<100IU/ml。

【评价】

①核酸检测用的血浆主要分离自含 EDTA 抗凝管（紫头管）或含枸橼酸盐抗凝物（黄头管）所采集的血液标本。血浆应在 6 小时内与红细胞分离并保存于 4℃直至样本检测。

②病毒核酸在 EDTA 抗凝管中稳定，标本 4℃存放 5 天不会影响实验结果。如需要长期保存，血浆应保存在 -70℃条件下。

③溶血标本对于 DNA 聚合酶依赖的 PCR 实验有明显干扰作用，不可以用于核酸检测实验。目前有证据表明，多次冻融下 HBV DNA 仍然较为稳定，不会导致检测敏感度下降。

3）HBV 基因分型和耐药突变株检测：HBV 感染的治疗往往需要长期使用核苷及核苷酸类似物，而长期用药容易导致耐药的发生。HBV 依赖 RNA 的 DNA 聚合酶快速复制过程中不具备精确的校正能力，继而导致频繁的复制错误。在药物选择作用下，某些复制错误导致耐药突变株产生。常用方法有基因型特异性引物 PCR 方法、限制性片段长度多态性分析法（RFLP）、线性探针反向杂交法（INNOLiPA）、直接测序法等。

（2）丙型肝炎病毒（hepatitis C virus，HCV）：HCV 慢性感染可导致肝脏慢性炎症坏死和纤维化，部分可发展为肝硬化甚至肝细胞肝癌。目前实验室诊断主要采用 ELISA 法检测血清中抗 HCV，筛选献血者和初步诊断，需要 HCV RNA 确证试验来排除假阳性反应。

1）抗 -HCV 酶免疫法（EIA）：适用于高危人群筛查，也可用于 HCV 感染者的初筛。第三代酶免疫检测法（EIAs-3）可使抗体检测窗口期缩短至 7~8 周，敏感度和特异度均可达到 99%。部分透析、免疫功能缺陷和自身免疫性疾病患者可出现抗 -HCV 假阳性。重组免疫印迹法（recombinant immunoblot assay，RIBA）和免疫印迹法（western blot）可作为 EIA 的验证方法，确认低危易感人群 HCV 感染者 EIAs 法阳性结果或 HCV 既往感染患者 HCV RNA 阴性结果。

2）HCV RNA：作为丙肝活动性感染的确诊试验，急性感染后 1~2 周血清中即可检出，早于 ALT 异常和 HCV 抗体出现数周。HCV 病毒载量的高低与疾病的严重程度和疾病的进展无绝对相关性，但可作为抗病毒疗效评估的观察指标。HCV 感染病程中 HCV RNA 水平可呈波动状态，因此一次 HCV RNA 检测阴性不能作为确诊依据。HCV RNA 检测中应注意标本保存和操作对检测结果的影响，应采用 EDTA 和枸橼酸钠抗凝血浆，应在 6 小时内快速离心、分离血浆，避免 RNA 被血中高活性 RNA 酶降解。血浆标本在 4℃条件下可保存 7 天。HCV RNA 检测需要提高方法间的一致性和精密度，建议各检测方法采用统一国家标准。

2. 尿常规 尿胆红素和尿胆原有助于黄疸的鉴别。肝细胞性黄疸时，尿胆红素和尿胆原均升高。溶血性黄疸以尿胆原增高为主；梗阻性黄疸以尿胆红素增高为主。

3. 胆红素 黄疸型肝炎时血清胆红素升高。胆红素是反映肝细胞损伤严重程度的重要指标。

4. 凝血酶原活动时间（PTA） PTA<40% 提示严重肝损伤，是诊断重型肝炎的重要依据。

5. 血清蛋白 慢性肝炎中度以上、肝硬化、重型肝炎时白蛋白降低，γ- 球蛋白升高，A/G 下降甚至倒置。

（四）诊断

1. 流行病学资料

（1）甲型肝炎病前是否到过甲肝流行区，有无进食未煮熟海产品。

（2）乙型肝炎有无输血、不洁注射史，与 HBV 感染者接触史，家庭成员有无 HBV 感染者。

（3）丙型肝炎有无输血及血制品、静脉吸毒、血液透析、多个性伴侣等病史。

（4）丁型肝炎同乙型肝炎，我国西南部感染率较高。

（5）戊型肝炎基本同甲型肝炎，暴发以水传播多见。

2. 临床诊断

（1）急性肝炎常有畏寒发热、乏力、食欲缺乏、恶心呕吐等急性感染症状，肝大质偏软。ALT 显著升高。黄疸型肝炎血清胆红素 >17.1μmol/L，尿胆红素阳性。病程不超过 6 个月。

（2）慢性肝炎病程超过 6 个月，常有乏力、肝区不适、肝病面容、肝掌、蜘蛛痣、肝大、脾大等特征。

3. 病原学诊断

（1）甲型肝炎：有下列一项者可确诊为甲型肝炎：抗 HAV IgM 阳性；抗 HAV IgG 急性期阴性，恢复期阳性；粪便中检出 HAV 颗粒、抗原或 HAV RNA。

（2）乙型肝炎：急性乙型肝炎少见，慢性 HBV 感染者分类见表 7-4。

表 7-4　慢性乙肝分型

乙肝类型	乙肝标志物	肝功能或临床表现
HBeAg 阳性乙肝	血清 HBsAg、HBV DNA 和 HBeAg 阳性，抗 HBe 阴性	血清 ALT 持续升高
HBeAg 阴性乙肝	血清 HBsAg 和 HBV DNA 阳性 HbeAg 持续阴性，抗 HBe 阴性阳性或阴性	血清 ALT 持续升高
慢性 HBV 携带者	血清 HBsAg 和 HBV DNA 阳性，HBeAg 或抗 HBe 阳性	1 年内 ALT 和 AST 正常
非活动性 HBsAg 携带者	血清 HBsAg 阳性，HbeAg 阴性，抗 HBe 阴性阳性或阴性，HBV DNA 阴性	1 年内 ALT 正常
隐匿性慢性乙肝	血清 HBsAg 阴性，血清和（或）肝组织中 HBV DNA 阳性，可伴有血清抗 HBs、抗 HBe 和（或）抗 HBc 阳性	有慢性乙肝的临床表现

（3）丙型肝炎：抗 HCV IgM 和（或）IgG 阳性，HCV RNA 阳性，可诊断为丙型肝炎。无症状和体征，肝功能和肝组织学正常者为无症状 HCV 携带者。

（4）丁型肝炎：有现症 HBV 感染，同时血清 HDV Ag 或抗 HDV IgM 或高滴度抗 HDV IgG 或 HDV RNA 阳性，或肝内 HDV Ag 或 HDV RNA 阳性，可诊断为丁型肝炎。

（5）戊型肝炎：急性肝炎患者抗 HEV IgG 高滴度，或由阴转阳，或血/粪 HEV RNA 阳性，可诊断为戊型肝炎。

（五）鉴别诊断

本病需与药物性肝损害、酒精性肝病、自身免疫性肝病等相鉴别。

1. **药物性肝损害** 根据用药史、停用药物后的恢复情况、再用药时的反应、实验室检查有肝损伤及胆汁淤积的证据鉴别。肝细胞型、胆汁淤积型、混合型 DILI 在临床上主要根据临床表型及血清 ALT、ALP 和 R 值进行判断。R=（ALT 实测值 /ALT ULN）/（ALP 实测值 /ALP ULN）。三型诊断标准如下：①肝细胞损伤型：ALT ≥ 3ULN，且 R ≥ 5；②胆汁淤积型：ALP ≥ 2ULN 且 R ≤ 2；③混合型：ALT ≥ 3ULN，ALP ≥ 2ULN，且 2<R<5。

2. **自身免疫性肝炎** 自身免疫性肝炎是机体对肝细胞产生自身抗体及自身反应性 T 细胞致肝脏炎症性病变。此病女性多发，起病缓慢，轻者无症状，病变活动时表现有乏力、腹胀、食欲缺乏、瘙痒、黄疸等。早期肝大伴压痛，常有脾大、蜘蛛痣等。晚期发展为肝硬化。肝外表现可有持续发热伴急性游走性大关节炎。女性常有闭经。可出现皮疹，提示疾病处于活动期。该病转氨酶显著异常，AST：ALP>3，γ- 球蛋白或 IgG>1.5 倍正常上限，血清自身抗体阳性，ANA、SMA 或抗 LMK1 抗体滴度成人 ≥ 1：80。

3. **酒精性肝病** 饮酒史是诊断酒精性肝病的必备依据，应详细询问患者饮酒的种类、每日摄入量、持续饮酒时间和饮酒方式等，我国现有的酒精性肝病诊断标准为：有长期饮酒史，一般超过 5 年，折合酒精量男性 ≥ 40g/d，女性 ≥ 20g/d；或两周内有大量饮酒史，折合酒精量 >80g/d。酒精性脂肪肝可有血清 AST、ALT 轻度升高。酒精性肝炎 AST 升高比 ALT 升高明显，AST/ALTA 常大于 2，但 AST 和 ALT 值很少大于 500IU/L，否则，应考虑是否合并有其他原因引起的肝损害。GGT 常升高，TB、PT 和平均红细胞容积（MCV）等指标也可有不同程度的改变。结合病史，不难诊断酒精性肝病。

（六）治疗

治疗原则以足够休息、合理饮食为主，辅以适当药物治疗。避免饮酒，过劳和使用损害肝损伤的药物。

1. **急性肝炎** 一般为自限性，多可完全康复。以一般治疗和对症支持治疗为主。除急性丙型肝炎外，一般不采用抗病毒治疗（急性丙型肝炎易转为慢性，早期抗病毒治疗可降低转为慢性肝炎的概率）。

2. **慢性肝炎** 应采用综合性治疗方案，包括合理的休息和营养，心理平衡，改善和恢复肝功能，调节机体免疫，抗病毒抗纤维化等治疗。

抗病毒治疗的适应证为：① HBV DNA ≥ 10^5 拷贝 /ml（HBeAg 阴性者 ≥ 10^4 拷贝 /ml）；② ALT ≥ 2×（ULN），如用干扰素治疗 ALT 应 <10×ULN、血 TBil ≤ 2×ULN；③如 ALT<2×ULN，但组织病理学 Knodel HAI 指数 ≥ 4，或中度及以上炎性坏死和（或）中度以上纤维化病变；④丙型肝炎 HCV RNA 阳性。

3. **重型肝炎** 采用支持和对症治疗，促进肝细胞再生，抗病毒治疗，免疫调节，防治各种并发症。

（七）预后

1. **急性病毒性肝炎** 急性甲型肝炎和戊型肝炎，急性期通常每 3~7 天监测一次肝脏生化指标，并应结合 PT 等凝血功能指标及临床表现的变化判断病情发展情况。少数患者可出现乏力加重、"胆酶分离"及 PT 延长等，提示有重型化倾向，应更密切地进行监测。对急性乙型肝炎，在动态监测 ALT 等肝脏生化指标的同时，还应注意监测 HBV 血清标志物及 HBV DNA 等病毒指标，以判断是否发展为慢性。急性丙型肝炎时血清 ALT 的升高有三种不同的模式。单相型（一过型）：ALT 升高提示病毒血症多呈一过性，感染多呈自限性。在血清 ALT 恢复正常且 HCV RNA 转阴后，仍需每 3~6 个月监测一次肝脏生化指标及 HCV RNA，持续 1~2 年，以确证病情康复。双相型（间歇型或波动型）：ALT 升高，提示病毒血症呈间歇性。平台型（持续型）：ALT 升高，提示病毒血症呈持续性。双相型和平台型 ALT 升高预示慢性化率较高，临床表现相对较重。

2. 慢性病毒性肝炎

（1）慢性乙型肝炎：血清 ALT、HBeAg 和 HBV DNA 定量是临床上最常用的判断慢性 HBV 感染自然病程和决定治疗方案的依据。但准确评估还应结合胆红素、白蛋白、凝血功能、血常规、AFP、B 型超声检查、流行病学史、肝病家族史等资料。必要时还需进行肝活检等检查。应注意保肝降酶药物对 ALT 的影响。所有患者均应每 3~6 个月进行 AFP 和 B 超筛查以监测肝细胞癌（HCC）。乙型肝炎已恢复（resolved hepatitis B，RHB）的患者，血清 HBsAg 和 HBV DNA 阴性，可每年检测一次 ALT、HBV-M 及 HBV DNA；若接受化疗或免疫抑制治疗，应适当加强监测。干扰素治疗的患者，在治疗初期 3 个月内，或在治疗过程中发现 ALT 明显升高时，应每 2~4 周监测一次血清 ALT、AST 和 BILI 等生化指标。若 ALT ≥ 10ULN 或出现黄疸，应立即停用干扰素；若 ALT 水平趋于平稳，可每月监测一次。在治疗期间及治疗结束后 12 个月内，应每 3 个月左右对生化学应答（ALT 的复常）、病毒学应答（HBV DNA 的降低程度）和血清学应答（HBeAg 和 HBsAg 的转阴等）进行全面评估。此外，还应注意定期检查血常规、尿常规、肾功能、血糖、甲状腺功能、精神状态的变化等。核苷（酸）类似物（NUC）治疗的患者，一般每 3 个月评估一次生化学应答和病毒学应答，每 3~6 个月评估一次血清学应答。阿德福韦酯（ADV）治疗的患者，尚应每 3 个月监测一次肾功能。替比夫定（LdT）治疗的患者，尚应注意每 3 个月左右监测一次肌酸激酶（CK）。

（2）慢性丙型肝炎：一般每 3 个月监测一次血清 ALT 等生化指标，每 3~6 个月检查 HCV RNA、AFP 和 B 超等。接受抗病毒治疗的患者，除每 3 个月左右监测 HCV RNA 外，ALT 及其他相关指标的监测参照慢性乙型肝炎的干扰素治疗。

（3）重型肝炎（肝衰竭）：对于病情剧烈活动、血清 TBILI ≥ 171μmol/L 的重型肝炎患者，通常每 3~7 天监测一次全套肝脏生化指标的变化。对病情渐趋稳定、血清 TBILI<171μmol/L（10ULN）的患者，可每 5~7 天监测一次肝脏生化指标。

（4）肝炎肝硬化：代偿期肝硬化（肝功能 Child A 级）患者，若无明显炎症活动，通常每 3 个月复查 ALT 等生化指标，每 3~6 个月复查 HBV DNA 或 HCV RNA 等病毒复制指标和进行 HCC 筛查。若有炎症活动，通常每 2~4 周复查一次 ALT 等生化指标，每 3 个月复查病毒复制指标，每 3~6 个月进行 AFP 及 B 超等检查（PHCC 筛查）。失代偿期肝硬化（肝功能 Child B 和 C 级）患者，其血清 ALT 和 AST 升高多不十分显著，甚至在正常参考范围内偏低，但 AST/ALT>1 提示肝细胞损害严重。通常需每 1~2 周复查一次肝脏生化指标，每 1~3 个月复查病毒复制指标和进行 AFP 及 B 超等检查。

三、检验路径

（一）病毒性肝炎的检验路径（图7-3）

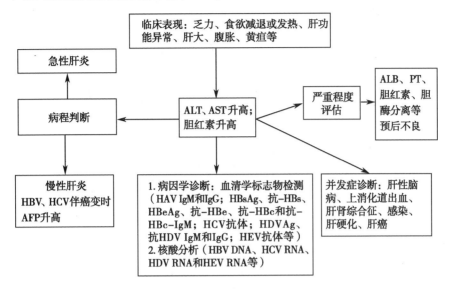

图7-3 病毒性肝炎的检验路径

（二）WHO推荐的用于诊断慢性HBV感染的检测策略

《2017年世界卫生组织乙型和丙型肝炎检测指南》基于阳性预测值的预估模式结果，根据检测人群不同的血清学流行率来评价和分析诊断性能。推荐在HBsAg血清学流行率≥0.4%的环境或人群中，在进一步评估HBV DNA和肝脏疾病分级前，应用单一血清学方法检测HBsAg；在HBsAg血清学流行率<0.4%的环境或人群中，需要应用两次血清学检测方法检测HBsAg，即应用同一免疫测定中的中和步骤或另一不同的快速诊断检测法（rapid diagnostic tests，RDT）对HBsAg进行检测以证实HBsAg的阳性结果。具体检测策略见图7-4~图7-6。

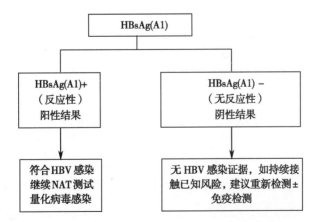

图7-4 WHO推荐的用于诊断慢性HBV感染的检测策略——
HBsAg血清学流行率≥0.4%的单一检测

A1：第一次检测

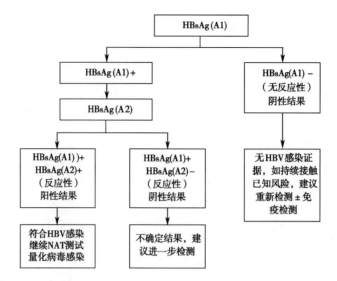

图 7-5　WHO 推荐的用于诊断慢性 HBV 感染的检测策略——HBsAg 血清学流行率 <0.4% 的双检测

A1：第一次检测；A2：第二次检测

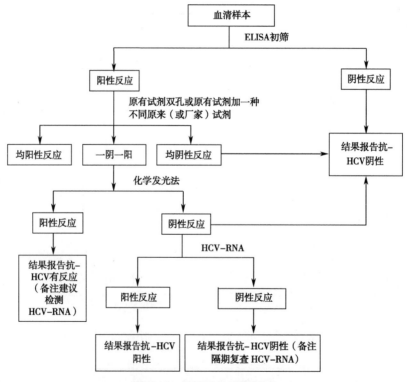

图 7-6　丙肝抗体检测策略

有反应结果：建议进一步检测 HCV-RNA 或用 RIBA 方法验证丙肝抗体

（张孟爽　杜　艳）

参 考 文 献

[1] 于普林,老年医学.第2版.北京:人民卫生出版社,2018.

[2] 单晶,霍宏蕾,孟开,等.肝病分类诊断与诊疗路径系统的构建及应用价值分析.中国医院管理,2015,35(5):24-26.

[3] 马海芬,保志军.肝脏衰老与肝脏疾病.肝脏,2013,18(1):55-57.

[4] Bjomsson ES,Bergmann OM,Bjornsson HK,et al.Incidence,presentation,and outcomes in patients with dnug-induced liver injury in the general population of Iceland.Gastroenterolgy,2013 144 :1419-1425.

[5] 林佳瑶,张玉.老年人药物性肝损伤的临床特点及发病机制.中国老年学杂志,2013,8(33):4098-4101.

[6] 王悦之,张玉.老年药物性肝损伤的研究进展.临床肝胆病杂志,2016,32 :(4):821-824.

[7] 中华医学会肝病学分会药物性肝病学组药物性肝损伤诊治指南.肝脏,2015,20(10):750-762.

[8] 施杨利,陈耀明.白蛋白对老年肝硬化合并感染患者血容量及预后的影响.现代中西医结合杂志,2017,26(30):3346-3347.

[9] 黄家淦,刘先发.急诊老年危重患者并发低钠血症的疾病谱.医疗装备,2017(9):96-97.

[10] Jalan R,FernNdez J,Wiest R,et al.Bacterial infections in cirrho sis:a position statement based on the EASL Special Conference213.J Hepatol,2014,60(6):1310-1324.

[11] 蒋汉梅,王学红,杨勇,等.肝硬化失代偿期患者低钠血症与肝性脑病及肾功能的相关性.世界华人消化杂志,2013(31):3418-3421.

[12] 邵盼盼,孙秋林,程君,等.1062例老年肝病患者临床流行病学及临床特点分析.安徽医科大学学报,2016,51(4):541-543.

[13] 李刚.传染病学.第2版.北京:人民卫生出版社,2013.

[14] 李春杨,戴明佳,汪莉萍,等.老年病毒性肝炎临床特点及防治措施.中国老年学杂志,2018(2):380-382.

[15] 王帅,张帆,张威,等.老年肝炎特点的研究进展.胃肠病学和肝病学杂志,2017,26(4):464-467.

[16] 高慧,林锋,施理,等.老年慢性乙型病毒性肝炎患者血清甘胆酸水平变化及临床意义.中国老年学,2017,37(13):3266-3267.

[17] Zhang X,Li M,Xi H,et al.Pre-existing mutations related to tenofovir in chronic hepatitis B patients with long-term nucleos(t)ide analogue drugs treatment by ultra-deep pyrosequencing.Oncotarget,2016,7(43):70264-70275.

[18] Al K M,Monem F.Polymorphism of IFN-γ(+874 T/A)in Syrian patients with chronic hepatitis B.Gastroenterology & Hepatology from Bed to Bench,2017,10(1):34-38.

[19] 刘佩,赵旭鸿.乙肝五项、HBV-DNA定量及乙肝前S1抗原联合检测用于诊断乙肝的临床价值分析.标记免疫分析与临床,2016,23(11):1275-1278.

[20] Kalita K,Filipczak K,Bieńkiewicz M,et al.Diagnostic value of optimised real-time sonoelastography in the assessment of liver fibrosis in chronic hepatitis B and C.Przeglad Gastroenterologiczny,2017,12(1):28-33.

[21] Li Q,Lu C,Li W,et al.The independent predictors of significant liver histological changes in chronic hepatitis B virus infection patients with persistently high-normal or low-normal alanine transaminase levels.Discovery Medicine,2017,23(124):19-25.

[22] 中华医学会肝病学分会,中华医学会感染病学分会.慢性乙型肝炎防治指南(2015更新版).胃肠病学,2016,23(12):888-905.

［23］季芳,潘婷,颜学兵.《2017年世界卫生组织乙型和丙型肝炎检测指南》编译.临床肝胆病杂志,2017,33(6):1040-1045.

［24］中国医师协会检验医师分会.乙型病毒性肝炎检验诊断报告模式专家共识.中华医学杂志,2017,97(18):1363-1368.

第八章

血液系统疾病

随着老龄人口比例不断增加，在多种因素作用下，老年人血液系统疾病也在不断增多，因老年人骨髓造血功能较年轻人低下、存在多病共存、多器官功能不全、多重用药、症状不典型等特点，使老年血液疾病的诊疗效果不理想，严重影响老年人的健康和寿命，因此积极开展老年血液病学诊疗研究，进一步提高老年常见血液系统疾病的诊疗效果，改善老年人生活质量和减轻医疗负担具有重要意义。本章主要论述老年人血液病的实验室诊断，内容包括老年人血液病的特点、老年人贫血、老年人白血病、老年人多发性骨髓瘤等疾病。

第一节 贫 血

一、疾病概况

（一）贫血的定义

贫血是指外周血单位容积内血红蛋白量、红细胞数和（或）血细胞比容低于参考范围下限，不能运输足够的氧至组织而产生的综合征。任何能损害红细胞产生或加速其破坏的情况，当骨髓生成不能代偿红细胞的破坏或丢失时都会导致贫血。贫血是最常见的临床症状之一。

（二）老年贫血的流行病学调查

随着我国人口不断老龄化，老年贫血患者日益增多。国外报道老年贫血发生率为4.4%~5.4%，国内文献报道老年贫血发生率7%~28%。2017年《中国卫生和计划生育统计年鉴》显示城市居民贫血的死亡率随着年龄的增长，死亡率明显增加：60岁以下贫血死亡率均小于1/10万，而60岁以上居民增至1.70/10万，80岁以上更猛增至11.47/10万。

（三）老年人群特点

1. **病因**　贫血状态下血含氧量下降，全身各脏器缺氧，心肌营养障碍，全心扩大，严重的发生心衰。贫血症状的轻重还与贫血发生的速度相关，缓慢发生的贫血，即使血红蛋白很低，也不一定出现症状，慢性贫血常表现为乏力、疲劳和恶病质状态以及情绪、认知功能和生命质量的损害。由于老年人多病共存，对慢性起病的贫血多被原发疾病所掩盖，易造成漏诊或误诊。老年常见的贫血种类包括缺铁性贫血、慢性疾病性贫血、巨幼细胞贫血、再生障碍性贫血和溶血性贫血。

2. 临床表现

（1）一般临床表现：疲乏、无力，皮肤、黏膜和甲床苍白。

（2）心血管及呼吸系统：心悸，心跳加快及呼吸加深，重者可出现心脏扩大，甚至心力衰竭。

（3）神经系统：头晕，目眩，耳鸣，头痛，畏寒，嗜睡，精神萎靡不振等。

（4）消化系统：食欲减退，恶心，消化不良，腹胀，腹泻和便秘等。

（5）泌尿系统：肾脏浓缩功能减退，可有多尿，蛋白尿等轻微的肾功能异常。

（6）特殊表现：溶血性贫血常见黄疸、脾肿大等。

3. 分类

（1）形态学分类法（表8-1）

表8-1　贫血形态学分类

贫血分类	MCV	MCH	MCHC	疾病
正细胞贫血	正常	正常	正常	再生障碍性贫血、急性失血、某些溶血
大细胞贫血	升高	升高	正常	巨幼细胞贫血、某些溶血
单纯小细胞贫血	降低	降低	正常	慢性疾病、慢性肝肾疾病
小细胞低色素贫血	降低	降低	降低	缺铁性贫血、珠蛋白生成障碍性贫血

（2）Bessman 分类法（表8-2）

表8-2　Bessman 分类

贫血类型	MCV	RDW	疾病
小细胞均一性贫血	降低	正常	慢性病，轻型珠蛋白生成障碍性贫血
小细胞不均一性贫血	降低	升高	缺铁性贫血，血红蛋白 S 病
正常细胞均一性贫血	正常	正常	急性失血，骨髓浸润，部分再生障碍性贫血
正常细胞不均一性贫血	正常	升高	早期缺铁性贫血，部分铁粒幼细胞贫血
大细胞均一性贫血	升高	正常	部分再生障碍性贫血，骨髓增生异常综合征
大细胞不均一性贫血	升高	升高	巨幼细胞贫血，部分溶血性贫血

二、实验室诊断及鉴别诊断

（一）缺铁性贫血

缺铁性贫血（iron deficiency anaemia，IDA）是因机体铁的需要量增加和（或）铁吸收减少使体内储存铁耗尽而缺乏，又未得到足够的补充，导致合成血红蛋白的铁不足而引起的贫血。缺铁性贫血至今仍是人类最常见的慢性疾病之一，是临床上最常见的一种贫血。正常情况下，机体内的铁代谢保持动态平衡，在铁的摄入不足、铁的需要增加及失血等情况下，机体出现长期铁的负平衡而导致缺铁。慢性失血是老年人铁缺乏最常见的原因。铁缺乏包括储铁缺乏、缺铁性红细胞生成和缺铁性贫血三个连续发展的阶段，可见缺铁性贫血是体内慢性渐进性缺铁的发展结果。

1. 血象 缺铁性贫血时红细胞、血红蛋白值减低，以后者的减低更为严重。贫血轻微时红细胞形态学改变不大，而贫血严重则呈小细胞低色素性改变。MCV<82fl、MCH<27pg、MCHC<320g/L、RDW>15%；白细胞计数值及分类结果一般正常；血小板计数值一般正常；网织红细胞计数值常轻度增高。

2. 骨髓象 骨髓增生明显活跃；红系明显增生，红系总百分率常 >30%，其中以中幼红、晚幼红增多为主，各阶段细胞胞体常较小，胞质量少，边缘不整齐，嗜碱性较强，胞核较小而致密；粒系总百分率常因红系增生而相对减低，各阶段比例及细胞形态染色大致正常。粒红比值（M∶E）减低；巨核细胞常无明显变化，血小板形态一般正常，成熟红细胞形态学变化同外周血，较易见到嗜多色性红细胞。

3. 其他检查

（1）骨髓涂片铁染色：显示细胞外铁减少或消失，细胞内铁粒减少且着色浅淡。

（2）血清铁测定：血清铁（serum iron，SI）测定是用于诊断缺铁性贫血的重要指标之一。常用亚铁嗪比色法测定。通常血清铁以 Fe^{3+} 的形式与转铁蛋白结合成复合物，在酸性介质中铁与转铁蛋白解离，再被还原为二价铁，并与亚铁嗪生成紫红色化合物，后者在562nm 波长有吸收峰。通过比色可测定出血清铁含量。

【参考区间】（比色法）成年男性 10.6~36.7μmol/L，女性 7.8~32.2μmol/L。

【临床意义】血清铁减低是缺铁性贫血的早期诊断指标之一，慢性失血如月经过多、消化性溃疡、恶性肿瘤等造成铁的慢性丢失，铁摄入不足如长期缺铁饮食以及机体铁的需要量增加时，如生长发育中的婴幼儿、青少年、妊娠及哺乳妇女等。

血清铁含量增高见于铁的利用障碍或减少时，如铁粒幼细胞贫血、再生障碍性贫血。溶血性贫血时由于红细胞的破坏，释放出大量的铁而导致血清铁增高。铁剂治疗过量时血清铁也可增高。

【评价】血清铁测定是一项直接反映体内运输过程中铁含量的指标，但生理波动大，测得的血清铁只代表采血当时的血中铁浓度，而不能代表流动中的铁总量；炎症和感染时，由于单核巨噬细胞系统的铁释放至转铁蛋白的过程受阻，血清铁降低并不代表储存铁的减低，因此，其在反映机体铁贮存量方面不够准确，往往需要联合其他铁代谢指标检测。

（3）转铁蛋白测定：转铁蛋白（transferrin，TF）为 β_1 球蛋白，由肝脏合成。一个分子的 β_1 球蛋白与两个三价铁结合并将铁转运至骨髓及其他需铁的组织。正常情况下转铁蛋白的饱和铁结合力约为 20%~45%。目前常用免疫散射比浊法检测转铁蛋白含量。将抗人转铁蛋白的抗体与含有转铁蛋白的待测血清混合，形成抗原抗体复合物。测定混合物散射光速率的变化，通过标准曲线即可计算出转铁蛋白含量。

【参考区间】（免疫散射比浊法）28.6~51.9μmol/L。

【临床意义】缺铁性贫血时转铁蛋白含量增高，妊娠和口服避孕药后亦可增高。铁粒幼细胞贫血、再生障碍性贫血等由于铁利用障碍而转铁蛋白含量正常或减低。蛋白质缺乏或丢失过多时也可见转铁蛋白减低如严重的营养不良、重度烧伤、肾病综合征、肾衰竭等；转铁蛋白由肝细胞合成，其水平变化可作为判断肝病愈后的指标，急性肝炎时虽可见转铁蛋白增高，但严重的肝实质损伤如慢性肝病、肝硬化等则转铁蛋白常见减低。

【评价】肝脏合成转铁蛋白的速度与细胞内铁含量呈负相关，转铁蛋白测定在反映铁代谢方面的意义同血清总铁结合力。因肝细胞损伤时合成转铁蛋白降低，故转铁蛋白也可作为肝细胞损伤的指标。此外，尿微量转铁蛋白测定在反映肾小球滤过膜损伤方面比清蛋白更敏感，可作为肾小球损伤的早期诊断指标。血清转铁蛋白测定一般采用免疫散射比浊法和免疫电泳扩散法。酶免疫法和放射免疫法敏感性较高，主要用于尿液微量转铁蛋白测定。

（4）血清总铁结合力测定：通常血清中仅约 1/3 的 β_1 球蛋白与铁结合称为饱和铁结合力，余者（未饱和铁结合力）在体外可被加入的铁所饱和，测定时先于血清中加入过量的铁使转铁蛋白完全被铁所饱和，加入碳酸镁以吸附未结合的铁，再以血清铁的检测方法测定转铁蛋白结合的铁量。此时血清中能与铁结合的转铁蛋白总量即为血清总铁结合力（total iron binding capacity，TIBC）。血清总铁结合力反映了血清中转铁蛋白的含量，以总转铁蛋白所结合的铁量表示。

【参考区间】（比色法）男性 50~77μmol/L，女性 54~77μmol/L。

【临床意义】血清总铁结合力增高见于缺铁性贫血时由于饱和铁结合力减低而未饱和铁结合力增高，故血清总铁结合力增高。红细胞增多症时饱和铁结合力和总铁结合力均可增高；感染性贫血、肾病综合征及肝病时总铁结合力正常或减低。

【评价】血清总铁结合力结果较稳定，可反映机体转铁蛋白水平，但反映储铁变化时敏感性低于血清铁。

（5）转铁蛋白饱和度（transferrin saturation，TS，简称铁饱和度）测定：TS 可反映达到饱和铁结合力的转铁蛋白所结合铁量的多少。以血清铁占总铁结合力的百分率表示。

【参考区间】20%~50%。

【临床意义】缺铁性贫血时转铁蛋白增高，铁饱和度减低。铁利用障碍时如再生障碍性贫血、铁粒幼细胞贫血以及铁剂用量过多等转铁蛋白正常或减低，铁饱和度增高。

【评价】铁饱和度对缺铁诊断的准确性次于血清铁，可作为缺铁性红细胞生成的指标之一，但不宜用于缺铁的早期诊断。

（6）血清铁蛋白（serum ferritin，SF）测定：血清铁蛋白是铁的储存形式，血中含量极微。其含量变化可作为判断机体是否缺铁或铁负荷过量的指标。血清铁蛋白检测多采用放射免疫或化学发光免疫等方法。

【参考区间】（化学发光免疫法）成年男性及 50 岁以上女性：30~400μg/L，50 岁以下成年女性：15~150μg/L。

【临床意义】血清铁蛋白减低主要见于缺铁性贫血；血清铁蛋白增高可见于溶血性贫血、恶性贫血等，急性感染、肝病及血色病等亦可见血清铁蛋白含量增高，此外研究发现某些恶性肿瘤时，其瘤细胞可以合成、分泌铁蛋白，因此也常将铁蛋白作为肿瘤标志物之一。

【评价】血清铁蛋白含量稳定，日间波动较小，在排除肝脏疾病、感染、炎症、恶性肿瘤、妊娠等情况之外，是判断体内铁贮存和铁营养状况最可靠敏感的指标。血清铁蛋白检测与骨髓铁染色结果有良好的相关性，比细胞外铁染色更准确，是诊断缺铁性贫血敏感方法和重要依据之一。血清铁蛋白检测常用的方法有 ELISA 法、RIA 法和化学发光法。ELISA 法简便易行，但易受到温度、酸碱度等因素的影响。RIA 法敏感性和重复性比 ELISA 法好，但存在试剂有效期短、辐射污染等问题。化学发光免疫法灵敏度高，特异性强，同时克服了放免法污染问题，但检测成本较高。

（7）血清可溶性转铁蛋白受体（soluble transferring receptor，sTfR）测定：一般采用酶联免疫双抗体夹心法，即将待测血清中转铁蛋白受体，与包被于固相上的特异性多克隆抗体结合，形成抗原抗体复合物，再加入酶标记的对转铁蛋白受体特异的多克隆抗体，使之与固相上的抗原抗体复合物进行特异性结合，洗去未结合的酶标记多克隆抗体，加入底物和显色剂使之与酶联复合物发生反应，其颜色深浅与转铁蛋白受体的含量成正比。

【参考区间】以不同浓度标准品的吸光度绘制标准曲线，通过标准曲线查出待测标本的转铁蛋白受体水平。各实验室应根据试剂说明书提供的参考范围进行判断。

【临床意义】血清可溶性转铁蛋白受体增高常见于缺铁性贫血和溶血性贫血；减低常见于再生障碍性贫血、慢性病贫血和肾衰竭。

【评价】血清可溶性转铁蛋白受体在缺铁性贫血早期浓度即可升高，而且不受性别、年龄、妊娠、炎症、感染、肝病和其他慢性疾病的影响，一般建议 >8mg/L 作为缺铁性红细胞生成的诊断指标，对缺铁性贫血和慢性疾病所致贫血的诊断有鉴别价值。此外，血清可溶性转铁蛋白受体测定还可用于临床观察骨髓增生状况和治疗反应的一个指标，如肿瘤化疗骨髓受抑制和恢复情况，骨髓移植后的骨髓重建情况，以及应用促红细胞生成素治疗各类贫血过程中的疗效观察和剂量调整等。

4. 鉴别诊断（表 8-3）

表 8-3　小细胞性贫血的实验室鉴别诊断

疾病	血清转铁蛋白	血清铁	铁饱和度	血清可溶性转铁蛋白受体	骨髓铁
缺铁性贫血	降低	降低	降低	升高	降低
海洋性贫血	正常或升高	升高或正常	正常或升高	升高	升高
慢性疾病贫血	升高或正常	降低或正常	降低或正常	正常	正常或升高
铁粒幼细胞性贫血	升高	升高	升高	降低	升高

（二）再生障碍性贫血

再生障碍性贫血（aplastic anemia，AA）简称再障，是因物理、化学、生物及某些不明原因使骨髓造血组织减少导致骨髓造血功能衰竭，引起外周血全血细胞减少的一组造血干细胞疾病。再生障碍性贫血是一种自身免疫性疾病，造血组织的免疫损伤是再障的主要病理机制，再障的特征是造血干细胞和（或）造血微环境功能障碍，造血红髓被脂肪组织替代，导致全血细胞减少。其临床表现与全血细胞减少的程度有关，主要为进行性贫血，易感染或反复感染，有出血倾向或出血，无肝、脾、淋巴结肿大。国内根据其病程及临床表现和血象、骨髓象特征将再障分为急性再障和慢性再障两型。

1. 血象

（1）急性再生障碍性贫血：红细胞、血红蛋白值重度减低，二者呈平行下降，为正常细胞正色素性贫血，白细胞计数值重度减低，常 <1×10^9/L。分类时可见中性粒细胞极度

减少而淋巴细胞相对增多，可达到100%，血小板计数值重度减低，常 $<3 \times 10^9/L$，网织红细胞计数值重度减低，多 <0.5%，其绝对值亦减低，常 $<15 \times 10^9/L$。

（2）慢性再生障碍性贫血：红细胞、血红蛋白、白细胞及血小板值均减低，但发生的先后和程度可有不同，红细胞、血红蛋白值中度或重度减低，为正细胞正色素性贫血，白细胞计数值减低，其中性粒细胞减低的程度不及急性型，淋巴细胞相对增多，血小板计数值减低，多 $<8 \times 10^9/L$，可见其形态异常者如胞体较小、形态不规则，胞质内颗粒减少等，网织红细胞计数值可 >1% 甚至达到 2%~3%，但其绝对值仍低于正常。

2. 骨髓象

（1）急性再生障碍性贫血：由于再生障碍性贫血时红髓病变广泛并代之以脂肪组织，穿刺时不易获得骨髓成分，涂片上脂肪滴明显增多，因此需要多次多部位穿刺方可诊断。骨髓象表现为骨髓增生极度减低，粒、红两系均严重减少，粒系中以成熟阶段细胞为主，红系以中幼红细胞、晚幼红细胞为主，细胞形态染色大致正常，淋巴细胞相对增多可达80% 或更多，浆细胞、网状细胞、组织嗜碱性粒细胞等非造血细胞增多，成对出现者即为非造血细胞团，巨核细胞明显减少，除个别病例可偶见外大多不见巨核细胞，成熟红细胞形态、染色基本正常。

（2）慢性再生障碍性贫血：骨髓多为增生不良。遇代偿性造血灶则可增生活跃或明显活跃，粒细胞系总百分率可正常或减低，红细胞系总百分率可正常甚至增高，但可见红细胞系成熟停滞于晚期现象。表现为早幼红细胞百分率高于中幼红细胞，胞核染色质高度浓集，深染呈均匀的紫黑色（炭核）并脱核迟缓，粒红比例比值可正常或减低，淋巴细胞相对增多，但非造血细胞比急性型为少，巨核细胞明显减少或缺如，即便是骨髓增生良好时巨核细胞也减少。此点为诊断再生障碍性贫血十分重要的条件之一，成熟红细胞形态染色多大致正常。

3. 骨髓活检 骨髓增生减低，造血细胞减少（特别是巨核细胞），非造血细胞比例增加，并可见间质水肿、出血甚至液性脂肪坏死。骨髓活检对再生障碍性贫血的诊断具有重要价值。

4. 其他检查 骨髓铁染色可见细胞内、外铁均增加；中性粒细胞碱性磷酸酶活性增高；体外造血祖细胞培养出现细胞集落明显减少或缺如，外周血促红细胞生成素水平增高；骨髓核素扫描可判断整体造血功能。

5. 诊断 再生障碍性贫血诊断标准（2017年《再生障碍性贫血诊断与治疗中国专家共识》）：

（1）血常规检查：全血细胞（包括网织红细胞）减少，淋巴细胞比例增高。至少符合以下三项中两项：HGB<100g/L；PLT$<50 \times 10^9/L$；中性粒细胞绝对值（ANC）$<1.5 \times 10^9/L$。

（2）骨髓穿刺：多部位（不同平面）骨髓增生减低或重度减低；小粒空虚，非造血细胞（淋巴细胞、网状细胞、浆细胞、肥大细胞等）比例增高；巨核细胞明显减少或缺如；红系、粒系细胞均明显减少。

（3）骨髓活检（髂骨）：全切片增生减低，造血组织减少，脂肪组织和（或）非造血细胞增多，网硬蛋白不增加，无异常细胞。

（4）除外检查：必须除外先天性和其他获得性、继发性骨髓衰竭。

6. 鉴别诊断 再生障碍性贫血需与下列全血细胞减少的疾病进行鉴别。

（1）阵发性睡眠性血红蛋白尿：阵发性睡眠性血红蛋白尿是获得性克隆性疾病，与再生障碍性贫血关系密切，可相互转化。不发作的阵发性睡眠性血红蛋白尿与再生障碍性贫血表现相似，但阵发性睡眠性血红蛋白尿出血及感染均较轻，中性粒细胞碱性磷酸酶积分不增高；网织红细胞绝对值常高于正常，骨髓中红系增生较明显；细胞内、外铁均减少；经溶血性疾病的实验室检查（如流式细胞术检测 CD55 和 CD59 的表达缺陷）可确诊。

（2）骨髓增生异常综合征（myelodysplastic syndromes，MDS）：骨髓增生异常综合征是一种造血干细胞克隆性疾病，外周血象可呈全血细胞或二系、一系细胞减少，需与再生障碍性贫血鉴别，MDS 以病态造血为特征。

（3）自身抗体介导的全血细胞减少：包括 Evans 综合征等。可检测到外周成熟血细胞的自身抗体或骨髓未成熟血细胞的自身抗体，患者可有全血细胞减少并骨髓增生减低，但外周血网织红细胞或中性粒细胞比例往往不低甚或偏高，骨髓红系细胞比例不低且易见"红系造血岛"，Th1/Th2 降低（Th2 细胞比例增高）、CD5$^+$B 细胞比例增高，血清 IL-4 和 IL-10 水平增高，对糖皮质激素和（或）大剂量静脉滴注丙种球蛋白的治疗反应较好。

（4）霍奇金淋巴瘤或非霍奇金淋巴瘤：可表现为全血细胞减少、骨髓增生减低、骨髓涂片可见局部淋巴瘤细胞浸润。AA 患者淋巴细胞显著增高，但系正常淋巴细胞，可通过免疫分型和基因重排检测与淋巴瘤细胞进行区分。其他如脾肿大等特征也可作为鉴别 AA 与淋巴瘤的依据。

（5）原发性骨髓纤维化：原发性骨髓纤维化常伴随出现泪滴样异常红细胞、幼稚红细胞、脾肿大。骨髓纤维化不合并脾肿大的患者则提示有可能是继发于其他恶性肿瘤。

（6）分枝杆菌感染：有时表现为全血细胞减少和骨髓增生减低，可见肉芽肿、纤维化、骨髓坏死和嗜血征象。结核分枝杆菌一般没有特征性肉芽肿。抗酸杆菌属于不典型分枝杆菌感染，其常被泡沫样巨噬细胞吞噬。如果考虑结核，应进行骨髓抗酸染色和培养。

（7）原发免疫性血小板减少症：部分 AA 患者初期仅表现为血小板减少，后期出现全血细胞减少，需与原发性减少性紫癜相鉴别。这类 AA 患者骨髓增生减低、巨核细胞减少或消失。这种表现在原发性血小板减少性紫癜中并不常见。可用于鉴别早期 AA 及原发性血小板减少性紫癜。

（三）巨幼细胞贫血

巨幼细胞贫血是由维生素 B_{12} 或（和）叶酸缺乏，使细胞 DNA 合成障碍，导致细胞核发育障碍所致的骨髓三系细胞核浆发育不平衡及无效造血性贫血，本病患者骨髓中粒系、红系、巨核系三系细胞出现巨幼变为其特征，外周血表现为大细胞性贫血。临床上根据病因的不同对巨幼细胞贫血进行分类，常见的有营养性巨幼细胞贫血，恶性贫血，酶缺乏所致巨幼细胞贫血和慢性溶血性贫血、恶性病时的巨幼细胞增生症。其发病原因主要是叶酸缺乏、维生素 B_{12} 缺乏，叶酸在体内贮存量较维生素 B_{12} 相对较少，若摄入量减少，数月后即可出现叶酸缺乏的症状，而维生素 B_{12} 缺乏则需数年才发生症状，故老年人巨幼细胞贫血以叶酸缺乏多见。

1. 血象 红细胞、血红蛋白值减低而以红细胞减少更为显著，MCV、MCH 增高、MCHC 多正常、RDW 增高，白细胞计数值多正常，严重者可见减低。粒细胞可见核分叶过多现象，并可出现少量幼稚粒细胞，红细胞胞体大小不等、形态不整，以大红细胞多见，由于细胞厚度加大或饱含血红蛋白而使其生理性中心淡染区缩小甚至消失。较易见椭圆红细胞，也可见豪焦小体、嗜碱性点彩红细胞、嗜多色性红细胞及少数幼红细胞，网织红细胞计数值轻度增高。

2. 骨髓象 骨髓增生明显活跃，红系明显增生，红系总百分率常大于40%，以中幼红细胞、晚幼红细胞增生为主，并可出现巨幼红细胞常大于10%，其细胞学特点为细胞胞体增大，可达20~30μm或更大，细胞核染色质呈疏松的颗粒状，似海绵或有蚕食感而着色较浅淡，巨晚幼红细胞胞核多不规则可呈花瓣状乃至分叶状，细胞核与细胞质发育不平行，表现为细胞核发育落后于细胞质。红系及巨红细胞中容易见到豪焦小体，粒系总百分率常相对减低，并可见巨中幼粒细胞、巨晚幼粒细胞及巨杆状核粒细胞，粒细胞核分叶过多，并可见巨大型者，粒红比例明显减低，巨核细胞数量大多正常，部分巨核细胞亦可发生巨型变如胞体增大、核染色质疏松以及核型不规则甚至分叶等，红系形态学变化同外周血。

3. 其他检查

（1）血清和红细胞叶酸测定：待测叶酸与叶酸结合蛋白（FBP）–抗叶酸结合蛋白耦联物中的FBP结合，形成一种带负电荷的聚阴离子复合物。将此复合物移至纤维杯中，纤维杯表面带正电荷的玻璃纤维静电捕获带负电荷的FBP复合物，再于纤维杯中加入蝶酸–碱性磷酸酶共轭体与复合物中未被占据的FBP位点结合，洗涤后加入底物，底物被碱性磷酸酶水解下磷酸基而发出荧光，通过光学装置检测该荧光产物，进而检测叶酸的含量。

【参考区间】（化学发光法）血清叶酸：5.3~14.4μg/L，红细胞叶酸：192.1~577.1μg/L。

【临床意义】叶酸减少有助于诊断由于叶酸缺乏引起的巨幼细胞贫血，也可见于红细胞过度增生、叶酸利用增加的疾病，如溶血性贫血、骨髓增生性疾病等。

【评价】叶酸测定常用的方法有ELISA法、RIA法和化学发光法等。ELISA法简便易行、经济，但易受到温度、酸碱度等因素的影响。RIA法测定血清和红细胞叶酸方法可靠、快速、精确，且可同时检测维生素B_{12}，但存在试剂有效期短、辐射污染等问题。化学发光免疫法灵敏度高，特异性强，检测快速，同时克服了放射免疫法试剂有效期短和污染问题，但检测成本较高。

（2）血清维生素B_{12}测定：待检血清中的维生素B_{12}与内因子包被的微粒相结合，形成维生素B_{12}–内因子–微粒复合物，当复合物被转移到纤维杯中时，复合物中的微粒可结合到纤维杯表面的玻璃纤维上，并与再加入的维生素B_{12}–碱性磷酸酶共轭体结合，形成维生素B_{12}–内因子–微粒–共轭体复合物。洗去未结合的游离物质，加入发光底物，底物被碱性磷酸酶水解下磷酸基而发出荧光，通过光学装置检测该荧光产物，进而检测维生素B_{12}的含量。

【参考区间】（化学发光法）187~1 059ng/L。

【临床意义】血清维生素B_{12}减低常见于巨幼细胞贫血，增高见于白血病、真性红细胞增多症、某些恶性肿瘤和肝细胞损伤时。

【评价】血清维生素B_{12}含量减低对巨幼细胞贫血诊断有重要价值。但维生素B_{12}和叶酸在代谢上关系密切，在血液学上相互影响，因此临床上进行病因分析时常需同时测定两者。方法学评价见血清和红细胞叶酸测定。

（四）继发性贫血

继发性贫血在老年人贫血中所占比例很高，此类贫血常有典型的铁代谢紊乱和相似的血象变化，亦称为慢性病贫血。伴发贫血的慢性疾病很多，如感染性疾病：病毒感染、细菌感染、寄生虫感染、真菌感染等；恶性肿瘤包括实体瘤和血液系统肿瘤；自身免疫性疾病如类风湿、系统性红斑狼疮、结缔组织病、血管炎、炎症性肠病等；创伤如烧伤、外科创伤等。

1. **血象** 为正细胞正色素性贫血，部分患者可表现为低色素或小细胞性贫血。血红蛋白常在 80~95g/L，网织红细胞计数常减少。

2. **骨髓象** 骨髓增生活跃，细胞形态无特殊变化，很少有幼红细胞代偿性增生。

3. **其他检查** 血清铁及总铁结合力均降低，转铁蛋白饱和度正常或稍低于正常，血清铁蛋白正常或增高，血清可溶性转铁蛋白受体降低，红细胞游离原卟啉和锌原卟啉轻度升高。细胞外铁增加，但铁粒幼红细胞显著减少而细胞外及巨噬细胞内的贮存铁增多为其特点。

三、贫血的检验路径

贫血的检验路径见图 8-1。

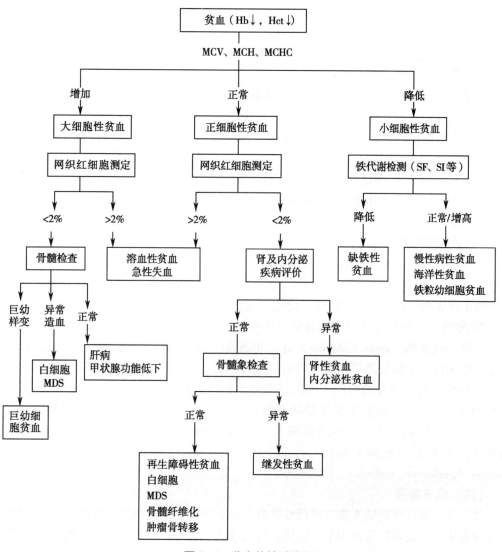

图 8-1 贫血的检验路径

第二节　白　血　病

一、疾病概况

（一）定义

白血病（leukemia）是一类造血干祖细胞的克隆性疾病，因白血病细胞自我更新增强、增殖失控、分化障碍、凋亡受阻，而停滞在细胞发育的不同阶段。在骨髓和其他造血组织中，白血病细胞大量增生累积，使正常造血受抑制并浸润其他器官和组织。

白血病是国内 10 种高发恶性肿瘤之一，发病率随着年龄增长而上升，一般把年龄大于 60 岁以上者称为老年白血病，老年人多见于急性髓系白血病和慢性淋巴细胞白血病。

（二）白血病的流行病学调查

我国白血病发病率约为 3~4/10 万。在恶性肿瘤所致的死亡率中，白血病居第 6 位（男）和第 7 位（女）。2017 年《中国卫生和计划生育统计年鉴》显示城市居民白血病的死亡率随着年龄的增长，死亡率明显增加：60 岁以下白血病死亡率均小于 4/10 万，而 60 岁以上居民增至 7.58/10 万，80 岁以上更猛增至 19.31/10 万。

我国急性白血病比慢性白血病多见，其中急性髓系白血病最多，约为 1.62/10 万，其次为急性淋巴细胞白血病，约为 0.69/10 万，慢性髓系白血病为 0.39/10 万，慢性淋巴细胞白血病少见，约为 0.05/10 万。男性发病率略高于女性，老年人急性白血病中以急性髓系白血病多见，近 60% 的急性髓系白血病患者年龄超过 60 岁，中位发病年龄是 64 岁。慢性髓系白血病发病率随年龄增长而逐渐升高。慢性淋巴细胞白血病在 50 岁以后发病明显增多。

（三）病因和分类

1. 病因　目前白血病的确切病因尚未阐明。但目前逐渐认识到白血病致病与感染、辐射、化学制剂、生化方式和遗传等有关。这些致病因素改变了细胞的遗传特性，影响了细胞的正常生物学行为，使之恶变，形成白血病。

2. 分类　根据白血病细胞的分化成熟程度和自然病程，将白血病分为急性和慢性两大类。急性白血病（acute leukemia，AL）的细胞分化停滞在较早阶段，多为原始细胞及早期幼稚细胞，病情发展迅速，自然病程仅几个月。慢性白血病（chronic leukemia，CL）的细胞分化停滞在较晚的阶段，多为较成熟幼稚细胞和成熟细胞，病情发展缓慢，自然病程为数年。其次，根据主要受累的细胞系列可将 AL 分为急性淋巴细胞白血病（acute lymphocytic leukemia，ALL）和急性髓系白血病（acute myelogenous leukemia，AML）。CL 则分为慢性髓系白血病（chronic myelogenous leukemia，CML）和慢性淋巴细胞白血病（chronic lymphocytic leukemia，CLL）等。

（四）临床表现

常见的首发症状包括发热、进行性贫血、显著的出血倾向或骨关节疼痛等。老年人起病缓慢者居多，通常以贫血为主，病情进行性加重。此外，少数患者可以抽搐、失明、牙痛、牙龈肿胀、心包积液、双下肢截瘫等为首发症状。

1. **发热** 是白血病最常见的症状之一，表现为不同程度的发热和热型。发热的主要原因是感染，其中以咽峡炎、口腔炎、肛周感染最常见，肺炎、扁桃体炎、齿龈炎、肛周脓肿等也较常见。耳部发炎、肠炎、痈、肾盂肾炎等也可见到，严重者可发生败血症、脓毒血症等。发热也可以是急性白血病本身的症状，而不伴有任何感染迹象。

2. **感染** 病原体以细菌多见，疾病后期，由于长期粒细胞低于正常和广谱抗生素的使用，真菌感染的可能性逐渐增加。病毒感染虽少见但凶险。

3. **出血** 出血部位可遍及全身，以皮肤、牙龈、鼻腔出血最常见，也可有视网膜、耳内出血和颅内、消化道、呼吸道等内脏大出血。女性月经过多也较常见，可以是首发症状。

4. **贫血** 早期即可出现，少数病例可在确诊前数月或数年先出现骨髓增生异常综合征（MDS），以后再发展成白血病。患者往往伴有乏力、面色苍白、心悸、气短、下肢水肿等症状。贫血可见于各类型的白血病，老年患者更多见。

5. **骨和关节疼痛** 骨和骨膜的白血病浸润引起骨痛，可为肢体或背部弥漫性疼痛，亦可局限于关节痛，常导致行动困难。逾 1/3 患者有胸骨压痛，此征有助于本病诊断。

6. **肝脾和淋巴结肿大** 以轻、中度肝脾肿大为多见。ALL 比 AML 肝脾肿大的发生率高，慢性比急性白血病脾脏肿大更为常见，程度也更明显。淋巴结肿大 ALL 也比 AML 多见，可累及浅表或深部如纵隔、肠系膜、腹膜后等淋巴结。

7. **中枢神经系统白血病（CNSL）** CNSL 系急性白血病严重并发症，常见于 ALL 和 AML 中的 M4 和 M5，但其他类型也可见到。由于常用化疗药物难以透过血 – 脑脊液屏障，因此成为现代急性白血病治疗的盲点和难点。浸润部位多发生在蛛网膜、硬脑膜，其次为脑实质、脉络膜或脑神经。重症者有头痛、呕吐、项强、视盘水肿，甚至抽搐、昏迷等颅内压增高的典型表现，可类似颅内出血，轻者仅诉轻微头痛、头晕。脑神经（第Ⅵ、Ⅶ 对脑神经为主）受累可出现视力障碍和面瘫等。

8. **其他组织和器官浸润** ALL 皮肤浸润比 AML 少见，但睾丸浸润较多见。睾丸白血病也常出现在缓解期 ALL，表现为单或双侧睾丸的无痛性肿大，质地坚硬无触痛，是仅次于 CNSL 的白血病髓外复发根源。白血病浸润还可累及肺、胸膜、肾、消化道、心、脑、子宫、卵巢、乳房、腮腺和眼部等各种组织和器官，并表现相应脏器的功能障碍。

二、实验室诊断及鉴别诊断

（一）急性白血病

1. 分型

（1）FAB 分型：急性白血病（AL）分为急性非淋巴细胞白血病（ANLL）和急性淋巴细胞白血病（ALL）。

急性非淋巴细胞白血病又分为以下 7 种类型：M1（急性粒细胞白血病未分化型）、M2（急性粒细胞白血病部分分化型）、M3（急性早幼粒细胞白血病）、M4（急性粒 – 单核细胞白血病）、M5（急性单核细胞白血病）、M6（急性红白血病）、M7（急性巨核细胞白血病）。

急性淋巴细胞白血病又分为 3 型：L1 型（原始和幼淋巴细胞以小细胞为主，大小较一致，染色质较粗，核仁可见，浆量少）、L2 型（原始和幼淋巴细胞以大细胞为主）及 L3 型，即 Burkitt 型（原始和幼淋巴细胞以大细胞为主，大小较一致，细胞内有明显空泡，胞质嗜碱性，染色深）。

（2）WHO 分型：WHO 分型结合了形态学、免疫表型、细胞遗传学及临床特征，强调了细胞遗传学分型对预后及治疗的重要性，详见表 8-4、表 8-5。

表 8-4 WHO 有关 AML 分类

AML 伴重现性遗传学异常	AML 伴 t（8；21）（q22；q22）；AML1/ETO AML 伴 inv（16）（p13；q22）或 t（16；16）（p13；q22）；CBEβ/myh11 AML 伴 t（15；17）（q22；q21）；PML/RARA
	AML 伴 t（9；11）（p22；q23）；MLLT3/MLL
	AML 伴 t（6；9）（p23；q34）；DEK-CAN
	AML 伴 inv（3）（q21；q26.2）或 t（3；3）（q21；q26.2）；RPN1-EV11
	AML（原始巨核细胞）伴 t（1；22）（p13；q13）；RBM15-MKL1
	AML 伴 NPM1 突变
	AML 伴 CEBPA 突变
	AML 伴 BCR-ABL1（暂命名）
	AML 伴 RUNX1（暂命名）
AML 伴 MDS 相关改变	
治疗相关髓系肿瘤	
AML，非特质型（AML，NOS）	AML 微分化型
	AML 不成熟型
	AML 成熟型
	急性粒 – 单细胞白血病
	急性原始单核细胞白血病和急性单核细胞白血病
	急性红系白血病
	急性原始巨核细胞白血病
	急性嗜碱性粒细胞白血病
	急性全髓系增殖症伴骨髓纤维化
髓系肉瘤	
Down 综合征相关髓系增殖	短暂性异常髓系增殖（TAM）
	唐氏综合征相关的髓系白血病

表 8-5　WHO 有关 ALL 分类

B 原始淋巴细胞白血病 / 淋巴瘤，非特指型（B-ALL/LBL，NOS）
B 原始淋巴细胞白血病 / 淋巴瘤伴重现性遗传学异常
B 原始淋巴细胞白血病 / 淋巴瘤伴 t（9；21）（q34；q11.2）；BCR-ABL
B 原始淋巴细胞白血病 / 淋巴瘤伴 t（v；11q23）；MLL 重排
B 原始淋巴细胞白血病 / 淋巴瘤伴 t（12；21）（p13；q22）；TEL-AML1
B 原始淋巴细胞白血病 / 淋巴瘤伴超二倍体
B 原始淋巴细胞白血病 / 淋巴瘤伴亚二倍体
B 原始淋巴细胞白血病 / 淋巴瘤伴 t（5；14）（q31，q32）；IL3-IGH
B 原始淋巴细胞白血病 / 淋巴瘤伴 t（1；19）（q23；p13.3）；E2A-PBX1
B 淋巴细胞白血病 / 淋巴瘤，BCR-ABL1 样（暂命名）
B 淋巴细胞白血病 / 淋巴瘤 Iamp21（暂命名）
T 原始淋巴细胞白血病 / 淋巴瘤
早期 T 细胞前体原始淋巴细胞白血病（暂命名）
自然杀伤细胞原始淋巴细胞白血病 / 淋巴瘤（暂命名）

2. **血象**　大多数患者白细胞增多，大于 10×10^9/L 者称为白细胞增多性白血病。也有白细胞计数正常或减少，低者可 $<1.0 \times 10^9$/L，称为白细胞不增多性白血病。血涂片分类检查可见数量不等的原始和幼稚细胞，但白细胞不增多型病例血片上很难找到原始细胞。患者常有不同程度的正常细胞性贫血，少数患者血片上红细胞大小不等，可找到幼红细胞。约 50% 的患者血小板 $<60 \times 10^9$/L，晚期血小板往往极度减少。

3. **骨髓象**

（1）急性髓系白血病：骨髓增生明显活跃或极度活跃；涂片中可见某一系或多系原始和幼稚细胞增生。原始细胞 >20%（NEC）。白血病细胞的形态学特点：胞体大小不一，常见胞体增大；胞核常增大，核形圆或椭圆形。但常可见不规则变化，如核切迹、凹陷、折叠、分叶状甚至为花瓣形，核仁常增多增大，核染色质粗细不均，易见核分裂细胞；胞质量常减少，嗜碱性增强，染深蓝色，胞质中可见颗粒出现过早、颗粒异常增多或颗粒缺乏，胞质中可见异常包涵体，如紫红色奥氏小体（Auer body），典型的奥氏小体为棒状、针状，一条或多条，不典型者可为圆球形，奥氏小体的本质为异常溶酶体，仅见于急性髓系白血病；另可于白血病细胞中见到数量不等的空泡；急性白血病细胞存在明显的成熟障碍，如常见白血病裂孔（leukemia hiatus）现象，即大量原始细胞伴少量成熟细胞，而缺乏中间过渡阶段细胞的现象；胞核与胞质发育不平行也表明白血病细胞发育成熟的异常；白血病细胞易于破碎，故片中易见篮状细胞。其他系细胞受抑制。M7 时常见血小板减少及形态异常，少数患者的血小板计数可正常。成熟红细胞形态、染色大致正常。

（2）急性淋巴细胞白血病

骨髓增生明显活跃或极度活跃。涂片中以原始淋巴细胞及幼淋巴细胞为主，>20%（NEC），过氧化物酶（POX）为阴性。根据细胞形态分为 L1、L2 和 L3 三型：L1 型原始细胞形态均一，胞体较小，核形规则，核染色质较粗糙，核仁不清楚；胞质量少，轻或中度嗜碱性；L2 型原始细胞形态不均一，以大细胞为主，核形不规则，核染色质较疏松，核仁明显，常为 1 个或多个，胞质量较丰富，嗜碱性不一；L3 型又称 Burkitt 淋巴瘤，原始细胞形态较均一，胞体多较大，胞核较大呈圆形或椭圆形，核染色质呈均匀的细点状结构，核仁明显，为 1 个或多个，胞质量丰富呈深蓝色，常可见多数空泡，L3 型形态较独特易于区分。骨髓中粒系和红系增生均受抑制。巨核细胞明显减少甚至缺如。血小板少见，成熟红细胞形态、染色大致正常，涂片中易见篮状细胞。

4. 细胞化学　1995 年国际血液学标准委员会（ICSH）推荐以最少细胞化学组合包括过氧化物酶（POX）、氯乙酸酯酶（CAE）和 a- 乙酸萘酯酶（a–NAE）为急性白血病诊断的第一程序，并提供标准染色方法。细胞化学难以确定或结果不明确时，应进一步结合流式细胞术进行免疫表型分析。

（1）过氧化物酶染色：血细胞所含的过氧化物酶（peroxidase，POX）主要为髓过氧化物酶（myeloperoxidase，MPO），MPO 是人类中性粒细胞含量最多的一种蛋白质。POX 的染色方法有多种，如复方联苯胺法、二氨基联苯胺法、四甲基联苯胺法、改良的 Pereira 染色法等。1985 年血液学国际标准化委员会（ICSH）推荐三种方法：二氨基联苯胺法（DAB）、过氧化物酶氨基甲基卡巴唑染色法及二盐酸联苯胺法。以前常用复方联苯胺法（Washburn 法），但由于其试剂具有致癌性，所以目前其临床应用呈逐渐减少趋势。

二氨基联苯胺法的原理为：血细胞内的 POX 能分解 H_2O 而释放出新生氧，后者氧化二氨基联苯胺，形成金黄色不溶性沉淀，定位于 POX 酶所在的活性部位。

【正常血细胞的染色反应】

1）粒细胞系统分化差的原始粒细胞为阴性，分化好的原始粒细胞至中性成熟粒细胞均呈阳性，且随着细胞的成熟，阳性反应的程度逐渐增强，衰老的粒细胞阳性程度减弱甚至阴性。嗜酸性粒细胞阳性最强，嗜碱性粒细胞阴性。

2）单核细胞系统大多数细胞呈阴性或弱阳性。

3）其他细胞如淋巴细胞系统、红细胞系统及巨核细胞系统的细胞均呈阴性，浆细胞、组织细胞也呈阴性，吞噬细胞有时呈阳性。

【临床意义】POX 染色是辅助判断急性白血病细胞类型的首选的、最重要的细胞化学染色。

1）急性淋巴细胞白血病：原始淋巴细胞及幼稚细胞均呈阴性。但实际上急性淋巴细胞白血病患者骨髓中可残留少许的原始淋巴细胞，而出现"原始淋巴细胞"呈阳性的现象，故 FAB 分型规定急性淋巴细胞白血病患者 POX 的阳性率 <3%。

2）急性粒细胞白血病：原始粒细胞阳性或阴性，但常阳性，为 +~++，阳性颗粒一般较多，颗粒较粗大，局灶性分布。

3）急性早幼粒细胞白血病：早幼粒细胞呈强阳性，为 +++~++++。

4）急性单核细胞白血病：原始单核、幼稚单核细胞多数呈阴性或弱阳性，其阳性颗粒少而细小，分布弥散。

5）急性粒单核细胞白血病：原始单核、幼稚单核细胞呈阴性或弱阳性，原始粒细胞呈阳性或阴性。

6）急性红白血病：原始粒细胞呈阳性或阴性，原始单核细胞呈阴性或弱阳性，有核红细胞呈阴性。

7）中性成熟粒细胞 POX 活性下降见于骨髓增生异常综合征、放射病、退化的中性粒细胞及某些白血病等。

【评价】POX 染色是急性白血病形态学分型中最重要、首选的常规细胞化学染色。观察 POX 染色的关键是辨认哪种细胞是白血病细胞，由于 POX 染色涂片中的细胞结构不如瑞氏染色下清楚，而且阳性细胞中已有阳性颗粒的覆盖，在一定程度上干扰了白血病细胞的辨认，所以其 POX 阳性率高低与实际真值之间会有一定的误差（片中细胞种类越多误差就越大），此时白血病细胞核质比较高，核染色质结构较细致的特点可供参考。同时，由于存在着杂质的沉淀，会出现假阳性，此时往往其他细胞和背景上也有阳性颗粒；试剂失效可导致假阴性，如果片中中性成熟粒细胞呈强阳性，即可排除试剂失效。四甲基联苯胺法操作简单，染色效果较好，试剂无致癌作用，已逐步取代强致癌物质联苯胺及其衍生物，但对染液 pH 要求较高，如 pH<5.0 会导致假阳性结果。由于 POX 染色测定 MPO 的敏感性明显低于流式细胞术对 MPO 测定，所以 POX 染色阴性的患者并不等于白血病细胞中不存在此酶，需用流式细胞术进行确认。

（2）氯乙酸 ASD 萘酚酯酶染色：其原理为：血细胞内的氯乙酸 ASD 萘酚酯酶（naphthol AS-D chloroacetate esterase，NAS-DCE）水解基质液中的氯乙酸 ASD 萘酚，产生 ASD 萘酚，进而与基质液中的重氮盐耦联形成不溶性的有色沉淀，定位于细胞质内酶所在的部位。本实验常用的重氮盐为坚牢紫酱 GBC，形成的有色沉淀为红色。NAS-DCE 几乎仅出现在粒细胞，其特异性高，因此又称为粒细胞酯酶。

【正常血细胞的染色反应】

1）粒细胞系统分化差的原始粒细胞呈阴性，分化好的原始粒细胞呈阳性，自早幼粒细胞至成熟中性粒细胞均呈阳性。嗜酸性粒细胞呈阴性或弱阳性，嗜碱性粒细胞呈阳性。

2）单核细胞系统绝大多数为阴性，仅个别单核细胞系统细胞呈弱阳性。

3）其他细胞如淋巴细胞、浆细胞、巨核细胞、有核红细胞、血小板等均呈阴性，肥大细胞阳性。

【临床意义】主要用于辅助鉴别急性白血病细胞类型，是急性白血病的常规细胞化学染色。

1）急性粒细胞白血病（简称急粒）时原始粒细胞呈阳性或阴性，所以染色结果为阴性者不能排除急性粒细胞白血病的可能性。

2）急性早幼粒细胞白血病时早幼粒细胞呈强阳性。

3）急性单核细胞白血病时原始单核及幼稚单核细胞几乎均呈阴性，个别细胞弱阳性。

4）急性粒、单核细胞白血病时原始粒细胞及早幼粒细胞呈阳性，原始单核及幼稚单核细胞呈阴性。

5）急性淋巴细胞白血病和急性巨核细胞白血病均呈阴性。

【评价】NAS-DCE 是粒细胞的特异性酯酶，它是急性白血病形态学分型时常规要做的细胞化学染色，尤其有助于 POX 阳性的急性粒细胞白血病及急性单核细胞白血病的鉴别。该实验敏感性较 POX 低，如有一定数量白血病细胞 NAS-DCE 染色呈阳性，可以肯定白血病细胞中有粒系成分；如果均阴性则不能排除有粒系成分的可能。观察 NAS-DCE 染色的关键是辨认白血病细胞，其阳性率高低与实际真值之间会有一定的误差（片中细胞种类越多误差就越大）。同时该实验存在着假阳性、假阴性的现象，假阳性主要是由于试剂质量等原因导致阳性颗粒出现在背景及阴性的细胞上，假阴性主要是试剂失效，导致所有细胞（包括中性成熟粒细胞）均阴性。所以观察结果时，如果通过相应的方法排除这些因素的影响，NAS-DCE 染色白血病细胞阳性对诊断粒系白血病是可靠的。

（3）α- 醋酸萘酚酯酶染色：α- 醋酸萘酚酯酶（a-naphthol acetate esterase，α-NAE）存在于单核细胞、粒细胞和淋巴细胞中，是一种中性非特异性的酯酶。血细胞内的 α-NAE 在 pH 中性条件下，水解基质液中的 α- 醋酸萘酚并释放出 α- 萘酚，进而与基质液中的重氮盐耦联形成不溶性有色沉淀，定位于细胞质内酶所在的部位。本实验常用的重氮盐为坚牢蓝 B，形成的有色沉淀为棕黑色或灰黑色。单核细胞系统的阳性可被氟化钠抑制，所以做 α-NAE 染色时，通常同时做氟化钠抑制实验。

【正常血细胞的染色反应】

1）单核细胞系统分化差的原始单核细胞呈阴性，分化好的原始单核细胞呈阳性（常较强），幼稚单核及单核细胞也呈阳性，阳性反应能被氟化钠抑制。所谓抑制是指氟化钠实验的抑制率大于 50%，抑制率的计算公式为：

$$氟化钠抑制率 = \frac{抑制前阳性率或阳性积分 - 抑制后阳性率或阳性积分}{抑制前阳性率或阳性积分} \times 100\%$$

2）粒细胞系统阴性或阳性，但不能被氟化钠抑制。

3）淋巴细胞系统多数阴性，少数弱阳性，阳性反应不能被氟化钠抑制。

4）其他细胞如巨核细胞和血小板呈阳性，阳性反应不能被氟化钠抑制；少数有核红细胞呈弱阳性，阳性反应不能被氟化钠抑制；浆细胞呈阴性。

【临床意义】主要用于辅助鉴别急性白血病细胞类型。

1）急性单核细胞白血病中的细胞大多数呈阳性且较强，阳性反应能被氟化钠抑制。

2）急性粒细胞白血病中的原始粒细胞呈阴性或阳性，阳性反应不能被氟化钠抑制。

3）急性早幼粒细胞白血病中的早幼粒细胞呈强阳性，阳性反应不能被氟化钠抑制。

4）急性淋巴细胞白血病中的原始淋巴细胞及幼稚淋巴细胞呈阴性或阳性，阳性反应不能被氟化钠抑制。

5）急性粒 / 单核细胞白血病中的原始粒细胞呈阴性至阳性，阳性反应不被氟化钠抑制；原始单核及幼稚单核细胞呈阳性且较强，阳性反应能被氟化钠抑制。

【评价】α-NAE 染色是急性白血病形态学分型时常规要做的细胞化学染色，对单核细胞白血病与粒细胞白血病鉴别意义较大。一般来说 α-NAE 在急性单核细胞白血病细胞中的阳性较强，但 M3 或 M2b 也呈强阳性。本实验存在假阳性、假阴性的现象。假阳性主要是由于试剂质量等原因导致阳性颗粒出现在背景及阴性的细胞上，并可导致氟化钠被抑制的假象；假阴性主要是试剂失效，导致所有细胞（包括成熟单核细胞）均阴性。抑制率的计算应以阳性指数来计算比较合理。由于实验影响因素较多，应区别对待 α-NAE 染色。一般来说如果阳性较强且被氟化钠明显抑制，可以肯定其临床意义；对于抑制不明显的标本，结果的判断容易受主观等因素的影响，只能作为参考指标。

5. 免疫学　造血细胞分化为成熟细胞过程中会出现一系列的免疫表型的变化，白血病是造血细胞的某一克隆被阻滞在某一分化阶段上并异常增殖的结果，故白血病细胞往往停滞在细胞分化的某一抗原表达阶段，因此可以充分利用单克隆抗体检测相应白细胞表面抗原或胞质内的分化抗原进行白血病类型、细胞发育阶段的鉴别，从而指导治疗，判断预后。

近年来采用急性白血病的一线单抗（表 8-6）来筛选急性髓系白血病及 T、B 淋巴系白血病（表 8-7），用二线单抗进一步确定系内亚型。

表 8-6　急性白血病免疫诊断标志

	一线单抗	二线单抗
髓系	CD13、CD117、Anti-MPO*	CD33、CD147、CD15、CD11、CD61、CD41、CD42、血型糖蛋白 A
B 淋巴系	CD22*、CD19、CD10、CD79a*	CD20、CD24、Cyμ、SmIg
T 淋巴系	CD3*、CD7、CD2	CD1、CD4、CD5、CD8
非系列特异性	TdT**、HLA-DR	CD34

注：* 胞质表达，** 胞核表达

表 8-7　筛选急性白血病的免疫标记

	CD10	CD19	CD22c/m*	TdT	HLA-DR	CD3c/m*	CD7	CD13	CD117	MPO
B 系 -ALL	+①	+	+/-	+②	+	-	-	-	-	-
T 系 -ALL	-	-	-	+	-③	+/-	+	-	-	-
AML	-	-	-	④	+⑤	-	-⑥	+	+	+

注：c/m*：胞质或细胞膜；①急性早起 B 前体细胞白血病为阴性；②急性 B 细胞白血病为阴性（SmIg 阳性）；③少于 10% 的 T-ALL 阳性；④某些 AML-M1 型阳性；⑤ AML-M3 型阴性；⑥少部分（<10%）AML 阳性

ALL 的免疫学亚型与 FAB 亚型之间除 L3 型外，无相关性，有报道 78% 的 B-ALL 为 L3 型。ALL 免疫学分型不同，临床表现及预后有差异。

6. 染色体和分子生物学　白血病常伴有特异性的染色体和基因的改变。例如 99% 的 M3 有 t（15；17）（q88；q12），该异位使 15 号染色体上的 *PML*（早幼粒白血病基因）与 17 号染色体上 *RARA*（维 A 酸受体基因）形成 *PML-RARA* 融合基因。这是 M3 发病及用反式维 A 酸及砷剂治疗的有效分子基础。AL 常见染色体和分子学异常见表 8-8 和表 8-9。

表 8-8　AML 常见的染色体和分子学异常的预后意义

预后	染色体	分子学异常
良好	t（15；17）（q22；q12）	正常核型伴有孤立的 NPM1 突变
	t（8；21）（q22；q22）	
	inv（16）（p13q22）/t（16；16）（p13；q23）	
中等	正常核型	t（8；21）或 inv（16）伴有 C-KIT 突变
	孤立的 +8	
	孤立的 t（9；11）（p22；q33）	
	其他异常	
不良	复杂核型（≥3 种异常）	正常核型伴有单独的 FLT3-ITD
	t（6；9）（p32；q34）	
	11q23 异常，除外 t（9；11）	
	del（5q）、-5、del（7q）、-7	
	t（9；22）	

表 8-9　ALL 常见染色体和分子学异常的检出率

染色体核型	基因	发生率（成人）
超二倍体	–	7%
亚二倍体	–	2%
t（9；22）（q34；q11.2）：Ph+	BCR-ABL1	25%
t（12；21）（p13；q22）	TEL-AML1	2%
t（v；11q23）：如 t（4；11）、t（9；11）、t（11；19）	MLL	10%
t（1；19）	E2A-PBX1	3%
t（5；14）（q32；p32）	IL3-IGH	<1%
t（8；14）、t（2；8）、t（8；22）	c-myc	4%
t（1；14）（p32；q11）	TAL1	12%
t（10；14）（q23；q11）	HOX11	8%
t（5；14）（q35；q32）	HOX11L2	1%

7. 血液生化检查　血清尿酸浓度增高，特别在化疗期间。尿酸排泄量增加，甚至出现尿酸结晶。患者发生 DIC 时可出现凝血象异常。血清乳酸脱氢酶（LDH）可增高。

出现 CNSL 时，脑脊液压力升高，白细胞数增加，蛋白质增多，而糖定量减少。涂片中可找到白血病细胞。

（二）慢性髓系白血病

慢性髓系白血病（chronic myelogenous leukemia，CML）简称慢粒，是一种发生在多能造血干细胞的恶性骨髓增生性肿瘤（获得性造血干细胞恶性克隆性疾病），主要涉及髓系。外周血粒细胞显著增多并有不成熟性，在受累的细胞系中，可找到 Ph 染色体和（或）*BCR-ABL I* 融合基因。病程发展缓慢，脾大。CML 分为慢性期（chronic phase，CP）、加速期（accelerated phase，AP）和最终急变期（blastic phase or blast crisis，BP/BC）。

CML 在我国年发病率为 0.39~0.99/10 万。在各年龄组均可发病，国内中位发病年龄 45~50 岁，男性多于女性。起病缓慢，早期常无自觉症状。患者可因健康检查或因其他疾病就医时才发现血象异常或脾大而被确诊。

1. 分期

（1）慢性期（CP）：一般持续 1~4 年。患者有乏力低热、多汗或盗汗、体重减轻等代谢亢进的症状，由于脾大而自觉有左上腹坠胀感。常以脾大为最显著体征，往往就医时已达脐或脐以下，质地坚实，平滑，无压痛。如果发生脾梗死，则脾区压痛明显，并有摩擦音。肝脏明显肿大较少见。部分患者胸骨中下段压痛。当白细胞显著增高时，可有眼底充血及出血。白细胞极度增高时，可发生"白细胞淤滞症"。

1）血象：白细胞数明显增高，常超过 20×10^9/L，可达 100×10^9/L 以上，血片中粒细胞显著增多，可见各阶段粒细胞，以中性中幼、晚幼和杆状核粒细胞居多；原始（I + II）细胞 <10%；嗜酸、嗜碱性粒细胞增多，后者有助于诊断。血小板多在正常水平，部分患者增多；晚期血小板渐减少，并出现贫血。

2）中性粒细胞碱性磷酸酶（NAP）：活性减低或呈阴性反应。治疗有效时 NAP 活性可以恢复，疾病复发时又下降，合并细菌性感染时可略升高。

3）骨髓象：骨髓增生明显至极度活跃，以粒细胞为主，粒红比例明显增高，其中中性中幼、晚幼及杆状核粒细胞明显增多，原始细胞 <10%，嗜酸、嗜碱性粒细胞增多。红细胞相对减少。巨核细胞正常或增多，晚期减少。偶见 Gaucher 样细胞。

4）细胞遗传学及分子生物学改变：95% 以上的 CML 细胞中出现染色体（小的 22 号染色体），显带分析为 1（9；22）（q34；q1）。9 号染色体长臂上 C-ABL 原癌基因易位至 22 号染色体长臂的断裂点聚集区（BCR）形成 BCR-ABL 融合基因。其编码的蛋白主要为 P210，P210 具有酪氨酸酶活性，导致 CML 发生。Ph 染色体可见于粒、红、单核、巨核及淋巴细胞中。5% 的 CM 有 *BCR-ABL* 融合基因阳性而 Ph 染色体阴性。

5）血液生化：血清及尿中尿酸浓度增高。血清乳酸脱氢酶增高。

（2）加速期（AP）：常有发热、虚弱、进行性体重下降、骨骼疼痛，逐渐出现贫血和出血。脾持续或进行性肿大。原来治疗有效的药物无效。AP 可维持几个月到数年。外周血或骨髓原始细胞 ≥ 10%，外周血嗜碱性粒细胞 >20%，不明原因的血小板进行性减少或增加。除 Ph 染色体以外又出现其他染色体异常，如 +8、双 Ph 染色体、17 号染色体长臂的等臂（i17q）等。粒单系祖细胞（CFU-GM）培养，集簇增加而集落减少，骨髓活检显示胶原纤维显著增生。

（3）急变期（BC）：为 CML 的终末期，临床与 AL 类似。多数急粒变，少数为急淋变或急单变，偶有巨核细胞及红细胞等类型的急性变。急性变预后极差，往往在数月内死亡。外周血中原粒 + 早幼粒细胞 >30%，骨髓中原始细胞或原淋 + 幼淋或原单 + 幼单 >20%，原粒 + 早幼粒细胞 >50%，出现髓外原始细胞浸润。

2. 诊断和鉴别诊断 凡有不明原因的持续性白细胞数增高，根据典型的血象、骨髓象改变，脾大，Ph 染色体阳性或 *BCR-ABL* 融合基因阳性即可作出诊断。Ph 染色体尚可见于 2%AML、5% 儿童 ALL 及 25% 成人 ALL，应注意鉴别。不具有 Ph 染色体和 *BCR-ABL* 融合基因而临床特征类似于 CML 的疾病归入骨髓增生异常综合征 / 骨髓增生性肿瘤。其他需要鉴别的疾病如下。

（1）其他原因引起的脾大：血吸虫病、慢性疟疾、黑热病、肝硬化、脾功能亢进等均有脾大。但各病均有各自原发病的临床特点，并且血象及骨髓象无 CML 的典型改变。Ph 染色体及 *BCR-ABL* 融合基因均阴性。

（2）类白血病反应：常并发于严重感染、恶性肿瘤等基础疾病，并有相应原发病的临床表现。粒细胞胞质中常有中毒粒和空泡。嗜酸性粒细胞和嗜碱性粒细胞不增多。NAP 反应强阳性。Ph 染色体及 *BCR-ABL* 融合基因阴性，血小板和血红蛋白大多正常。原发病控制后，白细胞恢复正常。

（3）骨纤维化：原发性骨纤维化脾大显著，血象中白细胞增多，并出现幼粒细胞等，易与 CML 混淆。但骨髓纤维化外周血白细胞数一般比 CML 少，多不超过 30×10^9/L，NAP 阳性。此外，幼红细胞持续出现于外周血中，红细胞形态异常，特别是泪滴状红细胞易见。Ph 染色体及 *BCR-ABL* 融合基因阴性。部分患者存在 *JAK2V617F* 基因突变。多次多部位骨髓穿刺干抽。骨髓活检网状纤维染色阳性。

（三）慢性淋巴细胞白血病

慢性淋巴细胞白血病（chronic lymphocytic leukemia，CLL）是一种淋巴细胞恶性克隆性增殖的肿瘤性疾病，以小淋巴细胞增殖、蓄积，浸润骨髓、血液、淋巴结和其他器官，最终导致造血功能衰竭为特征的恶性疾病。这类细胞形态上类似成熟淋巴细胞，然而是一种免疫学不成熟的、功能不全的细胞。大多数为 B 细胞性，T 细胞性较少。

慢性淋巴细胞白血病在欧美各国发病率高，约占白血病的 25%，在我国较少见，仅占白血病的 5% 以下。本病主要发生于 60 岁以上的老年人，男女比例约为 2：1。

1. 血象 以淋巴细胞持续性增多为主要特征。白细胞 $>10 \times 10^9$/L，淋巴细胞比例占 60%~75%，晚期甚至占 90% 以上，淋巴细胞绝对值 $\geq 5 \times 10^9$/L（至少持续 3 个月）。典型的 CLL 细胞形态与成熟小淋巴细胞难以区别，细胞体积小、染色质浓集、无核仁、胞浆少、核浆比高。不典型细胞包括幼稚淋巴细胞、细胞核有切迹的细胞和细胞体积较大、胞浆较丰富的成熟淋巴细胞。幼稚细胞约为成熟淋巴细胞的两倍大小，核呈圆形，可见切迹，染色质中等浓染，核仁大而明显，核质与核仁发育不同步，胞浆轻度嗜碱性。血片中篮细胞明显增多是 CLL 特点之一。红细胞和血小板早期多为正常，晚期可减低。约 10%~20% 的患者可并发自身免疫性溶血性贫血，此时贫血加重，可有网织红细胞增多

（图 8-2，见文末彩图）。

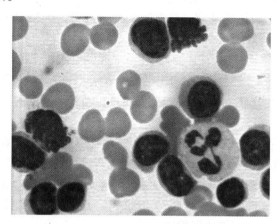

图 8-2　慢性淋巴细胞白血病血象

2. 骨髓象　有核细胞增生明显活跃或极度活跃，淋巴细胞≥ 40%，以成熟淋巴细胞为主，原始淋巴细胞少见。红系、粒系及巨核系细胞增生受抑制，至晚期可明显减少。伴有溶血时，幼红细胞可代偿性增生（图 8-3，见文末彩图）。

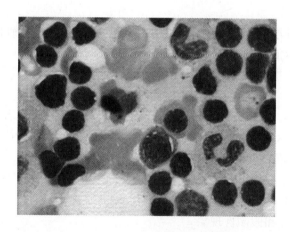

图 8-3　慢性淋巴细胞白血病骨髓象

3. 细胞化学染色

（1）过碘酸 - 雪夫反应（periodic acid-Schiff reaction，PAS）：以前又称为糖原染色，过碘酸是氧化剂，能使含有乙二醇基的多糖类物质（糖原、黏多糖、黏蛋白、糖蛋白及糖脂等）氧化，形成双醛基。醛基与雪夫试剂中的无色品红结合，使无色的品红变成紫红色化合物，定位于含有多糖类的细胞内。

【临床意义】

1）鉴别淋巴细胞增生的性质：正常淋巴细胞 PAS 呈弱阳性反应，其积分值 <60。淋巴细胞恶性增生性疾病如急性淋巴细胞白血病、慢性淋巴细胞白血病、恶性淋巴瘤等 PAS 阳性反应增强，积分值增高。特别是恶性淋巴瘤时其淋巴瘤细胞胞质中红色沉淀物颗粒粗大甚至呈粗块状；淋巴细胞良性增生如感染性单核细胞增多症及感染性淋巴细胞增多症时

其淋巴细胞的 PAS 积分值多无明显变化。

2）鉴别红细胞系统增生的性质：红血病、红白血病、重型地中海贫血及缺铁性贫血以及 MDS 时幼红细胞呈强阳性，但极少数红白血病可呈阴性；溶血性贫血时幼红细胞呈阴性或弱阳性；再生障碍性贫血、巨幼细胞性贫血时幼红细胞呈阴性。

3）鉴别某些细胞类型：巨核细胞与里斯（Reed-Sternberg）细胞的鉴别，前者呈强阳性，后者呈阴性或弱阳性；Gaucher 细胞与 Niemann-Pick 细胞的鉴别，前者为强阳性，后者为阴性或弱阳性。

【评价】PAS 染色在诊断恶性红细胞系统疾病中最有价值，但有时也呈阴性，所以阴性不能排除恶性红细胞系统疾病的可能性；而在大多数良性红系疾病中常呈阴性，少数患者也可出现阳性，但阳性率及反应强度均明显低于恶性红系疾病。在急性白血病中，如果 PAS 染色结果典型，可辅助细胞系列判断，但是实际上 PAS 染色结果常不典型。PAS 染色受试剂等影响，也可出现假阴性或假阳性。

（2）酸性磷酸酶（acid phosphatase，ACP）（偶氮偶联法）：血细胞内的酸性磷酸酶在 pH 4~5 的酸性条件下水解基质液中的磷酸萘酚 AS-BI，释放出萘酚 AS-BI，后者与基质液中的重氮盐偶联形成不溶性的有色沉淀，定位于细胞质内酶所在的部位。本实验常用的重氮盐为六偶氮付品红，形成红色的沉淀。

【临床意义】

1）鉴别诊断慢性淋巴细胞白血病和毛细胞白血病：慢性淋巴细胞白血病的淋巴细胞和恶性淋巴瘤细胞 ACP 染色也可呈阳性，但可被 L- 酒石酸抑制。毛细胞呈阳性（常呈强阳性），阳性反应不被 L- 酒石酸抑制。但 ACP 阴性者，并不能排除毛细胞白血病的可能性。

2）Gaucher 细胞与 Niemann-Pick 细胞的鉴别，前者为阳性，后者为阴性。

3）T 淋巴细胞和 B 淋巴细胞的鉴别，前者为阳性，后者为阴性或弱阳性。

【评价】由于酸性磷酸酶染色在毛细胞白血病中最具有特征性，所以主要用于毛细胞白血病的诊断，其次是在 Gaucher 病与 Niemann-Pick 病鉴别中的应用。这些疾病在临床上均很少见，故常因为标本很少而导致试剂过期，因此临床上往往不能及时开展此项检查。该染色也存在着假阴性和假阳性现象。

（3）中性粒细胞碱性磷酸酶染色（偶氮偶联法）：在 pH 9.2~9.8 的碱性溶液中，细胞中的碱性磷酸酶能将底物磷酸萘酚钠水解，生成 α- 萘酚和磷酸钠，再以稳定的重氮盐与萘酚偶联生成不溶性有色偶氮染料沉淀，定位于细胞质中。

【参考区间】阳性率 <40%，NAP 的积分值为 30~130 分。

【临床意义】

1）NAP 积分增加见于细菌性感染、再生障碍性贫血、某些骨髓增殖性疾病（如慢性中性粒细胞白血病、骨髓纤维化、真性红细胞增多症、原发性血小板增多症）、慢性粒细胞白血病的加速期和急变期、急性淋巴细胞白血病、慢性淋巴细胞白血病、恶性淋巴瘤、骨髓转移癌、肾上腺糖皮质激素及雄激素治疗后等。

2）NAP 积分下降见于慢性粒细胞白血病慢性期、急性粒细胞白血病、阵发性睡眠性血红蛋白尿症、骨髓增生异常综合征、恶性组织细胞病等。

【评价】由于本实验结果所受影响因素较多，如试剂、生理性波动及每个实验人员判断标准不一等，使结果相差较大，各单位应建立本实验室参考范围，NAP 积分明显增高或明显下降，对疾病的诊断才具有重要的意义。

4. 免疫表型 淋巴细胞具有单克隆性，呈现 B 细胞免疫表型特征。细胞膜表面免疫球蛋白（sIg）为弱阳性表达，其轻链只有 κ 链或 λ 链中的一种；CD5、CD19、CD23 阳性；CD20、CD22、CD79B 弱阳性。FMC7、CD10、cyclinD1 阴性。50%~75% 的患者有低 γ- 球蛋白血症，以 IgM 减少为主，少数为无丙种球蛋白血症。20% 患者抗人球蛋白实验阳性，但有明显溶血性贫血者仅占 8%。

5. 细胞遗传学检验 大约 50% 的患者有染色体数目及结构异常，多为 12 号、14 号和 13 号染色体异常，常见有 13q14 缺失、12 号染色体三体、11q22-23 缺失、17p13 缺失和 6q 缺失等。单纯 13q14 缺失提示预后良好，正常核型和 12 号染色体三体预后中等，17p13 及 11q22-23 缺失预后差。

6. 基因突变 50%~60% 的 CLL 发生免疫球蛋白重链可变区（IgVH）基因体细胞突变，IgVH 突变发生于经历了抗原选择的记忆 B 细胞（后生发中心），此类病例生存期长；无 IgVH 突变者，起源于未经抗原选择的原始 B 细胞（前生发中心）。无 IgVH 突变的 CLL 细胞多数高表达 CD38、ZAP70，均与不良预后相关。10%~15% 的 CLL 存在 *p53* 基因图谱（该基因位于 17p13），与疾病进展有关，对治疗有抵抗，生存期短。

7. 诊断 达到以下 3 项标准可以诊断：①外周血 B 淋巴细胞（CD19+ 细胞）计数 $\geq 5 \times 10^9$/L；B 淋巴细胞 $<5 \times 10^9$/L 时，如存在 CLL 细胞骨髓浸润所致的血细胞减少，也可诊断 CLL。②外周血涂片中特征性的表现为小的、形态成熟的淋巴细胞显著增多，其细胞质少、核致密、核仁不明显、染色质部分聚集，并易见涂抹细胞。外周血淋巴细胞中不典型淋巴细胞及幼稚淋巴细胞 $\leq$ 55%。③典型的免疫表型：CD19+、CD5+、CD23+、CD10-、FMC7-、CD43+/-、CCND1-；表面免疫球蛋白（sIg）、CD20 及 CD79b 弱表达（dim）。流式细胞学确认 B 细胞的克隆性，即 B 细胞表面限制性表达 κ 或 λ 轻链（κ∶λ>3∶1 或 <0.3∶1）或 >25% 的 B 细胞 sIg 不表达。

8. 鉴别诊断

（1）病毒感染引起的反应性淋巴细胞增多症：淋巴细胞增多呈多克隆性和暂时性，淋巴细胞计数随感染控制可逐步恢复正常。

（2）淋巴瘤细胞白血病：小 B 细胞淋巴瘤（如滤泡淋巴瘤、套细胞淋巴瘤、脾边缘区淋巴瘤等）与 CLL 易混淆，前者除具有原发病淋巴瘤的病史外，细胞形态学、淋巴结及骨髓病理、免疫表型特征及细胞遗传学与 CLL 不同。

（3）幼淋巴细胞白血病（prolymphocytic leukemia，PLL）：多见老年患者，白细胞数增高，脾大明显，淋巴结肿大较少，外周血和骨髓涂片可见较多的带核仁的幼稚淋巴细胞。PLL 细胞高表达 FMC7、CD22 和 SmIg，CD5 阴性，小鼠玫瑰花结实验阴性，幼稚淋巴细胞 <55%。

（4）毛细胞白血病（hair cell leukemia，HCL）：多数为全血细胞减少伴脾大，淋巴结肿大不常见，易于鉴别。但少数患者白细胞升高达（10~30）× 10^9/L，外周血及骨髓中可见"毛细胞"，即有纤毛状胞质突出物的 HCL 细胞，抗酒石酸的酸性磷酸酶染色反应阳性，CD5 阴性、高表达 CD25、CD11c 和 CD103（表 8-10）。

表 8-10　CLL 与 PLL、HCL 的免疫表型

疾病	SmIg	CD5	CD10	CD11c	CD20	CD22	CD23	CD25	CD103
CLL	+/-	++	-	-/+	+/-	-/+	++	+/-	-
PLL	++	-/+	+/-	-/+	+/-	+	+/-	-	-
HCL	+/-	-/+	-	++	+	++	-/+	++	++

第三节　多发性骨髓瘤

一、疾病概况

（一）多发性骨髓瘤的定义

多发性骨髓瘤（multiple myeloma，MM）是一种克隆性浆细胞异常增殖的恶性疾病，其肿瘤细胞起源于骨髓中的浆细胞，而浆细胞是 B 淋巴细胞发育的最终功能阶段，因此目前 WHO 将多发性骨髓瘤归为 B 细胞淋巴瘤的一种，称为浆细胞骨髓瘤 / 浆细胞瘤。其主要特征为异常增生的瘤细胞浸润骨髓和软组织，并分泌大量的异常单克隆免疫球蛋白或轻链（M 蛋白），正常多克隆性浆细胞及其分泌的正常免疫球蛋白受抑制，引起贫血、多发性溶骨性损害、高钙血症、肾损伤、反复感染、淀粉样变性等一系列临床表现。该病多发于中老年，起病隐匿，缺乏特异性症状体征，目前仍无法治愈。

（二）多发性骨髓瘤的流行病学调查

MM 的发病率占所有肿瘤的 1%，血液系统恶性肿瘤的 10%，是血液系统第 2 位常见恶性肿瘤，仅次于淋巴瘤。发病率与人种相关，好发于中、老年人，所有人群中男性发病率均高于女性。黑色人种发病率最高，亚洲人群较低。据统计，美国 MM 初诊中位年龄为 70 岁，其中 65% 患者在 65 岁以上，37% 患者在 75 岁以上，非洲裔美国人发病率为 9.1/10 万，华裔美国人为 2.3/10 万。据国内医院资料统计，我国 MM 发病率为 0.6/10 万，男女比例约 1.8~2.4∶1，中位发病年龄小于 60 岁，北京朝阳医院报道为 56.3 岁，北京协和医院报道为 52.7 岁。近年来，随着社会人口的老龄化及人们对 MM 认识水平的进一步提高，MM 的发病率呈明显上升趋势，尤以老年组为显著。英国、法国、德国、意大利、日本等国有报道，发病率增长最高的为 >85 岁年龄组，≤ 70 岁年龄组发病率增长基本稳定。

据美国 SEER（Surveillance Epidemiology and End Results Program）的数据，美国 MM 患者死亡率在 1975 年为 2.9/10 万，2006—2010 年增长到 3.4/10 万。随着老龄化的加剧，MM 死亡率有明显增加趋势，死亡率高峰期由 60 岁转到 80 岁。

（三）老年多发性骨髓瘤人群特点

随着年龄的增长，机体开始衰老，逐渐出现各个脏器如肝脏、肾脏、心脏、肺的功能减退以及躯体或认知功能障碍。因此相对于年轻 MM 患者，老年 MM 临床表现具有高度临床异质性，合并症多，常伴有躯体或认知功能障碍，化疗不良反应大，对化疗的耐受性较差，化疗相关死亡率高，治疗中断率高，进而影响患者的缓解率和生存时间。十几年来，

新药如蛋白酶体抑制剂、免疫调节剂以及大剂量化疗联合造血干细胞移植的应用使 MM 患者的无进展生存（PFS）时间和总生存（OS）时间大大延长。但新药的主要研究对象仍为相对年轻的患者，而针对 65 岁以上老年患者的临床研究较少，老年 MM 患者从中获益极少。且老年患者目前所采用的化疗方案多来自于针对年轻患者研究出来的化疗方案，这样势必会导致对健康情况差的老年患者过度化疗，对健康状况良好的患者化疗不足。自体造血干细胞移植可提高 MM 患者的生存时间，但一般认为 65 岁以上的 MM 患者无法耐受自体造血干细胞移植，虽然身体情况良好的患者可以放宽年龄限制，但极少 70 岁以上患者会选择自体造血干细胞移植。随着人口老龄化的加剧，老年 MM 患者日益增多，因此如何制订老年患者的个体化疗方案成为临床上亟需解决的问题。

1. 相关病因及年龄在其中的作用 多发性骨髓瘤的发病原因迄今尚未明确。现已知晓，年龄可能是 MM 发病最有意义的危险因素。MM 在 40 岁以下人群中发病罕见，发病率随着年龄增加而升高。其他可能的危险因素包括：①辐射；②接触工业或农业毒物；③家族和遗传因素；④慢性抗原刺激与免疫功能紊乱；⑤社会经济状况。无论是流行病学、生物学还是临床方面，关于 MM 相关潜在危险因素的调查研究尚无定论，MM 的病因尚需要进一步研究证实。目前，对 MM 病理发生过程中遗传学及分子生物学异常例如染色体核型的异常以及癌基因或抑癌基因突变的研究是 MM 的研究热点。相关研究结果显示，同其他恶性肿瘤一样，MM 的发生发展是一个涉及多种生物学因素参与的、由量变到质变的复杂的病理生理过程，这也是 MM 高发于中老年人的关键原因。

2. 分型 据美国国立综合癌症网络（National Comprehensive Cancer Network，NCCN）2017 年分类，MM 临床类型分为冒烟型（无症状）MM 和活动性（有症状）MM；依照异常增殖的免疫球蛋白类型 MM 分为：IgG 型、IgA 型、IgM 型、IgD 型、IgE 型、轻链型、双克隆型以及不分泌型共 8 种，进一步可根据轻链类型分为 κ 型和 λ 型。

3. 临床表现 多发性骨髓瘤的主要临床表现多样，目前认为可归为骨髓瘤细胞增殖所造成的靶器官损害的有贫血、溶骨性损害、肾损害和高钙血症。过去认为可以作为诊断辅助要点的反复感染、淀粉样变性和高黏滞综合征等，由于特异性差，可造成 MM 诊断扩大化，已经从国际骨髓瘤工作组（International Myeloma Working Group，IMWG）2014 年新的诊断标准中剔除。随着检验学、影像学等诊断技术在临床的广泛应用，对单克隆免疫球蛋白的早期检出率逐步提高，临床上意义未明的单克隆免疫球蛋白血症（monoclonal gammopathy of undetermined significance，MGUS）及冒烟型骨髓瘤（smoldering myeloma，SMM）患者逐步增多，而具有典型贫血、肾损、骨破坏、高钙血症的患者比例逐渐下降。

（1）贫血：多数 MM 患者贫血发生缓慢，多有不同程度的自适性，临床以乏力、面色苍白等贫血症状为主诉的患者仅占 10%~30%，但初诊时经实验室检查存在贫血的患者占 40%~73%。几乎所有的 MM 患者最终都会出现不同程度的贫血，且贫血的程度多与疾病进程相一致。合并肾功能损害的患者，贫血往往相对严重。少数患者可因免疫球蛋白包裹红细胞引起溶血性贫血，此类患者的贫血进展快，贫血程度与体内肿瘤负荷不一定一致。大多数 MM 患者为正细胞正色素贫血，少部分为大细胞性贫血。当血清中单克隆免疫球蛋白含量较高时，可见红细胞缗钱状排列。

（2）肾脏损害：肾脏损害是 MM 常见且较为特征性的临床表现，患者常表现为尿量减少、尿中泡沫增多、尿色改变、颜面或下肢水肿等症状。临床上 MM 以慢性肾功能不全最为常见。在疾病进展、重症感染、脱水、高钙血症等情况下，可发生急性肾衰竭。肾衰竭是 MM 的主要致死原因之一。国内报道，初诊时合并肾功能损害（血清肌酐 ≥ 177μmol/L）的患者占 36.1%。随着临床对 MM 认识的深入和实验室技术的提高，越来越多的患者可以得到早期诊断，近年来合并肾功能损害的患者比例明显下降。肾功能损害的发生与免疫球蛋白分型有关，IgD 型最常见，轻链型次之。实验室检查可有蛋白尿、本周蛋白尿、血尿、管型尿、血清肌酐和尿素氮升高，肌酐清除率下降，以及水 - 电解质和酸碱平衡紊乱等阳性发现。其中，2014 年 IMWG 将 Ccr<40ml/min 和 Scr ≥ 177μmol/L 列为判断 MM 肾功能损害的标准。需要注意，在中老年患者中，尿常规和（或）Scr、Ccr 异常的情况较多见，不是这些异常都可以不加选择地作为 MM 的诊断依据。MM 肾损害特指免疫球蛋白沉积所致的肾损害，对于部分患者特别是伴有原发性高血压、糖尿病或既往有肾病的患者，肾损害是否可作为 MM 诊断证据需要仔细鉴别和综合评价，必要时可通过肾活检证实。

（3）骨髓瘤骨病：骨髓瘤骨病表现为骨痛、病理性骨折、骨骼肿物。据国内北京朝阳医院和北京协和医院报道，约 2/3 患者因骨痛或病理性骨折为首发症状就诊。MM 患者骨痛早期常为轻度、间断性疼痛，X 线检查有时见不到典型的溶骨性损害，仅表现为骨质疏松，易被误诊为各种骨关节炎、骨质疏松及其他骨骼肌肉劳损性疾病而延误诊治。随着病程的进展，骨痛多转变为持续的、剧烈的疼痛，随运动、负重、咳嗽等情况加重。骨痛的部位以腰背部最常见，占 1/3~1/2，其次为肋骨、胸骨，四肢长骨少见。此时，X 线检查多可见典型的虫蚀样或穿凿样溶骨性损害。少数患者病程中始终不出现骨痛。骨痛加重常提示出现病理性骨折，多见于肋骨、下部胸椎和上部腰椎，也可见于锁骨、胸骨、骨盆和四肢长骨。可发生在一个部位，也可多部位同时发生。MM 患者除骨痛和病理性骨折外，还可表现为骨骼肿物，临床称为骨浆细胞瘤，常为多发性，常见于肋骨、锁骨、颅骨等。

（4）高钙血症：血清钙 >2.58mmol/L 为高钙血症。国内报道初诊 MM 高钙血症发生率为 6%~11%，国外报道为 18%~30%。高钙血症表现为疲乏、便秘、恶心、呕吐、多尿、脱水、头痛、嗜睡、意识模糊，严重者可导致心律失常、谵妄、昏迷，甚至死亡。高钙血症是骨髓瘤的急症之一，可引起急性肾衰竭。需要指出，高钙血症主要引起血清总钙水平升高，而不是游离钙水平升高。另外，MM 常合并低蛋白血症，部分患者可低至 25g/L 以下，因此临床上判断高钙血症是需要同时参考患者的白蛋白水平，按照白蛋白水平进行血钙浓度的校正。

（5）浆细胞瘤：浆细胞瘤可分为骨浆细胞瘤和髓外浆细胞瘤。前者指恶性浆细胞侵犯骨骼，在局部形成浆细胞瘤。后者指发生于骨骼、骨髓之外任何其他部位的浆细胞瘤，最常累及的部位为脾、肝、淋巴结和肾脏。MM 初诊时即可合并髓外浆细胞瘤，也可在 MM 治疗过程中随疾病进展而出现或作为疾病进展的唯一症状。随着临床医生对 MM 认识的深入，临床诊断技术的提高以及 MM 患者生存时间的延长，合并浆细胞瘤的患者检出率呈上升趋势。

（6）感染：MM 患者对病原菌的易感性明显高于正常人群，据国内报道，MM 患者中以发热、感染为主诉就诊者占 6%~18%。感染以细菌感染为主，部位以呼吸道最常见，其次为泌尿道和消化道。近年来，随着 MM 治疗强度的提高，特别是造血干细胞移植的广泛应用，真菌、病毒、结核感染的发生率也日渐提高，特别是肺部侵袭性真菌感染已成为 MM 重要的致死原因之一。

（7）出血、凝血异常：部分 MM 患者存在出血、凝血异常，出血的情况远较血栓多见。出血程度一般并不严重，多表现为黏膜渗血和皮肤紫癜。出血部位以鼻腔、牙龈、皮肤多见，晚期可发生脏器出血或颅内出血。近年来，随着沙利度胺及其衍生物在临床的广泛应用，MM 患者血栓发生率明显增高。

（8）高黏滞综合征：高黏滞综合征在 MM 少见，国内报道发生率为 3.2%，常见于 IgA 和 IgG 型 MM。MM 患者血清 M 蛋白包裹红细胞，减低红细胞表面负电荷的相互斥力，导致红细胞聚集，血黏度和血液阻力增加，造成显著微循环障碍，引起一系列临床症状，称为高黏滞综合征。具体临床表现可有：视力下降；头晕、头痛、嗜睡等神经系统症状；口腔、鼻腔、皮肤黏膜出血；充血性心衰；雷诺病、网状青紫等皮肤表现。

（9）淀粉样变性：免疫球蛋白轻链与多糖形成均一的、无结构的复合物，沉积于组织器官，造成相应的症状和功能损害，称为淀粉样变性。λ 轻链分子量较大更易沉积在组织，发生淀粉样变性，而 κ 轻链分子量小，很少发生淀粉样变性。淀粉样变性可以累及舌、腮腺、皮肤、心肌、胃肠道、肝、脾、肾、肾上腺等多器官，其临床表现取决于受累的部位和程度。淀粉样变性的诊断依赖组织病理学检查，包括形态学、刚果红染色和免疫荧光检查。

（10）神经系统损害：骨髓瘤细胞浸润、肿块压迫、高钙血症、高黏滞综合征、淀粉样变性、病理性骨折等均可引起神经系统损害，引起相应临床症状。另外，目前临床广泛使用的某些治疗 MM 的药物也可造成不同程度的神经损害，代表药物为硼替佐米和沙利度胺，二者主要累及周围神经系统，造成中枢神经系统损害罕见。

（11）高尿酸血症：据国内报道，初诊 MM 中高尿酸血症的发病率为 11%，患者很少有明显的痛风样临床表现，大多数只是经实验室检查发现。但在患者接受化疗时，大量骨髓瘤细胞被破坏，可造成血尿酸突然显著升高，导致肾小管 pH 减低，或形成尿酸结晶阻塞尿路，成为诱发急性肾衰竭的重要原因之一。

二、实验室诊断及鉴别诊断

1. **血象**　红细胞、血红蛋白多减低，多属正细胞正色素性贫血，随病情的进展而加重。由于患者血浆球蛋白增高，血片中常可见红细胞呈"缗钱"状排列，可伴有少数幼粒 - 幼红细胞。白细胞数正常或轻度增高，分类时常见淋巴细胞相对增多，可见少量骨髓瘤细胞（一般 <5%，若骨髓瘤细胞 >20%，应考虑 MM 伴发浆细胞白血病）。血小板数可见减低，也可有正常或增高者（图 8-4，见文末彩图）。

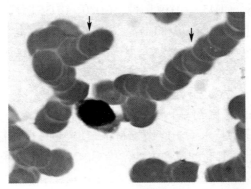

图 8-4　多发性骨髓瘤血象

2. 骨髓象 骨髓检查对本病的诊断具有决定性意义。由于骨髓瘤细胞常呈灶性分布，故有时需多次多部位穿刺检查才可诊断。

骨髓增生活跃或明显活跃，骨髓瘤细胞数目不等，一般 >10%，高者可达 70%~90% 或更高。骨髓瘤细胞与正常浆细胞的区别在于：骨髓瘤细胞大小悬殊，常成群簇集，胞核常呈不规则形，可见双核或多核，核染色质呈粗网状不规则排列，易见核仁，核旁初浆区多消失；胞质嗜碱性增强，呈深蓝色，IgA 型 MM 时由于胞质中充满可溶性异常 IgA，染色后胞质可呈红色，称之为"火焰样浆细胞"。另外，有时于骨髓瘤细胞胞质中可见病理性球蛋白形成的红色 Russel 小体、葡萄状排列的蓝色空泡等异常包涵体。欧洲血液学会议曾根据骨髓瘤细胞分化程度及其形态将其分为四型，即 I 型为小浆细胞型，细胞较成熟，染色质致密核偏位，胞质丰富，此型分化良好的在形态上与正常浆细胞相似；II 型为幼稚浆细胞型，胞核染色质较疏松，细胞外形尚规整，核偏位，核/质比例为 1:1；III 型为原始浆细胞型，核染色质疏松，如网状细胞，核可居中，有核仁，核/质比例增高；IV 型为网状细胞型，细胞形态多样化，大多不规则，核染色质呈疏松网状，核仁较大、较多，细胞分化不良者，则恶性程度高。

骨髓粒系、红系不同程度受到抑制，细胞形态染色大致正常，巨核细胞随病情进展可见减少，可见红细胞缗钱状排列，以 IgG 型 MM 时最为多见（图 8-5，见文末彩图）。

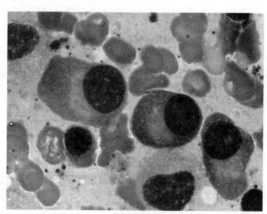

图 8-5　多发性骨髓瘤骨髓象

3. 免疫表型 流式细胞术免疫表型分析对多发性骨髓瘤有辅助诊断价值。正常浆细胞强表达 CD38 及 CD138，CD45、CD19 阳性，CD20、CD56 阴性。骨髓瘤细胞 CD45 呈弱阳性或阴性，多数病例不表达 CD19 和 CD20，CD38、CD138 常呈低水平表达。可检测到单克隆 κ 或 λ 轻链，CD56 多为阳性表达，但随病情进展，如终末期患者以及浆细胞白血病患者，CD56 可为阴性。

4. 细胞遗传学与分子生物学 随着分子遗传学的发展，荧光原位杂交（fluorescence in situ hybridization，FISH）、比较基因组杂交（comparative genomic hybridization，CGH）、基因表达谱、高通量测序等技术逐步应用于 MM，使染色体及基因异常检出率可达 90%，这些异常是 MM 诊断及预后判断的重要遗传学指标。MM 常见染色体异常及临床意义见表 8-11。

表 8-11 MM 常见染色体异常

染色体异常	受累基因	发生率（%）	临床意义
超二倍体		约 50%	预后好
del（13）（q14）	*RB1，DIS3*	约 50%	预后差
amp（1q21）	*CKS1B，ANP32E，BCL9，PDZK1*	30%~43%	预后差
del（1p32.3）	*CDKN2C*	约 20%	预后差
del（17p13）	*TP53*	约 10%	预后差
14q32 易位	*IgH*	50%~60%	不确定
t（11；14）（q13；q32）	*IgH-CCND1*	15%~20%	不确定
t（4；14）（p16；q32）	*IgH-FGFR3/MMSET*	10%~15%	预后差
t（14；16）（q32；q23）	*IgH-MAF*	约 5%	预后差
t（6；14）（p25；q32）	*IgH-CCND3*	2%	预后中等

5. 血清生化检查

（1）血清钙：钙（calcium，Ca）是人体内含量最多的阳离子。正常成人含钙 25~30mol，其中 99% 以上存在于骨骼及牙齿。血液中的钙绝大部分存在于血浆中，血浆钙有非扩散性钙及扩散性钙两部分。非扩散性钙与蛋白质结合，约占血浆总钙的 40%~50%，扩散性钙主要为离子钙（Ca^{2+}），两者在生理状态下保持平衡。

【参考区间】（离子选择电极法）成人：1.10~1.34mmol/L。

【临床意义】血清钙 >2.58mmol/L 为高钙血症，国内报道初诊 MM 高钙血症发生率为 6%~11%。高钙血症是骨髓瘤的急症之一，可引起急性肾衰竭。

【评价】高钙血症主要引起血清总钙水平升高，而不是游离钙水平升高。另外，MM 常合并低蛋白血症，部分患者可低至 25g/L 以下，因此临床上判断高钙血症是需要同时参考患者的白蛋白水平，按照白蛋白水平进行血钙浓度的校正。

（2）血清磷：人体内 87% 磷（phosphorus，P）存在骨骼中，其余在软组织中、细胞内。体内许多重要物质如某些蛋白质、脂类化合物、核酸、辅酶等都含有磷。在酸碱平衡中，磷酸盐亦具有重要的作用。

【参考区间】（紫外线分光光度法）成人：0.85~1.51mmol/L。

【临床意义】MM 血清无机磷一般正常，晚期及肾功能不全患者，血磷可显著升高。

【评价】紫外线分光光度法进行血清无机磷测定时，黄疸及脂血标本应做标本空白，溶血标本会使结果增高。单克隆免疫球蛋白含量高的标本采用此法测定时，因其结合磷酸盐，测定结果可假性升高。

（3）碱性磷酸酶：碱性磷酸酶（alkaline phosphatase，ALP）是广泛分布于人体肝脏、骨骼、肠、肾和胎盘等组织经肝脏向胆外排出的一种酶。它不是单一的酶，而是一组同工酶。

【参考区间】（速率法）成年男性：45~125U/L；成年女性（20~49 岁）：35~100U/L，成年女性（50~79 岁）：50~135U/L。

【临床意义】

血清 ALP 测定主要用于肝胆疾病和骨骼代谢疾病的实验诊断。故血清 ALP 是总体成骨活动的良好指标，是观察多发性骨髓瘤骨吸收程度的一项有用指标。

【评价】除血清外，ALP 测定可用肝素血浆。草酸、柠檬酸、EDTA 等抗凝剂因络合金属离子而抑制 ALP 活性，故不能使用此类抗凝剂的血浆进行 ALP 测定。分离血清后应尽快进行分析，各种条件下储存可能会造成 ALP 活性改变。

（4）血清、尿液 β_2 微球蛋白：β_2 微球蛋白（β_2-macroglobulin，β_2-MG）是人体白细胞抗原分子的一个 β 轻链。其主要功能是参与淋巴细胞表面识别及与杀伤细胞受体有关。体内几乎所有有核细胞均能合成 β_2 微球蛋白，并附着于细胞表面。同一个体每日生成 β_2 微球蛋白的量保持恒定，并分泌于各种体液中。测定血液、尿液、脑脊液中的 β_2 微球蛋白对诊断多种疾病有着重要的意义。

【参考区间】（免疫比浊法）血清（成人）：1.0~3.0mg/L，尿液（成人）：0.1~0.3mg/L（此参考区间引自试剂说明书）。

【临床意义】①尿 β_2-MG 升高、血 β_2-MG 正常：主要因肾小管重吸收功能明显受损，见于 Fanconi 综合征、肾移植排斥等。②尿、血 β_2-MG 均升高：主要因体内 β_2-MG 产生过多或肾小球和肾小管受损，常见于恶性肿瘤（如肝癌、肺癌、多发性骨髓瘤等）、自身免疫病、慢性肝炎等；此外，老年人也可见血、尿 β_2-MG 升高。③尿 β_2-MG 正常、血 β_2-MG 升高：主要因肾小球滤过功能下降，常见于急、慢性肾炎，肾衰竭等。

【评价】高浓度的内源性干扰物对测定结果有影响，如 Hb>5g/L。另外，当 pH<6.0 时，β_2-MG 在 2 小时内发生变性，因此不宜采用晨尿标本，宜收集白天任意时段的尿液标本。尿液检测前必须离心，浑浊标本可干扰检测结果。

（5）血清尿素氮：尿素是机体蛋白质代谢的终末产物，可自由滤过肾小球。进入原尿中的尿素约 50% 被肾小管和集合管重吸收。肾实质受损时，肾小球滤过率下降，血尿素会升高，通过测定血尿素氮可观察肾小球滤过功能。

【参考区间】（酶耦联速率法）成年男性（20~59 岁）：3.1~8.0mmol/L，成年男性（60~79 岁）：3.6~9.5mmol/L；成年女性（20~59 岁）：2.6~7.5mmol/L，成年女性（60~79 岁）：3.1~8.8mmol/L。

【临床意义】MM 患者肾功能不全时，血尿素氮升高。

【评价】血液尿素氮浓度受多种生理性因素和病理性因素的影响。生理性因素常见于高蛋白饮食、妊娠等。病理性因素包括肾前性、肾性及肾后性肾脏疾病。

（6）血清肌酐：血肌酐（creatinine，Cr）一般认为是内生血肌酐，内生肌酐是人体肌肉代谢的产物。在肌肉中，肌酸主要通过不可逆的非酶脱水反应缓慢地形成肌酐，再释放到血液中，随尿排泄。

【参考区间】（肌氨酸氧化酶法）成年男性（20~59 岁）：57~97μmol/L，成年男性（60~79 岁）：57~111μmol/L；成年女性（20~59 岁）：41~73μmol/L，成年女性（60~79 岁）：41~81μmol/L。

【临床意义】MM 患者肾功能不全时，血清肌酐升高，升高程度是评价肾功能不全分期的参考标准之一。

【评价】血肌酐与体内肌肉总量关系密切，不易受饮食影响。肌酐是小分子物质，可通过肾小球滤过，在肾小管内很少吸收，每日体内产生的肌酐，几乎全部随尿排出，一般不受尿量影响。

（7）内生肌酐清除率：肾单位时间内把若干毫升血浆中的内生肌酐全部清除出去，称为内生肌酐清除率（creatinine clearance，Ccr）。反映肾小球滤过功能和粗略估计有效肾单位的数量，为测定肾损害的定量试验。

【参考区间】（计算值）成人：80~120ml/min。

【临床意义】协助判断肾小球功能有无损害及其程度，并对临床治疗和用药具有指导意义。

【评价】其操作方法简便，干扰因素较少，敏感性较高，为21世纪临床常用的较好的肾功能试验之一。

（8）C- 反应蛋白：C- 反应蛋白（C-reactive protein，CRP）是在机体受到感染或组织损伤时血浆中一些急剧上升的蛋白质，激活补体和加强吞噬细胞的吞噬而起调理作用，清除入侵机体的病原微生物和损伤、坏死及凋亡的组织细胞。

【参考区间】各实验室应建立自己的参考区间。

【临床意义】机体发生感染、组织损伤和炎性病变时，CRP 迅速升高，在病情缓解后，其含量可下降。MM 患者因 IL-6 刺激肝脏合成 CRP，其水平增高提示病变进展，预后较差。

【评价】CRP 参考区间随测定方法及试剂不同而异，为增强结果的可靠性和可比性，应使用特定配套试剂或经过验证的校准品进行校准。

（9）血清尿酸：尿酸（uric acid，UA）是嘌呤碱基代谢的产物，主要在肝脏中生成，大部分从肾脏排泄。原尿中 90% 尿酸被肾小管重吸收，因此，除外外源性尿酸干扰，血尿酸可反映肾小球滤过功能和肾小管重吸收功能。

【参考区间】（尿酸酶法）成年男性：208~428μmol/L，成年女性：155~357μmol/L。

【临床意义】骨髓瘤细胞分解或化疗后瘤细胞大量破坏，导致血尿酸水平升高。

【评价】酶法主要干扰物质为维生素 C 和胆红素，在反应体系中加入抗坏血酸氧化酶和胆红素氧化酶，可消除这两种物质的干扰。

（10）血清总蛋白：血清总蛋白（total protein，TP）指血清中所有蛋白质，按化学结构可分为仅由氨基酸残基以肽链相连而成的单纯蛋白质和结合有糖基、脂质等的结合蛋白。

【参考区间】（双缩脲法）成人：65~85g/L。

【临床意义】MM 患者蛋白质合成增多，总蛋白表现为升高，可 >100g/L。

【评价】患者采血状态包括体位、运动、止血带压迫等对总蛋白测定均有影响，因此应在安静状态下卧位采血。另外，溶血、黄疸对双缩脲法测定有影响。

（11）血清白蛋白：白蛋白（albumin，Alb）由肝实质细胞合成分泌，是血浆中含量最多的蛋白质，约占 57%~68%。是体内重要的营养蛋白，并参与维持血浆胶体渗透压、酸碱平衡、物质转运等多种功能。

【参考区间】（溴甲酚绿法）成人：40~55g/L，血清白蛋白 / 球蛋白比值（A/G）：（1.2~2.4）：1。

【临床意义】人血清白蛋白异常的临床意义通常应结合血清总蛋白（A）、球蛋白（G）和 A/G 比值进行分析。MM 患者 γ- 球蛋白分泌增多，白蛋白合成正常或减低，表现为总蛋白增高，A/G 比值下降。

【评价】目前临床实验室测定白蛋白的方法有电泳法、免疫法和染料结合法，以染料结合法和免疫法常用。两种检测方法的方法学特点、干扰因素不同。

（12）乳酸脱氢酶：乳酸脱氢酶（LDH）几乎存在于所有组织中，以心、骨骼肌和肾脏含量最丰富，其次为肝、脾、胰腺、脑、肺脏等，均存在于细胞质中。

【参考区间】（速率法）成人：120~250U/L。

【临床意义】LDH 分布广泛，血清 LDH 升高可见于众多临床情况。目前血清 LDH 主要用于血液学和肿瘤相关疾病的诊断。MM 患者 LDH 常可增高，一般认为此指标与肿瘤负荷有关。

【评价】红细胞和血小板含大量 LDH，血清是 LDH 测定的适宜标本；血液凝固后应尽快分离血清，溶血标本不可用做 LDH 测定。

6. 血清 M 蛋白鉴定　MM 的特征为单克隆浆细胞分泌大量结构均一的免疫球蛋白或其轻链，称为单克隆免疫球蛋白（monoclonal proteins，M 蛋白）。实验室检测 M 蛋白的定性及定量检查包括血清蛋白电泳、本周蛋白检测、血清免疫球蛋白定量及免疫固定电泳等。

（1）血清蛋白电泳：血清蛋白电泳（serum protein electrophoresis，SPE）是临床常用技术之一，可初步了解血清蛋白组分，定性或半定量各条正常或异常蛋白区带。目前采用醋酸纤维薄膜或琼脂糖凝胶作为常用的电泳介质，电泳后从正极到负极依次为白蛋白（Alb）、α_1、α_2、β、γ- 球蛋白五个区带。

【参考区间】由于各实验室采用的电泳条件不同，再加之不同地区人群间可能存在生物学变异，参考区间存在差异，故实验室应建立自己测定体系的参考区间。表 8-12 列出的参考区间仅供参考。

【临床意义】M 蛋白经蛋白电泳后会形成异常浓集带，位于 γ 区内，也可位于 β 或 α_2 区内，而其他正常免疫球蛋白减少，经光密度仪描绘出一个均匀的高而窄的 M 峰。

【评价】需要注意的是，轻链型 MM 仅单克隆分泌免疫球蛋白轻链，IgD 型、IgE 型 MM 血清单克隆免疫球蛋白水平低，极少数 MM 患者血、尿中无可识别的 M 成分，这些类型 MM 血清蛋白电泳显示不出典型的 M 峰，需进行尿本周蛋白检测及免疫固定电泳检测。

表 8-12　血清蛋白醋酸纤维素膜电泳参考区间

蛋白质组分	丽春红 S 染色扫描		氨基黑 10B 染色扫描		氨基黑 10B 染色洗脱比色
	g/L	% 总蛋白	g/L	% 总蛋白	% 总蛋白
白蛋白	35~52	57%~68%	43.7~53.9	53.0%~73.2%	58.6%~73.8%
α_1- 球蛋白	1.0~4.0	1.0%~5.7%	0.4~2.6	1.0%~3.0%	2.5%~5.9%
α_2- 球蛋白	4.0~8.0	4.9%~11.2%	2.5~5.3	3.3%~7.3%	4.5%~8.7%
β- 球蛋白	5.0~10.0	7.0%~13.0%	4.0~8.2	6.7%~9.9%	7.1%~13.5%
γ- 球蛋白	6.0~13.0	9.8%~18.2%	7.6~18.6	11.9%~23.5%	13.1%~21.5%

（2）血清免疫球蛋白定量检测：免疫球蛋白（immunoglobulin，Ig）是 B 淋巴细胞经抗原诱导、分化为浆细胞后合成、分泌的一类具有抗体活性的球蛋白，是介导体液免疫反

应的主要物质，据结构分为 IgG、IgA、IgM、IgD、IgE 五类。

【参考区间】（免疫比浊法）成人：IgG：7.0~10.0g/L，IgA：0.70~5.0g/L，IgM：0.40~2.80g/L，IgE：<100IU/ml；IgD 常用双抗体夹心法检测，但健康人血清中含量波动范围较大，各实验室应建立自己的参考区间。

【临床意义】当血清蛋白电泳发现 M 蛋白存在时，需进一步对免疫球蛋白进行定量检测，这对良、恶性单克隆免疫球蛋白增高的诊断及鉴别诊断有一定帮助。骨髓瘤血清 M 蛋白的诊断标准为：IgG ≥ 35g/L、IgA ≥ 20g/L、IgM ≥ 15g/L、IgD>2.0g/L、IgE>2.0g/L。动态观察 MM 患者免疫球蛋白的含量，对病情和疗效判断有一定价值。对于同一患者，M 蛋白含量明显增高常提示病情恶化；若治疗有效，M 蛋白含量逐渐下降，正常免疫球蛋白含量可由降低趋向正常。

【评价】免疫球蛋白含量与年龄、性别相关，不同年龄患者的参考区间不同，实验室应对试剂盒提供的参考区间进行验证。

（3）尿本周蛋白检测：本周蛋白（Bence-Jones protein，BJP）即尿中游离的免疫球蛋白轻链，是 M 蛋白的另一种形式。本周蛋白在 pH 5.0 的条件下，加热至 50~60℃时出现沉淀，继续加热至 90℃后又重新溶解，故可利用这一特点进行检测。轻链型 MM 仅分泌免疫球蛋白轻链，IgD 型 MM 血清 M 蛋白水平低，严重的本周蛋白尿是其特点。尿本周蛋白检测对轻链病及 IgD 型 MM 的诊断是必不可少的项目。这种加热沉淀法简便易行，但敏感度较低，检测前需先将尿液标本浓缩，阳性率可达 40%~50%。

（4）血、尿免疫固定电泳：免疫固定电泳（immunofixation electrophoresis，IFE）是血清区带电泳与免疫沉淀反应相结合的定性实验。是一种 Ig 分类的鉴定方法。与免疫电泳原理相比，不同之处是将抗血清直接加于电泳后的蛋白质区带表面，抗原抗体在凝胶中直接发生沉淀反应，在适当位置形成抗原抗体复合物，经染色后，可对各类免疫球蛋白及其轻链进行分型。与免疫电泳比较，免疫固定电泳具有更高的灵敏性，M 蛋白在免疫固定电泳中显示狭窄而界限明确的区带，而多克隆增殖或正常血清 γ- 球蛋白区带则比较弥散。

极少数 MM 患者在血、尿中无可识别的 M 成分，这些患者的血清免疫球蛋白电泳结果可能与正常人相似，为避免漏诊需进行血清蛋白免疫固定电泳，此时可发现小的单克隆蛋白峰。另外，对已基本证实血、尿中存在 M 蛋白的患者，需行免疫固定电泳检查进一步明确是哪一类免疫球蛋白或轻链。

（5）血清、尿游离轻链检测：免疫球蛋白根据其恒定区差异分为 κ 和 λ 轻链。游离轻链（free light chains，FLC）能自由通过肾小球滤过，但绝大多数被肾小管重吸收，故正常人尿中只有少量轻链。

【参考区间】（免疫比浊法）成人血清：κ：1.7~3.7g/L，λ：0.9~2.1g/L，κ/λ：1.35~2.65；成人尿轻链含量应小于检测下限，κ/λ 为 0.75~4.5。

【临床意义】FLC 的检测是一种检测体内是否存在克隆性浆细胞的高度敏感的检测方法，可用来诊断并检测 95% 以上的各种类型 MM，淀粉样变，寡分泌型、不分泌型或轻链型骨髓瘤，其中不分泌型 MM 最为受益。3%~4%MM 属于不分泌型，其特征是由于 M 蛋白分泌量少，血清蛋白电泳及血、尿免疫固定电泳未能检测到单克隆免疫球蛋白。目前多个临床指南已经把血清游离轻链检测作为诊断和随访非分泌型和寡分泌型 MM 的主要指标。

【评价】游离轻链检测方法各实验室不统一，不同厂家试剂盒的检测结果无可比性；在诊断单克隆免疫球蛋白血症时，免疫比浊法的定量结果不能取代血清电泳或免疫固定电泳。

三、多发性骨髓瘤的诊断、分期及鉴别诊断

（一）诊断标准

参考美国国立综合癌症网络（NCCN）及国际骨髓瘤工作组（IMWG）的指南，诊断无症状骨髓瘤（冒烟型骨髓瘤）和有症状骨髓瘤（活动性骨髓瘤）的标准见表 8-13、表 8-14。

表 8-13　无症状骨髓瘤（冒烟型骨髓瘤）诊断标准

（需满足第 3 条 + 第 1 条 / 第 2 条）

编号	评价标准
1	血清单克隆 M 蛋白 ≥ 30/L，或 24h 尿轻链 ≥ 0.5g
2	骨髓单克隆浆细胞比例 10%~60%
3	无相关器官及组织损害（无 SLiM、CRAB 等终末器官损害表现）

表 8-14　有症状（活动性）多发性骨髓瘤诊断标准

（需满足第 1 条及第 2 条，加上第 3 条中任何 1 项）

编号	评价标准
1	骨髓单克隆浆细胞比例 ≥ 10% 和（或）组织活检证明有浆细胞瘤
2	血清和（或）尿出现单克隆 M 蛋白[a]
3	骨髓瘤引起的相关表现 （1）靶器官损害表现（CRAB）[b] ● ［C］校正血清钙 >2.75mmol/L[c] ● ［R］肾功能损害（肌酐清除率 <40ml/min 或肌酐 >177μmol/L） ● ［A］贫血（血红蛋白低于正常下限 20g/L 或 <100g/L） ● ［B］溶骨性破坏，通过影像学检查（X 线片、CT 或 PET-CT）显示 1 处或多处溶骨性病变 （2）无靶器官损害表现，但出现以下 1 项或多项指标异常（SLiM） ● ［S］骨髓单克隆浆细胞比例 ≥ 60%[d] ● ［Li］受累 / 非受累血清游离轻链比 ≥ 100[e] ● ［M］MRI 检查出现 >1 处 5mm 以上局灶性骨质破坏

注：[a] 无血、尿 M 蛋白量的限制，如未检测出 M 蛋白（诊断不分泌型 MM），则需骨髓瘤单克隆浆细胞 ≥ 30% 或活检为浆细胞瘤；[b] 其他类型的终末器官损害也偶有发生，若证实这些脏器的损害与骨髓瘤相关，可进一步支持诊断和分类；[c] 校正血清钙（mmol/L）= 血清总钙（mmol/L）−0.025 × 血清白蛋白浓度（g/L）+ 1.0（mmol/L），或校正血清钙（mg/dl）= 血清总钙（mg/dl）− 血清白蛋白浓度（g/L）+ 4.0（mg/dl）；[d] 浆细胞单克隆性可通过流式细胞学、免疫组化、免疫荧光的方法鉴定其轻链 κ/λ 限制性表达，骨髓浆细胞比例优先于骨髓细胞涂片和骨髓活检方法，在穿刺和活检比例不一致时，选用浆细胞比例高的数值；[e] 建议使用英国 The Binding Site Group 的检测技术，需要受累轻链数值至少 ≥ 100mg/L

（二）分期

临床分期反映病程，目前临床常按照传统 Durie-Salmon（DS）分期体系和修订的国际分期体系（R-ISS）进行分期（表 8-15、表 8-16）

表 8-15　Durie-Salmon 分期体系

分期	分期标准
Ⅰ期	满足以下所有条件： 血红蛋白 >100g/L 血清钙 ≤ 2.65mmol/L（11.5mg/dl） 骨骼 X 线片：骨骼结构正常或孤立性骨浆细胞瘤 血清或尿骨髓瘤蛋白产生率低：① IgG<50g/L；② IgA<30g/L；③本周蛋白 <4g/24h
Ⅱ期	不符合 Ⅰ 和Ⅲ期的所有患者
Ⅲ期	满足以下 1 个或多个条件： 血红蛋白 <85g/L 血清钙 >2.65mmol/L（11.5mg/dl） 骨骼检查中溶骨病变大于 3 处 血清或尿骨髓瘤蛋白产生率高：① IgG>70g/L；② IgA>50g/L；③本周蛋白 >12g/24h

表 8-16　国际分期体系（ISS）及修订的国际分期体系（R-ISS）

分期	ISS 的标准	R-ISS 的标准
Ⅰ期	β_2-MG<3.5mg/L 和白蛋白 ≥ 35g/L	ISS Ⅰ期和非细胞遗传学高危患者同时 LDH 水平正常
Ⅱ期	不符合 ISS Ⅰ 期和Ⅲ期的所有患者	不符合 R-ISSⅠ 期和Ⅲ期的所有患者
Ⅲ期	β_2-MG ≥ 5.5mg/L	ISS Ⅲ期同时细胞遗传学高危患者[a] 或者 LDH 高于正常水平

注：[a] 细胞遗传学高危指间期荧光原位杂交检出 del（17p），t（4；14），t（14；16）

（三）鉴别诊断

MM 需与可出现 M 蛋白的下列疾病鉴别。

1. 反应性浆细胞增多症（RP）

（1）存在原发病：如慢性炎症、伤寒、系统性红斑狼疮、肝硬化、转移癌等。

（2）浆细胞 ≤ 0.30 且无形态异常。

（3）免疫表型：反应性浆细胞免疫表型为 CD38+CD56−CD19+，而 MM 为 CD38+CD56+CD19−。

（4）M 蛋白鉴定：无单克隆免疫球蛋白或其片段。

（5）细胞化学染色：浆细胞酸性磷酸酶以及 5' 核苷酸酶反应多为阴性或弱阳性反应性，MM 患者均为阳性。

（6）IgH 基因克隆性重排阴性。

2. 原发性巨球蛋白血症（WM）

（1）血中 IgM 型免疫球蛋白呈单克隆性增高，同时其他免疫球蛋白正常或轻度受抑制。

（2）影像学：X 线照片较少见骨质疏松，溶骨性病变极为罕见。

（3）浆细胞形态：骨髓中以淋巴细胞及浆细胞样淋巴细胞多见。淋巴结、肝、脾活检提示是弥漫性分化良好的或浆细胞样淋巴细胞性淋巴瘤。

（4）免疫表型：多为 IgM+/IgD−/CD19+/CD20+/CD22+/CD5−/CD10−/CD23−。

3. 转移性癌的溶骨性病变

（1）骨痛以静止及夜间明显。

（2）血清碱性磷酸酶常升高。

（3）多伴有成骨表现，在溶骨缺损周围有骨密度增加。

（4）骨髓涂片或活检可见成堆癌细胞。

（5）多数患者可查见原发灶，但部分患者找不到原发灶。

4. 意义未明的单克隆丙种球蛋白病（MGUS）

（1）血中 M 蛋白 <30g/L。

（2）骨髓中单克隆性浆细胞 <0.10。

（3）没有 ROTI、没有其他 B 细胞增殖性疾病或轻链相关的淀粉样变性以及其他轻链、重链或免疫球蛋白相关的组织损伤。

5. 系统性轻链型（AL）淀粉样变性

（1）存在淀粉样蛋白相关的系统性症状（如肾、肝、心、胃肠道或外周神经受累时）。

（2）组织刚果红染色阳性（如脂肪抽取物、骨髓或器官活检等）。

（3）确定淀粉样蛋白为轻链相关性蛋白的证据（可通过质谱法蛋白分析或免疫电镜检查等方法证实。免疫组化法得出的结果可能不可靠）。

（4）存在单克隆浆细胞增殖性疾病的证据（如血尿 M 蛋白、异常游离轻链比或骨髓中克隆性浆细胞）。需要注意的是，大约 2%~3% 系统性 AL 淀粉样变性患者无单克隆浆细胞增殖性疾病的证据，这些患者的诊断应慎重。当体液中检测到 M 蛋白时，如果组织活检刚果红染色阳性，则诊断为 AL 淀粉样变性。如果 M 蛋白阳性同时伴有浆细胞形态和数量异常以及溶骨性损害，则诊断为 MM。如果同时满足 MM 和 AL 淀粉样变性诊断标准，则诊断为 MM 继发 AL 淀粉样变性。

6. 孤立性浆细胞瘤（骨或髓外）

（1）活检证实为单个部位的单克隆性浆细胞瘤，X 线、MRI 和（或）氟代脱氧葡萄糖正电子发射计算机体层成像（FDG-PET）检查证实除原发灶外无阳性结果，血清和（或）尿 M 蛋白阳性或水平较低。

（2）多部位骨髓穿刺涂片或骨活检浆细胞数正常，标本经流式细胞术或 PCR 检测无克隆性增生证据。

（3）无骨髓瘤相关性 ROTI 等。而 MM 的诊断要点则是在单克隆浆细胞增生的前提下伴有相关性 ROTI。

7. 浆母细胞性淋巴瘤（PBL）

（1）常发生于 HIV 阳性或使用免疫抑制剂等导致的免疫缺陷患者。

（2）发病部位多局限于口腔等结外器官，病情进展迅速。

（3）形态学、免疫表型与 MM 相似：形态上表现明显的浆细胞样特征，核分裂象易见。免疫表型多表达 CD38、CD138、VS38c 和 MUM-1，不表达或弱表达 CD45、CD20 和 PAX5，但 Ki-67 指数常较高（>90%）。

（4）多伴 EB 病毒阳性，EB 病毒编码的 RNA（EBER）原位杂交检测阳性，但很少表达 LMP-1。

（5）存在克隆性 IgH 基因重排。

（6）除部分可能由浆细胞瘤转化而来，一般不存在 M 蛋白，无骨破坏的影像学证据。

8. 人类疱疹病毒 8 阳性浆母细胞性淋巴瘤（HHV8 PL）

（1）常由 HHV8 相关的多中心 Castleman 病进展而来，易侵犯淋巴结和脾，所有病例 HHV8 阳性。

（2）临床表现为免疫缺陷、淋巴结肿大和脾大，常伴有 Kaposi 肉瘤。

（3）形态学表现为小片融合的 HHV8 潜伏期核抗原（LANA-1）阳性的浆母细胞膨胀性生长，完全破坏淋巴结和脾脏结构。

（4）免疫表型：核染色 LANA-1 阳性并限制性强表达 λ 轻链 cIgM，CD20+/-、CD79a-、CD138-、CD38+/-、CD27-、EBER-；而滤泡间浆细胞 cIgM 阴性，cIgA 阳性，表达多种轻链型，LANA-l 阴性。

（5）无 IGV 基因突变。

四、多发性骨髓瘤的检验路径

（一）以病程及症状体征为出发点的检验路径——就诊路径（图 8-6）

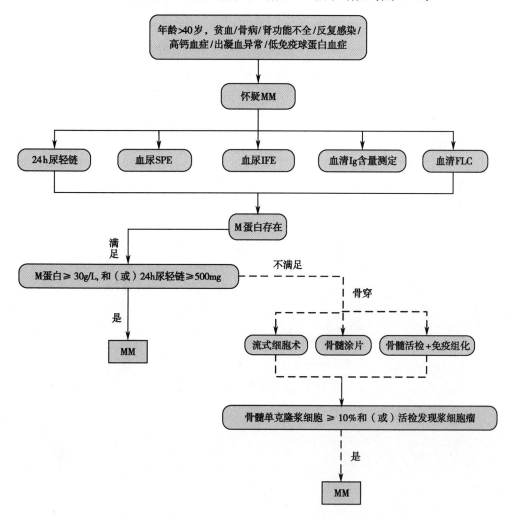

图 8-6 多发性骨髓瘤初诊检验路径

（二）明确临床诊断的检验路径——确诊路径（图 8-7）

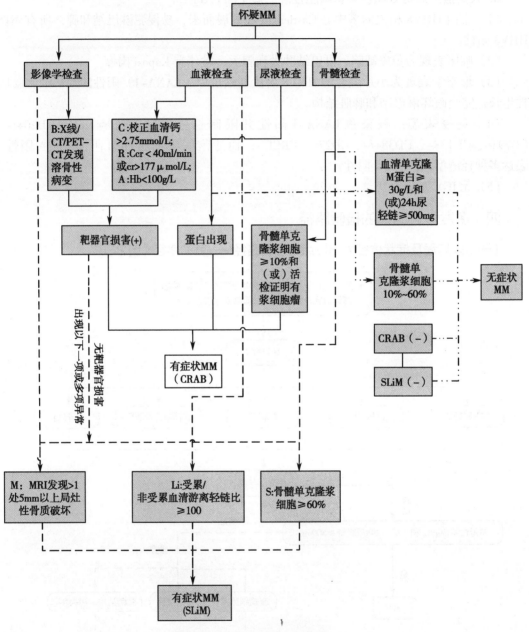

图 8-7 多发性骨髓瘤确诊路径

（三）疗效评估及预后评价的检验路径——监测项目的选择与应用路径（图 8-8）

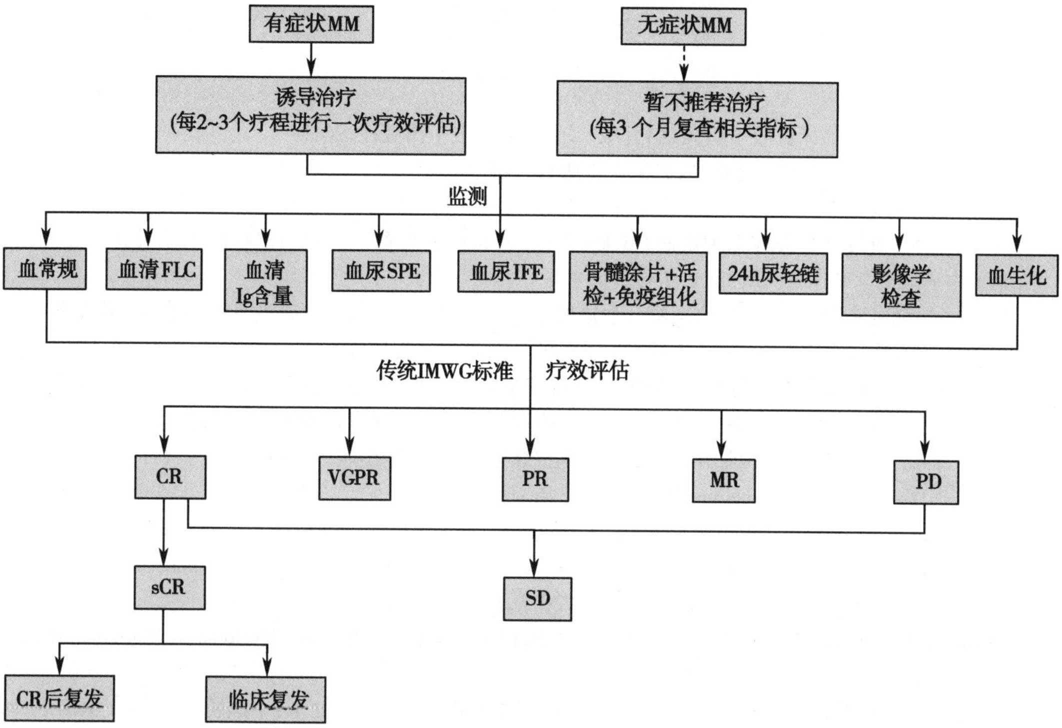

CR（完全缓解）：血、尿IFE(+)，软组织浆细胞瘤消失，骨髓中浆细胞<5%；对仅依靠血清FLC作为可测量病变者，以上标准+血清FLC比值连续两次评估正常。VGPR（非常好的部分缓解）：SPE（－），但血、尿IFE（＋）；或M蛋白降低≥90%且尿M蛋白<100mg/24h；在仅依靠血清FLC作为可测量病变者，以上标准+连续两次受累和未受累血清FLC差值缩小>90%。
PR（部分缓解）：血清M蛋白减少≥50%，24h 尿M蛋白减少≥90%或降至<200 mg/24h;如血、尿M 蛋白无法检测，要求受累与未非受累血清FLC差值缩小≥50%;如血、尿M 蛋白以及血清FLC不可测定，并基线骨髓浆细胞比例≥30%时，要求骨髓内浆细胞数目减少≥50%;除了上述标准外，如果基线存在软组织浆细胞瘤，要求可测量病变SPD（最大垂直径乘积之和）缩小≥50%。以上指标需连续两次评估，同时无新的骨质病变发生或原骨质病变进展。
MR（微小缓解）:血清M蛋白减少25%～49%且24h尿轻链减少50%～89%。如果基线存在软组织浆细胞瘤，要求可测量病变SPD缩小25%～49%。溶骨性病变的数量和大小没有增加（可允许压缩性骨折的发生）。
PD（疾病进展）：符合以下 1 项即可（以下所有数据均与获得的最低数值相比）：血清M蛋白升高≥25%（升高绝对值≥5g/L）或M蛋白增加≥10g/L（基线血清M蛋白≥50g/L时）；尿M蛋白升高≥25%（升高绝对值≥200mg/24h）；如血、尿M蛋白无法检出，要求受累与非受累血清FLC差值增加≥25%（增加绝对值>100mg/L）；如血、尿M蛋白以及血清FLC都不可测，要求骨髓浆细胞比例升高≥25%（增加绝对值≥10%）；出现新的软组织浆细胞瘤病变：原有1个以上的可测量病变SPD从最低点增加≥50%，或原有的≥1cm的病变其长轴增加≥50%；循环浆细胞增加≥50%（在仅有循环中浆细胞作为可测量病变时应用，绝对值要求至少为200个细胞/μl）。
sCR（严格意义的完全缓解）：CR标准+血清FLC比值正常+骨髓中无克隆性浆细胞（骨髓克隆性浆细胞的定义为用免疫组化方法检测连续两次κ/λ>4:1或<1:2,分别针对κ型和λ型患者，计数≥100个浆细胞）。
临床复发：符合以下1项或多项：出现新的骨病变或者软组织浆细胞瘤（骨质疏松性骨折除外）；明确的（可测量病变SPD增加50%且绝对值≥1cm）已有的浆细胞瘤或骨病变增加；高钙血症；Hb下降≥20g/L（与治疗或非MM因素无关）；从治疗开始血Cr上升≥176.8μmol/L(2mg/dl)并且与MM相关；血清M蛋白相关的高黏滞血症。
CR后复发：符合以下1项之一：免疫固定电泳证实血或尿M蛋白再次出现；骨髓浆细胞比例≥5%；出现PD的任何其他表现。
SD（疾病稳定）：不符合CR、VGPR、PR、MR、PD标准，同时无新的骨质病变或原骨质病变进展的证据

图 8-8 多发性骨髓瘤疗效及预后评估路径

（陆学军 袁婷婷）

参 考 文 献

［1］许文荣，王建中.临床血液学检验(第五版).北京：人民卫生出版社，2012.

［2］葛均波，徐永健.内科学.北京：人民卫生出版社，2013.

［3］李宇，杨萍，陈玉菲，等.城市老年贫血现状及病因分析.中国医学创新，2016，13(24):67-69.

［4］中华医学会血液学分会红细胞疾病(贫血)学组.再生障碍性贫血诊断与治疗中国专家共识(2017年版).中华血液学杂志，2017，38(1):1-5.

［5］中华医学会血液学分会、中国抗癌协会血液肿瘤专业委员会.中国慢性淋巴细胞白血病/小淋巴细胞淋巴瘤的诊断与治疗指南(2015年版).中华血液学杂志，2015，36(10):809-813.

［6］中国医师协会血液科医师分会，中华医学会血液学分会，中国医师协会多发性骨髓瘤专业委员会.中国多发性骨髓瘤诊治指南(2017年修订).中国内科杂志，2017，56(11):866-870.

［7］尚红，王毓三，申子瑜.全国临床检验操作规程.北京：人民卫生出版社，2015.

［8］Smith D，Yong K.Multiple myeloma.BMJ，2013，346：f3863.

［9］Röllig C，Knop S，Bornhäuser M.et al.Multiple myeloma，Lancet，2015，385：2197-2208.

［10］Stenehjem JS，Kjærheim K，Bråtvei M，et al.Benzene exposure and risk of lymphohaematopoietic cancers in 25000 offshore oil industry workers.Br J Cancer，2015，112：1603-1612.

［11］Fonseca R，Barlogie B，Bataille R，et al.Genetics and Cytogenetics of Multiple Myeloma：A Workshop Report.Cancer Res，2004，64：1546-1558.

［12］武永吉.浆细胞病//张之南，单渊东，李蓉生，等.协和血液病学.北京：中国协和医科大学出版社，2004：497-515.

［13］Rajkumar SV，Dimopoulos MA，et al.International Myeloma Working Group updated criteria forthe diagnosis of multiple myeloma.Lancet Oncol，2014，15(12):538-548.

［14］Kyle RA，Gertz MA，Witzig TE，et al.Review of 1027 patients with newly diagnosed multiple myeloma.Mayo Clin Proc，2003，78：21-33.

［15］Ji B，Genever PG，Patton RJ，et al.Mathematical modelling of the pathogenesis of multiple myeloma-induced bone disease.Int J Numer Meth Biomed Engng，2014，30(11):1085-1102.

［16］Dimopoulos MA，Hillengass J，Usmani S，et al.Role of magnetic resonance imaging in the management of patients with multiple myeloma：a consensus statement.J Clin Oncol，2015，33(6):657-664.

［17］张蕾，陈世伦，杜晓玲，等.119例多发性骨髓瘤医院感染的临床分析.中华医院感染学杂志，2002，12(4):273-274.

［18］Richardson PG，Delforge M，Beksac M，et al.Management of treatment-emergent peripheral neuropathy in multiple myeloma.Leukemia，2012，26(4):595-608.

［19］Mohty B，El-Cheikh J，Yakoub-Agha I，et al.Peripheral neuropathy and new treatments for multiple myeloma：background and practical recommendations.Haematologica，2010，95(2):311-319.

［20］Kyle RA.Prognostic factors in multiple myeloma.Hematological Oncology，2010，6(2):125-130.

［21］杨玉花，克晓燕，李晓英.PCR检测IgH基因重排在多发性骨髓瘤诊治中的意义.中华医学荟萃，2002，2(2):1.

［22］Lima M，Teixeira MA，Fonseca S，et al.Immunophenotypic aberrations，DNA content，and cell cycle analysis of plasma cells in patients with myeloma and monoclonal gammopathies.Blood Cells Mol Dis，2000，26(6):634-645.

［23］刘俊茹，李娟.《中国多发性骨髓瘤诊治指南(2017年修订)》疗效标准部分的解读.中华内科杂志，2017，56(11):800-803.

［24］Lu J,Lu J,Chen W,et al.Clinical features and treatment outcome in newly diagnosed Chinese patients with multiple myeloma:results of a multicenter analysis.Blood Cancer Journal,2014,4(8):e239.

［25］Palumbo A,Avetloiseau H,Oliva S,et al.Revised International Staging System for Multiple Myeloma:A Report From International Myeloma Working Group.Journal of Clinical Oncology,2015,33(26):2863-2869.

［26］Kumar S,Paiva B,Anderson KC,et al.International Myeloma Working Group consensus criteria for response and minimal residual disease assessment in multiple myeloma.Lancet Oncology,2016,17(8):e328.

［27］中国医师协会血液科医师分会,中华医学会血液学分会,中国医师协会多发性骨髓瘤专业委员会.中国多发性骨髓瘤诊治指南(2017年修订).中华内科杂志,2017,56(11):866-870.

［28］陈世伦,武永吉.多发性骨髓瘤.北京:人民卫生出版社,2016.

第九章

血栓性疾病

血栓形成（thrombosis）是指在一定条件下，血液有形成分在血管内（多数为小血管）形成栓子，造成血管部分或完全堵塞、相应部位血供障碍的病理过程。按照血栓组成成分可分为血小板血栓、红细胞血栓、纤维蛋白血栓、混合血栓等。按血管种类可分为动脉性血栓、静脉性血栓及毛细血管性血栓。

血栓栓塞（thromboembolism）是血栓由形成部位脱落，在随血流移动的过程中部分或全部堵塞某些血管，引起相应组织和（或）器官缺血、缺氧、坏死（动脉血栓）及淤血、水肿（静脉血栓）的病理过程。

以上两种病理过程所引起的疾病，临床上称为血栓性疾病。本章仅就老年人常见血栓性疾病包括脑血栓形成、深部静脉血栓及常用抗凝药物的实验室监测进行着重介绍。

第一节　脑血栓形成

一、疾病概况

脑血栓形成（cerebral thrombosis，CT）是老年人的高发病，严重者可危及生命。其中，急性脑血栓形成是造成老年人肢体瘫痪和各种神经功能障碍的主要原因。本病多见于50岁以上有动脉硬化的老年人，病因复杂，发病形式多样，临床表现无特异性，诊断困难，容易漏诊、误诊。

（一）脑血栓形成的概念

脑血栓形成是在各种原因导致的血管壁病变基础上，脑血管腔狭窄、闭塞或血栓形成，引起脑局部血流减少或供血中断，脑组织缺血、缺氧性坏死，出现局灶性神经系统症状和体征。发生于静脉者又称颅内静脉系统血栓形成，是由多种原因导致的脑静脉回流受阻的一组血管疾病，包括颅内静脉窦和静脉血栓形成。脑梗死（cerebral infarction，CI）是指各种原因导致脑动脉或静脉血管腔闭塞，脑局部血液供应障碍，缺血缺氧所致局限性脑组织缺血性坏死或软化，继而出现相应神经功能缺损的综合征，病理表现为缺血性脑卒中（cerebral ischemic stroke，CIS），包括脑栓塞和脑血栓形成。脑栓塞指各种栓子（如心脏内附壁血栓、动脉粥样硬化斑块、脂肪、肿瘤细胞、羊水或空气等）随血流进入颅内动脉使血管腔急性闭塞，引起相应供血区脑组织缺血坏死及功能障碍，约占脑梗死的 15%~20%。脑血栓形成是脑梗死最常见的类型，约占全部脑梗死的 60%。

（二）脑血栓形成的流行病学调查

我国 1986—1990 年大规模人群调查显示，脑卒中发病率为 109.7/10 万 ~217/10 万，患病率为 719/10 万 ~745.6/10 万，死亡率为 116/10 万 ~141.8/10 万。男性发病率高于女性，男：女为 1.3：1~1.7：1。2015 年，中国台湾地区的研究发现，亚洲人群脑卒中发病率升高的年龄区间更低，年龄超过 50 岁脑卒中的风险为 1.78%/ 年，50 岁以下仅为 0.53%/ 年。

（三）老年人群特点

老年人脑血管病起病形式比较急骤，前驱症状主要有头痛、头晕、肢体发麻、肢体无力言语不清等。80 岁以上脑血栓发病率明显升高，这可能与动脉血管老化、血管弹性降低、血黏稠度增加、脑血流速减慢及老人活动减少等各种因素有关。

1. 病因 脑血栓形成病因复杂，最常见的是动脉粥样硬化。糖尿病，高脂血症和高血压等可加速它的发展。因此，目前认为高龄、高血压、糖尿病、高脂血症、心房纤颤是脑血栓形成的明确危险因素。

（1）脑血管动脉粥样硬化：脑血栓形成的好发部位为颈总动脉，颈内动脉、基底动脉下段、椎动脉上段、椎 - 基底动脉交界处，大脑中动脉主干，大脑后动脉和大脑前动脉等。随着年龄的增长，生活水平的不断提高以及不健康的生活方式，导致了糖尿病、高血压及高血脂，血液中的胆固醇、三酰甘油、低密度脂蛋白等过多时，就会在血管壁上形成动脉硬化。在此病理性改变的基础上，加之血流缓慢、血液成分改变或血黏度增加等情况下形成血栓，进而导致脑血栓形成。

（2）合并多种慢性基础疾病：老年人多有高血压、糖尿病、脑梗死、冠心病、动脉粥样硬化等基础疾患，加速了前述脑血管动脉粥样硬化的发生发展。

（3）血液成分改变：如真性红细胞增多症、高纤维蛋白血症、血小板增多症、高黏血症、镰状细胞贫血等均可导致血栓形成。部分病例有抗磷脂抗体、蛋白 C、蛋白 S 及抗凝血酶Ⅲ缺乏伴发的高凝状态等。

（4）外科手术后并发症：手术可造成血管内皮广泛损伤，激活凝血系统，使血液处于高黏、高凝、高聚状态，致使患者器官在围手术期易发生血栓栓塞，脑血管栓塞是心脏手术、人工关节置换手术后严重的并发症之一。

2. 病理 脑血管病的基本病理表现是动脉粥样硬化。在血管壁病变基础上，脑血管腔狭窄、闭塞或血栓形成，引起脑局部血流减少或供血中断，脑组织缺血、缺氧性坏死或软化。

3. 临床表现 多数老年患者早期症状隐匿，根据脑血栓形成的不同部位，可出现意识障碍，对侧肢体（上肢较重）抽搐及偏瘫，肌力或肌张力减退，腱反射消失或减退，偏身感觉减退或麻木，面瘫及舌肌麻痹等症状。左侧大脑半球受损时发生失语症。

（1）前兆表现：脑血栓形成导致脑血管部分栓塞时，临床表现可有头晕、目眩、耳鸣、视物不清、眼前发黑；间断性或持续性的头痛，神经系统衰弱、注意力不集中、记忆力衰退；全身无力，伴随出汗、低热；脑卒中偏瘫，肢体（尤其是手指）、面部、口舌麻木、吐字不清、流口水、鼻出血；恶心、呕吐、失眠、嗜睡、急躁、猜疑；情绪反常、幼稚、迟钝、强哭强笑；早上起床精神不好，夜里不能入睡、失眠、多梦、情绪不稳定，周期性精神异常、整天感到很累、疲乏无力；步态不稳，肢体麻木无力、发凉等。当脑血管完全阻塞，引起致死性的急性脑梗死，无症状，或有以上症状。

1）步态异常：步履蹒跚，走路腿无力是偏瘫的先兆症状之一。如果老年人的步态突然变化，并伴肢体麻木无力时，则是发生脑血管堵塞的前兆信号。

2）哈欠不断：缺血性脑血栓患者，80% 发病前 5~10 天会出现哈欠连连的现象。

3）血压异常：血压突然持续升高到 200/120mmHg 以上时，是发生脑血管堵塞的前兆；血压突然降至 80/50mmHg 以下时，是形成脑血栓的前兆。

4）突发剧烈头痛：任何突然发生的剧烈头痛，伴有抽搐发作，有头部外伤史，伴有昏迷、嗜睡，头痛的性质、部位、分布等发生了突然的变化，因咳嗽用力而加重的头痛，疼痛剧烈，可在夜间痛醒，均为脑血管堵塞的前兆情况之一。

5）鼻出血：数次大量鼻出血，再加上眼底出血、血尿，这种人可能在半年之内会发生脑血管堵塞。

6）突发眩晕：眩晕是脑血管堵塞的前兆中极为常见的症状，可发生在脑血管病前的任何时段，尤以清晨起床时发生得最多。此外，在疲劳、洗澡后也易发生。特别是高血压患者，若 1~2 天反复出现 5 次以上眩晕，发生脑出血或脑梗死的危险性增加。

7）其他症状：呛咳、吞咽困难、突然出现半身麻木、疲倦、嗜睡、耳鸣等也是脑血管堵塞的前兆表现。

（2）临床症状：本病多见于 50 岁以上有动脉硬化的老年人，有的有糖尿病或脑血管病病史。常于安静时或睡眠中发病，1~3 天内症状逐渐达到高峰。有些患者病前已有一次或多次短暂缺血发作。除重症外，1~3 天内症状逐渐达到高峰，意识多清楚，颅内压增高不明显。脑的局限性神经症状变异较大，与血管闭塞的程度、闭塞血管大小、部位和侧支循环的好坏有关。

1）颈内动脉系统

①颈内动脉系统：以偏瘫、偏身感觉障碍、偏盲三偏征和精神症状为多见，主侧半病变尚有不同程度的失语、失用和失认，还出现病灶侧的原发性视神经萎缩，出现特征性的病侧眼失明伴对侧偏瘫称黑蒙交叉性麻痹，Horner 征（瞳孔缩小，眼睑下垂及眼裂狭小，眼球内陷，患侧额部无汗），动眼神经麻痹，和视网膜动脉压下降。

②大脑中动脉：最为常见，主干闭塞时有三偏征，主侧半球病变时尚有失语。

③大脑前动脉：由于前交通动脉提供侧支循环，近端阻塞时可无症状；周围支受累时，常侵犯额叶内侧面，瘫痪以下肢为重，可伴有下肢的皮质性感觉障碍及排尿障碍；深穿支阻塞，影响内囊前支，常出现对介中枢性面舌瘫及上肢轻瘫。双侧大脑前动脉闭塞时可出现精神症状伴有双侧瘫痪。

2）椎 – 基底动脉系统

①小脑后下动脉综合征：引起延髓背外侧部梗塞，出现眩晕、眼球震颤，病灶侧舌咽、迷走神经麻痹，小脑性共济失调及 Hroner 征，病灶侧面部对侧躯体、肢体感觉减退或

消失。

②旁正中央动脉：甚罕见。

③小脑前下动脉：眩晕、眼球震颤，两眼球向病灶对侧凝视，病灶侧耳鸣、耳聋，Horner 征及小脑性共济失调，病灶侧面部和对侧肢体感觉减退或消失。

④基底动脉：高热、昏迷、针尖样瞳孔、四肢软瘫及延髓麻痹。急性完全性闭塞时可迅速危及患者生命，个别患者表现为闭锁综合征。

⑤大脑后动脉：表现为枕顶叶综合征，以偏盲和一过性视力障碍如黑蒙等多见，此外还可有体象障碍、失认、失用等。

二、实验室诊断及鉴别诊断

中年以上，有高血压及动脉硬化病史，突然发病，一至数天内出现前述脑局灶性损害的症状及体征，临床应考虑脑血栓形成的可能。实验室常规检查及动/静脉血栓相关检查可辅助诊断，脑血管造影显示脑动脉硬化、阻塞的动脉部位，电子计算机断层扫描（computed tomography，CT）和磁共振成像（magnetic resonance imaging，MRI）检查发现脑局部梗死灶可以确诊。

（一）常规检查

进行血常规、尿常规、血糖、血脂、血流变、心电图等项目的检查，主要是查找脑血管病危险因素，如脂代谢紊乱、高血糖、高同型半胱氨酸血症等，以便辅助及鉴别诊断。以上为实验室常规检查，在此不做赘述。

（二）血栓前状态相关检查

血栓前状态也称为血栓前期，是指血液有形成分和无形成分的生物化学和流变学发生某些变化，这些变化可以反映血管内皮细胞受损或受刺激、血小板和白细胞被激活或功能亢进、凝血因子含量增高或被活化、抗凝蛋白含量减少或结构异常、纤溶成分含量减低或活性减弱、血液黏度增高或血流减慢等一系列的病理状态。在这一状态下，血液有可能形成血栓或血栓栓塞性疾病。建议从以下 3 个方面进行项目的选择和应用。

1. 筛选试验

（1）活化的部分凝血活酶时间：在受检血浆中加入活化的部分凝血活酶时间（activated partial thromboplastin time，APTT）试剂（接触因子激活剂和部分磷脂）和 Ca^{2+} 后，观察血浆凝固所需要的时间。

【参考区间】手工法：31~43s，也可用于凝血分析仪。必须指出，本实验需设正常对照值，测定值与正常对照值比较，结果超过 10s 以上即为延长。

【临床意义】

1）APTT 延长：见于因子Ⅻ、Ⅺ、Ⅸ、Ⅷ、Ⅹ、Ⅴ、Ⅱ、激肽释放酶原、高分子量激肽原和纤维蛋白原缺乏。主要用于发现轻型的血友病，可检出因子Ⅷ C 水平低于 25% 甲型血友病，但对于亚临床型血友病（因子Ⅷ大于 25%）和血友病携带者欠佳，结果延长也见于因子Ⅸ（血友病乙）、Ⅶ缺乏症。血中抗凝物如凝血因子抑制物或肝素水平增高时也可延长。其他如肝病、弥散性血管内凝血（disseminated intravascular coagulation，DIC）、大量输入库存血等也可延长。

2）APTT 缩短：见于 DIC，血栓前状态及血栓性疾病。

3）肝素治疗监护：APTT 是目前肝素治疗广泛应用的实验室监护指标。但需要注意 APTT 测定结果必须与肝素治疗范围的血浆浓度呈线性关系，否则不宜使用。一般在肝素治疗期间，APTT 维持在正常对照的 1.5~3.0 倍为宜。

4）APTT 是诊断狼疮抗凝物质的常用实验。

【评价】APTT 是内源凝血系统较为灵敏和最为常用的筛选实验。

【注意事项】服用过避孕药、甲状腺激素、甾体激素等药物的患者，因为可能会影响到检查结果，近期有以上药物服药史的患者不建议检查。

（2）血浆凝血酶原时间测定：在被检血浆中加入 Ca^{2+} 和组织因子（TF 或组织凝血活酶），观察血浆的凝固时间，称为血浆凝血酶原时间（prothrombin time，PT）。

【参考区间】

1）手工法和凝血分析仪法：11~13 秒。必须指出，本试验需设正常对照值，测定值超过正常对照值 3 秒以上即为异常。

2）凝血酶原时间比值（prothrombin time ratio，PTR）：受检血浆的凝血酶原时间（s）/正常人血浆的凝血酶原时间（s）的比值。参考值为 0.82~1.15。

3）国际正常化比值（international normalized ratio，INR）：INR=PTR^{ISI}，参考值依国际灵敏度指数（international sensitivity index，ISI）不同而异，一般为 0.9~1.1。ISI 越小，组织凝血活酶的灵敏度越高。因此做 PT 检测时必须用标有 ISI 值的组织凝血活酶。

【临床意义】

1）PT 延长：先天性凝血因子 I（纤维蛋白原）、Ⅱ（凝血酶原）、Ⅴ、Ⅶ、Ⅹ、缺乏；获得性凝血因子缺乏，如严重肝病、维生素 K 缺乏、纤溶亢进、DIC、使用抗凝药物（如口服抗凝剂）和异常抗凝血物质。

2）PT 缩短：血液高凝状态如 DIC 早期、心肌梗死、脑血栓形成、深静脉血栓（deep vein thrombosis，DVT）、多发性骨髓瘤等，但敏感性和特异性差。

3）PTR 及 INR：是监测口服抗凝剂的首选指标，WHO 推荐用 INR，国人的 INR 以 2.0~2.5 为宜，一般不要 >3.0，也不要 <1.5。

【评价】PT 是外源凝血系统较为灵敏和最为常用的筛选试验。

（3）血浆纤维蛋白原含量测定（fibrinogen，Fg）：在受检血浆中加入一定量凝血酶，后者使血浆中的纤维蛋白原转变为纤维蛋白，通过比浊原理计算纤维蛋白原的含量。

【参考区间】WHO 推荐用 Clauss 法（凝血酶比浊法）：2~4g/L。

【临床意义】

1）增高：见于糖尿病、急性心肌梗死、急性传染病、风湿病、急性肾小球肾炎、肾病综合征、烧伤、多发性骨髓瘤、大手术后、妊娠高血压综合征、急性感染、恶性肿瘤及血栓前状态和部分老年人等。

2）减低：见于 DIC、原发性纤溶症、重症肝炎、肝硬化及低（无）纤维蛋白原血症。

【评价】可用于血栓性疾病的辅助诊断。

（4）血小板聚集试验：富血小板血浆（platelet rich plasma，PRP）中加入诱聚剂（ADP、肾上腺素、凝血酶、胶原、花生四烯酸、瑞斯托霉素等），血小板由于发生聚集反应其血浆浊度减低，透光度增加。将此光浊度的变化录于图纸上，形成血小板聚集曲线。根据血小板聚集曲中的线透光度变化可了解血小板聚集功能（platelet aggregation test，

PAgT）。

【参考区间】各实验室应建立自己的参考值。

【临床意义】

1）增高：反映血小板聚集能力增强。见于血栓前状态和血栓性疾病，如心肌梗死、心绞痛、糖尿病、脑血管疾病、妊高征、DVT、肺栓塞、口服避孕药、晚期妊娠、高脂血症、抗原–抗体复合物反应、人工心脏和瓣膜移植术等。

2）减低：反映血小板聚集能力减低。见于血小板无力症、贮藏池病、尿毒症、肝硬化、骨髓增生性疾病、原发性血小板减少性紫癜、急性白血病、服用抗血小板药、低（无）纤维蛋白原血症等。

【评价】PAgT 是反映血小板聚集的有用指标。反映血小板膜糖蛋白（GP Ⅱb/ Ⅲa）通过纤维蛋白原与另一血小板膜 GP Ⅱb/ Ⅲa 结合的聚集能力。

（5）血栓弹力图实验：盛血杯安置在能以一定角度来回转动的反应池上，杯壁与圆柱体中间加入一定量全血。当血液标本呈液态时，杯的来回转动不能带动圆柱体，通过传感器反映到描图纸上的信号是一条直线，当血液开始凝固时，杯与圆柱体之间因纤维蛋白黏附性而产生阻力，杯的转动带动圆柱体同时运动，随着纤维蛋白的增加阻力也不断增大，杯带动圆柱体的运动也随之变化，此信号通过传感器描绘到描图纸上形成特有的血栓弹力图（thromboelastography，TEG）。主要参数如下：

1）凝血参数

R 时间：主要反映凝血因子活性、抗凝药物效果。缩短提示高凝，凝血因子活性强。

Angle 角：主要反映纤维蛋白原功能。增大提示高凝，纤维蛋白原功能强。

K 时间：主要反映纤维蛋白原功能。缩短提示高凝，纤维蛋白原功能强。

MA 值：主要反映基础血小板的功能。增大提示高凝，血小板功能强。

2）纤溶参数

LY30：30 分钟内血凝块降解百分比的实测值，反映纤溶系统功能。

EPL：血凝块降解百分比的模拟值，反映纤溶系统功能。

【参考区间】R 时间：5~10；Angle 角：53~72；K 时间：1~3；MA 值：50~70；LY30：0~8；EPL：0~15。

【临床意义】

1）血栓性疾病：肾病综合征、尿毒症、冠状动脉粥样硬化性心脏病、心绞痛、心肌梗死、脑梗死、动静脉血栓形成等，R 值及 K 值明显减小，MA 值增大。

2）血小板异常性疾病：原发性和继发性血小板减少症，R 和 K 值增大，MA 值减小。血小板功能异常性疾病 MA 值明显减小。

3）凝血因子缺陷性疾病：血友病类出血性疾病，R 值及 K 值显著增加，MA 值减小。

4）纤溶亢进性疾病：原发性纤溶症、DIC 的继发性纤溶，在突发纤溶时，TEG 可提示纤溶的强度和速度。

【评价】监测凝血全貌，可用于术前术后各种凝血异常的筛查，综合评估血栓及出血风险。也可用于高血栓风险患者的体检。

（6）血液黏度测定：在 2 个共轴双圆筒、圆锥–平板或圆锥–圆锥等测量体的间隙中放入一定量的被检全血，其中一个测量体静悬，另一个则以某种速度旋转。由于血液摩擦力的作用，带动静悬测量体旋转一个角度，根据这一角度的变化可计算出全血黏度。

【参考区间】各实验室应建立自己的参考值。

【临床意义】

1）血液黏度增高：见冠心病、心肌梗死、高血压病、脑血栓形成、DVT、糖尿病、高脂血症、恶性肿瘤、肺源性心脏病、真性红细胞增多症、多发性骨髓瘤、原发性巨球蛋白血症、烧伤等。

2）血液黏度减低：见于贫血、重度纤维蛋白原和其他凝血因子缺乏症。

【评价】可用于血栓性疾病的辅助诊断。

2. 常用试验

（1）血管性血友病因子（von willebrand factor，vWF）抗原测定（vWF：Ag）：在含 vWF 抗体的琼脂凝胶板中加入一定量受检血浆（含 vWF 抗原），在电场作用下，泳动一定时间，出现抗原 – 抗体反应形成的火箭样沉淀峰，其高度与受检血浆中 vWF 的浓度成正相关，计算血浆中 vWF：Ag 的含量。也可用酶联免疫吸附试验（ELISA）法测定。

【参考区间】Laurell 免疫火箭电泳法：94.1% ± 32.5%；ELISA 法：70%~150%。

【临床意义】vWF：Ag 是血管内皮细胞的促凝指标之一。由血管内皮细胞合成和分泌，参与血小板的黏附和聚集反应，起促凝血作用。

1）增高：见于血栓性疾病如急性冠脉综合征（acute coronary syndrome，ACS）、心肌梗死、心绞痛、脑血管病变、糖尿病、妊娠高血压综合征、肾小球疾病、大手术后、恶性肿瘤、免疫性疾病、感染性疾病、骨髓增生症等。

2）减低：见于血管性血友病（von willebrand disease，vWD），是诊断 vWD 及其分型的指标之一。

【评价】vWD 诊断及分型指标之一，也用于血栓性疾病的辅助诊断。

（2）β– 血小板球蛋白测定：β– 血小板球蛋白（β–thromboglobulin，β–TG）主要存在于血小板中，是一种血小板特异性球蛋白，在诱导剂刺激下，由血小板 α 颗粒释放至血浆中，测定血浆中 β–TG 的含量可反映血小板特异的释放反应。受检血浆加入包被有 β–TG 捕获抗体的包被微孔中，再加入酶标记的检测抗体，最后再加入底物显色。显色的深浅与血浆中的 β–TG 呈正相关。

【参考区间】放射免疫法（radioimmunoassay，RIA）：（30.5 ± 12.8）μg/L；酶联免疫吸附测定（enzyme linked immunosorbent assay，ELISA）：16.4 ± 9.8μg/L。

【临床意义】

1）增高：见于骨髓增生性疾病、血小板增多症、血管性假性血友病，脑血栓形成、DVT、DIC、糖尿病、血栓性血小板减少性紫癜等。

2）减低：见于无巨核细胞性血小板减少症与自身免疫性血小板减少症。

【评价】可用于血栓性疾病的辅助诊断。

（3）可溶性纤维蛋白单体复合物测定（soluble fibrin monomer complex，sFMC）：在凝血酶作用下，纤维蛋白原先后丢失纤维蛋白肽 A（fibrinopeptide，FPA）和肽 B（fibrinopeptide，FPB），剩余的纤维蛋白单体（fibrin monomer，FM）可自行聚合成复合物，可溶解于尿素溶液，即 sFMC。

【参考区间】RIA：（50.5 ± 26.1）mg/L，ELISA：（48.5 ± 15.6）mg/L。

【临床意义】sFMC 是凝血酶生成的敏感和特异性的分子标志物，增高见于 DIC、急性白血病、肝硬化失代偿期、恶性肿瘤、严重感染、严重创伤、外科大手术、产科意外等。减低无临床意义。

【评价】凝血酶生成的敏感和特异性的分子标志物，可用于血栓性疾病的辅助诊断。

（4）抗凝血酶活性测定（antithrombin activity，AT：A）：受检血浆中加入过量凝血酶，使抗凝血酶与凝血酶形成 1:1 复合物，剩余的凝血酶作用于发色底物 S-2238，释出显色基团对硝基苯胺。显色的深浅与剩余凝血酶呈正相关，而与抗凝血酶（antithrombin，AT）呈负相关，根据受检者吸光度（A 值）从标准曲线中计算出 AT：A 的含量。

【参考区间】发色底物法：108.5% ± 5.3%。

【临床意义】

1）增高：见于血友病、白血病、再生障碍性贫血等的急性出血期，也见于口服抗凝药治疗过程中。

2）减低：见于先天性或获得性 AT 缺陷症，后者见于血栓前状态、血栓性疾病、DIC 和肝脏疾病等。

【评价】可用于血栓性疾病的辅助诊断。

（5）纤维蛋白（原）降解产物测定 [fibrin（original）degradation products，FDPs]：于受检血浆中加 FDPs 抗体包被的胶乳颗粒悬液，如血浆中存在 FDPs 时，便与胶乳颗粒上的抗体结合产生抗原–抗体反应，胶乳颗粒发生聚集现象。

【参考区间】胶乳凝集法 FDPs 含量小于 5μg/ml，为阴性。正常人为阴性。

【临床意义】FDPs 阳性或增高见于原发性纤溶和继发性纤溶，后者如 DIC、恶性肿瘤、急性早幼粒细胞白血病、肺血栓栓塞、深静脉血栓形成、肾脏疾病、肝脏疾病、器官移植的排斥反应、溶血栓治疗等。

【评价】反映纤维蛋白溶解系统功能的一个试验，可用于血栓性疾病的辅助诊断。

（6）D- 二聚体测定：D- 二聚体（D-dimer，D-D）是交联纤维蛋白降解产物之一，为继发性纤溶特有的代谢产物。被检血浆中加入标记有 D- 二聚体单抗的胶乳颗粒悬液，如血浆中存在 D- 二聚体时，便与胶乳颗粒上的抗体结合产生抗原–抗体反应，胶乳颗粒发生聚集现象。

【参考区间】胶乳凝集法 D- 二聚体含量小于 0.5mg/L，为阴性。正常人为阴性。

【临床意义】高凝状态和血栓性疾病时，血浆 D- 二聚体含量增高。DIC 时，阳性或增高，是诊断 DIC 的重要依据。继发性纤溶症时，D- 二聚体阳性或增高，而原发性纤溶症为阴性或不升高，此是两者鉴别的重要指标。D- 二聚体阴性是排除 DVT 和肺血栓栓塞的重要实验。

【评价】阴性是排除 DVT 和肺血栓栓塞的重要实验；阳性是诊断 DIC 和观察溶血栓治疗的有用实验。

【注意事项】检查前一天不吃过于油腻、高蛋白食物，避免大量饮酒，血液中的酒精成分会直接影响检验结果，体检前一天的晚八时以后，应禁食。检查结果易受各种药物影响，服用过氧化性药物、甾体激素等药物的患者，可能会影响到检查结果，检查前应该停止服药药物，近期有以上药物服药史的患者不建议检查。

临床工作及科学研究中发现，血浆 D- 二聚体水平随着年龄的增加而升高。在分析老年人群血浆 D- 二聚体检测结果时，应综合考虑年龄因素。

3. 特殊试验

（1）血浆凝血酶调节蛋白抗原测定

以血浆凝血酶调节蛋白（thrombomodulin，TM）单抗包被聚乙烯放免小杯，受检血浆中的 TM 结合于包被的放免小杯上，加入 ^{125}I- 抗人 TM 单抗，根据结合的 ^{125}I 放射性强度计算出受检血浆中的血浆凝血酶调节蛋白抗原（thrombomodulin antigen，TM：Ag）含量。

【参考区间】RIA：20~35μg/L。

【临床意义】TM：Ag 是血管内皮细胞的抗凝指标之一。表达于血管内皮细胞表面，与循环血液中的凝血酶形成 1:1 的 TM- 凝血酶复合物。该复合物激活蛋白 C 为活化蛋白 C（activated protein C，APC），APC 有灭活 FⅧa、FVa 和激活纤溶活性的作用。TM：Ag 水平增高提示血管内皮细胞的抗凝作用增强，见于血栓性疾病如糖尿病、心肌梗死、脑血栓、DVT、肺栓塞、DIC、血栓性血小板减少性紫癜（thrombotic thrombocytopenic purpura，TTP）、系统性红斑狼疮（systemic lupus erythematosus，SLE）等。

【评价】血管内皮细胞的抗凝指标之一，可用于血栓性疾病的辅助诊断。

（2）血浆内皮素 -1 测定（endothelin-1，ET-1）：内皮细胞受到刺激合成并释放血浆内皮素 -1（endothelin-1，ET-1），是调节心血管功能的重要因子。可用放射免疫法和 ELISA 法检测。

【参考区间】RIA：1.0~3.4ng/L。

【临床意义】

ET-1 增高见于血栓前状态、各种类型心绞痛、心肌梗死发作期、急慢性肾衰竭。DIC 前期常见明显增高，细菌毒素引起的休克患者，也明显升高。老年人 ET-1 高于青年人，故老年人较青年人易患血栓性疾病。如 ET-1 水平较高，则发生血栓性疾病的机会要远高于 ET-1 正常人群。

【评价】可用于血栓性疾病的辅助诊断。

（3）血小板 P- 选择素测定：P- 选择素或称血小板 α 颗粒膜蛋白 -140（GMP-140），是血小板在体内被激活后，P- 选择素进入血浆内或融合到血小板膜表面上。利用抗 P- 选择素的单抗定量测定受检血浆中 P- 选择素含量可反映体内血小板的激活程度。

【参考区间】酶标法：血小板膜表面 P- 选择素含量为（780±490）分子数 / 血小板；血浆中 P- 选择素为（1.61±0.72）×10^{10} 分子数 /ml。ELISA 法血浆中 P- 选择素含量为 9.4~20.8ng/ml。

【临床意义】血小板表面和血浆中 P- 选择素增高，为诊断或观察急性心肌梗死、心绞痛、糖尿病伴血管病变、脑血管病变、DVT、SLE、原发性血小板增多症、肾病综合征等提供了较为特异的指标。

【评价】可用于血栓性疾病的辅助诊断。

（4）血浆血栓烷 B_2 测定：血浆血栓烷 B_2（plasma thromboxane B_2，TXB_2）牛血清清蛋白包被酶标反应板，加入受检血浆或 TXB_2 抗体。包被的 TXB_2 与受检血浆中 TXB_2 或标准品中的 TXB_2 竞争性与 TXB_2 抗体结合，包被的 TXB_2 与抗体结合的量与受检血浆中 TXB_2 的含量负相关。加入过量酶标记第二抗体，再加底物显色，根据吸光度（A 值）即可从标

准曲线上计算出 TXB_2 含量。

【参考区间】酶标法：(76.3 ± 48.1) ng/L。

【临床意义】TXB_2 是花生四烯酸代谢的较血浆血栓烷 A_2（plasma thromboxane A_2，TXA_2）更稳定的产物之一，有促血管收缩和促血小板聚集的作用。

1）增高：见于血栓前状态和血栓性疾病，如心肌梗死、心绞痛、糖尿病、动脉粥样硬化、妊娠高血压综合征、DVT、肺栓塞、肾小球疾病、高脂血症、大手术后等。

2）减低：环氧酶或 TXA_2 合成酶缺乏症，服用抑制环氧酶或 TXA_2 合成酶的药物，如阿司匹林等。

【评价】可用于血栓性疾病的辅助诊断。

（5）凝血酶原片段 1+2（prothrombin fragment 1+2，F1+2）：凝血酶原被激活后，从凝血酶原分子氨基末端释放出凝血酶原片段 1+2，检测血浆 F1+2 状态，用于诊断血栓前状态和血栓性疾病及对其作出及时治疗。

【参考区间】ELISA：0.67 ± 0.19nmol/L。

【临床意义】F1+2 增高见于血栓前状态和血栓性疾病，DIC、DVT、急性白血病（尤其是急性早幼粒细胞白血病）、遗传性 AT–Ⅲ 缺乏症、蛋白 C 缺乏症、蛋白 S 缺乏症等。

【评价】可用于血栓性疾病的辅助诊断。

（6）纤维蛋白肽 A：纤维蛋白肽 A（FPA）是在凝血酶作用下，纤维蛋白原 α（A）链的精氨酸 –16 和甘氨酸 –17 之间的肽链裂解，释放出由 1~16 个氨基酸组成的纤维蛋白肽 A。是反映体内凝血活性及纤维蛋白最终形成血栓的可靠指标。

【参考区间】ELISA：(1.2 ± 0.8) μg/L。

【临床意义】血浆 FPA 含量增高反映凝血系统激活和凝血酶的生成，见于高凝状态和血栓性疾病，也用于原发性和继发性纤溶的鉴别，抗凝治疗过程中的监测指标。

【评价】可用于血栓性疾病的辅助诊断。

（7）血浆凝血酶 – 抗凝血酶复合物测定（thrombin–antithrombin complexes，TAT）：用兔抗人凝血酶抗体包被酶标板，加入受检者血浆后再加入辣根过氧化酶标记的鼠抗人 AT 抗体，后者使 OPD 显色，显色的深浅与受检者血浆中所含 TAT 呈正相关。

【参考区间】酶标法：(1.45 ± 0.4) μg/L。

【临床意义】本实验是反映凝血酶活性的实验。增高见于急性心肌梗死、不稳定型心绞痛、DIC、DVT、脑梗死、急性白血病等。

【评价】可用于血栓性疾病的辅助诊断。

（8）血浆纤溶酶 – 抗纤溶酶复合物测定：用兔抗人纤溶酶抗体包被酶标板，加入受检者血浆后再加入酶标记的第二抗体，最后加入底物显色，显色的深浅与受检者血浆中所含的纤溶酶 – 抗纤溶酶复合物呈正相关。

【参考区间】ELISA 法：0~150ng/ml。

【临床意义】本实验是反映纤溶酶活性较好的实验。增高见于血栓前状态和血栓性疾病，如 DIC、急性心肌梗死、脑血栓形成、肺栓塞、DVT、肾病综合征等。

【评价】可用于血栓性疾病的辅助诊断。

（三）动 / 静脉血栓相关检查

动脉血栓（ACS、CI）、静脉血栓（DVT、肺栓塞）、项目的选择和应用见表 9–1。

表9-1 动、静脉血栓实验室项目的选择和应用

分子标志物	化学性质	病理生理过程	检测方法	ACS	CI	DVT
血管损伤标志物						
vWF	蛋白质	各种血栓病中均增高	火箭电泳或 ELISA	↑	↑	↑
ET-1	蛋白肽	血管损伤时增高	ELISA 或 RIA	↑	↑	
TM	蛋白质	血管损伤时增高	ELISA	↑	↑	
6-酮-PGF₁ₐ	蛋白质	血管损伤时降低	ELISA 或 RIA	↓/N	↓/N	↓
血小板活化标志物						
β-TG	蛋白质	α 颗粒释放增多	ELISA 或 RIA	↑	↑	↑/N
PF₄	碱性蛋白	α 颗粒释放增多	ELISA 或 RIA	↑	↑	↑/N
5HT	吲哚胺	致密体释放增多	ELISA 或 RIA	↑	↑	↑/N
TXB₂、11-DH-TXB₂	花生四烯酸衍生物	血小板活化增多	ELISA 或 RIA	↑	↑	↑/N
P-选择素	蛋白肽	α 颗粒释放增多	ELISA 或 RIA	↑	↑	
凝血因子活化标志物						
TF	脂蛋白	组织和血管损伤增高	ELISA	↑	↑	↑
TFPI	蛋白质	由于内源消耗而减低	ELISA	↓		↓
F1+2	蛋白肽	随凝血酶生成而增多	ELISA	↑	↑/N	
FPA	蛋白肽	随纤维蛋白生成而增多	ELISA	↑	↑/N	
抗凝蛋白活性标志物						
TAT	蛋白质	随凝血酶生成而增高	ELISA 或 RIA	↑	↑/N	↑
PCP	蛋白肽	随蛋白 C 活化而增高	ELISA 或 RIA	↑	↑/N	
纤溶活化标志物						
t-PA	蛋白质	血管受损时增高或降低	ELISA	↓	↓	↓/N
PAI	蛋白质	血管受损时增加	ELISA 或 RIA	↑	↑	↑/N
PAP	蛋白质	随纤溶酶增加而增多	ELISA 或 RIA	↑	↑/N	↑
Bβ15-42	蛋白肽	随纤溶激活而增多	ELISA 或 RIA	↑	↑/N	↑
FDP	蛋白肽	随纤溶激活而增多	ELISA	↑	↑	↑
DD	蛋白肽	随纤溶激活而增多	ELISA 或 RIA	↑	↑	↑

注：↑，增高；↓，降低；N，正常。ET-1：内皮素-1；β-TG：β-血小板球蛋白；PF₄：血小板第4因子；5HT：5-羟色胺；TF：组织因子；TFPI：组织因子途径抑制物；F1+2：纤维蛋白凝血酶原片段1+2；FPA：纤维蛋白肽 A；PCP：蛋白 C 肽；Bβ15-42：纤维蛋白 Bβ15-42 肽；ACS：急性冠脉综合征；CI：脑梗死；DVT：深静脉血栓；11-DH-TXB₂：11-去氢-血栓烷 B₂

（四）影像学及其他检查

1. 神经影像学检查

（1）头部 CT：多数病例发病 24 小时后头部 CT 逐渐显示低密度梗死灶。发病后 2~15

天可见均匀片状或楔形的明显低密度灶，大面积脑梗死伴脑水肿和占位效应，出血性梗死呈混杂密度。应注意病后 2~3 周梗死吸收期，病灶水肿消失及吞噬细胞浸润可与脑组织等密度，CT 上难以分辨，称为"模糊效应"，增强扫描有诊断意义，梗死后 5~6 天出现增强现象，1~2 周最明显，约 90% 的梗死灶显示不均匀的病变组织。但有时 CT 不能显示脑干、小脑较小梗死灶。

（2）头部 MRI：MRI 可清晰显示早期缺血性梗死，脑干及小脑梗死，静脉窦血栓形成等。梗死后数小时即出现 T1 低信号，T2 高信号病灶，出血性梗死显示其中混杂 T1 高信号。功能性 MRI 弥散加权成像（diffusion-weighted imaging，DWI）可早期诊断缺血性卒中，发病 2h 内即显示缺血病变，为早期治疗提供重要信息。

（3）脑血管造影：可发现血管狭窄及闭塞部位，显示动脉炎、烟雾病（也称 Moyamoya 病）、动脉瘤和动静脉畸形等。

2. 经颅多普勒（transcranial doppler，TCD） 可发现颈动脉及颈内动脉狭窄、动脉粥样硬化斑或血栓形成。超声心动图检查可发现心脏附壁血栓、心房黏液瘤和二尖瓣脱垂。

3. 颈动脉及锁骨下动脉彩超 可发现局部的斑块及狭窄。强回声及等回声斑块为不稳定斑块，低回声及混合回声斑块为不稳定斑块。不稳定斑块容易导致脑梗死。斑块的性质比斑块的大小及管腔狭窄程度更重要。斑块的厚度比斑块的长度更重要。斑块越厚对血流的影响越大。

4. 腰椎穿刺检查脑脊液 脑脊液是流通于大脑和脊髓表面的一种清亮液体。在不能做 CT 检查，临床又难以区别脑梗死与脑出血时进行，通常脑压及脑脊液常规正常。

（五）鉴别诊断

脑血栓形成应与出血性脑血管病、脑栓塞、短暂性脑缺血发作（transient ischemic attack，TIA）鉴别。此外，还要与其他颅脑疾病如颅内占位性病变、脑瘤、硬膜下血肿、脑脓肿、脑炎、脑寄生虫病等鉴别。根据病史及检查，常不难鉴别。

1. 脑出血 发病更急，常有头痛、呕吐等颅内压增高症状及不同程度的意识障碍，血压增高明显，典型者不难鉴别。但大面积梗死与脑出血，轻型脑出血与一般脑血栓临床症状相似，鉴别困难，CT 检查可以确诊。

2. 脑栓塞 起病急骤，局灶性体征在数秒至数分钟达到高峰。一般缺血范围较广，症状常较重，常有心脏病史，特别是有心房纤颤、细菌性心内膜炎、心肌梗死或其他容易产生栓子来源时应考虑脑栓塞。常见大脑中动脉栓塞引起大面积脑梗死，导致脑水肿及颅内压增高，常伴痫性发作。

3. 颅内占位病变 某些硬膜下血肿、颅内肿瘤、脑脓肿等发病也较快，出现偏瘫等局灶性体征，颅内压增高征象不明显时与脑血栓相似，应注意有无高颅压的症状及体征，必要时可做腰穿、CT 或 MRI 检查可以确诊。

三、检验路径

（一）脑血栓形成的检验路径

对于中年以上，有高血压及动脉硬化病史等血栓发病因素，脑局灶性损害的症状及体征典型的患者，临床应考虑脑血栓形成的可能。实验室常规检查及动/静脉血栓相关检查可辅助诊断，脑血管造影显示脑动脉硬化、阻塞的动脉部位，CT 和 MRI 检查发现脑局部梗死灶可以确诊。脑血栓形成诊断流程见图 9-1。

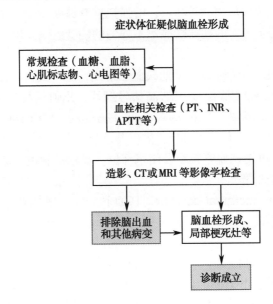

图 9-1　脑血栓形成诊断流程

第二节　深部静脉血栓

一、疾病概况

深静脉血栓症（deep vein thrombosis，DVT）是危害人类健康的常见疾病之一，难以治疗且有可能危及生命，发病率及死亡率较高，越来越引起临床医学专家的高度重视。深部静脉栓塞除了具有较高死亡率外，还有每 5 至 10 年高达 30% 左右的复发率，被业内公认为一种慢性复发性疾病。

（一）深部静脉血栓的概述

深静脉血栓是指血液非正常地在深静脉内凝结，是静脉的一种急性非化脓性炎症并伴有继发性血管腔内血栓形成的疾病，属于静脉回流障碍性疾病。主要发病部位有：下肢肌肉小静脉丛、髂股静脉、腋静脉锁骨下静脉，可表现为单部位和多部位血栓。发生于下肢主干的静脉血栓，进而引起循环障碍，表现为疼痛和下肢肿胀的疾病称为下肢深静脉血栓症。下肢 DVT 中左下肢发病多见，解剖学因素为右髂动脉横跨左髂静脉，一般初发患者多表现为髂静脉和小腿静脉，大腿肌静脉血栓多认为是上述二者的扩大。血栓脱落可引起肺动脉栓塞（pulmonary embolism，PE），DVT 与 PE 统称为静脉血栓栓塞症（venous thromboembolism，VET），是同种疾病在不同阶段的表现形式。在静脉血栓的基础上，肢体内部静脉压不断升高，静脉瓣膜受损，遗留永久性的下肢深静脉功能不全。当达到动脉压水平时，肢体动脉供血将中断，继而引起肢体坏死，甚至导致截肢或患者死亡。

（二）深部静脉血栓的流行病学调查

目前中国没有关于 DVT 的大规模调查，在美国等发达国家，DVT 发病率高达 1%~2%，仅美国每年约有 50 万人患本病，每年约 30 万人死于 DVT。

（三）老年人群特点

深静脉血栓形成是人类常见疾病，尤以老年患者更为常见。有研究提示，80 岁发病率较 30 岁可以增加 30 倍。老年人因其发病早期感受不敏感，临床症状不典型，且多伴发有其他疾病，在临床诊断与治疗上更为困难。

1. 病因　目前认为静脉血栓形成的 3 大致病因素为静脉壁损伤、静脉血流缓慢及异常的血液高凝状态。下肢静脉血栓形成大都发生于制动状态，尤其是手术后和卧床患者。

（1）静脉壁损伤：静脉内壁为一层扁平的内皮细胞，其表面由一层糖蛋白和黏蛋白的多糖蛋白质复合物所覆盖，这些覆盖物中含有大量的肝素，具有良好的抗凝作用，并能防止血小板的黏附。如果内壁发生极为微小的裂伤，即可使血小板黏附，出现纤维蛋白沉积，造成内膜破坏而引起血栓形成。

1）化学性损伤：静脉内注射各种刺激性溶液和高渗溶液，如各种抗生素有机碘溶液高渗葡萄糖溶液等，均能在不同程度上刺激静脉内膜，导致静脉炎和静脉血栓形成。

2）机械性损伤：静脉局部挫伤撕裂伤或骨折碎片创伤，均可产生静脉血栓，形成股骨颈骨折损伤，股总静脉骨盆骨折，常能损伤髂总静脉，或其分支均，可并发髂股静脉血栓形成。

3）感染性损伤：化脓性血栓性静脉炎由静脉周围感染灶引起较为少见，如感染性子宫内膜炎，可引起子宫静脉的脓毒性血栓性静脉炎。

（2）静脉血流缓慢：因手术或重病卧床、心力衰竭、腹内压升高及下肢静脉曲张等，均易引起血流缓慢，从而引起组织缺氧导致细胞代谢障碍，使凝血酶在局部聚集而引起血栓形成。

（3）异常的血液高凝状态：当机体处于异常的血液高凝状态，如血小板黏附性增高、血小板数增加、血浆纤维蛋白原增加及凝血因子增加等，均有助于静脉血栓形成。各种大型手术引起血小板黏聚能力增强，术后血清前纤维蛋白溶酶活化剂和纤维蛋白溶酶的抑制剂水平升高，从而使纤维蛋白溶解减少。脾切除术后，由于血小板骤然增加，可增加血液凝固性。烧伤或严重脱水，使血液浓缩也可增加血液凝固性。晚期癌肿如肺癌、胰腺癌、卵巢癌、前列腺癌、胃癌及结肠癌等，当癌细胞破坏组织同时常释放许多物质，如黏蛋白凝血活素等某些酶的活性增高，也可使血凝固性增强。大剂量应用止血药物，也可使血液呈高凝状态。

（4）深部静脉血栓症发生的危险因素：高龄（年龄 40 岁以上）、肥胖、高血压、糖尿病、动脉粥样硬化、恶性肿瘤、静脉曲张、遗传性或获得性血栓形成倾向、大手术后（盆腔手术后或下肢创伤）、长期卧床、瘫痪患者、中心静脉插管、既往 DVT 病史。其他急性内科疾病，如心脏或呼吸衰竭、肠道感染性疾病、肾病综合征、骨髓异常增生综合征、阵发性睡眠性血红蛋白尿。

2. 病理　在静脉壁损伤、静脉血流缓慢及异常的血液高凝状态的基础上，血液非正常地在深静脉内凝结。表现为静脉的非化脓性炎症并伴有继发性血管腔内血栓形成，血栓脱落可引起肺动脉栓塞。

3. 临床表现　由于血栓形成的部位和范围不同可表现为不同的症状。患者出现下肢水肿、疼痛或伴有凹陷性水肿、活动受限、淤血、静脉曲张时，提示有可能发生 DVT。如果栓塞局限于髂静脉和大腿静脉、小腿静脉时一般不会出现严重的症状。相反，如果多部位栓塞则易出现严重的表现。如果血栓滋长、繁衍，使整个静脉系统包括潜在的侧支在内，几乎全部呈阻塞状态，同时引起动脉强烈痉挛者，即形成青肿。如起病急骤、疼痛剧烈、下肢明显肿胀、皮肤发绀、足部动脉搏动消失，则常易出现静脉性坏疽。

（1）临床表现：按照严重程度分为以下 3 种：

1）轻度：下肢重垂不适，浅静脉曲张，踝部轻度肿胀。

2）中度：足靴区皮肤色素沉着，皮下组织纤维化，但尚无溃疡，久站后可出现胀痛，患肢中度肿胀。

3）重度：站立后疼痛、肿胀更为明显，浅静脉明显曲张，足靴区伴有广泛性色素沉着，湿疹和溃疡。表现为：

①患肢肿胀发硬，疼痛，活动后加重。

②血栓部位压痛，沿血管可扪及索状物，血栓远侧肢体或全肢体肿胀，血栓发生在小腿肌肉静脉丛时，Homans 征（将足向背侧急剧弯曲时，可引起小腿肌肉深部疼痛）和 Neubof 征（患者仰卧，自然屈膝，放松下肢，检查者用手压迫患者小腿腓肠肌，有饱满紧韧感、硬结和压痛）阳性。

③常伴有低热。

（2）并发症：主要有以下几种：

1）肺栓塞：肺栓塞是指肺动脉或其分支被栓子阻塞所引起的一个病理过程。目前已经探明，肺栓塞是深部静脉血栓症致死性并发症，肺栓塞中 60%~80% 是由于下肢深静脉血栓引起的，尤其是在溶栓治疗过程中栓子脱落的几率更高，大的栓子可导致患者在几分钟内死亡。全世界每年死于 PE 者超过 500 万人。下肢深静脉血栓症中易并发肺栓塞症的部位是小腿静脉丛，可达 50%~90%，其次是大腿静脉。PE 临床表现不典型，病情复杂，轻重悬殊，加之人们对其认识不足，目前国内 PE 的诊断率低，误诊率和漏诊率极高，病死率高，应引起高度重视。

肺栓塞典型症状为呼吸困难、胸痛、咳嗽咯血三大体征。突然出现不明原因或者难以解释的胸痛、呼吸困难、痰中带血、呼吸和心率增快等，尤其在活动后，严重 PE 由于肺动脉广泛闭塞导致右心衰竭，出现晕厥甚至发生猝死。一旦明确 PE，只要没有禁忌证，均应采用抗凝治疗。

2）出血：溶栓治疗中最主要的并发症是出血，特别应警惕胃肠道颅内出血。因此溶栓治疗前应检查血型、血红蛋白、血小板及凝血功能。药量的调整通常参考凝血酶原时间和活化部分凝血酶原时间，维持在正常值的 2~2.5 倍为宜。溶栓过程及溶栓后应密切观察患者有无出血倾向，如血管穿刺点、皮肤、牙龈等部位，观察有无肉眼血尿及镜下血尿，有无腹痛黑便等情况。如有穿刺部位出血，可压迫止血，严重的大出血应终止溶栓，并输血或血浆对症治疗。对于出血性并发症，应指导患者自我观察及预防，如牙龈出血、鼻腔出血、皮肤黏膜出血、出现黑便等，嘱咐患者不用硬尖物剔牙、挖鼻孔、耳道，勿用力咳嗽以免引起咯血，选用软毛牙刷刷牙，动作轻柔，以免引起不必要的创伤。饮食宜清淡宜消化，以免食物损伤消化道，多吃富含纤维素的食物，保持大便通畅。

3）血栓形成后综合征：是最常见且最重要的并发症。在血栓的机化过程中，静脉瓣膜遭受破坏，甚至消失或者黏附于管壁，导致继发性深静脉瓣膜功能不全，称为静脉血栓形成后综合征。血栓形成后综合征发生于下肢深静脉血栓形成后数月至数年，主要表现为下肢慢性水肿疼痛、肌肉疲劳（静脉性跛行）、静脉曲张、色素沉着、皮下组织纤维变化，严重者形成局部溃疡，影响患者生活质量。有研究称，下肢深静脉血栓形成患者严格遵照医嘱，出院后穿弹力袜、口服抗凝药物 3 个月至半年、避免久站久坐、休息时抬高患肢，可降低血栓形成后综合征发生的风险。对于已发生血栓形成后综合征的患者，若有瓣膜关闭不全的可采用瓣膜修补术，手术时操作应轻巧，避免损伤静脉。

4. **分型**　DVT 依据血栓发生的部位分为髂静脉、股静脉范围的中枢裂和小腿深部静脉范围的末梢型。其症状区别较大，中枢型血栓形成时症状明显，整个下肢肿胀。末梢型血栓发生时肿胀轻，至深部静脉完全闭塞时才开始出现明显肿胀及发红等症状。

二、实验室诊断及鉴别诊断

患者近期有手术、严重外伤、骨折或肢体制动、长期卧床、肿瘤等病史，出现下肢肿胀、疼痛、小腿后方和（或）大腿内侧有压痛时，提示下肢 DVT 的可能性大。但当患者无明显血栓发生的诱因、仅表现为下肢肿胀或症状不典型时，易出现漏诊、误诊。DVT 的临床诊断主要依据血管超声，超声血管无血流或者不可压迫高度提示 DVT。实验室常规检查及动 / 静脉血栓相关检查可辅助诊断，D- 二聚体的检测虽然不能确立诊断，但其阴性结果可基本排除急性血栓形成。

（一）常规检查

进行血常规、尿常规、血糖、血脂、血流变、心电图等项目的检查，以便辅助及鉴别诊断。此为实验室常规检查，不做赘述。

（二）血栓前状态相关检查

血浆 D- 二聚体测定：D- 二聚体是纤维蛋白复合物溶解时产生的降解产物。下肢 DVT 时，血液中 D- 二聚体的浓度升高，但临床其他的一些情况如手术后、孕妇、危重及恶性肿瘤时，D- 二聚体也会升高，因此，D- 二聚体检查的敏感性较高，特异性差。可用于 VET 的筛查、特殊情况下 DVT 的诊断、疗效评估和 VET 复发的危险程度评估。其他血栓前状态相关检查参见上节内容。

（三）动 / 静脉血栓相关检查

静脉血栓包括深静脉血栓及肺栓塞，实验室项目的选择和应用，见表 9-1 动、静脉血栓实验室项目的选择和应用。

（四）影像学检查

1. **彩色多普勒超声检查**　敏感性、准确性均较高，临床应用广泛，是 DVT 诊断的首选方法，适用于筛查和监测。该检查对股腘静脉血栓诊断的准确率高（>90%），对周围型小腿静脉丛血栓和中央型髂静脉血栓诊断的准确率较低。在超声检查前，按照 DVT 诊断的临床特征评分，可将患有 DVT 的临床可能性分为高、中、低度（表 9-2）。如连续两次超声检查均为阴性，对于低度可能的患者可以排除诊断，而对于高、中度可能的患者，建议做血管造影等影像学检查。

表 9-2　预测下肢深静脉血栓形成的临床模型（Wells 评分）

病史及临床表现	评分
肿瘤	1
瘫痪或近期下肢石膏固定	1
近期卧床 >3 天或近 12 周内大手术	1
沿深静脉走行的局部压痛	1
全下肢水肿	1
与健侧相比，小腿肿胀周径长 >3cm	1
既往有下肢深静脉血栓形成病史	1
凹陷性水肿（症状侧下肢）	1
有浅静脉的侧支循环（非静脉曲张）	1
类似或与下肢深静脉血栓形成相近的诊断	−2

2. CT 静脉成像　主要用于下肢主干静脉或下腔静脉血栓的诊断，准确性高，联合应用 CTV 及 CT 肺动脉造影检查，可增加 VET 的确诊率。

3. 核磁静脉成像　能准确显示髂、股、腘静脉血栓，但不能很好地显示小腿静脉血栓。尤其适用于孕妇，而且无需使用造影剂，但有固定金属植入物及心脏起搏器植入者，不可实施此项检查。

4. 静脉造影　准确率高，不仅可以有效判断有无血栓、血栓部位、范围、形成时间和侧支循环情况，而且常被用来评估其他方法的诊断价值，目前仍是诊断下肢 DVT 的金标准。缺点是有创、造影剂过敏、肾毒性以及造影剂本身对血管壁的损伤等。目前，临床上已逐步用超声检查来部分代替静脉造影。

（五）鉴别诊断

下肢深静血栓形成的急性期和慢性期分别应和下列疾病相鉴别：

1. 急性动脉栓塞　本病也常表现为单侧下肢的突发疼痛，与下肢静脉血栓有相似之处。但急性动脉栓塞时肢体无肿胀，主要表现为足及小腿皮温厥冷、剧痛、麻木、自主运动及皮肤感觉丧失，足背动脉、胫后动脉搏动消失，有时股动脉及腘动脉搏动也消失，根据以上特点鉴别较易。

2. 急性下肢弥散性淋巴管炎　本病发病也较快，肢体肿胀常伴有寒战高热，皮肤发红，皮温升高，浅静脉不曲张，根据以上特点可与下肢深静脉血栓相鉴别。

3. 淋巴水肿　下肢深静脉血栓慢性期与淋巴水肿有相似之处。鉴别见表 9-3。

表 9-3　深静脉血栓形成与淋巴水肿的鉴别

项目	深静脉血栓形成	淋巴水肿
病史	往往有手术、分娩或发热病史	起病缓慢，往往有几年以上病史
疼痛	急性期疼痛，以后逐渐减轻	无或轻微钝痛，患肢有沉重感
皮肤	不增厚	晚期增厚
颜色	可能青紫	无变化

续表

项目	深静脉血栓形成	淋巴水肿
浅静脉	扩张	不扩张
溃疡与湿疹	晚期常发生	一般不发生
水肿	柔软，大腿、小腿明显，踝、足背、足趾不明显	硬韧，大腿、小腿、踝、足背、中趾均明显
抬高患肢	水肿消退快	水肿消退慢

4. 其他疾病　急性小腿肌炎、急性小腿纤维组织炎、小腿肌劳损、小腿深静脉破裂出血及跟腱断裂。以上均有外伤史，起病急骤，局部疼痛剧烈，伴小腿尤其踝部皮肤淤血斑，可供鉴别。

三、检验路径

以病程及症状体征为出发点的检验路径——就诊路径

对于血栓发病因素明显、症状体征典型的患者，首选超声检查。当患者无明显血栓发生的诱因、症状体征不典型、Wells 评分为低度可能时，行血浆 D- 二聚体检测，阴性排除血栓，阳性者进一步超声检查。深静脉血栓形成诊断流程见图 9-2。

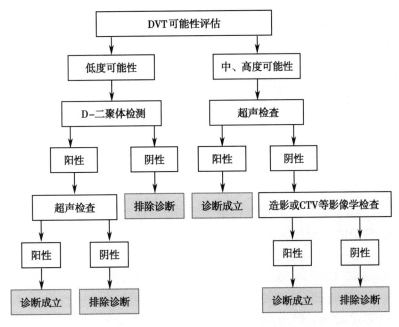

图 9-2　深静脉血栓形成诊断流程

第三节　抗血栓和溶血栓治疗药物及实验室监测

临床上常用抗血栓药以预防血栓，常用溶血栓药以溶解血栓。但是，这些药物应用过量会造成出血，用量不足则达不到预期疗效。因此在应用这些药物的过程中，必须选择相应的指标做实验室检测。

一、非口服抗凝药物及实验室监测

（一）普通肝素（unfractionated heparin，uFH）、低分子量肝素（low molecular weight heparin，LMWH）

uFH 通过增强抗凝血酶（AT）活性来发挥抗凝作用。应用 uFH 的出血发生率为 7%~10%，血小板减少发生率为 0~5%。较大剂量的 LMWH 也存在出血的可能性。SYNERGY 研究显示，75 岁以上患者出血事件发生率在 LMWH 组随增龄而增加。如果根据年龄和肾功能情况调整 LMWH 剂量，则 LMWH 较 uFH 的获益增加，且出血风险无差异。专家共识推荐：① 75 岁以上或严重肾功能不全的患者，uFH 仍可作为口服抗凝药物的替代或桥接选择② LMWH 方面，依诺肝素 75 岁以上患者不需采用负荷剂量，维持治疗剂量由 1mg/kg 减为 0.75mg/kg，接受溶栓治疗者必须遵守该原则。如果仅是在经皮冠状动脉介入治疗（percutaneous coronary intervention，PCI）术中接受静脉注射，则不需要调整剂量。

实验室监测：

1. uFH　首选 APTT 作为监测试验，肝素治疗时 APTT 测量值维持在正常对照值的 1.5~2.5 倍（国人以 1.5~2.0 倍为宜）；也可选用 uFH 血浆浓度测定，使其维持在 0.2~0.4IU/ml。但在体外循环和血液透析中应用 uFH 抗凝时，需选用活化的凝血时间（activated clotting time，ACT），参考值为 60~120 秒，使其维持在 250~360 秒为宜。

2. LMWH　对临床情况稳定、无并发症的患者，按体重给药时，不需要监测。但是静脉持续滴注或用于治疗肾功能不全者、孕妇、儿童和非正常体重者时，则需做实验室监测。现国内外用于监测的指标为抗因子 Xa（anti factor Xa，AFXa）活性测定。预防性用药使其维持在 0.2~0.4 AFXa IU/ml；治疗用药使其维持在 0.5~0.7 AFXa IU/ml（AFXa IU/ml= 抗活化因子 Xa 国际单位 /ml）。

3. 血小板计数　无论应用 uFH 或 LMWH，均需观察血小板计数，使其维持在参考值内，若低于 50×10^9/L 需暂停用药，并检查血小板减少的原因。

4. 血浆 AT 活性（AT：A）测定　使其维持在正常发内 80%~120% 为宜。因为 AT：A 低于 70% 肝素效果减低，低于 50% 肝素效果明显减低，低于 30% 肝素失效。

（二）磺达肝癸钠（fondaparinux）

磺达肝癸钠是一种人工合成的直接 FXa 因子抑制剂，主要经肾代谢，肌酐清除率（creatinine clearance，CrCl）<30ml/min 为禁忌证。一项研究入选了 20 078 例 NSTE-ACS 患者，磺达肝癸钠 2.5mg/d 与依诺肝素 1mg/kg 比较，两组出血事件发生率在 65 岁以上患者分别为 4.1% 和 8.0%，65 岁以下患者分别为 1.5% 和 2.5%。在 2011 年欧洲心脏病学会（european society of cardiology，ESC）非 ST 段抬高型急性冠脉综合征（non ST segment elevation acute coronary syndrome，NSTE-ACS）指南中，磺达肝癸钠已经作为 I 类推荐。在接受冠状动脉造影的患者中，则需要联用 uFH 或比伐芦定以预防血栓事件。专家共识推荐：

I：75 岁以上深静脉血栓患者中，磺达肝癸钠 1.5mg 每日 1 次用于 CrCl 20~50ml/min 的患者；

II：在 NSTE-ACS 和未接受直接 PCI 的 STEMI 75 岁以上患者中，推荐使用磺达肝癸钠；

Ⅲ：在接受非急诊 PCI 治疗的 75 岁以上患者中已用磺达肝癸钠者，推荐联用 uFH 或比伐芦定；

Ⅳ：严重的肾功能不全（CrCI<20ml/min）禁用；CrCI 20~50ml/min 的 75 岁以上患者中，磺达肝癸钠调整剂量为 1.5mg 每日 1 次。

实验室监测：一般不需要监测抗凝强度。如果与其他抗凝药物合用或使用推荐剂量以上的剂量可能导致出血风险的增加，应对患者进行严密监测。凝血酶原时间异常升高的患者应谨慎使用磺达肝癸钠。

（三）比伐芦定（bivalirudin）

比伐芦定可逆性抑制游离以及与纤维蛋白结合的凝血酶，半衰期短，不与血浆蛋白结合，通过蛋白水解和肾清除。2015 年我国 BRIGHT 研究显示：与 uFH 或 LMWH 联合替罗非班相比，在急性心肌梗死急诊 PCI 围术期应用比伐芦定可降低出血风险。专家共识推荐：

Ⅰ：75 岁以上 NSTE-ACS 患者接受 PCI 术中推荐使用比伐芦定抗凝治疗，CrCI<30ml/min 者，给予 0.75mg/kg 负荷剂量，之后以 1.75mg/（kg·h）的维持剂量滴注，术后继续给予 1.75mg/（kg·h）维持滴注 3~4 小时；CrCI<30ml/min 者，首先给予 0.75mg/kg 的负荷剂量，而后以 1mg/（kg·h）的维持剂量滴注。

Ⅱ：合并存在肝素诱导的血小板减少症（heparin-induced thrombocytopenia，HIT）的患者，推荐应用比伐芦定替代 uFII 作为术中抗凝治疗药物。

实验室监测：肾功损伤的患者应监测活化凝血时间（ACT）。

二、口服抗凝药物及实验室监测

口服抗凝剂指南（第 3 版）：英国血液学标准委员会（british committee for standards in haematology，BCSH）1990 年曾修订了口服抗凝剂指南以反映医学的发展并结合了医学评估的结果，1993 年又发表了肝素指南，两份指南包括口服抗凝剂的适应范围和对抗凝治疗安排的建议。本次发表的新指南是考虑到需长期抗凝的患者数量迅速扩展，对其进行安全监控存在着实际困难。口服抗凝（如华法林）治疗的安全窗狭窄，口服抗凝剂的个体剂量差异性大出血率为 7.1%~20.5%。为安全可靠地应用口服抗凝剂，应进行实验室监测。

（一）维生素 K 拮抗剂

华法林（Warfarin）：随年龄增长，口服维生素 K（vitamin K，Vit K）拮抗剂抗凝导致严重出血的风险大大增加。较高的出血风险来自多种影响因素，如年龄、药物、物的相互作用等。因此，高龄患者抗凝治疗中应减少华法林的用量。此外，在服用华法林的高龄患者中，过高的 INR 恢复到目标治疗值所需时间较长，这使得高龄患者更长时间暴露在危险梯度之上。专家共识推荐：

Ⅰ：75 岁以上瓣膜性或非瓣膜性心房颤动患者，应用阿司匹林带来的风险超过获益，不建议阿司匹林替代华法林；

Ⅱ：75 岁以上心房颤动患者华法林抗凝的 INR 目标值定为 1.6~2.5。

实验室监测：

1. 首选 PT 作为监测指标，维持 PT 在正常对照值的 1~2 倍为宜，WHO 推荐应用国际标准化比率（INR）监测。西方发达国家已将 INR 监测应用于床边甚至患者的自我监测。国人口服抗凝剂的 INR 一般维持在 2.0~2.5 之间，一般不超过 3.0，小于 1.5 即表示抗凝无效。

2. *CYP2C9* 和 *VKORC1* 基因多态性检测 华法林的治疗剂量受多种因素影响，包括基因多态性、体重指数、年龄及其他药物因素等，不同患者在达到相同治疗效果的情况下，个体用药剂量可能相差 20 倍之多。多种基因可影响华法林的药物代谢，其中细胞色素 P450 2C9（cytochrome P450 2C9，*CYP2C9*）及维生素 K 环氧化物还原酶复合体 1（vitamin K epoxide reductase complex subunit 1，*VKORC1*）基因多态性是重要因素。编码正常酶活性的基因是 *CYP2C9*1*，为野生型等位基因，突变型的纯合子或杂合子酶代谢活性与野生型相比，都有不同程度的降低。杂合子基因型 *CYP2C9*1/*3* 对 S 型华法林的清除率只有野生型纯合子 *CYP2C9*1* 的 90%，而突变型纯合子 *CYP2C9*3* 则仅为 *CYP2C9*1* 的 60%。*VKORC1-1639GG* 和 *VKORC1-1173CC* 为野生基因型，*VKORC1-1639GA* 和 *VKORC1-1173CT* 是杂合突变基因型，与野生基因型相比，携带杂合突变基因型的患者需要华法林剂量相对较低的；*VKORC1-1639AA* 和 *VKORC1-1173TT* 是纯合子突变基因型，与野生基因型相比，携带纯合子突变基因型的患者需要的华法林剂量更低。

（二）直接凝血酶抑制剂

达比加群酯（dabigatran）是直接凝血酶抑制剂，以浓度依赖的方式特异性阻断凝血酶活性而发挥强效抗凝作用。达比加群酯是前体药物，口服经胃肠道吸收后，转变为活性成分达比加群发挥作用。达比加群酯约 80% 经肾代谢，当肌酐清除率（CrCl）小于 30ml/min 时，是应用的绝对禁忌证。随达比加群药物浓度增加，活化部分凝血活酶时间（APTT）逐渐延长。年龄是达比加群酯血药浓度的重要影响因素。FDA 批准在合用决奈达隆、酮康唑时，推荐使用达比加群酯的剂量为 75mg 每日 2 次。80 岁以上患者中，欧洲指南推荐使用达比加群酯 110mg 每日 2 次，75~79 岁患者中适当考虑应用。与非亚洲人群相比，亚洲普通人群采用达比加群酯 150mg 每日 2 次治疗，较华法林组具有更优异的脑卒中和血栓疾病的预防效果，且大出血风险的发生率也明显较低。专家共识推荐：

Ⅰ：达比加群酯预防非瓣膜性心房颤动所致血栓栓塞，具有与华法林同等的临床证据水平，用于 75 岁以上高龄患者安全有效，但应针对栓塞和出血事件进行评估，明确风险获益比，75 岁以上高龄患者，推荐使用达比加群酯 110mg 每日 2 次。

Ⅱ：CrCl 小于 30ml/min，是应用达比加群酯的禁忌证。

Ⅲ：75 岁以上高龄患者在需要联合应用抗血小板及抗凝治疗时，必须严格评估出血风险，达比加群酯拮抗剂已被证实在治疗达比加群酯引起的出血事件中安全有效。

实验室监测：本品不需要常规抗凝监测。但是，达比加群相关抗凝作用检测可能有助于避免在其他危险因素存在时达比加群的过高暴露。服用本品的患者的 INR 检测是不可靠的，可能会有 INR 升高的假阳性报告，因此不应进行 INR 检测。稀释凝血酶时间（dilute thrombin time，dTT）、蛇静脉酶凝结时间（ecarin clotting time，ECT）和 APTT 可能提供有效的信息，但这些检查未标准化，解释结果时应谨慎。可能提示出血风险的抗凝监测指标的下限：dTT>200ng/ml，ECT> 正常上限的 3 倍，APTT> 正常上限的 2 倍，INR 不应进行。

（三）直接 FXa 抑制剂

利伐沙班（Rivaroxaban）是高选择性直接抑制 FXa 的口服抗凝药，通过直接抑制

FXa 可以中断内源性和外源性凝血途径，抑制凝血酶的产生和血栓形成。专家共识推荐：

Ⅰ：直接 FXa 抑制剂（利伐沙班、阿哌沙班、依度沙班）可用于 75 岁以上患者心房颤动、深静脉血栓的抗凝治疗，应用前需进行血栓事件和出血事件量化评分，评估风险获益比。

Ⅱ：在 CrCI>15ml/min 的 75 岁以上非瓣膜性心房颤动患者中，推荐应用直接 FXa 抑制剂。

Ⅲ：75 岁以上非瓣膜性心房颤动患者的推荐剂量：利伐沙班 15mg 每日 1 次；阿哌沙班 2.5mg 每日 2 次；依度沙班 30mg 每日 1 次。

Ⅳ：75 岁以上下肢深静脉血栓栓塞和肺栓塞患者治疗推荐剂量：利伐沙班 15mg 每日 2 次，共使用 21 天，继以 20mg 每日 1 次，若 CrCI 15~50ml/min 则减至 15mg 每日 1 次；阿哌沙班 5mg 每日 2 次，如符合以下 2 项或以上条件则减至 2.5mg 每日 2 次：≥ 80 岁，体重 ≤ 60kg，血清肌酐 ≥ 133μmol/L；依度沙班 60mg 每日 1 次，若 CrCI 15~50ml/min 则减至 3mg 每日 1 次。预防推荐剂量：利伐沙班 10mg 每日 1 次。

实验室监测：一般不需要监测抗凝强度。在出血风险较高的情况下，对血红蛋白、血细胞比容的实验室检查结果作出恰当判断，可有助于发现隐匿性出血，对于任何不明原因的血红蛋白或血细胞比容降低都应寻找出血部位。

三、溶血栓药物及实验室监测

溶栓药物主要有链激酶（streptokinase，SK）、尿激酶（urokinase，UK）和重组组织型纤溶酶原激活剂（recombinant tissue plasminogen activatorrt–PA）等。溶栓治疗易发生出血，轻度出血的发生率为 5%~30%，重度出血的发生率为 1%~2%，必须对是否会发生出血及有无溶栓效果进行监测。

（一）抗凝和纤溶系统的指标

溶栓药物输入体内均可通过外源性途径使纤溶酶原转变为纤溶酶，可使血浆纤维蛋白原含量降低（Fg），凝血酶时间延长，FDPs 和 D- 二聚体升高。

实验室监测：Fg 为溶栓治疗可能发生出血的首选指标，目前认为 Fg 较治疗前降至 1.2~1.5g/L，其含量 <1.0g/L 为危险指标。TT 测定值维持在正常对照值的 1.5~2.5 倍，FDPs 在 300~400mg/L 最为适宜。

（二）溶栓后再栓塞的监测

实验室监测：溶栓治疗后 24hTT>27 秒（正常值 16~18 秒），48h APTT>78 秒（正常值 31~43 秒），1 周后 Fg<3.0g/L（正常值 2~4g/L），此为预测溶栓治疗后可能不会发生再梗死的最佳多项指标的组合。

在溶栓过程中，上述监测指标以每天监测 1 次为宜。

四、抗血小板药物及实验室监测

（一）口服抗血小板药物

1. **阿司匹林（Aspirin）**　是不可逆的血小板环氧化酶 –1 抑制剂。专家共识推荐：

Ⅰ：在 75 岁以上人群中，从安全性考虑，不推荐阿司匹林作为冠心病的一级预防用药。

Ⅱ：在具有明显动脉粥样硬化性血栓性疾病的患者中，除存在过敏、活动性出血、既往颅内出血外，推荐使用小剂量阿司匹林，推荐剂量为75~100mg 每日1次，继续增加剂量会增加消化道出血的风险。

实验室监测：可选用出血时间（bleeding time，BT）、血小板计数（platelet，PLT）、血小板聚集试验（PAgT）作为监测指标。使 BT 结果维持在治疗前的 1~2 倍为宜；PLT 结果维持在（50~60）×10^9/L 为宜；使 PAgT 的最大振幅将至患者基础对照值的 40%~50% 为宜，注意服用阿司匹林须选用花生四烯酸或胶原作为诱导剂。

2. 噻吩吡啶类（Thienopyridines）　是 P2Y12 受体竞争性抑制剂。包括噻氯匹定、氯吡格雷、普拉格雷等多种药物。氯吡格雷（Clopidogrel）是目前临床最常用的噻吩吡啶类药物。在稳定性冠心病患者中，氯吡格雷可以作为阿司匹林抵抗或不耐受的替代治疗。普拉格雷（prasugrel）是较新的噻吩吡啶类药物。与氯吡格雷相比，普拉格雷转化成活性代谢产物只需一次反应，具有更强的抗血小板作用和更短的起效时间。专家共识推荐：

Ⅰ：75 岁以上稳定性冠心病置入药物洗脱支架患者联合应用阿司匹林和氯吡格雷 6 个月，置入裸金属支架患者联合应用阿司匹林和氯吡格雷 1 个月。

Ⅱ：75 岁以上 ACS 患者接受 PCI，双联抗血小板治疗（dual antiplatelet therapy，DAPT）至少 12 个月，如出血风险较高推荐应用氯吡格雷而非普拉格雷或替格瑞洛。

Ⅲ：75 岁以上高龄患者中，接受溶栓治疗者不推荐负荷氯吡格雷。

Ⅳ：亚洲人群中应用氯吡格雷需注意基因多态性的影响，对高血栓风险或反复发作血栓事件的高龄患者，可考虑行基因多态性检测。

实验室监测：

（1）可选用出血时间（BT）、血小板计数（PLT）、血小板聚集试验（PAgT）作为监测指标。使 BT 结果维持在治疗前的 1~2 倍为宜；PLT 结果维持在（50~60）×10^9/L 为宜；使 PAgT 的最大振幅将至患者基础对照值的 40%~50% 为宜，注意服用氯吡格雷须选用 ADP 作为诱导剂。

（2）*CYP2C19* 基因多态性检测：部分患者对氯吡格雷的反应较差或无反应，表现为临床上服用常规剂量不能有效预防血栓性事件发生，实验室监测血小板聚集不能有效被抑制，称为氯吡格雷抵抗。研究认为，氯吡格雷抵抗受多因素影响，其中细胞色素 P450 2C19（cytochrome P450 2C19，CYP2C19）基因多态性是重要的内部因素。编码正常酶活性的基因是 *CYP2C19*1*，*CYP2C19*2* 和 *CYP2C19*3* 是中国汉族人群和亚洲人群最常见突变类型。*CYP2C19* 基因变异者，氯吡格雷抗血小板效应减弱，不良心血管事件增加。因此，常规检测 *CYP2C19* 基因多态性可指导临床上氯吡格雷个性化用药。如存在 *CYP2C19* 基因多态性，可以通过增加氯吡格雷给药剂量，或者改用其他抗血小板药物。

3. 替格瑞洛（ticagrelor）　是新型环戊基三唑嘧啶类口服 P2Y12 受体拮抗剂，无需代谢活化、起效迅速，停药后血小板功能恢复较快，在接受急诊 PCI 治疗的非 ST 段抬高 ACS（NSTE-ACS）患者中推荐级别高于氯吡格雷，抗血小板作用不受具有多态性的药物转运体（ABCB1）和代谢酶（CYP2C19）基因型的影响，主要经 CYP3A4 代谢，原药及代谢产物通过肝代谢，经胆汁清除。专家共识推荐：

Ⅰ：75 岁以上 ACS 患者，没有禁忌证（如活动性出血、既往颅内出血）情况下，可使用替格瑞洛。

Ⅱ：在心动过缓事件风险较高的 75 岁以上患者中，如患有病态窦房结综合征、二度Ⅱ型或三度房室阻滞或心动过缓相关晕厥但未植入起搏器，以及有哮喘、慢性阻塞性肺病的患者使用替格瑞洛时需谨慎。

实验室监测：在近期手术过程中应用替格瑞洛的任何患者，如出现血红蛋白下降、低血压，则怀疑有出血。

4. 其他口服抗血小板药物 西洛他唑（Cilostazol）选择性地抑制磷酸二酯酶Ⅲ活性，使血小板及平滑肌细胞内环磷酸腺苷浓度增加，发挥抗血小板和舒张血管作用。美国胸科医师学会缺血性脑卒中治疗指南推荐西洛他唑用于既往有非心源性缺血性脑卒中或 TIA 患者的二级预防。2016 年美国下肢动脉病指南推荐下肢间歇性跛行患者使用西洛他唑可减轻症状、增加步行距离。专家共识推荐：

Ⅰ：西洛他唑多作为阿司匹林或氯吡格雷的替代药物应用，75 岁以上高龄患者中推荐应用剂量为 50~100mg 每日 2 次。

Ⅱ：下肢动脉病引发间歇性跛行的 75 岁以上高龄患者，推荐使用西洛他唑 50~100mg 每日 2 次，可减轻症状、增加步行距离。

Ⅲ：75 岁以上高龄患者中，由于大出血发生几率明显升高，沃拉帕沙仅作谨慎推荐，既往有脑卒中、TIA 及颅内出血史的患者中，沃拉帕沙为应用禁忌。

实验室监测：在出血风险较高的情况下，对血红蛋白、血细胞比容等实验室检查结果作出恰当判断，可有助于发现隐匿性出血，对于任何不明原因的血红蛋白或血细胞比容降低都应寻找出血部位。

（二）静脉应用的抗血小板制剂

糖蛋白Ⅱb/Ⅲa 受体拮抗剂：依替巴肽（integrilin）、替罗非班（tirofiban）。PURSUIT研究入选 9 461 例 NSTE-ACS 患者，PURSUIT 危险评分越高，死亡或联合终点事件的发生率越高。该危险评分尤其强调年龄的重要性。高龄患者亚组分析显示，年龄大于 70 岁，出血风险增加，年龄大于 80 岁，中、大量出血风险明显增加，且 30 天死亡率及心肌梗死发生率均增加。

实验室监测：在出血风险较高的情况下，对血红蛋白、血细胞比容等实验室检查结果作出恰当判断，可有助于发现隐匿性出血，对于任何不明原因的血红蛋白或血细胞比容降低都应寻找出血部位。

五、降纤药物及实验室监测

临床上常用的降纤药有东菱克栓酶和蝮蛇抗栓酶。可选用纤维蛋白原（Fg）测定作为监测指标，使其维持在 1.0~1.5g/L 为宜；血小板计数，结果维持在（50~60）× 10^9/L 为宜。

（康　霞　邓新立）

参 考 文 献

[1] 于普林,郑松柏,蹇在金,等.老年医学.北京:人民卫生出版社,2017.

[2] 陆再英,钟南山,谢毅,等.内科学.北京:人民卫生出版社,2008.

[3] 李家增,贺石林,王鸿利,等.临床血栓病学.北京:上海交通大学出版社,2014.

[4] 陈文彬,潘祥林,康熙雄,等.诊断学.北京:人民卫生出版社,2008.

[5] 尚红,潘柏申,关明,等.医学检验项目指南.北京:人民卫生出版社,2011.

[6] 中华医学会外科学分会血管外科学组.深静脉血栓形成的诊断和治疗指南(第三版).中华普通外科杂志,2017,32(9):807-812.

[7] Favaloro EJ.Laboratory testing in disseminated intravascular coagulation.Semin Thromb Hemost,2010,36(4):458-467.

[8] Harper PL,Theakston E,Ahmed J,et al.D-dimer concentration increases with age reducing the clinical value of the D-dimer assay in the elderly.Intern Med J,2007,37(9):607-613.

[9] 海峡两岸医药卫生交流协会老年医学专业委员会.75岁以上老年抗栓治疗专家共识.中国心血管杂志,2017,22(3):161-168.

第十章

神经系统疾病

　　神经系统是从整体上对机体起主导作用的调节系统，人体各个系统器官都直接或间接处于神经系统的调节控制之下。随着老化的进程，神经系统的结构和功能也发生了一系列的变化。人类的神经系统自然成熟期（20~30岁）以后，其生理功能即开始逐渐衰退，但一般非常缓慢，进入老年以后，衰老的速度明显增快，这就是老年人容易发生神经系统各种老年性疾病的病理生理基础。

　　在2015年城市居民主要疾病死亡率及构成比中，神经系统疾病的死亡率为7.50（1/10万），构成比为1.22（%），位次为8，较2005年和2010年无论是在死亡率或是构成比上均有显著的提升。其中城市居民老龄化是造成神经系统疾病所占比例增加的一个重要因素。

　　（一）形态学改变

　　以额叶、颞叶最为显著，基底节和丘脑的体积也有所减少。顶叶、枕叶一般不受累。脑萎缩主要为神经元丧失所致，每年丧失成年初期的0.8%。

　　（二）生物化学改变

　　1. 蛋白质　老年人脑内蛋白质随年龄增长而降低，但非所有的蛋白质均下降，如含有神经原纤维缠结与老年斑内的异常蛋白质同细胞外的淀粉蛋白却是逐渐增加的。

　　2. 脂类　脂含量占脑干重50%以上，50岁以后总脂含量开始下降，但由于脑重量的减轻，相应的脂含量可以增加或无变化。60~90岁之间髓磷脂以一种恒定的速率下降，髓磷脂的减少与脑苷脂和乙醇缩醛磷脂的含量减少具有相关性。老年人脑中的其他脂质如神经节苷脂、胆碱磷酸甘油酯以及胆固醇等也是降低的。

　　3. 核酸　中枢神经系统的神经元与其他躯体细胞一样含有等量的脱氧核糖核酸，脑内的含量很少变动。脑内的核糖核酸则不同，mRNA因其选择性转录特性，在不同类型神经元中变异很大，随年龄的变化在不同脑区也有很大变异，如舌下神经核神经元内的含量在20岁以前是增加的，此后就开始下降直到80岁以上；老年人海马下脚区的神经元内的RNA浓度增加50%以上；老年人皮质区神经元的RNA浓度却较低。

4. **神经递质胆碱能系统**　大多数的胆碱能纤维起源于 Meynert 基底核神经元，胆碱能的缺失常与认知功能的受损有关。

5. **儿茶酚胺和 5- 羟色胺**　儿茶酚胺类神经递质包括多巴胺、去甲肾上腺素、肾上腺素，这些递质对内脏功能、情感和注意力具有控制和调剂作用。5- 羟色胺的前体是色氨酸，参与饮水、呼吸、心跳、体温、睡眠和记忆中枢的调节过程。正常老年人可出现某些儿茶酚胺能和 5- 羟色胺能神经元的结合能力丧失。

6. **γ- 氨基丁酸和谷氨酸**　这两种神经递质分别为抑制性和兴奋性氨基酸，其代谢是相关联的。在神经元内谷氨酸脱羧酶催化谷氨酸转化为 γ- 氨基丁酸，而在胶质细胞内，谷氨酸合成酶介导 γ- 氨基丁酸为谷氨酸。谷氨酸脱羧酶活性在人类皮质区丘脑内随年龄而下降 20%~30%，其活性在基底核区也有所下降。随年龄增长，新皮质的 γ- 氨基丁酸摄取减少。

（三）生理学改变

由于形态学和生化方面变化可引起老年人脑部阻力变大，血流速度减慢，脑血流量与氧代谢率降低，神经生理功能减退，表现在记忆力衰退，思维活动缓慢，行动不敏捷等。

老年神经系统疾病在老年人常见疾病中占比例较大且危害较大难治愈，本章主要讲述几种常见的老年神经系统疾病。

第一节　缺血性脑血管病

一、疾病概况

（一）老年缺血性脑血管病的定义

缺血性脑血管病（ischemic cerebrovascular disease，ICVD），是指在供应脑的动脉血管壁发生病变或在血流动力学障碍的基础上发生脑部血液供应障碍，导致相应供应区脑组织由于缺血、缺氧而出现脑组织坏死或软化，并引起短暂或持久的局部或弥漫性损害，造成一系列神经功能缺损综合征。

（二）老年缺血性脑血管病的流行病学调查

缺血性脑血管病是导致人类死亡的三大主要疾病之一，仅次于心脏病及癌症，具有高发病率，高致残率，高死亡率的特点。《2017 年中国卫生和计划生育统计年鉴》中显示脑梗死在 65 岁人群中死亡率为 88.55/10 万，85 岁则为 1 568.24/10 万，即脑梗死随着年龄的增长，其死亡率有大幅的提升。临床上大多数脑梗死是由于脑动脉血栓形成所致，约占全部脑梗死的 60%。老年脑梗死发病时受众多因素的影响，糖尿病、高血压和高血脂等因素常常是共同存在互相影响、互相关联的，从而增加了脑梗死的危险性和致病性。

（三）疾病特点

1. 病因

（1）基本病因：①血管管壁病变：大量临床及基础研究发现脑血管壁病变是脑血管病发生的基础，而脑血管壁病变主要是动脉粥样硬化。高血压、糖尿病和高脂血症是动脉粥样硬化发生和发展的主要危险因素。其他原因有先天性血管发育异常，血管炎，血管淀粉样变，内科系统疾病引起的血管管壁病变。②心脏病：风湿性心脏瓣膜病、细菌性心内膜炎、心房纤颤等产生的心内栓子脱落是脑栓塞的主要病因。③侧支循环功能不全是缺血性脑血管病发生发展的主要因素。④其他病因包括栓子（空气、脂肪、癌细胞和寄生虫等）、脑血管痉挛、外伤、夹层动脉瘤、Moyamoya病等。⑤部分脑梗死原因不明，可能与抗磷脂抗体、蛋白 C 和蛋白 S 等有关。

（2）促发因素：①血流动力学障碍：高血压或低血压；心功能不全或心律失常；血容量不足等。②血液成分异常：各种来源的栓子，主要是心源性和动脉管壁脱落的栓子；血液高黏度；血小板减少或功能异常；凝血系统或纤溶系统功能异常。

2. 发病机制 脑血管由于血栓形成或栓子脱落造成狭窄或闭塞，该血管供血区脑组织血供不足或无血供，导致脑组织缺血缺氧，甚至坏死而出现一系列临床表现。其中血栓形成大致需经过如下过程：血管内皮损伤，血小板黏附，血小板聚集释放，凝血与血栓形成。栓塞是心脏内赘生物脱落的栓子或大动脉管壁脱落的斑块随血流进入脑循环时滞留在管径与栓子直径相当的脑血管内，阻断血流。血流动力学障碍时脑灌注不足，尤其是所谓的"分水岭"区，首当其冲最先受累，形成分水岭梗死。脑动脉闭塞 6 小时以内脑组织改变不明显，8~48 小时缺血最重的中心部位发生软化，周围形成半暗带。大面积脑梗死时，脑组织肿胀、变软，灰白质界限不清，严重时可形成脑疝。

3. 临床类型 根据症状体征演变过程分为：

（1）完全性卒中（complete stroke）：卒中发生后临床表现比较严重、进展较快，常于数小时内（<6h）达到高峰。

（2）进展性卒中（progressive stroke）：卒中发生后临床症状较轻微，但呈进行性加重，在 48 小时内仍持续进展，直至出现较严重的神经功能缺损。

（3）可逆性缺血性神经功能缺失（reversible ischemic neurological deficit，RIND）：卒中发生后临床症状较轻微，但可持续存在，可在 3 周内恢复。

4. 临床表现 本病多见于中老年人，常在安静或睡眠中呈急性或亚急性发病，有些患者病前可有一次或多次短暂性脑缺血发作。症状多在 1~3 天内逐渐达到高峰，一般意识清楚，不出现颅内压增高。约有 10%~30% 的患者起病缓慢或无临床症状。脑梗死的临床症状取决于梗死部位、体积大小和侧支循环代偿的程度。

（1）颈内动脉系统

1）颈内动脉血栓形成：占缺血性脑卒中的 20%，病变最常见的部位是颈内动脉起始部和虹吸部。大脑中动脉供血区最易出现缺血损害，以偏瘫、偏身感觉障碍、偏盲三偏征多见，主侧半球还可有不同程度的失语、失用和失算等障碍。

2）大脑中动脉血栓形成：最为常见。主干闭塞时有三偏综合征，主侧半球受累时有失语、失算、失读、失写等。

3）大脑前动脉血栓形成：比较少见。

（2）椎 - 基底动脉系统

1）椎动脉血栓形成：椎动脉及其分支血栓形成可有 Wallenberg 综合征、延髓内侧综合征、延髓半侧综合征。

2）基底动脉血栓形成：临床表现复杂。双侧椎动脉或基底动脉主干闭塞是危及生命的脑血管事件，深昏迷、四肢瘫、针尖样瞳孔、中枢性高热、中枢性呼吸困难、延髓麻痹，多数不久死亡。

3）大脑后动脉血栓形成：比较少见，占全部脑梗死的 3% 左右。

二、实验室诊断及鉴别诊断

（一）常规检查

血、尿、便常规，血沉，血糖、血脂、肝肾功能，血液流变学，凝血纤溶系统检查，心电图都是脑出血患者应做的常规检查，部分患者必要时可以检查 C- 反应蛋白、抗磷脂抗体、钩端螺旋体凝溶试验等，对病因的诊断有一定帮助。

1. 血沉　将枸橼酸钠抗凝血置于特制的红细胞沉降率管中，观察红细胞在一定时间内沉降后血浆段的高度，称为红细胞沉降率，简称血沉（erythrocyte sedimentation rata，ESR），缺血性脑血管病患者的血沉升高，提示可能有血栓形成。

【参考区间】魏氏法（Westergren）：男：0~15mm/h；女：0~20mm/h。

【临床意义】血沉增快是缺血性脑血管病的危险因素。血沉增快时血液处于高凝状态，血小板易于聚集，促使血栓形成，加速动脉粥样硬化的发生和发展。

【评价】自动血沉仪根据红细胞下沉过程的各个时段血浆的透光度，以微电脑记录并打印结果。较传统的魏氏法相比大大节约了检验成本和样本的用量，但结果应与魏氏法比较制订参考区间。

红细胞沉降率测定的临床意义有相当的局限性，下列为应用红细胞沉降率测定的原则。

（1）红细胞沉降率测定不用于无症状人群的筛选检查。

（2）选择性地用于有某种临床症状，而病史和体检又无异常发现者。

（3）对红细胞沉降率增快而无法解释者，应在数月内多次重复。一过性增快可能是具有隐性疾病的预兆，应仔细询问病史和体检，可部分说明增快原因。

2. 血脂　血脂异常与缺血性卒中发生率之间存在明显相关性。亚太组织合作研究项目通过对 352 033 名受试者的研究发现，总胆固醇每升高 1mmol/L，脑卒中发生率可增加 25%。

《中国成人血脂异常防治指南》建议按照心血管危险因素程度，结合血脂水平综合评估冠状动脉粥样硬化性心脏病和缺血性脑卒中的发病风险，将人群进行危险分层有助于决定治疗措施及血脂的目标水平。血脂异常伴高血压、糖尿病、心血管病患者为脑卒中高危 / 极高危状态，此类患者不论基线低密度脂蛋白胆固醇（LDL-C）水平如何，均提倡采用他汀类药物治疗，将 LDL-C 降至 1.8mmol/L（70mg/dl）以下或使 LDL-C 水平比基线是下降 30%~40%。

（1）总胆固醇（total cholesterol，TC）：是血液中各脂蛋白所含胆固醇之总和。

（2）三酰甘油（triglyceride，TG）：构成脂肪组织，参与总胆固醇、胆固醇酯合成及血栓形成。

（3）血清低密度脂蛋白（low density lipoprotein，LDL）：是指密度 1.019~1.063kg/L 的脂蛋白，以低密度脂蛋白中的胆固醇（LDL-C）物质的量的浓度（mmol/L）表示。

（4）载脂蛋白 ApoB100：主要存在于 LDL 中，参与极低密度脂蛋白的装配和分泌，在血液中，极低密度脂蛋白代谢转化为富含胆固醇的低密度脂蛋白。

（5）血清高密度脂蛋白（high density lipoprotein，HDL）：是指密度1.063~1.201kg/L的脂蛋白，以高密度脂蛋白（HDL）中的胆固醇（HDL-C）物质的量的浓度（mmol/L）表示。

（6）载脂蛋白ApoA-I：是高密度脂蛋白的重要组成成分，高密度脂蛋白对于冠心病有重要的保护作用。

（7）脂蛋白a（Lp（a））：是一种富含胆固醇的特殊大分子脂蛋白，表面由胆固醇及磷脂包裹，嵌有亲水性载脂蛋白，Lp（a）可以进入并沉积在血管壁上，有促进动脉粥样硬化的作用。

【参考区间】

（1）高TC血症是心脑血管病的主要危险因素之一。我国《中国成人血脂异常防治建议》提出的标准（2007）为：酶法：低于5.18mmol/L（200mg/dl）；边缘升高：5.18~6.19mmol/L（200~239mg/dl）；升高：高于6.22mmol/L（240mg/dl）。

（2）TG成年以后随年龄上升。我国《中国成人血脂异常防治建议》提出的标准（2007）为：酶法：理想范围：低于1.7mmol/L（150mg/dl）；升高：>1.7mmol/L（>150mg/dl）。

（3）LDL-C水平随年龄上升，中、老年平均约2.7~3.1mmol/L（105~120mg/dl）。我国《中国成人血脂异常防治建议》提出的标准（2007）为：均相测定法：理想范围：低于3.37mmol/L（130mg/dl）；边缘升高（危险阈值）：3.37~4.12mmol/L（130~159mg/dl）；升高：高于4.14mmol/L（160mg/dl）。

2015年《中国脑血管病以及预防指南》将卒中高危/极高危状态（血脂异常伴高血压、糖尿病、心血管病）患者的LDL-C目标值由2.07mmol/L下调至1.8mmol/L。

（4）成人血清ApoB：无论性别含量均随年龄上升，70岁以后不再上升或开始下降。免疫透射比浊法：中青年人平均0.80~0.90g/L，老年人平均0.95~1.05g/L。

（5）HDL-C：成年男性为1.16~1.42mmol/L（45~55mg/dl）；女性为1.29~1.55mmol/L（50~60mg/dl）。正常人HDL-C约占TC的25%~30%。我国《中国成人血脂异常防治建议》提出的标准（2007）为：匀相测定法：理想范围：>1.04mmol/L（>40mg/dl）；降低：<1.04mmol/L（<40mg/dl）。

（6）成人血清ApoA-I：免疫透射比浊法：平均值约1.40~1.45g/L，女性略高于男性，不同年龄变化不明显，血脂正常者多在1.20~1.60g/L范围内。

（7）人群中血清中Lp（a）水平成偏态分布，个体差异极大。虽然个别人可高达1 000mg/L以上。但80%的正常人在200mg/L以下。一般将Lp（a）参考值定位300mg/L（免疫透射比浊法）以下，高于此水平者心血管病的危险性明显增高。基于标准化的Lp（a）参考值有待确定。

【临床意义】

血脂的升高促进脑内血栓形成，脂代谢紊乱是缺血性脑血管病的重要危险因素。基础研究发现，高水平TC能引起动脉粥样硬化，而TG能加速动脉粥样硬化和血栓形成的进程；LDL是血浆中主要携带胆固醇的脂蛋白，其中血浆水平与TC的血浆水平有一致性，能将胆固醇转运到肝外组织中，ApoB能促进LDL进入细胞并被溶酶体分解，使细胞内脂质蓄积成动脉粥样硬化，导致脑梗死的形成。

【评价】ApoA-I的升降不一定与HDL-C成比例。同时测定ApoA-I和HDL-C能够较好地预测心脑血管粥样硬化疾病的发生。家族性高 TG 血症患者 HDL-C 常偏低，但 ApoA-I 不一定降低，并不增加冠心病危险。同理，ApoB 是各项血脂指标中较好的动脉粥样硬化的标志物。在少数情况下，可出现 ApoB 血症而 LDL-C 浓度正常的情况，同时血液中存在较多小而密的 LDL，测定 ApoB 更具有优势。

3. 血液流变学（hemorheology） 是研究血液流动与变形性及其临床应用的，是生物流变学的一个分支。血液流变学应用血液黏度分析仪对抗凝全血或血浆标本进行检查，可以测定出不同切变率条件下的全血黏度，并据此计算出红细胞刚性指数和红细胞聚集指数等相关血液流变学参数。临床常用血液流变学检测指标有：全血黏度、血浆黏度、血细胞比容、红细胞电泳率、红细胞变形能力、红细胞形态、血小板聚集性、血小板形态、血栓弹力图和体外血栓形成等十余项。

（1）全血黏度（blood viscosity）：是血液最重要的流变学特性参数，是血浆黏度、血细胞压积、红细胞变形性和聚集能力、血小板和白细胞流变特性的综合表现，是血液随不同流动状况（切变率）及其他条件而表现出的黏度，切变率低时血黏度高，随切变率的逐渐升高黏度逐渐下降，最后趋向一个平稳的数值。

（2）血浆黏度（plasma viscosity）：是血液最基本的流变学特性参数，血浆黏度受血液蛋白质的大小、形状和浓度的影响，如血纤维蛋白原、巨球蛋白、免疫球蛋白等。血浆是牛顿流体，其黏度与切变率变化无关。血浆黏度通常用毛细管黏度计测定。

（3）红细胞沉聚指数：红细胞聚积性是指当血液的切变力降低到一定程度，红细胞互相叠连形成缗钱状聚集的能力。

（4）红细胞变形：是指红细胞在外力作用下形状发生改变的能力，与红细胞寿命相关，是微循环有效灌注的必要条件。

（5）血小板聚集功能（platelet aggregation，PAg）：是血小板的主要功能之一，指血小板与血小板之间的黏附，显示活化的血小板相互作用聚集成团的特征。在富含血小板的血浆（PRP）或全血（WB）中，加入致聚剂（亦称诱导剂）连续搅拌能诱发这种现象。血小板聚集试验主要反映血小板的聚集功能。ADP 最大聚集率为 62.7% ±16.1%，聚集曲线因方法与诱导剂不同而异。

（6）血栓弹力图（thromboela-stogram，TEG）：是反映血液凝固动态变化（包括纤维蛋白的形成速度，溶解状态和凝固状态的坚固性，弹力度）的指标，因此影响血栓弹力图的因素主要有：红细胞的聚集状态、红细胞的刚性、血凝的速度，纤维蛋白溶解系统活性的高低等。血栓弹力图的主要指标有：①反应时间（R）：表示凝血启动至血凝块形成之间的潜伏期。② K 值：表示从 R 时间终点至振幅达 20mm 所需的时间。③ α 角：从血凝块形成至最大曲线弧度做切线，与水平线的夹角。K 值和 α 角反映血块动力。④ MA：最大振幅，测定了凝血块的最大强度。⑤ LY30 和 EPL：反映血块稳定性。⑥ CI：凝血指数，是对整个凝血过程进行评价的综合指标。

【参考区间】

1）全血黏度：旋转式黏度计检查法：

①切变率为 $200s^{-1}$ 男：3.84~5.30mPa·s；女：3.39~4.41mPa·s。

②切变率为 $50s^{-1}$ 男：4.94~6.99mPa·s；女：4.16~5.62mPa·s。

③切变率为 $5s^{-1}$ 男：8.80~16.05mPa·s；女：6.56~11.99mPa·s。

2）血浆黏度：毛细管黏度计测定：男：1.72~1.80mPa·s；女 1.72~1.84mPa·s。

3）红细胞沉聚指数：黏度测定法：男：2.32~3.34；女 1.85~2.90。

4）红细胞变形能力：黏度测定法：$180s^{-1}$ 为小于 1.00。

5）血小板聚集功能：PRP 透射比浊法：

①浓度为 6×10^{-6}mol/L 的 ADP 时 MAR 为（35.2±13.5）%，坡度为（63.9±22.2）度。

②浓度 4.5×10^{-5}mol/L 的肾上腺素可引起双相聚集曲线，此时第一相 MAR 为（20.3±4.8）%；坡度（61.9±32.9）度。

6）血栓弹力图参考区间见表 10-1。

表 10-1 血栓弹力图各指标参考区间

项目名称	缩写	单位	参考区间
凝血因子激活时间	R	min	5.0~10.0
血块形成速率参数	K	min	1.0~3.0
弹力图最大切角	Angle	Deg	53.0~72.0
弹力图最大振幅	MA	mm	50.0~70.0
血块溶解速率预测值	EPL	%	0.0~15.0
血块溶解速率参数	LY30	%	0.0~8.0
凝血综合指数	CI		−3.0~3.0

【临床意义】目前血液流变学主要用于研究心血管病、脑血管病、外周血管病、糖尿病、休克、肿瘤等，为这些疾病的预测、诊断与鉴别诊断、治疗和预后判断提供了新的手段。如缺血性脑卒中时，血小板的黏附性和聚集性以及血液黏度的升高等均可导致血流变学的改变，使血流速度减慢，促进血栓的形成，加重患者病情。

血液黏度增高会引起血流阻力增加，使血流速度减慢，最后导致血流停滞，直接影响脏器血液供应，导致疾病。全血黏度增高常见于：①血浆蛋白异常，如巨球蛋白血症、多发性骨髓瘤、先天性高纤维蛋白血症等；②红细胞数量增多，如原发性或继发性真性红细胞增多症、肺心病、白血病、高原环境、长期缺氧等造成红细胞增多的疾病；③红细胞质异常，可见于心肌梗死、冠心病等。全血黏度降低见于：出血性疾病，如出血性脑卒中、上消化道出血、鼻出血、功能性子宫出血等；各种贫血症、尿毒症、肝硬化腹水症、急性肝炎等。

血小板聚集功能增高常见于糖尿病、急性心肌梗死、静脉血栓形成、高 β- 脂蛋白血症、抗原 - 抗体复合物反应、人工瓣膜、口服避孕药、高脂饮食及吸烟等。临床常用于：①常规筛检，可用于健康查体，检测血液是否有高凝倾向。②高血压、糖尿病、脑血管疾病、高血脂、缺血性脑病、肾病综合征、妊娠高血压、糖尿病的定期检测。③术前检测，当血小板凝聚明显降低，或服用阿司匹林，若血小板凝聚明显降低则术中有出血的风险。④抗血小板药物的疗效检测，由于抗血小板药物治疗的疗程较长，故在治疗过程中应给予监测，以避免严重出血的不良反应，并有利于疗效预测。

血栓弹力图的临床应用：

1）R 值延长：使用抗凝剂、凝血因子缺乏；R 值缩短提示血液呈高凝状态。

2）K 值长短受纤维蛋白原水平高低的影响，抗凝剂可延长 K 值。当重度低凝状态时，血块幅度达不到 20mm，此时 K 值无法确定，α 角比 K 值更有价值。

3）TEG 中的 MA 参数受血小板数量与活性的共同影响，MA 增大提示动静脉血栓、高凝状态。MA 有助于免疫性、血栓性血小板减少性紫癜（ITP、TTP）这类血小板数量减少但活性可能显著升高的状况的综合评估，避免不必要的血小板输注。

4）TEG 的 LY30 升高提示机体当前存在纤溶亢进。

【评价】血液黏度校正到单位 HCT 的基础上进行比较，说明由于红细胞自身流变性质的变化（而不是由于红细胞数目的变化）对于血液黏度影响的大小。

TEG 可以反映样本血液从凝血块形成直到纤维溶解的全过程，比传统凝血功能检测（CCT）更加全面。虽然能反映凝血因子与血小板间的相互作用，却不能模拟血管内皮细胞等血管壁相关因素对凝血过程的影响，与患者真实情况有差别。

4. 凝血　遗传性和获得性高凝状态称为易栓症。大部分遗传性和获得性高凝状态与静脉血栓形成有关，而与动脉源性缺血性脑卒中关系不大。

（1）凝血酶原时间（prothrombin time，PT）：血液凝固机制分为内、外凝血系统，外源凝血系统包括因子 V、Ⅶ、Ⅹ、纤维蛋白原等，血浆凝血酶原时间（PT）是在体外模拟体内外源性凝血的全部条件，测定血液凝固所需的时间。

【参考区间】

1）手工法：男性 11~13.7 秒，女性 11~14.3 秒。超过正常对照 3 秒为异常。

2）仪器法：不同品牌仪器及试剂结果差异较大，需要各实验室自行制订。

【临床意义】

PT 延长（超过正常对照 3 秒以上）：先天性因子 Ⅱ、V、Ⅶ、Ⅹ 缺乏症和降低、无纤维蛋白原血症；获得性见于 DIC、原发性纤溶症、维生素 K 缺乏症、肝脏疾病、血循环中有抗凝物质如口服抗凝剂、肝素和纤维蛋白（原）降解产物（FDP）等。

PT 缩短：先天性因子 V 增多症、长期口服避孕药、高凝状态和血栓性疾病等。

【评价】因试剂不同，结果差别很大，报告时要报告正常对照值。血液凝固仪操作简单、快速，结果重复性好；目前常采用光学法和磁珠法。磁珠法的检测结果不受黄疸、乳糜、溶血标本的干扰，但反应杯中需要加入磁珠，成本高。

（2）活化部分凝血活酶时间（activated partial thromboplastin time，APTT）：是目前常用的筛查内源性凝血系统是否正常的较敏感的试验，其与凝血酶原时间（PT）同时检测是目前二期止血缺陷的主要筛选试验组合。该试验主要用于：内源性凝血系统凝血因子缺乏的检测、肝素抗凝治疗时的实验室检测、狼疮抗凝物质的检测等。

【参考区间】

1）手工法：男性（37±3.3）s；女性（37.5±2.8）s。超过正常对照 10s 为异常。

2）仪器法：不同品牌仪器及试剂结果差异较大，需要各实验室自行制订。

【临床意义】

APTT 延长（>正常值 10s 以上）：弥散性血管内凝血（DIC）、FDP 增多（纤维蛋白降解产物）、凝血因子第Ⅷ、第Ⅸ、第Ⅺ、第Ⅻ因子缺乏，第Ⅱ、第 V、第 Ⅹ 因子减少，应用抗凝剂（肝素、双香豆素）治疗、抗血友病球蛋白（AHG）减少，血浆凝血活酶成分（PTC）

减少，血浆凝血活酶前质（PTA）减少。

APTT 缩短：第Ⅷ、第Ⅴ因子增多、DIC 高凝血期、血小板增多症、静脉穿刺不佳致血浆内混有血小板。

PT 和 APTT 缩短：表示老年缺血性脑血管病患者内源性、外源性凝血途径均被激活，凝血功能存在明显异常，尤其是急性期的患者处于高凝血状态。表明凝血因子的增加和凝血酶的激活与老年缺血性脑血管病的发病及病变程度相关。纤溶系统对血管壁的通透性和血液流动状态的维持起着重要作用。

【评价】与 PT 试验相同。

（3）国际标准化比值（international normalization ratio，INR）=（患者 PT 值 / 健康人平均 PT 值）^{ISI}，其中国际敏感指数（international sensitivity index，ISI）为组织凝血活酶参考品与每批组织凝血活酶 PT 校正曲线的斜率，确定值为 1.0，该值越接近 1.0，代表灵敏度越高。

【参考区间】因 ISI 不同而异。

【临床意义】表 10-2。

表 10-2 口服抗凝剂抗凝治疗的 INR 监测结果及其治疗评价

INR	评价
>4.5	如果 Fg 和 PLT 仍正常，则提示抗凝过度
<4.5	同时伴有 Fg 和（或）PLT 减低时，则见于 DIC 或肝脏疾病等，应减少或停止口服抗凝剂
3.0~4.5	治疗动脉血栓栓塞、心脏机械瓣膜置换、复发性系统性栓塞症，口服抗凝剂达到有效剂量的结果
2.0~3.0	治疗静脉血栓形成、肺栓塞、心脏瓣膜病，口服抗凝剂达到有效剂量的结果
1.5~2.5	预防深静脉血栓形成，口服抗凝剂达到有效剂量的结果

（4）血浆纤维蛋白原（fibrinogen，Fg）：由肝脏合成，是血浆浓度最高的凝血因子，是纤维蛋白的前体，在凝血的最后阶段，可溶性纤维蛋白原转变成不溶性纤维蛋白，使血液凝固。测定血浆纤维蛋白原有助于了解凝血功能状态。

【参考区间】Clauss 法：2.0~4.0g/L。

【临床意义】Fg 是一种急性时相反应蛋白，其增高可能是一种非特异性反应，包括感染、无菌性炎症、血栓前状态和血栓性疾病等均可使 Fg 升高。Fg 减低可见于原发性纤维蛋白原减少或结构异常、继发性纤维蛋白原减少。常用作溶栓治疗检测指标，使用链激酶、尿激酶等溶栓治疗，一般认为 Fg 维持在 1.2~1.5g/L 为宜，若低于 1.0g/L，则有出血的可能。

Fg 在血管内膜上的沉积早于脂质，改变了血管内皮的通透性，增加低密度脂蛋白在内皮下聚集并氧化修饰。沉积于血管内膜基质内的 Fg 和 ox-LDL 进一步刺激血管平滑肌细胞增殖并向内膜迁移，最终导致动脉粥样硬化斑块和血栓形成。因此在临床工作中，要高度重视血浆 Fg 水平，将其作为预防性治疗脑血管疾病的一项重要客观指标。对高 Fg 血症患者，及时采取降纤治疗，可预防缺血性脑卒中的发生。

【评价】Clauss 法即凝血酶法，为 WHO 推荐参考方法，在被检血浆中加入足量的凝血酶，血浆即凝固，其凝固时间与 Fg 浓度呈负相关。此方法操纵简单，结果可靠。

（5）D- 二聚体（D-dimer，D-D）：是交联纤维蛋白降解产物之一。因为继发性纤溶中纤溶酶的主要作用底物是纤维蛋白，生成特异性 FDP 即为 D-D 是继发性纤溶特有的代谢产物。

测定原理：D- 二聚体复合物可用乳胶凝集试验的免疫化学法测定或酶免疫测定，后者是利用针对纤维蛋白降解产物交联区域的单克隆抗体来测定的。

【参考区间】酶联双抗体夹心法：0~0.256mg/L。

【临床意义】健康人血液中 D- 二聚体浓度很低，而在血栓形成和继发性纤溶时患者血浆中的 D- 二聚体含量的异常增高。因此，D- 二聚体是 DIC 实验诊断中特异性较强的指标，并在排除血栓形成中有重要价值。脑缺血患者 D- 二聚体的测定不仅可以判断病情、评价预后，而且对于早期进行干预治疗，防止发生不可逆转缺血性病变具有重要的临床意义。

【评价】此值仅供参考，每一个试剂盒的特异性必须考虑。

（6）组织纤溶酶原激活物（t-PA）和纤溶酶原激活物抑制剂

t-PA 属于 PA 的一种，不仅能激活纤溶酶原使之转变为纤溶酶，从而激活纤溶系统，同时还能特异性地结合在纤维蛋白凝块上，加强纤溶效应，使其溶解生成纤维蛋白降解产物，以保持血液循环、组织液管道和分泌物管道的通畅。因此，t-PA 被认为是内皮功能及纤溶系统功能的判断指标，可预测血栓形成的危险度。

PAI-1（plasminogen activator inhibitor，PAI）是众多纤溶酶原激活物抑制剂中主要的一种，是人血浆中主要的生理性纤溶酶原激活物抑制剂。血浆中的 PAI-1 大部分储存在血小板颗粒中，当血小板激活时，PAI-1 被释放至血浆，迅速与游离的 t-PA 或尿激酶型纤溶酶原活化剂（urokinase-type plasminogen activator，U-PA）结合而使之失活。

【参考区间】

1）发色底物法：t-PA：0.3~0.6IU/ml；

2）发色底物法：PAI-1：0.1~1AU/ml。

【临床意义】研究表明，t-PA 及 PAI-1 含量增高提示急性脑梗死患者纤溶低下，呈高凝状态；在脑出血发病急性期内 t-PA 增高，而 PAI-1 的含量降低，提示脑出血纤溶活性增高。

（7）蛋白 C 和蛋白 Sx：蛋白 C（PC）的抗凝途径，作为 TFPI（组织因子途径抑制物）和抗凝血酶的附属物，是凝血级联反应中另一重要抑制物。基本组成包括蛋白 C 和它的辅因子蛋白 S（PC），两者都是依赖维生素 K 的止血蛋白质，共同水解灭活凝血加速剂（因子 Va 和 Ⅷa），抑制血液凝固。蛋白 C、蛋白 S 降低或缺乏使血栓形成危险性增高。

【参考区间】

1）酶免法：蛋白 C 抗原含量（102.5±20.1）%；发色底物法：蛋白 C 活性（100.24±13.18）%。

2）免疫火箭电泳法：总蛋白 S 抗原含量（96.6±9.8）%，游离蛋白 S 抗原含量（100.9±11.6）%。

【临床意义】

1）蛋白 C 抗原活性减低：先天性或后天获得性蛋白 C 缺陷，先天性缺陷者常常有反复血栓形成史，后天获得者见于 DIC、AIDS、手术后和口服双重抗凝药等。

2）蛋白 S 含量减低：先天性蛋白 S 缺陷，常伴严重的深静脉血栓，后天性则见于肝病、口服双重抗凝药物。

【评价】

蛋白 C 途径缺失使静脉血栓形成发生增加，尽管有猜想认为血栓形成的高度危险性与获得性 PC 缺失之间存在联系，但仍需证实。蛋白 C 途径的生理作用是抑制凝血系统，有报道显示与刺激纤维蛋白溶解相关，但需进一步证实。蛋白 S 有加速活化的蛋白 C 作用，当蛋白 S 缺乏时抗凝作用消失。激活的蛋白 C 能抑制因子 V 变异，但作用微小。因此，这种变异使蛋白 C 抗凝途径受抑制从而血栓形成危险增加。

5. 血糖 糖尿病是卒中的独立危险因素，糖尿病可以将卒中的风险增加 1 倍以上，而大约 20% 的糖尿病患者最终将死于脑卒中。糖尿病患病期间同样增加非出血性脑卒中的风险（患病期间每年增加 3%）。对于那些糖尿病前期患者，空腹高血糖水平与脑卒中的风险相关。目前认为高血糖合并高血压可以明显增加糖尿病并发症的发生，并发症中包括脑卒中。

【参考区间】葡萄糖氧化酶 – 过氧化物酶（GOD–POD）法：正常人空腹血糖浓度为 3.9~6.1mmol/L（70~110mg/100ml）。餐后 2 小时内血糖范围为 7.8~11.1mmol/L。

【临床意义】高血糖使患者血液中糖化血红蛋白含量显著增加，降低了脑组织氧的供应，进而使已发生动脉粥样硬化的脑血管壁病变逐步加重，直至管腔闭塞、脑缺血的发生。

血糖低于 1.11mmol/L 或 1.7mmol/L 时可引起严重的中枢神经系统功能障碍，出现类似缺血性脑卒中的表现，如失语、失用等，临床应鉴别诊断。

【评价】

（1）已糖激酶法（HK）：准确度和精密度高，特异性高于葡萄糖氧化酶法，适用于自动化分析，为葡萄糖测定的参考方法。

（2）葡萄糖氧化酶 – 过氧化物酶（GOD–POD）法：精密度和准确度都能达到临床要求，操作简单，适用于常规检验。

6. 糖化血红蛋白（GHb） 是血液葡萄糖通过非酶作用，经细胞膜与红细胞内血红蛋白 – 链颉氨酸结合形成的产物，其合成速率与红细胞所处环境中糖的浓度成正比。糖化血红蛋白的形成是不可逆的，其浓度与红细胞寿命（平均 120 天）和该时期内血糖的平均浓度有关，不受每天血浆葡萄糖浓度大小波动而变化，也不受运动或食物的影响，因此糖化血红蛋白是反映过去 6~8 周的平均血糖浓度，这可为评估血糖的控制情况提供可靠的实验室指标。

【参考区间】离子交换柱高效液相色谱法：成人糖化血红蛋白：HbA1（%）5.0%~8.0%。

【临床意义】

升高：糖尿病、高血糖（持续 1~2 周以上）、红细胞寿命延长（脾切除）、胰岛素依赖型糖尿病 GHb 值高于非依赖型糖尿病的 GHb。

降低：出血、红细胞破坏亢进（溶血性贫血）、红细胞生成亢进（妊娠）、输血。

HbA1c 与脑梗死：高血糖不仅能引起血管内皮功能障碍，促进脑血管病的发生，而且缺少胰岛素会导致周围血糖利用减少，并使自由脂肪聚集增加，破坏血管内皮细胞，加重了脑缺血性损伤。

【评价】GHb测定标本采用静脉血，用EDTA等抗凝，患者无需空腹。全血标本可于4℃储存1周以上。由于GHb的形成与红细胞寿命有关，在有溶血性疾病或其他原因（如大量失血）引起红细胞寿命缩短时，GHb明显减少；GHb浓度升高也可见于缺铁性贫血患者，这可能与较多的衰老红细胞有关。

7. 超敏C-反应蛋白　炎症不仅可以加剧脑卒中急性期的继发性脑损伤，也可以阻碍脑卒中后的神经功能恢复。炎症具有致栓作用，是一个主要的脑卒中危险因素。

C-反应蛋白（high sensitive C reaction protein，CRP）是在感染和组织损伤时血浆浓度快速、急剧升高的主要的急性相反应蛋白，在机体的天然免疫过程中发挥重要的保护作用。超敏C-反应蛋白是采用超敏感检测技术检测CRP，能准确的反应低浓度时CRP的水平（检测低限为0.005~0.10mg/L）。研究已经证实超敏C-反应蛋白与脑卒中风险相关。

【参考区间】大多数健康成年人血浆CRP<1mg/L：90%<3mg/L，99%<10mg/L。由细菌感染或创伤引起的急性炎症>10mg/L。作为心血管病危险因子的标记：免疫增强比浊法：小于1mg/L为低风险性，1.0~3.0mg/L为中度危险性。大于3.0mg/L为高度危险性。

【临床意义】C-反应蛋白检测主要用于细菌感染、各种炎症过程、组织坏死与组织损伤（如外科手术后）及其恢复期的筛检、监测、病情评估与疗效判断。是鉴别细菌或病毒感染的一个首选指标。

超敏C-反应蛋白检测主要用于诊断和预测心血管事件的发生、发展，是独立于脂类之外的危险因子，超敏C-反应蛋白应与脂类指标共同检测，在一级预防中，对脂类检查正常的人群有预测价值。把超敏C-反应蛋白纳入常规的胆固醇筛查可以提高对心血管风险预测的水平，而不再单独依赖于LDL-C（低密度脂蛋白）的预测。超敏C-反应蛋白浓度的升高可以筛选出胆固醇水平正常，但未来心血管病事件的高风险无症状者。

【评价】免疫比浊法受血脂影响，尤其是低稀释浓度时，脂蛋白的小颗粒可形成浊度，是测定值假性升高。

8. 脂蛋白相关磷脂酶A_2　急性感染常为脑卒中的触发因素，而慢性感染的组织炎症反应则可影响动脉粥样硬化斑块的形成、增长和稳定性。

脂蛋白相关磷脂酶A_2（lipoprotein-associated phospholipase A_2，Lp-PLA$_2$）是磷脂酶超家族中的亚型之一，也被称为是血小板活化因子乙酰水解酶，由血管内膜中巨噬细胞、T细胞和肥大细胞分泌。动脉粥样硬化中Lp-PLA$_2$表达上调，并且在易损斑块纤维帽的巨噬细胞中强表达，Lp-PLA$_2$可水解氧化低密度脂蛋白（ox-LDL）中的氧化磷脂，生成脂类促炎物质，进而产生多种致动脉硬化作用。与C-反应蛋白（CRP）不同，脂蛋白相关磷脂酶A_2是具有血管特异性的炎症标志物，研究发现Lp-PLA$_2$为冠心病和缺血性族中的独立危险因素。

【参考区间】夹心酶联免疫法：女性：120~342μg/L；男性：131~376μg/L。

【临床意义】

Lp-PLA$_2$与动脉粥样硬化关系密切，因此检测血中Lp-PLA$_2$水平可以用来识别冠心病的高危个体。Lp-PLA$_2$在动脉粥样硬化形成和发展中有促进作用，是一个新的独立的预测冠心病意外的危险因素。与hsCRP相比，Lp-PLA$_2$的优点是与其他危险因素的相关性很小，Lp-PLA$_2$ 与 hsCRP 相结合，可以提高对冠心病危险的预测水平。

9. 同型半胱氨酸（homocysteine，HCY）　又称为高半胱氨酸，是一种含硫氨基酸，由细胞内的甲硫氨酸脱甲基生成，是甲硫氨酸代谢过程中的中间产物。大量研究结果均支持同型半胱氨酸血浆水平的升高与动脉粥样硬化性疾病存在联系。可使包括脑卒中在内的动脉粥样硬化性血管病的危险性增加 2~3 倍。

【参考区间】循环酶法测定：见表 10-3。

表10-3　同型半胱氨酸参考区间

年龄	男性	女性
<30 岁	6~14μmol/L	6~14μmol/L
30~59 岁	6~16μmol/L	5~13μmol/L
>60 岁	6~17μmol/L	7~14μmol/L
>85 岁	15~30μmol/L	

【临床意义】同型半胱氨酸水平升高是叶酸和维生素 B$_{12}$ 缺乏的敏感标志，同型半胱氨酸水平升高会增加动脉粥样硬化、心肌梗死、脑卒中、中枢血管疾病、外周血管疾病、阿尔茨海默病发生的危险性，这类患者体内的同型半胱氨酸水平明显高于健康人，其血浆浓度与心脑血管病的程度和并发症呈正相关。血清同型半胱氨酸水平与胆固醇、三酰甘油水平无明显相关。

（二）脑脊液检查

缺血性脑卒中患者脑脊液检查多正常，这对于脑出血的鉴别很重要，但对出血性梗死无鉴别意义。脑脊液变化一般出现在发病 24 小时后。大范围梗死时压力可增高，细胞数和蛋白在发病数天后可高于正常。

（三）鉴别诊断

（1）脑出血：脑梗死有时与小量脑出血从临床上不易鉴别，CT 检查可以确诊。

（2）脑栓塞：起病急骤，临床症状多于数秒或数分钟内达到高峰，可有头痛、恶心、呕吐等高颅压表现，常有心脏病史如心房纤颤、细菌性心内膜炎、心肌梗死等，一部分患者栓子来源于大动脉管壁。

（3）蛛网膜下腔出血：各年龄段均有发病，多在活动中急性起病，剧烈头痛、呕吐，多无局灶性定位体征，如偏瘫，颈部抵抗明显，有颅内血管异常病史，脑脊液呈血性，压力高，头颅 CT 显示蛛网膜下腔高密度影。

（4）颅内占位性病变：颅内肿瘤、硬膜下血肿、脑脓肿等，起病比较缓慢，有的可呈卒中样发作，出现偏瘫、颅内压增高征易与脑梗死混淆，头颅 CT、MRI 显示病灶周围水肿明显，有占位效应，可以鉴别。

（5）昏迷者须与其他全身性或颅内疾病鉴别：①肝性脑病：无偏瘫，肝功能异常，血氨高，肝脏硬化，腹腔积液，水肿等可鉴别。②肺性脑病：有肺部疾病史，无偏瘫，发绀明显，血氧饱和度降低，吸氧等治疗后可清醒。③颅内感染、脑积水、脱髓鞘病变等：病史、临床表现、影像学检查及脑脊液化验可以鉴别。

（6）其他疾病：部分患者需与脊髓病变、肿瘤、肌病、内分泌疾病等鉴别。

三、临床检验路径

缺血性脑血管病实验室检验路径见图 10-1。

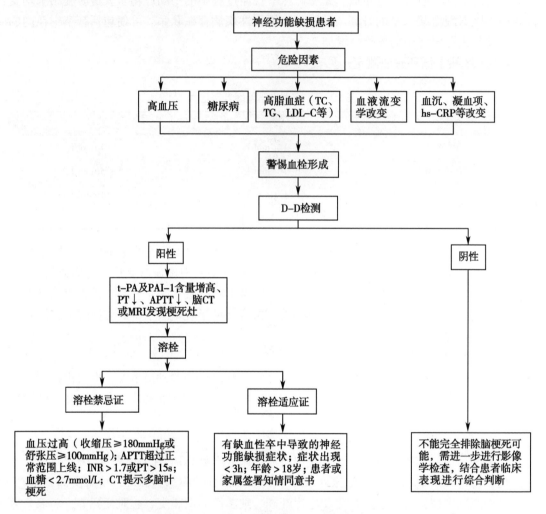

图 10-1 缺血性脑血管病实验室检验路径

第二节 脑 出 血

一、疾病概况

（一）脑出血定义

脑出血（intracerebral hemorrhage，ICH）是指原发性非外伤性脑实质内出血。通常按 ICH 出血的部位、稳定与否及病因等分为不同类型的脑出血。

脑出血可由多种原因引起。常见的病因是因长期动脉硬化高血压引起某一硬化的动脉破裂所致，临床上又以内囊区小动脉出血最为常见。脑出血形成的血肿（或血块）可割裂、压迫附近脑组织，破坏或影响它们的正常功能（运动、感觉、记忆、语言、精神活动等）而出现偏瘫、偏身麻木、构音不清等症状；出血量大时可引起颅内压升高、脑组织移位甚至脑疝。

（二）脑出血流行病学调查

脑出血的发病率为每年 50/10 万 ~80/10 万，占急性脑血管病的 20%~30%，占出血性脑血管病的 40%。脑出血的病死率为 40%，是急性脑血管病中最高的。55 岁以上的老年人发病率高，男性比女性高，表现为起病急、发展快，早期出现偏瘫、意识障碍等。《2017 年中国卫生和计划生育统计年鉴》中显示脑出血在 65 岁人群中死亡率为 147.57/10 万，85 岁则为 1 175.71/10 万，其病残率、死亡率均较高，是引起人类死亡的主要疾病之一。

（三）老年人群特点

1. **病因**　脑出血可由多种原因引起，常见的病因是因长期高血压引起某一硬化的动脉破裂所致，少见的有先天性动脉瘤、脑血管畸形、酶菌性动脉瘤、血液病、胶原病、脑梗死后、抗凝或溶栓治疗、脑动脉炎，血管炎等原因引起脑内动脉、静脉或毛细血管破裂出血。

2. **老年人易患脑出血的危险因素**　吸烟、饮酒、情绪激动、性别、家族史、糖尿病等。

（1）吸烟、糖尿病等：都会加速血管硬化，使血管脆性增加。

（2）饮酒、情绪激动：可使心跳加快、血压升高，一旦脑血管破裂则出现出血性卒中。

（3）年龄、家族史和个人史：卒中发生的危险性随着年龄的增长而增加。2/3 的卒中发生在 65 岁以上老人。家族中其他成员如父母、兄弟姐妹等有脑血管病史时，发生卒中的危险性也会增加。

3. **临床表现**　多数有高血压病史，中老年人多见，男性多于女性，寒冷季节发病较多。常常由于情绪激动、剧烈活动、饮酒过度、血压波动、过度劳累、大便用力等诱发。起病时突发剧烈头痛伴呕吐，多有意识障碍，神经系统局灶症候与出血的部位和出血量有关。

二、实验室诊断及鉴别诊断

（一）实验室检查

1. **血常规**　血常规检测的是血液中的细胞部分，包括红细胞、白细胞和血小板。其中白细胞计数反映了循环池的粒细胞数量变化，感染等病理因素可能使循环池和边缘池的平衡被打破，导致白细胞计数呈大范围波动，并影响各种类型白细胞的比例。

【参考区间】电阻抗法：

（1）成人：男：红细胞（4.3~5.8）× 10^{12}/L；女：红细胞（3.8~5.1）× 10^{12}/L。

（2）成人：白细胞（3.5~9.5）× 10^9/L。

（3）成人：血小板（125~350）× 10^9/L。

【临床意义】脑出血可导致外周白细胞可暂时升高，脑出血后脑组织缺血、缺氧、交感神经兴奋，促进骨髓池的释放，引起外周 WBC 的升高；另一方面，脑出血后血肿刺激脑膜引起 WBC 反应性增多。白细胞总数（WBC）、中性粒细胞绝对值（NEU）、中性粒细胞相对值（NEU%）都升高。血小板则因凝血消耗数量减少。

【评价】血液分析仪计数是白细胞分类计数筛查的首选方法，具有检测速度快，分类细胞多，重复性好，准确性高等优点；但不能识别细胞类别和病理变化，只能用作筛检，异常标本必须采用显微镜法复查。血液分析仪法也是目前常规筛检 PLT 的主要方法，但该法不能完全排除非血小板有形成分（如红、白细胞碎片或杂物）以及血小板聚集的干扰，故当 PLT 明显异常时，仍需要显微镜复查 PLT 和（或）复查血涂片。

2. 肝功能 患者肝功能减退，凝血因子合成减少，维生素 K 吸收差，患者的凝血系统发生障碍，易发生出血。具体参照本章第一节。

3. 肾功能 肾脏功能检查是一系列检查肾功能的试验，包括尿素、内生肌酐清除率等。

【参考区间】见表 10-4。

表 10-4 成人血清尿素参考区间（脲酶 - 波氏比色法）

年龄	男	女
20~59 岁	3.1~8.0mmol/L	2.6~7.5mmol/L
60~79 岁	3.6~9.5mmol/L	3.1~8.8mmol/L

内生肌酐清除率（C_{Cr}）：成年男性标准化为 85~125ml/（min·1.73m^2）；成年女性标准化为 75~115ml/（min·1.73m^2）；

血清肌酐（Scr）：苦味酸速率法：男性（60~79 岁）57~111μmol/L；女性（60~79 岁）41~81μmol/L。

【临床意义】脑出血易发生急性肾功能损害，尤其是老年人肾血管硬化史普遍，肾功能随年龄增长而减退，高血压、糖尿病等老年人常见病也会损伤肾血管进一步加重对肾功能的损害。因此，临床上应密切监测尿素、肌酐及尿量，如果尿素或肌酐升高超过正常范围，应考虑到肾功能损害的可能性。

【评价】

（1）血尿素浓度除受肾功能影响外，还受到蛋白质分解或摄入的影响。如急性传染病、上消化道大出血、高蛋白饮食等均可使血尿素浓度升高。但血肌酐一般不升高，故血肌酐测定较血尿素测定更能准确地反映肾小球功能。

（2）C_{Cr} 是临床评价 GFR 的常规试验，但存在收集尿液时间长（24 小时法）、患者依从性差等缺点。

（3）在控制外源性肌酐来源、无剧烈运动等条件下，血肌酐浓度主要取决于 GFR，但血肌酐浓度的测定能在一定程度上反映肾脏的功能状态；虽然敏感性和特异性不是很高，但检测简便，是临床常用的肾功能指标。血肌酐水平比较稳定，日内生理变动幅度在 10% 以内，但与个人肌肉量有关。

4. 电解质 急性脑出血时，易出现电解质紊乱，应密切监测血钠、钾等指标。

（1）血钠：血清钠为血清中钠离子的浓度，血清钠的测定可通过原子吸收分光光度法（atomic absorption spectrophotometry，AAS）、火焰发射分光光度法（flame emission spectrophotometry，FES）、离子选择电极法（ion selective electrode，ISE）或紫外可见分光光度法进行。临床实验室常用的是 ISE 和 FES。

【参考区间】离子选择电极法：137.0~147.0mmol/L。

【临床意义】

1）钠代谢与调节：机体内的钠主要来源于食物中的食盐，经肠道吸收入血，是细胞外液中含量最多的阳离子，多以氯化钠的形式存在，机体钠盐主要经肾排出体外。钠的主要功能为保持细胞外液容量，维持渗透压及酸碱平衡，并具有维持肌肉、神经正常应激性的作用。

2）高钠血症：高钠血症指血钠 >147mmol/L，并伴血渗透压过高的情况。除个别情况外（输入过多含钠盐过多的液体等），高钠血症主要是由失水引起，有时也伴失钠，但失水程度大于失钠。高钠血症主要临床表现为神经精神症状。早期主要症状为口渴、尿量减少、软弱无力、恶心呕吐和体温升高；体征有失水。晚期则出现脑细胞失水的临床表现，如烦躁、易激惹或精神淡漠、嗜睡、抽搐或癫痫样发作和昏迷；体征有肌张力增高和反射亢进等，严重者因此而死亡。临床上主要见于水排出过多而无相应钠丢失，如尿崩症、水样泻、换气过度、大汗以及糖尿病患者。高钠血症是细胞外液渗透压增高，出现口渴，细胞内水向细胞外转移，导致细胞脱水。

3）低钠血症：血清中钠离子浓度 <137.0mmol/L 称为低钠血症。低钠血症可由水增多或钠减少引起，临床上常见于水增多引起的低钠血症，根据病因可分为肾性和非肾性两大原因。

【评价】离子选择电极法是目前临床检测中最常用的方法，是利用电极电位和离子活度的关系来测定离子活度的一种电化学技术。离子选择电极只对水相中活化离子产生选择性响应，与标本中脂肪、蛋白质所占体积无关。血浆中固体物质部分（血脂和蛋白质）约占总体血浆的 7%，而水相占 93%，电解质都存在于水相中。间接 ISE 法需要稀释液来稀释样本，对于高脂血症由于脂蛋白占有大量体积。从而使测定结果出现假性降低。临床实际工作中以间接法为主。

（2）血钾：人体内的钾主要来源于食物，食物中的钾 90% 以上短时间内在肠道被吸收，吸收入血液的钾在 4 小时内即有 90% 从肾排出体外。钾离子大部分（98%）存在于细胞内，少量存在于细胞外液，且浓度恒定。组织细胞中平均含 K^+ 150mmol/L，红细胞内含 K^+ 约 105mmol/L，血清中含 K^+ 约 4~5mmol/L。体内的钾离子经常不断地在细胞内与体液之间相互交换，以保持动态平衡。钾是维持细胞生理活动的主要阳离子，在保持机体的正常渗透压及酸碱平衡、参与糖及蛋白代谢、保证神经肌肉的正常功能等方面具有重要作用。

【参考区间】离子选择电极法：3.5~5.3mmol/L。

【临床意义】

1）低血钾：①摄取减少：长期禁食、厌食、少食。②钾向细胞内移行：胰岛素治疗、碱中毒、周期性麻痹（低血钾型）等。③尿中钾排泄增加：a. 盐皮质激素分泌增多：原发性醛固酮增多症、17α- 羟化酶缺乏症、库欣（Cushing）综合征、异位性 ACTH 肿瘤、Bartter 综合征（低醛固酮症和低血钾性碱中毒的肾小球旁器增生综合征）、继发性醛固酮增多症（恶性高血压，肾血管性高血压）、肾小球旁器细胞瘤、大量口服甘草等。b. 远端肾小管流量增加：利尿剂（排钾）、失钾性肾炎。c. 肾小管性酸中毒。d.Fanconi 综合征（范科尼综合征）。④钾从消化道丢失增加：呕吐、腹泻、结肠癌、绒毛腺癌、Zollinger-Ellison 综合征（卓 - 艾综合征胰原性溃疡），WDHA 综合征（水样腹泻和低钾血症伴有胰岛细胞腺瘤综合征），服用泻药等。⑤大量发汗。

2）高血钾：①补钾过多：口服（特别是肾功能不全尿量减少时）或静脉补钾过多。②钾向细胞外移行：假性高血钾症、酸中毒、胰岛素缺乏、组织坏死、使用大剂量洋地黄、周期性麻痹（高血钾型）、使用琥珀酰胆碱等。③尿钾排泄减少：急慢性肾衰竭或细胞外液量减少等。④皮质类固醇激素活性降低：艾迪生病、肾素 - 血管紧张素 - 醛固酮系统功能低下、假性醛固酮过低症、药物（螺内酯）等。

【评价】见血清钠评价内容。

5. 血糖　脑出血后血糖在交感 - 肾上腺髓质系统等多种神经内机制的调节下应激性升高，有研究表明，血糖升高和疾病的预后有关，发病后血糖越高预后越差。详见本章第一节。

6. 血脂　血清 LDL-C 水平增高，HDL-C 的降低时脑卒中的危险性增加。详见本章第一节。

7. 心肌酶谱　急性脑出血患者血清心肌酶水平升高，LDH、AST、CK、CK-MB 的水平有显著性的升高，可能与脑出血影响下丘脑功能，引起交感 - 肾上腺系统功能亢进、大脑缺氧释放上述酶类有关。

（1）乳酸脱氢酶（LDH）：是参与糖酵解和糖异生途径中催化乳酸和丙酮酸之间氧化还原反应的重要酶类。乳酸脱氢酶主要存在于心、肾、肝等组织，其中以肾脏含量较高。

【参考区间】LP 速率法：120~250U/L。

【临床意义】乳酸脱氢酶增高：主要见于心肌梗死、肝炎、恶性肿瘤、肺梗死、白血病、溶血性贫血、肾脏疾病、进行性肌萎缩等。正常人血清中 LDH-2>LDH-1。如有心肌酶释放入血则 LDH-1>LDH-2，利用此指标可以观察诊断心肌疾病。

【评价】LDH 主要存在于心、肾、肝等组织，组织受到破坏会造成 LDH 升高。脑组织损伤越严重，其 LDH 表达越高。不同程度的脑出血患者其 LDH 水平也与严重程度呈正相关性且存在差异。

（2）肌酸激酶（CK）：也称为肌酸磷酸激酶。肌酸激酶以骨骼肌、心肌、平滑肌含量为多，其次是脑组织，胃肠道、肺和肾内含量较少。肌酸激酶主要存在于细胞质和线粒体中，是一个与细胞内能量运转、肌肉收缩、ATP 再生有直接关系的重要激酶。肌酸激酶活性测定可以用于骨骼肌疾病及心肌疾病的诊断。

【参考区间】酶偶联速率法：成人（20~79 岁）男性：50~310U/L；女性：40~200U/L。

【临床意义】

1）增高：①生理性增高：a. 运动后可导致肌酸激酶明显增高，且运动越剧烈、时间越长，肌酸激酶升高越明显。b. 分娩者和新生儿血清肌酸激酶活性高于正常值。c. 一些治疗和诊断措施，如安装人工心脏起搏器、电休克、放射治疗、心脏按压、心导管检查、泌尿系检查等，可使血清肌酸激酶活性增高。d. 男性肌肉容量大，血清肌酸激酶活性较女性高。e. 肌内注射某些药物（如麻醉药、止痛药、抗生素、地塞米松等），可导致血清肌酸激酶活性增高。f. 口服某些药物，如氯贝丁酯，可使血清肌酸激酶活性增高。②病理性增高：心肌梗死、病毒性心肌炎、皮肌炎、肌营养不良、心包炎、脑血管意外等。

2）降低：甲状腺功能亢进症。

【评价】急性脑出血患者 CK 的变化对治疗及预后有重要意义。

（3）肌酸激酶同工酶：肌酸激酶脑型同工酶（CK-BB）是脑细胞内的正常成分，正常情况下，脑特异性的 CK-BB 在血中或脑脊液（CSF）中不能检出且不能通过完整的血 – 脑脊液屏障；各种原因引起脑损伤时病灶内细胞膜受到破坏，CK-BB 时放入细胞间隙，在扩散至 CSF，通过受损的血 – 脑脊液屏障进入血液，使 CSF 和血清中的 CK-BB 的活性升高。

【参考区间】CK-BB 在血清中极低。

【临床意义】正常情况下，脑脊液及血清中的 CK-BB 含量极低，因此当其显著升高时，应当注意有脑损伤的存在。

【评价】由于仪器及检测原理，测量结果 CK-MB 常常大于 CK，因此计算法准确性低。检测法目前尚未推广，无统一参考标准。

8. 凝血功能（PT 和 APTT 异常提示有凝血功能障碍） 详见本章第一节。

9. 血小板功能 详见本章第一节。

10. 血栓弹力图 详见本章第一节。

11. 血气分析（BG） 是应用血气分析仪，通过测定人体血液的 H^+ 浓度和溶解在血液中的气体（主要指 CO_2、O_2），来了解人体呼吸功能与酸碱平衡状态的一种手段，它能直接反映肺换气功能及其酸碱平衡状态。

脑卒中患者常伴有缺氧发生，这主要是由于呼吸功能的异常所导致，比如肺通气量不足，神经系统损伤引起呼吸麻痹而导致的吸入性肺炎、肺不张等。重度脑卒中病人常伴有颅内压升高，呼吸变缓是其严重的临床表现，严重的呼吸变缓致呼吸性酸中毒，使得 PCO_2 分压升高，而反过来血气 PO_2 升高及 PCO_2 下降又能有助于颅内压的减低。另外，有报道某些导致偏身运动损伤的脑卒中常伴有呼吸性碱中毒，其发生与患者的意识状况、脑卒中部位、出血是否进入脑脊液以及运动损伤程度相关。血气分析的主要指标包括：PO_2、PCO_2、CaO_2、SaO_2、TCO_2、$P50$。酸碱平衡的主要指标：酸碱度（pH）、二氧化碳分压（PCO_2）、二氧化碳总量（TCO_2）、实际碳酸盐（AB）、碱剩余（BE）等。

【参考区间】pH：7.35~7.45；PCO_2：35~45mmHg；TCO_2：24~32mmol/L；实际 HCO_3^-：21~28mmol/L；碱剩余：–3~+3mmol/L；阴离子间隙：10~14mmol/L；缓冲碱：45~55mmol/L。

【临床意义】用于判断机体是否存在酸碱平衡失调以及缺氧和缺氧程度等。

（1）pH：表示血液酸碱的实际状态，反映 H^+ 浓度的指标。pH>7.45 为碱血症。

（2）PCO_2：指血浆中物理溶解的 CO_2 单独产生的分压。PCO_2>45mmHg 为原发性呼酸或继发性代偿性代碱。PCO_2<35mmHg 为原发性呼碱或继发性代偿性代酸。CO_2 有较强的弥散能力，故动脉血 PCO_2 基本上反映了肺泡 PCO_2 的平均值，是反映肺呼吸功能的客观指标。

（3）TCO_2：即二氧化碳总量指血浆中所有以各种形式存在的二氧化碳（CO_2）的总含量，其中大部分（95%）是结合形式的。

1）增高：①呼吸性酸中毒（肺气肿、肺纤维化、呼吸肌麻痹、支气管扩张、气胸、呼吸道阻塞）。②代谢性碱中毒（呕吐、肾上腺皮质功能亢进、缺钾及服碱性药物过多）。

2）降低：①代谢性酸中毒（尿毒症、休克、糖尿病性酮症酸中毒、严重腹泻及脱水）。②呼吸性碱中毒（呼吸中枢兴奋及呼吸加快等）。

（4）HCO_3^-

1）增高：代谢性碱中毒。

2）降低：代谢性酸中毒。

（5）碱剩余：BE 正值增加时，提示代谢性碱中毒；BE 负值增加时，提示代谢性酸中毒。

（6）阴离子间隙：目前多以 AG>16mmol/L 作为判断是否有 AG 增高型代谢性酸中毒的界限。

（7）缓冲碱：缓冲碱增高常见于代谢性碱中毒；减低常见于代谢性酸中毒，若此时实际碳酸氢盐（AB）正常，有可能为贫血或血浆蛋白低下。

【评价】急性脑出血患者 TCO_2、PCO_2 及 HCO_3^- 均降低，而 TCO_2 的下降更有意义，酸碱失衡及呼碱及呼碱合并代酸多见。

12. 感染性疾病筛查（乙肝、丙肝、梅毒、艾滋病等） 丙型肝炎（HCV）感染是脑出血的独立危险因素，其可能在脑出血的发生和发展过程中发挥着重要作用。

（二）脑脊液检查

目前已不用于脑出血诊断，以免诱发脑疝，仅在无条件作 CT 检查，病情不严重、无明显颅高压患者行腰穿检查，脑脊液压力可增高，呈洗肉水样均匀血性。如需排除颅内感染和蛛网膜下腔出血，可谨慎进行。

（三）影像学检查

头颅 CT、胸片、心电图。

三、检验路径

脑出血检验路径见图 10-2。

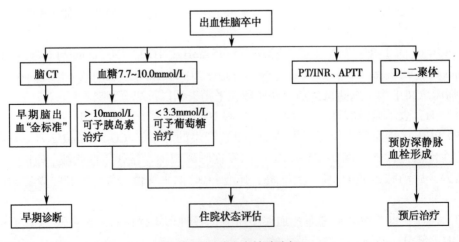

图 10-2 脑出血检验路径

第三节 蛛网膜下腔出血

一、疾病概况

（一）老年人蛛网膜下腔出血的定义

蛛网膜下腔出血（subarachnoid haemorrhage，SAH）是指各种原因出血，血液流入蛛网膜下腔的统称。临床上可分自发性与外伤性两类，自发性又分为原发性与继发性两种。典型表现为突然出现的剧烈头痛、呕吐、意识障碍、脑膜刺激征、血性脑脊液和脑 CT 扫描显示蛛网膜下腔为高密度影。但是，由于发病年龄、病变部位、破裂血管的大小、发病次数等不同，临床表现差别较大；轻者可以没有明显症状和体征，重者突然昏迷并在短期内死亡。

（二）流行病学调查

1. **发病率** SAH 的好发年龄在 40~60 岁（平均 50 岁），也可发生在童年或老年，女男比例为 1.6 : 1，其差异可能和激素水平相关，晚育或月经来潮较晚的女性患 SAH 风险较低。

2. **患病率** 美国脑血管疾病患者中约 5% 为动脉瘤性 SAH，SAH 的患病率为 80/10 万。动脉瘤治疗后每年新生动脉瘤的比例为 1%~2%。多发性颅内动脉瘤的患者更易生成新的动脉瘤，尚不明确是基因还是外界因素导致动脉瘤的生成。

3. **病死率** 动脉瘤 SAH 的病死率较高，在出血第 1 周高达 27%，2 次出血病死率可达 70%。在发病 3 个月内病死率为 45%~49%。伴有巨大动脉瘤或伴有神经功能缺失者预后更差。存活者中 50% 留有残疾，动脉瘤治疗后离院的患者中 64% 的生活质量未恢复到病前水平。

（三）老年人群特点

1. **病因** 在蛛网膜下腔出血的各种原因中，动脉瘤破裂占 50%，动静脉畸形占 15%，脑底异常血管网症占 10%，其他的原因如高血压动脉硬化、血液病、颅内肿瘤、颅内感染性疾病等占 15%，原因不明者占 10%，其主要系指经各种方法检查后，甚至尸检后仍未发现出血的原因者。中老年人动脉瘤多由于高血压所致硬化的动脉膨突而成。

2. **危险因素** 多变量模型研究发现高血压、吸烟、酗酒均为 SAH 的独立危险因素。拟交感神经药包括可卡因和苯丙醇胺，与 SAH 的发病有关。另外，天气和时间对于 SAH 的发病也有重要的影响，冬季和春季更易发病。

3. **病理** 蛛网膜下腔出血发生后几个小时之内，肉眼可见脑脊髓表面呈鲜红或紫红色。脑池和脑沟内的细胞沉积较多呈紫红色。蛛网膜下腔出血后，可引起一系列的颅内和颅外组织器官的病理过程，主要有以下几方面：

（1）颅内容量增加：血液自血管流入蛛网膜下腔，使颅内体积增加，引起颅内压增高，严重者出现脑疝。

（2）阻塞性脑积水：血液在颅底或进入脑室后，发生凝固造成脑脊液回流受阻，导致急性阻塞性脑积水，颅内压增高，甚至脑疝形成。

（3）化学性炎性反应：蛛网膜下腔的血细胞崩解后，释放出各种炎性物质，导致化学性炎症过程。进一步引起脑脊液增多而加重高颅压；诱发血管痉挛导致脑缺血或梗死。

（4）丘脑下部功能紊乱：由于急性高颅压或血液及其产物直接对丘脑下部的刺激，引起神经内分泌紊乱、血糖升高、发热等。

（5）自主神经功能紊乱：急性高颅压或血液直接损害丘脑下部或脑干，导致自主神经功能亢进，引起急性心肌缺血或梗死，心律失常。

（6）交通性脑积水：血红蛋白和含铁血红素沉积于蛛网膜颗粒，导致脑脊液回流的缓慢受阻，经过相当长时间后逐渐出现交通性脑积水，脑室扩大。

4．临床表现

（1）诱因：大部分患者在发病前有明显的诱因。如剧烈运动、过度疲劳、用力排便或咳嗽、饮酒、情绪激动等动态下发病。也有少数患者在安静下发病。

（2）先驱症状：大多数患者在无先驱症状下发病。少数患者在发病前有短时或长期间断性头痛病史，其发生率为10%。有的在发病前出现眩晕、视物模糊、眼肌麻痹型偏头痛等。

（3）主要症状：发病后按症状出现的频度可有以下主要症状：

1）头痛：主要是由于高颅压和血液化学刺激硬脑膜所致。而头痛是本病最常出现的症状，其频度依年龄及病情严重程度而不一。中青年发病时，头痛出现率在90%以上；老年及儿童则占50%左右。早期的头痛出现部位可以协助确定破裂的动脉部位。头痛的性质主要为剧烈胀痛或劈裂样痛。头痛持续的时间取决于出血量多少，一般为2周左右。

2）呕吐：是因高颅压和血液直接刺激呕吐中枢所致。呕吐是提示出血量多，颅内压较高，病情重的表现。大多数呈喷射性呕吐，呕吐物为胃内容物或咖啡样物。

3）意识障碍：发生率占50%以上。主要是因为颅内压过高导致大脑功能的抑制。一般在发病后即刻出现意识障碍，而程度和持续的时间取决于出血的量及部位。轻者为嗜睡，重者为昏迷；部分患者在短暂的昏迷后又恢复清醒。部分患者始终无意识障碍，这主要是因为出血量少或老年人脑萎缩明显，不至于出现明显高颅压。

4）脑膜刺激征：是蛛网膜下腔的血液刺激硬脑膜所致，主要表现为颈项强直，Brudzinski征和Kerning征阳性。有时脑膜刺激征是蛛网膜下腔出血的唯一临床表现，而没有其他症状和体征。这是因为蛛网膜下腔出血者如不出现脑膜刺激征说明出血量较少，病情不重。脑膜刺激征出现的强度及消失决定于出血的部位与出血量的多少和患者的年龄。老年人出血量少者，对疼痛耐受性强者或重症昏迷者，可以没有脑膜刺激征。

5）眼底异常：在发病当日或次日，由于急性高颅压，眼静脉回流受阻，部分患者出现视网膜和玻璃体积血；在脑脊液恢复正常后，仍有出血的痕迹可见，因此视网膜和玻璃体积血是蛛网膜下腔出血的重要根据之一。眼球内出血可侵入房水而引起视力下降，成为永久性视力障碍的原因。如伴有视盘水肿者，则可提示病情较严重。

6）精神症状：患者在急性期可出现各种精神症状，如欣快、谵妄、幻觉等，多在2~3周后自行消失。有的患者可出现记忆力减退、注意力不集中、分析判断力障碍等。SAH老年人的精神症状更为突出。

二、实验室诊断及鉴别诊断

诊断：突然出现剧烈头痛、呕吐和脑膜刺激征者，应考虑为蛛网膜下腔出血；如进行腰穿或脑 CT 扫描发现脑脊液或蛛网膜下腔有血者，即可确诊。但是在不典型的表现时，容易漏诊或误诊。如在老年病人发病或出血量不多者，其头痛、呕吐和脑膜刺激征不明显，此时主要靠脑 CT 扫描及腰穿检查发现才能确诊。

（一）常规检查

1. **血常规** 血常规检测的细胞部分，包括红细胞、白细胞和血小板。其中白细胞计数反映了循环池的粒细胞数量变化，感染等病理因素可能使循环池和边缘池的平衡被打破，导致白细胞计数呈大范围波动，并影响各种类型白细胞的比例。

【参考区间】成人：（3.5~9.5）× 10^9/L。

【临床意义】蛛网膜下腔出血的早期，可出现血液白细胞增高，以多核为主。病情重并持续数天后，血白细胞明显增高时提示有感染的可能。

【评价】血液分析仪计数白细胞是目前常规采用的筛检方法，具有标本用量少，易于大规模人群应用等优点；但检测前某些人为因素或非病理因素（如抗凝不充分、外周血液出现有核红细胞、巨大血小板、血小板凝集等）可干扰计数。

2. **凝血功能和肝功能等检查** 有助于寻找其他出血原因。参照本章第一节。

3. **腰穿检查** 是确定蛛网膜下腔有否出血的主要根据。病情较重，出现昏迷或有明显的神经系统局灶体征者，腰穿检查容易导致脑疝时，应该先进行脑 CT 扫描，其目的是能及时明确诊断，同时能很容易地排除继发性蛛网膜下腔出血。在有条件的医院，应首先进行脑 CT 扫描，之后根据需要再进行腰穿检查为宜。当 CT 扫描结果为阴性，建议行腰椎脑脊液（CSF）检查。腰穿主要检查颅内压力、常规及生化，并注意分析区别腰穿检查阳性结果。

【参考区间】见表 10-5。

表 10-5 脑脊液各项指标参考区间

检测项目	参考区间
外观	透明无色液体
比重	1.006~1.008
细胞数	白细胞计数应为（0~8）× 10^6/L；红细胞应为 $0 × 10^6$/L
蛋白质	腰椎穿刺：0.2~0.4g/L
葡萄糖	2.5~4.4mmol/L
氯化物	120~130mEq/L

【临床意义】

（1）外观：蛛网膜下腔出血后即刻腰穿时，依出血量多少，脑脊液颜色呈微浑、淡红、粉红至深红，出血时间久者可表现为橘红或黄色。

（2）颅内压力：大多数蛛网膜下腔出血病人的颅内压均升高，高者甚至超过压力管的测定上限。颅内压的高低决定于出血的量及时间。出血越多，颅内压越高；出血后第3~10天，由于化学性炎症参与，颅内压可能更高；但是有时形成血凝块者，腰穿的压力反而降低，代表不了真正的颅内压，应予注意区别。一般在发病 2 周以后颅内压下降，并逐渐恢复至正常。

（3）细胞数：蛛网膜下腔出血者的脑脊液常规检查主要了解细胞总数和血细胞分类情况。出血量少，甚至脑 CT 扫描也发现不了者，发病后几小时以内进行腰穿检查，脑脊液的细胞总数也可达数千个，出血量大者，多达几十万，甚至上百万以上。发病 24 小时以后行腰穿检查时，由于细胞的破坏，细胞总数相对下降。在进行腰穿检查时，应注意区别因腰穿过程导致的损伤，而出现的血性脑脊液。主要区别为：一是在放脑脊液时连续留 3 个管，如脑脊液的血性越来越淡者，则可能为损伤所致，否则为蛛网膜下腔出血；二是检查脑脊液中的红细胞是否为皱缩的红细胞，如为新鲜非皱缩的红细胞者，则是损伤所致，如是皱缩的红细胞，则是蛛网膜下腔出血；三是腰穿损伤严重出血量多者，流出的血性脑脊液，会迅速凝固。

（4）白细胞情况：发病距进行腰穿检查时间的长短影响着脑脊液白细胞的计数及与红细胞的比例。在无血液病的情况下，蛛网膜下腔出血后不久，脑脊液的白细胞与红细胞的比例为 1∶700，与血液中的比例大致相仿。如超过此比例者，可能是出血时间过久引起的化学性炎症或颅内炎性疾病并发的蛛网膜下腔出血，这部分的白细胞可根据以下公式计算：脑脊液白细胞数 = 脑脊液白细胞数 − 血液白细胞数 × 脑脊液红细胞数 / 血液红细胞数。

（5）蛋白质含量：只要是蛛网膜下腔出血，脑脊液蛋白质含量有不同程度的升高，多者可高达 10g/L 以上。出血量多少及时间影响脑脊液蛋白质的含量。一般认为每增加 700 个细胞数，可增加 1mg 的蛋白质；出血后 7~10 天时，由于出现化学性炎症反应，蛋白质含量达最高水平，而后逐渐下降。

（6）糖和氯化物：蛛网膜下腔出血患者，不论其出血量多少和出血的时间长短，其脑脊液的糖和氯化物含量均在正常范围。

【评价】腰椎穿刺有助于了解脑脊液的性质，有助于疾病的诊断和鉴别，蛛网膜下腔出血时，通过腰椎穿刺适量放出脑脊液，可以预防粘连，减轻病情。但腰椎穿刺易产生较多并发症，因此在临床工作中，要严格遵守腰穿的适应证和禁忌证，减少并发症的产生。

1）脑脊液蛋白质定量方法学评价：临床多采用磺基水杨酸－硫酸钠比浊法，该法操作简单，不需要使用特殊仪器，但标本用量大、重复性差、影响因素较多。蛋白质浓度过高时，需稀释后进行测定。

2）脑脊液葡萄糖定量方法学评价：测定方法与血清葡萄糖定量方法相同，己糖激酶法或葡萄糖氧化酶法。氧化酶法中一些还原性物质可产生竞争性抑制作用，造成测定结果偏低，使反应的特异性减低。己糖激酶法基本不受溶血、高脂血、黄疸、尿酸、维生素 C 及药物的干扰，特异性和准确性均高于葡萄糖氧化酶法。

3）脑脊液氯化物定量方法学评价：离子选择电极法为常规方法，变异系数小，准确度和精密度良好，使用更广泛。

（二）鉴别诊断

应注意与以下疾病鉴别：

1. 血管性头痛　偏头痛的患者可突然出现剧烈头痛及呕吐，先兆性偏头痛和偏瘫型偏头痛者还伴有局灶性神经功能障碍的症状，有时不易与蛛网膜下腔出血鉴别。但是，血管性头痛患者可提供既往有反复类似发作史，没有脑膜刺激征，腰穿或脑 CT 扫描检查没有异常发现，则可区别。

2. **颅内感染**　各种类型的脑膜炎和脑炎患者可以表现出明显的头痛、呕吐及脑膜刺激征，尤其有些脑膜炎患者可出现血性脑脊液，如结核性脑膜炎、隐球菌性脑膜炎和单纯疱疹病毒性脑炎。但是，颅内感染的发病缓慢，伴有发热，全身感染的征象，周围血液白细胞增高，脑脊液呈明显的炎性改变，脑 CT 扫描大多数为正常。SAH 后发生化学性脑膜炎时，CSF 白细胞增多，易与感染混淆，但后者发热在先。

结核性脑膜炎实验室检查特点：脑脊液压力升高，外观可呈毛玻璃状，放置数小时可见白色纤维薄膜形成，该膜抗酸染色直接涂片较易发现结核分枝杆菌。白细胞数十个至数百个、多呈混合型，以单核细胞占优势者约占 85%，蛋白含量轻、中度升高，氯化钠及葡萄糖多降低。

三、检验路径

蛛网膜下腔出血检验路径见图 10-3。

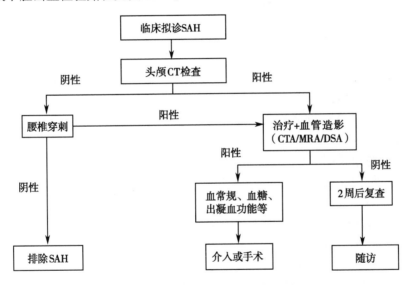

图 10-3　蛛网膜下腔出血检验路径

第四节　老年期痴呆

一、疾病概况

（一）老年期痴呆的定义

老年期痴呆是老年期常见的一组慢性进行性精神衰退性疾病，在老年人的疾病谱和死亡谱中占有重要的位置。目前认为，老年期痴呆是由于慢性或进行性大脑结构的器质性损害引起的高级大脑功能障碍的一组综合征，是患者在意识清醒的状态下出现的持久的全面的智能减退，表现为记忆力、计算力、判断力、注意力、抽象思维能力、语言功能减退，情感和行为障碍，独立生活和工作能力丧失。老年期痴呆包括阿尔茨海默病（Alzheimer's Disease，AD）、血管性痴呆（vascular dementia，VD）及混合性痴呆等。

阿尔茨海默病是发生于老年和老年前期，以进行性认知功能障碍和行为损害为特征的中枢神经系统退行性病变，是最常见的痴呆类型，约占老年期痴呆的 50%~70%。

（二）老年期痴呆的流行病学调查

流行病学调查显示，65 岁以上老年人 AD 患病率在发达国家约为 4%~6%，我国约为 3%~7%，女性高于男性，且随着年龄的增长，AD 患病率逐渐上升。《2017 中国卫生和计划生育统计年鉴》中显示，65 岁痴呆引起的死亡率为 0.88/10 万，而 85 岁以上则提高至 80.3/10 万。目前 AD 死亡率已位居各种疾病第 4 位，仅在心脏病、肿瘤、脑卒中之后。AD 发病的危险因素包括低教育程度、膳食因素、吸烟、雌激素水平降低、高同型半胱氨酸、血管因素等。

（三）特点

1. 病因　目前关于 AD 的发病机制存在多种说法，影响较广的有两个学说，一种学说为 β- 淀粉样蛋白（β–amyloid，Aβ）瀑布理论（the amyloid cascade hypothesis），认为 Aβ 的生成与清除失衡是导致神经元变性和痴呆发生的起始事件。另一重要的学说为 tau 蛋白学说，认为过度磷酸化的 tau 蛋白影响了神经元骨架微管的稳定性，从而导致神经原纤维缠结形成，进而破坏了神经元及突触的正常功能。此外，还有神经血管、细胞周期调节障碍、氧化应激等多种假说。

2. 病理　AD 的特征性病理改变是老年斑（senile plaques）的形成，神经纤维缠结（neurofibrillary tangles，NFTs）的出现及细胞神经元的变性，在大脑皮质广泛出现以上改变是 AD 的确诊的标准。

3. 临床表现　AD 通常隐匿起病，持续进行性发展，主要表现为认知功能减退和非认知性神经精神症状。按照最新分期，AD 包括两个阶段：痴呆前阶段和痴呆阶段。

（1）痴呆前阶段：此阶段主要表现为记忆力轻度受损，学习和保存新知识的能力下降，其他认知域，如注意力、执行能力、语言能力和视空间能力也可出现轻度受损，但不影响基本生活能力，达不到痴呆的程度。

（2）痴呆阶段：最早的症状为近记忆障碍或短期记忆丧失，随后可出现远期记忆减退，部分患者出现视空间障碍，外出后找不到回家的路等。

随着病情的发展，逐渐出现记忆丧失加重，出现失语症、失用症、失认症和视空间受损，命名首先受累，理解复杂事物、读写及叙事能力受损。患者的执行能力、洞察力、判断力和计算力受损；情绪易变，可瞬间从悲伤转为兴高采烈再到发怒；行为改变，如激越、片段性幻觉、妄想或偏执狂样思维。

最终患者出现情感淡漠、哭笑无常、言语能力丧失，无法完成日常简单的生活事项，与外界（包括亲友）逐渐丧失接触能力。四肢出现强直或屈曲瘫痪，括约肌功能障碍。此外，患者可并发全身系统疾病的症状，如肺部感染、压疮以及全身性衰竭症状等，最终因并发症而死亡。

二、实验室诊断及鉴别诊断

痴呆诊断主要依据：

（1）患者全面的可靠的认知障碍病史。

（2）智力检查及神经系统检查。

（3）CT、MRI 等影像学检查和脑脊液、EEG 等实验室检查。

在临床研究中，MCI 和 Pre-MCI 期的诊断标准还采纳了两大类 AD 的生物标志物。一类反映 Aβ 沉积，包括脑脊液 Aβ42 水平和涉及 PET 淀粉样成像；另一类反映神经元损伤，包括脑脊液总 tau 蛋白和磷酸化 tau 蛋白水平、结构 MR 显示海马体体积缩小或内侧颞叶萎缩、氟脱氧葡萄糖 PET 成像、SPECT 灌注成像等。目前这些生物学指标的临床应用还有待进一步改进和完善。

（一）常规检查

血、尿常规，血生化检查均正常。主要用于发现存在的伴随疾病或并发症、发现潜在的危险因素、排除其他疾病所致痴呆。如检测血叶酸、维生素 B_{12}、甲状腺功能以排除因上述三种物质低下导致的痴呆。

（二）老年相关实验室检查

1. β- 淀粉样蛋白：为淀粉样前体蛋白（APP）的裂解产物，由 39~43 个氨基酸组成。β- 淀粉样蛋白有 2 种形式，一种是由 40 个氨基酸组成的蛋白质片段，称为 Aβ1~40，正常老年人和阿尔茨海默病患者的脑组织内均存在；另一种是由 42~43 个氨基酸组成的蛋白质片段，称 Aβ1~42，主要存在于阿尔茨海默病患者脑组织中。Aβ1~42 的聚集力和神经毒性均强于 Aβ1~40 且可促进老年斑的生成，与阿尔茨海默病的发病机制密切相关。

【参考区间】ELISA：脑脊液中 Aβ42 含量为（40.5 ± 5.5）ng/L；血清标本检测请参考试剂说明书建立本实验室的参考值。

【临床意义】神经元中 β- 淀粉样蛋白的聚积能够激发老年性痴呆患者的记忆减退，脑脊液中该蛋白的升高对阿尔茨海默病的诊断有重要价值，但颅脑外伤也可出现 β- 淀粉样蛋白升高，应注意鉴别。

【评价】在正常的生理状态下，Aβ 在血液和脑脊液中都能被检测出。Aβ 的浓度主要受以下几个因素的影响：① APP 的代谢调节；② Aβ 的清除和跨血脑屏障运输；③ Aβ 蛋白酶降解作用；④ Aβ 的寡聚化；⑤ Aβ 结合蛋白与 Aβ 的结合和分离能力。Aβ 可被多种肽酶降解，最主要的是两种锌依赖性金属内切蛋白酶：脑啡肽酶和胰岛素降解酶。Aβ 的清除还依赖于机体的免疫机制。外周的 Aβ 抗体（IgG）可通过浸透运输至脑内，与 Aβ 结合形成免疫复合物，激活小胶质细胞，以清除 Aβ 沉积。另外，Aβ 抗体 /Aβ 免疫复合物还能通过新生儿 Fc 受体跨血脑屏障运输至外周血中。Aβ 与其结合蛋白的相互作用亦能调节其代谢过程，减少 Aβ 聚集，促进其清除和降解。Aβ 的自然属性使它能与多种蛋白结合，在血浆中白蛋白、α_1 抗胰凝乳蛋白酶、血清淀粉样蛋白 P 成分、脂蛋白等均能与 Aβ 结合。

2. tau 蛋白　tau 蛋白作为一种大脑磷酸化蛋白质，具有合成和稳定神经元的作用，它可连接轴突中的微管，从而促进微管装配中的稳定性。其中总 tau 蛋白（T-tau）反映了神经变性的密度，磷酸化 tau 蛋白（P-tau）与神经原纤维缠结病理改变有关。脑脊液中的 tau 蛋白主要来自坏死的神经细胞。

检测方法：T-tau、P-tau 多采用酶联免疫吸附试验（ELISA），研究表明，总 tau 蛋白诊断的灵敏度和特异度分别为 81% 和 90%；磷酸化 tau 蛋白诊断的灵敏度和特异度分别为

80% 和 92%。

【参考区间】ELISA：脑脊液中异常磷酸化 tau 蛋白的参考区间为 0.2~10ng；血清标本检测请参考试剂说明书建立本实验室的参考值。

【临床意义】痴呆患者脑脊液中 tau 蛋白均明显升高，但 AD 患者与其他原因引起的痴呆病例相比，tau 蛋白升高更加明显，表明 tau 蛋白是中枢神经系统神经元变性的一个敏感指标，可用于痴呆的诊断和鉴别。联合分析脑脊液中 Aβ1~42 和 tau 蛋白：研究证明联合脑脊液中 T-tau 蛋白浓度增高和 Aβ1~42 浓度降低对诊断 AD 具有较高的敏感度（95%~94%）和特异度（83%~100%），这些标志物可用于支持老年性痴呆的诊断，但在鉴别老年性痴呆与其他痴呆时特异性较低（39%~90%）。

3. **叶酸和维生素 B$_{12}$**　叶酸是一种水溶性维生素，它不存在于自然界中也无生物活性，但为具有生物活性的叶酸盐（folate）的前体。叶酸能传递一碳基团（甲基或甲酰）给脱氧尿苷酸，使之变为脱氧胸苷酸，进而合成 DNA。若 DNA 合成滞缓则影响细胞核的正常发育，维生素 B$_{12}$ 又叫钴胺素，是唯一含金属元素的维生素，是 B 族维生素中迄今为止发现最晚的一种。

【参考区间】

（1）血清叶酸：化学发光法：血清叶酸 >11.81nmol/L，红细胞叶酸 >537nmol/L。

（2）血清维生素 B$_{12}$：化学发光法：血清维生素 B$_{12}$ 为 133~675pmol/L。

【临床意义】代谢辅助因子如叶酸，维生素 B$_{12}$ 缺乏，这些因子在同型半胱氨酸代谢反应中为必需因子，均可导致高同型半胱氨酸血症的发生。高同型半胱氨酸血症是 AD 的危险因素。

4. **同型半胱氨酸（homocysteine，HCY）**　是一种含硫氨基酸，由细胞内的甲硫氨酸脱甲基生成，是甲硫氨酸代谢过程中的中间产物。同型半胱氨酸在体内循环中，大部分以与血浆蛋白结合的氧化形式存在，只有少量还原型和二硫化物同型半胱氨酸以游离形式存在于血液中。

同型半胱氨酸水平的升高是阿尔茨海默病发生的独立风险因素。已有许多研究表明，同型半胱氨酸水平升高是阿尔茨海默病、脑卒中、多发性硬化、帕金森、抑郁症等多种神经系统疾病发病的危险因素。

【参考区间】

（1）同型半胱氨酸：见本章第一节。

（2）脑脊液：5~15μmol/L。

注：各实验室根据自己检测方法不同，参考值各异。

【临床意义】同型半胱氨酸水平升高是叶酸和维生素 B$_{12}$ 缺乏的敏感指标，并且其水平的升高会增加阿尔茨海默病发病的危险性，这类患者体内同型半胱氨酸水平明显高于健康人，其血浆浓度与疾病的程度和并发症呈正相关。血清同型半胱氨酸水平与胆固醇、三酰甘油水平无明显相关关系。

部分慢性肾功能不全患者血浆同型半胱氨酸水平会升高，并且与血清肌酐值呈正相关，与肾小球滤过率呈显著负相关。

5. **载脂蛋白 E（apolipoprotein E，ApoE）**　存在于多种脂蛋白颗粒中，是正常人血浆脂蛋白中重要的 Apo 成分，主要功能为运输并介导某些脂蛋白与相应受体。在中枢神经系统中，ApoE 主要由星形胶质细胞及小胶质细胞合成和分泌。ApoE 对 Aβ 结合力较强有助于其运载，ApoE4 与 Aβ 结合力较弱，可诱导后者聚集而促进老年斑的形成，研究认为 ApoE4 基因是散发型 AD 的风险基因。

【参考区间】免疫透射比浊法：成人血清 ApoE：2.7~4.9mg/dl（此参考区间引自试剂说明书）。

【临床意义】ApoE 多态性不仅与动脉粥样硬化的发生发展及危险性密切相关，而且与 AD 发生有关联，ApoE 多态性主要由其基因多态性所决定，另外也受到翻译后化学修饰的影响。脑肿瘤中发现由高浓度的 ApoE，推断它可能作为神经胶质细胞瘤的标记。

6. ApoE 基因检测 载脂蛋白 E（ApoE）是一种由 299 个氨基酸残基组成的蛋白质，与脂质转运和代谢密切相关，参与众多疾病的发生、发展和预后。其编码基因位于 19 号染色体，ApoE 有三个等位基因，即 E2、E3 和 E4，构成 6 种不同的基因型：3 种纯合子（E2/E2、E3/E3、E4/E4）和 3 种杂合子（E3/E4、E2/E3、E2/E4）。不同的 ApoE 基因型与相应的配体具有完全不同的亲和力，进而对乳糜微粒（CM）、极低密度脂蛋白（VLDLs）和中密度脂蛋白（IDL）的分解代谢形成完全不同的影响。ApoE 对 Aβ 代谢也具有重要作用。

【临床意义】

（1）脂代谢相关：ApoE2 与 LDL 受体亲和力最低，因而 ApoE2 等位基因携带者其血液中总胆固醇（TC）、LDL-C 浓度低，易患Ⅲ型高脂血症；Apo E4 与 LDL 受体亲和力最高，因而 E4 等位基因携带者其血液中 TC、LDL-C 浓度高，易患冠心病、脑梗死、阿尔茨海默病等疾病。

（2）AD 发病相关：有研究证明，ApoE4 的遗传剂量与 AD 发病有关，他们认为每多遗传一个 ApoE4 的等位基因，相应就增加了 45% 的 AD 的患病危险，也使得其发病年龄提前。在晚发型 AD 中，每个 ApoE4 的等位基因能将发病年龄提前 7~9 年。研究还表明 ApoE2 与 Aβ 结合力较强，有助于其运载，有降低 AD 发病风险以及延缓发病时间的作用。而载脂蛋白 ApoE4 会加重 Aβ 沉积，诱导后者聚积而促进老年斑的形成，还会产生具有神经毒性的片段，刺激 tau 蛋白磷酸化以及损害线粒体功能，与晚发性 AD 及散发性 AD 的发病风险存在着一定的联系。

7. AD 相关基因 1 号染色体上早老蛋白 2（PS-2）基因突变及 14 号染色体上的早老蛋白 1（PS-1）基因，21 号染色体上淀粉样前体蛋白（APP）基因突变导致了约 50%~80% 的阿尔茨海默病。19 号染色体上的载脂蛋白 E 可以促进 Aβ 的形成，降低 Aβ 清除，使乙酰胆碱合成减少和促进 tau 蛋白高度磷酸化。同时研究证明，载脂蛋白 E4 是阿尔茨海默病的危险因素。与阿尔茨海默病发生相关基因见表 10-6。

表 10-6 与阿尔茨海默病发生相关基因

基因	染色体	可能作用机制
早老素 1 基因	14	增加 Aβ 生成
早老素 2 基因	1	增加 Aβ 生成
类淀粉蛋白前体基因	21	增加 Aβ 生成
载脂蛋白 E4	19	增加 Aβ 聚集

三、检验路径

老年期痴呆检验路径见图 10-4。

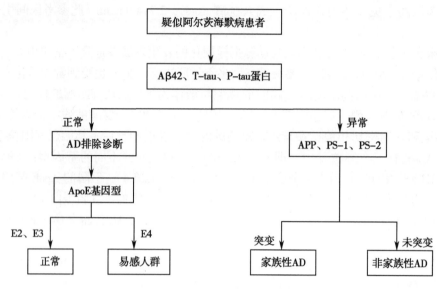

图 10-4 老年期痴呆检验路径

第五节 帕 金 森 病

一、疾病概况

（一）帕金森病的定义

帕金森病（Parkinson disease，PD），又名震颤麻痹（paralysis agitans），是一种常见于中老年的神经系统变性疾病，临床上以静止性震颤、运动迟缓、肌强直和姿势平衡障碍为主要特征。

（二）帕金森病的流行病学调查

帕金森病主要发生于中老年人，40 岁以前发病少见，我国 65 岁以上人群总体患病率为 1 700/10 万，与欧美国家相似，患病率随年龄增加而升高，男性稍高于女性。《2017 中国卫生和计划生育统计年鉴》中显示帕金森病在 65 岁人群中死亡率为 2.27/10 万，85 岁则为 31.78/10 万。

（三）疾病特点

1. **病因** 主要病理改变为黑质多巴胺（DA）能神经元变性凋亡，但具体机制尚未完全明了。

（1）神经系统老化：有资料显示 30 岁以后，随年龄增长，黑质多巴胺能神经元开始呈退行性变，多巴胺能神经元渐进性减少。尽管如此，但其程度并不足以致病，老年人群中患病者也只是少数，所以神经系统老化只是帕金森的促发因素。

（2）环境因素：人们早已注意到锰中毒、一氧化碳中毒、酚噻嗪、丁酰苯类药物能产生 PD 症状。有报道指出杀虫剂、除草剂、工业污染和水源污染等因素与 PD 的发生有关，然而目前外环境中存在的神经毒性物质尚不十分明确。有些证据不支持环境因素对 PD 发生作用。虽然某些区域有较高的患病率，但无肯定的群集发病迹象，本病的患病率一直呈稳定状态，故上述诸物质均不能以环境因素作为本病的主要原因。

（3）遗传因素：在临床上家族性的 PD 与散发的病例是很难区别的。大多数的研究结论表明，遗传的 PD 最常见的是常染色体显性遗传，个别报道是多基因传递方式。虽然遗传因素可能不是主要因素，但遗传的易感性可能起重要作用，研究发现由遗传决定的正常解毒代谢的损害可能会增加机体对环境毒物的易感性，如细胞色素 *P450 2D6* 基因可能是 PD 的易感基因之一，少数家族 PD 与共核蛋白（α-synuclein）基因及 Parkin 基因突变密切相关等。

（4）多因素交互作用：目前认为帕金森病是多因素交互作用下发病的。除基因突变导致少数患者发病外，基因易感性可使患病几率增加，但并不一定发病，只有在环境因素、神经系统老化等因素的共同作用下，通过氧化应激、线粒体功能紊乱等多种机制导致黑质多巴胺能神经元大量变性、丢失，才会导致发病。

2. 病理 主要有两大病理特征，其一是黑质多巴胺能神经元及其他含色素的神经元大量变性丢失，尤其是黑质致密区多巴胺能神经元丢失最严重，出现临床症状时丢失至少达 50% 以上。其二是在残留的神经元胞质中出现嗜酸性包涵体，即路易小体（Lewy bodies），由细胞质蛋白所组成的玻璃样团块，其中央有致密的核心，周围有细丝状晕圈（filamentous halo）。

3. 临床表现 发病平均年龄约 55 岁，多见于 60 岁以后，40 岁以前相对少见。男性略多于女性。隐匿起病，缓慢发展。

（1）运动症状（motor symptoms）常始于一侧上肢，逐渐累及同侧下肢，再波及对侧上肢及下肢。

1）静止性震颤（static tremor）常为首发症状，多始于一侧上肢远端，静止位时出现或明显，随意运动时减轻或停止，紧张或激动时加剧，入睡后消失。典型表现是拇指与示指呈"搓丸样"（pill-rolling）动作，频率为 4~6Hz。

2）肌强直（rigidity）：被动运动关节时阻力升高，且呈一致性，类似弯曲软铅管的感觉，故称"铅管样强直"（lead-pipe rigidity）；在有静止性震颤的患者中可感到在均匀的阻力中出现断续停顿，如同转动齿轮，称为"齿轮样强直"（cogwheel rigidity）。

3）运动迟缓（bradykinesia）：随意运动减少，动作缓慢、笨拙。早期手指精细动作缓慢，后逐渐发展成全面性随意运动减少、迟钝，晚期因合并肌张力增高，导致翻身、起床均有困难。

4）姿势障碍（postural instability）：在疾病早期，表现为走路时患侧上肢摆臂幅度减小或消失，下肢拖曳。随病情进展，出现"冻结现象"、慌张步态等。

（2）非运动症状（non-motor symptoms）：也是常见的临床症状，甚至有时早于运动症状出现。

早期可出现感觉障碍，如嗅觉和睡眠障碍等，晚期常有肢体麻木疼痛。患者也常见自主神经功能障碍，疾病后期也可出现排尿障碍和体位性低血压。近半数患者伴有抑郁并常伴有焦虑。

二、实验室诊断及鉴别诊断

（一）常规检查

血常规、生化等常规检查均无特异性表现，个别可有高血脂、糖尿病或异常心电图等。

（二）老年相关的实验室检查

（1）血清肾素活力降低、酪氨酸含量减少；黑质和纹状体内去甲肾上腺素（NE）、5-羟色胺（5-HT）含量减少，谷氨酸脱羧酶（GAD）活性较对照组降低 50%。

（2）脑脊液（CSF）中 γ-氨基丁酸（GABA）下降，CSF 中 DA 和 5-HT 的代谢产物高香草酸（HVA）含量明显减少。生长抑素含量降低。脑脊液中神经递质的检测和临床意义见表 10-7。

（3）尿中 DA 及其代谢产物 3-甲氧酪胺、5-HT 减少。肾上腺素和去甲肾上腺素也减少。

表 10-7　脑脊液中神经递质的检测和临床意义

递质名称	常用方法	参考值	临床意义
5-羟色胺（5-HT）	高效液相色谱法、酶学分析法、荧光法等	<20ng/ml	增高：颅脑外伤与脑血管疾病
γ-氨基丁酸（GABA）	高效液相色谱法、荧光分光光度法、高压电泳法等	0~0.1μmol/dl	降低：癫痫病
生长抑素（SS）	放射免疫分析		降低：Alzheimer 型老年痴呆患者

1. 血清肾素活性　交感神经以及循环中的儿茶酚胺可以刺激肾素的释放，检测人体血浆中肾素含量以肾素活性方式表达。血浆中内源性肾素催化血管紧张素原产生血管紧张素 I 的速率被称为血浆肾素活性。血浆中血管紧张素 II 的含量可用放射免疫法直接测定。

【参考区间】各实验室根据自己检测方法不同，建立自己实验室的参考值。

【临床意义】

（1）升高：肾性高血压症、肾小球旁器细胞瘤、肝硬化、心功能不全、肾病综合征、妊娠中毒症、Bartter 综合征（高醛固酮症和低血钾性碱中毒的肾小球旁器增生综合征）、21-羟化酶缺乏症、原发性选择性低醛固酮血症、Addison 病（艾迪生病）等。

（2）降低：原发性醛固酮增多症、肾上腺糖皮质激素反应性醛固酮增多症、先天性 17α-羟化酶缺乏症、先天性 11β-羟化酶缺乏症、Liddle 综合征、假性醛固酮血症、低肾素性选择性醛固酮血症、低肾素性原发性高血压等

【评价】尽管放射免疫法的应用普及广、灵敏度高，但该法难于自动化、测量影响因素多和对环境的污染问题等限制了该方法的临床应用。

2. 脑脊液生长抑素　生长抑素（SS）被认为是一种脑肠肽，由 14 个氨基酸组成，广泛分布于机体各组织器官中，具有神经内分泌功能，CSF 中 SS 的含量与血浆中无关，提示 CSF 中 SS 来源与血中的 SS 不同，浓度比血浆中高数倍，可能与旁分泌有关。利用放射免疫分析原理测定脑脊液 SS。

【参考区间】各实验室根据自己检测方法不同，建立自己实验室的参考值。

【临床意义】SS 在脑实质损害如脑肿瘤、脑血管病急性期的 CSF 中浓度升高；在急性脑梗死患者中水平下降。

3. **尿多巴胺** 样品中的儿茶酚胺在 pH 8.0~8.5 时，经氧化铝吸附、提纯，再用酸性溶液洗脱，然后在 pH 6.0~6.5 的缓冲液中进行氧化，以碱性抗坏血酸还原成具有强烈荧光的 1- 甲基 3，5，6- 三羟吲哚衍生物，进行荧光测定。

【参考区间】各实验室根据自己检测方法不同，建立自己实验室的参考值。

【临床意义】

（1）降低：见于帕金森病。

（2）升高：见于精神错乱、恐惧、幻觉、恶心、呕吐、晚期肾病。

4. **5- 羟色胺** 又称血清素（serotonin），由色氨酸衍生，色氨酸经色氨酸羟化酶作用形成 5- 羟色氨酸，再经脱羧酶成为 5- 羟色胺。5- 羟色胺是中枢神经系统的传递物质，其活性部分是吲哚胺。它广泛存在于脑、血小板、胃等组织中，以脑中的含量最高，是较强的血管收缩剂。它在血小板中含量较高，血小板破裂释放后参与血管收缩等。2/3 的 5- 羟色胺在肝脏与硫酸或葡萄糖醛酸结合后排出，或将吲哚断裂而分解；约 1/3 经单氨氧化酶作用氧化脱氨形成 5- 羟吲哚乙酸（5-HLAA）后从尿排出。5-HIAA 是 5- 羟色氨酸代谢的最终产物，不具有生物活性。

【参考区间】各实验室根据自己检测方法不同，建立自己实验室的参考值。

【临床意义】

（1）升高：类癌瘤综合征、术后倾倒综合征、偏头痛、低氧症等。

（2）降低：系统性红斑狼疮（SLE）、类风湿性关节炎（风湿性关节炎）、混合性结缔组织病等结缔组织疾病、帕金森病（震颤性麻痹）、亨廷顿舞蹈症、肝豆状核变性（Wilson病）、精神分裂症、神经衰弱等。

注意：5- 羟色胺在食入大量的核桃、香蕉后也可上升。

（三）诊断及鉴别诊断

诊断：中老年发病，缓慢进展性病程，必备运动迟缓及至少具备静止性震颤、肌强直或姿势平衡障碍中的一项，偏侧起病，对左旋多巴治疗敏感即可作出临床诊断。

鉴别诊断：

1. 帕金森主要需与其他原因引起的帕金森综合征相鉴别，包括继发性帕金森综合征、遗传变性性帕金森综合征和帕金森叠加综合征，症状体征不对称、静止性震颤、对左旋多巴制剂治疗敏感多提示原发性帕金森病。

2. **与各种原因引起的震颤相鉴别**

（1）特发性震颤：震颤虽与本病相似，但无肌强直与运动徐缓症状，可有家族遗传史，病程良性，少数或可演变成震颤麻痹。

（2）老年性震颤：见于老年人，震颤细而快，于随意运动时出现，无肌强直。

（3）癔症性震颤：病前有精神因素，震颤的形式、幅度及速度多变，注意力集中时加重，并有癔症的其他表现。

（4）脑炎后震颤麻痹综合征过去有脑炎病史，常见动眼危象，皮脂溢出及流涎增多。

（5）见于腔隙状态的血管性震颤麻痹综合征是由纹状体内的腔隙卒中所引起。以步态障碍为突出，可有痴呆和锥体束征，而震颤、运动徐缓少见，可由 MRI 或 CT 扫描得以确诊。

（6）由颅脑损伤、肿瘤和中毒引起者，可根据有关病史及检查发现而作出诊断。

（7）有基底节钙化者须查明引起钙化的原因。基底节钙化者未必都出现震颤麻痹症状。

（8）酒精中毒、焦虑症及甲状腺功能亢进的震颤，根据病史，不难识别。

3. 与伴有震颤麻痹症状的某些中枢神经多系统变性病相鉴别，如肝豆状核变性，原发性直立性低血压，小脑脑桥橄榄萎缩症等。这些疾病除有震颤麻痹症状外，还具有各种疾病相应的其他神经症状，如小脑症状、锥体束征、眼肌麻痹、不自主动作、直立性低血压、运动神经元病及痴呆等。

三、检验路径

帕金森病检验路径见图 10-5。

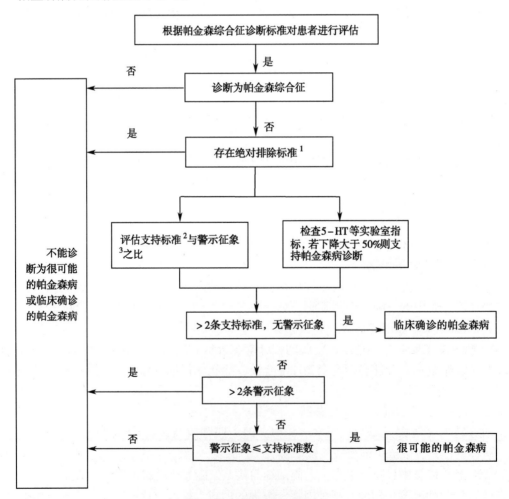

图 10-5 帕金森病检验路径

绝对排除标准[1]、支持标准[2]、警示征象[3]详见《中国帕金森病的诊断标准（2016 版）》

（李国歌 张国军 蒋 云）

参 考 文 献

［1］尚红,王毓三,申子瑜.全国临床检验操作规程.北京:人民卫生出版社,2015.

［2］贾建平,陈生弟,崔丽英.神经病学.第7版.北京:人民卫生出版社,2013.

［3］王维治.神经病学.第2版.北京:人民卫生出版社,2013.

［4］中华医学会神经病学分会,中华医学会神经病学分会脑血管病学组.中国脑血管病一级预防指南 2015.中华神经科杂志,2015,48(8):629-643.

［5］诸骏仁,高润霖,赵水平,等.中国成人血脂异常防治指南(2016年修订版).中国循环杂志,2016,31(10): 937-953.

［6］中国老年学学会心脑血管病专业委员会,中国医师协会检验医师分会心脑血管病专家委员会.脂蛋白 相关磷脂酶A2临床应用专家建议.中华心血管病杂志,2015,43(10):843-847.

［7］中华医学会神经病学分会,中华医学会神经病学分会脑血管病学组.中国蛛网膜下腔出血诊治指南 2015.中华神经科杂志,2016,49(3):182-191.

［8］康熙雄,张国军.脑脊液临床实验室检查策略.北京:人民卫生出版社,2018.

［9］孙梦莎,顾鸣敏.阿尔茨海默病早期诊断研究进展.中国现代神经疾病杂志,2018,18(03):213-221.

［10］中国医师协会检验医师分会阿尔茨海默病检验医学专家委.阿尔茨海默病检验诊断报告模式专家共 识.中华医学杂志,2016,(14):1080-1082.

［11］中华医学会神经病学分会帕金森病及运动障碍学组,中国医师协会神经内科医师分会帕金森病及运 动障碍专业.中国帕金森病的诊断标准(2016版).中华神经科杂志,2016,(4):268-271.

［12］中华医学会神经病学分会,中华医学会神经病学分会脑血管病学组.中国脑出血诊治指南(2014).中 华神经科杂志,2015,(6):435-444.

［13］中华医学会神经外科学分会,中国医师协会急诊医师分会,国家卫生和计划生育委员会脑卒中筛查 与防治工程委员会.自发性脑出血诊断治疗中国多学科专家共识.中华神经外科杂志,2015,(12): 1189-1194.

［14］中华医学会神经病学分会帕金森病及运动障碍学组,中国医师协会帕金森病及运动障碍专业委员 会.中国帕金森病及运动障碍疾病临床大数据库建设专家共识.中华神经医学杂志,2016,(7): 649-653.

［15］中华医学会神经病学分会帕金森病及运动障碍学组.中国帕金森病治疗指南(第三版).中华神经科 杂志,2014,(6):428-433.

［16］丁香园.急性缺血性脑卒中血管内治疗方法中国专家共识.实用心脑肺血管病杂志,2015,(3): 110-110.

［17］高峰,徐安定.急性缺血性卒中血管内治疗中国指南2015.中国卒中杂志,2015,(7):590-606.

［18］中华医学会神经病学分会,中华医学会神经病学分会脑血管病学组.中国急性缺血性脑卒中诊治指 南2014.中华神经科杂志,2015,(4):246-257.

［19］中华医学会神经病学分会,中华医学会神经病学分会脑血管病学组.中国缺血性脑卒中和短暂性脑 缺血发作二级预防指南2014.中华神经科杂志,2015,(4):258-273.

［20］徐跃峤,王宁,胡锦,等.重症动脉瘤性蛛网膜下腔出血管理专家共识(2015).中国脑血管病杂志, 2015,(4):215-225.

第十一章

免疫系统疾病

　　风湿免疫性疾病指影响骨、关节及其周围软组织以及神经等一大类疾病，发病率随年龄增长而增加，例如老年人群原发性干燥综合征患病率可高达 2%~4.8%，老年人群类风湿关节炎的患病率为 2%~2.3%。免疫系统衰退是老年人生命过程中的明显特征之一。老龄化带来的染色体突变、异位、不稳定导致基因表达的异常，机械磨损、氧化、糖基化损伤、组织生化组成、长期环境因素及一些特殊药物也易在老年人诱发或导致多种风湿免疫性免疫系统疾病。风湿免疫性疾病发病率高，可累及全身多个系统，有较高的致残率，目前风湿免疫性疾病种类繁多，按病理改变可分为炎症性病变和非炎症性病变两类。前者多有自身免疫炎症引起，导致组织及血管中炎症细胞浸润甚至坏死；非炎症性病变多有特殊组织的变性或增生引起的。自身免疫（autoimmunity）泛指机体免疫系统受某些内因、外因或遗传等因素作用产生针对自身正常或者变性组织、器官、蛋白质或者酶类等自身抗原发生的免疫应答反应，出现自身抗体或者自身致敏淋巴细胞的现象。因自身免疫导致组织器官或功能障碍所致的疾病称自身免疫性疾病。老年化可导致获得性免疫缺陷、免疫细胞功能异常，有 50% 以上正常老年人可检出低水平的多种自身抗体，与年龄相关的多种慢性疾病增加了诊断难度。此外，老年风湿免疫性疾病的病情严重程度差异很大，治疗方案制定要充分考虑老年人的全身情况及各种并发症。治疗的目标是减轻炎症、防止脏器受累，维持功能，防治并发症，降低死亡率。要争取最大疗效并尽量减少药物的毒副作用，注意风险 / 效益比。

　　自身免疫性疾病按累及的系统和器官可分为系统性自身免疫病和器官特异性自身免疫病两大类。大多数自身免疫性疾病具有相对特异的自身抗体，通过检测自身抗体可对自身免疫性疾病进行诊断或者鉴别诊断，检测炎性标志物评价免疫炎症的活动状态。由于自身抗体的产生是自身免疫病的基本特征之一，因而，自身抗体本身就成为大多数自身免疫病的血清学标志物。自身抗体检测在自身免疫病中的临床应用专家建议（表 11-1），可为广大临床医师和检验医师提供参考。炎性反应是机体的免疫防疫的重要方式，但炎症反应过强可造成机体的病理损伤。目前临床主要检测 C- 反应蛋白（C reactive protein，CRP）、血

表 11-1 自身抗体检测在自身免疫病中的临床应用专家建议

建议摘选

1. 对临床怀疑有自身免疫病的患者进行自身抗体检测。疾病分类或诊断标准中列出的自身抗体应在检测之列。需要结合患者病史、症状、体征及自身抗体水平等自身免疫病急性诊断及鉴别诊断。

2. 自身抗体的检测建议选用国际推荐（或公认）的检测方法

3. 自身抗体的检测结果以定量或半定量方式表达

4. 当自身抗体检验结果与临床不符时，建议结合患者性别、年龄、病史及其他实验室指标等特点，对检验结果做事适当解释及下一步建议

5. 诊断系统性自身免疫疾病时，ANA 应作为初筛项目之一。当 IIF-ANA 阳性时，需要对 ANA 特异性自身抗体进行进一步检测

6. ANA 检测以 HEP-2 细胞为底物的 IIF 法为首选。IIF-ANA 检测报告中建议注明检测方法，特异性荧光核型和抗体滴度值，同时指出正常参考区间和临界值。

7. 抗 dsDNA 抗体检测建议以短膜虫 IIF 或放射免疫法（Farr 法）或 ELISA 方法检测。结合临床需要，可进行 2 种方法的平行检测

8. 抗 dsDNA 抗体作为 SLE 疾病活动性监测指标之一，应定期进行检测

9. 对疑诊为 RA 的患者，应进行包括 RF、抗 CCP 抗体在内的相关自身抗体的联合检测，以提高 RA 的早期诊断效率

清淀粉样蛋白 A（serum amyloid，SAA）、铁蛋白（Ferritin，Fer）、前白蛋白（pre-albumin，PAB）、转铁蛋白（transferrin，TRF）和降钙素原（procalcitonin，PCT）等急性时相反应蛋白的水平与动态变化并结合临床症状、体征来评价机体的炎症状态。急性时相反应蛋白能快速有效的反映机体的炎症状况，CRP、SAA 和 PCT 是临床最常用的。CRP 和 SAA 均能快速、特异地反映机体的炎症状态，但针对微小反应判断，SAA 的敏感性更高，针对相同的炎症反应 SAA 增加幅度更加明显。但 CRP 水平升高程度可区分病毒感染和细菌感染，如果是病毒感染 CRP 通常不超过 50mg/L，提示轻度炎症；细菌感染则可高达 100mg/L 以上，提示炎症反应较重。CRP 水平与疾病的活动性有较好的相关性，活动期较非活动期表达更高。此外，临床 CRP 水平监测还可用于指导用药、治疗监测和评价预后，如持续性升高的 CRP 提示炎症无好转、治疗失败或预后差。但应注意急性损伤或者某些浆细胞疾病（如霍奇金淋巴瘤和肾癌等恶性肿瘤）可导致血清 IL-6 水平增加，CRP 水平也可同时升高。PCT 可用于判断感染的类型，而且是评估抗菌药物是否合适或者停用的有效指标。在自身免疫性疾病、病毒感染患者中 PCT 水平轻度增高，是鉴别感染性炎症与免疫性炎症的辅助指标。自身抗体是机体针对自身组织、器官、细胞及细胞内成分的抗体，患者血清中自身抗体的出现是自身免疫性疾病的重要特点，自身抗体的检测对自身免疫性疾病的诊断和鉴别诊断有极大的帮助。自身抗体分为生理性和病理性自身抗体。前者是针对衰老或者死亡的自身细胞产生少量的自身抗体，有助于单核细胞及巨噬细胞吞噬体内的衰老或者死亡细胞，以维持机体生理环境的稳定。而后者由于机体免疫系统紊乱，出现自身免疫应答，产生针对于自身组织抗原的抗体，能造成机体组织器官的损伤，引起自身免疫性疾病，多数自身免疫性疾病都伴有特征性自身抗体谱，因此自身抗体检测是诊断自身免疫性疾病的重要手段之一。自身抗体与炎性标志物在自身免疫性疾病的分析路径见图 11-1。

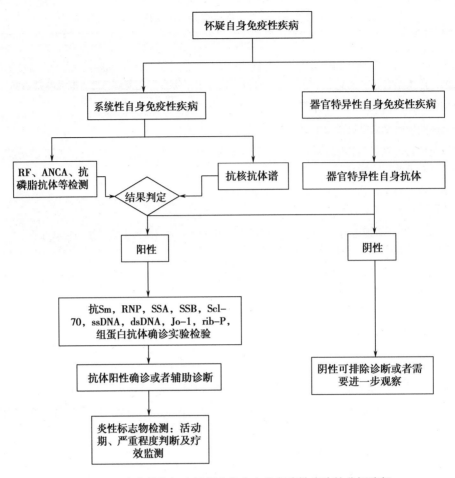

图 11-1　自身抗体与炎性标志物在自身免疫性疾病的分析路径

第一节　干燥综合征

干燥综合征（Sjögren syndrome，SS）是一种主要累及泪腺、唾液腺等外分泌腺体，具有淋巴细胞浸润和特异性自身抗体为特征的慢性炎症性自身免疫病。因其免疫性炎症反应主要表现在外分泌腺体的上皮细胞，故也称为自身免疫性外分泌腺体上皮细胞炎或自身免疫性外分泌病。临床除有泪腺和涎腺受损功能下降而出现眼干、口干外，尚有累及其他外分泌腺及腺体外其他器官而出现多系统损害的症状。其血清中存在多种自身抗体和高免疫球蛋白。本病可分为两类：原发性 SS 和继发性 SS。前者指不具另一诊断明确的结缔组织病的 SS。后者是指继发于另一诊断明确的结缔组织病，如类风湿关节炎（rheumatoid arthritis，RA）、系统性红斑狼疮（systemic lupus erythematosus，SLE）等或特殊病毒感染（丙型肝炎病毒感染、艾滋病等）等的 SS。本章内容主要介绍原发性干燥综合征（primary SS，pSS）。

一、疾病概况

（一）干燥综合征的概述

国内外学者将初发年龄大于 60 岁的 SS 称为老年 SS。SS 是老年人群较常见的弥漫性结缔组织病。

（二）干燥综合征的流行病学调查

pSS 多见于女性，男女之比为 1∶9~1∶10，成年女性患病率为 0.5%~1.56%；任何年龄均可发病，好发年龄为 30~60 岁。初步调查我国 pSS 患病率为 0.29%~0.77%，老年人群 pSS 患病率可高达 2%~4.8%。随着我国老年人口的增多，老年人 pSS 的诊治越来越多地引起人们的重视疾病。

（三）老年人群特点

1. **病因和发病机制**　pSS 确切的病因和发病机制尚不清楚。大多数学者认为是感染、遗传、内分泌等多因素参与其发生、发展和延续。个体的遗传易感和环境因素的触发，导致本病的发生。可能的发病机制包括：在病毒（如 EB 病毒、丙型肝炎病毒和人类免疫缺陷病毒等）或非病毒因素作用下腺体细胞发生坏死或凋亡，使 SSA 蛋白表达于腺细胞表面；受损腺体所产生的细胞因子可上调腺体内皮微静脉表面趋化因子和细胞黏附分子的表达，从而促进淋巴细胞和树突状细胞向腺体的归巢；在辅助性 T 淋巴细胞的影响下，通过人类白细胞 DR 抗原（HLA-DR）阳性抗原递呈细胞，B 淋巴细胞产生针对 SSA 抗原的抗体；形成包含抗 SSA 及核糖核蛋白的免疫复合物，并通过 Toll 样受体和 Fc 受体与腺体内树突状细胞结合；树突状细胞产生 I 型干扰素，后者进一步促进了淋巴细胞归巢、淋巴细胞和金属蛋白酶的激活和腺细胞的凋亡。这种恶性循环更多地发生于 HLA-DR 3 阳性的易感基因个体。同时，X 染色体连锁因素亦可能参与其中。

2. **病理**　本病主要累及由柱状上皮细胞构成的外分泌腺体。以泪腺和唾液腺的病变为代表，表现为腺体间质有大量淋巴细胞浸润、腺体导管的管腔扩张和（或）狭窄等，小唾液腺的上皮细胞则有破坏和萎缩，功能受到严重损害。类似病变可出现在其他外分泌腺体，如皮肤、呼吸道黏膜、胃肠道黏膜以及肾小管、胆小管、胰腺管等具有外分泌腺体结构的内脏器官。本病的另一基本病变是血管受损，包括小血管壁或者血管周炎症细胞浸润，优势管腔出现栓塞、局部组织供血不足。上述两种病变尤其是外分泌腺体病变是造成其特殊临床表现的基础。

二、实验室诊断及鉴别诊断

（一）临床表现

起病多隐匿，临床表现多样，主要与腺体功能减退有关。

1. **症状及体征**　主要症状及体征有局部表现和系统表现两种；患者可出现全身症状，如乏力、低热等。少数病例表现为高热，甚至高达 39℃ 以上。约有 2/3 患者出现其他外分泌腺体和系统损害。

（1）口干燥症：因唾液腺病变而引起的症状有：

1）口干：70%~80% 患者诉口干，严重者讲话时需频频饮水，进食固体食物时伴以流质送下。

2）猖獗性龋齿：牙齿逐渐变黑，继而小片脱落，最终只留残根，是本病的特征之一。

3）腮腺炎：约50%患者有间歇性腮腺肿痛，累及单侧或双侧，10天左右可自行消退，少数持续性肿大者应警惕恶性淋巴瘤。少数有颌下腺肿大，舌下腺肿大较少见。

4）舌：表现为舌痛，舌面干裂，舌乳头萎缩。

（2）干燥性角结膜炎：因泪腺分泌的黏蛋白减少而出现眼干涩、异物感、少泪等症状，甚至哭时无泪，部分患者有眼睑肿胀和前葡萄膜炎等，严重者可致角膜溃疡，穿孔失明者少见。

（3）其他浅表部位：如鼻、硬腭、气管及其分支、消化道黏膜、阴道黏膜的外分泌腺体均可受累，从而出现相应症状。

（4）皮肤：约1/4的患者有不同皮疹，特征性表现为紫癜样皮疹，多见于下肢，为米粒大小边界清晰的红丘疹，压之不褪色，分批出现，每批持续时间约为10天，可自行消退而遗有褐色色素沉着，主要与高球蛋白、冷球蛋白血症有关。还可有荨麻疹样皮疹、结节红斑等。

（5）骨骼肌肉：关节痛较常见，70%~80%患者有关节痛，其中10%有关节肿，多不严重，且呈一过性，一般不出现关节破坏，有些关节炎的表现和类风湿关节炎非常相似。约3%~14%的患者有肌炎表现。

（6）肾：约30%~50%患者有肾损害，主要累及远端肾小管，表现为因肾小管性酸中毒而引起的周期性低钾性麻痹，严重者出现肾钙化、肾结石、肾性尿崩症及肾性软骨病。近端肾小管损害较少见。部分患者肾小球损害较明显，可能与淀粉性变、免疫复合物沉积、药物不良反应等有关。

（7）呼吸系统：出现支气管炎、肺大疱、间质性肺炎等，甚至肺动脉高压，少数患者可因呼吸衰竭死亡。

（8）消化系统：胃肠道可因黏膜层外分泌腺体病变而出现萎缩性胃炎、胃酸减少、慢性腹泻等非特异性症状。约20%有肝脏损害，临床上可无相关症状，部分患者并发免疫性肝病，以原发性胆汁性肝硬化多见。偶见慢性胰腺炎，部分患者可合并炎性肠病。

（9）神经系统：周围和中枢神经均可累及，但周围神经损害多见。可出现感觉、运动神经异常，轻偏瘫、横断性脊髓病等，也有无菌性脑膜炎、视神经脊髓炎和多发性硬化的报道。

（10）血液系统：可出现白细胞减少或（和）血小板减少。淋巴瘤的发生率显著高于正常人群，持续腮腺肿大、紫癜、白细胞减少、冷球蛋白血症及补体C4水平低提示可能发展为淋巴瘤。

（11）老年人的特点：老年人pSS的临床表现与其他年龄人群大致相同，但又有其特殊性。老年人SS的平均发病年龄为65岁，仍以女性多见，但男性患者的比例有所增加，男女之比为1:4.8。老年组pSS的呼吸系统受累，尤其是肺间质病变、肺动脉高压的发生率明显高于非老年组，而较少出现肾脏受累。

1）泪腺是pSS最常见的受累部位，且老年人pSS中眼部受累更为常见。因泪腺分泌功能下降可导致眼干涩、泪少、砂砾感及异物摩擦感，伴分泌物增多；严重者可致角膜溃疡，甚至穿孔、失明。眼科检查可见Schirmer I试验、角膜染色呈阳性。

2）老年 pSS 患者的成人腮腺炎的发生率低，如患者出现腮腺持续肿大，腺体质硬，呈结节状，应警惕恶变可能。

3）老年人 pSS 患者的肺部受累尤为突出，自气管至胸膜皆可累及，其中以肺间质病变、肺动脉高压最常见。随病情进展，患者可从毫无症状，到出现胸闷、喘憋，甚至呼吸衰竭。因此，对所有老年 pSS 患者均应行胸片、胸部高分辨扫描（HRCT）、肺功能及心脏超声检查。

4）老年人 pSS 肾损害少见，主要表现为蛋白尿，而肾小管酸中毒不常见。

5）老年 pSS 患者可因消化道的腺体分泌功能受损而出现各种症状，如咽痛、食管干燥，食管运动障碍可出现吞咽困难；以及慢性萎缩性胃炎，少数还可并发急、慢性胰腺炎；25% 的患者有肝功能损害，转氨酶增高甚至出现黄疸，肝脾肿大较常见；部分患者出现顽固性腹泻；肠及胰腺受累可有吸收不良综合征。

6）10% 的患者因不同部位的血管炎可致中枢神经系统和周围神经系统的病变。周围神经病变较多见，主要是累及三叉神经及其他感觉纤维为主，也可累及运动神经，出现感觉过敏、感觉缺失或运动障碍；中枢神经病变发生率低，多为暂时性功能障碍，也可形成神经损害。

2. 辅助检查

（1）血、尿常规及其他常规检查：20% 患者出现贫血，多为正细胞正色素型，16% 患者出现白细胞降低，13% 患者出现血小板减少。对于尿 pH 多次 >6 患者，有必要进一步检查肾小管酸中毒相关指标；通常过氯化铵负荷试验可见约 50% 患者有亚临床肾小管性酸中毒。60%~70% 患者血沉增快，C- 反应蛋白也可升高。

（2）自身抗体：抗核抗体（ANA）检测是实验室诊断 SS 的首选筛查实验，45.7% 患者 ANA 滴度升高。抗 SSA 和抗 SSB 抗体是本病中最常见的自身抗体，抗 SSA 和（或）抗 SSB 阳性对诊断 SS 有意义，抗 SSA 和抗 SSB 抗体阳性率分别为 70% 和 40%，前者敏感性高，后者特异性较强，有系统性损害的患者两者阳性率更高。43% 患者类风湿因子（RF）阳性，约 20% 患者抗心磷脂抗体（ACL）阳性。抗 U1-RNP 抗体、抗着丝点抗体（ACA）的阳性约为 5%~10%。测定抗 α-fodrin 抗体可协助可疑患者诊断，但少数系统性红斑儿狼疮继发 SS 患者亦可出现。抗毒蕈碱受体 3（M3）抗体是诊断 SS 的新抗体，可能参与眼干燥症发生。50% 患者可检测到抗甲状腺球蛋白抗体；少数可检测到抗线粒体抗体以及抗胃壁细胞抗体。

（3）高球蛋白血症：以 IgG 升高为主，为多克隆性，少数患者出现单克隆性高免疫球蛋白血症或巨球蛋白血症。

（4）其他检查：包括泪腺功能检测、涎腺功能检测和唇腺活检。泪腺功能检测有三种，即 Schirmer 试验、泪膜破碎时间（BUT 试验）、角膜染色试验。涎腺功能检测有三种，即唾液流量、腮腺造影、涎腺放射性核素扫描。

3. 各个项目基本内容介绍

（1）抗核抗体检测

抗核抗体（antinuclear antibodies，ANAs）是自身免疫性疾病患者血清中最常出现的一类自身抗体，是自身免疫性疾病最常用的筛查实验。ANA 是一组将自身真核细胞的各种成分脱氧核糖核蛋白、DNA、可提取核抗原和 RNA 等作为靶抗原的自身抗体的总称，抗体类型主要为 IgG，也包括 IgA、IgM、IgD 和 IgE，它们可与不同种属来源细胞的相应抗原成分发生反应。按照细胞内分子理化性质与抗原分布部位将 ANA 分为四大类，即抗 DNA 抗体、抗组蛋白抗体、抗非组蛋白抗体和抗核仁抗体；每一大类又因不同的抗原特性再分为许多亚类。在临床检测中 ANA 的命名通常按以下四种方式进行：①根据抗原的化学名称命名，如抗 dsDNA、抗 RNP、抗 DNP；②以第一位检出该抗体的患者命名，如抗 Sm、抗 Ro、抗 La 抗体；③以相关疾病命名，如抗 SSA、抗 SSB 抗体；④以抗原的部分命名，如抗核仁抗体、抗线粒体抗体等。

ANA 检测通常采用以 HEp-2 细胞为底物的间接免疫荧光法（IIF）为首选，亦可以 HEp-2 细胞粗抗原或纯化抗原的混合抗原为包被抗原的 ELISA 法进行检测，是自身免疫性疾病实验室诊断的首选筛查项目。

【参考区间】间接免疫荧光法：正常人通常为阴性。ELISA 法：正常人通常为阴性。

【临床意义】正常人 ANAs 检测结果为阴性，若 ANAs 结果阴性，可基本排除自身免疫性疾病。系统性自身免疫疾病患者以 IIF 法检测 ANA 结果如为阴性，可能原因有：ANA 相关抗体确实；存在的是针对高度可溶性抗原的自身抗体，如抗 SSA 抗体；抗体针对的是含量极少的胞质靶抗原，如 Jo-1 等。若 ANAs 结果阳性，提示存在自身抗体，在荧光显微镜下可见特异的荧光模型，阳性标本需进一步做类型分析并进行滴度测定，以确定自身抗体的类型与含量。有些自身抗体与疾病的诊断密切相关。

美国风湿病学会将 ANA 作为 SLE 的诊断标准之一，其阳性率大于 95%，阴性可基本排除 SLE，故 ANA 检测常作为 SLE 的首选筛查试验。但 ANA 并不是 SLE 的特异性的自身抗体。其他自身免疫性疾病，如混合性结缔组织病的 ANA 检测率可达 95%~100%；SS 的 ANA 检测率为 70%~80%；进行性系统性硬化检测率可达 85%~95%；药物性狼疮、类风湿关节炎、多发性肌炎及皮肌炎、慢性活动性肝炎等检出率也有 20%~50%。因此，不能仅以 ANA 阳性作为某种自身免疫疾病的诊断依据，ANA 阳性需进一步采用纯化抗原进行抗体确认，以明确自身抗体的种类及含量，通常低滴度水平的自身抗体不具有临床意义。

间接免疫荧光法的荧光模型对特异性自身抗体的推断及相关自身免疫性疾病的诊断具有指导价值，如抗着丝点抗体、抗高尔基体抗体等，经验丰富的技术人员可依荧光模型初步判断抗体的类型。但有些荧光模型为两种或两种以上抗体混合的表现模型，如均质型荧光模型与抗 dsDNA 抗体、抗组蛋白抗体和抗核小体抗体有关，主要见于 SLE 和药物性狼疮；颗粒型荧光模型与抗 Sm 抗体、抗 U1-RNP 抗体（又称抗 nRNP 抗体或抗 RNP 抗体）、抗 SSA 抗体和抗 SSB 抗体等有关，主要见于 MCTD、SLE 和 SS 等自身免疫疾病患者；周边型荧光模型与抗板层素抗体、抗核孔复合物（gp210、P62）抗体等有关，主要见于 PBC 和自身免疫性肝炎；核仁型荧光模型与抗 RNA 多聚酶 I 抗体、抗纤维蛋白抗体和抗 PM-Scl 抗体等有关，主要见于进行性系统性硬化症，也可见于雷诺病和 SLE。因此，原则上不能以荧光模型作为某种自身抗体的报告，必须进一步采用纯化抗原进行抗体确认，才能提供明确的自身抗体类型报告。

【评价】ANAs 可在许多自身免疫性疾病患者的血清中检出，但也可在正常老年人、慢性肝病、原发性肺纤维化、感染性疾病以及肿瘤等患者中出现，甚至可以在服用某些药物如异烟肼、普鲁卡因胺、苯妥英钠、肼屈嗪等患者中出现。

（2）抗 SSA 抗体

SSA 抗原是在 SS 中发现的第一个抗原，故命名为 SSA，即 SS 的 Antigen。现证明 SSA 抗原与 Ro 抗原是同一物质，故命名为 SSA/Ro 抗原，抗 SSA 抗体又称为抗 Ro 抗体。抗 SSA 抗体的靶抗原存在于细胞内，是与小核糖核酸形成复合物的两种蛋白质（52kD 和 60kD），抗 SSA-60kD 抗体与 SS 密切相关，抗 SSA-52kD 可出现多种自身免疫病中，一般不作为诊断依据。临床检测最常用的方法有免疫印迹法和酶免疫斑点法。

【参考区间】免疫印迹法：正常人为阴性；酶免疫斑点法：正常人为阴性。

【临床意义】抗 SSA 抗体在原发性 SS 患者阳性率高达 60%~70%，因此抗 SSA 抗体纳入 SS 的诊断标准。但是抗 SSA 抗体的特异性较差，在 SLE 阳性率为 40%~50%，在 RA、进行性系统性硬化症、皮肌炎或原发性胆汁性硬化及少部分正常人也可检出。

【评价】抗 SSA 抗体对 SS 诊断敏感性较高，但特异性较低，应用时需要结合注意。

（3）抗 SSB 抗体：抗 SSB 抗体是与 SS 相关的另一重要自身抗体，由于该抗体首先在患者 La 血清中检测获得，故又称为抗 La 抗体。抗 SSB 的靶抗原是 RNA 多聚酶转录中的小 RNA 磷酸蛋白质，有分子量分别为 45kD、47kD 和 48kD 的三种，其中针对 48kD 的抗 SSB 抗体特异性最强。由于 SSB 靶抗原中的核糖核酸蛋白颗粒与 SSA 靶抗原的成分部分相同，故抗 SSB 抗体阳性几乎伴有抗 SSA 抗体阳性。临床检测最常用的方法有免疫印迹法和酶免疫斑点法。

【参考区间】免疫印迹法：正常人为阴性；酶免疫斑点法：正常人为阴性。

【临床意义】抗 SSB 抗体纳入 SS 的诊断标准。但由于抗 SSB 抗体通常与抗 SSA 抗体同时出现，只有当抗 SSA 抗体阳性时，检测抗 SSB 抗体才有意义；如果抗 SSA 抗体为阴性，而抗 SSB 为阳性，检测结果通常不可靠。

【评价】抗 SSB 抗体对 SS 诊断较为特异。可见于 40%~90% 的原发性干燥综合征患者。2.9%~35% 系统性红斑狼疮患者。约 75% 先天性心脏病和新生儿狼疮患者其在干燥综合征与系统性红斑狼疮患者血清中可被发现。

4. 检验项目组合

（1）筛查实验：ANA 检测是 SS 实验室诊断的首选筛查项目。pSS 患者血清中可检测到多种自身抗体，ANA 的阳性率为 70%~80%，其 ANA 荧光模型表现为颗粒型。ANA 阴性可基本排除抗 SSA 和抗 SSB 抗体的阳性的可能性，ANA 阳性需要进行确诊实验确定特异性抗体的种类以明确诊断。

（2）确诊实验：依据 2002 年修订的 SS 诊断标准，SS 诊断除了依据临床症状和病理学检查外，抗 SSA 或抗 SSB 抗体阳性是重要的实验室诊断标准之一。抗 SSA 和抗 SSB 抗体是 SS 患者最常见的自身抗体，两者同时检测到可提高对 SS 的诊断率。

（二）诊断

诊断有赖于口干燥症及干燥性角结膜炎的检测、抗 SSA 和（或）抗 SSB 抗体、唇腺灶性淋巴细胞浸润。后两项特异性较强。

目前普遍采用的是 2002 年 SS 国际分类（诊断）标准，其敏感性为 88.3%~89.5%，特异性为 95.2%~97.8%（表 11-2）。2012 年美国风湿病学会（ACR）提出新的分类（诊断）标准（表 11-3），用客观检查更加严格地限定了 pSS 的分类。

表 11-2 2002 年干燥综合征国际分类（诊断）标准

项目（条目）

Ⅰ 口腔症状：3 项中有 1 项或 1 项以上。

①日感口干持续 3 个月以上

②成年后腮腺反复或持续肿大

③吞咽干性食物时需用水帮助

Ⅱ 眼部症状：3 项中有 1 项或 1 项以上

①每日感到不能忍受的眼干持续 >3 个月

②有反复的砂子进眼或砂磨感觉

③每日需用人工泪液 3 次或 3 次以上

Ⅲ 眼部体征：下述检查任 1 项或 1 项以上阳性

① Schirmer 试验（+）（≤ 5mm/5min）

②角膜染色（+）（≥ 4van Bijsterveld 计分法）

Ⅳ 组织学检查：下唇腺病理示淋巴细胞灶 ≥ 1（指 4mm^2 组织内至少有 50 个淋巴细胞聚集于唇腺间质为一灶）

Ⅴ 唾液腺受损：下述检查任 1 项或 1 项以上阳性

①唾液流率（+）（≤ 1.5ml/15min）

②腮腺造影（+）

③唾液腺放射性核素检查（+）

Ⅵ 自身抗体：抗 SSA 或抗 SSB（+）（双扩散法）

基于上述项目的具体分类标准

1. 原发性干燥综合征　无任何潜在疾病的情况下，有以下 2 条则可诊断：

a. 符合上述 4 条或 4 条以上，但必须含有条目Ⅳ（组织学检查）和（或）条目Ⅵ（自身抗体）

b. 条目Ⅲ（眼部体征）、Ⅳ（组织学检查）、Ⅴ（唾液腺受损）、Ⅵ（自身抗体）4 条中任 3 条阳性。

2. 继发性干燥综合征　患者有潜在的疾病（如任一结缔组织病），而符合上述的条目Ⅰ（口腔症状）和条目Ⅱ（眼部症状）中任 1 条，同时符合条目Ⅲ（眼部体征）、Ⅳ（组织学检查）、Ⅴ（唾液腺受损）中任 2 条

3. 必须除外：颈头面部放疗史，丙肝病毒感染，艾滋病，淋巴瘤，结节病，移植物抗宿主病，抗胆碱能药物的应用（如阿托品、莨菪碱、溴丙胺太林、颠茄等）

表 11-3 干燥综合征 2012 年 ACR 分类（诊断）标准

具有 SS 相关症状 / 体征的患者，以下 3 项检查满足 2 项或 2 项以上可诊断 SS

1. 血清抗 SSA 或抗 SSB（+），或类风湿因子阳性同时伴 ANA ≥ 1∶320

2. 唇腺病理示淋巴细胞灶 ≥ 1/4mm^2（4mm^2 组织内至少有 50 个淋巴细胞聚集）

3. 干燥生结膜炎伴 OSS（ocular staining score）：染色评分 ≥ 3 分（患者当前未因青光眼而日常使用滴眼液，且近 5 年内无角膜手术及眼睑整形手术史）

必须除外：颈头面部放疗史，丙肝病毒感染，艾滋病，结节病，淀粉样变，移植物抗宿主病，IgG4 相关性疾病

（三）鉴别诊断

pSS 由于起病缓慢、表现多样，易误诊为其他一些疾病，需与下列疾病鉴别。

1. SLE　pSS 多见于中老年妇女，发热尤其是高热的不多见，无蝶形红斑，口眼干明显，肾小管酸中毒为其常见而主要的肾损害，高球蛋白血症明显，低补体血症少见。预后良好。

2. RA　pSS 的关节炎症状远不如 RA 明显和严重，极少有关节骨破坏、畸形和功能受限。RA 者很少出现抗 SSA 抗体和抗 SSB 抗体。

3. 非自身免疫病的口干　如老年性外分泌腺体功能下降、糖尿病性或药物性口干，有赖于病史及各个病的自身特点以鉴别。

4. IgG4 相关疾病　是一组与 IgG4 升高有关的疾病，发病年龄多在 45 岁以上。包括自身免疫性胰腺炎、原发性硬化性胆管炎、腹膜后纤维化等。诊断需血清 IgG4>135mg/dl，且组织中 IgG4$^+$ 浆细胞浸润伴典型纤维化。

（四）治疗与预后评价

目前对 pSS 的治疗目的主要是缓解患者症状，阻止疾病的发展和延长患者的生存期，尚无可以根治疾病的方法。

对 pSS 的理解治疗不但是要缓解患者口、眼干燥的症状，更重要的是终止或抑制患者体内发生的异常免疫反应，保护患者脏器功能，并减少淋巴瘤的发生。pSS 的治疗有 3 个方面：涎腺和泪液的替代治疗以改善症状；增强 pSS 外分泌腺的残余功能，刺激涎腺和泪液分泌；系统用药改变 pSS 的免疫病理过程，最终保护患者的外分泌腺体和脏器功能。

本病预后较好，有内脏损害者经恰当治疗后大多可以控制病情达到缓解，但停止治疗又可复发。内脏损害中出现进行性肺纤维化、中枢神经病变、肾小球受损伴肾功能不全、恶性淋巴瘤者预后较差，其余系统损害者经恰当治疗大多病情缓解，甚至恢复日常生活和工作。

三、检验路径

干燥综合征的检验分析路径见图 11-2。

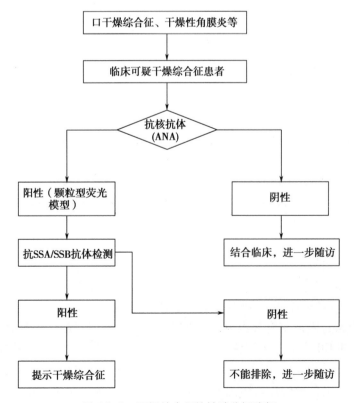

图 11-2　干燥综合征的检验分析路径

第二节　类风湿关节炎

一、疾病概况

类风湿关节炎（rheumatoid arthritis，RA）是一种以侵蚀性、对称性多关节炎为主要临床表现的慢性、全身性自身免疫性疾病。确切发病机制不明。需要强调 RA 的关节易出现"侵蚀性"的特征，与其他非侵蚀性关节炎进行了区分，可发生于任何年龄。RA 多发于女性，35~50 岁为发病高峰年龄。RA 受累关节主要为双手和腕关节等小关节，表现为对称性、持续性多关节炎，基本病理改变为关节滑膜的慢性炎症、血管翳形成，并逐渐出现关节软骨和骨破坏，最终可能导致关节畸形和功能丧失，部分患者可并发肺部疾病、心血管疾病、恶性肿瘤及抑郁症等。该疾病有高度的致残性，70% 的关节软骨及骨破坏发生在发病最初的 2 年内，3 年内超过 75% 的患者会致残。我国 RA 患者在病程 1~5 年、5~10 年、10~15 年及 ≥ 15 年的致残率分别为 18.6%、43.5%、48.1%、61.3%，随着病程的延长，残疾及功能受限发生率升高，因此，早期诊断，尽早达到缓解，减少该病的关节软骨及骨破坏，降低致残率是 RA 诊断和治疗中的首要环节。

（一）类风湿关节炎的概述

老年发病的类风湿性关节炎（elderly onset rheumatoid arthritis，EORA）通常指发病年龄在 60 岁及以上的类风湿性关节炎，区别于青年发病类风湿性关节炎（younger onset rheumatoid arthritis，YORA）。随着年龄增长，RA 发病率逐渐升高，在 65 岁及以上的人群中达到第二发病高峰。

老年 RA 的特点有：多见女性，但老年 RA 中男性发病率增加；通常发病急、病情进展快、症状不典型；首发症状以肩关节、膝关节为主，而 YORA 组以双手和腕关节为主；关节外表现中，肺间质病变出现多，心血管环境改变多，伴发代谢紊乱多，应引起临床重视；症状不典型，类风湿因子（RF）特异性不高，老年人 RF 阳性率高达 10%~15%，但通常滴度较低。因此老年人出现 RF，需要结合临床作出正确判断。

（二）类风湿关节炎的流行病学调查

流行病学调查显示，全球 RA 的患病率为 0.5%~1%，我国 RA 的患病率为 0.32%~0.36% 左右，总患病人群约 500 万，男女患病比率约 1∶4。老年类风湿关节炎患者人数占所有类风湿关节炎患者人数的 10%~30%。临床调查显示，有 2%~2.3% 的老年人受到本病的影响。由此可推断我国老年发病的 RA 是一个庞大的人群。

（三）老年人群特点

1. 病因和发病机制　环境因素、遗传易感性、免疫功能紊乱等多种因素在 RA 发病过程中起作用，但其病因和发病机制仍不完全清楚。

（1）环境因素：未证实有导致 RA 的直接感染因子，但目前认为一些感染，如细菌、支原体和病毒（如 EB 病毒、巨细胞病毒、风疹病毒和细小病毒等）等可能通过感染激活 T、B 等淋巴细胞，分泌致炎因子，改变关节的完整性和暴露抗原肽诱导针对关节成分的免疫炎症反应，产生自身抗体，影响 RA 的发病和病情进展；另外感染因子某些成分也可通过分子模拟导致自身免疫性反应。

（2）遗传易感性：流行病学调查显示，RA 的发病与遗传因素密切相关，家系调查 RA 现症者的一级亲属患 RA 的几率为 11%。对孪生子的调查结果显示，单卵双生子同时患 RA 的几率为 12%~30%，明显高于双卵孪生子同患 RA 的几率 4%。许多国家和地区进行研究发现，HLA-DA4（DRβ1*0401）和相关的等位基因与 RA 的发病相关；HLA-DQβ1*0401 或 HLA-DQβ1*0404 与 RA 患者早期侵袭性病变及关节外表现相关。

（3）免疫紊乱：免疫紊乱是 RA 的主要发病机制。滑膜组织中多量的活化淋巴细胞、巨噬细胞和成纤维细胞分泌大量的细胞因子和趋化因子导致了 RA 的病理过程。活化的 $CD4^+T$ 淋巴细胞和 MHC-Ⅱ型阳性的抗原递呈细胞（APC）浸润关节滑膜。滑膜关节组织的某些特殊成分或体内产生的内源性物质也可能作为自身抗原被 APC 呈递给活化的 $CD4^+T$ 淋巴细胞，启动特异性免疫应答，导致相应的关节炎症状。在病程中 T 细胞库的不同 T 细胞克隆因受到体内外不同抗原的刺激而活化增殖，滑膜的巨噬细胞也因抗原而活化，分泌细胞因子如 TNF-α、IL-1、IL-6、IL-8 等增多，促使滑膜处于慢性炎症状态。TNF-α 进一步破坏关节软骨和骨，结果造成关节畸形。IL-1 是引起 RA 全身性症状如低热、乏力、急性期蛋白合成增多的主要细胞因子，是造成 C-反应蛋白和血沉升高的主要因素。B 细胞也参与了滑膜炎的慢性过程，活化为浆细胞，分泌大量免疫球蛋白，也包括多种自身抗体如 RF 和抗 CCP 抗体等，形成免疫复合物，经补体激活诱发炎症。RA 患者中过量的 Fas 分子或 Fas 分子和 Fas 配体比值的失调都会影响滑膜组织细胞的正常凋亡，使 RA 滑膜炎免疫反应得以持续。

（4）老年人特点：衰老导致免疫系统衰退，使得老年机体容易受外来病原体攻击出现感染，许多研究表明感染因素可能参与了 RA 的发病过程。同时衰老过程中，T、B 细胞绝对数减少、亚群发生变化，使免疫细胞的识别能力减弱，易攻击自身组织，产生多种自身抗体。故 EORA 发病率相对高，可能与老年机体容易感染、容易发生自身免疫反应有关。有研究发现 RA 患者体内雄激素及其代谢产物水平明显降低，而健康男性从 50~59 岁开始出现血清总睾酮和游离睾酮水平下降，故 EORA 好发于男性，可能与老年男性雄激素的降低有关。而 EORA 急性起病者多的机制尚不明确。

2. 病理　RA 的基本病理改变是滑膜炎和血管炎。滑膜炎是关节表现的基础，血管炎是关节外表现的基础，其中血管炎是 RA 预后不良的因素之一。急性期滑膜炎表现为渗出性和细胞浸润性。滑膜下层小血管扩张，内皮细胞肿大、细胞间隙增大，间质有水肿和中性粒细胞浸润。病变进入慢性期，滑膜增生肥厚形成许多绒毛样突起，突向关节腔内或侵入到软骨和软骨下的骨质。绒毛又名血管翳，有很强的破坏性，是造成关节破坏、畸形、功能障碍的病理基础。这种绒毛在显微镜下呈现为滑膜细胞层由原来的 1~3 层增生到 5~10 层或更多，其中大部分为具有巨噬细胞样功能的 A 型细胞及成纤维细胞样的 B 型细胞。滑膜下层有大量淋巴细胞，呈弥漫状分布或聚集成结节状，如同淋巴滤泡。其中大部分为 $CD4^+T$ 淋巴细胞，其次为 B 细胞和浆细胞。此外尚出现新生血管和大量被激活的成纤维样细胞以及随后形成的纤维组织。血管炎发生在 RA 关节外的任何组织，它累及中、小动脉和（或）静脉，管壁有淋巴细胞浸润、纤维素沉着，内膜有增生，导致血管腔的狭窄或堵塞。类风湿结节是血管炎的一种表现，结节中心为纤维素样坏死组织，周围有上皮样细胞浸润，排列成环状，外被为肉芽组织。肉芽组织间有大量的淋巴细胞和浆细胞。

二、实验室诊断及鉴别诊断

(一)临床表现

1. 症状体征 RA的临床个体差异大,从短暂、轻微的少关节炎到急剧、进行性多关节炎及全身性血管炎可出现,常伴有晨僵。RA多以缓慢隐匿的方式起病,在出现明显关节症状前可有数周的低热,少数患者可有高热、乏力、全身不适、体重下降等症状,以后逐渐出现典型关节症状。少数急剧起病,在数天内出现多个关节症状。

(1)关节:晨僵是指早晨起床后关节及其周围僵硬感,可以出现在95%以上的RA患者,它常被作为观察本病活动的指标之一。关节痛往往是最早的症状,最常出现的部位为腕、掌指、近端指间关节,其次是足趾、膝、踝、肘、肩等关节,特殊受累关节见于颈椎、髋和颞颌关节。多呈对称性、持续性。关节肿多因关节腔内积液或关节周围软组织炎症引起,病程较长者可因滑膜慢性炎症后的肥厚而引起,凡受累的关节均可肿胀,常见的部位与关节疼痛部位相同。关节畸形见于中、晚期的患者,最为常见的是腕和肘关节强直、掌指关节的半脱位、手指向尺侧偏斜和呈"天鹅颈"样及"纽扣花样"表现;重症患者关节呈纤维性或骨性强直失去关节功能,致使生活不能自理。关节功能障碍是由于关节肿痛和结构破坏所致,美国风湿病学会将因本病而影响生活的程度从轻到重依次分为 I ~ IV级。

(2)类风湿结节:是本病较常见的关节外表现,可见于20%~30%的患者,多位于关节隆突部及受压部位的皮下,结节大小不一,质硬、无压痛,对称性分布。此外,可累及几乎所有脏器如心、肺、眼等。其存在提示本病的活动。

(3)类风湿血管炎:RA患者系统性血管炎少见。眼受累多为巩膜炎,严重者因巩膜软化而影响视力。RF阳性患者可出现亚临床型的血管炎。

(4)肺:肺受累很常见,其中男性多于女性,有时可为首发症状。主要表现为肺间质病变、结节样改变、Caplan综合征、胸膜炎和肺动脉高压等。

(5)神经系统:神经受压是RA患者出现神经系统病变的常见原因。

(6)血液系统:患者的贫血程度通常和病情活动度相关,尤其是和关节的炎症程度相关。RA患者的贫血一般是正细胞正色素性贫血。在病情活动的RA患者常见血小板增多,与疾病活动度相关,病情缓解后可下降。

(7)干燥综合征:部分患者常有口干、眼干症状,30%~40%的RA患者可继发干燥综合征,需要结合自身抗体,经口腔科及眼科检查进一步明确诊断。

(8)老年人特点:主要有临床表现不典型和继发于其他的疾病。

1)临床表现不典型:急性发病较多,男性多于女性。大关节受累症状较重,老年类风湿关节炎常见手和足的水肿,常以肩关节和膝关节作为首发,肩关节受累的较多,而首发在跖趾关节及趾间关节受累的少。晨僵的时间短,关节症状及关节功能障碍均重于中青年患者。另外,老年患者肩膀和骨盆部有多部位肌痛症状,并迅速出现强直和触痛,发生率是年轻患者的4倍,如果炎症反应不能有效地得到控制,进行性骨关节损害将是未来的结局。

2)继发于其他的疾病:更易继发干燥综合征、肺间质病变,多合并骨性关节炎、骨质疏松、手足常伴凹陷性水肿,以风湿性多肌痛起病者中青年人多见。衰老过程中,机体内分泌系统发生改变，腺体萎缩，分泌减少，在发生 RA 后，产生多种抗体，进一步导致腺体分泌减少，使老年患者更易出现干燥综合征。老年人肺组织的弹力纤维减少，胶原纤维增多，而在发生 RA 后免疫细胞的活化，免疫球蛋白、致炎性细胞因子以及氧自由基等炎症介质产生增多，进一步破坏肺组织结构，导致肺间质病变增多。由于骨骼肌肉系统衰退，软骨衰退，导致老年人多出现骨性关节炎。由于内分泌紊乱、钙摄入及吸收不足、运动负荷减少，老年骨质疏松者明显增多。由于老年患者多合并心血管、肾脏疾病以及肌肉系统的萎缩，导致更容易出现凹陷性水肿。由于神经肌肉系统的改变，更易出现多肌肉疼痛。

2. **辅助检查**

（1）血常规：有轻至中度贫血。活动其患者血小板可增高。白细胞及分类多正常。

（2）炎性标志物：血沉（ESR）和 C- 反应蛋白（CRP）常升高，并且和疾病的活动相关。

（3）自身抗体：RA 的自身抗体检测，除了 RF、抗环瓜氨酸肽（CCP）抗体、抗角蛋白抗体（AKA）及抗核周因子（APF）外，抗修饰型瓜氨酸化波形蛋白（MCV）抗体、抗 p68 抗体及抗瓜氨酸化纤维蛋白原（ACF）抗体，这些自身抗体的检查对 RA 的诊断和预后评估有重要意义。

（4）免疫复合物和补体：70% 的患者血清中出现各种类型的免疫复合物，尤其是活动期和 RF 阳性患者。在急性期和活动期，患者血清补体均可升高，只有在少数有血管炎者出现低补体血症。

（5）关节滑液：关节有炎症时滑液增多，滑液中的白细胞明显增多，且中性粒细胞占优势，其黏度差，葡萄糖降低（低于血糖）。

（6）关节影像学检查：X 线平片对 RA 诊断、关节病变分期、病变演变的监测均很重要。初诊至少应参考手指及腕关节的 X 线片。Ⅰ期：早期可见关节周围组织肿胀影、关节端骨质疏松；Ⅱ期：关节间隙变窄；Ⅲ期：关节面出现虫蚀样改变；Ⅳ关节半脱位和关节破坏后的纤维性和骨性强直。诊断应有骨侵蚀或肯定的局限性或受累关节近旁明显脱钙。其他关节 X 线数码成像、CT、MRI 及关节超声检查对诊断早期 RA 有帮助。

（7）类风湿结节的活检：其典型的病理改变有助于本病的诊断。

3. **各个项目基本内容介绍**

（1）类风湿因子（rheumatoid factor，RF）：是一种抗人或动物 IgG 分子 Fc 片段抗原决定簇的抗体，是以变性 IgG 为靶抗原的自身抗体。RF 与体内变性的 IgG 结合形成免疫复合物后可活化补体，或被吞噬细胞吞噬。由吞噬细胞释放的溶酶体酶、活化肽、胶原酶、前列腺素 E2 等物质，在细胞因子和炎性黏附分子的参与下，致组织炎性损伤，可使患者发生骨关节炎及血管炎。常见的 RF 有 IgM 型、IgG 型、IgA 型和 IgE 型，其中 IgM 型 RF 被认为是 RF 的主要类型，也是临床免疫检验中常规测定的类型。

【参考区间】乳胶颗粒凝集实验 <1∶20；免疫速率散射比浊法 <20IU/ml。免疫比浊法、ELISA 和化学发光法是目前常用的 RF 定量方法。各实验室应建立自己的参考区间。如用文献或说明书提供的参考区间，使用前应加以验证。

【临床意义】RF 在 RA 患者中的阳性检出率高达 79.6%，是 RA 患者血清中常见的自身抗体。高滴度 RF 阳性支持对早期 RA 的诊断，在 RA 患者中，RF 的滴度与患者的临床表现呈正相关，即随着症状加重而效价升高。但 RF 不是仅在 RA 患者中出现，在 SLE、进行性全身性硬化症等自身免疫性疾病患者和部分老年人中 RF 的阳性率可达 28.9%~50%。因而 RF 对 RA 患者并不是有严格特异性，RF 阳性不能作为诊断 RA 的唯一标准。尽管在感染性疾病和肿瘤等多种疾病以及约 5% 的正常人群可出现 RF 阳性，但滴度均较低（<40IU/ml），随着 RF 滴度增加，RF 对 RA 的诊断特异性增高。

【评价】EORA 患者 RF 阴性率高，同时在正常老年人 RF 阳性率为 5%，75 岁以上老年人 RF 阳性率可达 2%~25%，因此 RF 对 EORA 的诊断意义相对较低，而抗环瓜氨酸肽抗体阳性对早期诊断更具意义。

（2）抗环瓜氨酸肽抗体：1998 年首次报道了抗环瓜氨酸肽抗体（抗 CCP 抗体）。2000 年荷兰学者 Schellekens 根据丝集蛋白（filagrin）的 cDNA 序列合成由 21 个氨基酸残基组成的环瓜氨酸肽，该多肽即为抗 CCP 抗体的靶抗原。抗 CCP 抗体试验显示瓜氨酸是 RA 患者血清中抗角蛋白丝聚集素（原）相关抗体识别的主要组成性抗原决定簇成分。抗 CCP 抗体主要是 IgG 型。

【参考区间】

1）ELISA 法（定性检测）：正常人通常为阴性。

2）ELISA 法（定量检测）：正常人通常 <5RU/ml。

3）化学发光法：正常人通常 <17U/ml。

4）各实验室应建立自己的参考区间。如用文献或说明书提供的参考区间，使用前应加以验证。

【临床意义】2010 年美国风湿病学会抗 CCP 抗体作为 RA 的分类诊断标准之一。抗 CCP 抗体有助于 RA 的早期诊断，能够提高 RA 患者的检出率，同时抗 CCP 抗体对疾病的预后评估具有重要意义。

【评价】抗 CCP 抗体对 RA 的诊断敏感性为 50%~78%，特异性为 96%，即使是 RA 早期患者，敏感度也可达 40%~60%。RA 患者发病前 10 年即可检出抗 CCP 抗体，因此，抗 CCP 抗体有助于 RA 的早期诊断。同时，抗 CCP 抗体对疾病的预后评估也有重要意义，抗 CCP 抗体阳性的 RA 患者骨破坏较阴性者更加严重，并与 RA 的活动性相关。抗 CCP 抗体阳性的 RA 患者常在发病 2 年内即可能出现不可逆的骨关节损伤，并引起多种并发症，如神经系统疾病、心包炎等。抗 CCP 抗体的出现独立于 RF，约 20%~57%RF 阴性的 RA 患者存在抗 CCP 抗体，因此该抗体有助于提高 RA 患者的检出率。高 γ- 球蛋白血症中病理性的 IgG 对抗 CCP 抗体检测可能造成影响，导致假阴性结果。

（3）抗角蛋白抗体：1979 年由 Young 等采用间接免疫荧光法检测 RA 患者血清中存在着一种能与大鼠食管的角质层成分发生反应的抗体，并对 RA 具有特异性，命名为抗角蛋白抗体（anti-keratin antibody，AKA）。主要为 IgG 型抗体，RA 患者血清 AKA 的阳性率和特异性较高。

【参考区间】间接免疫荧光法：正常人 AKA 为阴性。

【临床意义】目前认为 AKA 与抗中间丝相关蛋白抗体、抗 CCP 抗体本质接近，AKA 和抗 CCP 抗体的临床意义类似，但其检测敏感度较低。AKA 对 RA 诊断敏感性仅为 40% 左右，远低于抗 CCP 抗体，但特异性高达 95%。AKA 水平不仅与 RA 疾病的活动程度相关，而且可在一定程度上弥补 RF 对 RA 的诊断不足，特别是对 RF 阴性的 RA 患者具有较高的诊断意义。此外，AKA是判断RA预后的一个标志性抗体，特别是高效价AKA的RA患者，常提示疾病较为严重。

【评价】AKA与RA疾病严重程度相关，敏感性较低，特异性较高的一项指标。但应注意在SLE、SS及丙型肝炎患者也可以出现AKA阳性，滴度不高。

（4）抗核周因子（antiperinuclear factor，APF）：是以颊黏膜上皮细胞为抗原底物检测ANA时，偶然发现细胞核周围有均质型的荧光颗粒。APF的靶抗原存在于颊黏膜上皮细胞核周胞质中，是针对上皮细胞的中等纤维或其前体的不溶性蛋白质的抗体。APF是一种IgG型为主RA特异性的免疫球蛋白。

【参考区间】ELISA法：正常人APF结果为阴性。

【临床意义】主要出现在RA患者血清中，而少见于SLE等非类风湿关节炎的风湿病患者，是RA早期诊断的有效指标之一，对类风湿因子阴性的RA患者具有补充诊断意义。

【评价】APF对RA的诊断特异性随血清滴度增加而增加，高达90%以上。

（5）C-反应蛋白（c reaction protein，CRP）：是一种最常见的经典的急性时相反应蛋白，CRP的增高程度与自身免疫性疾病的活动度、炎症范围和程度密切相关。临床上通常采用免疫散射分析法或者免疫浊度分析法检测血清或者血浆中的CRP含量。

【参考区间】免疫散射分析法或者免疫浊度分析：正常人<5.0mg/L。

【临床意义】病毒和细菌感染、自身免疫性疾病等可上升，且与疾病的活动性有较好的相关性，活动期较非活动期表达更高。

【评价】严重脂血、溶血和黄疸样本可影响检测结果。

（6）血清淀粉样蛋白A（serum amyloid A，SAA）：属于载脂蛋白家族中异质类蛋白质，炎性反应8小时后SAA水平开始升高，浓度增加可达100~1 000倍。

【参考区间】免疫散射分析法或者免疫浊度分析<6.8mg/L。

【临床意义】RA等自身免疫性疾病活动期水平升高。

【评价】严重脂血、溶血和黄疸样本可影响检测结果。

（7）红细胞沉降率（erythrocyte sedimentation Rate，ESR）：简称血沉，是指红细胞在一定条件下沉降的速度。将抗凝的血静置于垂直竖立的小玻璃管中，由于红细胞的比重较大，受重力作用而自然下沉，正常情况下红细胞下沉十分缓慢，常以红细胞在第一小时末下沉的距离来表示红细胞沉降的速度即ESR。

【参考区间】成年男性：<15mm/h；成年女性：<20mm/h。

【临床意义】病理性加快可见于急性炎症、活动性结核、风湿病活动期、组织严重破坏、贫血、恶性肿瘤等。

【评价】血沉的快慢还可辅助观察病情的变化，如风湿病活动期血沉加快，病情好转时血沉速度减缓；非活动期血沉可以恢复到参考区间。因此，测定血沉可大致推测疾病的发展以及观察治疗效果，例如，红斑狼疮患者的血沉从平稳到加快表明病情进入活动期，长期稳定在参考区间内就说明病情得到了控制。

（二）诊断

RA的诊断主要依靠临床表现、实验室检查及影像学检查。目前RA的诊断普遍采用美国风湿病学会（ACR）1987年修订的分类标准，见表11-4，该标准应用时间最长，也得到广泛认可，其敏感度为39.1%，特异度为92.4%。但是1987年ACR诊断标准过度依赖了X线、类风湿结节以及晨僵的作用，造成不能早期进行诊断，因此容易延误治疗。2010年ACR和欧洲抗风湿病联盟（EULAR）发布的新的RA分类标准和评分系统，见表11-5，患者按照表中所示标准评分，6分以上可确诊RA，小于6分目前不能确诊RA，但患者有可能在将来满足诊断标准，需密切观察。该评分系统诊断RA的敏感度为72.3%，特异度为83.2%。1987年和2010年的分类标准在敏感度和特异度方面各有优势，临床医师可同时参考。

表11-4　ACR 1987年的RA分类标准

1. 关节内或周围晨僵持续至少1小时

2. 至少同时有3个关节区软组织肿或积液

3. 腕、掌指、近端指间关节区中，至少1个关节区肿

4. 对称性关节炎

5. 有类风湿结节

6. 血清RF阳性

7. X线片改变（至少有骨质疏松和关节间隙狭窄）

符合以上7项中4项者可诊断RA（要求第1~4项病程至少持续6周）

表11-5　2010年ACR/EULAR的分类标准

项目	评分
关节受累情况（0~5分）	
1个中到大关节	0分
2~10个中大关节	1分
1~3个小关节	2分
4~10个小关节	3分
超过10个小关节	5分
血清学（0~3分）	
RF和抗CCP抗体均阴性	0分
RF和抗CCP抗体低滴度阳性	2分
RF和抗CCP抗体高滴度阳性	3分
急性期反应物（0~1分）	
CRP和ESR均正常	0分
CRP和ESR异常	1分
症状持续时间（0~1分）	
<6周	0分
≥6周	1分

（三）鉴别诊断

在 RA 的诊断中，应注意与以下疾病所致的关节炎鉴别。

1. **骨关节炎**　多见于 50 岁以上的中老年人，主要累及膝、脊柱及髋等负重关节。活动时关节痛加重，可有关节肿胀和积液。手骨关节炎常多影响远端指间关节，尤其在远端指间关节出现特征性赫伯登（Heberden）结节和近端指关节出现布夏尔（Bouchard）结节时有助诊断。骨关节炎患者很少出现对称性近端指间关节、腕关节受累，无类风湿结节，晨僵时间短或无晨僵。大多数骨关节炎患者的 ESR 正常，RF 阴性或低滴度阳性。X 线显示关节边缘呈唇样增生或骨疣形成，晚期可由于软骨破坏出现非对称性的关节间隙狭窄。

2. **强直性脊柱炎（AS）**　多见于青壮年男性，主要侵犯骶髂及脊柱关节，当周围关节受累，特别是以膝、踝、髋关节为首发症状者，需与 RA 相鉴别。AS 患者外周关节受累以非对称性的下肢大关节炎为主，极少累及手关节，骶髂关节炎具有典型的 X 线改变。可有家族史，90% 以上患者 HLA-B27 阳性，而 RF 阴性。

3. **痛风性关节炎**　多见于中年男性，常表现为关节炎反复急性发作。好发部位为第一跖趾关节或跗关节，也可侵犯膝、踝、肘、腕及手关节。痛风性关节炎患者血清自身抗体阴性，而血尿酸水平大多增高。慢性重症者可在关节周围和耳廓等部位出现痛风石。

4. **银屑病关节炎**　本病多于银屑病若干年后发生，发病前或病程中出现银屑病的皮肤或指甲病变，可有关节畸形，部分患者表现为对称性多关节炎，与 RA 相似。但本病累及手指或足趾远端指关节处更明显，且表现为该关节的附着端炎症和手指炎。同时可有骶髂关节炎和脊柱炎，血清 RF 多阴性。

5. **SLE**　部分患者以指关节肿痛为首发症状，也可有 RF 阳性、ESR 和 CRP 增高，而被误诊为 RA。SLE 的关节病变一般为非侵蚀性，且关节外的系统性症状如蝶形红斑、脱发、皮疹、蛋白尿等较突出。血清抗核抗体、抗双链 DNA 抗体等多种自身抗体阳性。

6. **其他疾病所致的关节炎**　SS 等其他风湿病均可有关节受累，但是这些疾病多有相应的临床表现和特征性自身抗体，一般无骨侵蚀。不典型的 RA 还需要与感染性关节炎、反应性关节炎和风湿热等鉴别。

（四）治疗与预后评价

目前 RA 不能根治，治疗的主要目标是达到临床缓解或疾病低活动度，临床缓解的定义是没有明显的炎症活动症状和体征。应按照早期、达标、个体化方案治疗原则，密切监测病情，减少致残。治疗措施包括：一般性治疗、药物治疗、外科手术治疗等，其中以药物治疗最为重要。

随着人们对 RA 的认识加深以及 TNF-α 拮抗剂为代表的生物制剂出现，RA 的预后明显改善，经积极治疗，80% 以上 RA 能达到病情缓解，只有少数最终致残。死亡率较低，主要原因为感染、血管炎、肺间质纤维化。

三、检验路径

(一) 类风湿关节炎的诊疗路径 (图 11-3)

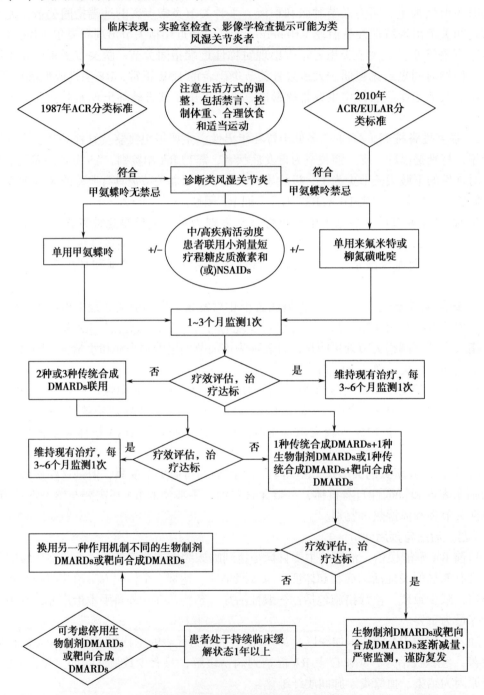

图 11-3　类风湿关节炎的诊疗路径

（二）类风湿关节炎的实验室分析路径（图11-4）

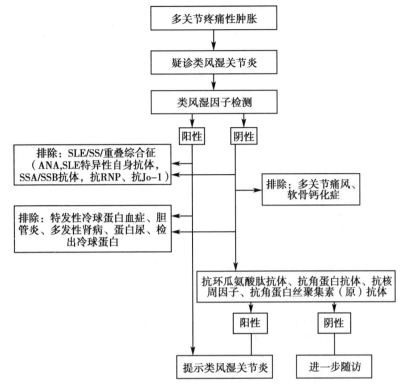

图 11-4　类风湿关节炎的检验分析路径

第三节　系统性红斑狼疮

系统性红斑狼疮（systemic lupus erythematosus，SLE）是一种有多系统损害的慢性自身免疫性疾病，其突出表现是免疫性炎症，其血清具有以抗核抗体为代表的多种自身抗体。

一、疾病概况

（一）系统性红斑狼疮的概述

国内外学界曾将初发年龄大于50岁的SLE称为老年SLE或晚发性SLE。随着人口老龄化加重，目前国际上将老年人定义为65岁以上，我国将老年人定义为60岁以上。晚发型SLE并无明确定义，有以发病年龄为50岁、55岁、60岁为标准的，亦有以确诊时患者年龄为50岁以上为标准的，但多数研究采用50岁后发病作为分界点。

（二）系统性红斑狼疮的流行病学调查

SLE在不同的人群中患病率不同，全球平均患者率为12~39/10万，北欧大约为40/10万、黑人中患病率约为100/10万。我国大样本的一次性调查（>3万人）显示SLE的患病率为 70/10 万，妇女中则高达 113/10 万。SLE 好发于生育年龄女性，多见于 20~40 岁年龄段，女∶男为 7~9∶1，但老年发病患者并不罕见。老年人中初发 SLE 者少见，约占总数 6.8%~18%。近年来，由于社会老龄化和对老年 SLE 诊断经验的不断积累，使其误诊率下降，老年 SLE 患者有增加趋势。

（三）老年人群特点

1. 病因和发病机制　SLE 发病与遗传、环境因素、雌激素及免疫异常等多种因素相关，但其病因和发病机制仍不清楚。

（1）遗传：SLE 患者第一代亲属中患 SLE 者 8 倍于无 SLE 患者家庭，单卵双胞胎同时患 SLE 的几率是异卵双胞胎的 5~10 倍。然而，大部分病例不显示有遗传性。多年研究已证明 SLE 是多基因相关疾病，HLA–Ⅲ类的 C2 或 C4 缺损，HLA–Ⅱ类 DR2、DR3 频率异常，推测多个基因在某种条件（环境）下相互作用改变了正常免疫耐受性而致病。

（2）环境因素：紫外线使皮肤上皮细胞出现凋亡，新抗原暴露而成自身抗原。药物、化学试剂、微生物病原体也可诱发疾病。

（3）雌激素：女性明显高于男性，在更年期前阶段为 9∶1，儿童及老人为 3∶1。大多数研究显示晚发型 SLE 相对少见，且随着年龄的增长，其发生率降低，且男性比例有增加趋势，有关 SLE 患者的队列研究显示晚发型 SLE 男女比例为 2.62~6∶1，明显低于早发型 SLE 的男女比例（6.6~13.25∶1），50 岁后女性患者体内雌性激素水平下降、男性患者体内雄性激素水平降低。这可能反映了 SLE 与体内雌性激素水平有关。

（4）发病机制与免疫异常：外来抗原（如病原体、药物等）引起人体 B 细胞活化。易感者因免疫耐受性减弱，B 细胞通过交叉反应与模拟外来抗原的自身抗原相结合，并将抗原递呈给 T 细胞，使之活化，B 细胞得以产生大量不同类型的自身抗体，或通过性致病性免疫复合物，造成大量的组织损伤。

1）致病性自身抗体：这类自身抗体的特性是以 IgG 型为主，与自身抗原有很高的亲和力；抗血小板抗体及抗红细胞抗体导致血小板和红细胞破坏，临床出现血小板减少和溶血性贫血；抗 SSA 抗体经胎盘进入胎儿心脏引起新生儿心脏传导阻滞；抗磷脂抗体引起抗磷脂抗体综合征（血栓形成、血小板减少、习惯性自发性流产），抗核糖体抗体又与 NP–SLE 相关。

2）致病性免疫复合物：SLE 是一种免疫复合物病。免疫复合物由自身抗体和相应自身抗原相结合而成，免疫复合物能够沉积在组织造成组织的损伤。本病免疫复合物增高的原因有清除免疫复合物的机制异常、免疫复合物形成过多（抗体量多）和因免疫复合物的大小不当而不能被吞噬或排出。

3）T 细胞和 NK 细胞功能失调：SLE 患者的 CD8$^+$T 淋巴细胞和 NK 细胞功能失调，不能产生抑制 CD4$^+$T 淋巴细胞的作用，因此在 CD4$^+$T 淋巴细胞的刺激下，B 细胞持续活化而产生自身抗体。T 细胞的功能异常以致新抗原不断出现，使自身免疫持续存在。

2. 病理　主要的病理改变为炎症反应和血管异常，可以出现在身体任何器官。中小血管因免疫复合物沉积或抗体直接侵袭而出现管壁的炎症或者坏死，继发的血栓使管腔变窄，导致组织缺血和功能障碍。受损器官的特征性改变有：苏木紫小体（细胞核受抗体作用变性为嗜酸性团块）；"洋葱皮样病变"，即小动脉周围有显著向心性纤维增生，明显表现于脾中央动脉，以及心瓣膜的结缔组织反复发生纤维蛋白样变性而形成赘生物。

二、实验室诊断及鉴别诊断

(一) 临床表现

1. 症状体征 SLE 临床症状多样，早期症状往往不典型。

(1) 全身表现：活动性患者大多数有全身症状。约 90% 的患者在病程中出现各种热型的发热，尤以低、中度热为常见。尚可有疲倦、乏力、体重下降等。晚发型 SLE 患者大多起病隐匿、发展缓慢，早期症状不典型，常发热、关节痛、肌痛、乏力、体重下降等临床表现为首发症状，易被误诊为类风湿关节炎、骨性关节炎、慢性肾小球肾炎、肌炎、肺结核等。

(2) 皮肤与黏膜表现：80% 患者在病程中出现皮疹，包括颊部呈蝶形分布的红斑、盘状红斑、指掌部和甲周红斑、指端缺血、面部及躯干皮疹，其中以鼻梁和双颧颊部呈蝶形分布的红斑最具有特征性。SLE 皮疹多无明显瘙痒。口腔和鼻黏膜的无痛性溃疡较常见，常提示疾病活动。晚发型 SLE 面部蝶形红斑、光过敏、雷诺现象、脱发、口腔溃疡、狼疮肾炎发生率相对较低。

(3) 浆膜炎：半数以上患者在急性发作期出现多发性浆膜炎，包括双侧中小量胸腔积液，中小量心包积液。与早发型 SLE 患者相比，晚发型 SLE 患者浆膜炎和间质性肺炎发生率较高，这可能与老年人肺功能差、肺顺应性下降有关。

(4) 肌肉关节表现：对称性多关节疼痛、肿是常见的症状之一，多出现在指、腕、膝，伴红肿者少见。

(5) 狼疮性肾炎：晚发型狼疮性肾炎发生率相对较低。肾脏是最常受累的器官，肾脏受累主要表现为蛋白尿、血尿、管型尿、水肿、高血压，甚至肾衰竭。其受累程度是评估 SLE 病情严重程度的一个重要指标，而肾脏受累、蛋白尿，肾功能不全在晚发型 SLE 患者较少见，提示 SLE 的严重程度随年龄而降低。

(6) 肺部表现：SLE 所引起的肺间质性病变主要是急性、亚急性期的磨玻璃样改变和慢性期的纤维化，表现为活动后气促、干咳、低氧血症，肺功能检查常显示弥散功能下降。肺动脉高压在 SLE 患者中并不少见，是 SLE 预后不良的因素之一。其发病机制包括肺血管炎、雷诺现象、肺血栓栓塞和广泛肺间质病变。主要表现为进行性加重的干咳和活动后气短，超声心动图和右心漂浮导管可帮助诊断。

(7) 干燥综合征：约 30% 的 SLE 有继发性干燥综合征并存，有唾液腺和泪腺功能不全。

2. 辅助诊断

(1) 一般检查：不同系统受累可出现相应的血、尿常规、肝肾功能，影像学检查异常。有狼疮脑病者常有脑脊液压力及蛋白含量的升高，但细胞数、氯化物和葡萄糖水平多正常。如：血常规可提示溶血性贫血；或白细胞 $<4 \times 10^9/$ L，≥ 2 次；或淋巴细胞 $<1.5 \times 10^9/$ L，≥ 2 次；或血小板减少 $<100 \times 10^9/$ L；尿常规可提示蛋白尿、管型尿；患者血清中出现各种类型的免疫复合物。

(2) 自身抗体检测：患者血清中可以查到多种自身抗体，它们的临床意义是 SLE 诊断的标记、疾病活动性的指标及提示可能出现的临床亚型。常见的自身抗体依次为抗核抗体谱、抗磷脂抗体和抗组织细胞抗体。

1）抗核抗体谱（ANAs）：ANAs 是 SLE 最重要的自身抗体之一，主要有抗核抗体（ANA）、抗双链 DNA（dsDNA）抗体和抗可提取核抗原（ENA）抗体三种。免疫荧光抗核抗体（IF-ANA）是 SLE 的筛选检查，对 SLE 的诊断敏感性为 95%，特异性为 65%。除 SLE 之外，其他结缔组织病的血清中也常存在 ANA，一些慢性感染和健康人群也可出现低滴度的 ANA。因此，ANA 见于几乎所有的 SLE 患者，由于它特异性低，它的阳性不能作为 SLE 与其他结缔组织病的鉴别。抗 dsDNA 抗体对 SLE 诊断敏感性为 70%，特异性 95%，它是诊断 SLE 的标记抗体之一，多出现在 SLE 的活动期，抗 dsDNA 抗体的滴度与疾病活动性密切相关。抗 ENA 抗体谱是一组临床意义不相同的抗体，主要有抗 Sm 抗体、抗 RNP 抗体、抗 SSA 抗体、抗 SSB 抗体和抗 rRNP 抗体。抗 Sm 抗体是诊断 SLE 的标记抗体之一，其特异性高达 99%，但敏感性仅 25%，该抗体有助于早期和不典型患者的诊断或回顾性诊断，其存在与疾病活动性无明显关系。抗 RNP 抗体阳性率 40%，对 SLE 诊断特异性不高，往往与 SLE 的雷诺现象和肌炎相关。抗 SSA 抗体与 SLE 患者出现光过敏、血管炎、皮损、白细胞减低、平滑肌受累、新生儿狼疮等相关。抗 SSB 抗体与抗 SSA 抗体相关联，与继发干燥综合征有关，但阳性率低于抗 SSA 抗体。抗 rRNP 抗体往往提示有狼疮性肾炎或其他重要内脏的损害。

2）抗磷脂抗体：与抗磷脂抗体综合征有关，包括抗心磷脂抗体、狼疮抗凝物、抗 β_2- 糖蛋白 1（β_2GP1）抗体、梅毒血清试验假阳性等针对自身不同磷脂成分的自身抗体，需要结合其特异的临床表现可诊断是否合并有继发性自身免疫性多内分泌腺综合征（APS）。

3）抗组织细胞抗体：抗红细胞抗体与溶血性贫血有关，可通过 Coombs 试验检测；抗血小板相关抗体导致血小板减少，抗神经元抗体多见于狼疮性肾炎。

4）其他：有少数患者血清可出现 RF 和抗中性粒细胞胞浆抗体。

（3）补体：目前常用的有总补体、C3 和 C4 的检测。补体低下，尤其是 C3 低下常提示有 SLE 活动。C4 低下除表示 ALE 活动外，常可能是 SLE 易感性（C4 缺乏）的表现。

（4）病情活动度指标：除上述抗 dsDNA 抗体、补体与 SLE 病情活动度相关外，还有许多指标变化提示 SLE 活动。包括症状反应的相应检查（新发皮疹、CSF 变化、蛋白尿增多）和炎性标志物升高。后者包括红细胞沉降速度（ESR）增快、血清 C- 反应蛋白（CRP）升高、高 γ- 球蛋白血症、RF 阳性、血小板计数增加等。

（5）病理学检查：SLE 的免疫病理学检查包括皮肤狼疮带试验，表现为皮肤的表真皮交界处有免疫球蛋白 IgG 和补体沉积，对 SLE 具有一定的特异性。肾活检病理检查时，狼疮性肾脏免疫荧光多呈现多种免疫球蛋白和补体成分沉积，称为"满堂亮"。

（6）X 线及影像学检查：有助于早期发现器官损害。

3. 各个项目基本内容介绍

（1）抗核抗体（ANA）：实际是广义的一组各有不同临床意义的自身抗体。抗核抗体为细胞内全部抗原的自身抗体的总和，靶抗原分布于细胞核、细胞质、细胞骨架及细胞分裂周期，按核内各个分子的性能不同将其区分，每大类又由不同抗原特性再分为许多种类，形成抗核抗体谱。

【临床意义】ANA 是诊断 SLE 的筛选实验，ANA 作为 SLE 的诊断指标之一。对于疑诊 SLE 的患者，ANA 是首选指标。

【参考区间】间接免疫荧光法：正常人通常为阴性。ELISA 法：正常人通常为阴性。

【评价】95% 以上未经治疗的 SLE 患者均可检出 ANA，但 ANA 不是 SLE 的特异性自身抗体。ANA 阳性需进一步做确诊实验，以明确自身抗体的种类及含量，通常低滴度水平的自身抗体不具有临床意义。

（2）抗双链 DNA（double strain DNA，dsDNA）抗体：dsDNA 是抗脱氧核酸核酸（DNA）抗体中的一种。1957 年首次报道，SLE 患者血清中存在与 DNA 反应的成分。DNA 作为自身抗原有若干决定簇，但目前认为只有抗 dsDNA 抗体对 SLE 具有重要诊断价值。其反应位点位于 DNA 脱氧核糖磷酸框架上。抗 dsDNA 主要出现于 SLE 患者的血清中，对 SLE 患者的组织器官损伤有致病作用。目前推荐采用间接免疫荧光法进行检测，其底物是绿蝇短膜虫，抗体阳性时绿蝇短膜虫动基体显示荧光，阴性时动基体不显示荧光。

【参考区间】间接免疫荧光法：正常人为阴性。定量实验：各实验室应建立自己的参考区间。如用文献或说明书提供的参考区间，使用前应加以验证。

【临床意义】高滴度抗 dsDNA 抗体的存在是 SLE 诊断的重要依据，也是疾病活动性特别是肾脏损伤的标志。除用于 SLE 的诊断外，也可用于临床病程和治疗效果的监测，对判断预后也有一定价值。但也有人报道在肝脏疾病、青少年型类风湿性关节炎，乃至正常人中发现低滴度抗 dsDNA 阳性或增高，还可见于其他结缔组织病、慢性活动性肝炎等。

【评价】抗 dsDNA 抗体是 SLE 的最重要的自身抗体，检出率 40%~70%。如检测结果为阳性需做抗体滴度检测，且与 SLE 疾病的活动程度相平行。但是阴性不能排除 SLE 的诊断。

（3）抗 Sm 抗体：Sm 是患者 Smith 的简称，抗 Sm 抗体的靶抗原是小核糖核酸蛋白颗粒，属于抗核抗体中的一种，其在 SLE 患者血清中发现。抗 Sm 抗体是诊断 SLE 的特异性抗体，但与 SLE 是否处于活动期无关，故抗 Sm 抗体检测具有辅助诊断 SLE 的意义。

【参考区间】免疫印迹法：正常人为阴性。

【临床意义】抗 Sm 抗体对 SLE 有高度特异性，且不论是否处于 SLE 活动期，抗 Sm 抗体检测均可显示出阳性，故可作为 SLE 的标志性抗体。SLE 患者中抗 Sm 抗体阳性者仅占 30% 左右（20%~30%），故抗 Sm 抗体阴性时也不能排除 SLE 诊断，必须结合其他检查，符合诊断标准方能诊断。

【评价】由于抗 Sm 抗体与抗 RNP 抗体的靶抗原均为小核糖核酸蛋白颗粒，即其靶抗原具有交叉成分，因此在临床检测过程中可能出现交叉反应而影响结果判断。抗 Sm 抗体阳性均伴有抗 RNP 抗体阳性，目前由于重组抗原的应用，可以出现单独抗 Sm 抗体的阳性。

（4）抗组蛋白抗体（anti-histone antibody，AHA）：是一类针对组蛋白的复杂的自身抗体。组蛋白是核内最丰富的蛋白质，它是一种与 DNA 结合的富含赖氨酸与精氨酸的碱性蛋白，由 H1、H2A、H2B、H3、H4 五种亚单位构成，它与 DNA 构成的复合物称为染色质。五种组蛋白都有各自对应的自身抗体。抗 DNA 的自身免疫反应与抗组蛋白的自身免疫反应间具有连锁性，因此，抗 DNA 抗体阳性的患者常同时能检出 AHA，但 AHA 阳性并不一定伴有抗 DNA 抗体。

【参考区间】免疫印迹法：正常人为阴性；ELISA 法：正常人为阴性。

【临床意义】AHA 在 SLE 患者中的阳性检出率为 30%~70%，但与病情是否活动及临床表现无关。很多药物可诱发类似 SLE 的综合征，称为药物性狼疮，病情较 SLE 轻，停药后症状可消失。药物性狼疮患者 AHA 检出率很高（>95%）。当患者血清中仅检出抗组蛋白抗体 AHA 而无其他抗核抗体时，强烈支持药物性狼疮的诊断。

【评价】SLE 患者可出现 AHA 阳性，但与病情是否活动及临床表现无关。

（5）抗 rib-P 抗体：抗 rib-P（ribosome P-proteins，rib-P）抗体是近年发现的一种 SLE 的标志抗体，在其他自身免疫性疾病患者中少见。抗 rib-P 抗体的靶抗体是胞质中核糖体大亚基上的 3 条分子量为 15kD、16.5kD 和 38kD 的磷酸化蛋白，抗 rib-P 抗体可在天然原位与 P 蛋白结合。通常采用免疫印迹法或 ELISA 法进行检测。

【参考区间】免疫印迹法：正常人为阴性；ELISA 法：正常人为阴性。

【临床意义】抗 rib-P 抗体是诊断 SLE 的标志物之一，在其他自身免疫性疾病患者中少见。

【评价】SLE 患者可出现抗 rib-P 抗体阳性。

（6）抗磷脂抗体：抗磷脂抗体包括抗心磷脂抗体、狼疮抗凝物、抗 β_2- 糖蛋白 1（β_2GP1）抗体、梅毒血清试验假阳性等针对自身不同磷脂成分的多种特异性不同的自身抗体。其靶抗原是带负电荷的阴离子磷脂。由于抗心磷脂抗体、抗 β_2 糖原体 1 抗体及狼疮抗凝物，可引起狼疮抗凝现象，导致 APTT 延长。通常采用免疫印迹法或 ELISA 法进行血清或血浆检测 IgG、IgM 型抗磷脂抗体。

【参考区间】免疫印迹法：正常人为阴性；ELISA 法：正常人为阴性。

【临床意义】抗磷脂抗体与抗磷脂抗体综合征有关，需要结合其特异的临床表现可诊断是否合并有继发性自身免疫性多内分泌腺综合征（APS）。

【评价】SLE 患者可出现抗磷脂抗体阳性。

（二）诊断

SLE 的诊断应根据病史、体格检查及实验室检查进行。目前没有专门针对晚发型化 SLE 标准，目前普遍采用美国风湿病学会（ACR）1997 年推荐的 SLE 分类标准：A. 蝶形红斑；B. 盘状红斑；C. 光过敏；D. 口腔或鼻咽部溃疡；E. 关节炎；F. 浆膜炎：包括胸膜炎和心包炎；G. 肾脏病变：持续性蛋白尿 >（＋＋＋）或 0.5g/ 日；或管型（红细胞、血红蛋白、颗粒或混合管型）；H. 神经系统病变：癫痫发作或精神病等，除外药物或已知的代谢紊乱；I. 血液系统异常：溶血性贫血；或白细胞 $<4 \times 10^9/$ L，$\geqslant$ 2 次；或淋巴细胞 $<1.5 \times 10^9/$ L，$\geqslant$ 2 次；或血小板减少 $<100 \times 10^9/$ L，除外药物引起；J. 免疫学异常：抗 dsDNA 阳性；或抗 Sm 阳性；或抗磷脂抗体阳性；K.ANA 阳性。当患者先后或同时符合以上 11 项标准中的 4 项或 4 项以上者，在除外感染、肿瘤和其他结缔组织病后，可诊断 SLE。然而，对于老年患者，当临床怀疑为 SLE，但达不到诊断标准的 4 项时，需密切追踪，随着病情的进展，部分患者经过一段时间后，可达到 4 项或 4 项以上。值得注意的是，免疫学异常及抗体滴度更具有诊断意义，一旦出现免疫学异常，需高度警惕，密切随访，以便尽早诊断和治疗。

（三）鉴别诊断

SLE 存在多系统累及，每种临床表现均须与相应的各系统疾病相鉴别；SLE 可出现多种自身抗体及不典型临床表现，尚须与其他结缔组织病和系统性血管为等鉴别。常见需要鉴别的疾病有 RA、各种皮炎、癫痫病、精神病、特发性血小板减少性紫癜和原发性肾小球肾炎等。有些药物如肼屈嗪等，如长期服用，可引起类似 SLE 表现（药物性狼疮），但极少有神经系统表现和肾炎，抗 dsDNA 抗体、抗 Sm 抗体阴性，血清补体正常，可资鉴别。

（四）治疗和预后

SLE 目前不能根治，治疗要个体化，但经合理治疗后可以达到长期缓解。肾上腺皮质激素加免疫抑制剂依然是主要的治疗方案。治疗原则是急性期、活动期且病情严重者，积极用药诱导缓解，尽快控制病情活动；病情缓解后，调整用药，并维持缓解治疗使其保持缓解状态，保护重要脏器功能并减少药物副作用。抗核抗体（ANA）、补体 C3、抗双链 DNA 抗体（抗 ds-DNA）滴度等实验室指标可用于疗效判断。重视并发症的治疗包括动脉粥样硬化、高血压、血脂异常、糖尿病、骨质疏松等的预防及治疗。对患者及家属教育甚为重要。

随着早期诊断的方法增多和治疗 SLE 水平的提高，SLE 预后已明显改善。

三、检验路径

SLE 的检验分析路径见图 11-5。

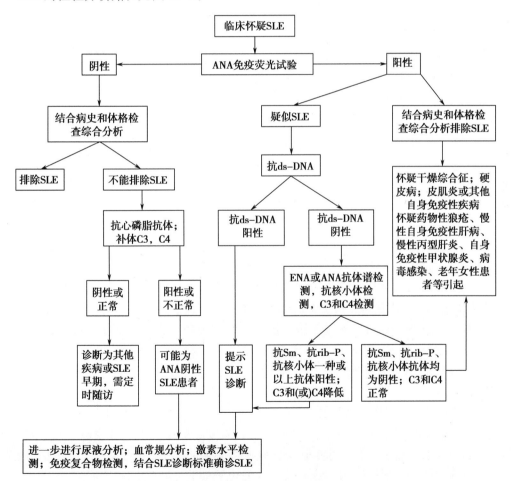

图 11-5 SLE 的检验分析路径

第四节　特发性炎性肌病

一、疾病概况

特发性炎性肌病（idiopathic inflammatory myopathies，IIM），是一组以四肢近端肌肉受累为突出表现的异质性疾病，以多发性肌炎（polymyositis，PM）和皮肌炎（dermatomyositis，DM）最为常见。PM 表现近端肌无力，骨骼肌源性肌酶增高、肌电图显示肌源性改变和肌活检有炎性表现。如果 PM 再加上皮疹可诊断为 DM。

（一）特发性炎性肌病的概述

ITM 可发生于任何年龄，不同年龄段的患者在临床表现及预后方面有所差异。60 岁以上年龄发病者称为晚发型 ITM 或者老年型 ITM。发病年龄是 PM/DM 患者预后差的重要预测因素。

（二）特发性炎性肌病的流行病学调查

国外报道 ITM 发病率为 0.5~0.84/10 万，女性多于男性，其发病年龄有两个高峰，即 10~15 岁和 45~60 岁，DM 比 PM 更多见。

（三）老年人群特点

1. 病因和发病机制　确切病因尚不清楚，目前认为其是在某些遗传易感个体中，感染与非感染环境因素所诱发，由免疫介导的一组疾病。

（1）遗传因素：研究发现，具有 HLA-DR3 的人患炎症性肌病的风险高，抗 Jo-1 抗体阳性患者均有 HLA-DR2，包涵体肌炎可能与 HLA-DR、DR6 和 DQ1 关系密切。IIM 还可能与其他非 HLA 免疫反应基因（如细胞因子及其受体，包括 TNF-α、白细胞介素 -1、TNF 受体 -1 等）、补体 C4、C2 等有关。

（2）感染：多种感染尤其是柯萨奇病毒、人类细小病毒 B19、丙型肝炎病毒、流感病毒、EB（Epstein-Barr）病毒、人 T 细胞淋巴瘤病毒、人免疫缺陷病毒和弓形虫等与 DM 的发病有关。

（3）免疫异常：IIM 患者体内可检测到高水平的自身抗体，如肌炎特异性抗体，其中 Jo-1 抗体最常见。组织病理表现 PM 以 CD8$^+$T 淋巴细胞浸润为主，主要集中于肌内膜或肌纤维。DM 以 B 细胞、CD4$^+$T 淋巴细胞浸润为主，主要集中于血管周围，亦见于肌外膜、肌束周，偶见微血管内。提示免疫因素参与 DM/PM 的发生。环境与药物诱发 DM 患者典型的临床表现，如发生皮肌炎样皮损，激发多发性肌炎（PM）、肌无力或肌损害，使血清肌酶升高。

（4）肿瘤因素：其发病可能与肿瘤有关。成人 DM 患者恶性肿瘤的发生率为 4.4%~60%，DM>PM，最常见的恶性肿瘤包括乳腺癌、肺癌、胃癌和女性生殖系统肿瘤（如卵巢癌）及淋巴瘤、多发性骨髓瘤、鼻咽癌和胸腺瘤等，肿瘤可发生于 DM 发病之前、之后或与其同时发生，但在 DM 诊断后 2 年再发生肿瘤的可能性降低。

2. 病理　IIM 的病理特点是肌纤维学肿胀、横纹消失，肌浆透明化，肌纤维膜细胞核增多，肌组织内炎症细胞浸润，以淋巴细胞为主，巨噬细胞、浆细胞、嗜酸性粒细胞、嗜碱性粒细胞和中性粒细胞也可出现。PM/DM 免疫病理不同，是 PM/DM 诊断和鉴别诊断的重要依据。PM 肌活检标本的普通苏木紫-伊红（HE）染色常表现为肌纤维大小不一、变性、坏死和再生，以及炎性细胞的浸润。这种表现并不具有特异性，可见于各种原因引起的肌肉病变。不能用之将 PM 与其他肌病相鉴别，免疫组织化学检测可见肌细胞表达 MHC Ⅰ分子，浸润的炎性细胞主要为 CD8$^+$T 淋巴细胞，呈多灶状分布在肌纤维周围及肌纤维内，这是 PM 较特征性的表现，也是诊断 PM 最重要的病理标准。DM 的肌肉病理特点是炎症分布位于血管周围或在束间隔及其周围，而不在肌束内。浸润的炎性细胞以 B 细胞和 CD4$^+$T 淋巴细胞为主，与 PM 有明显的不同。但肌纤维表达 MHC Ⅰ分子也明显上调。肌内毛细血管密度减低但剩余的毛细血管管腔明显扩张。肌纤维损伤和坏死通常涉及部分肌束或束周而导致束周萎缩。束周萎缩是 DM 的特征性表现，有学者认为如果肌活检见有束周萎缩的表现，即使未见明显的炎症表现也可诊断 DM。

二、实验室诊断及鉴别诊断

（一）临床表现

对称性四肢近端肌无力是 PM/DM 的主要和特征性的临床表现。常隐袭起病，病情于数周、数月甚至数年发展至高峰。

1. 症状体征 全身症状可有发热、关节肿痛、乏力、厌食和体重减轻。还可以表现为骨骼肌受累、皮肤受累及其他。

（1）骨骼肌受累：近端肢体肌无力为其主要临床表现，有些患者可伴有自发性肌痛或肌肉压痛，骨盆带肌受累时出现髋周及大腿无力，难以蹲下或起立，肩胛带肌群受累时双臂难以上举，半数发生颈部肌肉无力，1/4 的患者可见吞咽困难，四肢远端肌群受累者少见，眼肌及面部肌肉几乎不受影响。

（2）皮肤受累：皮疹可出现在肌炎之前、同时或之后，皮疹与肌肉受累程度常不平行。典型皮疹包括：

1）眶周皮疹（heliotrope rash）：以上眼睑为中心的眶周水肿性紫红色斑，这是 DM 特征性的皮肤损害，发生率约为 60%~80%。

2）Gottron 征：表现为四肢肘、膝关节伸侧面和内踝附近、掌指关节、指间关节伸面紫红色丘疹，逐渐融合成斑片，有毛细血管扩张、色素减退，上覆细小鳞屑。

3）"技工手"：部分患者表现为双手外侧掌面皮肤出现角化、裂纹，皮肤粗糙脱屑，如同技术工人的手。

4）甲周病变：甲根皱襞可见不规则增厚，毛细血管扩张，其上常见瘀点。

5）其他皮肤黏膜改变：皮肤血管炎和脂膜炎也是 DM 较常见的皮肤损害。本病皮疹通常无瘙痒及疼痛，缓解期皮疹可完全消失或遗留皮肤萎缩、色素沉着或脱失、毛细血管扩张或皮下钙化，皮疹多为暂时性，但可反复发作。

（3）其他：除皮肤和骨骼肌外，肺部、心脏、肾脏和关节等均受累。DM 肺部受累的发生率为 9%~30%，而肺功能异常者约为 40%，主要引起 3 种病变：①间质性肺炎；②弥漫性肺泡炎；③闭塞性机化性肺炎。本病 40% 的患者有心电图异常，包括 ST-T 段和 Q 波的改变、束支传导阻滞、充血性心力衰竭和心律失常等。心包炎虽少见，但心脏压塞可引起死亡, 应予重视。在心肌受累时, 血清肌酶也可升高。少数 PM/DM 可有肾脏受累的表现, 如蛋白尿、血尿、管型尿。罕见的暴发型 PM 可表现为横纹肌溶解、肌红蛋白尿及肾衰竭。

有资料显示: ①老年组肌无力症状表现以轻度肌无力为主, 重度肌无力相对较少, 发病年龄越大预后越差; ②恶性肿瘤发生相对较多; ③实验室检查方面, 老年 PM/DM 患者心肌受损的发生率相对较高, 发病与自身免疫机制有关, 同时考虑与中老年心血管疾病有关。所以对于老年患者发生 PM/DM 时, 更应该重视心肌受累的可能, 注意检测心电图、动态心电图及心肌酶谱, 以防心血管意外的发生。

2. 辅助检查

(1) 血、尿常规及其他常规检查: 血常规可见白细胞增多, ESR 增快, 血肌酸增高, 肌酐下降, 尿肌酸排泄增多。ESR 和 CRP 的水平与 PM/DM 疾病的活动程度并不平行。

(2) 免疫复合物和补体: 血清免疫球蛋白、免疫复合物以及 α_2 和 γ- 球蛋白可增高, 补体 C3、C4 可减少。

(3) 活动程度检测: 急性肌炎患者血清肌红蛋白增高, 血清肌红蛋白含量的高低可估测疾病的急性活动程度。急性广泛的肌肉损害时, 患者可出现肌红蛋白尿, 还可出现血尿、蛋白尿、管型尿, 提示有肾脏损害。

(4) 血清肌酶谱: PM/DM 患者急性期血清肌酶明显增高, 如肌酸激酶 (creatine kinase, CK)、醛缩酶、天冬氨酸氨基转移酶 (AST)、丙氨酸氨基转移酶 (ALT) 及乳酸脱氢酶 (LDH) 等, 其中临床最常用的是 CK, CK 升高对肌炎最为敏感, CK 可以用来判断病情的进展情况和治疗效果, 但是与肌无力的严重性并不完全平行。由于这些酶也广泛存在于肝、心脏、肾等脏器中, 因此对肌炎诊断虽然敏感性高, 但特异性不强。

(5) 自身抗体: 大部分患者 ANA 阳性, 部分患者 RF 阳性, 但滴度较低。近年来发现了一类肌炎特异性抗体:

1) 抗氨基酰 tRNA 合成酶抗体 (抗 Jo-1、EJ、PI-12、PI-7 和 OJ 抗体等): 其中检测率较高的是抗 Jo-1 抗体, 此类抗体阳性者常表现为肺间质病变、关节炎、"技工手"和雷诺现象, 称之为"抗合成酶综合征"。

2) 抗信号识别颗粒 (signal recognition particle, SRP) 抗体: 抗 SRP 抗体阳性患者常表现为急性发作的严重肌炎, 且常伴有心脏受累, 可无皮肤症状, 肺间质病变少见, 对激素反应不佳。此抗体阳性虽对 PM 更具特异性, 但敏感性很差。

3) 抗 Mi-2 抗体: 是对 DM 特异的抗体, 此抗体阳性者 95% 可见皮疹, 但少见肺间质病变, 预后较好。抗 Scl-70 抗体、抗 SSA 抗体、抗 SSB 抗体、抗 PM-Scl 和抗 Ku 抗体见于伴发其他自身免疫系统疾病者。

3. 各个项目基本内容介绍

(1) 抗核抗体 (ANA): 实际是广义的一组各有不同临床意义的自身抗体。抗核抗体为细胞内全部抗原的自身抗体的总和, 靶抗原分布于细胞核、细胞质、细胞骨架及细胞分裂周期, 按核内各个分子的性能不同将其区分, 每大类又由不同抗原特性再分为许多种类, 形成抗核抗体谱。

【参考区间】间接免疫荧光法：正常人为阴性。

【临床意义】针对 PM/DM 较为特异的是抗 Jo-1 抗体和抗 Mi-2 抗体，其靶抗原分别存在于细胞质和细胞核中，因此 HEP-2 细胞为底物的间接免疫荧光法检测 ANA 是检测抗 Jo-1 的筛选实验，抗 Jo-1 抗体 ANA 荧光模型为胞质型，抗 Mi-2 抗体 ANA 荧光模型为核质细颗粒型。

【评价】ANA 在 PM/DM 的阳性率为 40%~80%，由于 ANA 可在多种自身免疫性疾病患者血清中出现，因此对 PM/DM 的诊断特异度较低。但 ANA 可以作为抗 Jo-1 抗体和抗 Mi-2 抗体的筛选实验，如果阴性者不需要再检测抗 Jo-1 抗体和抗 Mi-2 抗体。

（2）抗 Jo-1 抗体：Jo-1 抗原是组氨酰 tRNA 合成酶在胞质中以小分子核糖核蛋白形式出现的，它是氨酰 tRNA 合成酶之一。大量基础和临床研究证实 Jo-1/ 抗 Jo-1 抗体参与了 PM/DM 发生、发展的免疫病理过程。

【参考区间】免疫印迹法或者 ELISA 法：正常人为阴性。

【临床意义】抗 Jo-1 抗体是最常见的肌炎特异性自身抗体，参与了疾病的免疫病理过程，对炎性肌病的诊断、鉴别诊断以及分类有重要的作用。

【评价】抗 Jo-1 抗体对 PM/DM 的诊断具有较强的特异性，在 PM 患者中阳性率达 25% 左右，在 DM 患者中阳性率为 7.1%，对于合并肺间质病变的 PM/DM 患者其阳性率高达 60%。抗 Jo-1 阳性典型患者的三联症为：多发性肌炎，多关节滑膜炎、关节痛、非侵袭性变性关节炎、腱鞘炎，肺泡纤维化或肺纤维化。硬皮病相关症状也偶见与其相关。这组综合征被命名为 Jo-1 综合征或抗合成酶综合征；后者源于抗氨基酰 -tRNA 合成酶的其他抗体也有同样的临床症状。

（3）抗 Mi-2 抗体：抗 Mi-2 抗体是一种抗 tRNA 合成酶抗体，该抗体的靶抗原位于细胞核核质内，不含任何核酸成分，其主要的免疫活性成分是一种蛋白质复合物，该复合物主要通过染色体重组来对细胞增殖进行调控。

【参考区间】免疫印迹法或者 ELISA 法：正常人为阴性。

【临床意义】抗 Mi-2 抗体属于肌炎特异性自身抗体，几乎仅在 PM/DM 中检出，尤其对 DM 有高度特异性。此外以下表现需要检测抗 Mi-2 抗体：①近端横纹肌损害，以肌痛、肌无力、肌萎缩为主要表现。②特征性皮肤损害，如以眶周为中心的紫红色水肿性斑和甲根皱襞僵直扩张性毛细血管性红斑。

【评价】抗 Mi-2 抗体阳性率因基因和环境因素的不同而不同，如在 DM 和 PM 中阳性率分别为 26% 和 4.5%，对 DM 的特异性为 99.4%。抗 Mi-2 抗体阳性的患者多以皮肤损害为首发表现（90% 以上），多表现为"V 型"及"围巾"型皮疹与表皮增生。与其他抗 tRNA 合成酶抗体阳性的 DM 患者相比，抗 Mi-2 抗体阳性的患者对治疗的反应与预后均较好。

（4）抗信号识别颗粒抗体：抗信号识别颗粒（signal recognition particle，SRP）抗体是一种自身抗体，主要与 SRP54 结合，并能与整个核蛋白体形成免疫复合物。SRP 参与介导新合成蛋白质向内质网运输。

【参考区间】免疫印迹法或者免疫沉淀法：正常人为阴性。

【临床意义】抗 SRP 抗体阳性的患者临床多表现为急性或亚急性多发性肌炎，大多数不涉及皮肤、关节或者肺损伤。但是病情严重，治疗效果差。

【评价】抗SRP抗体阳性患者常表现为急性发作的严重肌炎，且常伴有心脏受累，此抗体阳性敏感性较低，特异性较高。

（5）其他抗氨基酸-tRNA合成酶抗体：为不包括抗Jo-1抗体在内的其他抗氨基酰tRNA合成酶抗体。如苏氨酸合成酶（PI-7）、丙氨酸（PI-12）、异亮氨酸（OJ）、甘氨酸（EJ），它们也与抗合成酶综合征有关，但比抗Jo-1更罕见。

【参考区间】正常人为阴性。

【临床意义】当患者怀疑PM/DM或抗合成酶综合征而抗Jo-1抗体阴性，这些抗体的检测就很有意义。

【评价】目前较少实验室能开展此项目，并且某些抗体如PI-7不能用免疫印迹法检测。

（二）诊断

目前诊断PM/DM大多仍采用1975年Bohan和Peter提出的5条诊断标准：A.对称性四肢近端肌肉无力；B.血清肌酶谱升高，尤以CK和醛缩酶升高最有意义，其次为LDH升高；C.肌电图有特征性的改变：肌源性损害-短的多相运动单位和纤颤，以及异常的高频反复放电；D.肌肉活检符合肌炎组织病理学改变；E.皮肤特征性表现，即Heliotrope疹和Gottron征。前4条具备3条加第5条即可确诊为DM；仅具备前4条为确诊PM；前4条具备2条加第5条为"很可能DM"；具备前4条中3条为"很可能PM"；前4条具备1条加第5条为"可能DM"；仅具备前4条中2条为"可能PM"。1995年Tamimoto等提出诊断DM时还应增加下列诊断标准：A.肌痛；B.抗Jo-1抗体阳性；C.非破坏性关节炎或关节痛；D.全身出现炎症性体征（发热、血沉增快等）。在诊断前应排除肌营养不良、肉芽肿性肌炎、感染、横纹肌溶解、代谢性疾病、内分泌疾病、重症肌无力、药物和毒物诱导的肌病症状等。

（三）鉴别诊断

多种疾病可引起皮肤及肌肉病变。如果有典型的皮疹和肌无力的表现，DM一般不难诊断。临床上最容易误诊的是PM，它需要与多种类型的肌病相鉴别，PM应鉴别的肌病类型主要包括：感染相关性肌病、包涵体肌炎（IBM）、甲状腺相关性肌病、代谢性肌病、药物性肌病、激素性肌病、肌营养不良症、嗜酸性粒细胞增多性肌炎以及肿瘤相关性肌病等。

（四）治疗

PM/DM的治疗应该遵循个体化原则，治疗开始前应对患者临床表现进行全面评估。治疗用药首选糖皮质激素，对重症者可用甲泼尼龙静脉滴注，对糖皮质激素反应不佳者可加用甲氨蝶呤或硫唑嘌呤，重症患者免疫抑制剂可以联合应用。皮肤损害者加用羟氯喹，对危重症者可用大剂量免疫球蛋白静脉冲击治疗。重症患者应卧床休息，但应早期进行被动运动和功能训练，随着肌炎好转，应逐渐增加运动量，以促进肌力恢复。有心脏、肺受累者预后较差，应给予相应的治疗。

三、检验路径

PM/DM的检验分析路径见图11-6。

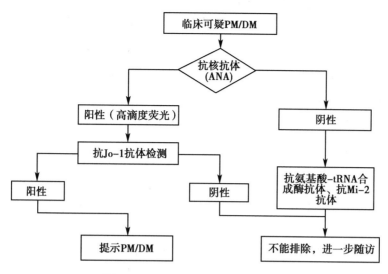

图 11-6　PM/DM 的检验分析路径

第五节　系统性硬化病

一、疾病概况

系统性硬化病（systemic sclerosis，SSc），曾称硬皮病、进行性系统硬化，是一种原因不明，临床上以局限性或弥漫性皮肤增厚和纤维化为特征，也可影响内脏（心、肺和消化道等器官）的全身性疾病。

SSc 是以皮肤变硬和增厚为主要特征的结缔组织病。根据患者皮肤受累的情况，将 SSc 可分为四种亚型：①局限性皮肤型 SSc（limited cutaneous SSc）：皮肤增厚限于肘（膝）的远端，但可累及面部、颈部。CREST 综合征（CREST syndrome）是局限性皮肤型 SSc 的一种特殊类型，表现为软组织钙化（calcinosis，C），雷诺现象（Raynaud's phenomenon，R），食管运动功能障碍（esophageal dysmotility，E），硬指（selerodactyly，S）和毛细血管扩张（telangiectasia，T）。②弥漫性皮肤型 SSc（diffuse cutaneous SSc）：除面部、肢体远端外，皮肤增厚还累及肢体近端和躯干。③无皮肤硬化的 SSc（SSc sine sclerodea）：无皮肤增厚的表现，但有雷诺现象、SSc 特征性的内脏表现和血清学异常。④重叠综合征（overlap syndrome）：弥漫或局限性皮肤型 SSc 与其他诊断明确的结缔组织病同时出现，包括 SLE、PM/DM 或 RA。

（一）老年型 SSc

60 岁以上年龄发生系统性硬化病者称为老年型 SSc。

（二）系统性硬化病的流行病学调查

本病呈世界性分布。患病率 50~300/100 万，发病率每年 2.3~22.8/100 万。儿童相对少见，女性多见，多数发病年龄在 30~50 岁。

（三）老年人群特点

1. 病因与发病机制 一般认为与遗传易感性和环境等多因素有关。

（1）遗传：有研究显示与 HLA–Ⅱ类基因相关，如 HLA–DR1、DR2、DR3、DR5、DR8、DR52 等位基因和 HLA–DQA2，尤其是与 HLA–DR1 相关性明显。

（2）环境因素：目前已经明确，一些化学物质，如长期接触聚氯乙烯、有机溶剂、色氨酸、博来霉素、喷他佐辛等诱发硬皮样皮肤改变与内脏纤维化。该病在煤矿、金矿与硅石尘埃相接触的人群中发病率较高，这些都提示 SSc 的病因中，环境因素占重要地位。

（3）性别：本病育龄妇女发病率明显高于男性，故雌激素与本病发病可能有关。

（4）免疫异常：SSc 存在广泛的免疫异常。移植物抗宿主病可诱发硬皮样改变，提示与免疫异常有关。近年来研究提示病毒抗原与自身抗原的交叉反应促使本病的发生，因此可能与感染有关。

可见，本病可能是在遗传基础上反复慢性感染导致自身免疫性疾病，最后引起的结缔组织纤维化及血管异常。

发病机制尚不清楚。目前认为是由于免疫系统功能失调，激活、分泌多种自身抗体、细胞因子等引起血管内皮细胞损伤和活化，进而刺激成纤维细胞合成胶原的功能异常，导致血管壁和组织的纤维化。

2. 病理 受累组织广泛的血管病变、胶原增生、纤维化，是本病的病理特点。

（1）血管病变主要见于小动脉、微细动脉和毛细血管。由于血管壁内皮细胞和成纤维细胞增生，以致血管腔狭窄，血液淤滞，至晚期指（趾）血管数量明显减少。皮肤早期可见真皮层胶原纤维水肿与增生，有淋巴细胞、单核或（和）巨噬细胞、浆细胞和朗格汉斯细胞散在浸润。

（2）随着病情进展、水肿消退，胶原纤维明显增多，有许多突起伸入皮下组织使之与皮肤紧密粘连，表皮变薄，附件萎缩，小动脉玻璃样化。

（3）心脏可见心肌纤维变性和间质纤维化，血管周围尤为明显。纤维化累及传导系统可导致房室传导障碍和心律失常。可见冠状动脉小血管壁增厚和心包纤维素样渗出。

（4）肾损害表现表现为肾小球入球小动脉和叶间动脉内皮细胞增生以及血管壁的纤维性坏死，以致肾皮质缺血坏死。肾小球也可有病变。

二、实验室诊断及鉴别诊断

（一）临床表现

1. 症状体征 约 80% 患者首发症状是雷诺现象，可先于本病的其他表现（如关节炎、内脏受累）几个月甚至 15 年（大部分 5 年内）出现。

（1）早期症状：SSc 起病隐匿，最多见的初期表现是雷诺现象、隐袭性肢端和面部肿胀，并有手指皮肤逐渐增厚。约 70% 的患者首发症状为雷诺现象，雷诺现象可先于硬皮病的其他症状（手指肿胀、关节炎、内脏受累）1~2 年或与其他症状同时发生。多关节病同样也是突出的早期症状。胃肠道功能紊乱（胃烧灼感和吞咽困难）或呼吸系统症状等，偶尔也是本病的首发表现。患者起病前可有不规则发热、胃纳减退、体质量下降等。

（2）皮肤：为本病标志性特点。几乎所有病例皮肤硬化都从手开始，手指、手背发亮、紧绷，手指褶皱消失，汗毛稀疏，继而面部、颈部受累。患者胸上部和肩部有紧绷的感觉，颈前可出现横向厚条纹，仰头时，患者会感到颈部皮肤紧绷，其他疾病很少有这种现象。面部皮肤受累可表现为面具样面容。口周出现放射性沟纹，口唇变薄，鼻端变尖。受累皮肤可有色素沉着或色素脱失。皮肤病变可局限在手指（趾）和面部，或向心性扩展，累及上臂、肩、前胸、背、腹和下肢。有的可在几个月内累及全身皮肤，有的在数年内逐渐进展，有些呈间歇性进展，通常皮肤受累范围和严重程度在3年内达高峰。临床上皮肤病变可分为水肿期、硬化期和萎缩期。水肿期皮肤呈非可凹性肿胀，触之有坚韧的感觉；硬化期皮肤呈蜡样光泽，紧贴于皮下组织，不易捏起；萎缩期浅表真皮变薄变脆，表皮松弛。

（3）关节、肌肉：多关节痛和肌肉疼痛常为早期症状，也可出现明显的关节炎，约29%可有侵蚀性关节病。由于皮肤增厚且与其下关节紧贴，致使关节挛缩和功能受限。由于腱鞘纤维化，当受累关节主动或被动运动时，特别在腕、踝、膝处，可觉察到皮革样摩擦感。SSc早期可有肌痛、肌无力等非特异性症状，晚期可出现肌肉萎缩，后者一方面是由于皮肤增厚变硬可限制指关节的活动，造成局部肌肉失用性萎缩，在弥漫性皮肤型SSc时可发生于任何关节，以手指、腕、肘关节多见；另一方面也与从肌腱向肌肉蔓延的纤维化有关，此时病理表现为肌纤维被纤维组织代替而无炎性细胞浸润。当SSc与多发性肌炎或皮肌炎重叠时患者可有明显近端肌无力，血清肌酸激酶持续增高。长期慢性指（趾）缺血。可发生指端骨溶解。X线表现关节间隙狭窄和关节面骨硬化。由于肠道吸收不良、失用及血流灌注减少，常有骨质疏松。

（4）胃肠道：约70%的SSc患者出现消化道异常。消化道的任何部位均可受累，其中食管受累最为常见。肝脏病变不常见，但原发性胆汁性肝硬化的出现往往与局限性皮肤型SSc有关。胰腺外分泌功能不全可引起吸收不良和腹泻。胃肠道功能紊乱（胃烧灼感和吞咽困难）偶尔是本病的首发表现。

（5）肺部：2/3以上的SSc患者有肺脏受累，是本病最主要的死亡原因。早期多数没有症状。最早出现的症状为运动后气短，活动耐受量减低；后期出现干咳。最常见的肺部病变是肺间质纤维化，导致肺功能下降以致通气障碍。肺动脉高压是另一较多见的病变，其常常是棘手问题，是由于肺动脉和微动脉内膜纤维化和中膜肥厚导致狭窄和闭塞造成。肺动脉高压常缓慢进展，除非到后期严重的不可逆病变出现，一般临床不易察觉。

（6）心脏：病理检查显示80%患者有片状心肌纤维化。临床表现为气短、胸闷、心悸、水肿。临床检查可有室性奔马律、窦性心动过速、充血性心力衰竭，偶可闻及心包摩擦音。超声心动图显示约半数病例有心包肥厚或积液，但临床心肌炎和心包填塞不多见。

（7）肾脏：SSc的肾病变以叶间动脉、弓形动脉及小动脉为最著，其中最主要的是小叶间动脉。SSc肾病变临床表现不一，部分患者有多年皮肤及其他内脏受累而无肾损害的临床现象；有些在病程中出现肾危象，即突然发生严重高血压，急进性肾功能衰竭。如不及时处理，常于数周内死于心力衰竭及尿毒症。虽然肾危象初期可无症状，但大部分患者感疲乏加重，出现气促、严重头痛、视力模糊、抽搐、神志不清等症状。实验室检查发现肌酐正常或增高、蛋白尿和（或）镜下血尿，可有微血管溶血性贫血和血小板减少。

（8）其他表现：口干、眼干很常见，与外分泌腺结构破坏有关，如能满足SS的诊断标准，可诊断重叠综合征。20%~40%的患者有甲状腺功能减退，这与甲状腺纤维化或自身免疫性甲状腺炎有关，病理表现为淋巴细胞浸润。半数患者血清中可有抗甲状腺抗体。

2. 辅助检查

（1）血、尿常规及其他常规检查：一般无特殊异常。ESR 可正常或轻度增快。贫血可由消化道溃疡、吸收不良、肾脏受累所致，一般情况下少见。可有轻度血清白蛋白降低，球蛋白增高。

（2）自身抗体：血清 ANA 阳性率达 90% 以上，核型为斑点型、核仁型和抗着丝点型，抗核仁型抗体对 SSc 的诊断相对特异。抗 Scl-70 抗体是 SSc 的特异性抗体。抗着丝点抗体在 SSc 患者中的阳性率是 15%~20%，是局限性皮肤型 SSc 的亚型 CREST 综合征较特异的抗体，常与严重的雷诺现象、指端缺血、肺动脉高压相关。抗 RNA 聚合酶抗体常与弥漫性皮肤损害、SSc 相关肾危象相关。抗 U3RNP 抗体阳性率为 8%，在男性患者中更多见，与弥漫性皮肤受累相关。抗 Th（To）抗体与局限性皮肤受累和肺动脉高压相关。抗 PM/Scl 抗体，见于局限性皮肤型 SSc 和重叠综合征（PM/DM）。抗 SSA 抗体和（或）抗 SSB 抗体存在于 SSc 与 SS 重叠的患者。约 30% 的患者 RF 阳性。

3. 各个项目基本内容介绍

（1）抗核抗体（ANA）：见本章相关章节。

（2）抗 Scl-70 抗体（抗 DNA 拓扑异构酶抗体）：1979 年 Douvas 等报道，在 SSc 患者血清中有一种抗核抗体，其靶抗原为细胞核中一种非组蛋白蛋白质，因在十二烷基硫酸钠 - 聚丙烯酰胺凝胶电泳（SDS-PAGE）中移动的分子量为 70kD，故称为 Scl-70。1986 年 Shero 等证实，Scl-70 的本质是 DNA 拓扑异构酶 I，其天然分子量为 100kD，70kD 抗原为其降解片段。DNA 拓扑异构酶 I，位于核质中，在核仁中的浓度很高。它与 DNA 超螺旋的松解过程有关，在 DNA 双链的复制和转录中起作用。此酶将 DNA 链切断，并附着在产生的游离端上，因此，不需整个 DNA 分子解螺旋，而仅发生于将复制的区域。一旦某一区域复制或转录完成，DNA 双链就重新结合，拓扑酶释放。它是细胞内具有重要生物功能的关键蛋白。

【参考区间】ELISA 法：正常人为阴性。

【临床意义】该抗体主要见于 SSc，对 SSc 临床特异性高，可用于早期诊断，并且提示预后不良。

【评价】该抗体对 SSc 临床特异性几乎达 100%。大多数抗 Scl-70 抗体阳性 SSc 患者病情严重，涉及广泛的皮肤和内脏器官严重迅速的损伤。

（3）抗着丝点抗体（anti-centromere antibody，ACA）：ACA 的靶抗原是位于染色体着丝粒区域的三种蛋白质即 CENP-A（17kDa）、CENP-B（80kDa）、CEN P-C（140kDa）。大多数 ACA 阳性血清至少与其中两种抗原发生反应，并且总是与 CENP-B 反应。ACA 是 SSc 中的局限型又称为 CREST 综合征的标志抗体，有不少报道认为，此抗体与抗 Scl-70 抗体相互排斥，二者同时阳性的患者极为罕见。

【参考区间】ELISA 或间接免疫荧光法：正常人为阴性。

【临床意义】ACA 是 SSc 的标志性抗体。ACA 阳性的 CREST 患者，其皮肤和内脏受累的情况要比 ACA 阴性者轻。

【评价】CREST 综合征患者 ACA 检出率为 40%~80%，ACA 对该综合征有确诊意义。而在弥漫性 SSc 患者中的阳性率少于 10%。而抗 Scl-70 抗体在局限性硬化症中罕见。因此和抗 Scl-70 比较，血清 ACA 阳性表明预后良好。

（4）抗原纤维蛋白抗体：又称抗 U3RNP 抗体、抗 U3 核仁 RNP 抗体等，其靶抗原为核仁中的原纤维蛋白，为一种位于核仁密集原纤维丝蛋白结构上的与 U3RNA 结合的 34kDa 碱性蛋白，是参与核糖体 RNP 前体成熟过程的核糖核蛋白粒子 U3-snRNP 的组成成分。

【参考区间】免疫印迹法：正常人为阴性。

【临床意义】抗原纤维蛋白抗体检测阳性则表明有可能为系统性硬化病。不仅提示疾病诊断，而且常与疾病临床特点、预后等相关。同时需要注意，抗原纤维蛋白抗体阳性的 SSc 患者易发生弥漫型皮肤硬化和肺动脉高压，需严密监测。

【评价】SSc 患者抗原纤维蛋白抗体的阳性率为 3%~6%，该抗体特异性较高，但也可以在其他系统性风湿性疾病中查及，而且抗体阳性的大部分患者仅有很弱的 SSc 症状。此抗体阳性的 SSc 患者，常与肺高压、扩散性皮肤损伤、毛细血管扩张症、关节炎有关。

（5）抗 RNA 多聚酶抗体：细胞核中含有 3 种 RNA 多聚酶复合体（RNA 多聚酶 I、II 和 III，均各自存在相应的自身抗体，通常这些抗体在同一患者血清中一起出现）。怀疑为系统硬化病或 Hep-2 细胞荧光模式为核仁或胞质荧光着染的患者，可以检测血清中抗 RNA 多聚酶抗体以明确诊断。

【参考区间】正常人为阴性。

【临床意义】抗 RNA 聚合酶 I 抗体和抗 RNA 聚合酶 II 抗体是 SSc 的特异性抗体，阳性率在不同人种间存在差异，一般为 5%~33%。抗 RNA 聚合酶 I 抗体阳性者常伴有严重的内脏受累，主要是肺和肾脏，多预后不良。抗 RNA 聚合酶 II 抗体在 SSc 中阳性率为 5%~20%。此外在 SLE 中阳性率为 9%~14%。

【评价】抗 RNA 聚合酶抗体是系统性硬化病的特异性抗体，常与弥漫性皮肤损害、SSc 相关肾危象相关。

（6）抗 To（Th）抗体：又称抗 7-2- 核糖核蛋白抗体或抗 RNA-seMRP 抗体。其抗原决定簇位于具有 RNAs1 活性的小核糖核蛋白颗粒上。怀疑为系统性硬化病或 Hep-2 细胞荧光模式为核仁或胞质荧光着染的患者，可以检测到血清中抗 RNA 多聚酶抗体已明确诊断。

【参考区间】正常人为阴性。

【临床意义】抗 Th（To）抗体检测阳性有以下可能：主要见于局限型硬化病患者，与抗着丝点抗体阳性的系统性硬化病患者临床症状相似，预后良好，阳性率为 5%~10%；还可偶见于多发性肌炎（PM）/SSc 重叠综合征中，阳性率为 3%。

【评价】抗 Th（To）抗体是系统性硬化病的特异性抗体，该抗体阳性与局限性皮肤受累和肺动脉高压相关。

（7）抗 PM-Scl 抗体：在 PM 与 SSc 相重叠的患者血清中首先报道了抗 PM-1 抗体，此自身抗体因多见于 PM 患者而得名，但后来研究发现该自身抗体更多见于 PM 和系统性硬化症（Scl）相重叠的患者中，故又称为抗 PM-Scl 抗体。抗 PM-Scl 抗体靶抗原主要位于核仁的颗粒部分，抗 PM-Scl 抗体对肌炎、硬皮病等诊断及鉴别诊断有重要的临床价值。

【参考区间】正常人为阴性。

【临床意义】若血清中抗 PM-Scl 抗体呈阳性，则常见于多发性肌炎与硬化症的重叠症状中，在重叠症状中的阳性率为 50%；也可以仅出现于多发性肌炎患者中和弥散性硬化症中。

【评价】抗 PM-Scl 抗体在 SSc 患者中阳性率 1%~6%，但 90% 该抗体阳性患者中存在局限性硬皮病或至少有硬皮病相关症状。抗 PM-Scl 抗体阳性可能还与关节炎、手部湿疹和角化病相关。抗 PM-SCL 患者的预后较好。

(8) 抗 Ku 抗体：抗 Ku 抗体是 1981 年由 Mimori 等报道的。他们发现一例全身性硬化症 / 多发性肌炎重叠综合征患者（Ku）的血清能与一种 DNA 结合蛋白发生沉淀反应。这种核蛋白称为 Ku 抗原，是 DNA 依赖蛋白激酶的 DNA 结合部分，催化 RNA 聚合酶 II 及其他转录因子的磷酸化过程。Ku 抗原广泛存在于人、小牛、兔组织中。

【参考区间】正常人为阴性。

【临床意义】若血清中抗 Ku 抗体呈阳性，可导致全身性硬化症，多发性肌炎，其他结缔组织病如 RA、MCTD、SS。

【评价】抗 Ku 抗体常见于硬皮病，PM/DM，特别是硬皮病多发性肌炎重叠症；也与 PSS 及原发性肺高压有相关性。若 ANA 为阴性，可排除抗 Ku 抗体阳性的可能性。

（二）诊断

目前临床上常用的标准是 1980 年美国风湿病学会（ACR）制订的 SSc 分类标准，该标准包括以下内容：

1. 主要指标 主要指标是近端皮肤硬化，即对称性手指及掌指（或跖趾）关节近端皮肤增厚、紧绷、肿胀，不易提起。这种改变可累及整个肢体、面部、颈部和躯干（胸腹部）。

2. 次要指标 次要指标有：

（1）指端硬化：上述皮肤改变仅限于手指。

（2）指端凹陷性瘢痕或指垫变薄：由于缺血导致指尖有下陷区，或指垫消失。

（3）双肺底纤维化：标准立位胸片双下肺出现网状条索、结节、密度增加，亦可呈弥漫斑点状或蜂窝状，并已确定不是由原发于肺部的疾病所致。

具备主要指标或 2 条或 2 条以上次要指标者，可诊为 SSc。

雷诺现象、多发性关节炎或关节痛、食管蠕动异常、皮肤活检示胶原纤维肿胀和纤维化、血清有抗核抗体、抗 Scl-70 抗体和抗着丝点抗体阳性均有助于诊断。但是该标准的敏感性较低，无法对早期的硬皮病作出诊断，为此欧洲硬皮病临床试验和研究协作组（EULAR scleroderma trial and research group，EUSTAR）提出了"早期硬皮病"的概念和诊断标准，即如果存在：A. 雷诺现象；B. 手指肿胀；C. 抗核抗体阳性，应高度怀疑早期硬皮病的可能，应进行进一步的检查；如果存在下列 2 项中的任何一项就可以确诊为早期硬皮病：A. 甲床毛细血管镜检查异常；B. 硬皮病特异性抗体。如抗着丝点抗体阳性或抗 Scl-70 抗体阳性。但早期硬皮病可能与未分化结缔组织病、混合性结缔组织病不易鉴别。

（三）鉴别诊断

本病应与局部硬皮病和嗜酸性粒细胞筋膜炎相鉴别。局部硬皮病特点为皮肤界限清楚的斑片状或者条状硬皮改变，主要见于四肢。累及皮肤和深部组织而无内脏和血清学改变。嗜酸性粒细胞筋膜炎多见于青年人，剧烈活动后发病，表现为四肢皮肤肿胀、绷紧并伴有肌肉压痛、松弛、无雷诺现象、无内脏病变、ANA 阴性，血嗜酸性粒细胞增加。皮肤活检也可鉴别。

（四）治疗和预后

目前缺乏有效的根治或者缓解病情的药物。因不同患者的病情表现有差异，应注意治疗的个体化并给予对症治疗。

本病病变多，通常呈缓慢发展。局限型预后一般良好。弥漫型（尤其是年长者）由于肺、肾、心脏的损害容易导致死亡，故预后较差。

三、检验路径

SSc 的检验分析路径见图 11-7。

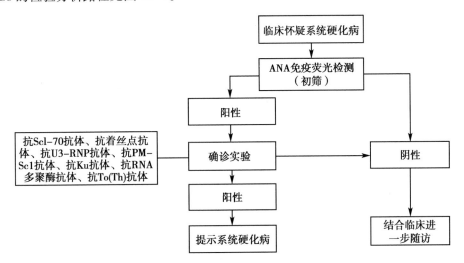

图 11-7　SSc 的检验分析路径

（李冬冬　陶传敏）

参 考 文 献

［1］ 尚红,王毓三,申子瑜.全国临床检验操作规程.北京:人民卫生出版社,2015.

［2］ 葛均波,徐永健.内科学.第8版.北京:人民卫生出版社,2013.

［3］ 于普林.老年医学.第2版.北京:人民卫生出版社,2017.

［4］ 王兰兰.医学检验项目选择与临床应用.第2版.北京:人民卫生出版社,2013.

［5］ 陆再英,钟南山.内科学.第7版.北京:人民卫生出版社,2009.

［6］ 中华医学会风湿病学分会.2018中国类风湿关节炎诊疗指南.临床医学研究与实践,2018,57(12):242-251.

［7］ 中华医学会风湿病学分会.干燥综合征诊断及治疗指南.中华风湿病学杂志,2010,14(11):766-768.

［8］ 中华医学会风湿病学分会.类风湿关节炎诊断及治疗指南.中华风湿病学杂志,2010,14(4):265-270.

［9］ 中华医学会风湿病学分会.系统性红斑狼疮诊断及治疗指南中华医学会风湿病学分会.中华风湿病学杂志,2010,14(5):342-346.

［10］ 中华医学会风湿病学分会.系统性硬化病诊断及治疗指南.中华风湿病学杂志,2011,15(4):256-259.

［11］ 沈淑琼,梁萌,谢红.48例晚发型系统性红斑狼疮的临床分析.中国中西医结合肾病杂志,2009,10

(7):613-615.

［12］刘盛秀,王培光,杨森,等.55 例中老年皮肌炎/多发性肌炎的临床特点.安徽医科大学学报,2005,40(4):374-376.

［13］邹宏超,朱薇,赵万润,等.老年初发的系统性红斑狼疮 60 例临床分析.临床皮肤科杂志,2018,47(2):122-124.

［14］曾小峰,颜淑敏.老年人原发性干燥综合征的诊治进展.实用老年医学,2008,22(1):14-17.

［15］李华,王吉波,成强,等.老年系统性红斑狼疮临床特点分析.中国老年学杂志,2011,31(2):225-226.

［16］朱俊,赵学智,顾珍凤,等.老年系统性红斑狼疮临床特点分析.中国中西医结合肾病杂志,2011,12(5):425-427.

［17］黄映红,黎娇艳,陈远美.老年与青中年类风湿关节炎临床和实验室对比分析.现代生物医学进展,2010,10(15):2894-2896.

［18］侯勇,赵岩.类风湿关节炎的诊断和治疗进展.实用医院临床杂志,2011,8(2):8-10.

［19］李柳莹.晚发型系统性红斑狼疮临床特点分析—单中心回顾性研究.南宁:广西医科大学,2015.

［20］吴丽君,李怡良,郭刚.中老年系统性硬化症的临床特点分析.实用心脑肺血管病杂志,2015,23(2):106-107.

［21］中国免疫学会临床免疫分会.自身抗体检测在自身免疫病重临床应用专家建议.中华风湿病学杂志,2014,18(7):437-443.

第十二章

恶性肿瘤

　　无论对于发达还是发展中国家，恶性肿瘤的发病对社会以及对家庭都是一种沉重的经济负担，严重影响生活质量。2000—2014年全国癌症生存率变化趋势监测研究报告指出：2014年全国恶性肿瘤估计新发病例380.4万例（男性211.4万例，女性169.0万例），每天超过1万人被确诊为癌症，每分钟有7人被确诊为癌症。2016年城市居民年龄别疾病别死亡率统计报告（每10万人）指出死于恶性肿瘤人数为160.07/10万，常见恶性肿瘤死亡人数由高到低依次为肺癌（47.84/160.07）、肝癌（22.7/160.07）、胃癌（18.78/160.07）、结直肠癌（12.42/160.07）、乳腺癌（4.7/160.07）。

　　癌症的病因80%以上是化学致癌物质引起，年龄越大其接触环境中致癌物质累计效应越大，即恶性肿瘤的发病率随年龄递增而上升。此外由于老年人免疫功能下降以及组织细胞易感性增高使老年人群成为恶性肿瘤的主要发病人群。

　　相比其他人群，老年群体常合并糖尿病、高血压、冠心病等基础疾病，且老年人对早期恶性肿瘤"报警信号"的临床表现不敏感，错失早期发现、早期诊治的最佳时机。我国老年人口日益增多，随着人口老龄化加剧，社会经济的发展，环境因素、生化方式的不断改变，早期进行恶性肿瘤的筛查对人们的健康生活极为重要。中国在癌症的治疗（如靶向药治疗、质子治疗等）、预防（如HPV疫苗注射）和筛查等方面，与发达国家仍有较大差距。我们仍然需要普及早期筛查癌症的理念，做到及早发现、及早治疗，从而提高我国恶性肿瘤的5年生存率。

　　早期恶性肿瘤的筛查主要通过临床表现和体征从而进行血、尿、便、肿瘤标志物（tumor marker，TM）以及联合影像学必要时还需特殊操作（如胃肠镜、支气管镜、病理活检）检查进行全面的诊断。无论是高危人群还是低危人群常规进行早期筛查都是防癌、治癌的关键步骤。影像学检查一直是癌症筛查的重要手段之一，但在早期恶性肿瘤筛查这一环节中存在一定的局限性。相比影像学，常规的血液检查因其有较好的普及性和可接受性，在人群筛查中起着重要的作用。

一、肿瘤标志物

TM 是反映肿瘤存在和生长的一类物质，根据其特异性可分为肿瘤特异性抗原和肿瘤非特异性抗原。其中肿瘤特异性抗原：即只表达于肿瘤细胞，而不存在于正常组织细胞。肿瘤非特异性抗原：为非肿瘤所特有，正常组织和细胞也可表达的抗原物质，但此类抗原在癌变细胞的表达水平远远超过正常细胞。

二、肿瘤标志物的应用原则

（一）肿瘤标志物的辅助诊断原则

由于 TM 在诊断恶性肿瘤时灵敏性和特异性的限制，TM 在临床中主要用于肿瘤的辅助诊断。因此不能仅凭 TM 阳性（或升高）进行恶性肿瘤的确诊；除甲胎蛋白和前列腺特异性抗原外，也不提倡对无症状人群进行普查，2012 年肿瘤标志物的临床应用建议中指出对于高危人群如 60 岁以上，有家族史，长期慢性乙型肝炎患者或肿瘤高发地区等应进行常规筛查。

（二）肿瘤标志物高危人群筛查原则

对高危人群进行 TM 筛查有助于发现早期肿瘤；若出现 TM 指标异常升高时，即使无症状和体征，也必须复查和随访。

（三）肿瘤标志物临床应用的原则

TM 在器官定位方面：绝大多数 TM 缺乏较高的器官的特异性，因此，TM 阳性往往不能对肿瘤进行绝对的定位。但前列腺特异性抗原、前列腺酸性磷酸酶、甲胎蛋白和甲状腺球蛋白较其他的 TM 来说具有较高的特异性。

TM 在临床分期方面：大多数情况下，TM 浓度与肿瘤的大小和临床分期存在着一定的关联。但各期 TM 浓度变化范围较宽，会有相互重叠。

TM 个体参考值方面：必须指出，由于肿瘤患者自身的特异性，每个 TM 在不同个体中由不同的基础水平。在大多数病例中，尤其是恶性肿瘤治疗之前，各 TM 的个体正常水平是未知的，可能非常低，但也可能接近参考范围上限值，甚至偶然高于参考范围上限。每例患者 TM 水平相对于其个体参考值的动态变化才是至关重要的。因此，将 TM 在治疗监测期与上述可作为参考的个体参考值水平之间的百分比变化作为诊断标准，比采用已建立的参考范围上限值作为诊断标准更敏感。

TM 在肿瘤监测方面：TM 在对肿瘤的疗效判断和复发监测方面有着重要的临床作用，动态监测 TM 有助于评价手术、化疗、放疗和生物治疗手段是否有效，常有 3 种类型：

（1）TM 浓度下降到参考范围内或下降 95% 以上，提示肿瘤治疗有效。

（2）TM 浓度下降但仍持续在参考范围以上，提示有肿瘤残留和（或）肿瘤转移。

（3）TM 浓度下降到参考范围内一段时间后，又重新升高，提示肿瘤复发或转移。

（四）肿瘤标志物的随访原则

恶性肿瘤治疗结束后，应对治疗前升高的 TM 做定期随访监测。一般建议，治疗后第 6 周行第 1 次检测，前 3 年内每 3 个月检测 1 次，3~5 年每半年 1 次，5~7 年每年 1 次。必要时随访监测时间应根据特定的肿瘤类型和 TM 半衰期作出调整，增加（或降低）随访的频率。随访中若出现明显升高（高出首次结果 25%），应在 1 个月内复测 1 次，连续 2 次升高，可预示复发或转移。

TM 常进行联合检测以提高辅助诊断价值，常常选择 2~3 项灵敏性高和特异性相对较好的 TM 进行检测。

第一节 肺 癌

一、肺癌的流行病学调查

进入 21 世纪以后，肺癌已经超过胃癌和肝癌成为我国恶性肿瘤死因的第一位。近 50 年来许多国家都报道肺癌的发病率和死亡率均明显增高，男性肺癌发病率和死亡率均占所有恶性肿瘤的第一位，女性发病率占第一位，死亡率占第二位。2016 年城市居民年龄别疾病别死亡率（每 10 万人）报告指出，在肺癌死亡人群中，年龄 55~59 岁组别肺癌死亡人数（55.07/10 万）是 60~64 岁年龄组别肺癌死亡人数（139.11/10 万）的一半；年龄 75~79 岁组别肺癌死亡人数为 2 306.4/10 万；年龄 80~84 岁组别肺癌死亡人数为 468.44/10 万。从肺癌各年龄段死亡人数统计数据中我们可以看到，随着年龄的增长肺癌的死亡率也会明显增加。由于 70% 的肺癌患者在确诊时已经是晚期或发生远处转移，失去了手术机会，缺乏有效的治疗手段。如果肺癌患者能在早期被诊断，那么 5 年生存率可提高到 80%。

肺癌的病因至今尚不完全明确，大量资料表明，长期大量吸烟与肺癌的发生有非常密切的关系。已有的研究证明：长期大量吸烟者患肺癌的几率是不吸烟者的 10~20 倍。

二、肺癌病理类型

按解剖部位可分为中央型肺癌（3/4）及周围型肺癌（1/4）；按组织类型可分为非小细胞癌（80%~85%）和小细胞肺癌（15%~20%）。其中非小细胞癌又包括鳞癌、腺癌、大细胞癌等（表 12-1）。

表 12-1 肺癌的分型

小细胞肺癌	非小细胞肺癌
占肺癌 20%~25%	占肺癌 80%
快速侵袭性生长	主以手术为主，放化疗敏感度相对较低
小或散在病灶，影像学难以发现	低剂量螺旋 CT 可用于早期筛查，降低死亡率
诊断时多发生转移，预后差	晚期患者，五年生存率较低

三、肺癌临床表现

（一）原发肿瘤引起的症状

咳嗽、咯血、气短或喘鸣、发热以及体重下降等。

（二）肺外胸内扩展引起的症状

胸痛、声音嘶哑、咽下困难、胸水、上腔静脉综合征等。

（三）肺外转移症状

转移至中枢则有颅压增高表现，如头疼、恶心、呕吐等；转移至骨骼可表现为骨痛和病理性骨折；转移至腹部可表现为胰腺炎或阻塞性黄疸；转移至淋巴结常发生在锁骨上淋巴结。

（四）肺外表现

肥大性骨关节病、异位促性腺激素、神经肌肉综合征以及高钙血症等。

四、肺癌的高危人群

1. **吸烟**　吸烟是肺癌死亡率进行性增加的首要原因。与不吸烟者相比，吸烟者发生肺癌的危险性平均高 9~10 倍，重度吸烟者达 10~25 倍。吸烟年限长，一天吸烟量多于 20 支的人，均属于肺癌高危人群。

2. 慢性肺部疾病病人（如慢性支气管炎、肺结核等）。

3. 体内外接受过量放射线照射者，如处于金属矿区环境下，长时间大量接触无机砷、石棉、铬、镍等。

4. 长时间接触煤烟或油烟者，如接触煤气、沥青、炼焦工人。

5. 恶性肿瘤病史或肺癌家族史（表 12-2）。

表 12-2　肺癌危险因素及危险因素评估

肺癌危险因素	肺癌危险等级评估			
吸烟史/二手烟	高风险		中度风险	低风险
职业暴露	55~74 岁	≥ 50 岁	≥ 50 岁	<50 岁
射线暴露	≥ 30 年吸烟史或戒烟 <15 年	≥ 20 年吸烟史	≥ 20 年吸烟史或有二手烟的暴露史	<20 年吸烟史
癌症病史		除二手烟之外的危险因素	无其他危险因素	
一级亲属有肺癌病史				
肺部疾病（如 COPD 或肺纤维化）				
自身的基础病				

五、肺癌早期实验室筛查

肺癌患者能否得到临床治愈与早期的临床诊断直接相关。因为早期肺癌患者并没有表现出相关症状，当患者出现咳嗽、呼吸困难、咯血、疼痛、体重减轻时，常常已发展至晚期。早期肺癌筛查可通过临床实验室检查以及肺癌相关肿瘤标志物，早期诊断可在一定程度上减少死亡率、改善生存质量。

（一）痰脱落细胞学检查

保证痰标本采集方法正确的前提下，3次以上的痰标本可以使中央型肺癌诊断率提高到80%，周围型肺癌诊断率达到50%。痰脱落细胞学方便快速、无创，是常规检查手段之一。

（二）支气管镜检查

支气管镜检查可诊断、确定病变范围，诊断率可达92%，但存在以下局限：

1. 活检取到的标本量较少，受发病部位的影响，对于深部病变组织难以取材。

2. 支气管镜属于有创检查，部分患者在检查过程中会产生不适，或不能耐受支气管的检查。

3. 支气管镜检查操作烦琐，价格昂贵，难以在常规人群中进行广泛筛查。

（三）影像学检查（表12-3）

表12-3 肺癌影像学检查

检查手段	检查意义
X线胸片	基本检查方法，包括胸正、侧位片，若对胸片基本影像有疑问，或需要了解胸片显示影像的细节，应有针对性选择进一步的影像学检查方法；对于诊断肺癌疾病存在一定的漏诊率，不建议将胸片作为肺癌的筛查手段
肺CT	能够较早地检查早期肺癌，进一步验证病变所在的部位和累及范围；有助于鉴别良恶性，对于高危人群推荐采用低剂量螺旋CT（LDCT）
MRI	可用于判定胸壁或纵隔是否受侵；区分肺门肿块与肺不张、阻塞性肺炎的界限；并可辅助临床判断有无肺癌脑转移等；在实际应用中可根据临床需要选择
超声	可辅助诊断是否发生肺癌的腹部转移等
PET-CT	是肺癌诊断、分期与再分期、疗效评价和预后评估的最佳方法，但费用较高，根据实际情况进行选择

（四）肺癌临床进展（图12-1）

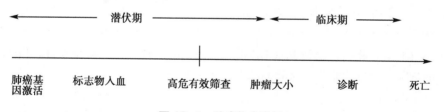

图12-1 肺癌临床进展

（五）肿瘤标志物的检测

1. 癌胚抗原（carcinoembryonic antigen，CEA） CEA是首先从结肠癌和胎儿肠组织中发现的，属于细胞表面的糖蛋白家族，主要存在于胃肠液及胰腺，并分泌于体液中。胚胎期主要由胎儿的胃肠管、胰腺和肝脏合成，出生后明显降低。

【参考区间】测定CEA的方法主要有化学发光法（chemiluminescence assay，CLIA）和酶联免疫方法（enzyme-linked immunosorbent assay，ELISA）：

（1）ELISA 法检测血清参考区间：正常人群血清参考区间 <3ng/ml（非吸烟者）或 <5ng/ml（吸烟者）。

（2）CLIA 法检测血清参考区间：正常人群 CEA<5ng/ml。

【临床意义】CEA 是一个广谱性肿瘤标志物。它能向人们反映出多种肿瘤的存在，不同癌症中 CEA 升高的人数百分比不同，结直肠癌 70%，肺癌 45%，胃癌 50%，乳腺癌中 40%，胰腺癌 55%，子宫内膜癌 40%。连续监测 CEA 水平可用于肿瘤治疗的疗效观察及预后判断。一般病情好转时血清癌胚抗原水平下降，病情发展时升高。

【评价】在非恶性肿瘤疾病患者或大量吸烟者中也可见升高，因此，CEA 是一个典型的广谱型肿瘤标志物，一般不作为诊断某些恶性肿瘤的特异性指标。

2. 鳞状上皮细胞癌抗原（squamous cell carcinoma antigen，SCCA） SCCA 最早是从宫颈鳞状细胞分离出来的，通过等电聚焦电泳可把 SCCA 分为中性和酸性两个亚组分。中性组分存在于恶性和正常细胞中，而酸性组分仅见于恶性细胞中。

【参考区间】ELISA：血清 <1.5μg/L。

【临床意义】SCCA 是由鳞癌细胞产生并分泌的一种抗原，是一种很好的鳞癌肿瘤标志物，常出现于临床进展期。正常鳞状细胞内该成分不易释放入血，故正常含量极低，SCC 浓度随病情加重而升高，可作为辅助诊断指标和疗效、复发、转移预后监测指标。血清 SCC 的测定可应用于鳞状上皮源性肿瘤如宫颈、食管、头颈、肺等，其浓度和鳞状细胞癌的分化程度有关。肺鳞癌时 SCC 阳性率约 60%，而其他类型肺癌时阳性率不足 30%；患者根治术手术后，SCC 将在 72 小时内转阴，而接受姑息性切除或探查术后 SCC 仍高于正常值；术后肿瘤复发或转移时，SCC 在临床表现出现之前即可再次升高；无转移或复发时，会持续稳定在正常水平。

【评价】SCCA 不是鳞状细胞癌的特异性肿瘤标志物，并且只有部分患者在癌症早期会出现血清 SCCA 升高，因此不适合于筛查。

3. 胃泌素释放肽前体（progastrin releasing peptide，ProGRP） GRP 是一种胃肠激素，它由 27 个氨基酸组成，可促进胃泌素的释放，ProGRP 是 GRP 的前体结构，普遍存在于非胃窦组织、神经纤维、脑和肺的神经内分泌细胞中。

【参考区间】ELISA：血浆：2~50pg/ml。

【临床意义】ProGRP 对小细胞肺癌具有较高的敏感度。SCLC 患者肿瘤细胞产生的 GRP 与 ProGRP 呈正相关，血清 ProGRP 水平与肺癌的病理类型有着相关性，ProGRP 用于对 SCLC 的诊断、疗效的监测，对肿瘤的复发有一定意义。

【评价】ProGRP 受标本类型检测影响，有研究发现，在血清标本中由于生成的凝血酶能够降解 ProGRP，因此 ProGRP 检测推荐采用血浆标本，并且不能及时保存的标本要及时低温保存。

4. 神经特异性烯醇化酶（neuron-specific enolase，NSE） 烯醇化酶是糖酵解通路中的一种酶，由 α、β、γ 3 个亚基组成二聚体，其中 γγ 亚基组成的同工酶属神经元和神经内分泌细胞所特有。肿瘤发生时，其组织的糖酵解作用加强，细胞增殖周期加快，细胞内的 NSE 释放入血增多，导致此酶含量增高。

【参考区间】

（1）ELISA 法测定血清 NSE 参考区间：正常血清 <（12.5~25）ng/ml。

（2）ECLIA 法测定血清 NSE 参考区间：正常血清 <15.2ng/ml。

测定 NSE 时待测标本严禁溶血，因红细胞与血小板中含有大量的 NSE，会产生假阳性结果。同时 NSE 半衰期短，不稳定（室温 6 小时），因此需要注意标本长时间放置也会影响检测结果。

【临床意义】NSE 作为小细胞肺癌首选标志物，小细胞癌患者 NSE 水平明显高于肺腺癌、肺鳞癌、大细胞肺癌等非小细胞肺癌，可用于鉴别诊断，监测小细胞肺癌放、化疗后的治疗效果。首个化疗周期开始后 24~72 小时，由于肿瘤细胞的溶解，NSE 浓度有短暂的升高；首个化疗周期结束时血清浓度迅速下降；对化疗无反应的患者 NSE 浓度持续升高或没有下降到参考区间。

【评价】小细胞肺癌约占肺癌的 25%，恶性程度高，转移较快，2 年生存率 <20%，但对放化疗敏感性较高。大多数 SCLC 患者血清 NSE 水平显著升高，且其水平与临床进展相平行。NSE 对 SCLC 的诊断具有较高的特异性和敏感性。

5. 细胞角蛋白 19 片段（cytokeratin 19 fragment，CYFRA21-1） CYFRA21-1 是一种支持蛋白，是上皮细胞的特征性标志。CYFRA21-1 是在癌症患者血清中发现的角蛋白 19 的片段，主要分布在单层上皮细胞和假复层上皮细胞，如支气管上皮细胞的肺泡上皮细胞等。

【参考区间】

（1）ELISA 法测定 CYFRA21-1：正常人血清参考区间为 <3.6ng/ml。

（2）IRMA 法检测 CYFRA21-1：正常人血清参考区间为 <3.6ng/ml。

【临床意义】CYFRA21-1 阳性主要见于所有的实体肿瘤，是非小细胞肺癌的首选标志物。是肺癌患者的病情监测和治疗控制敏感且特异的指标。首次治疗前应检测 CYFRA21-1 浓度作为疗效评估的基础值，由于其半衰期短，在首次治疗后 48 小时就可以复测其浓度以评估疗效。高水平的 CYFRA21-1 提示肿瘤处于晚期阶段且预后不佳。

【评价】CYFRA21-1 升高亦可见于良性疾病如：在肺部疾病、胃肠道疾病、妇科疾病、泌尿系统疾病和肾功能不全患者中均可见其稍有升高，但较少超过 10ng/ml；CYFRA21-1 快速下降至正常范围提示治疗有效，CYFRA21-1 持续在较高水平或下降缓慢提示肿瘤尚未完全切除或治疗无效预后较差。CYFRA21-1 的水平与性别、年龄和吸烟无关，不受妊娠的影响。

6. 骨性碱性磷酸酶（B-ALP） B-ALP 是一种含锌蛋白，广泛存在于机体各组织中。

【参考区间】

（1）免疫活性测定法：成年男性：14~31U/L，成年女性：14.1~25.3U/L。

（2）ELISA：成年男性：8~16.6μg/L，绝经前妇女：5.8~11.6μg/L，绝经后妇女：8.5~17.9μg/L。

【临床意义】B-ALP 升高常发生于骨转移癌中，肺癌骨转移患者发生率为 30% ~40%，对于肺癌患者发生骨转移其中位生存时间仅为 6~10 个月，药物治疗 1 年生存率仅为 40% ~50%，指南推荐对于肺癌出现骨痛、脊髓或神经受压症状、高钙血症患者等均视为肺癌骨转移的高危人群。

【评价】目前常用免疫法进行 B-ALP 检测，免疫分析方法具有较好的灵敏度、重复性，但目前免疫方法存在的不足问题是抗 B-ALP 抗体特异性不高，与肝性 ALP 存在交叉反应。

7. 抗酒石酸酸性磷酸酶 5b（TRACP-5b） 酸性磷酸酶主要存在于骨、前列腺、红细胞、血小板和脾脏中等。血 TRACP-5b 是由破骨细胞产生和分泌的。当骨吸收时，TRACP-5b 由破骨细胞释放入血中，即 TRACP-5b 反映破骨细胞活性和骨吸收状态。

【参考区间】常用电泳法、比色法、ELISA 等方法。不同实验室结果有所差异。

【临床意义】肺癌患者早期的患者检测有一定意义，同 B-ALP。

【评价】静脉血长时间暴露于空气中可以引起血 pH 升高，TRACP 活性发生不可逆性失活。保持 TRACP 活性的方法是标本内加入醋酸盐缓冲液或抗坏血酸溶液，一般在 4℃可以稳定 3 天。草酸盐、氟化物对 TRACP 活性均有影响。

8. *p53* 基因 *p53* 基因属于一种抑癌基因，位于第 17 号染色体上，主要用过控制细胞进入 S 期控制细胞分化，监视细胞基因组的完整性，阻止具有癌变倾向的基因突变发生。

【参考区间】*p53* 基因正常。

【临床意义】*p53* 基因突变可见于家族伊川县疾病，以及散发性肿瘤，除发生于肺癌之外，还可见于结肠癌、膀胱癌、胃癌、乳腺癌、前列腺癌等。

【评价】由于许多基因与 *p53* 抑癌基因异常有关，因而大部分肿瘤患者都可监测到突变的 p53 蛋白，因此特异性不高。

9. *ras* 基因 目前发现人基因中有 *H-ras*、*K-ras* 和 *N-ras*。不论哪种序列，其编码的蛋白分子量均为 21kD，即 p21 蛋白。*ras* 基因激活的方式有 3 种：基因突变、基因大量表达、基因插入即转位。现常检测基因突变。

【参考区间】*ras* 基因正常。

【临床意义】*ras* 基因突变可见于多种恶性肿瘤，如肺癌、大肠癌、肝癌等。在 30% 的恶性肿瘤中可以发现 *ras* 突变。

【评价】*ras* 基因突变与多种肿瘤有关，不同类型的 *ras* 基因与肿瘤关系存在差异，其中肺癌主要与 *N-ras* 有关。

六、肺癌推荐组合（表 12-4）及筛查流程图（图 12-2）

表 12-4　NACB 推荐肺癌肿瘤标志物

病理类型	治疗前	治疗后和随访
未知	CYFRA21-1、CEA、NSE、ProGRP	术后：根据组织学结果选择标志物晚期肿瘤：首选标志物
腺癌	CYFRA21-1、CEA	CYFRA21-1 和（或）CEA
鳞癌	CYFRA21-1 和 CEA 和 SCC	CYFRA21-1 和（或）CEA
大细胞癌	CYFRA21-1 和 CEA	CYFRA21-1 和（或）CEA
小细胞癌	NSE 和 ProGRP	NSE 和 ProGRP

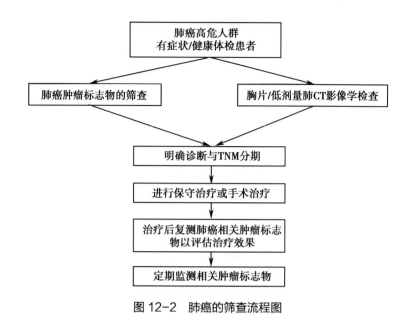

图 12-2 肺癌的筛查流程图

第二节 肝 癌

一、肝癌的流行病学调查

肝癌即肝脏恶性肿瘤，可分为原发性和继发性两大类。原发性肝脏恶性肿瘤起源于肝脏的上皮或间叶组织，前者称为原发性肝癌，是我国高发的、危害性极大的恶性肿瘤。目前在中国肝癌发病率居于第三位，5 年生存率仅为 14.1%，远低于日本的 60.3% 和韩国的68.9%，全球超过一半的病死率和发病率发生在中国。2016 年城市居民年龄别死亡率（每10 万人）指出在 55~59 岁年龄组别死亡人数为 34.8/10 万，60~64 岁年龄组别死亡人数66.62/10 万，此后随着年龄增加死亡人数也逐渐上升。早期（55~59 岁年龄组）进行肝癌的筛查、诊断可有助于降低整体肝癌的死亡人数。我国目前肝癌防治形势严峻，三分之二的肝癌发现时为中晚期，1 年生存率仅 30%~40%，提高对早期肝癌的筛查和诊断率，至关重要。

在我国，肝癌患者中约 90% 有乙型肝炎病毒（hepatitis B virus，HBV）感染的背景。HBV 感染→慢性肝炎→肝硬化→肝癌是最主要的发病机制，大多患者循上述机制进展至肝癌，部分患者在慢性肝炎阶段就可发展为肝癌。本病多见于中老年男性患者，男女发病率为 5∶1，对于 40 岁以后的中老年乙肝患者更要警惕肝癌的可能。

二、肝癌的病理类型

肝癌依照其病理形态主要分为块状型、结节型、弥漫性。其中对于单个癌结节 <3cm或相邻两个癌结节直径 <3cm 者称为小肝癌；依照病理组织可分为肝细胞癌、胆管细胞癌和混合型肝癌。其中以肝细胞癌最为多见，占原发性肝癌的 90%。

三、肝癌的主要临床表现

(一)肝区疼痛

由于肿瘤的迅速增长,半数以上肝区疼痛为首发症状,多为持续性钝痛、刺痛或胀痛。

(二)全身或消化道症状

主要表现为乏力、消瘦、食欲减退、腹胀等。部分患者可伴有恶心、呕吐、发热、腹泻等症状。晚期可表现为贫血、黄疸、腹水、下肢水肿、皮下出血等。

(三)肝癌转移症状

肝癌如发生肺、脑、骨的转移,可产生相应的症状。少数患者可有低血糖症、红细胞增多症、高血钙和高胆固醇等特殊表现。

老年人肝癌临床特点肝癌因其起病隐匿,早期缺乏典型症状,因此又称之为"癌中之王"。老年人常常对自身疼痛的不敏感以及不重视,极易错失就诊最佳时期。此外,老年人群体基础病较多,临床表现复杂、不典型,发现肝癌时常常已发生转移,造成治疗难度大、病死率高、预后差。

四、肝癌高危人群筛查

肝癌高危人群可包括乙型肝炎病毒或丙型肝炎病毒感染的病史;有肝癌家族史;血吸虫、酒精性肝硬化等任何原因引起的肝硬化患者;药物性肝损害患者。

2017版肝癌诊疗指南建议对于对中老年人尤其患有慢性乙肝、戊肝、脂肪肝、各种原因引起的肝硬化、有肝癌家族史的人群,应每隔六个月进行血清甲胎蛋白(AFP)和肝脏超声的早期筛查。以下针对肝癌的实验室早期筛查手段进行阐述。

五、老年人肝癌早期筛查

(一)影像学早期筛查

肝癌的早期筛查方法主要有超声、增强 CT/MRI、选择性肝动脉造影等常用检查,不同辅助检查有各自优缺点,根据患者实际情况进行相应影像学检查。

(二)乙型肝炎病毒检测

对于高载量病毒,在慢性肝炎阶段就应实施早期药物干预;对于低载量病毒,应综合评估自身及其他因素后决定治疗方案。无论是高载量还是低载量病毒,均应定期进行实验室检测及影像学筛查,动态监测变化,掌握病情进展,进行早期癌症筛查。

(三)肝癌肿瘤标志物

1. 甲胎蛋白(alpha fetoprotein,AFP) AFP 是一种单链结构糖蛋白,属于白蛋白家族,由胎儿的肝脏和卵黄囊产生。在妊娠 12~15 周浓度达到峰值,此后逐渐降低,至生后 2~3 月甲胎蛋白基本被白蛋白替代,故在成人血清中含量极低。当成人个体出现肝损伤及相关疾病或妊娠时,AFP 水平会再次升高。

【参考区间】

(1)ELISA 法检测 AFP:成人:<20ng/ml。

每个实验室应通过对正常人群和患者测试确定本室的参考区间。

（2）CLIA 法测定 AFP：正常人血清 <20ng/ml。

【临床意义】AFP 是诊断肝癌特异性标志物，阳性率约为 70%，广泛用于肝癌的普查、诊断、判断疗效及预测复发。第 9 版《内科学》教材指出在排除妊娠和生殖腺胚胎瘤的基础上，AFP>400ng/ml 是诊断肝癌的条件之一。对 AFP 逐渐升高不降或 >200ng/ml，持续 8 周，应结合影响学及肝功能变化做综合分析或动态观察。由于老年人对症状反应不敏感，因此在老年人群体中常规检测 AFP 有助于发现早期肝癌。

【评价】在用 ELISA 进行 AFP 检测时，需注意高浓度的钩状效应；对于 AFP 的升高，需要注意并不是 AFP 升高就一定意味着自身得了肿瘤。在肝损伤、肝硬化及急、慢性病毒性肝炎中均可有所升高。但不同疾病、不同病因使 AFP 升高的幅度不同。病毒性肝炎和肝硬化一般在 20~50ng/ml，少数可达 400ng/ml；随着病情好转，可在短时间内降至正常范围，即"AFP 一过性升高"；对于慢性肝病和肝硬化常处于低水平；对于原发性肝癌，常大于 300μg/ml，且随着病情进展呈持续升高状态。

存在约 30% 的肝癌患者 AFP 水平正常或呈低水平表达，2017 版肝癌诊疗指南提出对于 AFP 正常患者可联合 AFP 异质体进行筛查。

2. 甲胎蛋白异质体（alpha fetoprotein，AFP-3） AFP 根据其与小扁豆凝集素的亲和力从低到高依次分为 AFP-1、AFP-2 和 AFP-3，AFP-1 主要见于良性肝病，AFP 主要见于卵黄囊产生并多见于孕妇，而 AFP-3 主要来源于肝癌细胞，也被称为甲胎蛋白异质体。

【参考区间】采用免疫荧光液相结合分析，可同时检测 AFP 和 AFP-3，计算出 AFP-3 占总 AFP 百分比。血清正常范围为 0.5%~9.9%。

【临床意义】AFP-3>10% 的人群患原发性肝癌的风险大大增加，而且它能比影像学检查在 3~21 个月预测肝癌；对于 AFP 低度阳性但 AFP-3 升高者其病理学特征上常常表现为分化更低且预后更差，对肝癌影像学及病理学诊断具有重要的补充价值。

【评价】AFP-3 可用于鉴别 AFP 阳性的良恶性肝病。日本肝病学会及我国原发性肝癌诊疗规范均指出 AFP 及其异质体是诊断肝癌特异性最强的肿瘤标志物。

3. 异常凝血酶原（abnormal prothrombin，DCP） DCP 是维生素 K 缺乏或拮抗剂 - II 诱导的蛋白质。凝血酶原为正常肝细胞分泌的凝血因子。在维生素 K 作用下，凝血酶可羧化成为 γ- 羧基谷氨酸，发挥其凝血作用。

【参考区间】DCP 常用检测方法有 ECLIA；正常人血清 DCP 参考区间为 <40mAU/ml。

【临床意义】可出现于维生素 K 缺乏或肝细胞肝癌患者的血清中，是诊断肝癌的另一个重要指标，可与 AFP 互为补充。当肝细胞癌或缺乏维生素 K 时，凝血酶原前体的合成发生异常，从而生成大量的 DCP，因此可作为肝癌的早期筛查肿瘤标志物。

【评价】国内外已把 DCP 列为肝癌检测极其重要的指标。亚太肝病学会和日本肝病学会均已将 DCP 写入指南中，推荐用于高危人群筛查、辅助诊断、监测治疗效果、作为预后和复发的预测指标。指南推荐将 DCP 作为诊断肝癌的重要指标之一，可与 AFP 互为补充提高 HCC 的早期诊断率。DCP 作为肝癌早期筛查指标仍存在一定缺陷，如患者自身存在维生素 K 缺乏、饮酒或者服用华法林等抗凝剂均可导致 DCP 的异常升高，在应用此检测项目时，要充分考虑到这些因素，避免其对诊断结果造成干扰。但由于 AFP 与 DCP 两者之间具有良好的互补关系，其联合诊断肝癌的准确性明显优于 DCP 或 AFP 单独应用。因此，二者联用未来将是国内外常用的诊断模式。

4. 碱性磷酸酶（alkaline phosphatase，ALP） ALP能水解各种磷酸酯键释放出无机磷，在磷酸基的转移中起着重要的作用，ALP广泛存在于机体各组织中，其含量以肝脏为最多。正常人血清中的碱性磷酸酶只要来自肝和骨骼，主经肝胆系统进行排泄，当ALP产生过多或排泄受阻时，均可使血中ALP发生变化。各组织器官来源的ALP其理化性质均存在某些差异，在不同部位具有组织特异性。

【参考区间】ALP测定采用速率法；测定温度37℃时其正常参考值：

>15岁：40~150U/L（女性）；>25岁：40~150U/L（男性）

血清置室温25℃，ALP活性显示轻度升高；血清储存冰箱4℃时，酶活性亦出现缓慢地升高；一般采用血清或肝素抗凝血浆测定ALP活性。

【临床意义】ALP异常升高可见于原发性和继发性肝癌，检测肝型ALP同工酶是判断肝癌转移较好的标志物。

【评价】在良性疾病如阻塞性黄疸、急性或慢性黄疸型肝炎均可升高，甚至可达正常上限值的10~15倍；在无黄疸肝脏疾病时血清ALP异常升高时应怀疑肝癌的可能性。

5. γ-谷氨酰基转肽酶（gamma-glutamyl transpeptidase，γ-GT） γ-GT是一种含巯基的线粒体酶。组织分布按含量多少依次为肾、胰、肺、肝等。血清中γ-GT主要来自肝胆，在红细胞上几乎无γ-GT。

【参考区间】

（1）速率法检测血清γ-GT参考区间：（37℃时）男性：11~50U/l；女性：7~32U/L。

（2）重氮反应比色法检测血清γ-GT参考区间：男性：3~17U/L；女性：2~13U/L。

【临床意义】γ-GT是肝胆疾病检出阳性率最高的酶，主要用于胆汁淤积及肝占位性病变诊断。阻塞性黄疸患者γ-GT可显著升高，急性肝炎、慢性活动性肝硬化和进行性肝硬化γ-GT亦可呈中度升高，但不及阻塞性黄疸明显。肝癌患者γ-GT活性显著升高，尤其是恶性肿瘤肝转移及肝癌手术复发后更明显，阳性率可达90%。γ-GT升高幅度与癌组织大小及范围有关，当肿瘤切除后，γ-GT可降至正常，复发时再次升高，故动态观察可监测疗效、判断预后。

【评价】人体各个器官γ-GT含量从多到少为肾、前列腺、胰、盲肠和脑。在肾脏、胰腺和肝脏中，此酶含量之比约为100∶8∶4。肾脏含量最高，但肾脏疾病时，血液中该酶的活性升高不明显。γ-GT在诊断肝脏疾病、原发性肝癌、胰腺癌时，血清γ-GT活力明显增高，特别是在诊断恶性肿瘤有无肝转移和肝癌术后有无复发时，阳性率可达90%。此外嗜酒或长期接受某些药物如苯巴比妥常会使结果偏高。因此，γ-GT作为肝癌肿瘤标志物特异性较差。

6. 新型细胞肿瘤标志物 微小RNA为一组约22个核苷酸、保守的非编码小RNA，通过转录后水平调控基因的表达从而在生物过程中发挥重要的作用。miRNA可经序列特异性翻译抑制或mRNA裂解来调控基因表达，参与细胞发育、增殖、分化、凋亡等。约有1/3以上基因在转录后受其调控。miRNA在肝癌发生过程中，既可通过调节细胞凋亡或者细胞周期，也可经调节癌基因和（或）抑癌基因参与肿瘤发生途径，影响肝癌的发生和进展。

目前研究在肝癌中表达上调的miRNA有miRNA-21、miRNA-34a、miRNA-221/222、

miRNA-101 和 miRNA-224 等。同样，有一些 miRNA 在肝癌中的表达显著下调，如
miRNA-122、miRNA-145、miRNA-99a 等。运用实时荧光定量 PCR，检测血清中的相对
表达量进行肝癌的辅助诊断。

六、肝癌筛查流程图（图 12-3）

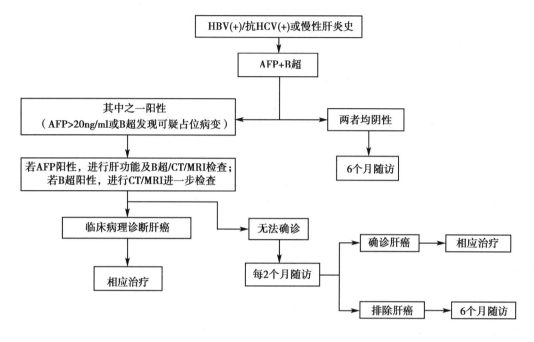

图 12-3　肝癌筛查流程图

第三节　胃　癌

一、胃癌的流行病学调查

胃癌（gastric cancer）是起源于胃黏膜上皮的恶性肿瘤，属于全球常见恶性肿瘤。中
国癌症统计结果显示胃癌是我国消化道常见恶性肿瘤，男性发病率和死亡率约为女性的 2
倍，农村比城市高出 60%~70%。2016 年城市居民别疾病（每 10 万人）恶性肿瘤中胃癌的
死亡人数随年龄增长其增长速度也逐渐增加。2014 中国早期胃癌筛查及内镜诊治共识意见
指出年龄和性别是胃癌危险因素之一；随着年龄增长，40 岁以后年龄组胃癌发病率和死亡
率逐渐上升。因此，我国共识建议对 40 岁以上人群进行胃癌的早期筛查。

胃癌可发生于胃的任何部位，其中半数以上发生于胃窦部，胃大弯、胃小弯及前后壁
均可受累。绝大多数胃癌属于腺癌，早期无明显症状，或出现上腹不适、嗳气等非特异性
症状，常与胃炎、胃溃疡等胃慢性疾病症状相似。对于长期由慢性胃炎的老年人来说，对
症状敏感性较差且易被忽略，因此，老年人的胃癌早期诊断率仍较低。

二、胃癌病理类型

世界卫生组织将胃癌分为腺癌包括乳头状腺癌、管状腺癌、黏液腺癌、印戒细胞癌、腺鳞癌、髓样癌和未分化癌。根据癌细胞分化程度可分为高分化、中度分化和低分化三大类。胃癌可通过直接蔓延侵袭至相邻器官以及淋巴结转移，晚期患者 60% 可通过血腥播散转移至肝脏。

三、胃癌临床表现

1. 早期胃癌多无症状，部分患者可有消化不良症状。进展期胃癌可有上腹痛、餐后加重、食欲缺乏、厌食、乏力及体重减轻。

2. 胃癌发生并发症或转移时可出现一些特殊症状，贲门癌累及食管下段时可出现吞咽困难。溃疡型胃癌出血时可引起呕血或黑粪，继之贫血；胃癌转移至肝脏可引起右上腹痛，黄疸和（或）发热，转移至肺部可引起咳嗽、呃逆、咯血等。

四、老年人胃癌筛查人群

根据我国国情，符合第 1 项和 2~6 项的任一项者均列为胃癌的高发人群：①年龄 40 岁以上；②胃癌高发地区人群；③幽门螺杆菌感染者；④既往患有慢性非萎缩性胃炎、胃溃疡、胃息肉、手术后残胃、肥厚性胃炎、恶性贫血等胃癌前疾病；⑤胃癌患者一级亲属；⑥存在胃癌及其他高危因素（高盐、腌制饮食、吸烟、重度饮酒等）。

五、胃癌早期筛查手段

（一）上消化道钡餐

日本自 20 世纪 60 年代起应用 X 线钡餐检查进行胃癌筛查。若 X 线钡餐检查发现可疑病变，如胃腔直径减小、狭窄、变形僵硬、压迹、龛影、充盈缺损、黏膜皱襞变化等，可进一步行内镜检查或组织活检以明确诊断。由于 X 线钡餐检查的放射线量较大，并且对早期胃癌的诊断敏感性较低，其对于胃癌的筛查作用近些年已逐渐被胃镜检查所替代。

（二）胃镜检查

临床上胃镜能够直接观察到上消化道的病变情况，并对病变部位进行病理活检及细胞学检查，是住院患者首选的检查方法。普通胃镜检查，患者常感恶心甚至不能耐受，检查耗时、昂贵以及有交叉感染的风险，病理结果等待时间较长。我国人口众多，在健康人群中实施胃镜筛查具有一定的难度，考虑其实侵入性检查，很多无症状、低胃癌发病风险的患者难以接受。因此可先采用相对廉价、简单易行的实验室检查锁定高危人群然后对其进行内镜筛查。

（三）便潜血试验

由于消化道起病隐匿，患者本身常无明显症状。粪便隐血是消化道异常的早期预警，当消化道出血量较少时，粪便外观可无异常改变，肉眼不能辨认。便潜血试验对消化道恶性肿瘤的早期筛查意义重大常为阳性，且检测方便，可直接提示消化道有无活动性出血。

（四）幽门螺杆菌（Helicobacter pylori，Hp）检测

根除 Hp 可作为胃癌的一级预防措施。目前主要有侵入性和非侵入性两种检测方法。

① ^{14}C 呼气试验是国际公认临床检测 Hp 金标准，试验结果的准确性绝大部分取决于操作方法的正确性，对于消化道出血的患者须在出血停止 1 周后才能进行检测。②快速尿素酶试验准确性较差，存在交叉感染的风险。③血清学检测：方法简单、便捷，成本低等优点，一般选用 Hp 菌体抗原和纯化组分特异性抗原检测血中抗 Hp 的 IgG 和 IgM 抗体，由于 IgG 可长期存在，试验阳性不能区分现症感染和既往感染。

（五）胃癌肿瘤标志物检测

1. 癌胚抗原（carcino embryonic antigen，CEA） CEA 是一种结构复杂的可溶性糖蛋白，主要由大肠癌产生，作为抗原可引起患者的免疫反应，因此成为癌胚抗原。可广泛存在于消化系统癌中，在正常人血清中也可有微量存在。

【参考区间】测定 CEA 的方法主要有 CLIA 和 ELIA 方法：

（1）ELISA 法检测血清参考区间：正常人群血清参考区间 <3ng/ml（非吸烟者）或 <5ng/ml（吸烟者）。

（2）CLIA 法检测血清参考区间：正常人群 CEA<5ng/ml。

【临床意义】CEA 是早期筛查消化道恶性肿瘤的标志物。CEA 水平与癌症分期、转移以及组织类型均有关系。晚期、转移患者 CEA 浓度明显升高；在癌症组织类型中，分化程度越高，阳性率也越高，即在腺癌、鳞癌和低分化癌中，腺癌最为敏感；对 CEA 动态监测，可提示手术后疗效观察及预后判断，也可用于对化疗患者的疗效观察。病情好转时 CEA 浓度下降，病情恶化及肿瘤复发时升高。

【评价】CEA 升高常见于大肠癌、胰腺癌、胃癌、乳腺癌、甲状腺髓样癌等。但吸烟、妊娠期和心血管疾病、糖尿病、非特异性结肠炎等疾病，15%~53% 的患者血清 CEA 也会升高，所以 CEA 不是恶性肿瘤的特异性标志，在诊断上只有辅助价值。此外，血清 CEA 水平与大肠癌的分期有明确关系，越晚期的病变，CEA 浓度越高。良性肿瘤、炎症和退行性疾病，如结肠息肉、溃疡性结肠炎、胰腺炎和酒精性肝硬化患者 CEA 也有部分升高，但远远低于恶性肿瘤，一般小于 20μg/L，CEA 超过 20μg/L 时往往提示有消化道肿瘤。所以测定 CEA 可以作为良性与恶性肿瘤的鉴别诊断依据。虽然单项 CEA 检测具有很多重要的意义，但是 CEA 不能作为一个确诊的指标，可能有假阳性的情况发生，也就是说 CEA 升高不代表一定得了恶性肿瘤。因此一般情况下，我们通常要同时检测其他肿瘤标志物如：CA19-9、CA125、CA15-3、AFP、NSE 等指标，若有多项指标的升高，或是单项水平较正常高出 3 倍以上，对于肿瘤诊断的意义才比较明确。

2. 胃蛋白酶原（pipsinogen，PG） PG 是胃蛋白酶的无活性前体，分泌进入胃的 PG 在胃液的酸性环境中转化为有活性的胃蛋白酶。发挥其消化蛋白质的作用。根据生物化学和免疫活性特点，PG 可分为 PG Ⅰ 和 PG Ⅱ 亚型。PG 是反映胃体胃窦黏膜外分泌功能的良好指标。当胃黏膜发生萎缩时，血清 PG Ⅰ 和（或）PG Ⅰ 与 PG Ⅱ 比值水平降低。

【参考区间】血清 PG 检测方法可有 RIA、ELISA、时间分辨荧光免疫分析法和乳胶增强免疫比浊法等检测。不同方法检测及不同地域的参考区间存在一定差异。RIA 法：血清 PGI>70μg/L 且 PGR（PG Ⅰ/PG Ⅱ）>3。

【临床意义】PG 可用于早期胃癌的筛查指标及进行胃癌的预防干预计划，指南提出对胃癌患者 PG 和 Hp 抗体检测结果可以有效对其胃癌风险进行分层；Hp 感染与血清 PG 水平间存在相关性，因此可作为 Hp 根除治疗效果的评价指标；胃癌切除术后患者血清 PG

水平显著低于术前，胃癌复发者 PG Ⅰ、PG Ⅱ升高，未复发者一般无明显改变，因此可用来作为胃癌切除术后复发的判定指标。

【评价】与胃镜相比，PG 检测是一种经济、快捷的胃癌高危人群大规模的筛查方法，对于其筛查阳性的人群，应进一步行胃镜等检查，明确最终诊断，实现胃癌的早诊断、早治疗。PG Ⅰ/PG Ⅱ受质子泵抑制剂、H_2 受体抑制剂的影响，故检测时有必要确认有无上述药物服用史；胃切除患者时胃蛋白酶原呈阳性，应避免此检查方法。

3. 胃泌素 –17（Gastrin，G–17） 胃泌素按其氨基酸残基数目可分为大胃泌素（G-34）、小胃泌素（G–17）、微胃泌素（G–14）三类，他们是由胃窦和十二指肠 G 细胞合成的分泌的多肽类激素，2/3 的 G 细胞分布在胃窦黏膜腺体的颈部和基底之间，产生的胃泌素约 90% 是 G–17。

【参考区间】CLIA 法：2.22~6.26pmol/L。

【临床意义】G17 是反映胃窦内分泌功能的敏感指标之一，可以提示胃窦黏膜萎缩状况或是否存在异常增殖，血清 G17 水平取决于胃内酸度及胃窦 G 细胞数量，G17 本身在胃癌的发生、发展过程中也有促进作用。

【评价】在慢性胃炎、胃溃疡及胃癌中，血清 G17 均有相应改变，对于胃炎 G17 值常常较低；对于胃癌患者来说，胃泌素的变化与病变部位有关，胃体癌 G17 明显升高。值得注意的是 G17 受 Hp 感染、性别、年龄、病变部位、PPI 制剂、肾功能、糖尿病、恶性贫血等多种因素及疾病的影响。因此在分析检测结果时，应综合考虑、全面评价。

4. 糖类抗原 724（carbohydrate antigen15–3，CA724） CA72–4 是血清中黏蛋白样肿瘤相关糖蛋白，表面结构有多种不同的表位。

【参考区间】

（1）ELISA 法检测血清 CA72–4：参考区间 <6.7ng/L。

（2）IRMA 法检测血清 CA72–4：参考区间 <6U/ml。

（3）ECLIA 法检测血清 CA72–4：参考区间 <6.9U/ml。

【临床意义】CA72–4 是监测胃癌患者病程和疗效的首选肿瘤标志物，灵敏度优于 CA19–9 和 CEA，联合检测可进一步提高敏感性。

【评价】CA72–4 是检测胃癌和各种消化道癌症的化验标志。这也是一个非特异性肿瘤标志物，此指标升高不代表一定就是患了肿瘤，主要见于胃肠道、卵巢肿瘤，对胃癌敏感度较高，对胆道系统肿瘤、结直肠癌、胰腺癌等亦有一定的敏感性。

5. 糖类抗原 199（carbohydrate antigen199，CA199） CA19–9 主要分布在胎儿的结肠、小肠、胰、胃和肝等细胞中。成人胃肠道和肺组织也可检出，但含量极低。CA19–9 是一类含黏液成分的大分子糖蛋白，在含黏液蛋白的体液中，如唾液、精液、胃液、尿液以及胰腺、胆囊和十二指肠的分泌物中，CA19–9 含量较高。

【参考区间】

（1）IRMA 法检测 CA19–9：正常人血清含量：4.2~12U/ml，诊断癌的临界值：37U/ml。

（2）ELISA 法检测 CA19–9：正常人血清含量：4.2~12U/ml。

【临床意义】CA19–9 在胰腺癌、胆囊癌、胆管癌时，血清 CA19–9 水平明显升高，阳性率高，常作为此类肿瘤的首选标志物；在胃癌、肝癌、直肠癌等也可升高，但是阳性率较低。除恶性肿瘤之外，在胰腺炎、胆囊炎以及肝硬化、肝炎患者中也可升高。

【评价】CA19-9既无肿瘤特异性也无器官特异性，可用于胰腺、肝胆和胃癌患者诊断、治疗监测和预后判断。对于胃癌患者血清中高水平的CA19-9提示生存期缩短，可与其他指标联合应用提示胃癌的腹膜复发、腹腔种植，是比CEA更为敏感的指标。

6. 糖类抗原242（carbohydrate antigen242，CA242） CA242是一种唾液酸化的糖类抗原，它是一种存在于多器官恶性肿瘤中呈黏蛋白类型的糖蛋白，不能与Lewis A型抗原反应，也不能与唾液酸化的半乳糖苷反应。

【参考区间】
（1）IRMA法检测：正常人参考区间CA242<25U/ml。
（2）ELISA法检测：正常人血清CA242<12U/ml。

【临床意义】CA242几乎总是和CA50一起表达，但两者受不同的单克隆抗体识别。在临床上均被用于消化道恶性肿瘤的诊断。

【评价】与CA19-9、CA50相比，CA242在消化道癌中的灵敏度、特异性更高。与其他相关肿瘤标志物进行联合检测可增加早期肿瘤的筛检率。

针对CA72-4、CA19-9、CA50、CA242等糖类肿瘤标志物在进展期胃癌的阳性率仅为20%~30%，在早期胃癌的阳性率低于10%，因此对早期胃癌筛查价值有限，中国早期胃癌筛查共识提出，不建议将此类标志物作为胃癌的筛查方法。但糖类肿瘤类抗原的血清水平与胃癌的分期明显相关，胃癌切除后血清水平明显下降。

（六）胃癌筛查策略

将PGI、PGII及其比值、Hp抗体和G17五项血清学指标作为胃癌筛查策略表明，PGI和PGR减低与胃癌的高风险有关，而G17水平降低于0.5pmol/L和高于4.7pmol/L均与胃癌的高风险相关，提示联合多项血清学指标的筛查策略有助于区分胃癌的高风险人群，进而筛查早期胃癌，做到早期诊治、早期治疗。

六、老年人胃癌筛查流程图（图12-4）

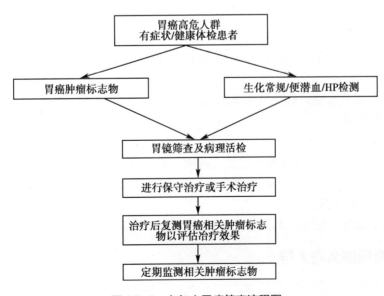

图12-4 老年人胃癌筛查流程图

第四节 结直肠癌

一、结直肠癌的流行病学调查

结肠癌是常见的发生于结肠部位的消化道恶性肿瘤，好发于直肠与乙状结肠交界处，2014年中国早期结直肠癌筛查及内镜指南指出我国结直肠癌发病率较高，是仅次于胃癌的消化道肿瘤，占恶性肿瘤的第五位，结肠癌男女发病率之比为2~3∶1。近20年来，结肠癌发病率明显增高；2016年城市居民年龄别死亡率从65岁开始逐渐上升（65~70岁年龄组别为19.38/10万；70~75岁年龄组别为24.55/10万；75~80岁年龄组别为37.21/10万），80岁年龄组时明显上升为78.82/10万。

指南指出对于Ⅰ~Ⅲ期及局部肝转移或肺转移的Ⅳ期患者，手术治疗是结直肠癌的优选治疗手段，大多数患者能从手术中获益，但对于>75岁患者的结直肠癌患者行手术切除的几率仅为<75岁患者的26.3%。年龄是造成结直肠癌患者围手术期死亡的主要危险因素之一。此外，2014中国结直肠癌指南指出年龄是结直肠癌的明确危险因素；因此，在老年人中进行早期结直肠癌筛查具有重要的意义。

二、结直肠癌病理类型

按病理形态分早期结直肠癌是指局限于结直肠黏膜及黏膜下层，进展期结直肠癌是指肿瘤侵入固有肌层。进展期可分为肿块型、浸润型和溃疡型。按组织学分类常见有腺癌、腺鳞癌、鳞状细胞癌等，其中以腺癌最多见。

三、结直肠癌临床表现

（一）排便习惯与粪便性状改变

多以血便为突出表现，或有痢疾样脓血便伴里急后重。有时表现为稳固性便秘，大便形状变细。也可表现为腹泻与糊状大便、或腹泻与便秘交替，粪质无明显黏液脓血便。

（二）腹痛

多见于右侧结直肠癌。病变可使胃结肠反射加强，可出现餐后腹痛。

（三）腹部肿块

（四）直肠肿块

多数患者可在无意中发现腹部包块，质硬；直肠癌患者经直肠指检可以发现直肠肿块，质地坚硬，表面呈结节状，有肠腔狭窄，指检后的指套上有血性黏液。

（五）全身表现情况

可有贫血、低热，便血、腹泻、便秘和肠梗阻并发症。

四、结直肠癌高危人群

1. 40岁以上有大便习惯改变，如慢性便秘、慢性腹泻；大便形状改变，如大便变细；大便性质改变，如黏液血便等；腹部固定部位疼痛的患者均属于高危人群。

2. 有结直肠癌家族史的直系亲属。

3. 大肠腺瘤治疗后的人群。

4. 长期患有溃疡性结肠炎的患者。

5. 大肠癌手术后的人群。

6. 有家族性腺瘤性息肉病和遗传性非息肉病性结直肠癌家族史的 20 岁以上的直系亲属。

7. 50 岁以上无症状人群。

五、结直肠癌早期筛查手段

我国结直肠癌在 50 岁以上老年人群发病率较高，2014 指南建议将 50 岁作为结直肠癌筛查的起始年龄。虽然目前临床采用各种结直肠癌根治术，但仍有 40%~50% 患者出现复发或转移，因此对于术后患者还需要进行定期监测随访。

（一）直肠指检

该项检查简单、便捷、门诊广泛开展。可以发现下段直肠的病变，但对于一些较为平坦的病变不易发现。

（二）结肠镜检查

全结肠镜检查是早期诊断结直肠癌最有效的手段之一，可以早期发现和治疗。结肠镜是一项侵入性检查，有一定的检查风险，且对于微小病变及在肠壁褶皱处时不易发现，并受检测操作的影响。此外对于部分患者不能耐受术前准备，因此还需要寻求更为简单、易行方法来进行早期筛查。

（三）便潜血试验

对于有大便形状改变的患者，均应进行便潜血实验的检查。当消化道出血 >5ml 时，便潜血试验即为阳性，因此对早期结直肠癌筛查具有重要意义。但是当消化道出血量较少时，粪便外观可无异常改变。

（四）结直肠癌肿瘤标志物的检测

1. 癌胚抗原 CEA　参考肺癌及胃癌 CEA 介绍。

CEA 在早期无症状普通人群中对结直肠癌的检出率较低，敏感性和特异性欠佳，一般不用于结直肠癌的筛查。对于 CEA 水平升高的结直肠癌患者还需要评估是否存在远处转移；对于临床分期为 Ⅱ 期或 Ⅲ 期的结直肠癌患者，接受手术治疗或者因转移灶接受全身性治疗后，至少应每 3 个月检测 1 次 CEA 水平并持续 3 年。虽然 CEA 的持续性监测已广为应用，但各指南对于达到临床阳性意义的 CEA 浓度增高程度仍未达成共识。NACB 及 EGTM 的专家均赞成将浓度值增高 30% 作为具有阳性意义的界定，但该增高的浓度需在 1 个月内复查确认，如第 2 次 CEA 检测仍存在明显升高，则患者应继续进行其他的确证检查。此外，30% 的值不应作为排除指标，CEA 浓度的少量升高（如连续 3 次升高 15%~20%）也提示需进行临床干预。低 CEA 浓度并不能排除肿瘤进展，除了 CEA 检测以外，需进行其他检查，如 CT、X 线扫描，结肠镜检查等。

CEA 是目前推荐用于结肠癌患者常规临床检测的肿瘤标志物。

2. 血浆 *septin9* 基因甲基化检测　*Septin9* 主要参与染色体分离、DNA 修复、细胞质分裂、细胞迁徙、凋亡等细胞生理过程，在大肠癌发展过程中发挥抑癌基因的作用。而 DNA 甲基化能通过改变 DNA 构象、影响 DNA 特定位点与转录因子的结合，进而干扰基因的转录。

【参考区间】*Septin9* 甲基化阴性。

【临床意义】指南也将血浆 *septin9* 基因甲基化检测写入结直肠癌早期筛查中。有研究报道 *septin9* 在诊断结直肠癌的敏感度和特异性分别表示 74.8% 和 87.4%，因此 *Septin9* 基因甲基化是结直肠癌早期开始产生的特异性分子标志物。

【评价】对有家族病史以及有条件者可以进行检测。

3. **粪便 DNA 突变检测** 粪便 DNA 检测可以从患者排泄物中检测到脱落结肠上皮细胞中的突变的 DNA。由于结肠癌的发生和发展是多个基因导致因此常常需要检测一系列 DNA 标志物。其中主要为 *APC* 基因、突变的 *p53* 基因等。粪便 DNA 检测特异性较强，且不受食物和药物的限制，与隐血试验相比其结果更为可靠，在检测结直肠癌的同时可检测出胃癌和胰腺癌，且不需要重复检测。但是该实验灵敏度较低，需要大量排泄标本、价格昂贵、操作复杂等，此外某些基因的突变也可出现在正常结肠组织中，目前尚未在临床常规检测中进行广泛开展。

4. **DMMR 基因检测** DMMR-DNA 错配修复缺失的基因表型（dMMR）可被认为是预后良好的指标。在老年患者中，dMMR 主要是由于 *hMLHl* 基因与衰老相关的甲基化所致。dMMR 的发生随着年龄增加而增长，>75 岁的患者中约 22% 存在 dMMR，而在 >85 岁的患者中高达 36% 存在缺失。然而既往的研究表明存在 dMMR 的结肠癌患者对以 5-FU 为基础的辅助化疗获益不大，因此对于有条件的老年结直肠癌患者有必要检测 MMR 基因。

5. **ras（包括 K-ras/N-ras）基因和 BRAF 检测** RAS 蛋白作为细胞生长的关键性调节因子，与细胞增殖、分化和血管新生密切相关。*K-ras* 作为 *ras* 基因家族的一员，其突变在结直肠癌发生发展过程中起着重要作用。*BRAF V600E* 基因状态的评估应在 *ras* 检测时同步进行，以对预后进行分层，指导临床治疗随着靶向药物治疗的兴起，临床上常将靶向治疗是失败归因于 *K-ras* 基因突变，因此对 *K-ras* 检测有助于临床治疗方案的确定。

六、结直肠癌筛查流程图（见图 12-5）

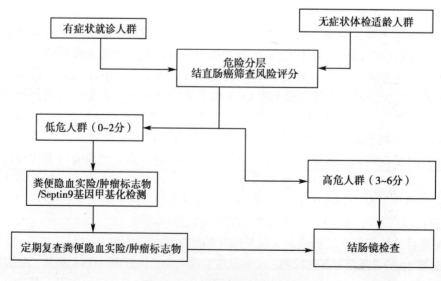

图 12-5 结直肠癌筛查流程图

第五节　前列腺癌

一、前列腺癌的流行病学调查

近几年，前列腺癌发病率持续升高。前列腺癌是老年男性泌尿生殖系统常见的恶性肿瘤。与其他肿瘤相比，前列腺癌生长缓慢，年龄大于 60 岁人群，随着年龄增长发病率也明显提高，75~79 岁年龄组的发病率（17.34/10 万）约为 70~74 岁年龄组发病率（9.15/10 万）的 2 倍。

因此，对老年人群进行筛查、早期诊断和治疗是提高我国前列腺癌患者总体生存率的最直接有效的手段。

二、前列腺癌临床表现

在前列腺癌早期，大多无明显临床表现和症状，常在体检时偶然发现，也可在良性前列腺增生手术中发现。

（一）阻塞症状

可有排尿困难、尿潴留、尿疼痛、血尿或尿失禁。80% 因肿块增大表现为进行性排尿困难，严重时发生尿潴留。其中血尿患者约占 3%。

（二）局部浸润症状

前列腺癌常常最先累及膀胱，表现为尿程延长、尿急、尿痛、尿意不尽感，若肿瘤压迫并侵犯输精管会引起患者腰痛及患侧睾丸疼痛等。

（三）其他转移症状

相比其他恶性肿瘤，前列腺癌较易发生转移。1/3~2/3 的患者在诊断时可有淋巴结转移，多发生在髂内、髂外、腰部、腹股沟等部位。

三、前列腺癌病理分型

98% 的前列腺癌为腺癌，2% 的为鳞癌。75% 的起源于外周带，20% 的起源于移行带，5% 的起源于中央带。

四、前列腺癌筛查及高危人群的筛查

2017 年《前列腺癌筛查专家共识》指出：①对身体状况良好，且预期寿命 10 年以上的男性开展基于 PSA 检测的前列腺癌筛查；②血清 PSA 检测每 2 年进行 1 次，根据患者的年龄和身体状况决定 PSA 检测的终止时间；③高危人群：年龄 >50 岁的男性；年龄 >45 岁且有前列腺癌家族史的男性；年龄 >40 岁且 PSA>1μg/L。

五、前列腺癌早期实验室筛查

（一）直肠指诊

一种简单操作的筛查手段，可确定距肛缘 7~10cm 的肛门、直肠有无病变和病变性质。

正常前列腺癌触诊光滑，无触痛。若触痛阳性，可能存在良性增生、感染或者肿瘤。

（二）前列腺癌肿瘤标记物检测

1. 前列腺特异性抗原（prostate specific antigen，PSA）　PSA 是一种与前列腺癌相关的抗原，在生理条件下主要由前列腺导管上皮细胞合成、分泌入精浆，以微量级别进入血液循环，相对分子量大约为 34kDa。由于前列腺系统的屏障作用，外周血中 PSA 浓度极低，因此，在正常男性血清中仅可检测到微量的 PSA。当屏障破坏后，或前列腺癌转移时 PSA 会大量释放入血液中，导致 PSA 水平升高。血清总 PSA（t-PSA）中 80% 以结合形式存在，称复合 PSA（c-PSA）；20% 以游离形式存在，称游离 PSA（f-PSA）。t-PSA 及 f-PSA 升高，而 f-PSA/t-PSA 比值降低，提示前列腺癌。

【参考区间】

（1）ELISA、CLIA 以及 ECLIA 法测定血清参考区间：血清 t-PSA ≤ 4.0μg/L。

（2）CLIA 以及 ELISA 测 c-PSA 血清参考区间：c-PSA/t-PSA<0.78。

（3）对于 f-PSA 参考区间，通常以 f-PSA/T-PSA 比值表示。t-PSA 为 4.1~10ng/ml 时，f-PSA/t-PSA<0.1，可测出 95% 的前列腺癌。但不同的实验室用不同的试剂所得的结果可能不同，如有的实验室报告 <0.1 为前列腺癌；0.1~0.2 为恶性病变与良性病变重叠区；>0.2 或 0.25 为良性病变。因此，不同年龄的健康男性人群、不同病期的前列腺癌与良性前列腺增生患者标本测定，应参考不同的正常参考范围。

【临床意义】

（1）前列腺癌时 60%~90% 患者血清 t-PSA 水平明显升高；当行外科切除术后，90% 患者血清 t-PSA 水平明显降低。

（2）若前列腺癌切除术后 t-PSA 浓度无明显降低或再次升高，提示肿瘤转移或复发。

（3）前列腺增生、前列腺炎等良性疾患，约有 14% 的患者血清 t-PSA 轻度升高（一般 4.0~10.0μg/L），此时应注意鉴别。

（4）当 t-PSA 处于 4.0~10.0μg/L 时，f-PSA/t-PSA 比值对诊断更有价值，若 f-PSA/t-PSA 比值 <0.1 提示前列腺癌。

（5）肛门指诊、前列腺按摩、膀胱镜检查及前列腺手术会引起前列腺组织释放 PSA 而引起血清中浓度升高，建议在上述检查前或检查后数日、手术后数周进行 PSA 检查。

【评价】前列腺癌是男性最常见的肿瘤，尽管前列腺癌的新兴 TM 日益增多，然而 PSA 仍然是目前最理想的前列腺癌的 TM 之一。需指出 PSA 浓度的大小与前列腺肿瘤的恶性程度无关，即低水平 PSA 不能排除前列腺癌，高水平 PSA 也不能确诊前列腺癌。总 PSA>10ng/ml 时提示前列腺癌的可能，此时应进一步行病理穿刺活检以确定 / 排除前列腺癌。PSA 具有较强的器官特异性，虽在前列腺肥大及前列腺炎等良性前列腺疾病有升高，但在前列腺癌的筛查、辅助诊断、疗效监测及复发预测等方面仍发挥重要作用，可用于前列腺良恶性疾病的鉴别辅助诊断。

血清 PSA 水平受年龄、种族、前列腺体积、经尿道操作、射精、泌尿生殖系疾病（亚临床前列腺炎、急性前列腺炎、尿潴留）、药物（特拉唑嗪）和血清保存时间等因素的影响；在解读任何单个标本或序贯采集的系列标本的 PSA 检测值时，都必须考虑 PSA 的生物学变异情况。在 PSA 浓度 <2μg/L 的健康男性，PSA 的生物学变异 <14%，连续检测 PSA 的变化超过 30% 提示具有阳性临床意义。当监测前列腺癌患者病情时，检测值变化超过

50%~60% 提示具有阳性临床意义的临床医生需要综合分析血清 PSA 水平。

2. 前列腺特异性抗原同源异构体与前列腺健康指数

前列腺特异性抗原同源异构体（proprostate-specific antigen isoform［-2］proPSA，p2 PSA）与前列腺健康指数（prostate health index，PHI）f-PSA 有多种亚型，包括 PSA 前体（proPSA）。PSA 首先被翻译成无活性的 pre-proPSA，之后经过裂解形成 proPSA，在酶的作用下生成 PSA。研究发现，proPSA 不同剪切可产生多种 proPSA 亚型，其中以 P2PSA 是其稳定的亚型之一。有研究表明单纯的 p2 PSA 检测的诊断效能并不能优于传统的 PSA，即敏感度及特异性无显著差别。但当 p2 PSA 与其他指标联合应用时，可以较好地预测前列腺癌；PHI=（p2 PSA/f-PSA）×t-PSA1/2，PHI 已经被 FDA 批准用于前列腺癌的早期诊断及危险程度的分级。

3. *TMPRSS2-ERG* 融合基因 许多前列腺癌患者的精液中可以检测到雄激素调节基因与致癌基因融合的特异性改变，尤其是 *TMPRSS2* 基因与致癌基因 ETS 家族的融合。*TMPRSS2* 是一种雄激素调节基因，属于丝氨酸蛋白酶家族；而 ETS 基因则是一种转录因子家族（主要是 ERG 和 ETV1），参与了细胞增殖、分化、血管生成、凋亡等多种过程。在所有基因融合中，以 *TMPRSS2-ERG* 融合基因最为常见，可在 50% 的前列腺癌切除标本中被检测到。在尿液中亦可检测到 *TMPRSS2-ERG* 融合基因，因此可将其作为前列腺癌早期诊断的特异性分子标志物。

六、前列腺癌的检验路径（图 12-6）

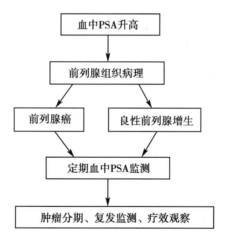

图 12-6 前列腺癌的检验路径

第六节 乳 腺 癌

一、老年乳腺癌的流行病学调查

乳腺癌是危害妇女健康主要的恶性肿瘤之一，是近年来发病率上升速度最快的恶性肿瘤之一。其病理机制为乳腺上皮细胞在多种致癌因素的作用下，发生基因突变，由正常组织细胞转变为肿瘤细胞。随着老年人群比重逐渐增加，老年乳腺癌已经成为一个重大的公共卫生问题，在大多数国家老年乳腺癌的发病率持续增加。

目前欧美等多国常以 65 岁作为老年人的分界。随着人口年龄结构的变化，老年人群比重逐渐增加，对应乳腺癌患者人群也相应升高。虽然我国老年乳腺癌发生率低于欧美国家，最近来自上海及北京的数据显示，我国乳腺癌发病的 2 个高峰年龄段为 45~55 岁和 70~74 岁，且中位诊断年龄呈增大趋势，预计到 2030 年，65 岁以上乳腺癌患者的比例将从 16.4% 增至 27.0%，而年龄小于 65 岁的乳腺癌患者比例将从 83.6% 降至 73.0%。

老年乳腺癌作为一个特殊群体，有其独特的生物学特性，且常伴有多种内科疾病，因此往往被多数临床研究排除在外。其病因常与生殖和激素因素（如初潮早、绝经推迟、未生育、哺乳喂养受限等）有关，机体免疫力低下、绝经后肥胖也是导致老年乳腺癌高发态势的诱因。与年轻患者相比，老年乳腺癌多表现出惰性肿瘤的生物学特性，常以低增殖、高分化者多见，其 *p53* 突变率及 Ki67 抗原增殖指数也相对较低，而激素受体阳性的患者临床治疗效果好，年龄 80 岁以上的 ER 阳性率甚至可达 72%。且老年女性因其特殊的生理及心理特征，其临床病理特征及诊治敏感性和预后均与中青年患者有明显差异。

二、乳腺癌病理类型及特征

（一）乳腺癌病理类型

腺癌病理类型中约 90% 为浸润性癌，其中 70% 为浸润性导管癌，在浸润性癌中，黏液癌和小叶浸润癌的比例随年龄增大而有所升高；在肿瘤分化程度上，老年乳腺癌更倾向中、高分化，其比例占 65.3%~70.5%。

（二）乳腺癌特征

1. **雌激素受体（ER）和孕激素受体（PR）的表达** 老年乳腺癌患者 ER 和 PR 的表达率较中青年患者高，且表现出随年龄增长而增高的趋势。

2. **表皮生长因子受体 -2（HER-2）表达** 总体而言，老年乳腺癌患者 HER-2 表达阳性率相对较低，并随年龄增大而降低。

三、乳腺癌高危因素

1. 未育或 ≥ 35 岁初产妇。
2. 经初潮 ≤ 12 岁，或行经 ≥ 42 年的妇女。
3. 次级亲属在 50 岁前患乳腺癌者。
4. 1 个以上一级或二级亲属在 50 岁以后患乳腺癌或卵巢癌者。
5. 乳腺癌史或经乳腺活检证实为重度非典型增生或乳管内乳头状瘤病者。
6. 局部放射治疗史（≥ 10 年）者。

四、乳腺癌早期实验室筛查

1. **糖类抗原 153（carbohydrate antigen15-3，CA15-3）** CA15-3 是一种变异的乳腺细胞表面糖蛋白，当细胞骨架破坏，细胞膜成分释放入血，血液中 CA15-3 含量升高，所以 CA15-3 是乳腺癌的常用特异性标志物。

【参考区间】

（1）ELISA 测定 CA15-3：正常妇女血清 CA15-3<30U/ml。哺乳期妇女 CA15-3 水平不升高。各实验室应建立自己的参考区间。

（2）ECLIA 测定 CA15-3：正常妇女血清 CA15-3<25U/ml。各实验室应建立自己的参考区间。

【临床意义】目前临床上把 CA15-3 作为乳腺癌患者早期诊断、病情监测和术后复发情况、疗效观察的首选指标。胸水中 CAl5-3 的检测有助于乳腺癌转移的诊断。

【评价】CA15-3 是乳腺癌的常用特异性标志物。30%~50% 的乳腺癌患者的血清 CA15-3 水平显著升高，而 80% 的转移性乳腺癌患者都有 CA15-3 的高表达，并且其含量的变化与乳腺癌的治疗效果密切相关，目前临床上把 CA15-3 作为乳腺癌患者早期诊断、病情监测和术后复发情况、疗效观察的首选指标。

2. 糖类抗原 125（carbohydrate antigen125，CA125） CA125 是一种大分子多聚糖蛋白，健康人群含量较低。最早由卵巢癌细胞免疫小鼠获得。

【参考区间】

（1）ELISA 法检测 CA125：正常妇女血清 CA125<35U/ml。

（2）ECLIA 法测定 CA125：正常妇女血清 CA125<35U/ml。

【临床意义】卵巢癌时 CA125 的检出率可达 70%~90%。适用于浆液性囊腺癌和未分化卵巢癌。黏液性卵巢癌阳性率较低。可用于治疗效果的监测和判定有无复发及转移。

【评价】CA125 在卵巢癌中因不同的病理分型其阳性率不同，检测结果不能用作卵巢癌是否存在的绝对评价，应结合临床其他检查综合分析。一些消化道肿瘤，肺癌、肝癌、肾细胞癌、结肠癌以及乳腺癌等患者中，CA125 浓度也有高表达。研究发现，乳腺癌细胞也存在并可释放 CA125 入血，对无症状绝经后女性的乳腺癌筛查有一定的判断和预防价值。

3. 癌胚抗原 CEA

【参考区间】测定 CEA 的方法主要有 CLIA 和 ELIA 方法：

（1）ELISA 法检测血清参考区间：正常人群血清参考区间 <3ng/ml（非吸烟者）或 <5ng/ml（吸烟者）。

（2）CLIA 法检测血清参考区间：正常人群 CEA<5ng/ml。

由于各厂商的产品不同，各实验室用不同的厂家产品应建立自己的正常参考区间。

【临床意义】对乳腺癌的临床分期、治疗效果及预后起辅助诊断的作用。

【评价】CEA 主要存在于结肠癌组织和胎儿的肠组织，因此称为癌胚抗原。CEA 作为一种广谱肿瘤标志物，主要与消化道及肺癌、乳腺癌有关。因此 CEA 不是某种特定肿瘤的标记物，敏感性和特异性都不优良，故其往往与其他肿瘤标记物联合使用，而在预测及鉴别乳腺癌肝转移及良性肝病中有十分有效的判断价值。

4. 人类表皮生长因子受体 -2（human epidermal growth factor receptor，HER-2） HER-2 是一种具有酪氨酸激酶活性的跨膜蛋白，位于染色体 17q12-21 上，属原癌基因的一种。HER-2 不仅参与肿瘤细胞增殖、分化，还通过抑制肿瘤细胞的凋亡、促进血管生长来加强癌细胞的侵袭性，是乳腺导管癌的标志物之一。乳腺癌患者中 HER-2 高表达往往存在恶性程度高、预后差等特点。因此 HER-2 不仅可作为癌症治疗的靶点，也是临床乳腺癌患者的常规检测项目。

5. c-myc基因　c-myc基因定位于第 8 号染色体的 8q34 区，其编码相对分子质量为 62×10^3 蛋白质（P62C2myc）的肿瘤基因，可能与调节细胞增殖相关。当机体发生肿瘤时，c-myc 可以发生染色体基因易位、基因扩增以及表达过度。c-myc 基因的过度表达与乳腺癌有关，提示 c-myc 可以作为细胞增殖的标志物。c-myc 癌基因表达是乳腺癌的高危标志物。

6. Bcl-2基因　Bcl-2 基因属于原癌基因，是从人滤泡性 B 细胞淋巴瘤中分离出来并得到了鉴定。目前 Bcl-2 被认为是一种凋亡抑制基因，其可以阻断多种原因导致的细胞凋亡过程。Bcl-2 正常与易位的基因均表达相对分子质量为 25×10^3 的 GTP 连接蛋白。Bcl-2 作为中枢的凋亡调节基因，影响细胞的生存，促进肿瘤细胞的增殖和积累作用。Bcl-2 基因的表达水平在乳腺癌的发生、发展中所起的作用，有待进一步探讨。

7. p53基因　p53 是一种抑癌基因，它定位于 17 号染色体短臂，基因全长约 10kb，含 11 个外显子和 10 个内含子，编码 393 个氨基酸残基的蛋白质即 p53 蛋白。在细胞周期的 G1 期起关键的调控作用。突变型 p53 基因失去了抑癌作用，具有促进细胞恶性转化，与被激活的原癌基因起协同作用，导致细胞无限增生，最终形成恶性肿瘤。p53 过度表达肿瘤细胞易于侵袭和转移，复发率较高。50%~70%的乳腺癌患者有突变 p53 蛋白的表达，它与乳腺癌、头颈部癌等的预后相关，突变 p53 蛋白的高表达的患者生存期明显缩短。

8. 类固醇激素受体　雌激素受体、孕激素受体高表达的乳腺癌患者常常存在一个或多个患病高危因素，如月经初潮、早育、晚育等，雌激素受体、孕激素受体阳性的患者复发率低，生存期长。它们在乳腺癌中的表达情况已用于指导乳腺癌的内分泌治疗，雌激素受体阳性的患者对内分泌治疗的敏感率超过 70%，提高了乳腺癌患者的生存质量。雌激素受体、孕激素受体是否阳性表达作为选择抗雌激素药物治疗的依据。乳腺癌是一种激素依赖性疾病，如果乳腺癌肿瘤中不含胞质受体，则对内分泌治疗无效，检测乳腺组织中的雌激素受体、孕激素受体水平作为判断乳腺癌预后和内分泌治疗的一个重要指标已被人们所接受。

9. 人乳腺珠蛋白（human mammaglobin，HMAM）　HMAM 作为乳腺癌特异性肿瘤学标志物，在乳腺癌的早期诊断中有较好的临床应用前景。作为一种乳腺特异蛋白，当特异性改变触发在乳腺上皮细胞时，HMAM 呈高表达，印证了它在微小转移中所表现出的特异性，这在监测术中或术后的淋巴结状态，预测疾病的结局和复发，检测骨髓微量转移，及乳腺癌复发的预测中都将发挥极大的作用。近年来，HMAM 疫苗的研究一直在不断地发展中，有望在未来制备出针对 HMAM 的肿瘤疫苗以提高乳腺癌的治愈率。

10. 微小 RNA（miRNA）　微小 RNA 是一种内源性非编码的 RNA，大小在 20~25 个核苷酸之间，在转录后水平调节基因表达，miRNA 通过与 mRNA 3' 端非翻译区的特异性结合，导致 miRNA 降解或抑制转录后的翻译，进而对相关基因进行调控导致细胞的一系列生化活动的异常改变。微循环 RNA 存在于血浆、唾液、尿液甚至关节液、胸腹水等体液中，可以抵御细胞外 BNA 酶而稳定存在，从而易于检测，在特定组织和特定的发育时期表达，其改变与许多疾病相关。并且其在血浆或血清中可以长期稳定的存在，可作为有效肿瘤标志物而进行研究。近年来的研究发现，与乳腺癌相关的 miRNA miR-155，miR-19a，miR-181b，miR-24，miR-34a 及 miR-210 等，在乳腺癌的不同时期有不同的表达意义。

11. 乳腺癌肿瘤标志物及不同专家组的应用推荐　乳腺癌患者的主要特征包括乳房肿块、乳头改变或泌液和皮肤轮廓的改变，确诊需要依靠组织活检和组织病理学检查，但是乳腺癌患者的最佳治疗需要使用很多肿瘤标志物（表 12-5）。

表 12-5　乳腺癌肿瘤标志物及不同专家组的应用推荐

肿瘤标志物	ASCO	EGTM	EGTM/NACB	ESMO	NCCN	NACB2008	推荐强度
雌激素受体　孕激素受体							
预测激素治疗的反应	是	是	是	是	是	是	高（对 ER）中（对 PR）
判断预后	不宜单独应用	和其他因素结合	未见报道	未见报道	是	与其他因素结合	中
HER-2							
预测早、晚期疾病对曲妥单抗治疗的反应	是	是	未见报道	未见报道	是	是	高
判断预后	否	是，和其他因素结合	未见报道	未见报道	是	是，和其他因素结合	中
预测激素治疗反应	否	否	未见报道	未见报道	未见报道	否	低
预测 CMF 辅助治疗反应	否	否	未见报道	未见报道	未见报道	否	低
预测以蒽环类为基础的辅助治疗反应	是	是	未见报道	未见报道	是，优于非蒽环类为基础的辅助治疗	是，同 NCCN	中
CA15-3							
术后监测	否	是	是	否	否	可能提前检测到早期转移	低
监控晚期疾病治疗	是，在可选病例中	是	是	是，在不易预见的疾病	未见报道	是，特别对于不可评估的疾病	低
CEA							
术后监测	否	是	未见报道	否	未见报道	否	低
监控晚期疾病治疗	是，在可选病例中	是	未见报道	否	未见报道	是，在可选病例中	低
BRCA1、2							
鉴别乳腺癌高风险	参阅易感基因检测一般原则	否	未见报道	未见报道	是	是	中

注：ASCO，美国临床肿瘤协会；EGTM，欧洲肿瘤标志物组织；NACB，美国临床生化科学院；ESMO，欧洲临床肿瘤学会；NCCN，美国国家综合癌症网络

五、乳腺癌早期试验筛查流程（图 12-7）

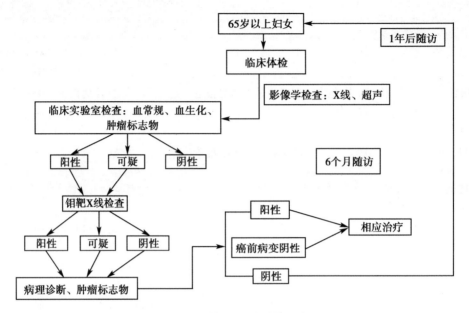

图 12-7　乳腺癌早期试验筛查流程图

（钱婧雨　刘向祎）

参 考 文 献

［1］Allemani C，Matsuda T，Di C V，et al.Global surveillance of trends in cancer survival 2000-14（CONCORD-3）: analysis of individual records for 37 513 025 patients diagnosed with one of 18 cancers from 322 population-based registries in 71 countries.Lancet，2018，391（10125）:1023-1075.

［2］Chen W，Zhang S，Zou X.Evaluation on the incidence，mortality and tendency of lung cancer in China.Thoracic Cancer，2010，1（1）:35-40.

［3］中国医师协会肿瘤医师分会.中国表皮生长因子受体基因敏感性突变和间变淋巴瘤激酶融合基因阳性非小细胞肺癌诊断治疗指南（2015 版）.中华肿瘤杂志，2015，36（10）:796-799.

［4］石远凯，孙燕，于金明，等.中国晚期原发性肺癌诊治专家共识（2016 年版）.中国肺癌杂志，2016（01）:1-15.

［5］陆舜，虞永峰，纪文翔.2015 年肺癌诊疗指南：共识和争议.解放军医学杂志，2016（01）:1-6.

［6］李海燕，刘红，王静，等.肿瘤标志物联合检测在肺癌诊断中的价值.中国老年学杂志，2012（01）:46-48.

［7］孙燕，管忠震，廖美琳，等.肺癌骨转移诊疗专家共识（2014 版）.中国肺癌杂志，2014（02）:57-72.

［8］Mcguire S.World Cancer Report 2014.Geneva，Switzerland：World Health Organization，International Agency for Research on Cancer，WHO Press，2015.Adv Nutr，2016，7（2）:418-419.

［9］中华人民共和国卫生和计划生育委员会医政医管局.原发性肝癌诊疗规范（2017 年版）.中华消化外科杂志，2017，16（7）:705-720.

［10］朱鹏，唐怡，Zhupeng，等.《亚太肝病学会乙型肝炎管理的临床实践指南（2015 年更新）》推荐意见.临

床肝胆病杂志,2016,32(3):423-428.

[11] 董良仓,柴丽.原发性肝癌的分子诊断.检验医学与临床,2012,09(1):60-62.

[12] 廖专,孙涛,吴浩,等.中国早期胃癌筛查及内镜诊治共识意见(2014年4月·长沙).中华消化杂志,2014,34(7):408-427.

[13] 中国抗癌协会肿瘤内镜学专业委员会.中国早期结直肠癌筛查及内镜诊治指南(2014年,北京).胃肠病学,2015,32(6):345-365.

[14] Sepulveda A R,Hamilton S R,Allegra C J,et al.Molecular Biomarkers for the Evaluation of Colorectal Cancer:Guideline From the American Society for Clinical Pathology,College of American Pathologists,Association for Molecular Pathology,and the American Society of Clinical Oncology.J Clin Oncol,2017,35(13):1453-1486.

[15] 韩苏军,张思维,陈万青,等.中国前列腺癌发病现状和流行趋势分析.临床肿瘤学杂志,2013,18(4):330-334.

[16] Desantis C E,Fedewa S A,Goding Sauer A,et al.Breast cancer statistics,2015:Convergence of incidence rates between black and white women.Ca Cancer J Clin,2016,66(1):31-42.

[17] Fan L,Strasserweippl K,Li J J,et al.Breast cancer in China..Lancet Oncology,2014,15(7):279-289.

[18] Schonberg M A,Marcantonio E R,Li D,et al.Breast cancer among the oldest old:tumor characteristics,treatment choices,and survival.Journal of Clinical Oncology,2010,28(12):2038-2045.

[19] Vogeser M,Parhofer K G.Liquid chromatography tandem-mass spectrometry(LC-MS/MS)--technique and applications in endocrinology..Experimental and Clinical Endocrinology & Diabetes,2007,115(09):559-570.

[20] Arnedos M,Vicier C,Loi S,et al.Precision medicine for metastatic breast cancer-limitations and solutions..Nat Rev Clin Oncol.,2015,12(12):693-704.

[21] Chi.乳腺癌肿瘤标志物及不同专家组的应用推荐.中华普通外科学文献(电子版),2014(1):72.

第十三章

老年人查体项目

1948 年世界卫生组织（WHO）对健康的定义，即"健康不仅是没有疾病，而且包括躯体健康、心理健康、社会适应良好和道德健康"。老年人随着器官的衰老，健康的定义与其他年龄阶段不同。根据 2013 年中华医学会老年医学分会提出的 5 条标准，老年健康包括：

（1）重要脏器的增龄型改变未导致功能异常；无重大疾病；相关高危因素控制在与其年龄相适应的达标范围内；具有一定的抗病能力。

（2）认知功能基本正常；能适应环境；处事乐观积极；自我满意或自我评价好。

（3）能恰当地处理家庭和社会人际关系；积极参与家庭和社会活动。

（4）日常生活活动正常，生活自理或基本自理。

（5）营养状况良好，体重适中，保持良好生活方式。

该标准适用于 ≥ 60 岁人群，其中"老年人"指 60~79 岁人群，"高龄老年人"指 ≥ 80 岁人群。老年查体项目应根据不同老年人的危险因素、个体差异、经济状况、心理状态，综合考虑体检项目，紧紧围绕老年健康的定义，以老年常见病、慢性病筛查为目标，分年龄、性别、系统分层设置，有针对性地进行筛查，目的是使老年人获益，改善老年人的生活质量。

第一节 基本体检项目

根据中华医学会健康管理学分会 2014 年提出的《健康体检基本项目专家共识》，基本项目目录的设置遵循科学性、适宜性及实用性的原则，采用"1+X"的体系框架，"1"为基本体检项目，包括健康体检自测问卷、体格检查、实验室检查、辅助检查、体检报告首页等 5 个部分。"X"为专项体检项目，包括主要慢性非传染性疾病风险筛查及健康体适能检查项目（这部分将在第二节详述）。其中实验室检查包括以下内容。

一、常规检查

包括血常规、尿常规、粪便常规+隐血，其中血、尿、粪便常规检查是《诊断学》（第9版）规定的检查内容，而粪便隐血试验是直、结肠癌早期风险筛查指南中推荐的筛查项目。

（一）血常规

1. 红细胞计数

【参考区间】血细胞分析仪（仪器法）对静脉血测定的参考区间为：

（1）成年男性：$(4.3\sim5.8)\times10^{12}/L$，成年女性：$(3.8\sim5.1)\times10^{12}/L$。

（2）老年人红细胞随年龄增长而降低 10%，且性别差异消失。老年人一般以红细胞 $<3.5\times10^{12}/L$，血红蛋白 $<110g/L$，血细胞比容 0.35 作为贫血标准。

【临床意义】

（1）病理性增高：多见于慢性肺心病、发绀性先天性心脏病、真性红细胞增多症等。

（2）病理性减少

1）红细胞生成减少导致的贫血：如骨髓造血功能衰竭的再生障碍性贫血和骨髓纤维化等伴发的贫血；造血物质缺乏或利用障碍引起的贫血，如缺铁性贫血、铁粒幼红细胞性贫血、叶酸以及维生素 B_{12} 缺乏等所致的巨幼细胞贫血。

2）因红细胞膜、酶遗传性缺陷或外来因素造成红细胞破坏过多导致的贫血，如遗传性球形红细胞增多症、地中海贫血、阵发性睡眠性血红蛋白尿、异常血红蛋白病、免疫性溶血性贫血，某些理化因素导致的溶血性贫血。

3）失血性贫血：外伤或手术造成的急性失血、消化道溃疡、钩虫病等引起的慢性失血。

【评价】

（1）生理性变化

1）生理性增高：新生儿、高原地区的居民红细胞数量偏多。

2）生理性减少：妊娠期因血浆容量相对增加会使红细胞数量相对减少；3 个月到 15 岁的儿童因生长发育过快，使得造血原料相对供应不足，导致暂时性贫血；老年人骨髓造血功能下降，红细胞数量也会较年轻时相对降低；女性如果月经量多过大，也会出现失血性贫血。

（2）非生理性的相对变化

1）病理性：脱水、连续呕吐、严重腹泻、多汗多尿、大面积烧伤、水摄入量明显不足等原因，导致血液相对浓缩。

2）医源性：输液后立即采集血样，或者在静脉置管处采集血液，此时的血液稀释并不能真实反映病情。

2. 白细胞计数和分类

【参考区间】

（1）全自动血液分析仪法：成年人：$(3.5\sim9.5)\times10^{9}/L$。

（2）多数学者认为老年人白细胞总数无增龄性变化。通过白细胞亚型检测显示白细胞分类中主要是 T 淋巴细胞减少，60 岁时减少 30%，而 B 淋巴细胞无增龄性变化。

【临床意义】

（1）病理性增高：多见于化脓性细菌感染、尿毒症、严重烧伤、传染性单核细胞增多症、急性出血、组织损伤、手术创伤后，白血病等。

（2）病理性减少：多见于病毒感染，伤寒，副伤寒，黑热病，疟疾，再生障碍性贫血，极度严重感染，放射线照射，化疗及非白血性白血病。

【评价】

（1）年龄因素：如新生儿白细胞数量较高，出生 1 周后逐渐降低，后逐渐趋于稳定到正常水平。

（2）日间变化：一般人安静时白细胞计数偏低，在活动或进餐后较高，下午高于清晨。

（3）活动或情绪影响：剧烈运动、体力活动、冷热水浴后、紫外线照射、情绪激动均可使白细胞数增高。

（4）妇女妊娠中晚期、分娩后、月经期白细胞数量可呈生理性增加。

3. 血小板计数

【参考区间】全自动血液分析仪法：$(125\sim350)\times10^9/L$。

一般认为血小板计数不随增龄而变化。

【临床意义】

（1）病理性减少

1）血小板生成障碍：如急性白血病、再生障碍性贫血、骨髓肿瘤、放射性损伤、巨幼细胞贫血等。

2）血小板破坏增多：如原发性免疫性血小板减少症，脾功能亢进，系统性红斑狼疮等。

3）血小板消耗过多：如弥散性血管内凝血（DIC）、血栓性血小板减少性紫癜等。

4）先天性：新生儿血小板减少症、巨大血小板综合征等。

（2）病理性增多

1）原发性增多：常见于骨髓增生性疾病，如慢性粒细胞白血病，真性红细胞增多症，原发性血小板增多症等。

2）反应性增多：急性化脓性感染、大出血、急性溶血、肿瘤等。

【评价】

（1）生理性变化

1）血小板随时间和生理状态不同而变化，午后稍高于早晨；春季低于冬季；平原居民低于高原居民；月经前减低，月经后增高；妊娠中晚期增高，分娩后减低；运动、饱餐后增高，休息后恢复。

2）药物引起血小板变化：①引起血小板增多的药物：口服避孕药、雌激素、肾上腺素、头孢菌素类、干扰素、类固醇、普萘洛尔、免疫球蛋白、重组人红细胞生成素等。②引起血小板减少的药物：对乙酰氨基酚、阿司匹林、化疗药物、氯霉素、硝酸甘油、三环类抗抑郁药等。

（2）非生理性的相对变化

1）病理性：常见因脾肿大、低温麻醉、输入大量库存血、外科手术、脾切除等导致的血小板分布异常。

2）医源性：输液后立即采集血样，或者在静脉置管处采集血液，此时的血液稀释并不能真实反映病情。

4. 血红蛋白

【参考区间】全自动血液分析仪法：成年男性：130~175g/L，成年女性：115~150g/L；老年人（70 岁以上）男性：94.2~122.2g/L，老年人（70 岁以上）女性：86.5~111.8g/L。

【临床意义】

（1）病理性增高：见于严重的先天性及后天性心肺疾患和血管畸形，如法洛四联症、发绀型先天性心脏病、阻塞性肺气肿、肺源性心脏病、肺动脉瘘或肺静脉瘘及携氧能力低的异常血红蛋白病等；也见于某些肿瘤或肾脏疾病，如肾癌、肝细胞癌、肾胚胎瘤及肾盂积水、多囊肾等。

（2）病理性减少：各种贫血（如再生障碍性贫血、缺铁性贫血、铁粒幼细胞性贫血、巨幼细胞贫血、溶血性贫血、地中海贫血等）、大量失血（如外伤大出血、手术大出血、产后大出血、急性消化道出血、溃疡所致的慢性失血等）、白血病、产后、化疗、钩虫病等。

（3）轻度贫血：<120g/L（女性 <110g/L）；中度贫血：<90g/L；重度贫血：<60g/L；极重度贫血：<30g/L。

【评价】

（1）生理变化

1）年龄：随年龄增长，Hb 可增高或减低，和红细胞变化相似。

2）时间：红细胞和血红蛋白量有波动，上午 7 时达高峰，随后下降。

（2）非生理性的相对变化

1）病理性：大量失血、水潴留、妊娠中期后期等血液稀释或浓缩导致的血容量改变。

2）医源性：输液后立即采集血样，或者在静脉置管处采集血液，此时的血液稀释并不能真实反映病情。

5. 血细胞比容

【参考区间】全自动血液分析仪法：成年男性：0.40~0.50，成年女性：0.35~0.45。

【临床意义】

（1）病理性增高：见于各种原因所致的血液浓缩，如大量呕吐、腹泻、失水、大面积烧伤、真性红细胞增多症、甲状腺功能亢进（轻度）；慢性充血性心力衰竭、先天性或后天性心脏病在缺氧时可致血细胞比容增加。

（2）病理性减少：见于出血、休克、烧伤和电解质紊乱；各种贫血；妊娠贫血时，红细胞容量相对减少。嗜铬细胞瘤、肝硬化、营养不良、垂体功能低下等也可致血细胞比容下降。

【评价】

（1）生理性变化：生理性增多主要见于血浆量减少如大量出汗、多尿和红细胞增多如新生儿、高原地区居民缺氧；减少见于血浆量增多如竞技运动员（生理性适应）、中晚期妊娠等。

（2）医源性：输液后立即采集血样，或者在静脉置管处采集血液，此时的血液稀释并不能真实反映病情。

6. 红细胞平均指数

【参考区间】全自动血液分析仪法：成年人红细胞平均体积（MCV）：82~100fl，平均血红蛋白含量（MCH）：27~34pg，平均血红蛋白浓度（MCHC）：316~354g/L。

【临床意义】红细胞平均指数可用于贫血形态学分类及提示贫血可能的原因。

7. 网织红细胞计数

【参考区间】全血细胞分析仪法：网织红细胞比例（成年人）：0.005~0.015，网织红细胞绝对数（成年人）：（24~84）×10^9/L，网织红细胞生成指数（reticulocyte production index，RPI）：2。

【临床意义】

（1）网织红细胞增高：表示骨髓造血功能旺盛，各种增生性贫血均可增多，以溶血性贫血尤为显著。

（2）网织红细胞减少：无效红细胞造血的指征，见于非增生性贫血（如缺铁性贫血、巨幼细胞贫血等）、慢性病贫血（如慢性炎症、恶心肿瘤、慢性肾衰竭、再生障碍性贫血等）。

（二）尿常规

1. 尿酸碱度

【参考区间】尿液干化学分析试带法：晨尿 pH：5.5~6.5，随机尿 pH：4.5~8.0。

【临床意义】

（1）尿 pH 减低：见于酸中毒、慢性肾小球肾炎、发热、糖尿病、痛风、低血钾性碱中毒、白血病等。

（2）尿 pH 增高：见于呼吸性碱中毒、严重呕吐、尿路感染、肾小管性酸中毒、应用利尿剂等。

【评价】生理性变化：进食含蛋白质高的食物过多，尿 pH 减低；而进食含碱性物质过多的蔬菜、水果时，尿 pH 增高；当机体每次进餐后，尿液的 pH 呈一过性增高，称之为碱潮；剧烈运动、饥饿、出汗、应激状态等生理活动，夜间入睡后体内酸性代谢产物增多均可使尿液 pH 减低。药物会影响尿液 pH 值。尿内含有大量脓、血或细菌污染分解尿素可使尿液碱化。

2. 尿比密

【参考区间】尿液干化学分析试带法：随机尿标本：1.003~1.030，晨尿：>1.020。

【临床意义】主要用于了解尿液中固体物质的浓度，估计肾脏浓缩功能。

【评价】尿液中蛋白或糖浓度增加将使尿比密增加；尿素 >10g/L 或 pH<6.5 时尿比密降低。

3. 尿蛋白质

【参考区间】尿液干化学分析试带法：阴性。

【临床意义】

（1）肾前性蛋白尿：见于多发性骨髓瘤、巨球蛋白血症、浆细胞白血病、阵发性睡眠性血红蛋白尿、挤压伤综合征、电灼伤、多发性肌炎、进行性肌肉萎缩、急性单核细胞白血病尿溶菌酶增高，胰腺炎严重时尿淀粉酶增高等。

（2）肾性蛋白尿

1）肾小球性蛋白尿：肾病综合征：蛋白尿以清蛋白为主，及少量相对分子质量小的蛋白质，定性试验多数为 + + + ~ + + + +，定量试验常为 3.5~10g/d，最多可达 20g/d。见于原发性肾小球肾炎如急性肾炎、慢性肾炎、膜性肾炎、膜增生性肾炎、肾衰竭等；继发性肾小球疾病如糖尿病肾病、狼疮性肾炎、妊娠中毒症等。

2）肾小管性蛋白尿：可见于肾小管间质病变、重金属中毒、药物中毒、器官移植等。

（3）肾后性蛋白尿：可见于泌尿、生殖系统炎症反应；泌尿系结石、结核、肿瘤；泌尿系邻近器官疾病等。

【评价】

（1）生理性蛋白尿

1）功能性蛋白尿：见于剧烈运动后，发热、寒冷刺激、精神紧张、过度兴奋等，呈混合性蛋白尿，一般为 2~3 天后消退。

2）直立性蛋白尿：可见于站立时间过长、"行军性"蛋白尿等，多见于青少年，每天蛋白质排出量很少超过 1g，绝大多数无肾病证据。

3）其他生理性蛋白尿：如摄入性蛋白尿、偶然性蛋白尿、老年性蛋白尿、妊娠性蛋白尿等。

（2）非生理性的相对变化（干扰）

1）假阳性见于：尿 pH ≥ 9，如服奎宁、奎宁丁、嘧啶等或尿中含聚乙烯、吡咯酮、氯已定、磷酸盐、季铵盐消毒剂等致尿液呈强碱性。

2）假阴性见于：大剂量滴注青霉素或用庆大霉素、磺胺、含碘造影剂等。

4. 尿葡萄糖

【参考区间】

（1）尿液干化学分析试带法：阴性。

（2）健康人 <2.8mmol/24h，由于老年人肾脏排糖阈值升高，即使血糖升高而尿糖也可阴性。

【临床意义】

（1）血糖增高性糖尿：常见于糖尿病；摄入性糖尿；应激性糖尿；其他内分泌异常如甲状腺功能亢进、肢端肥大症、嗜铬细胞瘤、库欣综合征等。

（2）血糖正常性糖尿：血糖正常，又称肾性糖尿。见于：家族性肾性糖尿，如 Fanconi 综合征患者；新生儿糖尿；获得性肾性糖尿如慢性肾炎、肾病综合征，伴有肾小管损伤者；妊娠期或哺乳期妇女。

【评价】

（1）假阳性见于：尿标本容器残留漂白粉、次亚氯酸等强氧化性物质或尿比密过低。

（2）假阴性见于：标本久置后；尿液酮体过高（>0.4g/L）；当尿液在低葡萄糖浓度（14mmol/L）时，维生素 C>500mg/L 与试带中的试剂发生竞争性抑制反应。

5. 尿酮体

【参考区间】尿液干化学分析试带法：阴性。

【临床意义】酮体阳性见于：

（1）不能有效利用碳水化合物如糖尿病酮症酸中毒。

（2）碳水化合物摄入不足饥饿、饮食疗法、剧烈运动、寒冷等。

（3）碳水化合物丢失如频繁呕吐、肾脏重吸收功能障碍、消化系统疾病等。

【评价】

（1）假阳性见于：尿中含有较多的肌酐、肌酸，高色素尿，尿中含酞、苯丙酮、左旋多巴代谢物等。

（2）假阴性最主要原因是标本收集和保存不当；其次，亚硝基氰化钠对适度、热度或光线很灵敏，或试带受潮失活。

6. 尿胆红素

【参考区间】尿液干化学分析试带法：阴性。

【临床意义】尿胆红素阳性见于胆汁淤积性黄疸、肝细胞性黄疸。

【评价】

（1）假阳性见于：患者接受大剂量氯丙嗪治疗或尿中含有盐酸苯偶氮吡啶代谢产物时。

（2）假阴性见于：①尿维生素 C 浓度达 1.42mmol/L 和亚硝酸盐存在时，可抑制偶氮反应。②尿液保存不当，尿胆红素遇光氧化。

7. 尿胆原

【参考区间】尿液干化学分析试带法：阴性或弱阳性。

【临床意义】主要用于黄疸的诊断和鉴别诊断。

【评价】

（1）生理性变化：尿胆原排出量每天波动很大，夜间和上午量少，于午后 2~4 小时达高峰，同时尿胆原的清除与尿 pH 相关。

（2）非生理性的相对变化（干扰）

1）假阳性见于：吲哚、吩噻嗪类、维生素 K、磺胺类药物干扰。

2）假阴性见于：亚硝酸盐、光照、重氮药物、对氨基水杨酸。

8. 尿红细胞

【参考区间】

（1）尿液干化学分析试带法：阴性。

（2）尿沉渣镜检法：0~ 偶见 / 高倍视野（HP）

（3）尿沉渣分析仪法：0~17/μl。

【临床意义】主要用于肾脏、泌尿道疾病及其他相关疾病的诊断、治疗。

【评价】

（1）假阳性见于：尿中含有肌红蛋白、菌、氧化剂、易热性触媒。

（2）假阴性见于：尿液中有大量维生素 C 存在（>100mg/L）。

9. 尿亚硝酸盐

【参考区间】

（1）尿液干化学分析试带法：阴性。

（2）老年人中段尿培养污染率高，男性中段尿培养菌落计数 ≥ 10^3/ml，而女性 ≥ 10^4/ml

为确定真性菌尿的界线。此标准较以往沿用≥ 10^5/ml 的标准敏感，其特异性不降低。

【临床意义】用于尿路感染的快速筛查。

【评价】

（1）假阳性见于：陈旧尿液、亚硝酸盐或者偶氮试剂污染、含硝酸盐丰富的食物。

（2）假阴性见于：尿液中含有尿胆原、维生素 C、尿 pH<6.0、尿量过多、食物含硝酸盐过低、尿液在膀胱中贮存小于 4 小时。

10. 尿白细胞

【参考区间】

（1）尿液干化学分析试带法：阴性。

（2）尿沉渣镜检法：正常人 <5 个 / 高倍视野（HP）；老年人则 >20 个 /HP 才有病理意义。

（3）尿沉渣分析仪法：0~25/μL。

【临床意义】用于肾脏、泌尿系统疾病诊断、治疗。

【评价】

（1）假阳性见于：尿中含有甲醛、毛滴虫、氧化剂、高浓度胆红素、呋喃妥因。

（2）假阴性见于：尿液中含有维生素 C 或者大剂量的先锋霉素Ⅳ、庆大霉素等药物或者尿蛋白 >5g/L。

（三）粪便常规和隐血

1. 外观

【参考区间】直接观察：健康成人为成形便、条带状。

【临床意义】

（1）黏液便：黏液增多提示肠道受刺激或有炎症，常见于各种肠炎、细菌性痢疾及阿米巴痢疾、急性血吸虫病等。小肠炎症时，增多的黏液均匀混合于粪便之中，而来自大肠病变的黏液则一般附着于粪便表面。

（2）鲜血便：提示下消化道有出血，常见于肛裂、痔疮、直肠息肉及结肠癌等。

（3）脓便及脓血便：常见于细菌性痢疾、阿米巴痢疾、溃疡性结肠炎、结肠癌或直肠癌等。其中细菌性痢疾以脓及黏液为主，脓中带血；阿米巴痢疾以血为主，血中带脓，呈果酱样。

（4）柏油样便：上消化道出血，超过 50ml 时粪便呈黑色或褐色，质软有光泽，柏油样。服用铋剂、活性炭排出黑色便，但无光泽，隐血试验为阴性。

（5）胨状便：呈黏胨状、膜状或纽带状物，多见于肠易激综合征患者腹部绞痛之后。某些慢性细菌性痢疾患者也可排出类似的粪便，痉挛性便秘时粪便表面亦可有少量的黏胨。

（6）稀糊状或稀汁样便：见于各种腹泻，尤其是急性胃肠炎，为肠蠕动亢进或分泌增多所致。

（7）白陶土样便：胆道梗阻时，进入肠道的胆汁减少或缺如，粪胆素生成减少甚至缺如，使粪便呈灰白色。主要见于梗阻性黄疸等。

（8）米泔样便：呈乳白色淘米水样，多见于霍乱、副霍乱。

（9）乳凝块状便：婴儿粪便中可见白色、黄色或绿色的乳凝块，提示脂肪或酪蛋白消化不完全，常见于婴儿消化不良等。

2. 颜色

【参考区间】直接观察：健康成人为黄褐色便。

【临床意义】

（1）鲜红色：肠道下段出血，如痔疮、肛裂、直肠癌等。

（2）暗红色（果酱色）：阿米巴痢疾。

（3）白色或灰白色：胆道梗阻、钡餐造影。

（4）绿色：乳儿的粪便中因含胆绿素而呈现绿色。

（5）黑色或柏油色：上消化道出血、服（食）用铁剂、动物血、活性炭及某些中药。

3. 便隐血

【参考区间】胶体金法：阴性。

【临床意义】粪便隐血阳性提示消化道疾病如溃疡，药物（如阿司匹林、糖皮质激素、吲哚美辛等）对胃黏膜的损伤、肠结核、克罗恩病、溃疡性结肠炎、钩虫病、结肠息肉以及消化道肿瘤（如胃癌、结肠癌等），粪便隐血试验常为阳性。消化道溃疡经治疗后粪便颜色已趋正常，但隐血试验阳性仍可持续 5~7 天，隐血试验转为阴性是判断出血完全停止的可靠指标。

隐血试验连续检测可作为消化道恶性肿瘤普查的一个筛选指标，对早期发现结肠癌、胃癌等恶性肿瘤有重要的价值。

【评价】

（1）假阳性：因灵敏度过高而引起，一些胃肠道生理性失血 <2ml/24h，或服用刺激胃肠道的药物引起的消化道出血（2~5ml/24h）可为阳性。

（2）假阴性：消化道出血后，血红蛋白在胃肠道中被消化酶及细菌作用后分解而使免疫原性减弱、消失或改变。故免疫学法主要用于下消化道出血检验，而 40%~50% 上消化道出血不能检出。大量出血时，血红蛋白（抗原）浓度过高造成的与单克隆抗体不匹配（即后带现象），亦可出现假阴性。

4. 细胞

【参考区间】直接涂片镜检：无红细胞，不见或偶见白细胞，无吞噬细胞，很难见到上皮细胞。

【临床意义】

（1）白细胞：正常粪便中偶可见到白细胞，主要是中性分叶核粒细胞。肠道炎症时其数量增多，并且与炎症轻重程度及部位相关。小肠炎症时，白细胞均匀混合于粪便中，且细胞常被消化而形态难以辨认。结肠炎症，如细菌性痢疾及溃疡性结肠炎时，白细胞可大量成堆出现。在肠道寄生虫感染（尤为钩虫病及阿米巴痢疾时）和过敏性肠炎时，粪便中可见较多的嗜酸性粒细胞。

（2）红细胞：正常粪便中无红细胞，上消化道出血时红细胞在胃及肠道中被消化液破坏，故显微镜检验为阴性，必须通过隐血试验来证实。下消化道炎症、痔疮、直肠息肉、肿瘤及其他出血性疾病时可见到多少不等的红细胞。

（3）大吞噬细胞：在细菌性痢疾时，常可见到较多的吞噬细胞。吞噬细胞可作为诊断急性细菌性痢疾的依据，也可见于急性出血性肠炎或偶见于溃疡性结肠炎。

（4）上皮细胞：生理条件下，少量脱落肠道上皮细胞大多被破坏，粪便中很难发现。在坏死性肠炎、霍乱、副霍乱、假膜性肠炎等时上皮细胞数量增多（后者上皮细胞增多最明显）。

（四）血沉（ESR）

【参考区间】

（1）魏氏检测法：成年男性：0~15mm/h，成年女性：0~20mm/h。

（2）在健康老年人中，ESR 变化范围很大（6.0~69.0mm/h）。据统计，从 20 岁起每增长 10 岁，ESR 加快 2.0mm/h。有人认为老年男性 ESR 上限为 24.1mm/h，女性为 34.4mm/h，超出此值视为异常。一般常在 30~40mm/h 并无病理意义，如 >65.0mm/h 应考虑感染、肿瘤及结缔组织疾病。

【临床意义】

（1）病理性 ESR 增快

1）炎症性疾病：急性炎症由于血中急性期反应物质迅速增多使 ESR 增快，慢性炎症如结核或风湿病时，ESR 可用于观察病情变化和疗效。ESR 加速，表示病情复发和活跃；当病情好转或静止时，ESR 也逐渐恢复正常。

2）组织损伤和坏死：较大的组织损伤、手术创伤可导致 ESR 增快，如无合并症多于 2~3 周内恢复正常。ESR 可用于鉴别功能性病变与器质性疾病，如急性心肌梗死时 ESR 增快，而心绞痛则 ESR 正常。

3）恶性肿瘤：用于鉴别良、恶性肿瘤，如胃良性溃疡 ESR 多正常、恶性溃疡 ESR 增快。恶性肿瘤治疗明显有效时，ESR 渐趋正常，复发或转移时可增快。

4）高球蛋白血症：如多发性骨髓瘤、肝硬化、巨球蛋白血症、系统性红斑狼疮、慢性肾炎时，血浆中出现大量异常球蛋白，ESR 显著加快。

5）贫血：血红蛋白低于 90g/L 时，ESR 加快。

（2）ESR 减慢临床意义不大，见于红细胞增多症、球形细胞增多症、纤维蛋白原缺乏等。

【评价】生理性 ESR 增快：12 岁以下的儿童或 60 岁以上的高龄者、妇女月经期、妊娠 3 个月以上 ESR 可加快，其增快的原因与生理性贫血及纤维蛋白原含量增加有关。

二、生化检查

包括肝功能、肾功能、血脂，其中肝、肾功能是《诊断学》（第 9 版）规定的检查内容，而血脂、血糖和尿酸等检查项目具有较高的循证医学证据并被国内外慢性病风险预防指南推荐。

（一）肝功能

1. 血清转氨酶及其同工酶测定

【参考区间】速率法：丙氨酸氨基转移酶（ALT）试剂中不含磷酸吡哆醛时，成年男性 9~50U/L，女性 7~40U/L；试剂中含磷酸吡哆醛时，成年男性 9~60U/L，女性 7~45U/L。天门冬氨酸氨基转移酶（AST）试剂中不含磷酸吡哆醛时，成年男性 15~40U/L，女性 13~35U/L；试剂中含磷酸吡哆醛时，成年男性 15~45U/L，女性 13~40U/L。

【临床意义】

ALT 和 AST 均属于肝细胞内非特异性功能酶，生理情况下血清转氨酶活性很低。

（1）急性病毒性肝炎：ALT 虽不特异，但最敏感。

1）急性病毒性肝炎，早期 ALT 升高，出现黄疸后 ALT 急剧升高，至黄疸极期，ALT 迅速下降。

2）部分无黄疸型肝炎患者早期 ALT 升高不明显，长期于较高水平，持续数月或数年而转为慢性肝炎。

3）轻型无黄疸型肝炎常常只有一过性 ALT 升高，很快恢复正常。

在急性肝炎时肝细胞轻度损害，血中 ALT 升高程度大于 AST，AST/ALT 比值降低；如损害严重，线粒体受到破坏，血清 AST 才升高，故 AST 升高是肝细胞坏死的指征。急性肝炎恢复期 AST 先于 ALT 恢复正常。

重症肝炎早期，ALT 明显增高，随病情恶化，大量肝细胞坏死，致血中 ALT 下降，甚至在正常范围内，但此时胆红素却进行性升高，呈现"酶胆分离"现象，预后极差。

（2）慢性肝炎和脂肪肝：

1）慢性迁延型肝炎：ALT、AST 轻度上升，一般不超过参考值的 3 倍。当病变累及线粒体时 AST 升高程度可超过 ALT。

2）慢性活动型肝炎：ALT 多数升高至参考值 3~5 倍以上，且长期维持在较高水平。如伴有肝坏死时 ALT 可升高到参考值 10 倍以上。

3）脂肪肝：ALT 可持续轻度升高并伴有高脂血症。

（3）肝硬化：肝硬化代偿期患者血清 ALT 可轻度增高或正常，失代偿期 ALT 可持续升高。

胆汁淤积性肝硬化 ALT 活性较高可与黄疸平行，AST 升高不及 ALT 显著。

（4）原发性肝癌：ALT 可正常或轻中度升高，提示可能并发肝坏死，预后严重。

（5）胆管疾病：胆管梗阻时，ALT 中度升高，梗阻缓解后 1~2 周即可恢复正常。

（6）其他疾病：ALT 广泛存在于各组织中，机体器官有实质性损害时，ALT 均可增高。若 ALT 单项增高，需要结合病情综合分析。

（7）AST 的意义：AST 可协助判断肝实质损害的严重程度。当急性肝炎病变严重累及线粒体时，AST/ALT 比值升高，此时应注意是否发展为慢性肝炎。肝硬化时可达 2.0。在 Reye 综合征、妊娠脂肪肝、心肌梗死、做导管肝动脉栓塞术后，AST 也可升高。

2. 碱性磷酸酶及其同工酶

【参考区间】速率法：碱性磷酸酶（ALP）：成年男性：45~125U/L，女性（20~49 岁）：35~100U/L，女性（50~79 岁）：50~135U/L。

【临床意义】

（1）ALP 的生理性增高：与年龄、妊娠有关。

（2）肝胆管梗阻的疾患：血清 ALP 水平可增高。

（3）肝炎或肝硬化时：ALP 可轻度增高。

（4）原发或继发肝癌：ALP 明显升高。ALP 持续轻度升高应考虑肝有无占位性病变。

（5）骨骼系统病变：血清 ALP 可有不同程度的升高。

（6）其他疾病：甲状旁腺功能亢进、高维生素 D 血症、肢端肥大症等，血中 ALP 均升高。

3. γ- 谷氨酰转肽酶测定

【参考区间】速率法：男性：10~60U/L，女性：7~45U/L。

【临床意义】

（1）病毒性肝炎：血清 γ- 谷氨酰转肽酶（γ-GT）轻度升高。

（2）原发性或转移性肝癌：血中 γ-GT 明显增高，反映肝内占位性病变；还可观察乳腺癌、早期直肠癌、睾丸癌的患者是否有肝转移。

（3）梗阻性黄疸：γ-GT 是胆汁淤积、胆管梗阻最敏感酶。γ-GGT 活性与阻塞的时间和程度相关。急、慢性酒精性肝炎：酒精性肝炎和酒精性肝硬化患者 GGT 几乎都上升，成为酒精性肝病的重要特征。

（4）肝硬化：代偿期 γ-GT 多正常，失代偿期可升高。

（5）其他：系统性红斑狼疮、单核细胞增多症等患者血清 γ-GGT 均可轻度增高。

（6）某些药物能使血中 γ-GT 活性升高，如：抗癫痫药（扑米酮）、镇静药（巴比妥）、对乙酰氨基酚或其他能诱导肝微粒体生物转化系统的药物均可致 γ-GGT 升高。

4. 胆碱酯酶测定

【参考区间】速率法：5 000~12 000U/L。

不同方法胆碱酯酶（CHE）测定结果可能有一定差异，各实验室应验证所引用参考区间或建立本实验室的适宜参考区间。

【临床意义】

（1）肝脏疾病：在病情严重的肝炎患者中，其 CHE 降低与肝病变程度成正比，与血清白蛋白平行。慢性肝炎、肝硬化、肝癌时如 CHE 持续降低则提示预后不良；肝功能不全时 PCHE 明显降低。

（2）口服雌激素或避孕药时，血清 CHE 可略降低。

（3）遗传性血清 PCHE 异常病、营养不良、有机磷中毒、血清 CHE 均降低。

（4）肾脏疾病（排泄障碍）、肥胖、脂肪肝、甲亢和遗传性高 PCHE 血症者，血清 CHE 水平均可升高。

5. 乳酸脱氢酶及其同工酶

【参考区间】

（1）速率法：血清乳酸脱氢酶（LDH）：120~250U/L。

（2）成人 LDH 同工酶有如下规律：$LDH_2>LDH_1>LDH_3>LDH_4>LDH_5$。琼脂糖凝胶电泳荧光检测所得各同工酶相对含量大致为：LDH_1 14%~26%，LDH_2 29%~39%；LDH_3 20%~26%；LDH_4 8%~16%；LDH_5 6%~16%。

【临床意义】

（1）急性心肌梗死（AMI）后 6 小时 LDH 开始出现升高，总 LDH 活性升高略为滞后。$LDH_1/LDH_2>1.0$，LDH_1/LDH_2 比值的峰时约在发病后 24~36 小时，然后开始下降，发病后 4~7 天恢复正常。

（2）当 AMI 患者的 LDH_1/LDH_2 倒置且伴有 LDH_5 增高时，预后比仅出现 LDH_1/LDH_2 倒置差，LDH_5 增高提示患者心衰伴有肝脏淤血或肝衰竭。

（3）LDH$_1$ 活性大于 LDH$_2$ 也可出现在心肌炎、巨细胞性贫血和溶血性贫血。

（4）在肝实质病变，如病毒性肝炎、肝硬化、原发性肝癌时，同工酶检查可出现 LDH$_5$>LDH$_4$，在胆管梗阻未累及肝实质前仍为 LDH$_4$>LDH$_5$。恶性肿瘤肝转移时常伴有 LDH$_4$ 和 LDH$_5$ 升高。

（5）骨骼肌疾病时 LDH$_5$>LDH$_4$。

（6）肺部疾病可有 LDH$_3$ 升高。

【评价】

（1）性别：肌酸激酶（CK）和 γ–GT 均是男性高于女性。

（2）年龄：ALP 随年龄变化（与骨生长发育相关）。

（3）进食：酗酒可引起 γ–GGT 明显升高。

（4）运动：剧烈运动可引起血清中多种酶升高，如 LDH、AST 等。

（5）妊娠与分娩：妊娠时 ALP 升高，分娩时可能有 LDH 升高。

6. 总蛋白及白蛋白

【参考区间】

（1）双缩脲法：成人血清总蛋白：65~85g/L。

（2）溴甲酚绿法：成人血清白蛋白：40~55g/L。

（3）根据测定的血清总蛋白（TP）及白蛋白（Alb）浓度，可按血清球蛋白（Glb）=血清 TP–Alb，计算出血清 Alb/Glb 比值（A/G）：成人血清 Glb 浓度为 20~40g/L，A/G 为（1.2~2.4）∶1。

（4）血清白蛋白随增龄而降低，老年人一般降低 10%，主要是白蛋白合成减少而非分解增多。球蛋白有增龄性升高，以 γ– 球蛋白为甚（升高 2%~10%）；IgG 和 IgA 随增龄而升高，A/G 比值随增龄而减低。

【临床意义】

（1）血清蛋白增高

1）血液浓缩，导致蛋白浓度相对增高：严重腹泻、呕吐、高热时急剧失水，血清总蛋白浓度可明显升高。休克时，血液可发生浓缩；慢性肾上腺皮质功能减退的患者，由于丢失钠的同时伴随水的丢失，血浆也可出现浓缩现象。

2）血浆蛋白质合成增加：主要是球蛋白合成增加，见于多发性骨髓瘤、巨球蛋白血症患者。

（2）血清蛋白降低

1）长期摄入不足及消耗增加：如食物中长期缺乏蛋白质或慢性胃肠道疾病所引起的消化吸收不良。因患消耗性疾病，如严重结核病，甲状腺功能亢进，恶性肿瘤等，均可造成血清蛋白浓度降低。

2）蛋白质丢失：如严重烧伤、肾病综合征、溃疡性结肠炎等，使蛋白质大量丢失。

3）蛋白质合成减少：急性肝损伤早期，清蛋白可正常或轻度下降、球蛋白轻度升高、TP 和 A/G 均可正常。亚急性重症肝炎早期多数 TP 为明显下降，而 γ– 球蛋白增加；晚期发生肝坏死，TP 明显下降。慢性肝病，如慢性肝炎、肝硬化、肝癌等，常见清蛋白减少和球蛋白（主要是 γ– 球蛋白）增加，A/G 比值下降。随病情加重而出现 A/G 比值倒置，此时提示肝功能严重损害。

【评价】

（1）生理性变化

1）年龄：血浆总蛋白随年龄增大有所增高，60 岁后则有所下降，新生儿为 46~70g/L，数月龄 ~2 岁为 51~75g/L。3 岁及以上为 60~80g/L。白蛋白 0~4 天为 28~44g/L，4 天 ~14 岁为 38~54g/L，此后下降，成人为 35~52g/L，>60 岁为 32~46g/L。

2）体位：总蛋白的检测中，成人直立行走为 64~83g/L，卧床 60~78g/L。

（2）非生理性的相对变化：各种原因引起的血液稀释，导致总蛋白浓度相对降低：如静脉注射过多低渗溶液或因各种原因引起的钠、水潴留。

7. 前白蛋白

【参考区间】透射浊度法：成人血清前白蛋白（prealbumin，PA）浓度：250~400mg/L（4.55~7.28μmol/L）。

【临床意义】PA 是肝功能损害的敏感指标，早期肝炎患者的血清 PA 可降低；慢性活动性肝炎、肝硬化、肝癌、阻塞性黄疸患者、营养不良、慢性感染、晚期恶性肿瘤血清 PA 均降低。

8. 胆红素

【参考区间】

（1）改良 J-G 法：成人血清总胆红素：3.4~11.7μmol/L（0.2~1.0mg/dl），成人血清直接胆红素（10 分钟）：0~3.4μmol/L（0~0.2mg/dl）。

（2）胆红素氧化酶法：成人血清总胆红素：3.4~11.7μmol/L（0.2~1.0mg/dl），成人血清直接胆红素（10 分钟）：0~3.4μmol/L（0~0.2mg/dl）。

（3）钒酸盐氧化法：成人血清总胆红素：3.4~11.7μmol/L（0.2~1.0mg/dl），成人血清直接胆红素（10 分钟）：0~3.4μmol/L（0~0.2mg/dl）。

【临床意义】

（1）当血清总胆红素水平升高时，可根据结合胆红素 / 总胆红素来协助鉴别黄疸的类型。肝细胞黄疸时结合胆红素 / 总胆红素的比值常为 40%~60%；梗阻性黄疸时比值常大于 60%。

（2）δ- 胆红素的半寿期约 21 天，在正常人血清中测不出来，在梗阻性黄疸、溶血性黄疸时，含量增高。在疾病的恢复期，总胆红素下降，δ- 胆红素相对增高。

9. 总胆汁酸

【参考区间】

（1）酶比色法：健康成年人的空腹血清总胆汁酸（TBA）浓度为 4.9 ± 2.38μmol/L，浓度范围在 0.14~9.66μmol/L。中餐后 2 小时 TBA 为 8.22 ± 2.91μmol/L，浓度范围在 2.4~14.0μmol/L。

（2）酶循环法：健康成年人的空腹血清 TBA 浓度为 3.71 ± 2.98μmol/L，范围为 0~6.71μmol/L，大于 10.0μmol/L 为增高。

【临床意义】

（1）急性肝炎：血清胆汁酸水平升高。

（2）慢性活动性肝炎：血清胆汁酸水平升高。

（3）胆汁淤积综合征：血中胆汁酸升高。胆酸 / 鹅脱氧胆酸比值（CA/CDCA）可作为肝胆阻塞性疾病与肝实质细胞性疾病的鉴别指标。胆道阻塞时，CA/CDCA>1；肝实质细胞损伤时，CA/CDCA<1。

（二）肾功能

由于老年人有效肾单位减少，入球动脉变窄和肾血流量降低，导致肾小球滤过率随增龄而降低。30 岁后，每增龄 10 岁，肾小球滤过率降低 10ml/min。

1. 血肌酐

【参考区间】

（1）肌氨酸氧化酶法：成年男性：59~104μmol/L，成年女性：45~84μmol/L。

（2）苦味酸速率法：成年男性：62~115μmol/L，成年女性：53~97μmol/L。

（3）多数学者认为血清肌酐（Scr）无增龄性改变，因为老年人肾小球滤过率降低，可导致肌酐清除减少，但老年人肌肉萎缩与活动量降低，肌酐产生也减少，故 Scr 水平与非老年人相同。因此，Scr 并不能完全反映肾脏损害程度，当老年人 Scr>133μmol/L 时，表明肾损害严重。

【临床意义】反映肾小球滤过率（GFR）减退的后期指标。当肾小球 GRF 功能减退至 50% 时，Scr 仍可正常。

【评价】

（1）Scr 日内生理变动幅度通常在 10% 以内，但与个体肌肉量有关。

（2）妊娠期内 GFR 可上升，但肌酐生成速度不变，Scr 因血浆稀释作用而比常人偏低。

（3）剧烈肌肉活动后 Scr 和尿肌酐（Ucr）都有一过性增加。

（4）进肉食对 Scr 和 Ucr 有一定影响。

2. 血清尿素

【参考区间】

（1）酶偶联速率法：男性（20~59 岁）：3.1~8.0mmol/L，男性（60~79 岁）：3.6~9.5mmol/L；女性（20~59 岁）：2.6~7.5mmol/L，女性（60~79 岁）：3.1~8.8mol/L。

（2）脲酶 - 波氏比色法：男性（20~59 岁）：3.1~8.0mmol/L，男性（60~79 岁）：3.6~9.5mmol/L；女性（20~59 岁）：2.6~7.5mmol/L，女性（60~79 岁）：3.1~8.8mol/L。

【临床意义】

（1）血清尿素（Sur）在一定程度上能反映 GFR 功能，但只有在有效肾单位约 50% 以上受损时 Sur 才开始上升。在肾功能不全代偿期内生肌酐清除率开始下降，但血肌酐和 Sur 尚无明显变化，到氮质血症阶段这两项指标开始明显增高。

（2）Sur 的升高可受多种肾外因素影响。

（3）蛋白分解亢进：见于消化道出血、甲状腺功能亢进、烧伤和挤压综合征等。

【评价】

（1）生理性增高：见于高蛋白饮食后。

（2）生理性减低：见于妊娠期。

3. 钙

【参考区间】

（1）邻甲酚酞络合酮比色法：成人血清钙（Ca）浓度：2.11~2.52mmol/L（数据引自

WS/T 404.6《临床常用生化检验项目参考区间》)。

（2）甲基麝香草酚蓝比色法：成人血清钙浓度：2.08~2.60mmol/L（83~104mg/L）。

（3）偶氮砷Ⅲ比色法：成人血清：2.2~2.7mmol/L，成人尿液：25~38mmol/24h。

【临床意义】

（1）血清钙升高：高血钙症比较少见，常见于以下情况：

1）原发性甲状旁腺功能亢进：甲状旁腺腺瘤。

2）甲状旁腺素异位分泌。

3）恶性肿瘤骨转移是引起血钙升高最常见的原因。

4）维生素D中毒，长期大量服用维生素D时而引起。

5）其他：肾上腺功能不全、酸中毒、脱水等情况。

（2）血清钙降低：较多见，尤多见于婴幼儿。

1）甲状旁腺功能低下。

2）维生素D缺乏：婴幼儿缺乏维生素D可引起佝偻病，成人引起骨软化病。

3）新生儿低血钙症：新生儿期常见惊厥原因之一。

4）长期低钙饮食或吸收不良。

5）严重肝病、慢性肾病、尿毒症等时血清钙可下降，血浆蛋白减低时可使非扩散性钙降低。

6）血 pH 影响血清游离钙浓度：酸碱中毒总钙不变，离子钙可有改变。酸中毒，游离钙增加。

【评价】

（1）吸收：影响吸收的因素：①肠管的 pH：偏酸时促进吸收；②食物成分：食物中草酸和植酸可以和钙形成不溶性盐，影响吸收。③十二指肠（活性维生素 D_3 调节下的主动吸收）疾病。

（2）排泄：80% 肠道排出，20% 肾脏排出。血钙低于 2.4mmol/L 时，尿中几乎无钙排出。

4. 磷

【参考区间】

（1）紫外分光光度法：成人 20~79 岁血清无机磷：0.85~1.51mmol/L。成人尿液无机磷：32.3~38.4mmol/24h（1.0~1.5g/24h）。

（2）米吐尔直接显色法：成人 20~79 岁血清无机磷：0.85~1.51mmol/L。成人尿液无机磷：32.3~38.4mmol/24h（1.0~1.5g/24h）。

【临床意义】

（1）血清无机磷升高

1）甲状旁腺功能减退。

2）慢性肾功能不全：血磷上升，血钙降低。

3）维生素D中毒。

4）其他：甲状腺功能亢进、酮症酸中毒等情况。

（2）血清无机磷降低

1）原发性或继发性甲状旁腺功能亢进。

2）维生素 D 缺乏：见于佝偻病、软骨病等。

3）肾小管病变。

【评价】食物中磷以有机磷酸酯和磷脂为主，在肠管内磷酸酶的作用下被分解为无机磷被吸收。由于磷的吸收不良引起的缺磷现象较少见。磷主要由肾排泄，其排出量约占总排出量的 70%。

5. 钾

【参考区间】

（1）离子选择电极法：成人血清钾：3.5~5.3mmol/L，成人尿钾：25~100mmol/24h。

（2）酶法：成人血清钾：3.5~5.3mmol/L，成人尿钾：25~100mmol/24h。

【临床意义】

（1）低钾血症：血清钾低于 3.5mmol/L 以下，常见原因如下：

1）钾摄入不足：长期进食不足（如慢性消耗性疾病）或者禁食者（如术后较长时间禁食）。

2）钾丢失或排出增多：严重腹泻、呕吐、胃肠减压和肠瘘者；长期应用肾上腺皮质激素或利尿剂时，可引起低血钾。

3）细胞外钾进入细胞内：如静脉输入过多葡萄糖，尤其是加用胰岛素时或代谢性碱中毒时。

（2）高钾血症：血清钾高于 5.5mmol/L 以上，常见原因如下：

1）钾输入过多：钾溶液输入速度过快或量过大，特别是有肾功能不全、尿量减少，又输入钾溶液时易引起高血钾。

2）钾排泄障碍：如急性肾衰竭。

3）细胞内的钾向细胞外转移：如大面积烧伤，组织细胞大量破坏，细胞内钾大量释放入血；代谢性酸中毒，细胞内钾向细胞外转移，同时肾小管上皮细胞泌 H^+ 增加，泌 K^+ 减少，使钾潴留于体内。

【评价】

（1）生理性变化：主要通过肾脏。"多入多出、少入少出、不入也出"。影响肾脏排钾因素：醛固酮（潴钠排钾）、糖皮质激素。影响钾在细胞内外转移的因素：Na^+–K^+ ATP 酶、儿茶酚胺、胰岛素、血糖浓度、剧烈运动等。

（2）非生理性的相对变化：血 pH、高渗状态、组织破坏、生长过快等影响钾在细胞内外转移。

6. 钠

【参考区间】

（1）离子选择电极法：成人血清钠：137~147mmol/L，成人尿钠：130~260mmol/24h。

（2）酶法：成人血清钠：137~147mmol/L，成人尿钠：130~260mmol/24h。

【临床意义】

（1）低钠血症（低钠性低渗综合征）：血浆钠浓度小于 135mmol/L 称为低钠血症。分为肾性和非肾性原因两大类。

1）肾性原因：可因渗透性利尿、肾上腺功能低下以及急、慢性肾功能衰竭等引起低钠血症。

2）非肾性原因：见于呕吐、腹泻、肠瘘、大量出汗和烧伤等疾病过程。

3）假性低钠血症：由于血浆中一些不溶性物质（高脂蛋白血症）和可溶性物质（静脉注射高张葡萄糖或静脉滴注甘露醇）的增多，引起低钠血症。

（2）高钠血症：血清钠浓度 >145.0mmol/L，主要见于水的摄入减少（如下丘脑损害引起的原发性高钠血症）、排水过多（尿崩症）、钠的潴留（原发性醛固酮增多症、Cushing 综合征）。

【评价】钠代谢的调节：主要通过肾脏。"多吃多排、少吃少排、不吃不排"。

（1）球 – 管平衡：肾素 – 血管紧张素 – 醛固酮系统：是调控水盐代谢的主要因素。醛固酮作用于肾小管重吸收钠并排出钾和氢，"排钾保钠"。

（2）其他激素：抗利尿激素、糖皮质激素、甲状腺素、甲状旁腺素和心钠素等。

7. 氯

【参考区间】

（1）离子选择电极法：成人血清或血浆氯化物：96~108mmol/L，成人尿液氯化物：170~250mmol/24h，脑脊液氯化物：120~132mmol/L。

（2）电量分析法：成人血清或血浆氯化物：96~108mmol/L，成人尿液氯化物：170~250mmol/24h，脑脊液氯化物：120~132mmol/L。

（3）硫氰酸汞比色法：成人血清或血浆氯化物：96~108mmol/L，成人尿液氯化物：170~250mmol/24h，脑脊液氯化物：120~132mmol/L。

（4）酶法：成人血清或血浆氯化物：96~108mmol/L，成人尿液氯化物：170~250mmol/24h，脑脊液氯化物：120~132mmol/L。

【临床意义】血清氯增高常见于高钠血症、高氯性代谢性酸中毒、过量注射生理盐水等；血清氯减低常见原因为氯化钠摄入不足或丢失增加。

【评价】

（1）生理性变化：血浆和血清中的氯离子很稳定，严重溶血也不会对结果造成明显影响，氯离子极少液蛋白质结合，因此体位改变、是否静止、使用止血带对血浆氯离子浓度检测几乎无影响。

（2）医源性：静脉注射同侧采血可造成检测氯离子浓度升高。

8. 血糖

多数学者认为空腹血糖无年龄、性别差别，但有学者报道在 30 岁至 60 岁间，血浆葡萄糖浓度随年龄增大而升高，空腹血糖浓度每 10 年增高约 0.11mmol/L，60 岁以后空腹血糖水平不会显著升高。糖负荷后，血糖随增龄而升高，50 岁后每增长 10 岁，餐后 1 小时血糖升高 0.56mmol/L，餐后 2 小时及 3 小时血糖上升 0.28mmol/L，即糖耐量随增龄而降低，这与老年人对胰岛素敏感性降低和细胞糖运输蛋白的变化有关。

（1）空腹血糖

【参考区间】

1）己糖激酶法：成人空腹血浆（血清）葡萄糖：3.9~6.1mmol/L。

2）葡萄糖氧化酶法：成人空腹血浆（血清）葡萄糖：3.9~6.1mmol/L。

3）葡萄糖脱氢酶法：成人空腹血浆（血清）葡萄糖：3.9~6.1mmol/L。

【临床意义】空腹血糖为糖尿病最常规的检测指标，反映胰岛 B 细胞功能，代表基础胰岛素的分泌功能。若两次重复测定空腹血糖 ≥ 7.0mmol/L，即可诊断为糖尿病。另外，各种因素如神经性疾病（血管炎、神经肿瘤、颅骨骨折、脑炎、癫痫等）、药物（长期使用肾上腺皮质激素、咖啡因、苯丙胺类）、肾脏疾病（慢性肾炎、肾病综合征等）以及妊娠等，都可以影响血糖的生产及代谢，从而使血糖升高。颅内压升高，如颅内出血，颅外伤等。由于脱水引起的高血糖，如呕吐、腹泻和高热等也可使血糖升高。胰高血糖素瘤也可使血糖升高。

病理性低血糖：

1）胰岛 B 细胞增生或癌瘤等，使胰岛素分泌过多。

2）对抗胰岛素的激素不足，如腺垂体功能减退、肾上腺皮质功能减退、甲状腺功能减退等。

3）严重肝病患者，肝脏不能有效地调节血糖。

4）糖原累积症。

【评价】

1）生理性变化：

生理性高血糖：见于饭后 1~2 小时；摄入高糖食物；也可由运动、情绪紧张等因素引起。

生理性低血糖：如饥饿或剧烈运动。

2）非生理性的相对变化：室温下糖酵解会使未分离血清的血液样本中的葡萄糖以每小时 5%~7%（0.28~0.56mmol/L）的速度下降。体外糖酵解的速度会因白细胞或细菌污染而增快。在未溶血的无菌血清中，血糖浓度可以在 25℃条件下稳定 8 小时，或在 4℃条件下稳定 72 小时。经离心后去除了细胞的无菌血浆，仍可能残留白细胞，消耗葡萄糖。在白细胞计数大大增多的患者样本中，必须抑制糖酵解。

（2）餐后两小时血糖

【参考区间】

1）己糖激酶法：餐后两小时血糖 ≤ 7.8mmol/L。

2）葡萄糖氧化酶法：餐后两小时血糖 ≤ 7.8mmol/L。

3）葡萄糖脱氢酶法：餐后两小时血糖 ≤ 7.8mmol/L。

【临床意义】餐后两小时血糖适用于监测空腹血糖以获得良好控制但仍不能达到治疗目标者。对于糖尿病患者，餐后 2 小时血糖是一个非常有价值的监测指标：①反映胰岛 B 细胞的储备功能，即进食后胰岛 B 细胞分泌胰岛素的能力。若胰岛 B 细胞的储备功能良好，周围组织对胰岛素作用敏感，则餐后 2 小时血糖值应降到 7.8mmol/L 以下。如果胰岛 B 细胞的储备功能良好，甚至高于正常水平，但存在明显的胰岛素抵抗，或胰岛素抵抗不明显，但胰岛 B 细胞功能已较差，则餐后 2 小时血糖可明显升高。②若餐后 2 小时血糖 >11.1mmol/L，则易发生糖尿病性眼、肾、神经等慢性并发症。对于老年糖尿病患者或并发症较重者，餐后 2 小时血糖可适当放宽至 7.8~11.1mmol/L。③餐后 2 小时血糖能较好地反映进食量及使用的降糖药是否合适，这是仅查空腹血糖所不能替代的。④餐后 2 小时血糖测定是诊断糖尿病的另一种重要方法。临床上有不少患者，空腹血糖不高，但餐后 2 小时血糖明显升高。

餐后 2 小时血糖升高是心血管疾病死亡的独立危险因素：当餐后血糖值在

7.8~11.1mmol/L 时已经存在大血管病变，血糖值越高，病变的危险性越大。

餐后 2 小时血糖是糖化血红蛋白的主要决定者，二者高度相关，严格控制餐后血糖将更有利糖化血红蛋白控制达标，使血管内皮细胞的结构和功能得到更好的保护，降低心血管疾病的死亡率。

9. 尿酸

【参考区间】酶法：成年男性：208~428μmol/L，成年女性：155~357μmol/L，血清尿酸（UA）随增龄而轻度升高或无变化。

【临床意义】

（1）血清 UA 升高

1）GFR 减退时血清 UA 上升，但因其肾外影响因素较多，血中浓度变化不一定与肾损伤程度平行。

2）UA 主要用做痛风的诊断指标。

3）核酸代谢亢进可引起内源性 UA 生成增加，血清 UA 上升。见于白血病，多发性骨髓瘤，真性红细胞增多症等。

4）高血压、子痫等肾血流量减少的病变，因 UA 排泄减少而使血清 UA 升高，但此时 Sur 常无变化。

（2）血清 UA 减低：见于 Wilson 病（肝豆状核变性），Fanconi 综合征，严重贫血等。

【评价】高嘌呤饮食，氧化形成大量尿酸，超过肾脏排泄能力，会使血液尿酸升高；尿液尿酸无嘌呤膳食：男性 <2 480μmol/d，女性稍低；低嘌呤膳食：男性 <2 830μmol/d，女性 <2 360μmol/d；高嘌呤膳食：<5 900μmol/d；均衡膳食：1 480~4 430μmol/d。

（三）血脂

随着衰老，血脂呈现先升高后降低的趋势。总胆固醇和低密度脂蛋白胆固醇在 20~25 岁开始持续升高，60~70 岁达高峰，随后逐渐下降，但女性在绝经前低于男性。高密度脂蛋白胆固醇在 20~60 岁保持稳定，以后稍有升高，70 岁后开始降低，但女性高密度脂蛋白胆固醇高于男性。三酰甘油在非老年期逐渐升高，男性 50~60 岁、女性 60~70 岁后开始降低。这种增龄性变化可能与激素水平的变化相关。

1. 总胆固醇

【参考区间】

（1）酶法（COD-PAP 法）

1）我国《中国成人血脂异常防治建议》提出的标准（2007）为：胆固醇（TC）理想范围：<5.18mmol/L（<200mg/dl），边缘升高：5.18~6.19mmol/L（200~239mg/dl），升高：≥6.22mmol/L（≥240mg/dl）。

2）美国胆固醇教育计划（NCEP），成人治疗组（adult treament panel，简称 ATP）1994 提出的医学决定水平：理想范围：<5.1mmol/L（<200mg/dl），边缘升高：5.2~6.2mmol/L（200~239mg/dl），升高：≥6.21mmol/L（≥240mg/dl）。

（2）正己烷抽提 L-B 反应显色法（美国 CDC 参考方法）：同上。

【临床意义】

（1）胆固醇升高：容易引起动脉粥样硬化性心、脑血管疾病如冠心病、心肌梗死，脑卒中等。胆固醇是动脉粥样硬化的重要危险因素之一，不能作为诊断指标，最常用做动脉粥样硬化的预防、发病估计、治疗观察等的参考指标。胆固醇升高可见于各种高脂蛋白血症、梗阻性黄疸、肾病综合征、甲状腺功能低下、慢性肾衰竭、糖尿病等。

（2）胆固醇降低：可见于各种脂蛋白缺陷状态、肝硬化、恶性肿瘤、营养吸收不良、巨细胞性贫血等。

【评价】

（1）新生儿TC很低，哺乳后很快接近成人水平，之后长随年龄而上升，但到70岁后不再上升或略有下降；女性中青年期前略低于男性，绝经后TC水平较同年龄男性高。

（2）长期高胆固醇、高饱和脂肪酸摄入可造成TC升高。

（3）脂蛋白代谢相关酶或受体发生基因突变，也是引起TC升高的原因之一。

（4）TC检测时血液中各种脂蛋白所含胆固醇之和，代表总体水平，只能反映人体内胆固醇的总体趋势。

2. 三酰甘油测定

【参考区间】

（1）酶法（GOD-PAP法）：不同地区、人种的三酰甘油（TG）参考值因环境与遗传因素而异，不能笼统地制订所谓"正常值及正常范围"。我国人群低于欧美人，成年以后随年龄上升。TG水平的个体间差异比TC大，呈明显正偏态分布。

1）我国《中国成人血脂异常防治建议》提出的标准（2007）为：理想范围：<1.7mmol/L（<150mg/dl），升高：>1.7mmol/L（>150mg/dl）

2）NCEP成人治疗组第三次报告（ATP Ⅲ）提出的医学决定水平：理想范围：<1.7mmol/L（<150mg/dl），边缘增高：1.7~2.25mmol/L（150~199mg/dl），增高：2.26~5.64mmol/L（200~499mg/dl），很高：≥5.65mmol/L（≥500mg/dl）。

（2）去游离甘油的TG测定（二步酶法）：同上。

（3）变色酸显色法（CDC参考方法）：同上。

【临床意义】

（1）病理性改变：轻至中度升高者：即2.26~5.63mmol/L（200~500mg/L），患冠心病的危险性增加；重度升高者，即≥5.63mmol/L（500mg/dl）时可伴发急性胰腺炎。

（2）低TG血症：是指TG<0.56mmol/L。原发性者见于无β-脂蛋白血症和低β-脂蛋白血症，是唯一遗传性疾病；继发性者见于继发性脂蛋白代谢异常。

【评价】TG受生活条件和饮食方式、年龄、性别等影响。如高脂肪饮食后TG升高，一般餐后2~4小时达到高峰，8小时后基本恢复空腹水平；运动不足、肥胖可使TG升高；成年后随年龄上升TG水平上升（中青年男性高于女性，50岁后女性高于男性）。人群中血清TG呈明显正偏态分布。

3. 游离脂肪酸（FFA）

【参考区间】酶法：0.4~0.9mmol/L，建议建立实验室参考区间。

【临床意义】

（1）病理性升高：甲状腺功能亢进、未经治疗的糖尿病患者（可高达1.5mmol/L），注射肾上腺素或去甲肾上腺素及生长激素后；任何能使体内激素（甲状腺素、肾上腺素、去甲肾上腺素、生长激素等）升高的疾病；药物如咖啡因、磺胺丁脲、乙醇、肝素、烟酸、避孕药等。

（2）病理性降低：甲状腺功能低下、胰岛素瘤、垂体功能减低、艾迪生病及用胰岛素或葡萄糖后的短时间内、某些药物如阿司匹林、氯贝丁酯、烟酸和普萘洛尔等。

【评价】游离脂肪酸水平体外受多种因素的影响，个体内变异相当大。饮食、运动、应激情况均可发生游离脂肪酸变化。

4. 高密度脂蛋白胆固醇测定

【参考区间】

（1）匀相测定法：成年男性高密度脂蛋白胆固醇（HDL-C）为1.16~1.42mmol/L（45~55mg/dl），女性为1.29~1.55mmol/L（50~60mg/dl）。正常人HDL-C约占TC的25%~30%。

1）我国《中国成人血脂异常防治建议》提出的标准（2007）为：理想范围：>1.04mmol/L（>40mg/dl），升高：≥1.55mmol/L（60mg/dl），降低：<1.04mmol/L（<40mg/dl）。

2）NCEP ATP Ⅲ提出的医学决定水平

①<1.03mmol/L（40mg/dl）为降低，CHD发生风险增高。

②≥1.55mmol/L（60mg/dl），CHD发生风险降低。

ATP Ⅲ将HDL-C从原来的<35mg/dl（0.9mmol/L）提高到<40mg/dl（1.03mmol/L）是为了让更多的人得到预防性治疗（男性将从原来的15%提高到约40%，女性从原来的5%提高到15%的人群被划归高危人群）。

（2）超速离心结合选择性沉淀法（CDC参考方法）：同上。

（3）硫酸葡聚糖–Mg沉淀法（CDC指定的比较方法）：同上。

（4）磷钨酸–镁沉淀法：同上。

【临床意义】HDL-C与冠状动脉粥样硬化性心脏病（CHD）的发展成负相关关系，所以HDL-C可用于评价患CHD的危险性。HDL-C升高：还可见于慢性肝炎、原发性胆汁性肝硬化。HDL-C降低：可见于急性感染、糖尿病、慢性肾功能衰竭、肾病综合征等。

【评价】

（1）生理性变化

1）年龄和性别：儿童时期男女HDL-C水平相同；青春期男性开始下降，至18~19岁达到最低点，以后男性低于女性，女性绝经后与男性接近。

2）饮食：高糖及素食时常降低。

3）肥胖：肥胖者常有TG升高，同时伴有HDL-C降低。

4）饮酒与吸烟：饮酒可使HDL-C升高，而吸烟使HDL-C降低。

5）运动：长期足量运动可使HDL-C升高。

6）药物：睾酮等雄性激素、降脂药中的普罗布考（丙丁酚）、β-受体阻滞剂（普萘洛尔）、噻嗪类利尿剂等可使HDL-C降低；雌性激素类药物、烟酸和苯氧乙酸类降脂药、洛伐他汀、苯妥英钠等可使HDL-C升高。

（2）非生理性的相对变化：高脂血症对HDL-C检测可产生干扰。

5. 低密度脂蛋白胆固醇测定

【参考区间】

（1）匀相测定法：低密度脂蛋白胆固醇（LDL-C）水平随年龄上升，中、老年人平均约 2.7~3.1mmol/L（105~120mg/dl）。

1）我国《中国成人血脂异常防治建议》提出的标准（2007）为：理想范围：<3.37mmol/L（<130mg/dl），边 缘 升 高：3.37~4.12mmol/L（130~159mg/dl），升 高：>4.14mmol/L（>160mg/dl）。

2）NCEP ATP Ⅲ提出的医学决定水平：理想水平：<2.58mmol/L（100mg/dl），接近理想：2.58~3.33mmol/L（100~129mg/d1），边缘增高：3.64~4.11mmol/L（130~159mg/dl），增高：4.13~4.88mmol/L（160~189mg/dl），很高：≥4.91mmol/L（≥I90mg/dl）。

（2）β- 定量法（CDC 参考方法）：同上。

（3）PVS 沉淀法：同上。

（4）Friedewald 公式计算法：同上。

【临床意义】用于判断是否存在患冠状动脉粥样硬化性心脏病（CHD）的危险性。也是血脂异常防治的首要靶标。

LDL-C 升高：见于遗传性高脂蛋白血症、甲状腺功能低下、肾病综合征、梗阻性黄疸、慢性肾功能衰竭、Cushing 综合征等。

LDL-C 降低：见于无 β- 脂蛋白血症、甲状腺功能亢进、消化吸收不良、肝硬化、恶性肿瘤等。

【评价】

（1）生理性变化：影响 LDL-C 的因素也很多，包括年龄、性别、种族、遗传、疾病等。

（2）非生理性的相对变化：与 HDL-C 测定相同，高脂血症对 LDL-C 检测可产生干扰。

6. 脂蛋白 a

【参考区间】透射比浊法：人群中血清（浆）中脂蛋白 a（Lp（a））水平呈偏态分布，个体差异极大。虽然个别人可高达 1 000mg/L 以上。但 80% 的正常人在 200mg/L 以下。一般将 Lp（a）参考值定位 300mg/L 以下，高于此水平者冠心病危险性明显增高。基于标准化的 Lp（a）参考值有待确定。

【临床意义】升高和 CHD 有关，可作为动脉硬化性心脑血管疾病的独立危险因素指标。

（1）病理性增高见于：①缺血性心、脑血管疾病；②心肌梗死、外科手术、急性创伤和急性炎症；③肾病综合征和尿毒症；④除肝癌以外的恶性肿瘤；⑤其他，如糖尿病肾病。

（2）病理性减低见于：肝脏疾病（慢性肝炎除外）。

【评价】Lp（a）对同一个体相当恒定，但个体差异很大，波动范围在 0~1.0mg/L。Lp（a）主要由遗传因素决定，受性别、年龄、体重、营养、环境、适度体育锻炼和降胆固醇药物的影响较小。

7. 载脂蛋白 A Ⅰ和载脂蛋白 B

【参考区间】透射比浊法：成人血清载脂蛋白 A Ⅰ（ApoA Ⅰ）平均值约 1.40~1.45g/L，女性略高于男性，不同年龄变化不明显，血脂正常者多在 1.20~1.60g/L 范围内。成人血清载脂蛋白 B（ApoB）无论性别含量均随年龄上升，70 岁以后不再上升或开始下降。中青年人平均 0.80~0.90g/L，老年人平均 0.95~1.05g/L。

【临床意义】血清 ApoAⅠ可以代表 HDL 水平，与 HDL-C 呈明显正相关。HDL-C 反映 HDL 运载脂质的代谢状态，而 ApoAⅠ反映 HDL 颗粒的合成与分解代谢。冠心病患者、脑血管患者 ApoAⅠ偏低。家族性高 TG 血症患者 HDL-C 往往偏低，但 ApoAⅠ不一定低，不增加冠心病危险；但家族性混合型高脂血症患者 ApoAⅠ与 HDL-C 却会轻度下降，冠心病危险性高。ApoAⅠ缺乏症（如：Tangier 病是罕见的遗传性疾病）、家族性低 α 脂蛋白血症、鱼眼病等血清中 ApoAⅠ与 HDL-C 极低。此外糖尿病、慢性肝病、肾病综合征等都可出现 ApoAⅠ降低。ApoAⅠ升高主要见于妊娠、雌激素疗法、饮酒等。

ApoB 是各项血脂指标中较好的动脉粥样硬化标志物。降低 ApoB 可以减少冠心发病及促进粥样斑块的消退。糖尿病、甲状腺功能低下、肾病综合征、肾功能衰竭、梗阻性黄疸、ApoB 都可能升高。恶性肿瘤、营养不良、甲状腺功能亢进时都可能降低。

【评价】

（1）生理性变化：ApoAⅠ女性略高于男性，年龄变化不明显；ApoB 水平不论男女均随年龄上升，70 岁以后不再上升开始下降。

（2）非生理性的相对变化：测定时干扰主要来自血清中大分子物质如脂蛋白、内源性化合物、聚合物等，而且每份标本干扰程度不一。

（四）胰腺功能

1. 淀粉酶

【参考区间】

（1）酶法：成人（20~79 岁）血清淀粉酶（AMY）：35~135U/L。

（2）电泳分离法：成人血清 p-AMY 活性约为总 AMY 活性的 40%~50%。

【临床意义】

（1）血清淀粉酶升高最多见于急性胰腺炎。发病后 2~12 小时活性开始升高，12~24 小时达峰值，2~5 天后恢复正常。急性胰腺炎时尿淀粉酶升高可早于血淀粉酶，而下降晚于血淀粉酶。

（2）监测急性胰腺炎的并发症：如胰腺假性囊肿，胰腺脓肿，血淀粉酶活性多持续升高。

（3）胰腺癌早期淀粉酶活性可见升高。

（4）腮腺炎、消化性溃疡穿孔、机械性肠梗阻等非胰腺疾病淀粉酶活性可中度或轻度升高。

（5）淀粉酶同工酶的测定有助于疾病的鉴别诊断。P- 同工酶升高或降低时，说明可能有胰腺疾患。S- 同工酶的变化可能是源于唾液腺或其他组织。

（6）降低：正常人血清中 AMY 主要由肝脏产生，故血清与尿中 AMY 同时减低主要见于肝炎、肝硬化、肝癌及急性和慢性胆囊炎等。

【评价】血清中 AMY 来自胰腺和唾液腺；尿液中的淀粉酶来自于血液，尿液淀粉酶的波动较大。

2. 脂肪酶

【参考区间】

（1）酶耦联法：经 100 名成年人血清脂肪酶活性测定，参考区间为 1~54U/L。

（2）比浊法：呈正偏态分布，最低为0U，单侧95%上限为7.9U。

不同方法测定结果可能有一定差异，各实验室应验证所引用参考区间或建立本实验室的适宜参考区间。

【临床意义】急性胰腺炎时，发病后4~8小时内血清脂肪酶活性升高，24小时达峰值，一般持续10~15天。脂肪酶活性升高多与淀粉酶并行，且脂肪酶活性升高持续的时间较长，所以在疾病的后期测定可能更有意义。

在酗酒、乙醇性胰腺炎、慢性胰腺炎、胰腺癌以及肝胆疾病等血液中脂肪酶可有不同程度的升高。

【评价】血清中的脂肪酶主要来自于胰腺；尿中测不到脂肪酶活性。不同的检测试剂所用的底物和方法不同，结果可比性较差。

第二节　慢性非传染性疾病风险筛查

一、肿瘤

肿瘤是影响人类寿命、致死率较高的几种慢性疾病之一。由于目前多种肿瘤缺乏治疗的有效手段，因此，早期发现、早期预防是降低患病率的主要对策。肿瘤标志物是通过检测外周血中与肿瘤相关的蛋白类、糖链类等生物标志物，辅助临床表现、物理检查等提前发现肿瘤的发生。多数肿瘤的发生与家族史、既往炎性疾病等相关，因此，肿瘤标志物只建议在这些高风险人群中进行筛查，作为慢性病早期风险筛查的备选项目。

（一）肺癌（50岁以上）

国内研究表明，肺癌发病率与死亡率均呈上升趋势。在城市居民中，男性肺癌发病率和死亡率均居首位。女性肺癌发病率仅次于乳腺癌，死亡率却占首位。世界卫生组织（WHO）将肺癌分为小细胞肺癌（SCLC）和非小细胞肺癌（NSCLC）。前者占肺癌病例的20%，对放化疗敏感。后者的治疗手段主要是外科手术，按病理类型NSCLC又可分为鳞状细胞癌、腺癌和大细胞癌等。目前常用的肺癌标志物包括：神经元特异性烯醇化酶（NSE）、细胞角蛋白19（CYFRA21-1）、癌胚抗原（CEA）、鳞状上皮细胞癌抗原（SCCAg）和胃泌素释放肽前体（ProGRP）等。

【参考区间】

（1）神经元特异性烯醇化酶

1）酶联免疫吸附测定（ELISA法）：正常人血清NSE<13ng/ml。

2）电化学发光免疫分析（ECLIA法）：正常人血清NSE<16.3ng/ml。

（2）细胞角蛋白19

ELISA法：正常人血清CYFRA21-1<1.8ng/ml。

ECLIA法：正常人血清CYFRA21-1<3.3ng/ml。

（3）癌胚抗原

ELISA法：正常人血清CEA ≤ 5.0ng/ml。

化学发光免疫分析（CLIA 法）：正常人血清 CEA ≤ 5.0ng/ml。

ECLIA 法：正常人血清 CEA ≤ 3.4ng/ml。

（4）鳞状上皮细胞癌抗原

CLIA 法：正常人血清或血浆 SCCAg ≤ 1.5ng/ml。

MEIA 法：正常人血清或血浆 SCC ≤ 1.5ng/ml。

ELISA 法：正常人血清或血浆 SCC ≤ 1.5ng/ml。

（5）胃泌素释放肽前体（ProGRP）

1）CLIA 法：正常人血浆胃泌素释放肽前体（ProGRP）≤ 65pg/mL，血清 ProGRP 较之略低（≤ 63pg/mL 或更低），该值易受标本采集条件的影响。

2）ELISA 法：正常人血清 ProGRP<46pg/ml。

（6）各实验室最好根据本室使用的检测系统，检测一定数量的正常人群，建立自己的参考区间。如用文献或说明书提供的参考区间，使用前应加以验证。

【临床意义】

（1）辅助诊断：肺癌的组织学诊断很重要，肿瘤标志物对于肺癌的鉴别诊断和区分各种组织学类型有重要参考价值。非小细胞肺癌常用的肿瘤标志物有 CEA、Cyfra211、SCCAg。CEA 主要用于肺腺癌的鉴别诊断，而 SCCAg 是肺鳞癌较特异的肿瘤标志物。小细胞肺癌的常用标志物包括 NSE、胃泌素释放肽前体（ProGRP）。NSE 应用于小细胞肺癌的敏感性达 50%~80%，与肿瘤的分期密切相关。ProGRP 是一种敏感性和特异性都优于 NSE 的新的小细胞肺癌相关标志物，依据不同分期，敏感性介于 70%~90%。但这些标志物不是诊断指标，只能用于筛查肿瘤高风险患者。

（2）预后评估：肿瘤标志物是肺癌独立的预后指标，动态比较 CEA、SCCAg、CYFRA211、NSE 水平，对于评估肺癌预后是很好的指标。

（3）复发监测：研究表明，复发前 1~3 个月 SCCAg、Cyfra211 水平就开始升高，是监测复发的较灵敏的标志物。

【评价】NSE 也存在于正常红细胞中，标本溶血会影响测定结果，因此采血时要特别注意避免溶血。ProGRP 在多种良性疾病，尤其是肾脏疾病、肺部良性疾病、肝脏疾病中可见中到高浓度的升高。SCCAg 特异性较好，而敏感度较低，不能用于疾病的筛查。

（二）乳腺癌

乳腺癌是女性发病率最高的一种恶性肿瘤。目前乳腺癌早期诊断仍然依靠物理检查等手段，肿瘤标志物主要在监测复发和转移、预后评估中提供较多参考价值。临床常用的肿瘤标志物组合包括糖类抗原 15-3（CA15-3）、CEA 等。

【参考区间】

（1）糖类抗原 15-3

ELISA 法：正常人血清 CA15-3<30U/ml。

CLIA 法：正常人血清 CA15-3<31.3U/ml。

ECLIA 法：正常人血清 CA15-3 ≤ 25U/ml。

（2）癌胚抗原：见上文。

（3）各实验室最好根据本室使用的检测系统，检测一定数量的正常人群，建立自己的参考区间。如用文献或说明书提供的参考区间，使用前应加以验证。

【临床意义】

（1）预后评估：当 CEA 持续升高时，多数局灶性乳腺癌出现转移。随着 CA15-3 水平的升高，患者发生淋巴结、骨、肝转移的几率明显增加。

（2）监测复发：治疗后肿瘤标志物较高的基线值和连续两次检测值增高 15%，强烈提示复发的可能性。

【评价】CA15-3 在乳腺癌的早期阳性率较低约为 30%，转移性乳腺癌阳性率可达 80%；其他恶性肿瘤，如肺癌，结肠癌，胰腺癌，卵巢癌，子宫颈癌，原发性肝癌等，也有不同程度的阳性率；肝硬化、肝炎、结节病、结核病、自身免疫性疾病（如系统性红斑狼疮）、妇科疾病、乳腺的良性病变、妊娠三个月及肾衰竭等 CA15-3 也可见升高，阳性率一般低于 10%。

（三）宫颈癌

宫颈癌是致死率较高的一种恶性肿瘤。宫颈癌的早期普查对于宫颈癌及癌前病变的早期发现及早期诊断有重要价值。宫颈癌最常见的组织类型是鳞状细胞癌，其次是腺癌、腺鳞癌。目前 SCC 是常用的监测宫颈鳞状细胞癌病程和疗效的血清学标志物。其他组织学类型常用的标志物包括 CEA、糖类抗原 CA125、糖类抗原 CA199 等。

【参考区间】

（1）癌胚抗原：见上文。

（2）糖类抗原 CA125

ELISA 法：正常人血清 CA125<35U/ml。

CLIA 法：正常人血清 CA125 ≤ 35U/ml。

ECLIA 法：正常人血清 CA125 ≤ 35U/ml。

（3）糖类抗原 CA19-9

ELISA 法：正常人血清 CA19-9<37U/ml。

CLIA 法：正常人血清 CA19-9<37U/ml。

ECLIA 法：正常人血清 CA19-9 ≤ 27U/ml。

（4）各实验室最好根据本室使用的检测系统，检测一定数量的正常人群，建立自己的参考区间。如用文献或说明书提供的参考区间，使用前应加以验证。

【临床意义】

（1）预后评估：SCCAg 和 CA125 是独立的预后因素，对宫颈癌的预后影响仅次于肿瘤分期和淋巴转移。

（2）监测复发：SCCAg 监测的敏感性与复发的部位有关，对发生远处转移的阳性率较高，而发生阴道转移的敏感性较低。

【评价】CA125 在卵巢癌阳性率约为 61.4%。在非黏液性卵巢癌（浆液性、卵巢子宫内膜性、未分化性）和上皮细胞性卵巢癌细胞株上表达（在成人的胸膜、心包膜和腹膜上也可检测到 CA125）。各种恶性肿瘤引起的腹水也可见 CA125 升高。其他恶性肿瘤，如乳腺癌 40%，胰腺癌 50%，胃癌 47%，肺癌 41.4%，结肠直肠癌 34.2%，其他妇科肿瘤 43%。非恶性肿瘤，如子宫内膜异位症，盆腔炎，卵巢囊肿，胰腺炎，肝炎，肝硬化等疾病也有不同程度升高。妊娠早期，月经周期中 CA125 有升高。

（四）直结肠癌

结直肠癌是最常见的恶性肿瘤之一。目前临床常用的结直肠癌血清标志主要有 CEA、CA199、糖类抗原 CA242。这些标志物在肿瘤发生早期敏感性较低，在预后和复发监测中的意义较大。

【参考区间】

（1）糖类抗原 CA242

ELISA 法：正常人血清 CA242 ≤ 20U/ml。

（2）癌胚抗原：见上文。

（3）各实验室最好根据本室使用的检测系统，检测一定数量的正常人群，建立自己的参考区间。如用文献或说明书提供的参考区间，使用前应加以验证。

【临床意义】

（1）预后评估：CEA 联合其他指标可以作为预后判断的指标。存在远处转移的患者中，CEA 升高者可达 90%。

（2）复发监测：CEA 升高是结直肠癌复发的早期症状，多数复发患者比影像诊断或临床方法确诊早 4~10 个月。多个指南推荐结直肠癌治疗后 3 年应每 2~3 个月进行检查一次 CEA。

【评价】CEA 在胰腺癌、肺癌、乳腺癌、胃癌，转移性恶性肿瘤有不同程度的阳性率；肠道息肉、憩室炎、结肠炎、肝硬化、肝炎、胰腺炎和肺部疾病也可有不同程度的升高；吸烟者中约有 33% 的人 CEA>5ng/ml。CA242 特异性好，结肠癌、直肠癌、胰腺癌有不同程度的阳性率，良性疾病如高血压、糖尿病患者有一定阳性率。

（五）胃癌

胃癌是我国最常见的上消化道肿瘤，是我国继肺癌和肝癌之后的第三大癌症。胃癌的预后和胃癌的早期发现及合理选择治疗方案密切相关。WHO 将胃癌分为五种亚型，包括腺癌、乳头状癌、黏液癌、管状癌和印戒细胞癌。腺癌又分为肠型和弥漫型。目前临床实验室常用的可用于胃癌的诊断、监测的标志物包括胃蛋白酶原 I 和胃蛋白酶原 II 及其比值（PG I / II）、CEA、CA724 等。

【参考区间】

（1）胃泌素释放肽前体

1）CLIA 法：正常人血浆胃泌素释放肽前体（ProGRP）≤ 65pg/ml，血清 ProGRP 较之略低（≤ 63pg/ml 或更低），该值易受标本采集条件的影响。因此，各实验室应规范实验室内部的标本采集流程，并通过检测本地区一定数量的正常人群，建立自己的参考区间；建议对血浆和血清中的 ProGRP 分别建立各自的参考区间。如用文献或说明书提供的参考区间，使用前应加以验证。

2）ELISA 法：正常人血清 ProGRP<46pg/ml。各实验室最好根据本室使用的检测系统，检测一定数量的正常人群，建立自己的参考区间。如用文献或说明书提供的参考区间，使用前应加以验证。

（2）癌胚抗原：见上文。

各实验室最好根据本室使用的检测系统，检测一定数量的正常人群，建立自己的参考区间。如用文献或说明书提供的参考区间，使用前应加以验证。

（3）糖类抗原 72-4

ECLIA 法：正常人血清 CA72-4 ≤ 6.9U/ml。

各实验室最好根据本室使用的检测系统，检测一定数量的正常人群，建立自己的参考区间。如用文献或说明书提供的参考区间，使用前应加以验证。

【临床意义】

（1）辅助诊断：目前常规检测的肿瘤标志物不能用于胃癌的诊断。在肿瘤定位上，PG Ⅰ/Ⅱ、CEA 有一定的参考意义。CEA 在胃体和贲门不表达。PG Ⅰ由胃底腺的主细胞和颈黏液细胞分泌，PG Ⅱ除主细胞和颈黏液细胞分泌外，幽门腺和十二指肠腺也可以产生。PG Ⅰ升高，PG Ⅰ/Ⅱ降低，可能为胃体胃窦炎症刺激、胃底腺 PG Ⅰ/Ⅱ释放均增加，多见于浅表性胃炎。PG Ⅰ正常，PG Ⅰ/PG Ⅱ降低，可能由于胃窦炎症、幽门腺增生及肠化生，多见于慢性中 - 轻度萎缩性胃炎。PG Ⅰ降低，PG Ⅰ/PG Ⅱ降低，由于胃底腺大量丧失，代之以假幽门腺化生，多见于慢性重度萎缩性胃炎。

（2）预后评估：胃癌的肿瘤标志物与预后因素如肿瘤分期、淋巴结转移和胃壁的穿透能力有关，其中 CEA 具有独立的预后价值。如治疗后 CEA 高居不下，提示预后不良。

（3）复发监测：胃癌进展以局部复发、腹膜转移、肝转移为主，部分患者出现远处转移。肿瘤标志物联合检测比影像学检查确认的时间平均提前了 3~6 个月。

【评价】CA72-4 升高也见于以下良性疾病：胰腺炎，肝硬化，肺炎，风湿病，妇科疾病，卵巢良性疾病，卵巢囊肿，乳腺疾病和胃肠道良性疾病。对胃癌的诊断灵敏度通常仅为 40%~46%。CEA 属于广谱肿瘤标志物，PG Ⅰ/Ⅱ在良性胃病也有升高，对胃癌诊断的阳性预测值均较低。

（六）前列腺癌

前列腺癌在男性发病率很高，但致死率较低，因此，前列腺癌的早期诊断、治疗对预后至关重要。前列腺癌的主要肿瘤标志物包括前列腺特异抗原（PSA）、游离前列腺特异抗原（f-PSA）。

【参考区间】

（1）总前列腺特异抗原

ELISA 法：正常男性血清总前列腺特异抗原（t-PSA）≤ 4ng/ml。

CLIA 法：正常男性血清总 PSA ≤ 4ng/ml。

ECLIA 法：正常男性血清 PSA<40 岁时 ≤ 1.4ng/ml，40~50 岁时 ≤ 2.0ng/ml，50~60 岁时 ≤ 3.1ng/ml，60~70 岁时 ≤ 4.1ng/ml，>70 岁时 ≤ 4.4ng/ml。

各实验室最好根据本室使用的检测系统，检测一定数量的正常人群，建立自己的参考区间。如用文献或说明书提供的参考区间，使用前应加以验证。

（2）游离前列腺特异抗原

ELISA 法：正常男性血清 f-PSA ≤ 0.93μg/L，f-PSA/t-PSA>25%。

CLIA 法：正常男性血清 f-PSA ≤ 0.93μg/L，f-PSA/t-PSA>25%。

ECLIA 法：正常男性血清 f-PSA ≤ 0.93μg/L，f-PSA/t-PSA>25%。

各实验室最好根据本室使用的检测系统，检测一定数量的正常人群，建立自己的参考区间。如用文献或说明书提供的参考区间，使用前应加以验证。

【临床意义】

（1）筛查和早期诊断：不同指南对于 PSA 用于前列腺肿瘤筛查的观点不同，但 PSA 结合直肠指诊对于前列腺癌的早期诊断有明显的获益。

（2）预后评估：术前 PSA 浓度低的患者生存率高，多数指南推荐 PSA 作为分期和预后的指标。

（3）复发监测：前列腺切除术后患者检测不到 PSA 水平，如果术后一个月 PSA 持续高水平提示肿瘤的复发。

【临床意义】前列腺癌患者升高，但大约 25% 患者，其 PSA 水平正常；而大约有 50% 的良性前列腺疾病患者 PSA 水平增高。为增加 PSA 对前列腺癌检测的敏感性和特异性，可使用 PSA 年龄特异性参考区间，f-PSA/t-PSA 比值等；前列腺肥大，前列腺炎和泌尿生殖系统的疾病，也可见血清 PSA 水平升高，故当 PSA 在 4.0~10.0μg/L 的灰区时，须进行 f-PSA 和 f-PSA/t-PSA 比值的测定。

二、非肿瘤疾病

（一）血管病（高血压、冠心病、脑卒中、外周血管病）和慢性肾脏疾病

心脑血管疾病是一种严重威胁人类，特别是 50 岁以上中老年人健康的常见病，具有高患病率、高致残率和高死亡率的特点，即使应用目前最先进、完善的治疗手段，仍可有 50% 以上的脑血管意外幸存者生活不能完全自理，全世界每年死于心脑血管疾病的人数高达 1 500 万人，居各种死因首位。其病因主要有 4 个方面：①动脉粥样硬化、高血压性小动脉硬化、动脉炎等血管性因素；②高血压等血流动力学因素；③高脂血症、糖尿病等血液流变学异常；④白血病、贫血、血小板增多等血液成分因素。脂代谢紊乱是心血管疾病尤其是冠心病重要关联因素。检测血清脂质及载脂蛋白，可用于心血管病发生的危险性预测，主要包括 TC、TG、HDL-C、LDL-C、ApoA Ⅰ、ApoB 和 Lp（a）（见前一节）。同时在心血管高危人群中，尿蛋白和肾小球滤过率与心血管事件独立相关，慢性肾病是全因死亡和心血管性死亡的独立危险因素。

1. 同型半胱氨酸

【参考区间】

（1）循环酶法：女性：<30 岁：6~14μmol/L，30~59 岁：5~13μmol/L，>60 岁：7~14μmol/L。男性：<30 岁：6~14μmol/L，30~59 岁：6~16μmol/L，>60 岁：6~17μmol/L，>85 岁：15~30μmol/L。

（2）化学发光微粒子免疫分析法：男性：5.46~16.20μmol/L，女性：4.44~13.56μmol/L。

【临床意义】高同型半胱氨酸（HCY）与多种疾病有关，是心脑血管病发生的危险因素。

（1）HCY 水平增高：以下疾病可能：①动脉粥样硬化和心肌梗死；②中枢血管病；③外周血管疾病；④脑卒中、痴呆症和阿尔茨海默病；⑤糖尿病并发症。

（2）HCY 水平降低：可降低急性心肌梗死等缺血性心肌损伤和其他缺血性心血管疾病的发生。

【评价】血 HCY 水平检测可用于心血管疾病的危险性评估。美国心脏协会（AHA）建议对于有多种高危因素的人群合理目标为控制血 HCY 水平 <10μmol/L。血 HCY>15μmol/L 为高 HCY 血症，高浓度血 HCY 也可以使精神疾病、骨折的发生风险明

显提高。

2. 尿蛋白

（1）尿总蛋白

【参考区间】

1）丽春红 S 法：成人尿蛋白：28.4~64.6mg/L。

2）邻苯三酚红比色法：阴性，24 尿蛋白定量：<200mg/24h。

【临床意义】尿蛋白定性和定量检查是肾脏疾病诊断常用的粗筛试验。尿蛋白阳性或增高可见于病理性蛋白尿，如肾小球性蛋白尿、肾小管性蛋白尿、溢出性蛋白尿、组织性蛋白尿、混合型蛋白尿。

【评价】尿蛋白阳性或增高也可见于生理性蛋白尿，如体位性蛋白尿、运动性蛋白尿、发热等。

（2）尿白蛋白

【参考区间】

1）染料结合法：成人尿白蛋白 19.6~60.2mg/L 尿，12.5~32.3mg/g 尿肌酐。

2）透射比浊法：成人尿白蛋白 24 小时尿 <30mg/24h，定时尿 <20μg/min，随机尿 <30mg/g 肌酐。

3）散射比浊法：成人尿白蛋白 <30mg/L。

【临床意义】

1）尿白蛋白是糖尿病诱发肾小球微血管病变最早期的客观指标之一，对糖尿病性肾病的早期诊断有重要意义。

2）评估糖尿病患者发生肾并发症的危险度。糖尿病患者如有持续的白蛋白尿，肾病的发生几率要高于尿 Alb 排出量正常者。

3）高血压性肾损伤的早期标志：这一指征不仅用以早期发现高血压性肾病，也可评估高血压的疗效。

4）妊娠诱发高血压肾损伤的监测：持续的白蛋白尿常提示妊娠后期发生子痫的危险度较大。运动后尿 Alb 排出量可增加，应在相对安静状态下采尿测定。

【评价】尿白蛋白是早期发现肾病最敏感、最可靠的诊断指标，判断肾小球受损程度的重要蛋白，是糖尿病肾病最早期的生化表现。

（3）尿 β_2- 微球蛋白

【参考区间】免疫散射比浊法：成人尿 β_2- 微球蛋白（β_2-MG）<0.2mg/L。

【临床意义】

1）主要用于肾小管损伤的监测。

2）肾前性因素增高可见于自身免疫病（如系统性红斑狼疮，干燥综合征等）、恶性肿瘤（如多发性骨髓瘤、慢性淋巴细胞白血病、消化及呼吸系统恶性肿瘤）。

3）β_2-MG 合成亢进可使原尿排出增多，如超过小管上皮细胞的胞饮作用的最大负荷时，尿中 β_2-MG 浓度也可增高。

【评价】β_2-MG 通过肾小球滤过后在近曲小管几近全部被重吸收，故尿中生理浓度很低。尿 pH ≤ 5.5 时，因尿中酸性蛋白酶的作用 β_2-MG 迅速降解。

（4）尿 α_1- 微球蛋白

【参考区间】免疫散射比浊法：成人尿 α_1- 微球蛋白（α_1-MG）<12mg/L（晨尿）。

【临床意义】

1）肾小管吸收功能损伤时尿 α_1-MG 即增加。与尿白蛋白（mAlb）联合测定时如 mAlb 不增加或只有轻度增加，而尿 α_1-MG 明显增高，提示为小管损伤。连续测定尿 α_1-MG 可帮助观察病情的变化和评估预后。

2）尿 α_1-MG 球蛋白浓度随年龄增加有增高趋势。成年男性高于女性，运动后尿中排出可增加。

【评价】α_1-MG 在尿中排出量通常在 10mg/L 以下。酸性尿中较稳定。尿中浓度也远高于低分子量蛋白（low molecular weight protein，LMWP）组分，这对微量分析是一个有利因素，目前已成为 LMWP 中首选指标。

3. 胱抑素 C（Cystatin C，CysC） 又称为胱蛋白酶抑制剂 C，是近年来发现的一种小分子量蛋白质，是半胱氨酸蛋白酶抑制物超家族的成员之一，可由机体所有有核细胞产生。血清胱抑素 C 浓度主要由肾小球滤过率（GFR）决定，由此可见胱抑素 C 是一种理想地反映 GFR 变化的内源性标志物。血清胱抑素 C 水平升高与其被肾脏排出减少有关，提示受试者肾功能受损。

【参考区间】颗粒增强散射免疫比浊法：成人血清 CysC 浓度：0.59~1.03mg/L。

【临床意义】血清胱抑素 C 浓度在作为肾功能试验时其敏感性和特异性均优于血清肌酐。

【评价】体内胱抑素 C 的产生率相当恒定，通常不受受试者年龄、性别、体重及饮食变化的影响。而且由于胱抑素 C 是一种低分子量蛋白质，可经肾小球自由滤过，在近曲小管被重吸收并降解，肾脏是清除循环中胱抑素 C 的唯一器官。

（二）糖尿病

1. 糖化血红蛋白（GHb）

【参考区间】

（1）高效液相色谱法（HPLC 法）：成人 GHb：HbA_1：5.0%~8.0%，HbA_{1c}：3.6%~6.0%。

（2）亲和层析法：成人 GHb：5.0%~8.0%。

（3）免疫比浊法：成人 HbA_{1c} IFCC 计算方案：2.8%~3.8%，DCCT/NGSP（糖尿病控制和并发症试验/美国糖化血红蛋白标准化方案）计算方案：4.8%~6.0%。

（4）酶法：成人 HbA_{1c}：3.6%~6.0%。

【临床意义】

（1）鉴别糖尿病性高血糖及应激性高血糖：前者水平多增高，后者正常。新糖尿病患者，血糖水平增高，GHb 不明显增多。

未控制的糖尿病患者，GHb 升高可达 10%~20%，糖尿病被控制和血糖浓度下降后，GHb 缓慢下降，常需数周。

GHb 测定反映测定前 8 周左右（2~3 个月）患者血糖的总体变化，不能反映近期血糖水平，不能提供治疗的近期效果。

（2）用于评定糖尿病的控制程度。

糖尿病控制不佳时 GHb 可升高至正常 2 倍以上，按美国糖尿病学会推荐糖尿病治疗中血糖控制标准小于 6.67mmol/L，GHb 小于 7%。

（3）作为判断预后，研究糖尿病血管合并症与血糖控制关系的指标。

（4）糖尿病伴红细胞更新率增加、贫血、慢性失血、尿毒症者（红细胞寿命缩短）均可导致 GHb 降低；糖尿病伴血红蛋白增加的疾病可使 GHb 增加。

【评价】糖化血红蛋白是 HbA_1 合成后化学修饰的结果，形成缓慢且不可逆。最重要的是 HbA_{1c}。由于红细胞的半寿期是 60 天，所以糖化血红蛋白的测定可以反映测定前 8 周左右患者的平均血糖水平。

2. 糖化白蛋白

【参考区间】

（1）果糖胺法：成人果糖胺：1.65~2.15mmol/L。

（2）酮胺氧化酶法：成人糖化白蛋白：10.8%~17.1%。

【临床意义】反映 2~3 周前的血糖控制水平，作为糖尿病近期内控制的一个灵敏指标。

【评价】不同的生化指标可以反映血糖水平时间的长短不同，一般来说时间由长到短的排列是糖化终末产物 > 糖化血红蛋白 > 糖化白蛋白 > 血糖。

3. 糖耐量

【参考区间】

（1）已糖激酶法：空腹血糖 <6.1mmol/L（110mg/dl），口服葡萄糖 30~60 分钟达高峰，峰值 <11.1mmol/L（200mg/dl），120 分钟时基本恢复到正常水平，即 <7.8mmol/L（140mg/dl）。尿糖均为（－）。此种糖耐量曲线说明机体糖负荷的能力好。

（2）葡萄糖氧化酶法：同上。

（3）葡萄糖脱氢酶法：同上。

【临床意义】

（1）糖尿病性糖耐量：空腹血糖 ≥ 7.0mmol/L；峰时后延，常在 1 小时后出现，峰值 ≥ 11.1mmol/L（200mg/dl）；120 分钟不能恢复到正常水平，即 >7.8mmol/L（140mg/dl）其中服糖后 2 小时的血糖水平是最重要的判断指标。许多早期糖尿病患者，可只表现为 2 小时血糖水平的升高，且尿糖常为阳性。糖尿病患者如合并肥胖、妊娠、甲状腺功能亢进，使用糖皮质醇激素治疗或甾体避孕药时，可使糖耐量减低加重。

（2）糖耐量受损（IGT）：此为轻度的耐糖能力下降。在非妊娠的成年人，空腹血糖：6.11~7.0mmol/L（110~126mg/dl），2 小时后血糖：7.8~11.1mmol/L（140~200mg/dl）。IGT 患者长期随诊，最终约有 1/3 的人能恢复正常，1/3 仍为糖耐量受损，1/3 最终转为糖尿病。

（3）平坦型耐糖曲线：空腹血糖水平正常；服糖后不见血糖以正常形式升高。不出现血糖高峰，曲线低平；较短时间内（一般 1 小时内）血糖即可恢复原值。原因：可由于胃排空延迟，小肠吸收不良引起。或脑垂体、肾上腺皮质功能减退、甲状腺功能减退及胰岛素分泌过多等引起。此时由于糖异生作用降低，组织对糖的氧化利用加强而表现为糖耐量增加。

（4）储存延迟型耐糖曲线：口服葡萄糖后血糖急剧升高，提早出现峰值，且大于 11.1mmol/L，而 2 小时血糖又低于空腹水平。常见于胃切除或严重肝损伤。

【评价】

（1）口服葡萄糖耐量试验（OGTT）受多种因素影响，如年龄、饮食、健康状况、胃肠道功能、某些药物和精神因素等。

（2）对于胃肠道手术或胃肠功能紊乱影响糖吸收的患者，糖耐量试验不宜口服进行，而需采用静脉葡萄糖耐量试验（IGTT）。对 OGTT 正常但有糖尿病家族史者，可进行可的松 OGTT，但 50 岁以上者对葡萄糖的耐受力有下降的趋势，所以不宜做此类试验。

（三）用药监测

1. 凝血酶原时间（PT）

【参考区间】

（1）PT 值（秒）

1）手工法：男性 11~13.7，女性 11~14.3，男女平均为 12±1，待测者的测定值较正常对照值延长超过 3 秒以上才有临床意义。

2）仪器法：不同品牌仪器及试剂间结果差异较大，需要各实验室自行制订。

（2）凝血酶原时间比值（PTR）：0.82~1.15（1.00±0.05）。

（3）国际标准化比率（INR）：依 ISI 不同而异，一般在 1.0~2.0 之间。

治疗深静脉血栓、肺栓塞、动脉血管疾病、心肌梗死，INR 值应控制在 2.0~3.0；口服抗凝剂预防血栓形成，INR 值控制在 1.5~2.5。

【临床意义】

（1）PT 延长：见于先天性凝血因子Ⅱ、Ⅴ、Ⅶ、Ⅹ缺乏症和低（无）纤维蛋白原血症，获得性 PT 延长见于肝脏疾病、弥散性血管内凝血（DIC）、原发性纤溶症、维生素 K 缺乏症、血循环中存在抗凝物质（如狼疮抗凝物）等。

（2）PT 缩短：见于先天性因子 V 增多症、长期口服避孕药、血栓前状态和血栓性疾病等。

【评价】PT 常用于服用华法林预防房颤导致的静脉栓塞，为保证 INR 值在有效治疗范围内，应长期检测。样本中小凝块会导致结果假性延长，应注意仔细观察样本质量。服用头孢类抗生素影响维生素 K 合成或者消耗增加，导致 PT 延长。

2. 肌酸激酶

【参考区间】速率法：男性（20~79 岁）：50~310U/L，女性（20~79 岁）：40~200U/L。

【临床意义】肌酸激酶（CK）总活性升高可见于：

（1）心肌损伤：急性心梗，胸痛发作 4~6 小时升高，约 24 小时达峰值，48~72 小时恢复正常，心内膜炎、心绞痛、心脏介入术、病毒性心肌炎时 CK 明显升高。

（2）骨骼肌损伤：急、慢性肌肉损伤，体育活动后，外科手术，肌炎。

（3）继发性肌损伤：甲亢、低钾血症、甲减、中毒、癫痫等。

【评价】降血脂药中的降胆固醇药他汀类可引起肌酸激酶增高和肝功能异常，应注意监测。

3. 药物基因组学的临床应用

（1）CYP2C9 和 VKORC1 基因检测

华法林是目前广泛应用的香豆素类口服抗凝药，其主要用于预防和治疗血栓栓塞性疾病以及骨关节置换、脑梗死和心脏支架手术术后康复等。因其疗效明确、价格便宜而广泛使用。但是由于华法林的个体治疗范围很窄，剂量受各种因素影响而分布很广，不同个体所需的维持剂量差异可能达到十数倍。如果服用过量则可出现致命性出血，而过低则无法达到抗凝效果，有血栓风险。临床上，医生需根据凝血酶原时间国际标准化比值（INR）多次调整华法林剂量，因而合适的剂量较难达到。影响华法林用药剂量的因素主要分为遗传因素和非遗传因素，在遗传因素中维生素 K 环氧化物还原酶亚单位 1-VKORC1（-1639 G>A）和 *CYP2C9*3* 位点突变与否将对华法林用量产生较大的影响。

有研究显示 *CYP2C9* 基因的突变型 *CYP2C9*3*，其编码的酶活性比野生型 *CYP2C9*1* 降低了 80%。而 VKORC1 启动子上基因位点（-1639G>A）的突变与否也和华法林的剂量密切相关。在亚洲人群中 *CYP2C9*3* 和 *VKORC1*（-1639G>A）的突变比例则分别达到了 4.55% 和 7.59% 左右，因而对于这两个位点的多态性检测更具备临床指导意义。

2015 年印发的《药物代谢酶和药物作用靶点基因检测技术指南（实行）》就明确提到了对于服用华法林的患者，可先进行 *CYP2C9* 和 *VKORC1* 基因多态性检测，从而对临床个性化用药进行指导。*CYP2C9* 与 *VKORC1* 检测结果及用药建议见表 13-1。

表 13-1　*CYP2C9* 与 *VKORC1* 检测结果及用药建议

基因	检测结果	基因型	酶活性	表型	用药建议
CYP2C9	AA	*1/*1	正常	快代谢	正常剂量
	AC	*1/*3	中等	中代谢	有出血风险，华法林剂量减低
	CC	*3/*3	低	慢代谢	高出血风险，华法林剂量减低
VKORC1	GG	-1639GG	正常	不敏感	正常剂量
	GA	-1639GA	中等	中等敏感	有出血风险，华法林剂量减低
	AA	-1639AA	低	敏感	高出血风险，华法林剂量减低

此外，其他药物也适用 *CYP2C9* 基因组学检测，如抗惊厥药：苯妥英钠，抗凝血药：醋硝香豆素、苯丙香豆素；抗糖尿病药物：甲苯磺丁脲、格列本脲、格列美脲、格列吡嗪；非甾体抗炎药：塞来昔布、双氯酚酸、布洛芬、甲芬那酸、吡罗昔康、替诺西康、氯诺昔康；抗高血压药：氯沙坦、厄贝沙坦；利尿药：托拉塞米。

（2）*CYP2C19*：细胞色素 P450 的同工酶，是体内药物代谢的主要酶系。*CYP2C19* 基因是 CYP450 第二亚家族中的重要成员，其编码的 S- 美芬妥英羟化酶代谢一系列临床上的常用药物。*CYP2C19* 基因具有多态性，其中，*2 型和 *3 型是中国人群中最常见的两种等位基因型，分别为 *CYP2C19* 基因 c.681G>A 和 c.636G>A 的点突变。这些点突变引起 *CYP2C19* 基因编码的酶活性减弱或丧失，代谢底物的能力减弱，从而引起相关药物代谢的个体化差异，导致相关药物对于不同患者的疗效明显不同。

研究证实，氯吡格雷是一种前体药物，主要经 *CYP2C19* 基因编码的 S- 美芬妥英羟化酶代谢为有效活性产物才能发挥其药效。携带 *CYP2C19*2* 或 *CYP2C19*3* 等位基因可降低患者对氯吡格雷的反应性，增加了不良心血管事件发生的可能性，是 PCI 术后支架内血栓形成的独立危险因素。2016 年《中国经皮冠状动脉介入治疗指南》明确指出，对于某些特殊 ACS 患者，如 *CYP2C19* 慢代谢型，应用抗血栓药物时应充分权衡其疗效与安全性，如无出血高危因素，首选替格瑞洛进行抗血小板治疗。

通过检测患者 *CYP2C19* 基因型，判断患者代谢速率类型，合理调整氯吡格雷用药剂量和方案，是提高相关疾病治愈率，降低临床事件发生率的有效途径。*CYP2C19* 检测结果及用药建议见表 13-2。

表 13-2　*CYP2C19* 检测结果及用药建议

CYP2C19 基因型	酶活性	表型	氯吡格雷用药建议
*1/*1（681GG，636GG）	正常	快代谢	常规剂量
*1/*2（681GA，636GG）	低	中代谢	增加剂量或换药
*1/*3（681GG，636GA）			
*2/*2（681AA，636GG）	非常低	慢代谢	换药，增加剂量或联用其他抗血小板药物
*3/*3（681GG，636AA）			
*2/*3（681GA，636GA）			

此外在消除消化性溃疡的幽门螺杆菌的二联和三联疗法中，三联疗法是二联疗法（奥美拉唑加阿莫西林）中加入克拉霉素，由于克拉霉素是 *CYP2C19* 的抑制剂，抑制了奥美拉唑的代谢，使其在快代谢者的血浆浓度中增加了 1 倍，在慢代谢者中增加了 2 倍，对幽门螺杆菌的清除率远高于二联疗法。

（3）其他药物相关基因变异：一些用于治疗特定癌症的分子水平靶向药物仅限于治疗表现出某种遗传特征的特定肿瘤，例如，抗人表皮生长因子受体 2（HER2）单克隆抗体曲妥珠单抗仅限于治疗过度表达 HER2 的乳腺癌。一些治疗囊性纤维化（CF）的分子水平靶向药物仅限用于具有囊性纤维化跨膜传导调节因子（CFTR）基因特定突变的患者（如对 G551D 突变患者使用艾瓦卡夫特）。专家组指南认可抗 HIV 药物阿巴卡韦仅用于人类白细胞抗原（HLA）-B*5701 检测结果为阴性的患者。在炎症性肠病患者开始硫唑嘌呤或 6- 巯嘌呤（6-MP）治疗前，许多临床医生主张对患者进行硫代嘌呤甲基转移酶（TPMT）基因突变的筛查，该突变会引起 TPMT 缺乏，并使危及生命的治疗相关性骨髓抑制的风险显著增加。然而，白种人的功能失活性 TPMT 基因纯合子变异发生率非常低（仅约 1/300）。卡马西平（一种抗癫痫药和心境稳定药）可引起 Stevens-Johnson 综合征及相关的中毒性表皮坏死松解症，可通过避免对携带有两种 HLA 等位基因 [B*1502（亚洲人群）和 A*3101（欧洲人群）] 之一的患者使用该药物而减少这 2 种特异质反应的发生率。美国 FDA 还建议亚洲人群使用相关药物奥卡西平之前进行 B*1502 等位基因检测。在给予大剂量甲氨蝶呤（methotrexate，MTX）治疗白血病、淋巴瘤及骨肉瘤后，血浆药物浓度差异很大。许多遗传性基因多态性会影响 MTX 的 PK、毒性和药效。例如，*SLCO1B1*（溶质载体有机阴离子转运体家族，成员 1B1，OMIM 604843）基因编码有机阴离子转运多肽 1B1（organic anion transporting polypeptide 1B1，OATP1B1）。这一多肽位于肝细胞膜上，介导从肝窦状隙血液中摄取底物的过程，从而导致血液中底物的净排泄（很可能是通过胆汁排泄）。*SLCO1B1* 基因的遗传多态性和 OATP1B1 的表达水平似乎是给予高剂量 MTX 后，MTX 血浆药物水平及毒性的重要决定因素。

第三节　老年体检路径

在全国卫生与健康大会上，习近平总书记指出，要坚持正确的卫生与健康工作方针，以基层为重点，以改革创新为动力，预防为主，中西医并重，将健康融入所有政策，人民共建共享。这为医疗卫生和医改工作定下了总基调和总方针。中国医学向来倡导"上医治未病"的思想，预防为主是重中之重。我国目前已经逐渐进入老龄化社会，截至 2014 年，60 岁以上老年人口达到 2.1 亿，占总人口的比例为 15.5%。我国已成为世界上唯一的老年人口超过 1 亿的国家，不仅老龄人口总量世界第一，而且老龄化发展速度世界第一。老年人是疾病的高发人群，据原国家卫生部调查，老年人发病率比青壮年要高 3~4 倍，住院率高 2 倍，这给国民经济和个人家庭带来了沉重的负担。为此，建立以社区为中心的老年健康服务体系，即 65 岁以上老年人，凡是在社区住半年以上的老年人，无论户籍和非户籍人口，都能在居住地的乡镇卫生院、村卫生室或社区卫生服务中心（站）享受到老年人健康管理服务。

每年对老年人进行一次健康管理服务，内容包括：

（1）生活方式和健康状况评估。通过询问，了解老年人基本健康状况、生活自理能力与吸烟、饮酒、饮食、体育锻炼等生活方式，以及既往所患疾病、目前慢性疾病常见症状与治疗情况等。

（2）每年进行一次较全面的健康体检，包括一般体格检查与辅助检查。参照原国家卫生部 2009 年《健康体检管理暂行规定》和 2014 年《健康体检基本项目专家共识》，一般体格检查包括测量体温、脉搏、血压、身高、体重以及皮肤、浅表淋巴结与心脏、肺部、腹部等常规检查，并对视力、听力和运动等进行粗测判断。辅助检查包括血常规、尿常规、空腹血糖、血脂、肝功能（血清门冬氨酸氨基转移酶、丙氨酸氨基转移酶和总胆红素）、肾功能（血清肌酐和血尿素）以及心电图检测。

（3）告知本人或其家属健康体检结果并进行针对性健康指导，对发现确诊的原发性高血压和 2 型糖尿病等患者纳入相应的慢性病患者健康管理。

（4）告知下次体检时间。

以"必选项目"为基础，根据初步筛选结果，再推荐进行专科随访观察，对于随访对象定期健康教育、督促复查和专科就诊并记录结果。这种健康随访管理模式有助于促进疾病的早期诊断、治疗和护理。老年体检项目由于缺少和年龄相对应的参考区间和临床应用指南，为临床解读检验结果带来了困难。同时，由于老年人疾病的复杂性和明显的个体间差异，在选择体检项目和解读检验结果时，应结合病史和治疗情况来综合分析。普通老年女性和老年男性体检套餐分别见表 13-3 和表 13-4。

表 13-3　普通老年女性体检套餐

体检内容	序号	项目	内容
常规检验	1	血常规	全血细胞五分类
	2	尿液常规	尿十项检查
	3	粪便检查	便常规 + 隐血
生化检查	4	肝功能	ALT、TP、Alb、A/G、总胆红素（TBil）、直接胆红素（DBil）、γ-GGT、ALP、AST、LDH
	5	肾功能	尿素、肌酐（Cr）、尿酸（UA）、葡萄糖（GLU）、钙、磷、钾、钠、氯、胱抑素 C
	6	血脂	总胆固醇（TC）、三酰甘油（TG）、高密度脂蛋白（HDL-C）、低密度脂蛋白（LDL-C）、超敏 C- 反应蛋白
常见慢性疾病筛查	7	肿瘤筛查	甲胎蛋白 AFP、癌胚抗原 CEA、CA19-9、乳腺 CA15-3、卵巢 CA125、ProGRP、Cyfra211、SccAg、NSE、PG Ⅰ/Ⅱ、血清蛋白电泳
	8	心血管风险筛查	同型半胱氨酸（HCY）
	9	肾脏损伤	尿蛋白，尿微量白蛋白与肌酐比值（ACR）
	10	糖尿病风险筛查	糖化白蛋白，糖化血红蛋白，糖耐量
	11	用药监测	凝血酶原时间（PT），肌酸激酶（CK），药物基因组学

表 13-4　普通老年男性体检套餐

体检内容	序号	项目	内容
常规检验	1	血常规	全血细胞五分类
	2	尿液常规	尿十项检查
	3	粪便检查	便常规 + 隐血
生化检查	4	肝功能	ALT、TP、Alb、A/G、总胆红素（TBil）、直接胆红素（DBil）、γ-GGT、ALP、AST
	5	肾功能	尿素、肌酐（Cr）、尿酸（UA）、葡萄糖（GLU）、钙、磷、钾、钠、氯、胱抑素 C
	6	血脂	总胆固醇（TC）、三酰甘油（TG）、高密度脂蛋白（HDL-C）、低密度脂蛋白（LDL-C）、超敏 C- 反应蛋白
常见慢性疾病筛查	7	肿瘤筛查	甲胎蛋白（AFP）、癌胚抗原（CEA）、CA19-9、CA125、前列腺 PSA、PSA-F、ProGRP、Cyfra211、SccAg、NSE、PG Ⅰ/Ⅱ、血清蛋白电泳
	8	心血管风险筛查	同型半胱氨酸（HCY）
	9	肾脏损伤	尿蛋白，尿微量白蛋白与肌酐比值（ACR）
	10	糖尿病风险筛查	糖化白蛋白，糖化血红蛋白，糖耐量
	11	用药监测	凝血酶原时间（PT），肌酸激酶（CK），药物基因组学

（秦绪珍　韩　松　邱　玲　王振杰）

参 考 文 献

［1］ World Health Organization (1958).The first ten years of the World Health Organization.Geneva：WHO.

［2］ 中华医学会老年医学分会,中华老年医学杂志编辑部.中国健康老年人标准(2013).中华老年医学杂志,2013,32(8):39-39.

［3］ 中华医学会健康管理学分会.健康体检基本项目专家共识.中华健康管理学杂志,2014,8(2):81-90.

［4］ 万学红,卢雪峰.诊断学.第8版.北京:人民卫生出版社,2013.

［5］ 中华医学会消化内镜学分会.中国早期结直肠癌筛查及内镜诊治指南(2014年,北京).中华消化内镜杂志,2015,32(6):345-365.

［6］ 北京协和医院.北京协和医院诊疗常规·检验科诊疗常规.第2版.北京:人民卫生出版社,2012.

［7］ 寇在金.老年病诊断:老年人检验参考值和健康评估.老年医学杂志,2004,23(3):215-216.

［8］ 王华,戴东方,曾学寨,等.80岁及以上老年人肾功能及尿蛋白与心血管事件的相关性.中华心血管病杂志,2013,41(10):845-849.

［9］ 沈振海,李凤,祁华金,等."必选项目"体检、随访在恶性肿瘤筛查路径中的应用.中华老年医学杂志,2017,36(10):1112-1115.

［10］ Bell S P,Saraf A.Risk stratification in very old adults：how to best gauge risk as the basis of management choices for patients aged over 80.Prog Cardiovasc Dis,2014,57(2):197-203.

［11］ Junior AP,Jr A JC,Gimenes AC.Clinical laboratory findings in the elderly O laboratório clínicona terceira idade.Jornal Brasileiro De Patologia E Medicina Laboratorial,2012,48(3):169-174.

［12］ Vásárhelyi B,Debreczeni LA.Lab test findings in the elderly.EJIFCC,2017,28(4):328-332.

［13］ Mega JL,Simon T,Collet JP,et al.Reduced-function CYP2C19 genotype and risk of adverse clinical outcomes among patients treated with clopidogrel predominantly for PCI：a meta-analysis.JAMA,2010；304：1821-1830.

［14］ Rieder MJ,Reiner AP,Gage BF,et al.Effect of VKORC1 haplotypes on transcriptional regulation and warfarin dose.N Engl J Med,2005,352：2285-2293.

［15］ Ansell J,Hirsh J,Hylek E,et al.Pharmacology and management of the vitamin K antagonists：American College of Chest Physicians Evidence-Based Clinical Practice Guidelines(8th Edition).Chest,2008,133：160S-198S.

［16］ Payne K,Newman W,Fargher E,et al.TPMT testing in rheumatology：any better than routine monitoring？.Rheumatology(Oxford),2007,46：727-729.

［17］ Yates CR,Krynetski EY,Loennechen T,et al.Molecular diagnosis of thiopurine S-methyltransferase deficiency：genetic basis for azathioprine and mercaptopurine intolerance.Ann Intern Med,1997,126：608-614.

［18］ Ramsey BW,Davies J,McElvaney NG,et al.A CFTR potentiator in patients with cystic fibrosis and the G551D mutation.N Engl J Med,2011,365：1663-1672.

［19］ Fellay J,Marzolini C,Meaden ER,et al.Response to antiretroviral treatment in HIV-1-infected individuals with allelic variants of the multidrug resistance transporter 1：a pharmacogenetics study.Lancet,2002,359：30-36.

［20］ Radtke S,Zolk O,Renner B,et al.Germline genetic variations in methotrexate candidate genes are associated with pharmacokinetics,toxicity,and outcome in childhood acute lymphoblastic leukemia.Blood,2013,121：5145-5153.

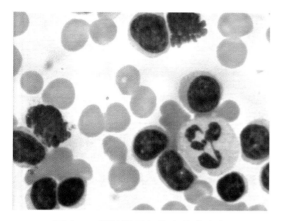

图 8-2　慢性淋巴细胞白血病血象

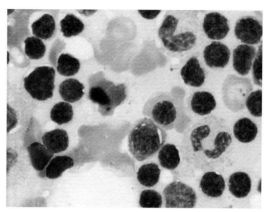

图 8-3　慢性淋巴细胞白血病骨髓象

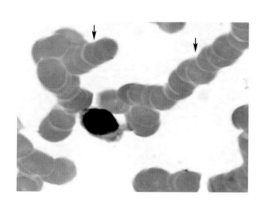

图 8-4　多发性骨髓瘤血象

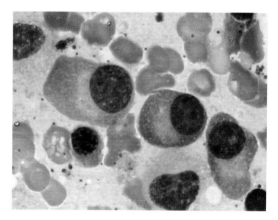

图 8-5　多发性骨髓瘤骨髓象